全科医生继续医学教育培训教材
全 科 医 生 转 岗 培 训 教 材

全科医生基本技能实训教程

主 编 谢元林 刘激扬 张雪红

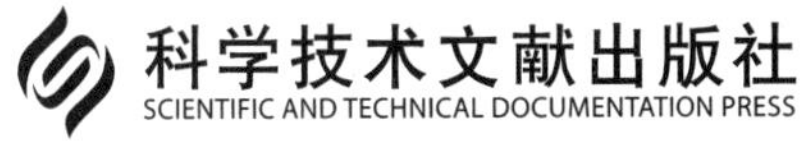

·北 京·

图书在版编目（CIP）数据

全科医生基本技能实训教程 / 谢元林，刘激扬，张雪红主编. —北京：科学技术文献出版社，2020. 10
ISBN 978-7-5189-7179-4

Ⅰ. ①全…　Ⅱ. ①谢…　②刘…　③张…　Ⅲ. ①家庭医学—教材　Ⅳ. ①R499

中国版本图书馆 CIP 数据核字（2020）第 190221 号

全科医生基本技能实训教程

策划编辑：张宪安　薛士滨　责任编辑：钟志霞　郭　蓉　责任校对：张永霞　责任出版：张志平

出 版 者　科学技术文献出版社
地　　址　北京市复兴路15号　邮编 100038
编 务 部　(010) 58882938，58882087 (传真)
发 行 部　(010) 58882868，58882870 (传真)
邮 购 部　(010) 58882873
官方网址　www.stdp.com.cn
发 行 者　科学技术文献出版社发行　全国各地新华书店经销
印 刷 者　长沙鸿发印务实业有限公司
版　　次　2020 年 10 月第 1 版　2022 年 11 月第 2 次印刷
开　　本　787×1092　1/16
字　　数　777千
印　　张　33.75
书　　号　ISBN 978-7-5189-7179-4
定　　价　98.00元

编　委　会

主　编　谢元林　刘激扬　张雪红

编　者　（按姓氏笔画为序）

马琼卉　邓　佳　宁　亮　朱娟娟　向巧君

刘　浩　刘　婷　刘凤娥　刘光亚　刘丽文

刘激扬　李　可　李　娜　李　瑛　李远航

李丽萍　李时育　李科宇　杨　剑　肖　乐

何雪梅　张杏红　张雪红　陈　勇　陈　辉

陀　劲　周应初　郑　芳　胡金伟　钟　正

段　彤　袁迎春　夏　友　徐　丹　唐　奇

彭正懿　舒　卓　谢　君　谢元林　臧雄益

熊淑珊　潘　佳　潘慧琼　魏超霞

前　言

全科医生是居民健康和控制医疗费用支出的“守门人”，在基本医疗卫生服务中发挥着重要作用。开展全科医生规范化诊疗培训，加快培养大批合格的全科医生，对于加强基层医疗卫生服务体系建设、推进家庭医生签约服务、建立分级诊疗制度、维护和增进人民群众健康均具有重要意义。全科医生转岗培训是全科医生培养体系中的重要组成部分，规范的教材是开展教育培训的基础。为此，长沙市第一医院组织专家，在广泛、深入地对本地区基层医疗机构调研的基础上，围绕《基层医疗卫生机构全科医生转岗培训大纲》，选定社区及乡镇最常见的二十余种疾病及基层医务人员必须掌握的基本技能，编写了《全科医生常见疾病诊疗规范》及《全科医生基本技能实训教程》，以期为提高本地区全科医生转岗培训质量及规范基层医务人员诊疗行为提供帮助。

本书共 **18** 章，分为 **3** 个模块。第一个模块（第 **1** ~ **2** 章）对全科医生需要掌握的基本技能的概况及其重要意义进行了阐述；第二个模块（第 **3** ~ **11** 章）介绍了全科医生社区公共卫生服务的基本技能，包括建立居民健康档案、社区健康教育与健康促进、心理咨询与心理治疗、社区传染病预防控制技术，尤其是适应当前形势下的分级诊疗流程；第三个模块（第 **12** ~ **18** 章）中，详细描述了社区常见疾病临床诊疗基本技能，从问诊、体格检查、结果判读到各种临床治疗、急救操作，特别在检查报告结果判读中，列举了大量的临床实例进行分析，能够帮助全科医生直观地学习和掌握相关知识，具有很强的实用性和可操作性。本书最后附有 **4** 套试卷，可用于学习者检测学习效果。

参与本书的编委均是活跃在临床、教学和科研一线的医务工作者，在相关领域具有丰富的实践经验，特别是深圳市龙岗区第二人民医院、湖南省脑科医院、长沙市第九医院、长沙市公安局民警健康管理中心等单位的臧雄益、陀劲 、刘婷、彭正懿、刘光亚、李娜、李时育等专家教授在百忙之中为本书撰稿，付出了辛勤的劳动。长沙市卫生健康委员会在本书的策划和前期调研中给予了大力帮助和指导，在此，一并致以衷心的感谢！

本书的编撰虽凝集了编者多年的临床及教学经验，并经反复推敲、斟酌，力求完美，但由于水平有限，疏漏与瑕疵也在所难免，敬请读者批评指正。

谢元林　刘激扬　张雪红

2020 年 7 月于长沙

目　　录

第一章　全科医生在社区医疗工作中的定位和作用 …… 1

第一节　全科医学的特点及其角色定位 …… 1

第二节　全科医生应具备的业务技术素质 …… 6

第三节　全科医生应具备的职业道德素质 …… 9

第二章　全科医生学习掌握基本技能的意义、分类和要点 …… 11

第一节　全科医生学习掌握临床基本技能的意义 …… 11

第二节　全科医生基本技能的分类 …… 14

第三节　全科医生基本技能的要点 …… 15

第三章　分级诊疗制度双向转诊的原则、指征与流程 …… 20

第一节　分级诊疗制度的概念、目的及意义 …… 20

第二节　双向转诊的概念、目的及意义 …… 21

第三节　双向转诊的原则、条件和转诊指征 …… 21

第四节　双向转诊的方法、流程与注意事项 …… 23

第四章　居民健康档案建立与管理的基本技能 …… 26

第一节　健康档案的定义与建立健康档案的意义 …… 26

第二节　社区建立居民健康档案的对象与建档步骤流程 …… 28

第三节　居民健康档案的内容、原则、方式及填表基本要求 …… 29

第四节　居民健康档案常用工作指标 …… 32

第五节　个人健康档案的主要内容和基本资料 …… 33

第六节　家庭健康档案的主要内容和基本资料 …… 35

第七节　居民健康档案的使用与制度化、规范化及动态管理 …… 38

第五章　社区健康管理的内容与方法 …… 54

第一节　社区健康管理的概念、基本内容和步骤 …… 54

第二节　开展健康风险评估 …… 55

第三节　评估结果分析和健康计划的制订 …… 59

第四节　健康管理的决策与方法 …… 61

第六章　家庭医生签约服务 …… 66

第一节　家庭医生签约服务的概念、目的与特点 …… 66
第二节　如何建立契约关系 …… 67
第三节　如何提供约定服务 …… 71
第四节　签约服务注意事项 …… 73

第七章　心理咨询与心理治疗的基本技能 …… 76

第一节　心理咨询与心理治疗在全科医疗中的作用和地位 …… 76
第二节　心理评估和心理测试的方法 …… 80
第三节　心理咨询的方式、手段、内容与过程 …… 89
第四节　患者心理问题的观察分析方法 …… 97
第五节　心理治疗的性质、原则、适应证和主要方法 …… 120
第六节　全科医生应具备的心理素养 …… 129

第八章　社区传染病预防控制技术 …… 133

第一节　传染病的定义和传染病的预防控制体系 …… 133
第二节　法定传染病的分类与传染病信息报告 …… 135
第三节　传染病预防控制的三大措施 …… 137
第四节　预防接种服务规范 …… 139
第五节　预防接种的风险防范及预防接种异常反应的监测与处理 …… 142
第六节　应急接种 …… 150
第七节　社区、家庭消毒与隔离技术 …… 152
第八节　突发公共卫生事件的应对处理 …… 159
第九节　社区慢性病毒性肝炎防控管理举例 …… 162

第九章　社区健康教育与健康促进 …… 165

第一节　健康教育与健康促进的概念 …… 165
第二节　社区开展健康教育和健康促进的目的及意义 …… 171
第三节　健康教育的方式 …… 172
第四节　群体健康教育实施步骤与方法 …… 175
第五节　个体健康教育实施步骤与方法 …… 182

第十章　社区、家庭康复技术 …… 190

第一节　社区康复的意义、原则和基本要求 …… 190
第二节　家庭康复的意义、原则和基本要求 …… 191

第三节　家庭康复指导的内容、常用康复技术和注意事项…… 191
第四节　康复评定…… 192
第五节　脑卒中康复治疗举例…… 205

第十一章　常用社区卫生统计指标的计算公式…… 208

第一节　概　述…… 208
第二节　人口统计指标…… 209
第三节　疾病统计指标…… 211
第四节　死亡统计指标…… 213
第五节　疗效统计指标…… 216
第六节　残疾失能指标…… 217

第十二章　生命体征的测量方法与结果解读…… 220

第一节　体　温…… 220
第二节　脉　搏…… 223
第三节　心　率…… 226
第四节　呼　吸…… 227
第五节　血　压…… 232
第六节　瞳　孔…… 235

第十三章　全科医生病史问诊的内容、方式与技巧…… 237

第一节　问诊的一般要求…… 237
第二节　问诊的内容…… 240
第三节　全科问诊方式与技巧…… 245
第四节　全科医生应诊能力的评估…… 246
第五节　问诊基本技能训练…… 247

第十四章　体格检查…… 249

第一节　体格检查器具及要求…… 249
第二节　体格检查基本方法…… 250
第三节　一般检查…… 251
第四节　头颈部检查…… 255
第五节　胸部检查…… 258
第六节　腹部检查…… 267
第七节　脊柱、四肢、肛门检查…… 273
第八节　神经系统检查…… 275

第十五章 全科医生病历和处方书写的内容、格式和基本要求……278

第一节 病历书写的基本要求……278
第二节 病历书写的种类……279
第三节 电子病历书写规范、要求与注意事项……282

第十六章 医院医技科室检查报告单的解读与临床意义……286

第一节 临床检验报告单……286
第二节 放射科检查报告单……337
第三节 超声检查报告单……358
第四节 心电图检查……388
第五节 内镜检查报告单……407
第六节 病理检查报告单……423

第十七章 常用临床治疗基本技能……426

第一节 药物注射基本技术……426
第二节 外科基本技术……438
第三节 吸痰技术……446
第四节 洗胃术……447
第五节 灌肠技术……449
第六节 导尿技术……450
第七节 创伤急救止血技术……453
第八节 创伤急救包扎技术……455
第九节 创伤急救的固定技术……457
第十节 创伤急救搬运技术……460
第十一节 吸氧技术……461
第十二节 呼吸道异物急救技术……462
第十三节 药物过敏试验技术……463

第十八章 心肺复苏初级救生技术……466

第一节 概 述……466
第二节 心肺复苏的紧迫性及重要性……466
第三节 现场心肺复苏初级救生术的操作程序……466
第四节 单人、双人和三人现场心肺复苏操作程序……470
第五节 现场心肺复苏有效与终止指征……471
第六节 心肺复苏操作评分标准……472

附　录……………………………………………………………………………………… 474

一、全科医生基本技能综合考试试卷一与参考答案……………………………………… 474
二、全科医生基本技能综合考试试卷二与参考答案……………………………………… 487
三、全科医生基本技能综合考试试卷三与参考答案……………………………………… 499
四、全科医生基本技能综合考试试卷四与参考答案……………………………………… 511

参考文献……………………………………………………………………………………… 524

第一章　全科医生在社区医疗工作中的定位和作用

第一节　全科医学的特点及其角色定位

一、全科医生的特点

全科医生是经过全科医学专门训练，主要工作在基层卫生保健体系中，能熟练解决社区居民常见病、多发病及相关健康问题，为社区居民实时提供医疗和预防服务，及时协调医疗卫生资源，提供连续且综合的卫生保健服务的临床专科医生。当全科医生第一次与患者接触时，就承担起使患者方便而有效地进入医疗系统的责任。全科医生是居民健康的“守门人”，也是控制医疗费用支出的“守门人”；既是看病的“始发站”，也是患者的“枢纽站”。全科医生这一道关口做好了，老百姓 80% 以上的病情都可在基层医疗机构得到处理，大医院的负担就会得到缓解，医保的资金也能进一步得到有效利用，医疗保健资源利用的成本效益能够有效提高。

对于社会大众来讲，常常走入一个误区，总是关注有什么，而忽视了自己真正需要什么，在未知中陷入多功能迷途。“生了病是不是应该去三级医院检查?”人人可以以大医院实力强、专家权威、技术可靠、设备齐全等一系列理由来肯定这个答案。但如果就“患者目前的情况，真的需要去三级医院看病吗?”“患者的疾病需要高精尖的设备吗?”“需要何种先进技术检查，需要哪些专家特殊诊疗”等，这点小毛病跑到大医院，除了路程来回消耗体力之外、还要花费时间，倒不如就近找个业内人士进行咨询。在大多数的国家，全科医生和通科医生是同时存在的，全科医生是专科医生，可以在综合性医院开业或私人开业，有较高的收入和学术地位和社会地位；而通科医生不是专科医生，只能自己开业，收入较低，学术地位和社会地位也较低。医学院校毕业生在确定去哪个专科医院之前都是通科医生，虽然他们也掌握了广泛的知识和技能，但他们不是全科医生，因为他们只具备了全科医生的标准，要得到全科医生资格证书，应该先通过国家规定的全科医生培训，然后才能参加全科医生资格考试。

二、全科医学学科的特点

全科医学是一门医学学科，医疗是根本，它吸取了各个医学专科的最新成果，博采众长，为其所用。全科医学又不同于其他的医学学科，它根植于社区，服务的对象不再局限于患病的个人，而是面向整个社区人群，给予居民最大程度的健康保障。全科医学学科强调持续性、综合性、个体化的照顾，强调早期发现并处理疾患，强调预防疾病和维持健康，强调在社区对患者进行不间断的管理和服务，并在必要时协调利用社区内外其他资源。全科医学范围宽广、内容丰富，与其他各专科有相互交叉，亦有自己独特的知识技能和价值观。与各门窄而深的专科医学相比较，全科医学的学科范围宽而深度较浅。全科医学科是社区卫生服务中的骨干学科与学术核心，这一学科需要将各门相关知识、技能有机地融合，要对服务对象的卫生服务需求和各门相关学科的发展保持高度的敏感性，要对社区和家庭中所有服务对象的基本卫生服务需求有全面而透彻的研究，还要兼顾其个性、家庭、生活方式和社会环境，同时了解健康和疾病及其相互关系，在社区现有条件及环境下做出适当的评价和干预。

三、全科医生与其他专科医生的区别

（一）服务模式

在服务模式上，专科医生医疗模式是以专科服务为主，医生从自己专科角度，对患者进行诊断和治疗。全科医生医疗模式是从生理—心理—社会三个角度来看待人是否处于健康或疾病状态，对患者的诊疗是以人为中心的综合诊断与治疗，选择的疗法是根据患者情况，给予药物治疗及药物治疗以外的指导，如饮食控制、运动疗法等。同样是胃溃疡的患者，专科医生依据胃镜结果给予铝碳酸镁及质子泵抑制剂治疗，而全科医生除了进行药物指导外，还要了解产生胃溃疡的原因，包括饮食习惯，是不是喜欢吃一些对胃黏膜有损害的药物，最近是不是有什么意外伤害，家庭人员之间的关系及经济状况等，见表1–1。

表1–1 全科医生与专科医生的区别

项 目	全科医生	专科医生
学习期间接受的训练	全科医学专业训练	专科医学专业训练
接诊的服务对象	健康人、亚健康人群和患者	就诊的患者
关注健康问题的特点	处理早期未病及慢性病康复指导为主	处理出现了临床症状的疾病为主
服务重点	疾病自身的康复、患者康复后的适应能力和生命质量	疾病自身的康复
服务内容	诊断、治疗、预防、保健、康复、健康教育，全过程服务	注重疾病的诊断、治疗，主要对医疗的功能指标负责
诊疗手段与目标	物理检查为主，以满足患者的需要为目标，以维护患者的最佳利益为准则	依赖仪器设备检查，以诊断和治愈疾病本身为目标
服务模式	以生物—心理—社会医学模式为基础	以生物医学模式为基础
服务中关注人群	个人、家庭、社区	就诊的患者
服务的特点	主动服务，对生命全周期和疾病全过程连续性的服务	被动性服务为主，对特定疾病或疾病的特定阶段服务
医患关系	连续的医患关系	间断性的医患关系

（二）职业技能

在职业技能标准方面，专科医生是实现某一领域的高、精、尖，而全科医生则是强调对于医疗知识的全方位掌握。全科医生在三至五年不等的住院医师培训过程中，尽管与专科医生一样进行科室轮训，但按照我国全科医生培养制度的要求，全科医生对临床知识和技能把握得更宽，全科医生多学科的综合判断和指导能力是专科医生所不及的。例如，老年男性患者，因咯血2周就诊。患者2周前没有明显诱因出现咯血，为红褐色，量不多，平躺2小时后开始出现，伴有胃部不适，无黑便，无恶心、呕吐，无腹痛、腹胀。既往患者有高血压病史20多年，长期服用降压药治疗。吸烟，每天2包，饮酒，每天2两，怀疑肺部疾病引起咯血，CT为没有发现异常，嘱患者回家休息，并随访观察，到全科医学科就诊，听诊肺部无异常，鼻中隔无偏曲，咽部无充血，左侧硬腭近咽后壁见2 cm大小赘生物，建议手术治疗，术后患者咯血消失。

（三）服务方式

在服务方式上，专科医疗处于卫生服务的金字塔的上部，其所处理的多为生物医学上的躯体疾病及疑难病症，其方式为各个不同专科的技术解决躯体的疾病。全科医疗处于卫生服务的金字塔底层，处理的多为常见健康问题，其利用最多的是社区和家庭的卫生资源，干预各种慢性疾患及慢性病导致的功能性问题，是分级诊疗的最底层，见图1–1。这些问题往往涉及服务对象的生活方式、社会角色和健康信念。例如，对于细菌性痢疾，专科医生使用吡哌酸0.5 g，3次/日或1.0 g，2次/日，连用5～7日；或诺氟沙星0.4 g，2～3次/日治疗，对于病情严重的患者选用庆大霉素（8万单位，2次/日，小儿3000～5000 U/(kg·d)，或卡那霉素0.5 g，2次/日）肌内注射或静脉滴注，疗程均为5～7日。对于全科医生除了上述治疗，还要进行社区随访，对于此类急性腹泻患者一旦诊断应立即住院隔离治疗，并向疾控中心报告疫情。切断传播途径是预防本病的重要环节。要联合社区工作人员指导家庭人员搞好个人和集体卫生，养成餐前便后洗手习惯，不要吃隔夜食物，加强水源、饮食、粪便管理，做好食具消毒。对密切接触者进行健康宣教，患者出院后进行定期的随访。

著名心血管专家胡大一教授说过，专科、全科医生是职业的分工，不是水平高低，社会

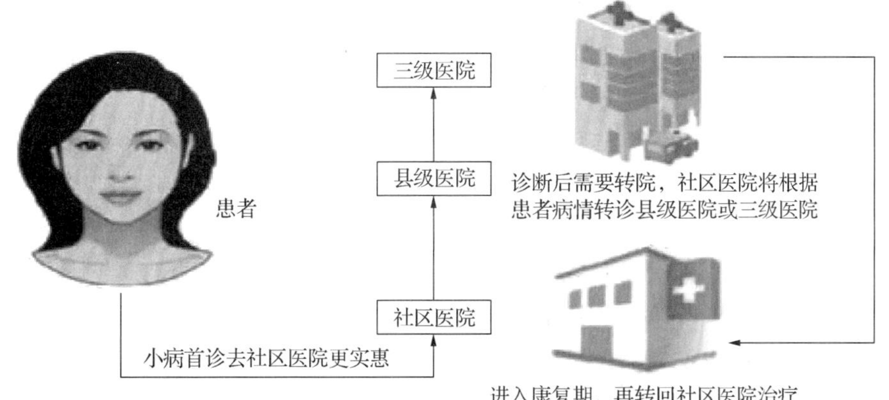

图1–1　分级诊疗流程

地位高低的区分，不解决这一瓶颈，中国的全科医学发展和全科医生培训难以成功，如果坚持偏见，认为专科医生高明、名气大，待遇好，而全科医生水平低、待遇太差，谁还去热心做全科医生呢？目前医学教育与医生培养的一个重要缺陷，就是缺少这种全面扎实的临床学习和实践，本硕博连读，过早进入专科，甚至只学习要专科的一项具体技术，掌握的是针对病变的技术，不懂的是患病的人。

四、全科医生的职能定位

我国对全科医生的职能定位为在社区实施医疗、保健、预防、康复、健康教育和计划生育6个内容，目的是为居民提供方便、经济、有效、连续的综合性医疗卫生服务，进行生命、健康与疾病全方位责任式的管理。全科医生服务包括以下九大基本板块：全科诊疗；健康教育；慢病管理；预防接种；传染病管理；精神病管理；社区康复；中医药服务；家庭医生服务。

（一）全科医生的作用

全科医生即是健康“监护人”，又是居民健康的“守门人”。全科医生在社区卫生服务工作中起着核心作用，承担着全方位、全过程保障市民健康的重要责任，既要开展疾病诊疗服务，也要开展基本公共卫生服务、家庭医生服务。首先作为健康监护人：全科医生负责健康的全面维护，促进健康生活方式的形成，为居民定期进行适宜的健康检查，早期发现并干预危险因素，并提供健康与疾病的咨询服务，当患者需要时，负责为其提供协调性服务，包括动用家庭、社区和各级各类医疗保健资源。其次作为健康“守门人”：全科医生履行首诊医生和医疗保健体系“门户”的职责，为患者提供所需的基本医疗保健，将大多数患者的问题解决在社区，对少数需要专科医疗者联系有选择的会诊与转诊；向保险系统登记注册，帮助服务对象取得“守门人”的资格，协助保险系统办好各种类型的医疗与健康保险。建立与管理社区健康信息网络，运用各类形式的健康档案资料协助做好疾病监测。国内外经验证明，拥有数量充足的合格的全科医生，才能把基层卫生健康服务体系做实做强，才能真正建立健康“守门人”制度，落实分级诊疗，管好用好居民电子健康档案，推动医院与社区卫生服务机构信息共享，实现患者资源共享，实现公共卫生高质量发展，切实解决辖区居民，尤其是贫困人群、重点人群的就医问题。

（二）全科医生服务的内容

社区各种常见病、多发病的医疗及会诊和转诊；急、危、重患者的院前急救、转诊与出院后管理；社区健康人群与高危人群的健康管理，包括疾病预防、周期性健康检查与咨询；社区慢性患者的系统管理；根据需要提供居家照顾及其他家庭服务；社区重点人群保健，包括老人、妇女、儿童、残疾人等；人群与个人健康教育；提供基本的精神心理卫生服务，包括初步的心理咨询与治疗；医疗与伤残的社区康复；计划生育技术指导；社区卫生服务信息系统的建立与管理；通过团队合作执行家庭护理、卫生防疫、社区初级卫生保健任务等。

（三）全科医生服务的对象

全科医生是诊断和治疗社区常见疾病的第一责任人，工作的重心也是全科诊疗。主要服务对象是社区的患者，同时对于需要转诊的患者组织专家会诊，协调转诊。全科医生所服务的对象不仅是患病的个体，还要关注患者的家庭和所在社区相关人群；治疗上不仅是治疗疾病本身，还要关注患者和服务人群的健康行为、心理状况及社区问题。全科医生第三类服务对象是从上级医院转诊回到社区的手术患者、诊断明确和病情稳定的慢性病患者、康复期患者、老年病患者、晚期肿瘤患者等，为这些患者提供中西医治疗、用药指导、康复指导、心理咨询、加强对体弱多病的群体（如老人、小孩）的护理等工作，在社区承担和落实分级诊疗工作。全科医生第四类服务对象是社区特殊患者，如需要预防接种的人群，辖区传染患者的管理，精神患者的登记与管理等；全科医生在诊疗中对治疗成本进行控制，以避免患者承受过大的经济压力，让现有的卫生资源得到充分的发挥，与医疗保险机构之间保持联系。

（四）全科医疗服务的特征

1. 可及性服务

卫生服务可及性是评价全科医疗第一线服务的一个重要指标。全科医学以门诊为主体，是可及、方便的基层医疗照顾，其方便、经济、有效等特点使服务对象易于接受。全科医生永远向患者敞开大门，他不会向任何患者说“不”，这就意味着社区居民就医时，都能够及时得到全科医生的服务。包括方便可靠的医疗设施、固定的医疗关系、有效的预约系统、下班后和节假日的服务，还包括地理位置上的接近、病情上的熟悉、心理上的密切程度，以及经济上的可接受性等特点。

2. 人格化照顾

将患者看作有个性有感情的人，维护服务对象的整个健康，视服务对象为重要的合作伙伴，从“整体人”的生活质量的角度全面考虑其生理、心理、社会需求并加以解决；以人格化的服务调动患者的主动性，使之积极参与健康维护和疾病控制的过程。全科医疗将求医者看成是自己的朋友，理解患者，带有强烈的人文情感，处理问题置身于患者的苦难情景，重视人胜于重视病，重视伦理胜于病理，重视预防胜于治病，尊重人的权利和个性。

3. 综合性照顾

全科医生服务不分年龄、性别和疾病类型，强调人是一个整体，人体的内部环境和外界环境相互关系，始终处于动态平衡的状态；服务的层面涉及生理、心理和社会文化各个方面，特别重视机体与环境的关系；服务内容包括医疗康复和健康促进，服务范围涵盖个人、家庭与社区。重视疾病的连带性和整体调适，以系统论和整体性方法为主导思想，对个人及家庭提供完整的医疗保健。

4. 持续性和协调性服务

从生到死的全过程服务，从健康促进、危险因素的监控，到疾病早、中、晚各期长期管理。调动医疗保健资源和社会力量为患者提供医疗、护理、精神等多方面援助。通过会诊、转诊、会谈等协调措施与相关科室的医生和患者家庭等方面的合作，共同解决患者的问题。

5. 以家庭为照顾单位，以社区为基础的照顾

全科医疗不同于专科医疗在医院坐等患者，而是与患者和家庭及社区有密切的联系，是长期的友好往来关系，是根据人的个性和人格提供个体化服务，重视个人及家庭的背景，关注家庭与成员的关系，合理的处理个人的健康问题和家庭的失衡问题，了解评价家庭结构功能和周期，发现影响家庭成员健康的潜在威胁，并通过适当的咨询干预使之及时化解，劝解

改善其家庭功能，动员家庭资源，协助疾病的诊断与长期管理。

6. 基于实际环境、背景下的照顾

全科医生以一定的地域为基础，以该人群的卫生需求为导向，充分利用社区资源为社区民众提供服务，对整个社区的卫生状况进行整体管理，为社区居民创造良好的条件，促进人群的健康。其是以目标和结局为导向的照顾，其包括家庭医生的学习和补充家庭医学理论以外的知识过程，可解决与患者照顾相关的一系列内容，包括与生物医学、心理医学、患者自身、家庭、社区和社会相关的内容。以生物—心理—社会医学模式为诊治程序，以预防为导向，团队合作协同工作。全科医疗立足于社区，就诊不受时间、地点和科别的限制，无论是躯体、心理或人际关系的问题，都能得到便捷和周到的服务，并且必要时还可以动用社区资源为患者排忧解难，或转诊到专科或上一级医院，全科医疗不只是解决疾病问题，其工作范围扩大到与疾病相关的一切困难，如经济、护理照顾等问题。

第二节　全科医生应具备的业务技术素质

一、扎实的医学知识

业务素质是医学生入学后首先要学习的基本内容，也是学生从踏入医学院校大门的第一天起需要下功夫苦练的本领。第一，是基本理论知识的掌握：包括西医解剖、生理、生化、病理、药理等，中医的阴阳五行学说、脏象经络学说等，临床课程包括全科医学、内科学在内的各门学科及流行病学、预防医学、医学统计学等学科知识。在社区工作要涉及社区健康教育、常用社区卫生统计指标及居民健康档案建立与管理。第二，是基础知识的掌握：包括正确病史询问，全科医生各项医疗文件的书写内容、格式和基本要求，体格检查的步骤与方法，临床检验检查报告单（放射科、超声、心电图、内镜、病理检查）的解读，常用功能检查项目及临床意义，药物作用的适应证及禁忌证。第三，是基本技能：常用临床治疗基本技能、外科基本技术、洗胃术、灌肠技术、导尿技术、创伤急救止血技术、心肺复苏初级救生技术、危重患者的急救技术及各项诊疗技术的操作、各种常用检查器械的操作技术、中医的针灸、按摩等操作手法。社区、家庭康复技术，心理咨询与心理治疗的基本技能等，这些基本的素质都是一个好医生应该具备，并且是应该在诊断治疗中能够熟练使用操作的，而有的医生，尤其是年轻的医生容易忽视这些最基本的业务素质的学习和实践。

二、出色的诊疗水平

全科医生应该具备为老百姓常见病和多发病提供及时、便捷、有效的治疗能力，尤其是针对辖区内的常见病、多发病，做到能出手、有疗效。只有这样才能赢得基层民众的信任。全科医生对危重症的有效处置能力要求非常强，只要快速识别急危重症并进行初步处理，与院前急救配合做到安全转运，提高危重患者的抢救成功率，否则全科医生在基层也难以立足的。例如，患者，男，30 岁，因乏力、腹痛就诊，患者自诉脐周及剑突下不适，以饥饿感为主。查体：血压 128/86 mmHg，神志清楚，贫血貌，双肺无啰音，心率 85 次/分，律齐，无杂音，腹软，无压痛及反跳痛，心电图检查提示急性前壁心肌梗死可能，查肌钙蛋白结果为阳性。诊断为：急性心肌梗死，消化道出血。这位患者就诊的主要症状为黑便，年龄不大，不是心肌梗死的好发年龄，不是临床上常见的胸痛等为首发症状，如果这位接诊的全科医生如果没有扎实的医学知识，没有一定的疾病诊疗水平，对于这种隐蔽性很强的疾病，很容易出现误诊。

全科医生为专科分诊把关，患者到大医院就诊时，不知道挂哪个科，要求全科医生进行前期介入，就能合理分诊患者到相应的专科。全科医生能够根据生理、心理和社会因素及患者家庭和社区环境，制定全面、连续性、个体化治疗方案，并对方案定期评估。正确把握会诊、转诊的时机能力要全科医生在对患者的急症初步处理后，就要考虑是否请专科医生会诊或转送医院住院治疗；对慢性患者，在治疗中遇到专科性问题，也需要专科医生帮助。如果转诊时机把握不佳，不必要的转诊可能会增加患者的经济负担、思想压力，而延误转诊可能会耽误患者的病情。例如，患者，女，69 岁，低烧，咳嗽少痰半月，胸片报告肺门阴影扩大怀疑肺癌，但不能除外肺炎。给予抗生素治疗半月后复查病情无好转，更怀疑肺癌，查胸部 CT，CT 医生建议做核磁共振，转到上级医院，专科医生依据病史，查体发现胸骨左缘第 3 肋间 3/6 级收缩期吹风样杂音，胸部检查示："肺门舞蹈"。诊断为先心病，房间隔缺损，并予以治疗，解除了患者的痛苦。

三、优秀的管理能力

做健康管理专家，发挥慢病管理优势。全科医生的核心工作就是为患者、家庭与社区居民提供健康管理，对社区卫生服务团队的发展和管理。全科医生是医生，但更应该是健康管理专家，这一点是专科医生所不具备的优势。全科医生作为健康的"守门人"，为一个家庭所有成员的建立健康档案，并了解疾病家族史，通过对个体及家庭成员的健康提供连续性的、全方位的、综合性的一体化健康管理服务，减少疾病的发生、减轻疾病带来的负担；聆听与体会患者的感受，通过有技巧的沟通与患者建立信任，对各种有关问题提供详细的解释，指导服务对象进行有成效的自我保健。

四、良好健康教育能力及疾病预防控制水平

推广健康教育是全科医生必须要具备的基本能力之一。全科医生要以人的健康为中心，充分了解居民的健康信念模式，要以家庭为单位，利用各种机会和形式，对服务对象包括健康人、高危险人群和患者，随时进行深入细致的健康教育，保证教育的全面性、科学性和针对性。不健康的生活方式带来了亚健康人群数量的明显增加。全科医生工作在社区，直接面对居民及其家庭，能够对患者进行健康生活方式的早期干预，减少疾病的发生。通过宣传，加强人们的健康意识，协助居民建立良好的生活方式和行为习惯，如限盐、限酒等，改变不健康的行为。健康教育应个体化，因人而异的进行健康指导，针对不同患者的疾病状况，考虑其生活习惯，提供合适的健康教育，建立预防胜于治疗的观念，落实预防为主的观念，减少疾病的发生。在提供连续性、协调性和综合性卫生服务中，善于发现早期健康问题，并采取预防措施。

五、执着的科学精神和自我发展能力

作为一名医生要不断学习新的知识、新的理论和新的技术，适应新形势的要求。人的健康或者疾病涉及多个领域，包括自然科学、社会科学、人文科学等。与其他专科医生相比，全科医生工作相对独立，服务的人群涉及患者、亚健康人群、健康人群，还有特殊人群，全科医生工作在社区，参加继续医学教育的机会不多，加上医学知识更新速度很快，各种医学指南不断出版，知识及技术老化需要医务人员不断学习，包括业务知识及管理技能。临床实践的获得不是靠背诵书本知识和指南就可以解决问题的，需要医务人员俯下身子，深入一线，在实践中寻找和摸索问题的答案，把理论知识与实践指示有机结合。只有不断地学习，丰富和扩展自身的知识领域，才能在实践中有效解决出现的问题和困难。要善于总结，勤于思考，在大量的诊疗工作中不断地收集成功与失败的经验和教训，将零散的、感性的经验上升为理性认识，并进行分析、研究、总结，才能丰富自身的素质，使自己不断地走向成功。

六、信息技术的运用能力

随着信息化技术的应用和普及，城市医联体、县域医共体的建设及智慧医疗的建设工作的铺开，系统内各类信息孤岛将被打通，心电、影像、病理、检验信息共享正在变成现实。真正实现患者在社区医院就诊，在社区医院缴费并在社区医院进行检查化验，所有的检查检验结果通过信息平台传送给三级医院相关科室专家教授，真正实现患者缴费在社区，享受的是三级甲等医院专家教授提供的医疗服务。社区的疑难患者通过互联网平台进行远程会诊，既可以解决患者来回奔波的身体痛苦，又节省了费用，减轻了老百姓的就医经济压力，同时社区医务人员的水平也能得到同步提升。社区卫生服务是数字化卫生服务的重要阵地，全科医生必须紧跟时代的步伐，掌握信息处理的基础知识、多媒体技术。能使用计算机进行一些文档处理制作，包括家庭健康档案记录、电子病历书写等。掌握文献检索技能，懂得一些基本的文献信息检索技巧，能对医学文献进行熟练搜索和评估，并能定期浏览期刊，应用当前医学科学最新的研究成果，结合本单位的医疗条件和自身的临床经验，依据循证医学原则开展医疗实践。

七、处理与医学诊疗相关问题的能力

1. 处理常见心理问题的能力

全科医生在诊疗过程中要有意识地进行心理疏导，改善患者的精神状况，这样可以起到润物细无声的作用。当患者就医的主要因素是疾病危害到患者的心理，如果只关注身体病痛，而忽视心理遭受的威胁，患者的痛苦就是没有真正得到解决。因此，单纯用不同病因引发疾病的机制来解释疾病是远远不够的，要懂得疾病影响患者的心理，负性的心理也会导致机体的痛苦。在临床医疗中，对一个具体的疾病，医生应研究什么是对患者最有利的治疗，临床医学本身有时并不像教科书上所写的那样黑白分明，除疾病本身以外的诸多方面都是极为重要的因素，只有透过对这些因素的了解，才能真正找到减少患者痛苦的方法。例如，安慰剂的治疗作用，表明医生对治疗的态度和想法均深刻影响着患者的治疗效果。

2. 处理家庭问题的能力

家庭是个人健康和疾病发生、发展的最重要基石，可以通过遗传、环境、感情、支持、社会化等途径来影响个人的健康，个人的疾患对家庭影响巨大。全科医生团队需要帮助家庭处理不可预见的突发事件，包括家庭成员意外死亡、离婚、失业等，同时要学会对临终关怀患者的家庭在医疗、情感、家庭生活等方面予以特别关心和照顾。夫妻关系问题、子女教育问题和老人赡养问题是自始至终贯穿于家庭的核心问题，全科医生要具有处理这些问题的能力。

3. 团队合作精神和管理能力

全科医生团队需要与社区其他卫生和政府部门保持良好的合作关系，并充分利用这些资源为患者服务；了解本地区卫生资源状况并参与管理工作；能组织和开展社区调查，协调政府部门落实各项卫生改革措施。全科医生的服务涉及医疗、预防、护理、药学等，是以团队的模式为群众提供服务，全科医生是其中的核心成员，团队成员要具有协调意识、合作精神和足够的灵活与包容性。另外，还要熟悉社区卫生绩效考核、财务、信息化管理，熟悉与社区卫生服务有关的卫生法律、法规，如执业医师法、传染病防治法、食品卫生法、药品管理法等。

第三节　全科医生应具备的职业道德素质

一、强烈的人文情感

医学不能治愈一切疾病，不能治愈每一个患者，患者也不要盲目相信医学的“本事”，对医学产生不切实际的幻想，就算治愈了，医生也应该客观地评估其成效。事实上，绝大多数医生都追求精湛的技术水平，试图做一个真正能“治愈”的人。这也是医学的人文性使然。给患者以援助，是医学的经常性行为，也是医学的繁重任务，其社会意义大大超过了“治愈”。“总是，去安慰”，反映了人文关怀贯穿于医疗活动的全过程，自始至终都充满关怀与安慰。医学的作用只是帮助而已，通过医学的帮助，人们才能够找回健康、保持健康、传承健康。

全科医生在努力培养提高自己的科学文化素质过程中，必须注重培养提高自己的人文素质，积极参加一切有利于人文素质培养的教育活动，努力提高综合素质，增强创新意识。医生良好的精神风貌、任劳任怨的献身精神，以及耐心细致、认真负责和满腔热忱的工作态度，能够最大的感化患者，赢得信任和尊重。医生热情主动、耐心细致的工作作风，面带微笑给患者，能够带给患者以战胜病魔的勇气和信心，庄重、大方的语言上的安慰、鼓励和劝服，能够对患者产生积极暗示作用。在治疗中充分发挥患者及家属参与的主观能动性，以满足患者的需求为目的，全科医疗的准则是维护患者的最高利益。

二、耐心倾听的素养

“了解一个什么样的人得了病，比了解一个人得了什么病更重要。”古希腊医学家希波克拉底，早在很久以前就强调医生看病不仅要注重人，更注重人的心与身的关系。有很多常见的疾病，如溃疡、高血压都属于心身疾病。不同于心身疾病的器质性改变，“心身障碍”主要是以功能性变化为独特表现，患者主观感觉特别痛苦，出现的问题往往以“症状”的方式来表达，如烦躁、恐惧、焦虑，失眠等。有的患者会因躯体化的问题而反复就医。因为“症状”代表了没有满足的内在需求。对心理医生来说，“症状”背后代表的意义更值得探究。在诊疗过程还应该能够从对方的年龄、心理、职业、爱好等角度去综合考虑。给予一个公平客观的评估结果，兼顾对方的身心感受，对疾病的诊疗会起到良好的效果。

三、高尚的职业道德

医生的职业道德素质，是指医生的个人道德修养和医疗作风。一个缺乏高尚职业道德的医生，即使医术再高，也不是一名好医生。对工作的意愿是乐观开朗、积极进取，并愿意花费较多时间在工作上，具有百折不挠的毅力和恒心。要操守把持。一个人再有学识，再有能力，倘若在品行操守上不能把持住分寸，则极有可能会对自己的成长道路产生阻碍作用，甚至给医院造成莫大的损害。在工作中，要形成正确的人生观、价值观和道德观，坚持正义，主动抵制各种存在于医疗行为中的损害广大患者及家属利益的行为。好的知识和修养，需经过长时间的磨炼和不间断的自我充实，才能获得水到渠成的功效。青年医生在实际工作中，要与上级医生和领导进行沟通，要与同级医生进行沟通、要与护理人员进行沟通，尤其在目前医疗市场中存在的医患沟通困难的情况下，自己的谈吐应对能力，还必须可以满足医患沟通交流的需要。作为一名医生，在为患者诊治疾病的同时，应设身处地地为患者着想，站在患者的角度考虑问题。很多时候快节奏的工作进度，巨大的工作压力，使得医生并不能很好的倾听患者的讲述，从而造成诊疗过程让患者感到冷冰冰的，甚至有些患者觉得受到了歧视，这也为医患关系容易产生矛盾埋下了隐患。

四、良好的职业奉献精神

在专科医疗势盛和全科医疗势微的现实状况下，虽然国家和政府强调对全科医学的发展势在必行，院校全科学科独立和培训基地正在全面铺开，基层的社区健康中心在不断完善，但溯本清源还需全科医生不忘初心，在目前尚处劣势的教育和医疗环境中，在思想和心理上摆脱对院校权威学科和社会热门专业的迷恋，摆脱对专科医学学习路径和模式的盲从，凡事做到有自己的标准和判断，追求自我价值的实现。尽管目前全科医生的执业环境、薪酬待遇、职称晋升和社会地位等方面仍存在诸多令人不满意的地方，有时还会出现不和谐的医患关系，但是医生要在工作中体现职业的价值和找到的职业自豪感：不要过分看重眼前的得失，应在自己的岗位上找到属于自己的那份快乐与自信；要明白在自己努力奉献时，其价值追求会不断被肯定和升华，每一次付出总会得到好的回应。

（谢元林）

第二章　全科医生学习掌握基本技能的意义、分类和要点

第一节　全科医生学习掌握临床基本技能的意义

临床基本技能的掌握是全科医生在临床工作中最需要的知识与技能。在21世纪的今天，无论在综合医院还是社区医院，体格检查及其基本技能的操作仍有无法替代的重要价值。

一、全科医疗基本技能是全科医学课程的基础和核心内容

（一）医学课程的基础和核心内容之一就是基本技能

医学生进入临床的第一天起，就强调“三基”训练，即基础理论、基本知识、基本技能。“三基”训练是医学生实现从基础理论向临床实践过渡的重要环节，是培养高质量医学人才的基础。详细询问病史并为患者进行体格检查，是医生必须掌握的基本技能。熟练掌握基本技能，对临床思维的建立、促进基本理论和基础知识的巩固、对培养自己解决实际问题的能力有着重要意义。常说“三基”不牢，地动山摇。现代技术的迅猛发展，使医学与患者的距离越来越远，医生越来越不愿过度信赖仪器设备与实验室检查结果，既增加了医疗支出，又增加了患者的痛苦。

在医患关系紧张的今天，良好的基本功可以拉近医生和患者的距离。例如，一位儿科医生在为患儿听诊时，发现患者心脏存在粗糙的收缩中期喷射性杂音，第二心音较低，心尖部可听到全收缩期杂音，肺动脉瓣区第二心音较正常响亮，推测患者存在严重的主动脉瓣狭窄伴中度二尖瓣反流，并告知患者家属可能的诊断。后来的心脏彩超报告证实了他的推测完全正确，患者家属及身边的医务人员都为这位医生竖起了大拇指。

（二）牢固的基本技能可以弥补检验和影像学的不足

一个医生的水平，取决于他能否正确地根据临床观察、分析思考，正确地判明病情，取决于他用手、用眼和用脑子的能力，现代医疗设备不过是病史和体检的补充。血清谷丙转氨酶偏高的原因有许多，如急性肝炎、药物对肝脏的损害、长期饮酒，尤其是一次饮用较大剂量时，以及某些胆道疾病、心脏病时的心力衰竭、发热等均可引起谷丙转氨酶增高。但是急性软组织损伤、剧烈运动等也可出现一过性谷丙转氨酶偏高，大多引起谷丙转氨酶偏高的疾病都有典型的临床表现，只有在物理诊断的基础上再进行针对性的检查，才能充分利用医学检验效力。一个病毒性乙型肝炎的患者如果化验单中显示谷丙转氨酶偏高时，就乱用降酶药物，将会造成检查结果与实际病情不相符，而影响医生对病情的判断，延误患者抗病毒治疗

的时间，或者过早的用药导致患者对抗病毒药物产生耐药。疾病是很复杂的，仪器操作过程中发生的误差、检查项目的适应范围等都会影响检查结果的准确性。如果不能正确选择检查项目并正确分析检查结果，就会造成误诊。细胞学检查被视为重要的诊断依据，但细胞学检查的诊断率也只有 80% 左右，如果加上仪器功能、操作者的技术、试剂、取材方法等干扰因素，误差率将会更高。全科门诊就诊患者患有功能性疾病的人数多，如对于功能性消化不良或是头痛、失眠患者都很普遍，这些患者倘若完全依靠辅助检查进行诊断是不切合实际的，有效的使用物理诊断显得极其重要，对于一些暂时诊断不明确的疑难杂症，即使通过病史和体检不能精准进行诊断，也会为下一步检查指出线索，尽量避免不必要的检查。

二、全科医疗基本技能是全科医生必须具备的基本功

（一）基本技能是全科医生必须具备的基本功

许多疾病特征性的临床表现，不需要利用仪器设备，只需要望、触、叩、听，或望、闻、问、切就可以得到答案。即便是智能化时代的今天，机器仍无法替代详尽的病史询问及系统的体格检查。科学的临床思维方法，特别是捕捉到多种临床信息后的感悟，以及所做出的诊疗行为是各类仪器设备没有办法取代的，如过敏性紫癜、蜘蛛痣、环形红斑、杵状指等是疾病的特征性表现。医生视诊见到的直观变化可以诊断锁定部分诊断，如出血热患者尿中出现膜状物，表示病情的加重；腹泻患者大便为黏液脓血便提示细菌性痢疾，水泻样大便提示霍乱可能性大，粪便的颜色为暗红色果酱样大便为阿米巴痢疾；依据触诊时腹壁紧张度，一般考虑炎症波及局部腹膜，而板状腹多见于弥漫性腹膜炎，高度怀疑急性胃肠穿孔或脏器破裂所致，如果是揉面感，则要怀疑结核性腹膜炎、癌性腹膜炎。叩诊时的叩诊音变化如肺部叩出鼓音，那就是肺气肿，如果叩上去是浊音，就是肺水肿。听诊器可以通过肺部的大水泡音、小水泡音、捻发音等可以听出肺部气管、支气管和肺泡的病变；通过听诊心脏的二尖瓣音、三尖瓣音、主动脉音等可以分辨出心脏的一些病变；通过听诊肠道的肠鸣音，气过水声等可以辨别出一些肠道的病变。通过鼻腔闻机体及其排泄物所散发出的气味也能辨别一些疾病，血腥恶臭且粪质较多的大便为阿米巴痢疾；同样是昏迷患者，呼吸气味各不相同，糖尿病酸中毒有水果气味、尿毒症有尿臭味、肝昏迷有腐臭味、酒精中毒有酒味，有机磷中毒有蒜臭味。这些临床信息在不少疾病的诊断，甚至比高端的设备更为重要。一位鲜血便的患者，简单的肛门指诊就能发现直肠病变，而结肠镜或血管造影却有可能漏诊。例如，一位女性患者，20 岁，黏液性大便，按痢疾治疗 8 个月之久，医生忽视了肛门检查，终因确诊为直肠癌晚期，失去了手术治疗机会。某些症状和体征敏感性或特异性很高，诊断价值并不亚于辅助检查。如为奇脉诊断心脏压塞的敏感性高达 98%，奔马率诊断急性左心衰的特异性高达 90%～97%。详细询问病史和体格检查可以先对患者进行初筛，形成初步诊断，缩小鉴别诊断的范围。

（二）诊疗过程中的人文关怀

在诊疗过程中扎实的基本技能是对患者的人文关怀，也是全科医生生物—心理—社会服务模式的要求。人工智能时代，机器人储备的海量信息是人类无法拥有的，但是人是有情感的，在很多情况下，情感变化是可以影响治疗效果的。医生带着手的温度去为患者触诊、叩诊、听诊，带着微笑去问诊，这是新时代对医生的更高要求。专业仪器设备代替不了病史询

问。病是得在患者的身上，只有生病的人才能感觉到哪里不舒服，有时这种病痛的感觉，要早于世界上任何先进的仪器设备，仪器再先进也缺乏人的思想和感触。病是人的感受，这种感受只有通过人与人之间的交流才能发现。

三、运用全科医疗基本技能可以正确诊断、治疗和管理疾病

（一）全科医疗基本技能发挥关键作用

许多危重患者病情变化较快，需要做出迅速判断和干预，来不及进行设备的检查，这时候过硬的物理诊断本领能发挥关键作用。如心搏骤停、张力性气胸、过敏性休克、喉头水肿等急症几乎完全凭借病史和查体做出诊断，才能赢得宝贵的抢救时间。每个医生都有可能遇到危重患者，危重患者早期识别主要依靠医生的基本技能，要第一时间把患者分为轻、中、重，要在极短的时间内运用医学“三基”知识，准确判断患者的病情，判断病情的预后及其转归，才能做到早治疗、早告知，及时转诊，提高存活率，减少纠纷。没有突然发生的病情变化，只有突然被发现的病情变化，其实许多情况下医生没有预测到患者会死，以至于抢救措施不利，转诊不及时，以至于耽误了最佳抢救时间。疾病有时候具有很强的隐蔽性，如心脑血管疾病的隐蔽性很强，因为心脏是一个非常顽强的器官，不会抱怨，不会叫苦叫累，即便有时候会发出一些求救信号，如胸闷、心慌、心区刺痛，那也是稍纵即逝，很多人不以为然，错过了最佳调理时机。等到严重的时候才去医院检查，要么就是心衰，要么就是心脏已经堵了90%以上了，只能安装支架了，最悲痛的莫过于被抬进医院再也没有走出来。

（二）辅助检查的重要性

在问诊及体格检查的基础上，选择合理恰当的时期进行辅助检查，能检验全科医生基本功掌握的好坏。如伤寒早期，肥达氏反应可能呈阴性，同样是血培养，病程第7～10日阳性率可达90%，第三周降为30%～40%，第四周时常阴性，粪便培养潜伏期即可阳性，第3～4周可高达80%，病后6周阳性率迅速下降，3%患者排菌可超过一年；尿培养只有在病程后期阳性率才能达25%。肝脓肿早期，超声波检查也不一定能发现液平面；疟疾患者早期血涂片不一定能到疟原虫。对于各项辅助检查的资料，一定要结合临床。许多研究发现，新近发生的剧烈头痛，器质性疾病的可能性则增至10%～15%；年龄大于50岁者器质性疾病的发病风险升高3.3倍；伴异常神经系统体征者发病风险升高3倍。如果在上述阳性症状和体征的基础上再行CT检查，针对性就更强。随着医学科学的发展，实验室及其他辅助检查项目日益增多，临床医生应该根据医院辅助科室的具体条件、检查费用、诊断价值与患者的症状作全面考虑，选择应该检查的项目，作为印证与核实诊断的材料。我国经济发展不均衡，仍有不少地区卫生投入不足，尤其在某些基层医院和农村地区，医疗设施匮乏，患者经济承受能力有限，医生娴熟的物理诊断技能就更凸显其优越性。

四、医学设备对身体检查做出的判断有局限性

（一）每份检验检测报告都要结合临床才能对疾病进行诊断

对于一些肿瘤的良恶性主要靠病理学检查确定“金标准”，但即使是被誉为“金标准”的病理诊断，与医生的经验水平也有直接的关系，同样的切片，完全有可能得出不同的结

论。一般情况下检验结果只能作为参考性的证据，有的数据与实际情况有一定的差距。辅助检查虽然大多可靠，但也有可能出错，尤其是疾病的早期，如病毒感染的窗口期。这时候依靠病史和查体，就可以及时发现并纠正错误的检查结果。

（二）检验检查设备主要具备参考价值

有些检验检查设备并不是想象的那么灵敏，有时还出现故障，增加错误报告数量。如12 导联心电图无法诊断的急性心肌梗死大约有 45%。许多化验结果的敏感性、特异性并非都为 100%，甲胎蛋白增高不等于肝癌、肌酸激酶增高不等于急性心肌梗死、抗 DNA 抗体增高不等于红斑狼疮、CA-199 增高不等于胰腺癌，在临床上要承认化验结果的意义，但又要看到它主要具备参考价值。例如，男性患者，60 岁，因全身皮肤及巩膜黄染，全身皮肤瘙痒，先后到北京 4 家医院就诊检查，做过 B 超、胃镜、CT、肝扫描等各种检查，并经外科、神经内科、同位素等学科检查和会诊，诊断为胰头癌。住院期间，患者突发消化道大量出血，医生基于影像诊断结果，认为肿瘤已到晚期不能手术，患者最终死亡。但出人意料的是，患者死后的尸检却没有发现任何肿瘤，死因是完全可以治愈的十二指肠溃疡出血。

第二节　全科医生基本技能的分类

一、社区公共卫生服务的基本技能

按照国家的要求，社区公共卫生服务的基本技能包括建立居民健康档案的技能，通常以妇女、儿童、老年人、残疾人、慢性患者等人群为重点，居民自愿和社区卫生服务中心引导相结合，为辖区内常住居民建立健康档案。开展健康宣传教育的能力，内容包括针对健康素养基本知识和技能、优生优育及辖区重点健康问题等内容，向城乡居民提供健康教育宣传信息和健康教育咨询服务等。开展免疫规划项目的能力，内容包括为适龄儿童接种乙肝疫苗、卡介苗、脊灰疫苗、百白破疫苗、麻疹疫苗、甲肝疫苗、流脑疫苗、乙脑疫苗等国家免疫规划疫苗等。实施传染病报告与处理的能力，要求及时发现、登记并报告辖区内发现的传染病病例和疑似病例，以及参与现场疫点处理等。开展儿童保健、妇女保健及老年人保健的技能，免费为辖区内 0 ~ 3 岁儿童提供基本保健服务；为孕产妇建立保健手册，开展至少 5 次孕期保健服务和 2 次产后访视等；对辖区 65 岁及以上老年人做登记管理，开展健康危险因素调查，提供疾病预防、自我保健及伤害预防、自救等健康指导。慢性病预防控制及康复服务的技能，包括对高血压、糖尿病、重性精神性病等慢性病高危人群做指导等；为辖区内的残疾人做登记与管理，为辖区残疾人开展个体化康复训练等。管理突发公共卫生事件的技能，包括突发公共卫生事件的报告和监控。基本医疗急救自救服务能力，包括建立延伸至县、乡医疗卫生机构的城乡医疗紧急救援联动体系等。

二、社区常见疾病临床诊疗基本技能

临床实践能力是医生完成医疗活动所需的特殊能力，由医疗活动中的执行能力、交往能力、自我调控能力等综合构成。我国对于医生的临床实践能力的评价主要包括对医生的病史

采集和书写能力、全面体格检查的能力、诊断性检查运用和诊断能力、治疗计划制订能力、临床操作能力、言语表达能力、工作态度及自学能力等方面。作为一名全科医生除了应具有扎实的临床实践技能功底，还应具备全科医学的思维和诊疗决策能力。

第三节 全科医生基本技能的要点

一、问诊要点

问诊的过程就是整理和体现诊疗思路的过程，问诊的目的决定了问什么，问诊的思路决定了怎么问。问诊前要沟通，以免患者产生情绪紧张、心情烦躁、焦虑担忧。病史询问不是简单地理解为随便问，而是要从询问病史中认识患者，了解疾病。

（一）询问病史要程序化，询问时间要准确，询问症状要详细

诊断疾病是医生的本事，鉴别疾病也是医生的能耐。问病史就是寻求疾病的诊断，在临床上经常碰到，患者的症状看上去没有什么差别，但详细询问病史发现查体的阳性结果并不相同。医生积累的经验越多，脑子里储存的疾病种类越多，就越容易通过问诊得出相关结论。疾病发生、发展是有规律的，找到疾病的主线就可以事半功倍。许多疾病有时间性，症状有起伏性，治疗有规律可循。通过问诊，了解患者起病的时间先后顺序及疾病的轻重缓急等，对患者的疾病诊断和治疗都有帮助。

（二）询问病史要具备很高的临床思维本领

问病史是一项调查研究，要具备很高的临床思维本领才能获取与患者症状体征相一致的病史。各种干扰因素可能影响医生对疾病的判断，许多病是吃出来的、累出来的和气出来的，知道了患者及其家人，还有社区生活中的细节，就可以发现患病的元素。生物因素、心理因素、社会因素共同制约着人的健康和疾病，它们一起决定着疾病的走向。一个营养极差的女孩，表面上看起来是厌食症导致的，真正的原因实则是家庭暴力。一个皮肤病患者，追问病史，患者有多个性伙伴，表现出来是皮肤病，实则是由 HIV 所致。

（三）根据具体情况采用不同类型的问诊

对于初次慢性病就诊患者，一般采用引导式问诊，询问本次就诊的主要目的，包括现病史、简单的既往健康史、患者的就医背景、社区的情况、患者与健康问题的联系等。对于急症患者，直接以健康问题为抓手，并依据病情及时转诊或抢救，等病情稳定后再追问病史及其就医背景，患者与健康问题的联系。对于复诊及已建立健康档案患者，首先浏览患者的健康档案，了解患者及其背景、既往的健康状况，然后询问本次就诊的目的、本次就医的背景、本次就诊的问题与患者及其背景的联系等。

二、全身体格检查及要点

由于社区卫生服务的场所主要在社区、在家庭，因此，许多疾病的诊断和疗效的评价在很大程度上仍依赖于听诊器、血压计等进行体格检查，依赖医生敏锐的观察力。医生看病一般要经过问诊、查体、化验和特殊检查等几个环节，在 20 世纪 80 年代以前，由于检查技术

的落后，医生看病往往是以问诊和查体为主，因此造就了一些查体高手。他们经验丰富，可以发现普通医生不能发现的问题。

（一）全身体格检查内容

一般体格检查包括头、颈部，胸、腹部，生殖器、肛门、直肠检查，脊柱与四肢检查，神经系统检查。体格检查基本方法为视诊、触诊、叩诊、听诊、嗅诊。体格检查是接诊患者必不可少的一项技能。一般来讲，系统、完整和有重点的体格检查对病情的诊断至关重要。从进入临床第一天开始，医生应该强化训练，重视难点，避免错误，口唇发紫不等于发绀，皮肤黏膜黄染不等于黄疸。例如，患者女性，35 岁，护士，1 个月前单位同事发现面部皮肤发黄，手足掌皮肤发现黄染来就诊。自述近 2 天感觉右上腹间歇隐痛，服保肝利胆药治疗无效。查体：前额、鼻唇沟、口周、手足掌、手足背至腕、踝均可见黄染，但黏膜及巩膜不发黄，躯干及四肢近端也不发黄。复查肝功能，胆红素完全正常。追问病史，近半年进食大量橘子。

（二）全身体格检查过程中常见的问题

缺乏职业训练，对各部分检查内容和顺序心中无数。缺乏思想准备，缺乏正确的临床思维方法，导致查体的过程中顺序颠倒，项目遗漏。有的医生检查器械准备不充分，甚至使用不熟悉，如压舌板、听诊器、叩诊锤该放在哪一个部位等还不完全清楚。有的表现为对一些部位检查手法不正确，尤其是甲状腺触诊、气管移位、语音震颤改变、各种呼吸音和心脏舒张期杂音的识别、神经系统检查等，还有的对于这些部位检查出来阳性体征的意义也不清楚。只满足于 1 ~2 个阳性体征发现，就草率地停止对其他部位进行检查；一些必须做的检查没有做，致使漏诊。例如，有一例女性患者，黏液脓血大便，按痢疾治疗，医生忽视了肛门检查，终因确诊为直肠癌晚期，失去了手术治疗机会。不坚持望、触、叩、听的检查程序。例如，35 岁患者，高血压 5 年，坚持服药，但效果不好，血压波动在在 160 ~ 170/100 ~ 110 mmHg。近一周出现乏力，头痛，到全科门诊看病，要求医生给他开一些感冒药，通过详细询问病史，家中没有高血压病史。查体可见肾区有叩痛，听诊发现肾区有血管杂音。诊断：肾动脉狭窄，继发性高血压。后经肾血管造影证实，手术治愈。

（三）全身体格检查关注要点

1. 检查的内容务求全面系统

由于检查通常是在问诊之后进行，针对问诊发现的阳性病史，应对相对应部位进行更为深入细致进行检查。入院的全身体格检查不是机械地重复，而是在全面系统的基础上有所侧重，使检查内容既能涵盖住院病历的要求，又能重点深入了解患病的器官系统的相关情况。例如，老年男性，因右下腹痛并触及包块，被诊为阑尾炎。准备手术，术前上级医生对患者进行体格检查，发现右下腹包块随心跳有搏动，并听到血管杂音，经 B 超证实髂动脉瘤。

2. 掌握检查的时间和顺序

一般应尽量在 40 分钟内完成。顺序应是从头到脚分段进行，强调合理规范。既要最大限度地保证体格检查的效率和速度，更要彰显人文关怀，减少患者的不适和不必要的体位变动，同时也要方便检查者操作。全身体格检查的顺序，卧位患者：一般情况和生命体征→头颈部→前、侧胸部（心、肺）→（转坐位）后背部（包括肺、脊柱、肾区、骶部）→（卧位）腹部→上肢、下肢→肛门直肠→外生殖器→神经系统（站位）。坐位患者：一般情况和生命体征→上肢→头颈部→后背部（包括肺、脊柱、肾区、骶部）→（转卧位）前胸部、侧胸部（心、肺）→腹部→下肢→肛门直肠→外生殖器→神经系统（站位）。这样，可以保证分段而集中的体格检查顺利完成。而在此过程中患者仅有二三次体位更动。

3. 检查顺序可适当调整

遵循上述检查内容和顺序的基本原则的同时，允许根据具体受检者和医生的情况，酌情对个别检查顺序进行适当调整。如甲状腺触诊，常常从患者背后进行，因此，卧位的患者可坐位检查其他部位时再触诊甲状腺。如检查前胸时，发现的肺部体征有阳性体征时，也可立即检查后胸部。腹部检查采取视、听、叩、触顺序更好。四肢检查中，上肢检查习惯上是由手至肩，而下肢应由近及远进行。

4. 体格检查还要注意具体操作的灵活性

强调边查边想，边查边问边看。面对具体病例，如急诊、重症病例，可以简单查体后即开始抢救和治疗，遗留的内容待病情稳定后补充；不能坐起的患者，背部检查只能侧卧进行。肛门直肠、外生殖器的检查应根据病情需要确定是否检查，如确需检查应特别注意保护患者隐私，最好有另外一名医务人员在场。

5. 检查中与患者的适当交流

强调简单自我介绍、相互简短交谈，检查过程中，查到哪里，问到哪里，简单几个问题有可能获取相关系统的病史资料，包括与疾病相关家族史、既往史、个人史及社区资料。检查结束时应告知患者重要阳性体征，交代患者应注意的事项，也可以和患者及家属探讨下一步的检查和治疗计划，包括健康教育等，以获得患者的信赖与配合，提高检查和治疗的依从性。对于客观检查结果的正常值、临床意义，需要医生长期的临床经验积累。有时需要重复的检查和核实，才能获得完整而正确的资料。对于体征的意义把握不定的，不要随便解释，以免增加患者思想负担或给医疗工作造成紊乱。检查中强调以患者为中心，避免交叉感染。人文关怀应贯穿于检查前、中，以及检查结束后。

三、临床常用诊断技术操作及要点

（一）临床常用诊断技术

1. 内科方面

诊断技术操作内容包括常用胸膜腔、腹膜腔、骨髓、腰椎穿刺技术等有创穿刺适应证、禁忌证、操作方法及注意事项；导尿术、眼底检查、普通生物显微镜的使用与维护；临床常用检验正常值及临床意义等。

2. 外科方面

包括常用的消毒剂、消毒方法及注意事项；无菌操作包括手术视野准备；小伤口的清创缝合技术；换药规则及换药溶液的使用方法、各种伤口的换药法；体表肿物的切除技术；常见软组织脓肿的切开引流方法；小夹板、石膏固定方法；疼痛封闭治疗的适应证、方法和注意事项等。

3. 妇、儿科方面

妇产科学双合诊技术、窥阴器的使用方法、子宫颈涂片技术、孕期和各产程的检查方法，放置和取出宫内节育器的手术操作。小儿查体和物理诊断技术；小儿用药特点及药物剂量的计算方法；小儿头皮静脉穿刺技术等。

4. 其他诊断技术包括

徒手心肺复苏技术和心肺复苏有效指征；口腔应急止痛处理、口腔炎的一般处理、牙脱出后的院前处理、智齿冠周炎的对症治疗措施。洗胃术的适应证、禁忌证、操作方法及准备工作；眼底检查方法及检眼镜的使用；听力的检查方法，耳镜使用；呼叫“120”急救电话的要点；创伤的包扎止血固定、搬运心脑血管急症、脊髓损伤、骨折等患者的要领；救护车转运患者的指征和转运前的准备。

（二）诊断技术操作要点

诊断技术是临床医生必须掌握的操作技术，他不仅对临床诊断有决定性意义或重要的参考价值，而且有的诊断技术本身或通过操作可以同时为患者给药治疗，因此在临床实践中，每位医生都要熟练掌握常用的诊断技术，包括适应证、禁忌证、操作方法、注意事项等。并通过不断实践，提高诊断技术的准确性，熟练程度。操作前应详细了解患者的病情，向患者和家属说明诊断技术的目的、意义，患者在此项检查过程中需要配合医生的要点等都要在术前与患者进行良好的沟通和交流，以便在操作，尤其是在有创检查中必须取得患者充分理解和合作。操作尽量选在操作室内进行，如果因病情需要也可以在病房或床旁进行，但要注意隐私保护。做好自我介绍，包括姓名、职称，并进行简短交谈以融洽医患关系，注意手卫生，使用消毒液洗手。术前必须清点器械，检查所需要物品是否齐全，必要时穿隔离衣，戴口罩、手套，严格遵守无菌操作规程，手术中与患者交谈，观察患者面容、表情和意识等一般状态的变化，术后对污染的物品进行妥善处理，并与患者交代操作后的注意事项。

四、掌握社区卫生服务基本技能

1. 掌握全科医疗接诊方式的特点

与患者进行良好沟通，掌握全科医疗的病历书写，包括家系图、社区常见疾病、健康问题的一体化处理、慢性病的社区管理、常用药物的用量用法、社区传染病及精神患者的管理等。

2. 掌握社区卫生服务团队合作的服务模式

包括社区卫生服务质量管理的基本概念，常用的质量指标，患者满意度调查方法；社区卫生服务机构的医疗、药品、财务与信息等；与社区医学有关的卫生法律法规，医疗事故投诉处理方法，有关患者权益和医生权益的知识。

五、掌握各种医疗基本技能的综合运用能力

综合应用能力是临床医生综合运用医疗卫生相关知识和技能，分析、解决问题的能力。在临床工作中，综合应用能力的强弱直接反映全科医生运用岗位专业知识进行分析、判断和解决实际问题的能力，实际操作技能、沟通技能、临床思维技能及个人素养。在实际工作中，突发公卫事件应急处置能力、依法办事能力、职业道德修养、公共服务能力、协调沟通能力、调查研究和深入分析问题能力、语言文字表达能力等都是反映临床医生基本技能综合

运用能力的一部分。

临床医学是实践性极强的医学学科，合格的临床医生，不仅要有渊博的理论知识，还需要具备高尚的医德、规范的操作技能、严密的临床思维能力、娴熟的临床沟通技巧和强烈的职业自信心。临床实践技能是临床医生的基本功，只有掌握规范的临床基本技能，才能胜任临床医疗工作，才能成长为高层次临床医学人才。

六、掌握全科医疗基本技能需要反复实践

（一）具备较强的实践操作能力

医学是一门实践性很强的学科，它所要求培养的医学人才，不仅要具有扎实的理论知识，还必须具有较强的实践操作能力，这种高素质医学人才的培养光靠课堂理论教学是不够的，还必须接受严格的反复多次操作训练。反复训练可以做到简单的技能操作完全掌握，较难的技能操作基本掌握，反复训练有利于理论知识的巩固和临床失败能力的提高，学生为了不断的训练和提高自己的基本操作技能，必须促使自己看书和复习理论联系实际观察思考实验操作者所要掌握的要领不足方法，养成观察问题、思考问题、提出问题、解决问题的习惯，达到巩固所学理论知识，提高思维能力的目的。通过反复训练，规范标准的操作程序，可以统一学员的操作动作，改掉不良的操作习惯，达到同质化培养的目的。

（二）全科医生强调在生物—心理—社会医学模式下开展医疗工作

各项医疗操作要求以人为本，尊重并保护患者，尤其是有创操作，由于操作时有一定的风险，在当前患者的维权意识日益增强，对个人利益和隐私的保护意识越来越强的状态下，医学上原则不允许直接在患者身上进行有创操作训练。这些有创操作训练只能在穿刺人模型上得以进行，这些技能操作不受限于患者，可以避免对患者造成身心损伤，也避免了医患纠纷的发生。并且时间安排灵活，只要医生有时间，随时都可以安排，这样可以大大增加医生的动手机会，这种操作允许错误发生，并可以随时纠错。

（三）模拟人在医学诊断技术操作中的意义

现代医学教育都采用模拟训练与临床实践相结合的办法，大家先在模拟人身上进行反复操作，动作娴熟以后再为患者进行临床操作。穿刺模拟人操作可以变理论讲授为直观示范和亲自操作，学员记忆深刻，感受真实，训练中带教老师可以将重点的内容反复给学生演示，学生也可以在模拟训练中针对自己的薄弱环节反复训练，增加了体验，提高了熟练程度，这样当新入职医生给患者实施穿着操作时，自然会消除紧张的情绪，有条有理，很容易得到患者的信赖和配合，成功率自然会提高。但模拟训练缺乏真实感，操作过程中容易忽略对穿刺适应证和禁忌证的考虑，也容易忽略对患者进行人文关怀。因为面对的是模拟人，学习时的认真程度和无菌环境都会有所放松，因此需要教师反复提醒，在临床上操作前需要与患者及家属进行必要的沟通和病情告知，在实际操作过程中还要注意不良的反应的发生。我们国家对全科医学、全科医疗越来越重视，对全科医生的作用越来越重视。对于全科医生来讲，不管是在医疗设备齐全的大医院，还是在缺少辅助检查设备的偏远乡村，只有重视病史和体格检查，加强临床基本功的训练，才有可能提高医疗水平，从而使患者得到满意的服务。

（张雪红）

第三章　分级诊疗制度双向转诊的原则、指征与流程

第一节　分级诊疗制度的概念、目的及意义

一、分级诊疗制度的概念

分级诊疗指按照疾病的轻重缓急及治疗的难易程度进行分级，不同于别的医方机构承担不同疾病的治疗，常见病、多发病在基层医院治疗，疑难病、危重病在大医院治疗，逐步实行基层首诊、双向转诊、急慢分治、上下联动的就医制度。实现小病在基层、大病到医院、康复回乡镇卫生院的就医格局。从而有效缓解群众“看病难、看病贵”的问题。其总的原则是以人为本、群众自愿、统筹城乡、创新机制。通过分级诊疗服务，使新农合患者可以获得以下好处：①对于常见病、多发病在基层医疗机构诊治，医疗服务价格、起付线更低，报销比例更高，可极大的降低患者的医疗费用负担。②对于疑难病、复杂病通过大型公立医院与基层联动的预约挂号预约床位及绿色转诊通道，可明显缩短在大医院住院候床的时间，节约患者的时间和费用。③转入上一级医疗机构的患者，经治疗后诊断明确、病情稳定，能及时转回基层医疗机构进行康复治疗，同时减少在大医院后期康复治疗的医疗费用。④在保证医疗质量的基础上，同级医疗机构实行检查检验互认制度，降低患者诊疗费。

二、分级诊疗制度的目的及意义

将分级诊疗置于医改重点任务之首，是对医疗资源配置的系统调整，对缓解供需平衡、构建医改新格局及解决人民群众就医的突出问题具有战略性意义。

将分级诊疗置于改革的首位，有着现实的必要性和深远意义。2009 年新医改以来，围绕群众看病就医问题开展了一系列工作，“保基本、强基层、建机制”取得阶段性成效，城乡居民基本医疗有了保障，医疗需求快速释放，过去的“看病难、看病贵”得到了缓解，而又呈现出新的形式，即“大医院挂专家号难”“患者自付费用比例较高”“大医院人满为患，超负荷运转，基层就诊量相对较少”。针对这种情况，将分级诊疗作为医改的重中之重进行规划是十分必要的。

提出构建分级诊疗体系，首先从优化医疗服务体系入手，重点是提升基层医疗服务能力，完善基本管理和运行机制，调动三级公立医院参与分级诊疗的积极性和主动性，通过创新诊疗—康复—长期护理连续服务模式，顺畅“双向转诊”通道。同时，以家庭医生签约

等组合配套措施，科学合理引导群众就医需求。可以讲，这项改革的全面推开是一次系统布局，对缓解供需之间的矛盾，对控制医疗费用不合理上涨，对医疗服务体系的健康发展有着战略性意义。

第二节　双向转诊的概念、目的及意义

“双向转诊”，简而言之就是“小病进社区，大病进医院”，积极发挥大中型医院在人才、技术及设备等方面的优势，同时充分利用各社区医院的服务功能和网点资源，促使基本医疗逐步下沉社区，社区群众危重病、疑难病的救治到大中型医院。

由于社区卫生服务机构在设备和技术条件方面的限制，对一些无法确诊及危重的患者转移到上一级的医疗机构进行治疗。上一级医院对诊断明确、经过治疗病情稳定转入恢复期的患者，确认适宜者，将重新让患者返回所在辖区社区卫生机构进行继续治疗和康复。其目标是为建立“小病在社区、大病进医院、康复回社区”的就医新格局。

“转诊”概念常以医院的等级进行划分，除在同等级综合医院间进行转诊外，还可以将转诊分为纵向转诊和横向转诊，纵向转诊包括正向转诊和逆向转诊，正向转诊指由下级（社区）医院向上级医院逐级转诊，逆向转诊是指由上级医院向下级（社区）医院转诊。横向转诊则指向同级别专科、专长医院转诊。在我国医疗体制改革进程中，双向转诊制是在社区首诊基础上建立的扶持社区医疗卫生，解决“看病难、看病贵”的一项重要举措，对于减少由于城市综合性大、医院承担大量常见病和多发病的诊疗任务而造成的卫生资源浪费，以及基层医院和社区医疗服务机构需求萎靡、就诊量过少等现象具有重要意义。

第三节　双向转诊的原则、条件和转诊指征

一、双向转诊的指导思想

适应国家发展社区卫生服务的新形势，把握“政府承担公共卫生及全民基本医疗”的医改新方向。最大限度地凭借集团科学的管理与经营理念、先进的医疗设备、精湛的医疗技术及优良的就医环境等优势，挖掘潜在的医疗市场。满足社区卫生服务机构的医疗保健、人才培养、仪器设备等需求，以“低收费、广覆盖”惠利于民。

二、双向转诊原则

（一）患者自愿原则

从维护患者利益出发，充分尊重患者的选择权，切实当好患者“参谋”，在患者自愿的前提下进行双向转诊。

（二）资源共享原则

在确保安全的前提下，尽量做到检查结果通用，减少不必要的重复检查，降低患者就诊费用。

（三）无缝式管理原则

建立有效、严密、实用、通畅的（上、下）转诊渠道，使患者得到及时、连续、综合的医疗卫生服务。

三、双向转诊的条件

（一）上转条件

（1）因技术、设备条件限制不能诊断治疗的病例。

（2）与上级医院共同商定需要转诊的其他病例。

（二）下转条件

（1）经上级医院门诊诊治后的患者、出院患者需要进行跟踪、随访、康复、卫生宣教和建立家庭病床的，且社区卫生服务中心有能力承担者。

（2）社区卫生服务中心上转经医院诊治后适宜社区卫生服务中心管理的患者。

四、双向转诊的指征

（一）上转指征

（1）重大工伤、严重交通事故、打架致伤残的患者。

（2）心脑血管疾病病情较重的患者。

（3）急性消化道大出血的患者。

（4）有手术指征的外科、妇科病及各部位骨折的患者。

（5）疑难复杂病例。

（6）传染病患者。

（7）各种恶性肿瘤患者，需要化疗者。

（8）诊断不明的躯体疾病和心理问题。

（9）涉及重要解剖部位的清创缝合。

（10）因设备技术等条件限制，社区卫生服务中心不能处置的患者。

（二）下转指征

（1）各种危重症患者经救治后病情稳定进入疗养康复期。

（2）诊断明确，不需要特殊治疗或需要长期治疗的慢性病患者。

（3）手术愈合后需要长期康复的患者。

（4）老年患者护理和照护。

（5）心理障碍等精神疾病恢复期可以在社区进行恢复性治疗的患者。

（6）经治疗后病情稳定具有出院指征，家属要求继续康复治疗者。

第四节　双向转诊的方法、流程与注意事项

一、双向转诊制度

（1）高度重视双向转诊工作，对于只需进行后续治疗、疾病监测、康复指导、护理等服务的患者，医院应结合患者意愿，宣传、鼓励、动员患者转入相应的乡镇卫生院或社区卫生服务中心，由下级医院完成后续康复治疗。

（2）建立健全组织领导体系，加强双向转诊管理，将其作为工作的重点任务之一。医院成立双向转诊领导小组，院长为组长，副院长为副组长，各职能科室科主任为成员，下设双向转诊工作办公室。

（3）签订双向转诊协议，并与协议医院保持通讯畅通，遇危、急患者和大批伤员时要直接沟通，建立急救绿色通道。

（4）医院负责接收各乡镇卫生院、社区卫生服务中心转诊的患者，上级医院转回的病情稳定患者，使转诊患者得到及时、有效的诊治。如遇急重症患者，根据病情，协议医院拨打医院急诊科急救电话或将患者转入医院急诊科，急诊科任何医务人员不得延误及推诿患者，要保证及时、有效的抢救治疗。医院设有转诊预约专线电话。

（5）根据患者病情需要，病房科主任或诊疗组长认定确需要转出的患者，需与上级医院或下级医院做好联系，保证患者在转出过程中患者的安全。

（6）加大宣传教育力度，使医务人员充分认识双向转诊工作的重大意义，明确自己应当承担的责任和义务，增强自觉性、主动性和积极性。

（7）定期与签订双向转诊协议的上下级医院进行沟通，加强联系，改进转诊协调配合能力。

（8）全院各部门互相配合、沟通协调，做好双向转诊衔接工作。各科室医务人员要做好转诊登记，采取定期检查与随机抽查相结合的办法，加强双向转诊工作的督促指导，及时总结经验，发现和解决问题，并将检查考核情况纳入科室年度绩效考核。

二、双向转诊流程

（一）上转流程

某医院双向转诊流程（上转），见图3–1。

（二）下转流程

某医院双向转诊流程（下转），见图3–2。

三、双向转诊的注意事项

（一）上转注意事项

（1）社区卫生服务机构至少与一所大型医院建立双向转诊关系，签订协议，制定实施方案和服务流程，设专人负责，确保转诊渠道通畅。

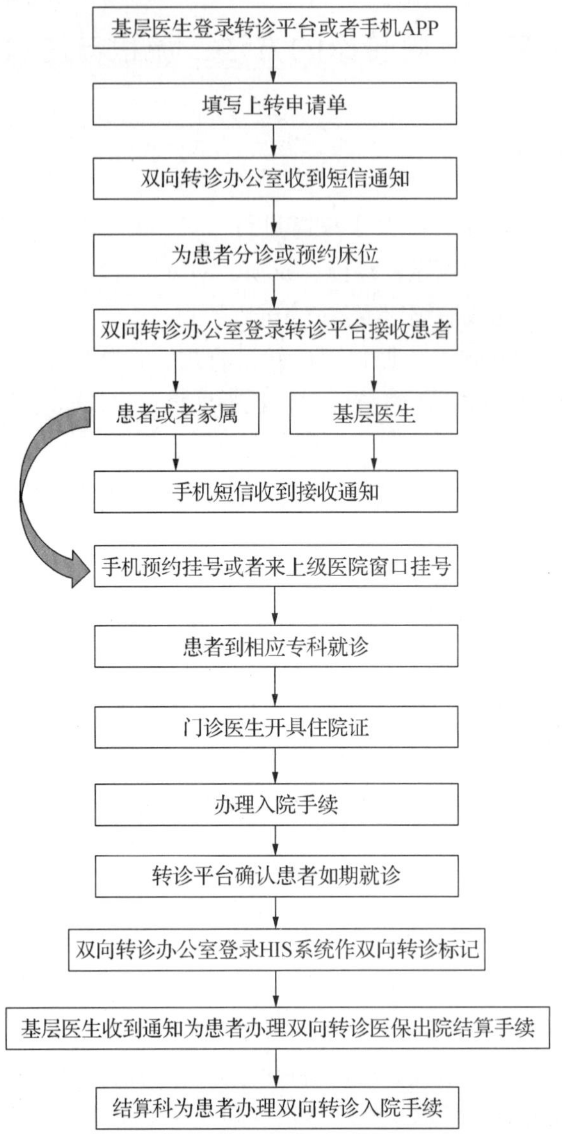

图 3-1 某医院双向转诊流程（上转）

（2）社区内患者经社区卫生服务中心医生诊治后，确认有上转指征，需转入上级医院诊治时，医生应认真填写好转诊单，做好转诊登记，并将患者的病历摘要等有关资料一并转入上级医院。

（3）危急患者的转诊必须谨慎，应就地抢救处理，待病情稳定后方可转院。转院时应安排急救车及医务人员护送，确保转院途中的安全顺利。

（4）主动加强与上级医院的沟通，及时掌握上转患者的诊断治疗情况，做好转诊患者的追踪服务工作。

（二）下转注意事项

（1）经上级医院诊治，患者康复后，根据患者意愿，将患者转回或下转至所在地的社

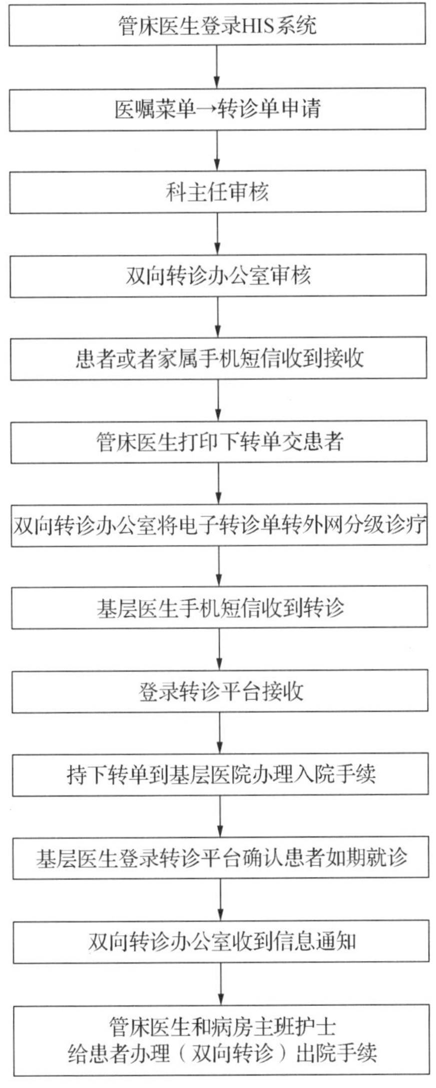

图 3-2　某医院双向转诊流程（下转）

区卫生服务中心。综合医院在门诊病志与出院小结中应叮嘱患者到社区卫生服务中心完成后续治疗和康复过程，并制定比较详细的后续治疗和康复方案。

（2）实行转诊时，要告知患者转院需要办理相关手续，包括门诊医保、住院医保手续等。

（3）转诊单位定期对双向转诊的质量进行评价，转诊单填写是否完整；转诊指征是否明确；记录是否规范；双向转诊流程是否完整、科学。

（4）为了更好地做好双向转诊工作，提高医疗质量，上级医院有责任对社区卫生服务中心医务人员进行理论和业务指导及带教培训工作。

（熊淑珊）

第四章　居民健康档案建立与管理的基本技能

第一节　健康档案的定义与建立健康档案的意义

一、居民健康档案的定义

居民健康档案是医疗卫生机构对辖区居民进行健康管理（包括但不限于正常健康状态、疾病防治、健康保护、健康教育与促进等）与服务过程的规范、科学记录。它是记录居民健康状态的系统性文件记录，也是以居民个人健康为核心、记录每个人从出生到死亡，贯穿整个生命周期、涵盖各种健康相关因素的所有生命体征的变化，以及自身所从事过的与健康相关的一切行为与事件的档案。

居民健康档案是基层卫生服务中不可缺少的工具，《国家基本公共卫生服务规范（第三版）》中已经在全国统一建立居民健康档案，实现规范法管理纳入国家基本公共卫生服务项目。

二、居民健康档案的用途

建立居民健康档案是开展社区卫生服务的重要内容和环节，是全科医生的一项基本工作，居民健康档案在医疗服务、质量管理、教学科研、法律层面均有十分重要的作用。

（1）能掌握居民基本情况和健康现状。系统完善的健康档案可提供居民全面的基础资料，帮助全科医生全面了解患者及家庭与社区问题，掌握并利用社区和家庭资源，做出正确的临床决策。

（2）为评价社区卫生服务质量和水平提供依据。规范化健康档案是评价全科医生服务质量与医疗技术水平的工具之一，也是收集基层医疗信息的重要渠道。

（3）为配置社区卫生资源提供依据。建立个人、家庭、社区健康档案，能够详细了解和掌握社区居民的健康状况与主要健康问题，发现健康危险因素。为预防医学和社区卫生资源配置提供帮助。

（4）为医学教育和科学研究提供信息资料。完整而系统的健康档案可以作为全科医生继续教育、科学研究的重要资料。

（5）能提供法律依据。健康档案记录的内容和形式是基层全科医疗领域重要的医疗法律文书。

三、居民健康档案的组成

我国将居民健康档案分成三部分：个人健康档案、家庭健康档案、社区健康档案，三类档案侧重点不同。个人健康档案在全科医疗中应用十分频繁，使用频度与价值也最高。家庭健康档案则根据实际情况，建立和使用的形式不一。社区健康档案在全科医疗服务中没有被给予更多的统一要求，主要用以考核医生对其所在社区的居民健康状况与社区资源状况的了解程度，考查全科医生在患者照顾中的群体观点。三者间是相互关联的（图 4–1）。

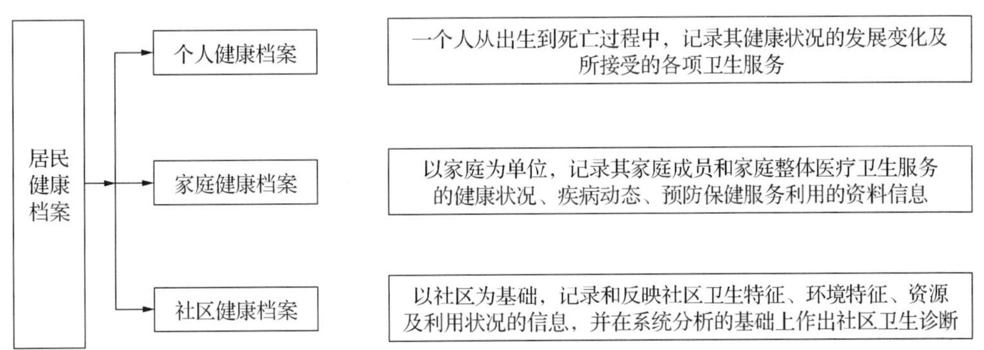

图 4–1　居民健康档案组成

四、建立健康档案的意义

健康档案是居民自我保健不可缺少的医学资料，它记录了居民疾病发生、发展、治疗和转归的全过程。通过比较一段时间以来所检查的资料和数据，从而发现自己的健康状况变化，疾病发展趋向、治疗效果等情况，有利于下一步的医疗保健决策。如高血压患者根据血压值变化，就能较好掌握控制血压的方法；糖尿病患者通过了解血糖变化的规律，使对自己的病情变化做到心中有数。有些患者对某种药物接连发生过敏反应，将此情况载入健康档案，即可提示再就医时避免使用同种药物。带着健康档案去医院看病，给医生诊治疾病也带来很大的方便，医生看到有些检查近期已经做过，就可避免重复。不仅为患者节约了医疗开支，还减少了患者因检查所带来的麻烦和痛苦，而且为患者的早期诊断、早期治疗提供了条件。一旦患者在某些场合发生意外，也可根据健康档案资料判断病情，给予及时正确地处理。

（1）建立居民档案是我国城镇居民医疗体制改革的重要内容，是满足社区居民卫生服务的需求、社区卫生服务规范化的需要；也是国家倡导人人享有卫生保健的关键举措。

（2）建立居民档案是建立健全基本医疗卫生制度的重要举措，是社区卫生资源合理利用的需要，是创新基层医疗卫生机构服务模式的有效途径。

（3）建立居民档案是居民享有均等化公共卫生服务的重要体现；也是医疗卫生机构创新服务模式，完善服务功能，为居民提供高质量医疗卫生服务的有效工具（实现连续、综合和全程健康管理目标）。

（4）建立居民档案是各级政府及卫生行政部门制定卫生政策的参考依据。

（5）建立居民档案是建立我国全科医疗制度，落实全科医疗教学科研，评价医疗服务质量，依法处理医疗纠纷的需要。

第二节 社区建立居民健康档案的对象与建档步骤流程

一、服务对象

辖区内常住居民（指居住半年以上的户籍及非户籍居民），以 0～6 岁儿童、孕产妇、老年人、慢性病患者、严重精神障碍患者和肺结核患者等人群为重点。

二、建档流程

根据《国家基本公共卫生服务规范（第三版）》中“确定建档对象流程图”与“居民健康档案管理流程图”（图 4–2、图 4–3），向辖区内常住居民及重点人群在首次就诊、访视或复诊时尚未建立健康档案者交代健康档案的用途及意义，遵循自愿与引导相结合的原则建立健康档案，并在医疗过程中不断使用、更新健康档案。

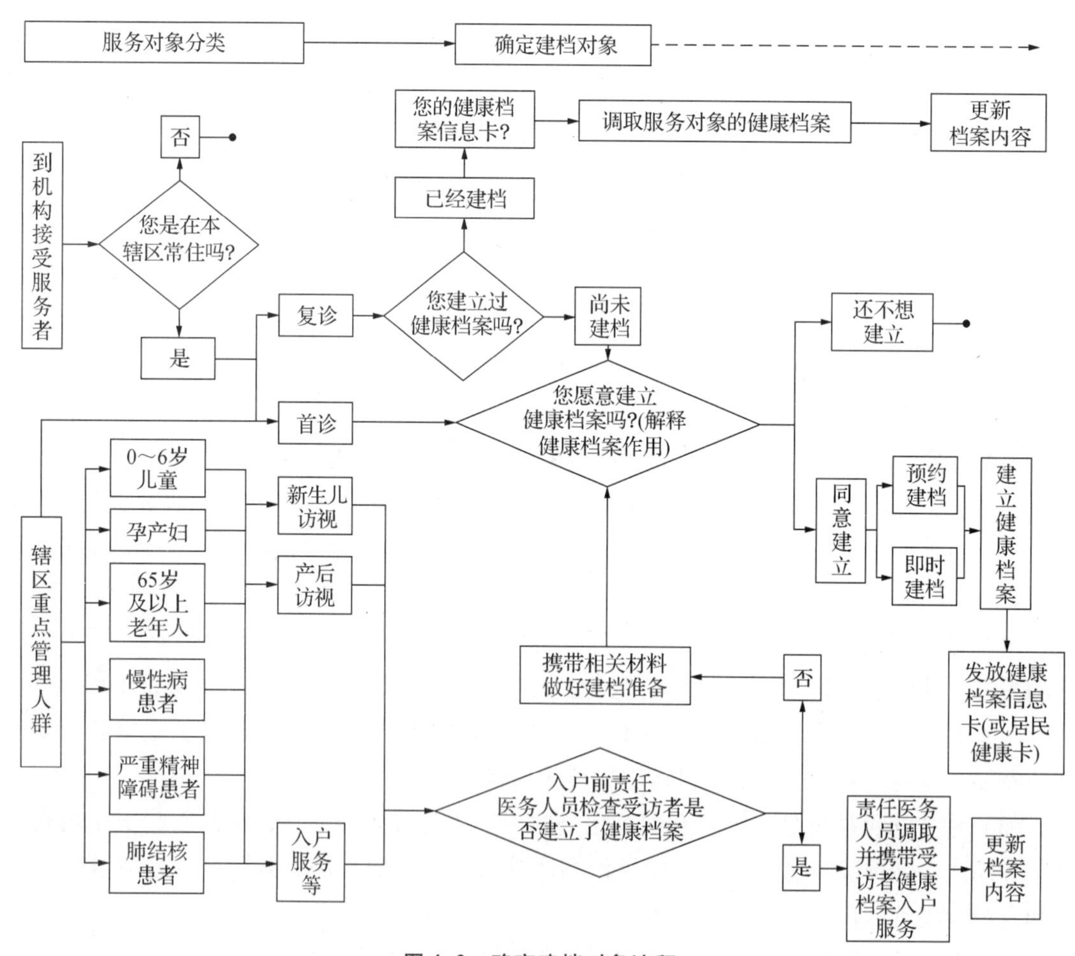

图 4–2 确定建档对象流程

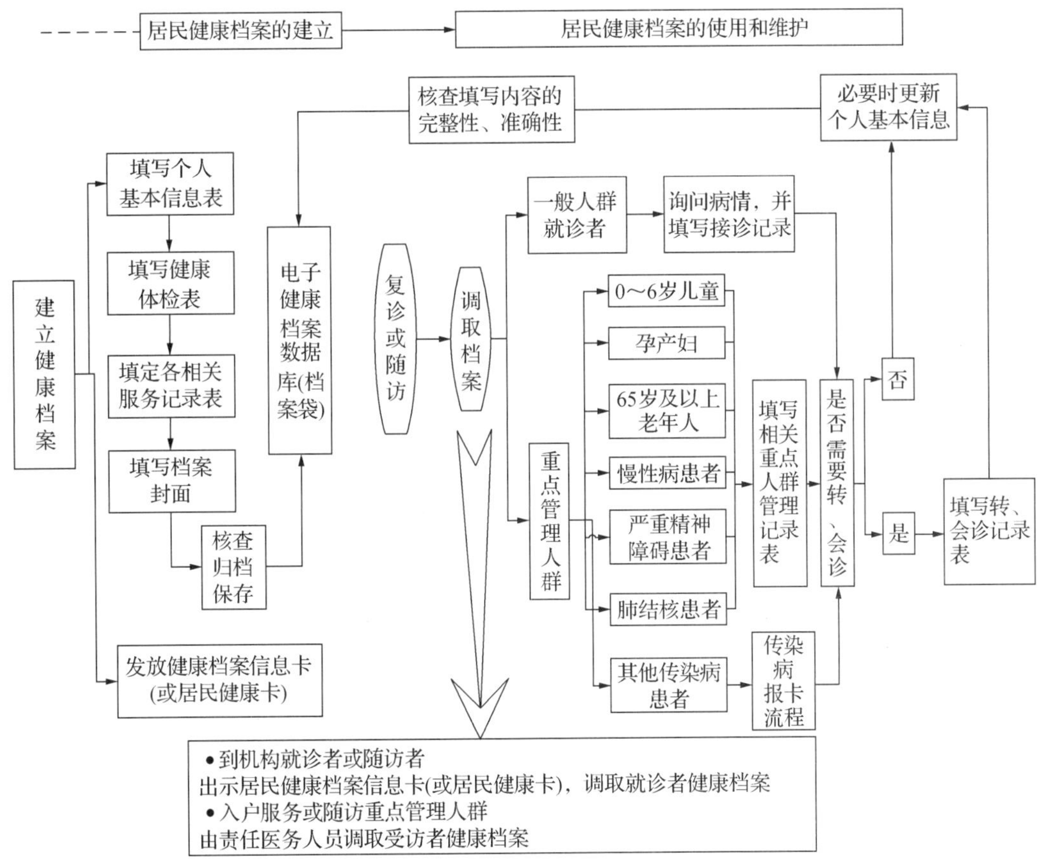

图 4-3　居民健康档案管理流程

第三节　居民健康档案的内容、原则、方式及填表基本要求

一、居民健康档案的内容

居民健康档案内容主要包括个人基本信息、健康体检、重点人群健康管理记录和其他医疗卫生服务记录。居民健康档案表单目录，见附录 4-1。

（一）个人基本情况

包括姓名、性别等基础信息和既往史、家族史、过敏史等基本健康信息。

（二）健康体检

包括一般健康检查、生活方式、健康状况及其疾病用药情况、健康评价等。

（三）重点人群健康管理记录

包括国家基本公共卫生服务项目要求的：0～6 岁儿童、孕产妇、老年人、慢性病、严重精神障碍和肺结核患者等各类重点人群的健康管理记录。

（四）其他医疗卫生服务记录

包括上述记录之外的其他接诊、转诊、会诊记录等。针对三类不同的健康档案，内容也有差异：①个人健康档案内容：主要包括患者个人的基本资料、健康问题目录、病情流程表、问题描述及进展记录、周期性健康检查（运用格式化的健康检查表）、转会诊和住院记录、预防性记录、慢性病患者随访记录、化验及辅助检查记录。②家庭健康档案的内容：包括家庭的基本资料、家系图、家庭评估资料、家庭主要问题目录、问题描述和家庭各成员的个人健康档案（其形式与内容同个人健康档案）。③社区健康档案的内容：主要包括社区基本资料、社区卫生资源、社区卫生服务状况、社区的健康状况。居民健康档案表单目录，见附件4-1。

二、居民健康档案建立的基本原则

（一）资料的真实性

居民健康档案有各种原始资料组成，这些资料应该真实可靠，真正反映社区居民的健康状况，只有真实性才有可用性。

（二）资料科学性

居民健康档案记录应该规范，各种图表、文字描述、单位使用等都要符合相关规定与要求，才能保证居民健康档案作为一种医学信息资料具有可交流性。

（三）资料的完整性

居民健康档案的内容应该完整，反映病情、就医背景、表情变化、潜在危险因素、评价结果、处理计划等，并从生物、心理、社会三个层面去记录。

（四）资料的连续性

全科医生应勤于记录，不断累加资料，从而保证资料连续性。

（五）资料的可用性

居民健康档案只有成为充分发挥作用的活档案，才能体现科学价值。

三、居民健康档案建立的基本方式

（1）辖区居民到乡镇卫生院、村卫生室、社区卫生服务中心（站）接受服务时，由医务人员负责为其建立居民健康档案，并根据其主要健康问题和服务提供情况填写相应记录，同时为服务对象填写并发放居民健康档案信息卡。建立电子健康档案的地区应逐步为服务对象制作发放居民健康卡，替代居民健康档案信息卡，作为电子健康档案进行身份识别和调阅更新的凭证。

（2）通过入户服务（调查）、疾病筛查、健康体检等多种方式，由乡镇卫生院、村卫生室、社区卫生服务中心（站）组织医务人员为居民建立健康档案，并根据其主要健康问题和服务提供情况填写相应记录。

（3）已建立居民电子健康档案信息系统的地区应由乡镇卫生院、村卫生室、社区卫生服务中心（站）通过上述方式为个人建立居民电子健康档案。并按照标准规范上传区域人口健康卫生信息平台，实现电子健康档案数据的规范上报。

（4）将医疗卫生服务过程中填写的健康档案相关记录表单，装入居民健康档案袋统一存放。居民电子健康档案的数据存放在电子健康档案数据中心。

四、居民健康档案填表基本要求

（一）基本要求

（1）档案填写一律用钢笔或圆珠笔，不得用铅笔或红色笔书写。字迹要清楚，书写要工整。数字或代码一律用阿拉伯数字书写。数字和编码不要填出格外，如果数字填错，用双横线将整笔数码划去，并在原数码上方工整填写正确的数码，切勿在原数码上涂改。

（2）在居民健康档案的各种记录表中，凡有备选答案的项目，应在该项目栏的“□”内填写与相应答案选项编号对应的数字，如性别为男，应在性别栏“□”内填写与“1 男”对应的数字 1。对于选择备选答案中“其他”或者是“异常”这一选项者，应在该选项留出的空白处用文字填写相应内容，并在项目栏的“□”内填写与“其他”或者是“异常”选项编号对应的数字，如填写“个人基本信息表”中的既往疾病史时，若该居民曾患有“腰椎间盘突出症”，则在该项目中应选择“其他”，既要在“其他”选项后写明“腰椎间盘突出症”，同时在项目栏“□”内填写数字 13。对各类表单中没有备选答案的项目用文字或数据在相应的横线上或方框内剧情填写。

（3）在为居民提供诊疗服务过程中，涉及疾病诊断名称时，疾病名称应遵循国际疾病分类标准 ICD-10 填写，涉及疾病中医诊断病名及辨证分型时，应遵循《中医病证分类与代码》（GB/T 15657—1995，TCD）。

（二）居民健康档案编码

统一为居民健康档案进行编码，采用 17 位编码制，以国家统一的行政区划编码为基础，村（居）委会为单位，编制居民健康档案唯一编码。同时将建档居民的身份证号作为统一的身份识别码，为在信息平台下实现资源共享奠定基础。

第一段为 6 位数字，表示县及县以上的行政区划，统一使用《中华人民共和国行政区划代码》（GB 2260）；第二段为 3 位数字，表示乡镇（街道）级行政区划，按照国家标准《县以下行政区划代码编码规则》（GB/T 10114—2003）编制；第三段为 3 位数字，表示村（居）民委员会等，具体划分为：001 - 099 表示居委会，101 - 199 表示村委会，901 - 999 表示其他组织；第四段为 5 位数字，表示居民个人序号，由建档机构根据建档顺序编制。在填写健康档案的其他表格时，必须填写居民健康档案编号，但只需填写后 8 位编码。

（三）各类检查报告单据及转诊记录粘贴

服务对象在健康体检、就诊、会诊时所做的各种化验及检查的报告单据，都应该粘贴留存归档。可以有序地粘贴在相应健康体检表、接诊记录表、会诊记录表的后面。

双向转诊（转出）单存根与双向转诊（回转）单可另页粘贴，附在相应位置上与本人健康档案一并归档。

（四）其他

各类表单中涉及的日期类项目，如体检日期、访视日期、会诊日期等，按照年（4 位）、月（2 位）、日（2 位）顺序填写。

五、居民健康档案的服务要求

（1）乡镇卫生院、村卫生室、社区卫生服务中心（站）负责首次建立居民健康档案、更新信息、保存档案；其他医疗卫生机构负责将相关医疗卫生服务信息及时汇总、更新至健康档案；各级卫生计生行政部门负责健康档案的监督与管理。

（2）健康档案的建立要遵循自愿与引导相结合的原则，在使用过程中要注意保护服务对象的个人隐私，建立电子健康档案的地区，要注意保护信息系统的数据安全。

（3）乡镇卫生院、村卫生室、社区卫生服务中心（站）应通过多种信息采集方式建立居民健康档案，及时更新健康档案信息。已建立电子健康档案的地区应保证居民接受医疗卫生服务的信息能汇总到电子健康档案中，保持资料的连续性。

（4）统一为居民健康档案进行编码，以国家统一的行政区划编码为基础，以村（居）委会为单位，编制居民健康档案唯一编码。同时将建档居民的身份证号作为身份识别码，为在信息平台上实现资源共享奠定基础。

（5）按照国家有关专项服务规范要求记录相关内容，记录内容齐全完整、真实准确、书写规范、基础内容无缺失。各类检查报告单据和转、会诊的相关记录应粘贴留存归档，如果服务对象需要可提供副本。已建立电子版化验和检查报告单据的机构，化验及检查的报告单据交居民留存。

（6）健康档案管理要具有必需的档案保管设施设备，按照防盗、防晒、防高温、防火、防潮、防尘、防鼠和防虫等要求妥善保管健康档案，指定专（兼）职人员负责健康档案管理工作，保证健康档案完整、安全。电子健康档案应有专（兼）职人员维护。

（7）积极应用中医药方法为居民提供健康服务，记录相关信息纳入健康档案管理。

（8）电子健康档案在建立完善、信息系统开发、信息传输全过程中应遵循国家统一的相关数据标准与规范。电子健康档案信息系统应与新农合、城镇基本医疗保险等医疗保障系统相衔接，逐步实现健康管理数据与医疗信息以及各医疗卫生机构间数据互联互通，实现居民跨机构、跨地域就医行为的信息共享。

（9）对于同一个居民患有多种疾病的，其随访服务记录表可以通过电子健康档案实现信息整合，避免重复询问和录入。

第四节　居民健康档案常用工作指标

常用的工作指标有：①健康档案建档率 = 建档人数/辖区内常住居民数 ×100% 。注：建档指完成健康档案封面和个人基本信息表，其中 0 ~6 岁儿童不需要填写个人基本信息表，其基本信息填写在“新生儿家庭访视记录表”上。②电子健康档案建档率 = 建立电子健康档案人数/辖区内常住居民数 ×100% 。③健康档案使用率 = 档案中有动态记录的档案份数/档案总份数 ×100% 。注：有动态记录的档案是指 1 年内与患者的医疗记录相关联和（或）有符合对应服务规范要求的相关服务记录的健康档案。④健康档案合格率 = 抽查档案中有动态记录的健康档案份数/抽查健康档案总份数 ×100% 。⑤健康档案活跃度。

第五节　个人健康档案的主要内容和基本资料

个人健康档案一般包括四类表格：居民健康资料（居民健康档案封面和个人基本信息表）、主要问题目录、健康体检表、服务记录表（接种记录、各类重点人群随访表、儿童计划免疫记录表、会诊和转诊记录表）等。

个人健康档案可按如下顺序排列：居民健康档案信息卡、居民基本资料、主要问题目录、健康体检记录、接种记录或重点管理人群随访记录、会诊和转诊记录、辅助检查资料等。

一、居民健康档案信息卡

建立居民健康档案信息卡，可以了解居民信息，尽快找到档案，以便复诊及随访时使用。居民健康档案信息卡有正反两面，根据居民信息如实填写，与健康档案对应项目内容一致（表4–1、表4–2）。

过敏史主要指青霉素、磺胺、链霉素等过敏药物，如有药物或食物其他物质（如花粉、酒精、油漆等）等过敏必须注明过敏物质名称。

表4–1　居民健康档案信息卡（正面）

姓名		性别		出生日期	年　月　日
健康档案编号				□□□ – □□□□□	
ABO血型	□A　□B　□O　□AB			RH血型	□RH阴性　□RH阳性　□不详
慢性病患病情况： □无　□高血压　□糖尿病　□脑卒中　□冠心病　□哮喘　□职业病　□其他疾病					
过敏史：					

表4–2　居民健康档案信息卡（反面）

家庭住址		家庭电话	
紧急情况联系人		联系人电话	
建档机构名称		联系电话	
责任医生或护士		联系电话	
其他说明：			

二、居民基本资料

居民基本资料包括居民健康档案封面和个人基本信息表（附录4–2、附录4–3），多在首次建档时填写，为居民基本信息，如有变动，可在原条目处修改，注明修改时间。个人基本情况除姓名、性别外，还包括既往史、个人史、家族史等基本健康信息，须逐条认真、准确填写。

三、主要问题目录

主要问题目录主要记录长期影响居民健康状况的慢性疾病、危险生活行为方式、不良心理状态、相关的家族病史和遗传病史。设立主要问题目录的目的，是为了方便全科医生在短时间内对居民健康状况进行快速有效回顾，迅速知晓过去和现在的健康问题，帮助全科医生在接诊和照顾居民时不仅考虑居民目前存在的疾病与问题，还考虑居民的整体、连续性健康问题。通常将主要问题目录制作成表格形式，按诊断日期顺序编号排序，放在健康档案开始部分，是健康问题的索引（表4-3）。

表4-3 主要问题目录

序号	问题名称	发生日期	记录日期	接诊医生	备 注
1	丧偶	2015.4.7	2015.4.25	A医生	进行精神安慰与鼓励，引导多参加社会与社交活动，尽快从丧失亲人的困境中走出来
2	首次血压增高	2016.1.2	2016.1.2	B医生	进行健康教育，复查血压及检查其他血液生化指标，同时嘱低盐饮食、运动指导、戒烟限酒、减肥降重、监测血压，必要时规律服药
3	糖尿病	2016.4.11	2016.4.11	C医生	进行健康教育，同时嘱低盐低糖、合理饮食，运动指导、戒烟限酒、减肥降重，复查、监测血糖，规律服药，维持血糖稳定

四、健康体检表

健康体检表包括一般健康体检、生活方式、脏器功能、体格检查、辅助检查、健康状况及疾病用药情况、健康评价与健康指导等，用于居民首次建立健康档案、老年人、慢性病患者、严重精神障碍患者、结核患者等的年度健康检查。健康体检表表格及填表说明，见附录4-4。

五、接诊记录

记录居民每次就诊时的资料，常采用SOAP形式（附录4-5），即主观资料、客观资料、评估与处理计划。SOAP书写要点，见表4-4。

表4-4 SOAP书写要点

名称	问题描述特点	SOAP书写
主观资料（S）	患者陈述的主观资料，涵盖所有个人资料	主诉、现病史中多种主要慢性疾病可同时出现，为清晰描述，可写成问题一：高血压……；问题二：糖尿病……等，重点询问健康行为资料，如运动方式、运动量、食盐量、热量摄入、心理问题、家庭资源、社会资源等

续表

名称	问题描述特点	SOAP书写
客观资料（O）	包括体格检查，实验室检查，心理行为测量	体格检查包括望诊、触诊、叩诊、听诊等结果，还包括辅助检查及各种量表等测试结果
评估（A）	常为诊断明确疾病，体现全科医学的生物—心理—社会医学模式	重点评价目前患者存在的健康问题，包括躯体（生理）疾病、心理疾病、社会问题、生活方式等
处理计划（P）	包括诊断、治疗和健康教育计划	处理计划要综合考虑多方面因素，不局限与药物治疗，还要写明健康教育的计划和内容，心理安慰，药物可能发生的副作用，生活方式指导，充分体现以人为中心、以预防为导向的全科医学模式的全方位管理

六、重点人群管理记录

包括《国家基本公共卫生服务规范（第三版）》之服务项目要求的0～6岁儿童、孕产妇、老年人、慢性病患者、严重精神障碍患者、结核患者等各类重点人群的健康管理记录，多以随访表形式进行，根据居民具体情况填写相应内容。

七、会诊记录

社区居民需要会诊服务时由全科医生填写会诊记录表（附录4-6），写明会诊的主要情况及会诊原因，会诊后由全科医生在会诊记录表上填写会诊医生的主要处置及指导意见，填写会诊医生所在医疗卫生机构名称并由会诊医生签名，保证具有法律效应。会诊记录表置入居民健康档案中保存。

第六节　家庭健康档案的主要内容和基本资料

家庭健康档案以家庭为单位，记录其家庭成员和家庭整体有关健康状况、疾病动态、预防保健服务利用情况的系统资料，每户建一份，以家庭为单位成册。内容包括家庭基本资料、家系图、家庭主要问题目录、家庭成员的健康管理记录及根据具体情况制定的家庭评估等。

一、家庭基本资料

包括封面和家庭成员基本信息，通常放在家庭档案前面。封面同居民健康档案封面，家庭成员基本信息包括户主姓名、居住地址、联系电话；家庭成员姓名、性别、年龄、家庭角色、职业、文化程度、婚姻状况、其他重要信息如宗教信仰等，可按年龄依次填写，家庭健康档案基本资料的一般格式（表4-5、表4-6）。

表 4-5 家庭健康档案基本资料

建档日期　　　年　　月　　日

建档单位　　　建档医生　　　　　建档护士　　　　　责任医生

户主姓名　　　家庭人口数（户口数）　人　现住人口数　　人

家庭平均月收入：（指全家成员年收入总和除以 12）　　　　元

住房类型　　□平房　　□楼房（半地下　　一层以上）住房使用面积　　平方米

家庭燃料类型　□煤气/天然气　□电　□煤炉　□沼气　□其他

厕所类型　　□居室内厕所　A 冲水式　B 非冲水式　□居室外厕所　□公共厕所

表 4-6 家庭其他成员信息

序号	姓名	性别	出生日期	与户主关系	婚姻状况	学历	职业	联系电话

二、家系图

家系图是以绘图的方式表示家庭结构、成员间关系、患病情况等内容，也是医生及时把握家庭成员健康状况和家庭生活周期等资料的最好工具，是家庭健康档案的重要组成部分。绘制家系图可一次完成，也可以在照顾患者过程中逐渐完成。

绘制家系图一般包含三代人：长辈在上，晚辈在下；同辈在同一水平线上，长者在左，幼者在右；夫妻中，夫在左，妻在右。家系图的绘制可以从年轻一代开始，也可以从中间开始，一般从家庭中首次就诊的患者这一代开始，可以用　代表“指示患者”，由其向上下延伸。代表每个人的符号旁边，也可以标上出生年月日、重大生活事件及发生的时间、遗传病、慢性病等。常用家系图符号，见图 4-4、图 4-5。

三、家庭主要问题目录

家庭主要问题目录记录家庭生活周期各个阶段存在或发生重大生活压力事件，记录方法同个人健康档案中的主要问题目录，见表 4-7。

表 4-7 家庭主要健康问题目录

序号	问题名称	发生日期	记录日期	接诊医生	备注

四、家庭健康管理记录

家庭健康档案中，每个家庭成员均有一份健康资料记录，具体内容及记录方法同个人健康档案。

符号	代表意义	符号	代表意义
○	案女	□	案男
3X	填岁数案女	3X	填岁数案男
○	女	□	男
3X	填岁数女	3X	填岁数男
⊗	亡女	⊠	亡男
	连结		同居
	离婚		分居
	双胞胎	△	某某人
	1子		2子
	3子		4子
	正向关系		冲突
	正向亲密		冲突又亲密
	过度亲密		关系恶化
	沟通中断		生活圈

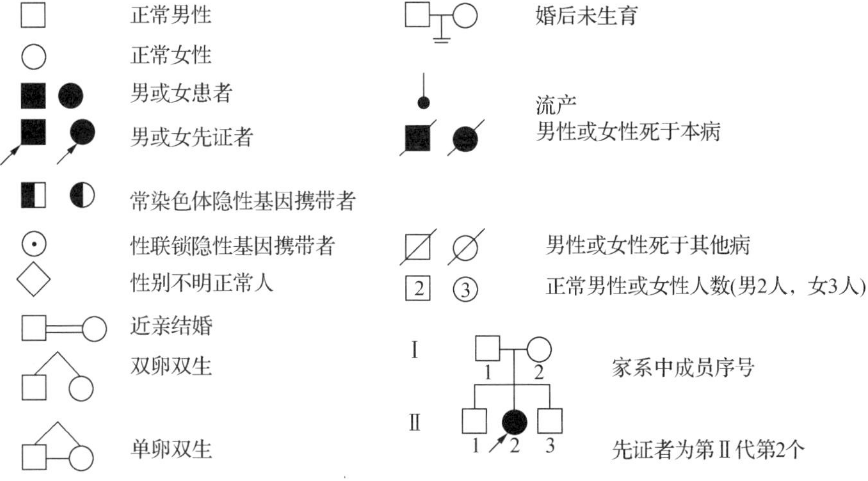

图4-4　常用家系图符号1

五、家庭评估

1. 家庭评估的适应证

频繁的急性发病、无法控制的慢性病、遵医嘱性不良、精神疾患、药物滥用及酗酒、儿童行为问题、婚姻问题、遗传病咨询、恶性肿瘤等。

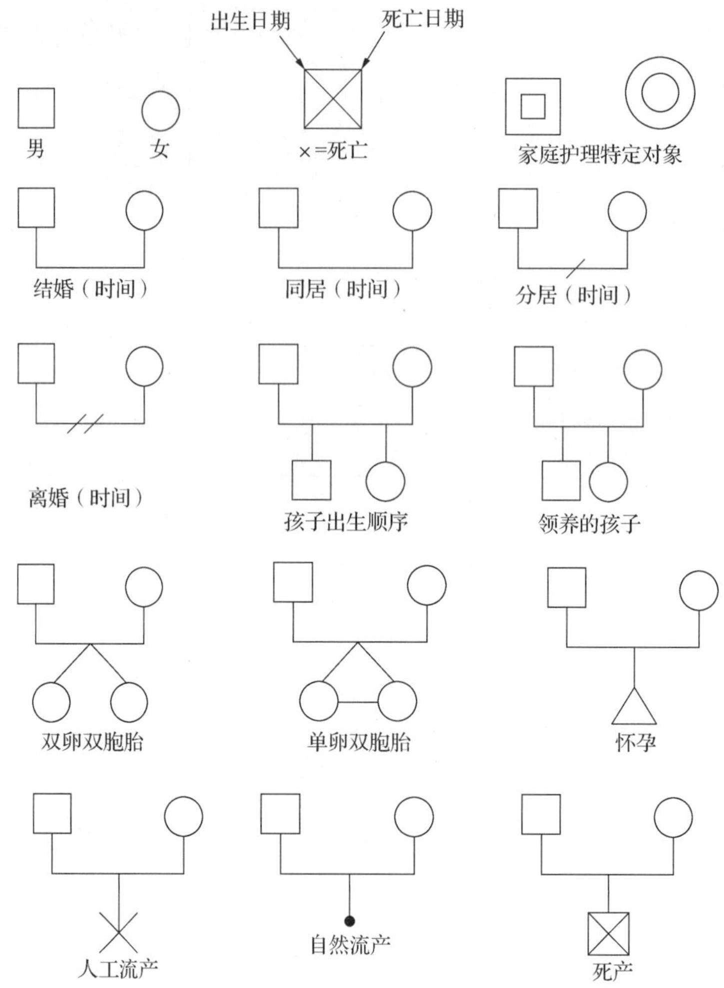

图 4-5　常用家系图符号 2

2. 家庭评估资料

包括家庭结构、家庭生活周期、家庭功能、家庭内外资源、家庭动态等。通过评估分析家庭存在的健康和疾病问题、家庭所具备的资源，从而为促进家庭健康提供依据。①评估家庭类型、居住环境、受教育程度、家庭重要事件及可能解决的程度等。②评估家庭成员关系及感情联系，家庭功能状况，家庭成员各自自主性。③评估家庭成员间有无遗传联系，家庭成员中的危险因素，如糖尿病、心脏病癌症家族史等。④评估家庭成员个体的社会、心理及健康问题。⑤寻找家庭问题的根源，明确患者可能得到的帮助，发现家庭内外可利用资源。

第七节　居民健康档案的使用与制度化、规范化及动态管理

一、居民健康档案的使用

已建档居民到乡镇卫生院、村卫生室、社区卫生服务中心（站）复诊时，在调取其健

康档案后，由接诊医生根据复诊情况，及时更新、补充相应记录内容。入户开展医疗卫生服务时，应事先查阅服务对象的健康档案并携带相应表单，在服务过程中记录、补充相应内容。已建立电子健康档案信息系统的机构应同时更新电子健康档案。对于需要转诊、会诊的服务对象，由接诊医生填写转诊、会诊记录。所有的服务记录由责任医务人员或档案管理人员统一汇总、及时归档。

二、居民健康档案的终止和保存

居民健康档案的终止缘由包括死亡、迁出、失访等，均需记录日期。对于迁出辖区的还要记录迁往地点的基本情况、档案交接记录等。纸质健康档案应逐步过渡到电子健康档案，纸质和电子健康档案，由健康档案管理单位（即居民死亡或失访前管理其健康档案的单位）参照现有规定中的病历的保存年限、方式负责保存。

三、居民健康档案的管理

（一）居民健康档案的制度管理

1. 建立居民健康档案管理制度与办法

各级档案管理行政部门联合相关专业主管部门制定完善、科学、具有约束力的居民健康档案管理办法与制度，提出管理标准与具体要求。

2. 严格执行居民健康档案管理制度

严格按照居民健康档案管理的有关规定，依法收集文件材料，及时归档、科学分类、科学保管。指定专人负责保管管理工作，保证健康档案完整、安全，专（兼）职人员维护电子档案。

3. 加强居民健康档案工作监督检查

制定相应居民健康档案工作考核标准，加强监督检查，定期督导，确保健康档案的安全性。

（二）居民健康档案的规范管理

1. 提高全科医生与居民建立健康档案的认识

通过健康教育，同步提高全科医生和居民对健康档案的认识，明确其必要性与重要性，动员广泛参与健康档案的建立与利用。

2. 建立居民健康档案管理责任制

国家规定在城市由社区健康服务中心（站）建立居民健康档案，在农村则依靠乡镇卫生院与村卫生室建档。

3. 分期分批建立居民健康档案

从长远来看，全体居民都必须建立健康档案，但当前基层医疗卫生机构能力有限，故遵循自愿和引导相结合的原则确定优先对象。首先为来就诊及寻求咨询的居民在服务过程中优先建档，其次，按照国家要求为重点管理人群主动建档，在这两类服务对象基础上在逐步扩大到全人群。

4. 在服务中逐步建立居民健康档案

服务方式主要包括门诊服务、入户服务（调查）、疾病筛查、健康体检等，按照国家基本公共卫生服务规范记录相关内容，记录应齐全完整、真实准确、书写规范、基础内容无缺失。

5. 规范化管理居民健康档案

以《国家基本公共卫生服务规范（第三版）》为依据，系统、规范、务实地建立乡村和城镇居民健康档案。

（三）居民健康档案的动态管理

1. 实施健康档案动态管理

凡是与健康档案有关的信息，如体检报告、病历、周期性检查结果等，不论以何种方式，全科医生都必须认真收集、整理、加工、完善，以保证其准确性、连续性、完整性。

2. 更新健康档案信息

每次医疗活动中随时更新个人健康记录，上门出诊、入户调查、死亡报卡、传染病报卡、新生儿与孕产妇访视建卡、双向转诊、慢性病随访等医疗服务中随时增加相应信息记录。

3. 充分利用健康档案

增强医疗卫生机构、居民、卫生及其他行政部主动利用健康档案的意识。首先，全科医生在医疗活动中主动使用健康档案，是保证用活健康档案的最关键环节。其次，要动员居民参与自身的健康管理与健康档案的维护。同时在使用档案过程中，注意保护服务对象的个人隐私及信息系统的数据安全。

4. 实现健康档案痕迹管理价值

健康档案不能像文物一样“保管”变成“死档”，应积极开发加以利用。健康档案可以随时帮助全科医生实时记录及了解服务对象全生命周期的健康状况，帮助社区居民建立新的健康理念。

（四）居民健康档案的信息化管理

1. 纸质档案向电子档案转变的必然性

居民健康档案信息化、电子化管理是必然趋势。纸质档案调用速度慢、劳动强度大，占用空间，纸质容易老化、磨损，不能防火、防潮等问题，而电子档案特有的数据格式和集中存储，有利于快速输入，迅速检索、查询、调用、处理、统计、分析，明显提高了档案的利用效率。并且电子档案有效的存储体系和备份方案，具有占用空间小，保存容量大，能永久保存的特点。因此，为更方便、准确、科学管理健康档案，逐步由纸质档案向电子档案管理模式转变。

2. 电子化档案管理的规范性

逐渐完善的档案管理信息化软件正在实现电子健康档案的规范化，即遵循国家统一的相关数据标准和规范进行电子档案的建立、信息系统开发和传输。

3. 电子档案资源共享

电子健康档案信息系统与各级综合医院、基本医疗保险部门系统衔接，病历、辅助检查、医保等逐步实现数据互联互通与信息共享、检查互认，使健康档案使用最大化，功能完善化。

附录 4–1

居民健康档案表单目录

1. 居民健康档案封面
2. 个人基本信息表
3. 健康体检表
4. 重点人群健康管理记录表（见各服务规范相关表单）
4.1　0 ~ 6 岁儿童健康管理记录表
4.1.1　新生儿家庭访视记录表
4.1.2　1 ~ 8 月龄儿童健康检查记录表
4.1.3　12 ~ 30 月龄儿童健康检查记录表
4.1.4　3 ~ 6 岁儿童健康检查记录表
4.1.5　男童生长发育监测图
4.1.6　女童生长发育监测图
4.2　孕产妇健康管理记录表
4.2.1　第 1 次产前检查服务记录表
4.2.2　第 2 ~ 5 次产前随访服务记录表
4.2.3　产后访视记录表
4.2.4　产后 42 天健康检查记录表
4.3　高血压患者随访服务记录表
4.4　2 型糖尿病患者随访服务记录表
4.5　严重精神障碍患者管理记录表
4.5.1　严重精神障碍患者个人信息补充表
4.5.2　严重精神障碍患者随访服务记录表
4.6　肺结核患者管理记录表
4.6.1　肺结核患者第一次入户随访记录表
4.6.2　肺结核患者随访服务记录表
4.7　中医药健康管理服务记录表
4.7.1　老年人中医药健康管理服务记录表
4.7.2　儿童中医药健康管理服务记录表
5. 其他医疗卫生服务记录表
5.1　接诊记录表
5.2　会诊记录表
6. 居民健康信息卡

附录 4–2

居民健康档案封面

编号□□□□□□–□□□–□□□–□□□□□

居民健康档案

姓　　　　　名：
现　　住　　址：
户　籍　地　址：
联　系　电　话：
乡镇（街道）名称：
村（居）委会名称：

建档单位：
建 档 人：
责任医生：
建档日期：________年________月________日

附录 4–3

个人基本信息表

姓名：　　　　　　　　　　　　　　　　　　　　　　　　编号□□□－□□□□□

<table>
<tr><td colspan="2">性别</td><td colspan="3">1 男　2 女　9 未说明的性别　0 未知的性别□□</td><td>出生日期</td><td colspan="2">□□□□□□□□</td></tr>
<tr><td colspan="2">身份证号</td><td colspan="3"></td><td>工作单位</td><td colspan="2"></td></tr>
<tr><td colspan="2">本人电话</td><td></td><td>联系人姓名</td><td></td><td>联系人电话</td><td colspan="2"></td></tr>
<tr><td colspan="2">常住类型</td><td colspan="3">1 户籍　2 非户籍　□</td><td>民族</td><td colspan="2">01 汉族　99 少数民族　□</td></tr>
<tr><td colspan="2">血型</td><td colspan="6">1 A 型　2 B 型　3 O 型　4 AB 型　5 不详/RH：1 阴性　2 阳性　3 不详　□/□</td></tr>
<tr><td colspan="2">文化程度</td><td colspan="6">1 研究生　2 大学本科　3 大学专科和专科学校　4 中等专业学校　5 技工学校　6 高中
7 初中　8 小学　9 文盲或半文盲　10 不详　□</td></tr>
<tr><td colspan="2">职　业</td><td colspan="6">0 国家机关、党群组织、企业、事业单位负责人　1 专业技术人员　2 办事人员和有关人员　3 商业、服务业人员　4 农、林、牧、渔、水利业生产人员　5 生产、运输设备操作人员及有关人员　6 军人　7 不便分类的其他从业人员　8 无职业　□</td></tr>
<tr><td colspan="2">婚姻状况</td><td colspan="6">1 未婚　2 已婚　3 丧偶　4 离婚　5 未说明的婚姻状况　□</td></tr>
<tr><td colspan="2">医疗费用支付方式</td><td colspan="6">1 城镇职工基本医疗保险　2 城镇居民基本医疗保险　3 新型农村合作医疗　4 贫困救助
5 商业医疗保险　6 全公费　7 全自费　8 其他　□/□/□</td></tr>
<tr><td colspan="2">药物过敏史</td><td colspan="6">1 无　2 青霉素　3 磺胺　4 链霉素　5 其他　□/□/□/□</td></tr>
<tr><td colspan="2">暴露史</td><td colspan="6">1 无　2 化学品　3 毒物　4 射线　□/□/□</td></tr>
<tr><td rowspan="4">既往史</td><td>疾病</td><td colspan="6">1 无　2 高血压　3 糖尿病　4 冠心病　5 慢性阻塞性肺疾病　6 恶性肿瘤　7 脑卒中
8 严重精神障碍　9 结核病　10 肝炎　11 其他法定传染病　12 职业病　13 其他
□确诊时间　年　月/□　确诊时间　年　月/□　确诊时间　年　月
□确诊时间　年　月/□　确诊时间　年　月/□　确诊时间　年　月</td></tr>
<tr><td>手术</td><td colspan="6">1 无　2 有：名称①时间/名称②时间□</td></tr>
<tr><td>外伤</td><td colspan="6">1 无　2 有：名称①时间/名称②时间□</td></tr>
<tr><td>输血</td><td colspan="6">1 无　2 有：原因①时间/原因②时间□</td></tr>
<tr><td colspan="2" rowspan="3">家族史</td><td>父亲</td><td colspan="2">□/□/□/□/□/□</td><td>母亲</td><td colspan="2">□/□/□/□/□/□</td></tr>
<tr><td>兄弟姐妹</td><td colspan="2">□/□/□/□/□/□</td><td>子女</td><td colspan="2">□/□/□/□/□/□</td></tr>
<tr><td colspan="6">1 无　2 高血压　3 糖尿病　4 冠心病　5 慢性阻塞性肺疾病　6 恶性肿瘤　7 脑卒中
8 严重精神障碍　9 结核病　10 肝炎　11 先天畸形　12 其他</td></tr>
<tr><td colspan="2">遗传病史</td><td colspan="6">1 无　2 有：疾病名称　□</td></tr>
<tr><td colspan="2">残疾情况</td><td colspan="6">1 无残疾　2 视力残疾　3 听力残疾　4 言语残疾　5 肢体残疾　6 智力残疾　7 精神残疾
8 其他残疾　□/□/□/□/□/□</td></tr>
</table>

续表

生活环境*	厨房排风设施	1 无　2 油烟机　3 换气扇　4 烟囱　□
	燃料类型	1 液化气　2 煤　3 天然气　4 沼气　5 柴火　6 其他　□
	饮水	1 自来水　2 经净化过滤的水　3 井水　4 河湖水　5 塘水　6 其他　□
	厕所	1 卫生厕所　2 一格或二格粪池式　3 马桶　4 露天粪坑　5 简易棚厕　□
	禽畜栏	1 无　2 单设　3 室内　4 室外　□

填表说明：

1. 本表用于居民首次建立健康档案时填写。如果居民的个人信息有所变动，可在原条目处修改，并注明修改时间或重新填写。若失访，在空白处写明失访原因；若死亡，写明死亡日期和死亡原因。若迁出，记录迁往地点基本情况、档案交接记录。0～6 岁儿童无须填写该表。

2. 性别：按照国标分为男、女、未知的性别及未说明的性别。

3. 出生日期：根据居民身份证的出生日期，按照年（4 位）、月（2 位）、日（2 位）顺序填写，如 19490101。

4. 工作单位：应填写目前所在工作单位的全称。离退休者填写最后工作单位的全称；下岗待业或无工作经历者需具体注明。

5. 联系人姓名：填写与建档对象关系紧密的亲友姓名。

6. 民族：少数民族应填写全称，如彝族、回族等。

7. 血型：在前一个“□”内填写与 ABO 血型对应编号的数字；在后一个“□”内填写与“RH”血型对应编号的数字。

8. 文化程度：指截至建档时间，本人接受国内外教育所取得的最高学历或现有水平所相当的学历。

9. 药物过敏史：表中药物过敏主要列出青霉素、磺胺或者链霉素过敏，如有其他药物过敏，请在其他栏中写明名称。

10. 既往史：

（1）疾病　填写现在和过去曾经患过的某种疾病，包括建档时还未治愈的慢性病或某些反复发作的疾病，并写明确诊时间，如有恶性肿瘤，请写明具体的部位或疾病名称，如有职业病，请填写具体名称。对于经医疗单位明确诊断的疾病都应以一级及以上医院的正式诊断为依据，有病史卡的以卡上的疾病名称为准，没有病史卡的应有证据证明是经过医院明确诊断的。可以多选。

（2）手术　填写曾经接受过的手术治疗。如有，应填写具体手术名称和手术时间。

（3）外伤　填写曾经发生的后果比较严重的外伤经历。如有，应填写具体外伤名称和发生时间。

（4）输血　填写曾经接受过的输血情况。如有，应填写具体输血原因和发生时间。

11. 家族史：指直系亲属（父亲、母亲、兄弟姐妹、子女）中是否患过所列出的具有遗传性或遗传倾向的疾病或症状。有则选择具体疾病名称对应编号的数字，可以多选。没有列出的请在“其他”中写明。

12. 生活环境：农村地区在建立居民健康档案时需根据实际情况选择填写此项。

附录 4-4

健康体检表

姓名：　　　　　　　　　　　　　　　　　　　　　　　编号□□□-□□□□□

<table>
<tr><td>体检日期</td><td colspan="3">年　　月　　日</td><td>责任医生</td><td colspan="2"></td></tr>
<tr><td>内容</td><td colspan="6">检查项目</td></tr>
<tr><td>症　状</td><td colspan="6">1 无症状　2 头痛　3 头晕　4 心悸　5 胸闷　6 胸痛　7 慢性咳嗽　8 咳痰　9 呼吸困难　10 多饮　11 多尿　12 体重下降　13 乏力　14 关节肿痛　15 视力模糊　16 手脚麻木　17 尿急　18 尿痛　19 便秘　20 腹泻　21 恶心呕吐　22 眼花　23 耳鸣　24 乳房胀痛　25 其他　□/□/□/□/□/□/□/□/□/□</td></tr>
<tr><td rowspan="10">一般状况</td><td>体温</td><td>℃</td><td>脉率</td><td colspan="3">次/分钟</td></tr>
<tr><td rowspan="2">呼吸频率</td><td rowspan="2">次/分钟</td><td rowspan="2">血压</td><td>左侧</td><td colspan="2">/　mmHg</td></tr>
<tr><td>右侧</td><td colspan="2">/　mmHg</td></tr>
<tr><td>身高</td><td>cm</td><td>体重</td><td colspan="3">kg</td></tr>
<tr><td>腰围</td><td>cm</td><td>体质指数（BMI）</td><td colspan="3">kg/m²</td></tr>
<tr><td>老年人健康状态自我评估*</td><td colspan="5">1 满意　2 基本满意　3 说不清楚　4 不太满意　5 不满意　□</td></tr>
<tr><td>老年人生活自理能力自我评估*</td><td colspan="5">1 可自理（0～3 分）　2 轻度依赖（4～8 分）　3 中度依赖（9～18 分）　4 不能自理（≥19 分）　□</td></tr>
<tr><td>老年人认知功能*</td><td colspan="5">1 粗筛阴性
2 粗筛阳性，简易智力状态检查，总分　　□</td></tr>
<tr><td>老年人情感状态*</td><td colspan="5">1 粗筛阴性
2 粗筛阳性，老年人抑郁评分检查，总分　　□</td></tr>
<tr><td colspan="6"></td></tr>
<tr><td rowspan="7">生活方式</td><td rowspan="3">体育锻炼</td><td>锻炼频率</td><td colspan="4">1 每天　2 每周一次以上　3 偶尔　4 不锻炼　□</td></tr>
<tr><td>每次锻炼时间</td><td>分钟</td><td>坚持锻炼时间</td><td colspan="2">年</td></tr>
<tr><td>锻炼方式</td><td colspan="4"></td></tr>
<tr><td>饮食习惯</td><td colspan="5">1 荤素均衡　2 荤食为主　3 素食为主　4 嗜盐　5 嗜油　6 嗜糖　□/□/□</td></tr>
<tr><td rowspan="3">吸烟情况</td><td colspan="5">吸烟状况　1 从不吸烟　2 已戒烟　3 吸烟　□</td></tr>
<tr><td colspan="5">日吸烟量　平均　支</td></tr>
<tr><td>开始吸烟年龄</td><td>岁</td><td>戒烟年龄</td><td colspan="2">岁</td></tr>
</table>

续表

<table>
<tr><td rowspan="6">生活方式</td><td rowspan="5">饮酒情况</td><td>饮酒频率</td><td colspan="3">1 从不　2 偶尔　3 经常　4 每天　□</td></tr>
<tr><td>日饮酒量</td><td colspan="3">平均　　两</td></tr>
<tr><td>是否戒酒</td><td colspan="3">1 未戒酒　2 已戒酒，戒酒年龄：　　岁　□</td></tr>
<tr><td>开始饮酒年龄</td><td>岁</td><td>近一年内是否曾醉酒</td><td>1 是　2 否　□</td></tr>
<tr><td>饮酒种类</td><td colspan="3">1 白酒 2 啤酒 3 红酒 4 黄酒 5 其他 □/□/□/□</td></tr>
<tr><td>职业病危害因素接触史</td><td colspan="4">1 无　2 有（工种　　从业时间　年）　□
毒物种类　粉尘　防护措施　1 无　2 有　□
放射物质　防护措施　1 无　2 有　□
物理因素　防护措施　1 无　2 有　□
化学物质　防护措施　1 无　2 有　□
其他　防护措施　1 无　2 有　□</td></tr>
<tr><td rowspan="4">脏器功能</td><td>口腔</td><td colspan="4">口唇　1 红润　2 苍白　3 发绀　4 皲裂　5 疱疹　□
齿列　1 正常　2 缺齿 ┼　3 龋齿 ┼　4 义齿（假牙）┼　□/□/□
咽部　1 无充血　2 充血　3 淋巴滤泡增生　□</td></tr>
<tr><td>视力</td><td colspan="4">左眼　右眼（矫正视力：左眼　右眼　）</td></tr>
<tr><td>听力</td><td colspan="4">1 听见　2 听不清或无法听见　□</td></tr>
<tr><td>运动功能</td><td colspan="4">1 可顺利完成　2 无法独立完成任何一个动作　□</td></tr>
<tr><td rowspan="10">查体</td><td>眼底*</td><td colspan="4">1 正常　2 异常　□</td></tr>
<tr><td>皮肤</td><td colspan="4">1 正常　2 潮红　3 苍白　4 发绀　5 黄染　6 色素沉着　7 其他　□</td></tr>
<tr><td>巩膜</td><td colspan="4">1 正常　2 黄染　3 充血　4 其他　□</td></tr>
<tr><td>淋巴结</td><td colspan="4">1 未触及　2 锁骨上　3 腋窝　4 其他　□</td></tr>
<tr><td rowspan="3">肺</td><td colspan="4">桶状胸：1 否　2 是　□</td></tr>
<tr><td colspan="4">呼吸音：1 正常　2 异常　□</td></tr>
<tr><td colspan="4">啰音：1 无　2 干啰音　3 湿啰音　4 其他　□</td></tr>
<tr><td>心脏</td><td colspan="4">心率：　　次/分钟　心律：1 齐　2 不齐　3 绝对不齐　□
杂音：1 无　2 有□</td></tr>
<tr><td>腹部</td><td colspan="4">压痛：1 无　2 有　□
包块：1 无　2 有　□
肝大：1 无　2 有　□
脾大：1 无　2 有　□
移动性浊音：1 无　2 有　□</td></tr>
<tr><td>下肢水肿</td><td colspan="4">1 无　2 单侧　3 双侧不对称　4 双侧对称　□</td></tr>
</table>

续表

查体	足背动脉搏动*		1 未触及　2 触及双侧对称　3 触及左侧弱或消失　4 触及右侧弱或消失　□
	肛门指诊*		1 未及异常　2 触痛　3 包块　4 前列腺异常　5 其他　□
	乳腺*		1 未见异常　2 乳房切除　3 异常泌乳　4 乳腺包块　5 其他　□/□/□/□
	妇科*	外阴	1 未见异常　2 异常　□
		阴道	1 未见异常　2 异常　□
		宫颈	1 未见异常　2 异常　□
		宫体	1 未见异常　2 异常　□
		附件	1 未见异常　2 异常　□
	其他*		
辅助检查	血常规*		血红蛋白____ g/L　白细胞____ $\times 10^9$/L　血小板____ $\times 10^9$/L 其他________
	尿常规*		尿蛋白________　尿糖________　尿酮体________　尿潜血________ 其他________
	空腹血糖*		________ mmol/L 或____ mg/dL
	心电图*		1 正常　2 异常　□
	尿微量白蛋白*		________ mg/dL
	大便潜血*		1 阴性　2 阳性　□
	糖化血红蛋白*		________%
	乙型肝炎表面抗原*		1 阴性　2 阳性　□
	肝功能*		血清谷丙转氨酶________ U/L　血清谷草转氨酶________ U/L 白蛋白________ g/L　总胆红素________ μmol/L 结合胆红素________ μmol/L
	肾功能*		血清肌酐________ μmol/L　血尿素________ mmol/L 血钾浓度________ mmol/L　血钠浓度________ mmol/L
	血脂*		总胆固醇________ mmol/L　三酰甘油________ mmol/L 血清低密度脂蛋白胆固醇________ mmol/L 血清高密度脂蛋白胆固醇________ mmol/L
	胸部X线片*		1 正常　2 异常　□
	B超*		腹部B超　1 正常　2 异常　□ 其他　1 正常　2 异常　□
	宫颈涂片*		1 正常　2 异常　□
	其他		

续表

<table>
<tr><td rowspan="7">现存主要健康问题</td><td>脑血管疾病</td><td colspan="4">1 未发现　2 缺血性卒中　3 脑出血　4 蛛网膜下腔出血　5 短暂性脑缺血发作　6 其他　□/□/□/□/□</td></tr>
<tr><td>肾脏疾病</td><td colspan="4">1 未发现　2 糖尿病肾病　3 肾功能衰竭　4 急性肾炎　5 慢性肾炎　6 其他　□/□/□/□/□</td></tr>
<tr><td>心脏疾病</td><td colspan="4">1 未发现　2 心肌梗死　3 心绞痛　4 冠状动脉血运重建　5 充血性心力衰竭　6 心前区疼痛　7 其他　□/□/□/□/□/□</td></tr>
<tr><td>血管疾病</td><td colspan="4">1 未发现　2 夹层动脉瘤　3 动脉闭塞性疾病　4 其他□/□/□</td></tr>
<tr><td>眼部疾病</td><td colspan="4">1 未发现　2 视网膜出血或渗出　3 视盘水肿　4 白内障　5 其他　□/□/□/□</td></tr>
<tr><td>神经系统疾病</td><td colspan="4">1 未发现　2 有　□</td></tr>
<tr><td>其他系统疾病</td><td colspan="4">1 未发现　2 有　□</td></tr>
<tr><td rowspan="6">住院治疗情况</td><td rowspan="3">住院史</td><td>入/出院日期</td><td>原因</td><td>医疗机构名称</td><td>病案号</td></tr>
<tr><td>/</td><td></td><td></td><td></td></tr>
<tr><td>/</td><td></td><td></td><td></td></tr>
<tr><td rowspan="3">家庭病床史</td><td>建/撤床日期</td><td>原因</td><td>医疗机构名称</td><td>病案号</td></tr>
<tr><td>/</td><td></td><td></td><td></td></tr>
<tr><td>/</td><td></td><td></td><td></td></tr>
<tr><td rowspan="7">主要用药情况</td><td>药物名称</td><td>用法</td><td>用量</td><td>用药时间</td><td>服药依从性
1 规律　2 间断　3 不服药</td></tr>
<tr><td>1</td><td></td><td></td><td></td><td></td></tr>
<tr><td>2</td><td></td><td></td><td></td><td></td></tr>
<tr><td>3</td><td></td><td></td><td></td><td></td></tr>
<tr><td>4</td><td></td><td></td><td></td><td></td></tr>
<tr><td>5</td><td></td><td></td><td></td><td></td></tr>
<tr><td>6</td><td></td><td></td><td></td><td></td></tr>
<tr><td rowspan="4">非免疫规划预防接种史</td><td>名称</td><td>接种日期</td><td colspan="3">接种机构</td></tr>
<tr><td>1</td><td></td><td colspan="3"></td></tr>
<tr><td>2</td><td></td><td colspan="3"></td></tr>
<tr><td>3</td><td></td><td colspan="3"></td></tr>
</table>

续表

<table>
<tr><td>健康评价</td><td colspan="2">1 体检无异常　□
2 有异常
异常 1
异常 2
异常 3
异常 4</td></tr>
<tr><td>健康指导</td><td>1 纳入慢性病患者健康管理
2 建议复查
3 建议转诊　　□/□/□</td><td>危险因素控制：□/□/□/□/□/□/□
1 戒烟　2 健康饮酒　3 饮食　4 锻炼　5 减体重（目标 kg）　6 建议接种疫苗　7 其他</td></tr>
</table>

填表说明：

1. 本表用于老年人、高血压、2 型糖尿病和严重精神障碍患者等的年度健康检查。一般居民的健康检查可参考使用，肺结核患者、孕产妇和 0 ~ 6 岁儿童无须填写该表。

2. 表中带有 * 号的项目，在为一般居民建立健康档案时不作为免费检查项目，不同重点人群的免费检查项目按照各专项服务规范的具体说明和要求执行。对于不同的人群，完整的健康体检表指按照相应服务规范要求做完相关检查并记录的表格。

3. 一般状况

体质指数（BMI）= 体重（kg）/身高的平方（m^2）。

老年人生活自理能力评估：65 岁及以上老年人需填写此项，详见老年人健康管理服务规范。

老年人认知功能粗筛方法：告诉被检查者“我将要说三件物品的名称（如铅笔、卡车、书），请您立刻重复”。过 1 分钟后请其再次重复。如被检查者无法立即重复或 1 分钟后无法完整回忆三件物品名称为粗筛阳性，需进一步行“简易智力状态检查量表”检查。

老年人情感状态粗筛方法：询问被检查者“你经常感到伤心或抑郁吗”或“你的情绪怎么样”。如回答“是”或“我想不是十分好”，为粗筛阳性，需进一步行“老年抑郁量表”检查。

4. 生活方式

体育锻炼：指主动锻炼，即有意识地为强体健身而进行的活动。不包括因工作或其他需要而必需进行的活动，如为上班骑自行车、做强体力工作等。锻炼方式填写最常采用的具体锻炼方式。

吸烟情况：“从不吸烟者”不必填写“日吸烟量”“开始吸烟年龄”“戒烟年龄”等，已戒烟者填写戒烟前相关情况。

饮酒情况：“从不饮酒者”不必填写其他有关饮酒情况项目，已戒酒者填写戒酒前相关情况，“日饮酒量”折合成白酒量。（啤酒/10 = 白酒量，红酒/4 = 白酒量，黄酒/5 = 白酒量）。

职业暴露情况：指因患者职业原因造成的化学品、毒物或射线接触情况。如有，需填写具体化学品、毒物、射线名或填不详。

职业病危险因素接触史：指因患者职业原因造成的粉尘、放射物质、物理因素、化学物质的接触情况。如有，需填写具体粉尘、放射物质、物理因素、化学物质的名称或填不详。

5. 脏器功能

视力：填写采用对数视力表测量后的具体数值（五分记录），对配戴眼镜者，可戴其平时所用眼镜测量矫正视力。

听力：在被检查者耳旁轻声耳语“你叫什么名字”（注意检查时检查者的脸应在被检查者视线之外），判断被检查者听力状况。

运动功能：请被检查者完成以下动作：“两手摸后脑勺”“捡起这支笔”“从椅子上站起，走几步，转身，坐下。”判断被检查者运动功能。

6. 查体

如有异常请在横线上具体说明，如可触及的淋巴结部位、个数；心脏杂音描述；肝脾肋下触诊大小等。建议有条件的地区开展眼底检查，特别是针对高血压或糖尿病患者。

眼底：如果有异常，具体描述异常结果。

足背动脉搏动：糖尿病患者必须进行此项检查。

乳腺：检查外观有无异常，有无异常泌乳及包块。

妇科：外阴记录发育情况及婚产式（未婚、已婚未产或经产式），如有异常情况请具体描述。

阴道记录：是否通畅，黏膜情况，分泌物量、色、性状及有无异味等。

宫颈记录：大小、质地、有无糜烂、撕裂、息肉、腺囊肿；有无接触性出血、举痛等。

宫体记录：位置、大小、质地、活动度；有无压痛等。

附件记录：有无块物、增厚或压痛；若扪及肿块，记录其位置、大小、质地；表面光滑与否、活动度、有无压痛以及与子宫及盆壁关系。左右两侧分别记录。

7. 辅助检查

该项目根据各地实际情况及不同人群情况，有选择地开展。老年人、高血压、2 型糖尿病和严重精神障碍患者的免费辅助检查项目按照各项规范要求执行。

尿常规中的“尿蛋白、尿糖、尿酮体、尿潜血”可以填写定性检查结果，阴性填“－”，阳性根据检查结果填写“＋”“＋＋”“＋＋＋”或“＋＋＋＋”，也可以填写定量检查结果，定量结果需写明计量单位。

大便潜血、肝功能、肾功能、胸部 X 线片、B 超检查结果若有异常，请具体描述异常结果。其中 B 超写明检查的部位。65 岁及以上老年人腹部 B 超为免费检查项目。

其他：表中列出的检查项目以外的辅助检查结果填写在“其他”一栏。

8. 现存主要健康问题

指曾经出现或一直存在，并影响目前身体健康状况的疾病。可以多选。若有高血压、糖尿病等现患疾病或者新增的疾病需同时填写在个人基本信息表既往史一栏。

9. 住院治疗情况

指最近 1 年内的住院治疗情况。应逐项填写。日期填写年月，年份应写 4 位。如因慢性病急性发作或加重而住院/家庭病床，请特别说明。医疗机构名称应写全称。

10. 主要用药情况

对长期服药的慢性病患者了解其最近 1 年内的主要用药情况，西药填写化学名及商品名，中药填写药品名称或中药汤剂，用法、用量按医生医嘱填写，用法指给药途径，如口服、皮下注射等。用量指用药频次和剂量，如每日 3 次、每次 5 mg 等。

用药时间指在此时间段内一共服用此药的时间，单位为年、月或天。服药依从性是指对此药的依从情况，“规律”为按医嘱服药，“间断”为未按医嘱服药，频次或数量不足，“不服药”即为医生开了处方，但患者未使用此药。

11. 非免疫规划预防接种史

填写最近 1 年内接种的疫苗的名称、接种日期和接种机构。

12. 健康评价

无异常是指无新发疾病原有疾病控制良好无加重或进展，否则为有异常，填写具体异常情况，包括高血压、糖尿病、生活能力、情感筛查等身体和心理的异常情况。

13. 健康指导

纳入慢性病患者健康管理是指高血压、糖尿病、严重精神障碍患者等重点人群定期随访和健康体检。减体重的目标是指根据居民或患者的具体情况，制定下次体检之前需要减重的目标值。

附录 4–5

接诊记录表

姓名： 编号□□□ – □□□□□

就诊者的主观资料：
就诊者的客观资料：
评估：
处置计划： 医生签名： 接诊日期： 年 月 日

填表说明：

1. 本表供居民由于急性或短期健康问题接受咨询或医疗卫生服务时使用，以能够如实反映居民接受服务的全过程为目的、根据居民接受服务的具体情况填写。

2. 就诊者的主观资料：包括主诉、咨询问题和卫生服务要求等。

3. 就诊者的客观资料：包括查体、实验室检查、影像检查等结果。

4. 评估：根据就诊者的主、客观资料做出的初步印象、疾病诊断或健康问题评估。

5. 处置计划：指在评估基础上制订的处置计划，包括诊断计划、治疗计划、患者指导计划等。

附录 4–6

会诊记录表

姓名：　　　　　　　　　　　　　　　　　　　　　　　　　　编号□□□-□□□□□

<table>
<tr><td>会诊原因：

</td></tr>
<tr><td>会诊意见：

</td></tr>
<tr><td>会诊医生及其所在医疗卫生机构：

医疗卫生机构名称
会诊医生签名：
责任医生：
会诊日期：　年　月　日</td></tr>
</table>

填表说明：

1. 本表供居民接受会诊服务时使用。

2. 会诊原因：责任医生填写患者需会诊的主要情况。

3. 会诊意见：责任医生填写会诊医生的主要处置、指导意见。

4. 会诊医生及其所在医疗卫生机构：填写会诊医生所在医疗卫生机构名称并签署会诊医生姓名。来自同一医疗卫生机构的会诊医生可以只填写一次机构名称，然后在同一行依次签署姓名。

（臧雄益）

第五章　社区健康管理的内容与方法

第一节　社区健康管理的概念、基本内容和步骤

一、健康管理的概念

健康管理是对健康、亚健康及患病人群的健康危险因素进行全面监测、分析、评估、预测、预防、维护的全过程。从广义上说，健康管理是医疗机构、保健部门、保险公司等部门为个体和群体提供的连续的、个性化的疾病预防、医疗保健、健康评估、健康教育等服务。

社区健康管理是社区卫生服务机构开展基本医疗和基本公共卫生服务中所涉及的健康管理相关工作，是一个以社区为范畴，基于个人健康档案基础上的个性化健康事务性管理服务。社区健康管理是以控制健康危险因素为核心，以预防和控制疾病的发生与发展，减低医疗费用，提高生命质量为目的，针对个体和群体进行健康教育，提高自我健康管理意识及水平，并对其生活方式相关的健康危险因素，通过健康信息采集、健康监测、健康评估、个性化监管方案、健康干预等手段持续加以改善的过程和方法。

二、社区健康管理的基本内容和步骤

在社区健康服务中，健康管理团队以全科医生为核心，由社区护士、公共卫生人员等组成，与二级以上医疗卫生机构专科医师分工协作，为居民提供健康管理的整合性服务。有条件的社区医疗机构可配备药师、健康管理师、运动管理指导师、心理咨询师、义工等。基本内容和步骤包括以下四点。

（一）建立健康档案和收集健康数据

1. 个人健康档案

在社区健康管理服务中，首先收集居民健康信息，建立居民健康档案，内容包括个人基本信息（性别、年龄、婚姻状况等）、健康状况和疾病家族史、既往史、过敏史、生活方式（膳食、体力活动、吸烟、饮酒等）、体格检查（身高、体重、血压等）和实验室检查（血、尿、血脂、血糖等）结果，以及通过智能健康管理系统收集的数据，以及居民门诊、住院过程中各类诊疗信息的记录，形成完整的居民个人健康档案。

2. 家庭健康档案

对家庭中每名成员个人健康档案的记录，家庭人数、家庭居住楼层、有无电梯、通风情况、卫生状况、生活起居方式、家庭功能的记录，完成家庭健康档案的收集整理。

3. 社区状况

对社区文体设施、社区医疗资源、社区绿化、水源情况、空气质量、噪音情况、教育机构情况、交通便利情况等进行综合记录，形成社区基本状况资料。

（二）评估居民健康和疾病状况及风险因素

根据个人和家庭健康档案记录健康信息、社区基本状况资料，综合分析和评估，对个体或家庭、群体的健康数据进行分析，对高危因素进行评估；在评估的基础上，制定针对性健康和疾病管理方案，在日常工作中对管理方案的效果进行评估和修改。

（三）健康和疾病干预

在对健康档案进行分析整理、评估的基础上，筛选出需要管理的群体性健康问题，查找原因，制订管理和改善计划；同时指导个体或家庭、群体纠正不良生活方式和习惯，控制健康危险因素，实现健康管理计划的目标。与一般健康教育和健康促进不同的是，健康管理过程中的健康干预是有针对性的，即根据个体的健康危险因素，由社区健康管理师进行指导，设定目标，并动态追踪效果。如健康体重管理、糖尿病管理等，通过个人健康管理日记、参加专项健康教育活动来达到健康改善效果。

（四）跟踪随访

随访是一项重要的日常工作，主要内容是检查健康管理计划的实现状况，并检查（必要时测量）主要危险因素的变化情况。对已患有慢性病的个体，可选择针对特定疾病或疾病危险因素的服务，如糖尿病管理、心血管疾病及相关危险因素管理、精神压力缓解、戒烟、运动、营养及膳食咨询等。对没有慢性病的个体，可选择的服务也很多，如个人健康教育、生活方式改善咨询、疾病高危人群的教育及维护项目等。

第二节　开展健康风险评估

一、社区个体健康风险评估

在“以个人为中心，家庭为单位，社区为范围”社区健康管理模式中，首先做好个人的健康风险评估。从生理、心理全方面了解服务个体。通过在建立居民健康档案过程中所收集的大量的个人健康信息，分析建立生活方式、环境、遗传等危险因素与健康状态之间的量化关系，对个人健康状况及未来患病和死亡危险性量化评估。

一般健康状况评估，主要运用问卷调查方式，一般来讲，问卷的主要组成包括：①生理、生化数据，如身高、体重、血压、血脂等；②生活方式数据，如吸烟、膳食与运动习惯等；③个人或家族健康史；④其他危险因素，如精神压力、家庭生活事件等；⑤态度和知识方面的信息。

通过标准化问卷调查方式，评价个体的生理、行为与社会参加的功能和质量，通过对目前状况及评估药物的疗效的评价，促进健康。常见的健康风险评估简表，见图5–1。

（一）饮食与个体健康风险

膳食调查：在社区中主要通过询问法或上门随访称重法了解调查对象在一定时间内进食

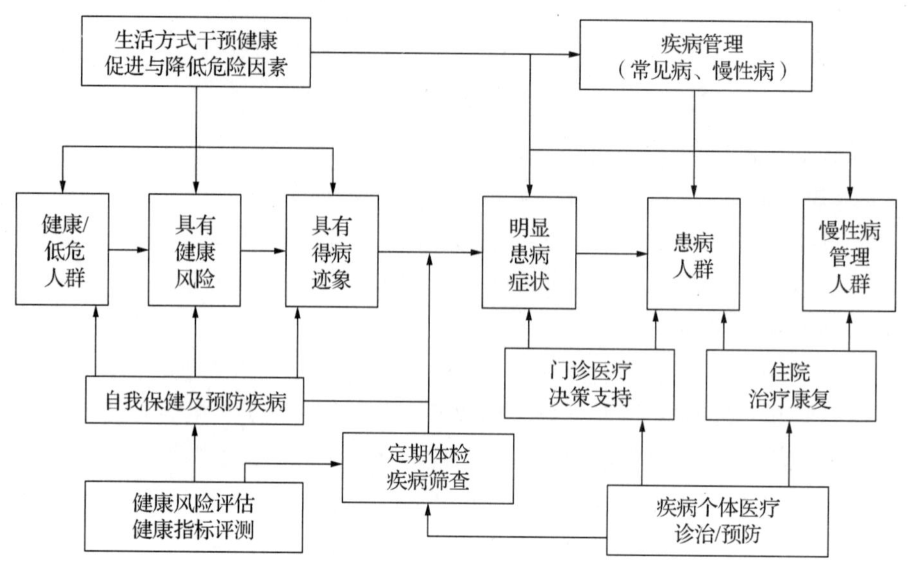

图 5-1　健康风险评估简表

主副食的种类和数量，利用食物成分表计算出调查对象每日能量和各种营养素的摄入量，然后与参考摄入量标准进行比较，来评定营养素摄入是否充足，从而达到对个体健康风险的评估。调查时间一般为 5 ~ 7 天，有时也可以进行 3 天。

膳食调查结果对健康风险评估的影响：如果一天膳食中包含五大类食物，且食物品种达到 15 种以上，认为膳食结构合理；如果包含四大类食物，且食物品种达到 10 种以上，认为膳食结构比较合理；如果只包含 2 ~ 3 大类食物，且食物品种在 10 种以下，认为膳食结构单调、组成不合理；能量及各种营养素的摄入应占参考摄入量的 80% 以上。低于参考摄入量的 80% 为能量供给不足，长期供给不足会导致营养不良的风险。如果低于 60% 则认为是缺乏，对个体健康风险严重影响；此外膳食中蛋白质、脂肪、碳水化合物所供能量占总能量的百分比，蛋白质应占总能量 10% ~ 15%，脂肪占 20% ~ 30%，碳水化合物占 55% ~ 65%；根据不同个体的营养特点，以社区居民营养状况调查与评价为依据，分层进行干预。慢性病高危人群及现症患者是社区饮食健康风险评估的重点对象。

（二）生产环境与个体健康风险

职业环境、职业工作强度及环境也是个体健康风险评估的重要组成因子。职业有害因素作用的强度与时间超过人体承受的限度，往往会造成功能或器质性病理改变。因而在建立健康档案的过程详细询问居民的工作地址，了解其工作性质起到早期发现、早期诊断、及时治疗的好效果。

（三）行为与个体健康风险

有利于健康的因素包括合理营养、充足的睡眠、戒烟、戒酒、运动、保持乐观向上的生活态度等；危害健康的因素包括吸烟、酗酒、滥用药物、性乱、讳疾忌医等。

1. 吸烟

可增加肺癌、胃癌、肝癌、口腔癌、食道癌、喉癌等多种疾病的发病率或死亡率；易诱发糖尿病、鼻窦炎、多种甲状腺疾病等，孕妇吸烟可影响胎儿的健康，导致死胎、流产、早产、滞产、低体重儿，并使婴儿更易患感染性疾病。

2. 酗酒

长期过量饮酒会导致胃炎、胃及十二指肠溃疡、酒精中毒性肝炎、脂肪肝、肝硬化及神经精神系统疾病，还会增加口腔、咽喉、食道、肝、胰腺等部位癌症的发病率。父母酗酒造成慢性酒精中毒，可使精子或卵子的活力减弱或发育异常，影响胚胎发育，并易引起流产。胎儿出生后常有低体重、心脏及四肢畸形、智力低下等异常，即胎儿酒精中毒综合征。另外，酗酒也是自杀，家庭不和等的重要根源。

3. 吸毒

吸毒者不仅造成机体的功能失调和组织病理变化，还会破坏社会风气，危及社会安定。同时吸毒者注射毒品的共同针具也是艾滋病与病毒性肝炎的重要传播途径。

4. 不洁性行为

卖淫嫖娼、多个性伴侣、同性恋等行为，是艾滋病、淋病、梅毒、软下疳、性病淋巴肉芽肿、非淋菌性尿道炎、尖锐性湿疣和乙型病毒性肝炎等疾病传播的重要途径。

（四）心理因素与健康风险

影响健康的心理因素有性格、情绪和生活事件。A 型性格的人患冠状动脉硬化的人数比 B 型性格者高出 5 倍。C 型性格的人往往长期处于孤独、矛盾、失望、压抑的状态，这种状态会影响人体内环境的平衡，造成免疫系统的功能障碍，易于患上癌症。此外，胃和十二指肠溃疡、胆石症、支气管哮喘、神经衰竭、妇女月经不调、糖尿病、皮肤等疾病都与性格有一定关系。

二、群体健康风险评估

社区健康服务应以维护社区内整个人群的健康为基准。通过评估与人类密切相关的因素，如环境、住宅、食物与饮水、土壤等卫生状况及其对人群健康的影响，从而达到预防与控制疾病的发生，同时结合循证医学和传统的流行病学研究病因的方法和步骤，发现职业因素及社会心理因素对健康的影响从而及时做出防治措施，以促进社区健康人群、亚健康人群、高危人群、重点保健人群和所有患病人群的健康。群体风险评估因子如下。

（一）生活环境与群体健康

1. 大气环境与健康

大气辐射如紫外线、红外线，气象因素如气温、气湿等，环境中空气离子浓度，通过结合环境的监测，避免大气污染物的浓度在短期内急剧升高引起急性中毒，减少群体中呼吸道疾病、变态反应、心血管疾病、慢性中毒等多种疾病。

2. 水环境与健康

水在七大营养素中占 60%~70%，是营养物质的溶剂和运输的载体，是一切生命所必需的物质。因此了解居民用水环境及饮用水情况对管理群体健康有重要的意义。从流行病学角度分析，特别是农村落后及工地工业产区的社区健康服务中心，应结合社区地域降水量、地表水、地下水及政府提供的水污染情况，及时了解周围水质是否有物理性污染、化学性污染、生物性污染。典型的化学性污染有20世纪50年代发生于日本熊本县的汞污染引起的水俣病。常见的生物性污染有致病菌、病毒及寄生虫引起的介水传染病的流行。此外在社区健康管理的过程中，应向居民宣教水卫生的重要性，认识生活饮用水水质卫生标准，以及生活饮用水净化、消毒及特殊处理的重要性。

（二）疾病分布特点与群体健康

各地域人群在一定的期间内，其死亡率、病死率、发病率、患病率、感染率、生存率的数据分布可大致呈现该群体的健康情况。

在时间上有短期波动，指疾病在一个群体或固定的较小人群中，短时间内，发病数突然增多的现象；季节性，每年的一定月份中发病频率升高的现象，季节性高峰的原因复杂，对群体健康影响较大，通过探讨流行因素、传染源，为社区群体制定防止对策，如统一灭蚊、减少社区人群聚集等。

在群体健康风险评估中还应结合人群的性别、年龄、职业、种族、阶层、婚姻状况、家庭情况。具体评估方法有以下几点。

1. 社区现况研究

在特定的人群中，在某一时点或短时期内，同时评价暴露与健康或疾病的状况，用以描述暴露、疾病或健康状况的分布与两者可能的相关关系。常见的类型有普查、抽查。如社康中心每年一度的老年人免费体检、慢性病如高血压、糖尿病人群的季节性检查，从而早期评估社区人群的健康风险性。现况调查所获得的资料应先仔细检查原始资料的完整性、准确性，填补缺漏项目，删除重复，纠正错误，对疾病或健康状态按规定的标准归类核实。

2. 对照研究

通过选择既往暴露于某个或某些危险因子的群体（如抽烟、久坐等）作为实验组，另外一组未有此危险因素的人群作为对照组，以评估暴露于危险因子的群体健康风险。该方法适于社区健康中心开展，属于观察法，有事先设立的对照组，观察方向是回顾性的。资料分析指标有比值比（odds ratio，OR），表示暴露与健康风险之间关联的统计量。OR表示两组中某一健康风险发生的概率与不发生概率的比值的比。一般来说，OR的可信区间均在1以上，表示暴露因素对健康风险的危险越大；OR的可信区间均小于1，表示暴露因素不影响健康风险且值越小风险性越低。

三、患病危险性评估

患病风险性评估依据流行病研究成果，通过严谨的统计学方法对个体临床（如生化试验）指标对未来特定疾病发生危险性进行评估，从而筛查出具有特定健康状况的个体，引入需求管理或疾病管理。患病危险性评价一般有两种方法。

第一种是建立在单一危险因素与发病率的基础上，将这些单一因素与发病率的关系以相对危险性来表示其强度，得到的各相关因素的加权分数即为患病的危险性。由于这种方案简单实用，不需要大量的数据分析，是健康管理发展早期的主要危险性评价方法。

第二种方法是建立在多因素树立分析基础上，即采用统计学概率理论的方法来得出患病危险性与危险因素之间的关系模型。为了能包括更多的危险因素，并提高评价的准确性，这种以数据为基础的模型在近几年有了很大的发展。所采取数理手段，除常见的多元回归外，还有基于 Mote Carlo 的模型等。这种方法的典型代表是 Framingham 的冠心病模型，它是在前瞻性研究的基础上建立的，因而被广泛地使用。具体方法有以下几种。

1. 直接源于流行病学研究成果

前瞻性队列研究，如生存分析法中的寿命表法：寿命表也是生命表，据特定人群年龄组死亡率编制的一种统计表。说明特定人群在年龄组死亡率条件下，人的生命（或死亡）的过程。分为现时寿命表和定群寿命表。

2. 对以往流行病研究成果的综合分析

Meta-analysis 综合分析法：meta-analysis 是用统计的概念与方法，去收集、整理与分析之前学者专家针对某个主题所做的众多实证研究，希望能够找出该问题或所关切的变量之间的明确关系模式，根据统计假设的不同可将 Meta 分析方法分为两类：固定效应模型和随机效应模型。前者假设所有研究享有共同的真实效应大小，后者假设所有研究的真实效应大小不同，具体体现在计算所有研究平均效应的权重上。

利用评分方法，评估生活方式对未来死亡危险性的影响，适用于广泛大面积人群健康教育、危险因素筛选。人群平均危险度来自于以年龄和性别为基础的人群患病率表或死亡率表，如果我们把人群平均危险度定为 1，则其他相对危险度就是大于 1 或者小于 1；将个人所有可修正的危险因素修正到目标水平（如吸烟者已经戒烟，高血压已经将其血压降到了 140/90 mmHg 以下）计算出来的危险度，称为可降低的危险度，得出个人可改善的健康风险空间，鼓励和帮助人们修正不健康的行为。常见加权评分方法有 Geller Tables（各年龄组、性别、种族主要疾病死亡率）、Gesner Tables（各种危险因素对疾病死亡率影响的比值比，如吸烟可增加五倍肺癌死亡率）、Credit-debit（危险因素高于平均则比值比减一后相加，否则相乘）。患病风险评估模型常见的有心血管疾病模型、冠心病模型、中风模型、癌症模型等。

在社区健康中心工作中，通过整理诊疗中的资料，追踪患者病史、生活饮食习惯等，确定危险因素，从而计算出患病的危险性，给居民制定长期的健康指导。

第三节　评估结果分析和健康计划的制订

一、评估结果分析

健康风险评估报告的种类和各种报告的组合千差万别，较好的情况是评估报告包括一份受评估者个人的报告和一份总结了所有受评估者情况的人群报告。同时，与健康风险评估的目的相对应，个人报告一般包括健康风险评估的结果和健康教育信息。人群报告则一般包括对受评估群体的人口学特征概述、健康危险因素总结、建议的干预措施和方法等。

由于网络媒体具有受众广、更新快、可及性强等特点，随着互联网的不断普及，通过网络发布教育信息会成为一种重要的教育形式。主要表现形式有健康评分、实际健康年龄、患病危险性、健康风险分级。

二、健康计划的制订

（一）提供各种与健康行为直接有关的信息

在社区工作中，通过健康宣传教育，编制宣传小册子，开展义诊，在电子病历书写中突出健康指导，在社区设施内放置健康生活方式相关材料，如海报、小册子、视频等，告知居民健康行为的信息，提高居民的认知度及积极性。

（二）鼓励患者设定目标

在各疾病群体管理中，如糖尿病、高血压病、中风后遗症患者，在运动、饮食、休息等给予明确的指导，如高血压患者控制心率正常，饮食摄盐量 <6 g/日，每周运动 3～5 次，运动时间大于 30 分钟等。告诉患者体力活动有益健康，增加体力活动的方法包括散步、骑车、游泳等。并且明确患者了解并清晰知道自己本身需要改变的健康行为。

（三）鼓励患者自我监测

在社区健康服务中，患者也是健康管理的重要一分子。需要患者学会监测自己病情，并记录好原始数字，如糖尿病患者定时监测空腹及餐后血糖，及时与社区家庭医生联系，以方便药物的调整。

（四）改善环境

协助患者改变不利于身体健康的环境状态。通过与居民交流及长期的接触中，了解居民的心理环境及家庭工作环境。在健康计划制订过程中，应强调心理及家庭环境、工作环境的重要性，必要时针对一个家庭的状况给予健康计划指导，使社会关系发挥重要的支持作用。

（五）定期鼓励及评估

在社区健康服务中，服务不是单次的，而是终身性的服务，每个健康管理医生都应该是居民的贴心朋友，在居民健康调查遇到困难及盲区时，给予及时的技术指导和专业方案，同时在定期评估中了解患者对自我身体健康的满意度、总体乐观感、健康管理的动机、提升健康水平的意志变化，从而在心理层面给予及时的鼓励与支持。

随着信息时代的发展，互联网＋社区健康管理将互联网应用技术融入社区卫生服务机构的基本医疗和基本公共卫生服务中，多样化的智能健康管理形式，包括为社区居民提供触手可及的健康养生指导（包括饮食、运动、用药指导）、健康风险评估、中医药健康保健，以及预约挂号提醒、用药提醒、医护患远程沟通等。基于大数据分析的健康养生指导还能根据个人生理参数、体质情况、季节天气变化、工作生活环境变化等动态调整。使针对社区居民的健康体检、健康监测、随访评估、健康教育与干预等健康管理服务从社区卫生机构高效地延伸至家庭，建立“社区—家庭”双向互动的基层卫生服务健康管理体系。

第四节　健康管理的决策与方法

一、生活方式管理

（一）生活方式概念

生活方式，狭义指个人及其家庭的日常生活的活动方式，包括衣、食、住、行及闲暇时间的利用等。广义指人们一切生活活动，包括劳动生活、消费生活和精神生活（如政治生活、文化生活、宗教生活）等活动方式。从健康管理服务的角度来说，生活方式管理是指一个人在日常生活中通过个人行为方式的选择及心理思想的改变，而达到一个以自我为核心的卫生保健活动。生活方式管理通过健康促进技术，如行为纠正和健康教育，来保护人们远离不良行为，减少健康危险因素对健康的损害，预防疾病，改善健康。与危害的严重性相对应，膳食、体力活动、吸烟、适度饮酒、精神压力等是对国人进行生活方式管理的重点。身体健康与生活环境、生活方式、体育锻炼和合理营养有着密切的关系，归结起来就是依据预防医学和营养医学来达到调理亚健康和疾病。每个人应该好好遵守大自然的作息时间表：起居有时、作息有常、饮食有节、管理有度。

（二）生活方式管理的特点

1. 以个人为中心，强调个人的健康责任和作用

健康管理医生可以告知人们什么样的生活方式是有利于健康，应该坚持的，如不应吸烟、不挑食、偏食等。也可以通过多种方法和渠道帮助居民做出决策，如提供条件供社区居民进行健康生活方式的体验、指导居民掌握改善生活方式的技巧等，但这一切都不能替代个人做出选择何种生活方式的决策，而是在宣传教育的过程中，逐渐改变社区居民的不良生活习惯，加强居民对本身健康的关注。

2. 以预防为主，有效整合三级预防

预防是生活方式管理的核心，其含义不仅仅是预防疾病的发生，还在于逆转或延缓疾病的发展历程。在生活方式管理中控制健康危险因素都很重要，一级预防指将疾病控制在尚未发生之时的，即时中医治未病之说；二级预防指通过早发现、早诊断、早治疗而防止或减缓疾病发展；三级预防是指防止伤残，促进功能恢复，提高生存质量，延长寿命，降低病死率。其中尤以一级预防最为重要。

3. 通常与其他健康管理策略联合进行

预防措施通常是便宜而有效，通过有效的健康管理，减少许多医疗保健措施需要付出高昂费用，节约了更多的成本，收获更多的边际效益。其中最典型的例子就是疫苗的应用。

（三）健康行为改变的技术

健康行为及时改变主要体现在家庭医生管理随访工作中，在随访中发现居民健康行为是否及时改正，从而真正彻底提高居民的健康水平，使居民的身、心、社会方面均健康，如行为反应灵敏、活动精力充沛、情绪有较强的自控能力、思维言语符合理性、精神面貌正常、社会健康的人其行为符合社会规范。通过生活方式的管理，及时调整增强体质和维持身心健

康的活动，维持良好的心身健康和预防各种行为、心理因素引起的疾病。而且也在于它能帮助人们养成健康习惯，从而减少疾病的发生。

社区健康管理医生可以为患者提供改善健康行为的方法，社区网络、物质和社会环境及公共政策也在促进健康的生活方式方面发挥作用。个人经常被激活或激励各种社会因素的支持（包括政策、制度或环境变化）来采用和维持健康的生活方式。

（四）生活方式管理的步骤与内容

生活方式管理可以说是其他群体健康管理策略的基础成分。实践中主要通过教育、激励、训练、推广四种主要技术促进人们改变生活方式。单独应用和联合应用这些技术，可以帮助人们朝着有利于健康的方向改变生活方式。主要管理步骤如下：

1. 身体活动

各年龄阶段人们改变健康可以做的最重要事情之一就是定期参加体育运动。身体活动增强骨骼和肌肉，减少压力和抑郁症，如果超重或者肥胖，更需要保持健康的体重或减轻体重。即使是没有减肥的人也能从常规的身体活动中获益，包括降低高血压、糖尿病和癌症的比例。身体活动包括有氧运动、肌肉强化活动及增加平衡和灵活性的活动。为了获得实质性的健康益处，成年人一周中做中等强度的运动至少 150 分钟或者至少 75 分钟的剧烈有氧运动或中等运动和强烈有氧运动的结合。老年人或者慢性病患者不适合中强度运动时，应保持与他们身体能力相当的有氧运动，以保持或改善身体平衡能力。计步器已被证明可有效地帮助个人维持行走计划，是增加身体活动最具成本效益的干预措施之一。

2. 行为习惯

提高戒烟率，甚至减少烟草使用，以及避免非吸烟者的二手烟，可显著降低几种不同的慢性疾病，特别是心脏病和慢性阻塞性肺疾病的风险。此外减少酒精依赖和酒精滥用的情况，长期的有害饮酒方式会导致高血压、创伤、某些癌症、心理健康问题等。酒精滥用与酒精中毒研究协会表示：健康男性每周摄入纯酒精不超过 196 g，每天少于 56 g；健康女性每周摄入纯酒精不超过 98 g，每天少于 42 g；如果计划怀孕或者已怀孕，应完全避免饮酒。

3. 饮食营养

2015 年膳食指南委员会将健康饮食模式定义为高含量的水果、全谷类、低脂或非脂肪乳制品、海鲜、豆类和坚果，以及含精制糖低的食物。建议每天摄入各种各样五颜六色的水果蔬菜，减少饱和脂肪酸的摄入，增强不饱和脂肪酸和优质蛋白质的摄入，以增加食物的种类数，减少单一食物摄入的总量数为标准。地中海风格的饮食模式，以及 DASH 饮食模式都是基于循证研究的饮食计划，可有效减少中风及心血管病症。

4. 积极心理

积极的心理情绪使大脑更加开放和富于创造性，可扩大个人的支持圈，建立情感的物质资源，从而提高生活满意度和社会力量。社区健康管理医生可通过介绍书籍、文章、在线资源和行为健康指导等以提供额外的教育和技能开发支持，以帮助居民个人建立分享、感恩、友爱的积极乐观心理。同时保持优质的睡眠也有利于维持身体心境的平衡。

在实际应用中，生活方式的管理可以多种不同的形式融入健康管理中。对于慢性病居民或者高危居民，可以通过动机访谈，一种协助式定向对话，用于加强患者自身的动机和改变承诺。这是一种以人为本的咨询方式，通过特别关注改革的语言来解决变革矛盾的共同话题。它旨在通过在接受和同情的氛围中引出和探索个人自身的变化理由来加强个人对特定目标的动机和动作，从而将健康生化管理融入日常的交流中。而随着5G时代的到来，可穿戴的设备未来将在人类健康管理中发挥巨大作用，甚至可以通过植入体内的可穿戴设备实现人体健康的长程管理。通过5G下的数据传输能力，可真正做到生活方式管理，以及疾病的早期诊断和治疗。在5G网络下，健康管理和初步诊断将居家化，健康管理师和居民可实现更高效的分配和对接。

二、疾病管理

（一）疾病管理的概念

疾病管理必须包含人群识别、循证医学的指导、医生与服务提供者协调运作、患者自我管理教育、过程与结果的预测和管理，以及定期的报告和反馈。

社区疾病管理是一种医疗干预和沟通辅助系统，通过循证干预指南、成果数据、日常社区健康诊疗工作中，以及家庭访视随访工作中健康医师与患者居民之间的有效沟通，来改善医疗安全和质量，避免用药和治疗错误；提高居民的自我健康管理意识，通过以居民个人为中心，以协同教育方式来预防和治疗患者病情；同时借助多媒体技术以及信息，帮助那些无法进行自我护理的患者，从而提高整个社区居民健康水平；提供慢病管理、危急重症的双向转诊管理等。

（二）社区疾病管理的特点

（1）目标人群是社区患有特定疾病的居民。

（2）不以单个病例和（或）其单次就诊事件为中心，而关注单个居民或整个社区连续性的健康状况与生活质量，这也是疾病管理与传统的单个病例管理的区别。

（3）医疗卫生服务及干预措施的综合协调至关重要。疾病管理本身是一个关注健康状况的持续性改善过程，而国家卫生服务系统的多样性与复杂性，使得协调来自于多个服务提供者的医疗卫生服务与干预措施的一致性与有效性特别艰难。正因为协调困难，也显示了社区疾病管理协调性的重要性，简化医疗过程中的步骤，使疾病管理更加系统和有序化。

（三）疾病管理的决策与步骤

建立详细的医疗保健计划，以循证方法为基础提出各种建议、策略来预防病情加重，并在评价临床结果和经济成效的基础上，达到不断改善全民健康的目标。疾病管理是一个跨学科、系统化的医疗服务管理模式，涵盖所有慢性疾病人群；通过预防、循证干预、制定专业性高的议定书施加干预，以及借助患者的自我管理来达到医疗管理最优化；不断评估健康状况和衡量干预成果来改善整体国民健康，从而提高生活质量和降低医疗成本。合格疾病管理方案应当包括下列内容：

（1）人群鉴定过程，严格挑选适合疾病管理要求的患者。

（2）选取已经在临床上取得显著效果的治疗方案进行治疗。

（3）加强医生和其他医疗服务人员的沟通，以便取得更好的医疗合作方案。

（4）风险识别与医疗干预需要的配套设施。

（5）强化对患者自我管理、自我护理的培训，让患者依从并认同治疗方案。

（6）过程和结果的测量、评估与管理。

（7）形成例行评估制度，对个别案例进行反馈评价，最终形成永久性的、高质量的管理工作程序。

（8）信息技术系统，包括专门的软件、数据档案库、自动决策辅助工具与回拨系统等。

（四）疾病管理的实施

疾病管理的发展和执行需采用系统性的思考模式，整个实施过程极为重视结果、持续品质的改进、回馈和沟通，分为八大步骤（图5–2）。

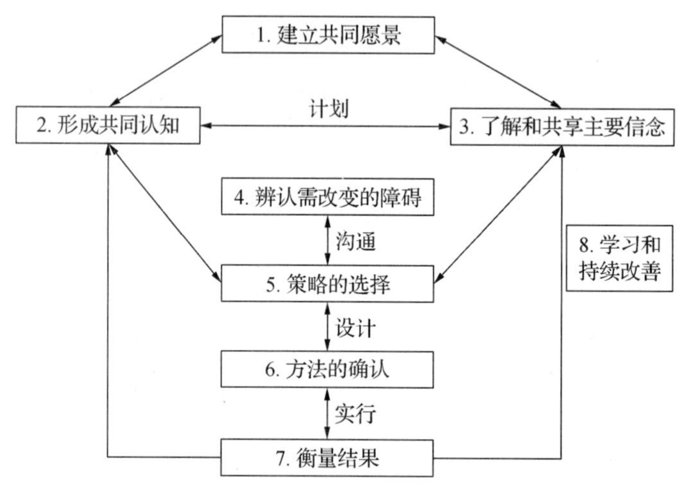

图5–2 制定疾病管理方案过程

1. 建立共同愿景

创造有关疾病管理的共同使命或目的，创造人人相信且愿意努力追求的愿景。

2. 形成共同认知

必须在特定疾病或患者的管理上形成共同认知，并了解临床、组织和行为等是如何促进疾病管理的。例如，在医疗系统中，决定有多少医疗费用可以提供给特定疾病或患者，并把握时机去改善临床结果和降低整体医疗费用。

3. 了解和共享主要信念

建立分享的主要信念，使组织者了解疾病管理确实可以改善医疗结果和降低医疗费用。

4. 辨认需改变的障碍

组织者必须了解推动疾病管理时可能出现的障碍，如缺乏知识、资料不足、提供者不合作、不当的诱因和奖励、不当的支付制度和缺乏沟通系统等。

5. 策略的选择

确定目标和价值并选择适当的疾病管理策略，不但可以降低整体医疗费用、改善医疗质量，并且可以增加患者及医疗提供者的满意度。

6. 方法的确认

通过医疗团队合作，提升特定疾病治疗的效果及效率，并增强医疗提供者与患者的自我管理意识。

7. 衡量结果

疾病管理的结果测量可以从临床、经济、行为及效果等方面进行，疾病管理的测量指标对疾病管理的设计是非常重要的，不但会影响组织的执行力，更会挑战策略执行的决心。

8. 学习和持续改善

疾病管理必须结合资料加以分析，并评价介入措施的影响，持续改善是疾病管理的品质保证，必须不断学习才可达到。

（陀　劲　臧雄益）

第六章　家庭医生签约服务

第一节　家庭医生签约服务的概念、目的与特点

2016 年国家发布了《关于推进家庭医生签约服务的指导意见》，明确了家庭医生签约服务的发展目标、服务主体、服务形式、服务内容及激励机制等。2017 年，国家卫生计生委发布的《国家基本公共卫生服务规范（第三版）》明确要求“各地在实施国家基本公共卫生服务项目的过程中，要结合全科医生制度建设、分级诊疗制度建设和家庭医生签约服务等工作，不断改进和完善服务模式，积极采取签约服务的方式为居民提供基本公共卫生服务”。全科医生在建设健康中国的进程中要起到主要的作用，而家庭医生签约服务是最主要的途径。

一、家庭医生签约服务的概念

家庭医生签约服务是以全科医生为核心、以家庭医生服务团队为支撑、以全面健康管理为目标，通过签约服务的形式为管理区域内常住居民签订家庭医生服务协议，为签约居民提供全面的、连续的、有效的、及时的和个性化的基本医疗服务和基本公共卫生服务，与签约对象共同进行健康管理的服务模式。政府举办的基层医疗机构可以开展家庭医生服务，同时允许社会办的医疗机构均可开展家庭医生服务，满足市民个性化、多样化的服务需求。家庭医生签约服务是落实医改政策的体现，是基层服务模式的转变。

二、家庭医生签约服务目的与特点

国家从 2016 年开始在 200 个公立医院综合改革试点城市开展家庭医生签约服务，鼓励其他有条件的地区积极开展试点。重点在签约服务的方式、内容、收付费、考核、激励机制等方面实现突破。优先覆盖老年人、孕产妇、儿童、残疾人等人群，以及高血压、糖尿病、结核病等慢性疾病和严重精神障碍患者等。到 2017 年，家庭医生签约服务覆盖率达到 30% 以上，重点人群签约服务覆盖率达到 60% 以上。到 2020 年，力争将签约服务扩大到全人群，形成长期稳定的契约服务关系，基本实现家庭医生签约服务制度的全覆盖。加强基层医疗卫生服务体系和全科医生队伍建设，进一步做实做细家庭医生签约服务工作，家庭医生服务团队与居民建立稳定的、相互信任的签约服务关系，保持家庭医生与居民联系渠道，推进基本公共卫生服务均等化，签约居民可以享受到更为连续的、综合的、个性化的基本医疗卫生服务和健康管理服务。通过家庭医生签约服务模式，家庭医生服务团队和居民对个体健康

共同进行管理，推进全民健康生活方式行动，强化家庭和高危个体健康生活方式指导及干预，引导合理膳食，开展控烟限酒，促进居民心理健康，提高全民身体素质，促进和引导群众形成良好的健康观念并合理使用医疗资源，通过政策引导和个性化服务，逐步形成基层首诊、分级诊疗、双向转诊的就医格局，有利于推进“基层首诊、双向转诊、急慢分治、上下联动”分级诊疗制度的落实。

第二节 如何建立契约关系

一、签约主体

家庭医生签约主体为家庭医生和家庭医生服务团队，家庭医生为第一责任人，为服务团队的核心。现阶段家庭医生主要包括基层医疗卫生机构注册全科医生（含助理全科医生和中医类别全科医生），以及具备能力的乡镇卫生院医师和乡村医生等。积极引导符合条件的公立医院医生和中级以上职称的退休临床医生，特别是内科、妇科、儿科、中医医生等，作为家庭医生在基层提供签约服务；基层医疗卫生机构可通过签订协议为其提供服务场所和辅助性服务。鼓励符合条件的非政府办医疗卫生机构（含个体诊所）提供签约服务，并享受同样的收付费政策。随着全科医生人才队伍的发展，逐步形成以全科医生为主体的签约服务队伍。

二、签约对象

家庭医生签约服务对象为家庭医生服务团队所在基层医疗卫生机构服务区域内的常住居民，也可跨区域签约，建立有序竞争机制。家庭医生签约服务重点人群包括老年人、孕产妇、儿童、残疾人、贫困人口、计划生育特殊家庭成员，以及高血压、糖尿病、结核病和严重精神障碍患者等。按照国家服务规范要求，优先做好重点人群签约服务，推进贫困人口签约，核实核准农村贫困慢性病患者，有条件地区设计个性化签约服务包。结合实际为残疾人提供基本医疗卫生服务，鼓励有条件地区将基本康复服务纳入个性化签约范围。继续做好计划生育特殊家庭成员签约服务工作。原则上每名家庭医生签约人数不超过2000人。

三、签约方式

基层医疗卫生机构根据服务半径和服务人口，合理划分签约服务责任区域，居民或家庭自愿选择一个家庭医生团队签订服务协议，双方明确签约服务内容、方式、期限和双方的责任、权利、义务及其他有关事项，家庭医生团队按约定协议提供签约服务。

基层医疗卫生机构对持有《母子健康手册》的孕产妇及儿童，在充分告知的基础上，视同与其签订家庭医生服务协议。

加快区域智能化信息平台建设与应用，鼓励有条件的地区建立服务网站、手机客户端等网上签约平台，居民可通过网上签约平台向家庭医生提出签约申请，在阅读且同意签约协议、提交身份认证信息进行审核进行签订签约服务协议。

对于卧床、行动不便、残疾等特殊人群，采取上门签约的形式。协议签订可采用电子协议或纸质协议，条件允许的宜采用电子协议。签约周期原则上为一年，期满后居民可续约或选择其他家庭医生团队签约。鼓励组合式签约，加强医院与基层医疗卫生机构对接，可引导居民或家庭在与家庭医生团队签约的同时，自愿选择一所二级医院、一所三级医院，建立“1 +1 +1”的组合签约服务模式，在组合之内可根据需求自行选择就医机构，并逐步过渡到基层首诊；在组合之外就诊应当通过家庭医生转诊。

四、签约服务原则

家庭医生团队在为服务对象提供服务的过程中，除遵守医生基本道德规范和医疗卫生相关法律法规外，应遵守以下原则。

1. 综合性服务原则

根据服务对象的健康需求，不分其年龄、性别和类型，应用生物—心理—社会医学模式，为其提供医疗、预防、康复和健康促进等全方位的服务，维护其整体健康。

2. 连续性服务原则

沿疾病周期（健康—疾病—康复）的各阶段提供照顾，并从服务对象的出生到死亡，为其生命周期的各阶段提供健康照顾。

3. 协调性服务原则

作为服务对象的健康资源协调人，为其协调所需的健康领域的人力和物力资源。

4. 个体化服务原则

以人为中心，尊重服务对象的生命、感情、权利和个性，根据其具体情况，提供相应的健康服务。

五、签约流程

充分发挥公共媒体作用，加强对现阶段我国家庭医生签约服务内涵和特点的宣传，合理引导居民预期。基层医疗机构通过多渠道公示相关政策及服务内容，增强群众主动签约的意愿。

（一）一般人群签约流程

1. 申请

申请人填写《家庭医生签约服务申请单》，提供身份证或户口本或医保卡原件等证明材料，高血压、糖尿病患者需提供二级以上医院出具的诊断证明或社区卫生服务机构主治以上医生出具的诊断证明，冠心病、脑卒中患者需提供二级以上医院出具的疾病诊断证明材料。

2. 选择团队

选择 1 个家庭医生团队。

3. 审核

由社区卫生服务机构进行审核。冠心病、糖尿病、脑卒中、高血压患者若未通过审核，可作为一般签约人群。

4. 签约

双方确认签约服务内容，签订纸质或电子协议。

5. 留存或上传材料

签订纸质协议，留存身份证明材料，慢性病患者留存疾病证明材料复印件；签订电子协议时，身份证明材料扫描并上传保存，慢性病患者扫描疾病证明材料并上传保存。

（二）孕产妇签约流程

1. 建立母子健康档案

孕妇到常住所在地社区卫生服务机构建立母子健康档案。

2. 选择团队

孕妇选择 1 个家庭医生团队。

3. 签约

双方确认签约服务内容，签订纸质或电子协议。

4. 留存或上传材料

签订纸质协议时留存母子健康档案首页复印件；签订电子协议时，扫描母子健康档案首页并上传保存。

（三）0 ~6 岁儿童签约流程

1. 建立或接收预防接种证

儿童家长到常住所在地社区卫生服务机构建立或迁入预防接种证。

2. 选择团队

儿童家长选择 1 个家庭医生团队。

3. 签约

双方确认签约服务内容，签订纸质或电子协议。

4. 留存或上传材料

签订纸质协议时留存儿童预防接种证个人信息页复印件；签订电子协议时，扫描儿童预防接种证个人信息页并上传保存。

（四）其他重点人群签约流程

包括老年人、慢性病患者、严重精神障碍患者、肺结核患者、残疾人、计生特殊家庭和贫困人口等重点人群，对于卧床、行动不便、残疾等特殊人群，可以采取上门签约的形式。

1. 申请

申请人填写《家庭医生签约服务申请单》，提供身份证或户口本或医保卡原件等证明材料，与相关部门联系确认身份并取得证明材料。

2. 选择团队

选择 1 个家庭医生团队。

3. 审核

由社区卫生服务机构进行审核。

4. 签约

双方确认签约服务内容，签订纸质或电子协议。

5. 留存或上传材料

签订纸质协议时，留存身份证明材料，疾病证明材料复印件；签订电子协议时，扫描相关身份及疾病证明材料并上传保存。

六、签约后的权利和义务

签约居民可自愿选择家庭医生团队签约，享有按协议提供服务的权益，在就诊、转诊、随访等享有优先的权利，同时也要履行签约服务协议中约定的各项义务；提供真实的个人信息及健康资料，定期管理和维护个人及家庭的信息，并对协议签订时提供的证件、资料的合法性和真实性负责；积极配合家庭团队开展的预约、诊疗、随访、上门访视等诊疗活动，完成家庭医生要求进行的周期性体检，并按约定支付相应的签约服务费。

家庭医生团队为签约居民建立家庭健康档案，为档案隐私尽保护责任，提供电子病历、保健体检信息等健康档案的存储和查询；为签约居民提供健康教育资料信息、个体化健康教育。为签约居民按协议提供医疗、咨询、转诊、预约等各项服务。

七、签约后可获得的支持

签约服务的顺利推进可以增强居民对签约的获得感和满意度，同时家庭团队可以获得成就感。要积极促进不同医疗卫生机构间资源共享，推动优质医疗资源向基层流动，鼓励二级及以上医疗机构卫生技术人员依法到基层医疗卫生机构执业，参与家庭医生签约服务。发挥二级以上医院作用，为基层医疗卫生机构提供影像、心电诊断和远程会诊、培训等服务。通过设置独立的区域医学检验、病理诊断、消毒供应等机构，实现区域资源共享。优先在贫困地区探索临床决策辅助诊断系统在基层的应用。搭建区域医疗卫生信息平台，实现签约居民健康档案、电子病历、检验检查报告等信息共享；加快签约服务智能化信息平台建设与应用，依托网站、手机客户端等手段，搭建家庭医生与签约居民交流互动平台，提供在线签约、预约、咨询、健康管理、慢性病随访、报告查询等服务。针对不同服务需求、季节特点、疾病流行等情况，定期精准推送健康教育资讯。积极利用移动互联网、可穿戴设备等为签约居民进行健康信息监测和收集等服务，增强群众对于签约服务的获得感。

八、解约

在签约协议期内，签约双方由于各种原因需解约的，协商终止协议的，协议终止实现解约；协议期内因服务对象搬迁、死亡等情况导致家庭医生团队无法正常提供服务的，协议自行终止；协议期内家庭医生团队、社区健康服务机构停业的，应主动告知服务对象，协议终止；协议期内签约的全科医生调离的，社区机构应主动告知服务对象，协议终止；协议期满后，乙方对甲方不满意，可请社康中心协商解决，也可申请重新选择家庭医生团队。家庭医生团队认为不适合为对方服务，亦有权力不续约。期满后如需解约，家庭医生团队需告知签约居民。

第三节　如何提供约定服务

一、签约服务包的设计

家庭医生团队对居民健康状况进行评估，结合居民个体差异和个人意愿，为居民设计签约服务包，包括基本签约服务包和个性化签约服务包，其中基本签约服务包是家庭医生签约服务的基本要求，包括全科预约诊疗、用药指导、健康管理服务等。个性化签约服务包，则是结合健康人群、高危人群、患病人群等人群的不同需求，提供的个性化签约服务。家庭医生签约可以包括以下基本内容。

1. 建立居民健康档案

家庭医生为其建立居民健康档案，收集居民一般情况，包括个人史、既往史、家族史，以及生活方式、健康状况、疾病用药情况等基本健康信息，帮助其保管、维护、更新健康档案信息。

2. 优先预约就诊

通过互联网信息平台预约、现场预约、社交软件预约等方式，家庭医生团队优先为签约居民提供本机构的专科科室预约、定期家庭医生门诊预约、预防接种及其他健康服务的预约服务等。

3. 慢性病长处方

家庭医生在保证用药安全的前提下，可以为签约慢性病患者提供治疗所需的长处方，减少患者到医疗机构开药的次数。医保基金对长处方按相关规定予以报销。

4. 转诊绿色通道

根据签约患者病情，家庭医生帮助其转诊到上级医院诊治，签约患者可以预约的形式优先到上级医院专科就诊，上级医院向家庭医生开放一定数量的号源，向签约居民提供转诊便利。

5. 重点疾病健康管理

家庭医生每年为原发性高血压患者和糖尿病患者提供1次健康检查，包括常规体格检查和健康状况评估及相关检查，包括血压、血脂、血糖、肝肾功能、心电图、超声等；每年为糖尿病患者提供4次空腹血糖检测。每年为原发性高血压患者、糖尿病患者和诊断明确并在家居住的严重精神障碍患者提供4次随访。为确诊并在家居住的肺结核患者每月随访1次。

6. 儿童健康管理

家庭医生为0～6岁儿童提供健康管理，包括新生儿家庭访视、儿童体格检查、心理行为发育评估和中医药健康指导等。

7. 孕产妇健康管理

家庭医生为孕产妇提供健康管理，包括建立《母子健康手册》、健康状况评估、第一次产前检查、孕期健康教育和指导、产后访视。

8. 老年人健康管理

家庭医生每年为65岁及以上老年人提供1次健康检查，包括常规体格检查和健康状况评估及相关检查，包括血压、血脂、血糖、肝肾功能、心电图、超声等；进行生活方式、中医体质辨识和中医药保健等健康指导。

9. 预防接种

家庭医生及时按规范为0~6岁儿童预防接种，为重点地区高危人群应急接种，并帮助管理预防接种信息。

10. 健康教育与咨询服务

家庭医生根据签约居民的健康需求、为其提供健康生活方式、可干预危险因素、传染性疾病预防等健康教育知识；为签约服务对象提供两次以上健康知识教育。

11. 出诊服务

在有条件的地区，针对行动不便、符合条件且有需求的签约居民，家庭医生团队可在服务对象居住场所按规范提供可及的治疗、康复、护理、安宁疗护、健康指导及家庭病床等服务。

二、服务对象的分类

按照国家要求家庭医生服务的对象为常住居民，我国的家庭医生签约服务处于发展的阶段，人口基数大且流动性大，全科医生相对不足，难于实行全民签约管理，目前主要是优先满足重点人群。服务对象中重点人群有3大类。

（一）特殊年龄、特殊阶段的人群

包括0~6岁儿童、孕产妇及65岁以上老年人。儿童生长发育迅速，这个阶段定期的儿童体检对听力、视力、生长发育、先天性心脏病、先天性髋关节发育不良等情况进行筛查，做到早发现，早治疗，有问题及时处理，避免严重后果的发生；及时规范程序的计划免疫，可以避免一些传染病的发生及流行。对孕产妇进行管理，对于优生优育有着积极作用。我国已经进入了老龄化社会，对老年人进行管理，有利于疾病的控制，延缓疾病并发症的出现，可以提高老年人的生活质量，减轻家庭与社会的负担。

（二）慢性病及传染患者群

包括高血压、糖尿病、冠心病、脑卒中、重型精神病及结核患者群。对于这类患者加强管理，进行健康教育，促使其形成良好的健康观念，保持健康的生活方式，有利于疾病控制，避免或减少严重并发症的出现；重型精神病患者控制不好可能对社会造成重大危害，结核有一定的传染性，家庭医生团队加强随访、管理好患者，从而提高他们生活质量，减少对社会的危害。

（三）计划生育特殊家庭、社会救助对象及残疾人

这类人群需要我们特别的关照，他们应该得到社会更多的帮助。

家庭医生签约服务重点关注这些重点人群，在医疗资源有限的情况下，优先满足他们的健康需求。

三、签约服务的内容

家庭医生团队以维护和促进居民健康为中心，将基本医疗服务和基本公共卫生服务有机整合，利用居民健康档案，为不同人群提供包括健康咨询、评估、行为干预、用药指导等个性化服务。家庭医生签约服务内容包括以下几点。

（一）提供基础服务

为居民提供健康档案管理、健康教育服务、重点人群健康管理服务；健康管理服务主要是针对居民健康状况和需求，制定不同类型的个性化签约服务内容，可包括健康评估、康复指导、家庭病床服务、家庭护理、中医药“治未病”服务、远程健康监测等。

（二）提供基本医疗、公共卫生和双方约定的个性化健康管理服务

基本医疗服务包括常见病和多发病的中西医诊治、合理用药、就医路径指导和转诊预约等。公共卫生服务包括国家基本公共卫生服务项目和规定的其他公共卫生服务。各地应当根据服务能力和需求，设定包含基本医疗和公共卫生服务在内的基础性签约服务内容，向所有签约居民提供。现阶段要首先从重点人群和重点疾病入手，确定服务内容，并逐步拓展服务范围，充分发挥中医药在基本医疗和预防保健方面的重要作用，满足居民多元化健康需求。

四、签约服务的形式

家庭医生签约服务原则上应当采取团队服务形式，主要由家庭医生、社区护士、公卫医师（含助理公卫医师）等组成，并有二级以上医院医师（含中医类别医师）提供技术支持和业务指导。为更好地满足群众的中医药服务需求，将逐步实现每个家庭医生团队都有能够提供中医药服务的医师或乡村医生。有条件的地区还可以吸收药师、健康管理师、心理咨询师、社（义）工等加入团队。其中，家庭医生将负责团队成员的任务分配和管理，其他专科医师和卫技人员也要与团队紧密配合，共同为签约居民提供优质的服务。

第四节　签约服务注意事项

一、医学伦理道德方面

家庭医生团队成员与居民在医学知识上存在着信息不对称的现象，在服务过程中，居民基于对医务人员的信任，将个人信息及健康信息告知医务人员，医务人员则利用自己的专业知识和技能为居民提供服务，双方只有相互尊重，相互信任，签约服务才能取得良好的效果。家庭医生团队在提供居民服务时必须遵守医学伦理学的几个基本原则，包括不伤害原则、有利于原则、尊重原则、知情同意原则、公正原则、讲真话保密原则。团队成员要求以“救死扶伤、防病治病”作为自己的职业责任，坚持以签约居民为中心，把其健康放在第一位，尊重居民及家属的自主性，尊重居民的知情同意权，选择最佳个性化的服务方案，公正对待每位签约居民，保证他们平等地享有有限的卫生资源的机会。居民与医生之间的交流应当是诚实的，这是种美德，是真诚关系的基础。居民要对医生讲真话，如实而不隐瞒地将自

己的情况告诉医生，医生说话应以事实为依据，真实地告诉患者有关诊疗及预后等情况。团队成员在提供服务过程中，应当养成保护服务对象隐私的习惯，避免泄露患者的个人隐私。

二、就医方面

按照国家卫生计生委有关规定，基层医疗机构以家庭病床、巡诊等方式开展的医疗服务，属于合法行为，但要引导居民正确理解签约服务，明确签约服务并不是上门服务，仅对按签约协议约定为长期卧床等特殊情况，愿意承担上门服务风险的居民提供上门服务。建立并积极推广预约诊疗服务，引导签约居民优先利用签约家庭医生的诊疗服务，通过电话、互联网等多种途径进行分时段预约，方便签约居民就医。对于签约居民要优先予接诊，提供约定时限的诊疗、健康照顾、跟踪随访等服务，签约居民需要转诊的要为其提供方便、有针对性的转诊转介服务；对居民在家自我监测数据只能作为参考，不能作为诊断。基层医疗机构要提高常见病多发病诊疗服务能力，重点加强高血压、糖尿病、儿童常见病等专科服务能力建设；发展康复、口腔、中医药、心理卫生等专业能力建设，提高基层综合诊疗能力。

三、转诊方面

转诊一般指双向转诊，不仅包括急危重症与疑难患者从基层医疗机构及时上转到上级医院，也包括经过上级医院诊治病情稳定需要康复或确诊需要长期治疗的慢性病患者及时下转到基层医疗机构。为了提供好转诊服务，首先要建立和完善双向转诊相关制度，建立基层医疗机构首诊，发挥家庭医生作用，在患者首诊的同时，为转诊患者提供连续、综合、协调的转诊服务，使首诊患者获得增值服务；其次在转诊决策方面，逐步完善转诊指南、转诊标准、专科医生和医院所提供的医疗服务内容。再次需加强转诊对接的组织条件建设和转诊信息支撑的平台构建。

家庭医生团队应为有需要转诊的服务对象提供转诊服务，优先预约转诊至社区健康服务机构内部和其他专业医疗机构的专科科室，并为其预约相应的科室、医生和诊疗时间；二级以上医院要指定专门部门负责对接，为转诊患者建立绿色通道。要通过信息化手段丰富家庭医生转诊可选择渠道，保障家庭医生一定比例的医院专家号、预留床位等资源。转诊上级医院后，通过通信工具、信息服务平台等方式主动跟进服务对象的诊疗详情；签约团队家庭医生对患者病史、病情都比较了解，也可以参与联合查房，与专科医生共同制订诊疗计划，恢复后再转诊到基层医疗机构继续进行治疗与康复，利于患者连续性、个性化的健康管理服务。如深圳的社区健康服务中心与各级医院之间的信息通道已经互通，病历资料及检查结果都可以共享。

四、用药方面

家庭医生与居民有着互相信任的关系。在日常诊疗过程中，充分发挥家庭医生在指导居民用药方面的积极作用，改变签约居民认为价格越贵药效越好、滥用抗生素等错误观念，积极引导居民改变以往不适当的用药习惯；保障签约居民基本用药，加快完善与二级以上医院用药衔接，合理配备基层医疗机构药品品种；经家庭医生上转的患者回到基层医疗卫生机构就诊时，可根据病情和上级医院医嘱延用上级医院处方药品。有条件地区可开展药物第三方配送，为签约居民提供便捷服务。在“合理、安全、有效”前提下，对病情稳定、依从较好的慢性病签约患者，可酌情延长单次配药量。推广实施慢性病长处方用药政策，协调相关部门探索制定慢性病长处方标准和规范。

五、签约服务费用

家庭医生服务的内容包括免费的国家基本公共卫生服务、基本医疗服务和个性化的服务。提供家庭医生服务的机构包括政府举办的医疗机构和社会办的医疗机构。按照家庭医生服务的内容和所属机构性质的不同，将按照以下规定进行收费。

（1）按照卫生行政主管部门确定的开展公共卫生服务的医疗机构，其家庭医生服务团队为签约居民提供的公共卫生服务所需经费由相应的补助资金列支，医疗机构不得另行向签约居民收取相关费用。

（2）政府举办的基层医疗机构的家庭医生服务团队为签约居民提供的基本医疗服务，提供的除基本医疗服务和公共卫生服务外的其他服务，经相关部门批准后，可以向签约居民收取家庭医生签约服务费等费用。政府举办的基层医疗机构在享受家庭医生服务财政补助期间，不得向本市社会医疗保险参保人收取签约服务费。

（3）社会办医疗机构的家庭医生服务团队为签约居民提供的公共卫生服务以外的服务，可自行制定服务价格，向社会公示后，收取医疗服务费、家庭医生签约服务费等费用。社会办医疗机构在享受家庭医生服务财政补助期间向本市社会医疗保险参保人收取签约服务费的，只能收取扣除财政补助后的差额部分。

六、医疗保险方面

各地要协调相关部门建立符合实际、有利于提高家庭医生签约服务吸引力的基本医疗保险报销政策，充分发挥医疗保险资金的杠杆作用，实行差异化的支付政策，适当向社区医疗机构倾斜，提高签约医生就诊报销比例；采取对符合规定的转诊住院患者连续计算起付线；合理确定签约服务费，家庭医生团队签约服务费由医疗保险基金、基本公共卫生服务经费和签约居民付费等分担。充分发挥医疗保险基金的支撑作用，给予签约居民提高报销比例、合理调整与签约服务相关的医疗服务项目和价格，引导居民到基层就诊。

（李远航　臧雄益）

第七章　心理咨询与心理治疗的基本技能

第一节　心理咨询与心理治疗在全科医疗中的作用和地位

心理健康问题已是当今世界人群健康的重要组成部分。据估计，目前全球有近 4 亿人患有精神疾病。目前患有不同类型和不同程度的精神障碍的人占人群的 10% ~ 15% 。根据预测，进入 21 世纪后我国各类精神卫生问题将更为突出。到 2020 年，疾病的总负担中精神卫生问题将排名第一。因此在全科医学领域中精神卫生和心理健康问题是一个需要十分关注和投入的方面。

一、心理咨询与心理治疗在全科医疗中的作用

（一）心理健康问题的含义

著名临床心理学家 Karl Menninger 对于心理健康的含义有一个十分充满人性化的论述。他提出，对于一般人来说不能用“健康”或“异常”这两个极端的概念来评判，取而代之的应是相对的、比较的概念。他认为每个人都处在一条直线上，这条直线的一端是完全健康而另一端是完全异常。人们都不是处在完全健康和完全异常的两个端点上，而是在这条直线上不固定地游移。即使人们所处的心理健康状态较差，这并非说明是该人整体上的失败，而仅仅是个人内在资源在消耗，这消耗是自己在维持心理健康状态所付出的心理防御代价。这就像一个人被细菌感染时出现发烧的症状一样，发烧是机体在与细菌抗衡中的一种反应，这并非说明此人的机体已彻底崩溃。根据 Karl Menninger 的观点，对于一个出现心理问题的人来说，只能说明他正处在心态健康问题需要调整的阶段而并非是严重精神疾患的恶兆。

（二）心理健康问题的层次

在心理健康问题方面全科医生应认识其层次和性质特点，这样才能根据不同的对象制定相应的服务内容及处理范围。心理健康问题通常可分为两个层次。

1. 心理困扰

这是一种心理方面的亚健康状态。每个人在成长发展过程中，由于社会生活中各种内外因素的影响，会产生一事一时的情绪波动或行为变化，这是正常的现象。但如果情绪波动较大，行为适应出现问题，而且持续时间也较长，开始有影响到生活、学习、工作及其他的不良社会功能，这就进入到心理困扰状态。有的人能通过自我调整得以改善或恢复，有的则因自我调节力量有限，方法不恰当，同时又未能得到外来有效的支持和帮助，这样，心理困扰的程度就会逐渐加重，向心理障碍方面转化。

处于心理困扰状态的现象在人们的日常生活中十分普遍，但却往往被大家所忽视。因为它的表现形式常常是多变的、含蓄的和隐晦的。它给予人们的是一种体验，甚至难以用达意的语言形容，更不容易主动地向他人直接表达。譬如对于心境的感受，这是一种比较持久的，影响人的整个心理状态和精神活动的情绪状态。当处于良好的心境时，似乎事事感到春风得意，遇到的一般困难和问题也会不屑一顾。但一旦心境不好时，就会事事不顺眼，处处不称心。不佳的心理状态不仅体现在情绪方面，躯体上的不适也会是一种间接的提示和反应。如不同程度的头疼头胀、腰酸背痛、四肢乏力、腹胀纳差、咽部梗阻感、睡眠浅、梦多等。这些体征往往似是而非，对于自我敏感者则较为明显。但若进行体格检查或实验室检查，其结果一般均是阴性。心理状态不佳还可以表现在社会适应方面，如处事急躁或冷漠、缺乏热情、无所事事、交往减少、拖拉懒散、办事退缩等。

近年来，各国学者对心理状态问题有很大的关注和研究。若要从精神医学临床诊断学的角度来评估心理困扰，一般难以把不良的心理状态归入到诊断标准的范围之内。例如，2001年中国精神障碍分类与诊断标准（第三版）对于恶劣心境的诊断标准是：持续存在的心境低落，但不符合任何一型抑郁的症状标准，同时无躁狂症状。符合症状标准和严重标准至少2年，在这2年中很少有持续2个月的心境正常的间歇期。所以对于恶劣心境的患者的诊断标准十分严格，而在一般情况下能完全符合诊断标准的来访者并不是很多。但在日常生活中处于抑郁、焦虑、恐惧、强迫、疑病、躯体不适状态的人却很多。因此关心人们的心理状态的健康程度十分必要。

全科医生不仅应认识和理解人们的心理困扰或心理不佳状态，而且应给予他们尽早地相应处理。除了心理支持和干预之外，适量的对症下药也很需要。因为及时、有效的处理能尽快地帮助来访者摆脱心理困扰，消除症状，恢复良好的社会功能。

2. 心理障碍（精神疾病）

这是指在各种生物、心理及社会环境因素的影响下，大脑机能受到影响或损害，导致认知、情感、意志、行为等精神活动不同程度障碍的疾病。

在心理障碍中又可分为非精神病性精神障碍和精神病性障碍。这些都被归入到精神疾病的范围之中。一般人们在提到精神疾病时就容易联想到精神分裂症，以为只要是患精神疾病都会出现思维紊乱、感知失真、行为反常、无自知力等严重的症状。实际上，具有上述精神分裂症终身患病的患者只占很少的比例。而大多数有心理障碍的患者却很少有上述表现，属于非精神病性精神障碍。这类患者意识清楚，无幻觉妄想，没有严重脱离社会生活，有求医的愿望。这是两类性质不同的心理障碍（精神疾病），应加以严格鉴别、区分和不同处理。尤其不要把非精神病性精神障碍视为精神病性障碍的早期病症，看作是同种疾病的不同病程阶段。全科医生应有意识地向患者做详细的解释，帮助他们本质地理解各种精神疾病，并严格区分对待各种精神疾病。不要因全科医生对于精神疾患的“似懂非懂”及“一知半解”而误导患者，从而加重患者的心理负担。全科医生应努力帮助人们消除对于精神卫生和心理健康问题的不必要的恐惧及偏见。

3. 心身健康和身心健康

心身健康和身心健康多属于心理健康问题，但其内涵不完全相同。心身健康是对心身疾病而言。心身疾病（psychosomatic disorder）又称为心理生理疾病（psycho-physiological disease），是指由于心理因素所致的躯体器质性疾病。这类疾病的发生和发展都与生活应激状态有密切关系，机体有器质性病理改变，伴有明显的躯体症状，但又不属于躯体形式的精神障碍，如高血压、冠心病、胃溃疡、支气管哮喘、甲状腺功能亢进症、糖尿病、斑秃等。而身心健康是对身心反应（psychosomatic reaction）而言。当患者在患有某种躯体疾病时会出现因躯体疾病本身所致的心理反应，或者患者患有躯体疾病后继发出现的心理问题或心理障碍。例如，肺心脑病后期出现的精神惶惑、神志不清、幻觉妄想等症状；癌症患者常伴有的恐惧、焦虑和抑郁；手术患者在手术前后出现的焦虑、抑郁、谵妄和持续疼痛；慢性患者常见的外向投身、内向投射和患者角色习惯化等心理问题。

全科医生在临床工作中还应注意和识别躯体化障碍（somatization）。它是一种经多种多样、经常变化的躯体症状为主的神经症。症状可涉及身体的任何系统或器官，最常见的是胃肠道不适，异常的皮肤感觉、皮肤斑点、性及月经方面的主诉也很常见，常存在明显的抑郁和焦虑。呈现为慢性波动性病程，常伴有社会、人际及家庭行为方面长期存在的严重障碍。女性远多于男性，多在成年早期发病。常见的症状有以下几种。①胃肠道症状：腹痛、恶心、打嗝、反酸、呕吐、胀气、嘴里无味道或舌苔过厚、大便次数多、稀便或水样便等。②呼吸循环系统症状：胸闷、气短、胸痛等。③神经系统症状：头晕、头昏、头胀、头痛等。④泌尿生殖系统症状：排尿困难、尿频、生殖器或其周围不适感、异常的或大量的阴道分泌物等。⑤皮肤症状：瘙痒、烧灼感、刺痛、麻木感等。⑥疼痛症状：肢体或关节疼痛、麻木或刺痛感等。⑦女性生殖系统症状：痛经、月经失调、性冷淡、性交疼痛等。⑧男性生殖系统症状：遗精、早泄、阳痿等。

以上这些体征，通过体检和实验室检查都不能发现躯体疾患的证据，对症状的严重性、变异性、持续性或继发的社会功能损害也难以做出合理的解释。上述症状的优势观念使患者万般痛苦，不断求医，或要求进行各种检查，但检查后的阴性结果和医生的合理解释，均不缓解患者的病情。躯体化障碍可以通过心理治疗和药物治疗进行治疗，只要识别正确，治疗得当，都能达到明显的治疗效果。

总之，全科医生在对待心身健康和身心健康方面应有全面的认识，同时在处理不同层次心理健康问题中应从理论到技术，从预防到治疗都应有扎实的基础知识和丰富的临床经验，这样才能在复杂多变的心理问题中因人而异，分门别类地有效处理。

二、心理咨询与心理治疗在全科医疗中的地位

随着医学模式的转变，医学心理学及精神医学已成为整体医学观不可缺少的重要内容，也是全科医学不可缺少的组成部分。因此，全科医生必须学习医学心理和精神医学的有关知识，目前在中国对心理卫生知识的宣传教育工作还不够普及和深入，甚至在医学教育中，医学心理和精神病学所占的学时也很少。据统计，有 15%~50% 的急诊患者伴有情绪问题或心理问题，可能是原发的或继发于其他身体疾病。但在初级保健部门，全科医生对心理医学问题或心理疾病的发现率却很低。

医学心理学在临床中有着重要意义，掌握医学心理学的理论知识，可以了解个体行为产

生的生物学和社会学基础；了解心理和生理相互作用的规律，以及它们在健康和疾病的发生、发展、转归及预防中的作用规律；了解“心身统一”的辩证观点；学习心理学研究的各种科学方法。这样，不仅能拓宽自己的知识面，更能让自己从生物—心理—社会等多方面全面地认识健康和疾病，在医疗过程中自觉地遵循心理行为的科学规律，更好地为患者服务。医学心理学涉及医疗领域的各个部门，包括医院、防疫机构、公共卫生系统、社区卫生保健部门、康复中心、学校和企事业单位的保健部门等。医学心理学涉及医疗的各个具体环节，从正确看待患者具有的各自不同的心理行为特点，妥善处理医疗行为过程中所涉及的各种人际关系，到有效地治疗因为疾病伴发的各种心理行为改变，防治心身疾病，改善不健康的心理，再到全社会对疾病的预防，控制和对突发事件的紧急处理等。这些都需要应用大量丰富的心理学知识。全科医生掌握一定的医学心理学的知识和技能，都会在实际的工作得到充分应用，成为生物 + 适应新的医学模式的转换。医学心理学是心理学的一个分支，是医学与心理学的交叉学科。20 世纪 70 年代中期，国外许多医学心理学家打破了“医学心理学主要是指精神障碍患者的心理学问题”的传统概念，而认为心理学是与医学中的个分支都有关系的学科，是研究整个医学实践中新出现的各种心理问题的一个专门的学科。因为人们的心理状态在个体间差异很大，所以反映在对待疾病的态度上也各不相同。如心胸狭窄容易产生焦虑情绪的人，在患病之后常常感到很苦恼、忧愁，终日向他人诉说自己的病情，而性格开朗平时比较乐观的人，患病之后往往表现为满不在乎的样子。因此，医务人员在临床实践中要分析每个患者的心理状态，以便采取有针对性的治疗。

多年来的临床实践和总结，发现心理学在临床工作中非常重要。除了掌握必备的医学知识和熟练的操作技能外，更重要的是还要有一个心理学方面的知识素养。“心理学”就是研究人们心理现象发生、发展的客观规律的一门专门的学科。社会中的每个人都有其自己不同的情感、情绪变化和人格特征。所以要了解每个人的心理活动，是要花费较长时间和较大气力的。在医学范畴内，作为一个全科医生，不仅要了解和掌握患者的心理状态和需求以便在健康和疾病相互转化过程中能起的作用，而且还要了解和掌握患者对社会环境、家庭等心理反应。

在全科医生的培养和社区卫生人员的继续教育中，认识到对社区基层卫生服务人员进行全面心理卫生知识教育的重要性和迫切性。全科医生及社区医务人员必须全面掌握和理解有关社区范围、社会经济发展、社会文化、自然环境、生活事件等对社区人群的重要影响，全科医生必须很好地掌握和运用相关的心理卫生知识和技能，干预社区人口中发生的心理问题。同时在开展社区卫生综合防治过程中，必须贯彻生物、心理、社会医学模式思想，积极开展社区心理干预和支持，完善社区心理支持网络，全面关心人的健康成长，积极主动适应现代社会的发展需要。

全科医生心理医学培训在全科医学实践中的作用研究也显示，全科医生心理医学培训在全科医学实践中的作用显著，全科医生心理学培训是保证全科医生素质非常必要的教育环节。学习心理咨询与心理治疗的基本技能可以帮助全科医生能更好地发现、识别、判断、处理临床中遇到的住院患者或急、门诊患者的心理医学问题或心理障碍，尽可能最大限度地保障社区居民的心身健康，更全面的满足社区居民的卫生服务需求，提高社区居民的健康水平和生活质量，努力实现人人享有卫生保健的目标，同时降低医疗费用，合理利用卫生资源，促进整个卫生体系的平衡发展，真正体现全科医生的价值。

（刘　婷）

第二节　心理评估和心理测试的方法

一、心理评估的概念

心理评估是指用一套标准化的评估技术，应用多种方法获得信息，对评估对象的心理品质或状态进行全面、系统、深入客观的描述和鉴定的一个过程。心理评估的对象是人，包括患者和健康的人，故评估的范围既涉及疾病，又涉及健康，而且更重视健康的评估。

心理评估作为一种有计划的职业行为和技术，必须由具有资格的心理学或相关专业的专业人员使用访谈、观察、测量等方法，广泛深入地搜集资料，依据一定的理论分析处理资料，对人的智力水平、人格特点、兴趣偏好等心理品质和情绪状态、意识状态、心理健康状态等心理状况做出正式的心理学评估，进而认识、理解评估对象。

二、心理评估的常用方法

在临床应用中，心理评估常用的方法包括观察法、会谈法、调查法、作品分析法、心理测量法。

1. 观察法

行为观察是指通过直接或间接方式对被评估者的行为进行有目的、有计划地观察。它是心理研究中常用的基本方法，可与心理测验同时实施，也可作为一种心理评估手段而独立使用。与测验等手段一样，行为观察也是心理评估资料的重要来源。

根据观察情境的自然性，观察法可分为自然观察法和模拟观察法（控制观察法）两种形式。前者是指在自然环境（如家庭、学校或工作环境）中，在不加以控制的情境下对个体的行为表现进行观察。后者指在经过预先设置的情境中所进行的观察。如在对患有特定恐惧症的患者，将要求接近他的恐怖对象（虫子、高处、密闭空间），或者与恐怖对象同处一室，评估者对患者与恐惧对象之间相处时间或行为表现进行观测。

在对被评估者进行会谈或实施测验过程中均可进行行为观察，观察的具体内容包括以下几个方面。①仪表：姿态、衣着穿戴是否整洁，举止行为是否恰当，面部表情是否自然。②身体外观：高矮胖瘦、畸形及其他特殊体型。③人际沟通风格：大方或尴尬、主动或被动、易接触或不易接触。④言语和动作：语言表达能力强弱、流畅与否、简洁或赘述，习惯用语、动作过少、适度或过多，怪异动作或刻板动作。⑤在交往中所表现的兴趣、爱好、和对人对事对己的态度。⑥在困难情境中的应对方式。⑦行为产生的情境条件：包括被观察者活动的自然环境和社会背景。

行为观察法可以获得个体不愿意报告或无法清楚报告的行为数据，同时，通过观察个体行为，可以对其行为进行即时的记录，所获数据也比较客观、准确、全面。然而，虽然行为观察可以即时获得相对有效的数据，但其观察成本高的缺点在具体实施上存在一定的困难，其次，当被观察者意识到自己被观察时，其行为会在一定程度上受到干扰，可能存在一定的掩饰倾向，因此，观察结果的真实性将受到质疑。如果为了避免这个问题，在被观察者不知情的情况下进行观察，则又可能违反一定的伦理道德和法规，需谨慎实施。

2. 会谈法

会谈法也有称作“交谈法”“晤谈法”等，是心理卫生评估的一种基本技术，是访谈者与来访者之间有目的地进行信息沟通的手段之一，也是收集信息、诊断评估和治疗干预的重要方法。其基本形式是访谈者与来访者进行面对面的语言交流。

会谈的形式包括非结构式会谈、结构式会谈与半结构式会谈三种。非结构式会谈的谈话内容是开放式的，气氛比较轻松，被评估者较少受到约束，可以自由地表现自己。结构式会谈是指根据特定目的预先设定好一定的结构和程序，有统一的形式，谈话内容有所限定，效率较高。半结构式会谈是非结构式会谈和结构式会谈的结合。

会谈是一种互动的过程，评估者掌握和正确使用会谈技巧是十分重要的。会谈技巧包括言语沟通和非言语沟通（如表情、姿态等）两个方面。在言语沟通中，包括听与说。在非言语沟通中，可以通过微笑、点头、注视、身体前倾等表情和姿势表达对被评估者的接受、肯定、关注、鼓励等思想感情，从而促进被评估者的合作，启发和引导他（她），将问题引向深入。

3. 调查法

调查法包括历史调查和现状调查两个方面。历史调查主要包括档案、文献资料和向了解被评估者过去经历的人调查等内容。现状调查主要围绕与当前问题有关的内容进行。调查对象包括被评估者本人及其周围的“知情人”，如同学、同事、父母、亲友、老师、领导、兄弟姐妹等。调查方式除一般询问外，还可采用调查表（问卷）的形式进行。调查法的优点是可以结合纵向和横向两个方面的内容，广泛而全面。不足之处是调查常常是间接性的评估，材料真实性容易受被调查者主观因素的影响。

4. 作品分析法

作品分析法也称产品分析法。所谓“作品”指被评估者所做的日记、书信、图画、工艺等文化性的创作，也包括了他（她）生活和劳动过程中所做的事和东西。通过分析这些作品（产品）可以有效地评估其心理水平和心理状态，并且可以作为一个客观依据留存。

5. 心理测量法

包括心理测验和评定量表，是心理卫生评估主要的标准化手段之一。在心理评估中，心理测验占有十分重要的地位。心理测验可以对心理现象的某些特定方面进行系统评定，并且测验一般采用标准化、数量化的原则，所得到的结果可以参照常模进行比较，避免了一些主观因素的影响。心理测验的应用范围很广，种类也十分繁多。在医学领域内所涉及的心理测验内容主要包括器质和机能性疾病的诊断中与心理学有关的各方面问题，如智力、人格、特殊能力、症状评定等。

三、心理测验的分类

心理测量始于欧洲，于工业革命成功后的19世纪的欧洲发展起来并传入中国。在心理咨询治疗过程中，无论是临床诊断，还是疗效评估，心理测量都是重要的手段。

心理测量是指依据心理学理论，使用一定的操作程序，通过观察人的少数有代表性的行为，对人的行为做出某种推论和数量化分析。心理测验作为心理测量的工具，种类较多，据统计，仅以英文发表的测验就已达5000余种。经过修订，目前常见的心理测验有将近1800余种，按不同的角度，可以分为以下几类。

（一）按测验的功能分类

1. 智力测验

智力测验的功能是测量人的一般智力水平。如比奈－西蒙智力测验、韦氏智力量表、瑞文标准推理测验等都是现代常用的著名智力测量工具，用于评估人的智力水平。

2. 特殊能力测验

特殊能力测验偏重个人的特殊潜在能力，多为升学、职业指导及一些特殊工种人员的筛选所用，如感知觉和心理运动能力、机械能力、文书能力、艺术和音乐能力测验等四种形式的能力倾向测验。

3. 人格测验

人格测验主要用于测量性格、气质、兴趣、态度、情绪、动机、信念等方面的个性心理特征，其测验方法有两种：一种是问卷法；另一种是投射法。前者如明尼苏达多相人格测验、艾森克人格问卷、卡特尔16种人格因素问卷，后者如罗夏测验、主题统觉测验。

（二）按测验材料的性质分类

1. 文字测验

文字测验所用的是文字材料，它以言语来提出刺激，受测者用言语做出反应。明尼苏达多项人格测验、艾森克人格问卷、卡特尔16种人格因素问卷及韦克斯勒儿童和成人智力量表中的言语量表部分属于文字测验。此类测验实施方便，团体测验多采用此种方式编制。缺点是容易受到受测者文化程度的影响，因而对不同教育背景下的人使用时，有效性将降低，甚至无法使用。

2. 操作测验

操作测验又称非文字测验。测验题目多属于图形、实物、工具、模型的辨认和操作。无须使用言语来作答，所以不受文化因素的限制。可用于学前儿童和不识字的成人。如瑞文标准推理测验及韦克斯勒儿童和成人智力量表中的操作测验均属于非文字测验。有时两类测验常常结合使用。如韦克斯勒（包括幼儿、儿童、成人）智力测验均分成言语测验和操作测验两部分。

（三）按测验材料的严谨程度分类

1. 客观测验

它是指测验项目用评分准确、客观的试题组成的一类测验。它只需受测者直接理解，无须发挥想象力来猜测和遐想，评分时也没有评分者的主观和随意判断。大多数的心理测验都属于这一类。如艾森克人格问卷、卡特尔16种人格因素问卷等。

2. 投射测验

投射测验是人格测量方法之一。用于探索个体心理深处的活动。采用一些暧昧的刺激，如墨渍、无结构的图片等，让被试者在不受限制的条件下做出反应，这个反应正好投射出受测者的思想、情感和经验。具有代表性的有罗夏测验、主题统觉测验和房树人测验等。该测验的优点是受测者可以不受限制，对没有阅读能力的受测者也可以施测。缺点在于评分缺乏客观性、对特定行为不能提供较好的预测。因此此测验的信度和效度一般较低。

（四）按测验的方式分类

1. 个别测验

个别测验是指在每次测验过程中都是以个别方式进行的心理测验，即一个主试者对一个受试者进行测验。如韦克斯勒智力量表及比奈－西蒙智力量表。该测验的优点是主试者与受试者面对面进行，主试者能对受试者的作答过程进行详细观察和必要的控制，所以其结果可靠。缺点在于耗时较长，不能在短时间内收集大量的资料，并且对主试者的专业要求较高。

2. 团体测验

团体测验通常是指可以在同一时间点上使用大规模的样本同时进行测试的纸笔测验，即在同一时间内由一位主试者对多人施测。如一般的教育测验、各种人格量表，以及团体智力测验等都是集体进行的。该测验的优点是可以节省大量的人力和时间，可以在短时间内收集到大量的资料，且主试者无须接受严格的专业训练。缺点为主试者无法充分观察和控制每一位受试者的反应，测量误差不易控制，所得结果也不及个别测验可靠。

通常团体测验材料也可以个别方式实施，如艾森克人格问卷，但个别测验材料不能以团体方式进行，除非将实施材料和方法加以改变，使之能适应团体测验。

（五）按测验的要求分类

1. 最高行为测验

最高行为测验要求受测者尽可能做出最好的回答，这主要与认知过程有关，有正确答案。智力测验和成就测验属于典型的最高行为测验。

2. 典型行为测验

典型行为测验要求受测者按照通常的习惯方式做出反应，没有正确答案。一般来说，各种人格测验均属于典型行为测验。

四、心理测验的原则与标准化

（一）标准化原则

标准化是指心理测验的编制、实施、记分及测验分数解释的程序的一致性，且要有较高的效度和信度及常模资料。标准化测验是一个系统化、科学化、规范化的施测和评定过程，它包括了全过程的标准化。因此，只有心理测验中各个环节都实现了标准化，测验才被称作标准化心理测验。心理测验的标准化具体体现在运用标准化的测量工具、标准化指导语、标准化的施测方法、标准化的施测条件、标准化评分和代表性常模等方面。

1. 标准化的测量工具

它是指对所有受测者必须在相同的条件下施测。其中包括相同的测验条件。许多研究表明，测验环境会对测试结果造成影响，如酷热的天气和凉爽的天气下做的智力测试的结果会有差距。因此，主试者对于测验时的光线、通风、温度及噪音水平等物理条件做好控制，统一布置，使每一个受试者都在相同的环境下做测试。

标准化的测量工具是指经过一套严格的标准化程序进行编制，从测验目标分析、测量题目的编写、测验的编排和组织及测验预试，信效度考察、常模制定及编写指导手册而来的工具。

2. 标准的施测方法

（1）相同的指导语　由于主试者的一言一行，甚至表情都会影响受试者，所以主试者一定要按照施测指导书中的有关规定的去做，不要任意发挥。在测试开始前主试者需要告知受试者如何选择反应方式、如何记录这些反应、时间限制、如果不能正确反映时该如何操作、例题、告知测验目的等。

（2）相同的测验时限　不同的测验类型对于时间的要求不同。大多数典型行为测验是不受时间限制的，但在最高作为测验中，速度是需要考虑的一个重要因素之一。其需要注意时限的控制，如瑞文标准推理测试，最后的智商分数与受试者的反应速度有关。在速度测验中尤在智力测试的木块图、图片排列等项目。瑞文标准推理测试，最后的智商分数与受试者的反应速度有关。故需要认真对待测验时限问题。

3. 标准的记分方法

（1）原始分的获得　为了评分客观有三点要求：及时而清楚地记录反映情况；要有计分键；要将受试者的反应与计分键比较。通过以上三点，才能得出客观的原始分。

（2）原始分数转换为标准分数　要使测验分数具有意义，并且能够使不同原始分数进行比较，就需要经过相关处理或者参照标准对照。

4. 代表性常模

在进行原始分数转换成标准分数的过程中，就需要代表性常模，它是用来解释测验结果的标准之一，也是一种参照系，如确定人的平均智商为100，才能决定个体在团体中的位置。常模是将而言所得的原始分数通过一定的数学模型转换而来的分数，也称导出分数。从解释方法上来说，它分为：发展常模、百分位常模、标准分数常模，如在临床应用较为广泛的0～6岁的发育量表应用的就发展常模。常模常常通过转换表和剖析图方式具体呈现出来。

（二）保密原则

保密涉及两个方面：一是对测验工具的保密；二是对测验个人隐私和结果的保密。任何一个心理测验工具的编制都是非常复杂的，是很多人经过多年辛勤工作的成果。一旦泄漏了测验内容，可能会使测验失去其价值，其心理测验的内容只有受测者事先未曾熟悉才有价值可言。也不可在报纸杂志上原封不动的刊登测验的内容，在对测验进行宣传时，只能引用例题，正式测验是绝不能公开的。一旦泄漏编制者的工作也就毁于一旦了。另外医生需要尊重受试者的人格，对测验中获得的信息要严格保密，除非对个人或者社会可能造成危害情况，才能告知相关结果。

（三）客观性原则

心理测验的结果是通过客观性测试题测出来的东西，所以医生对测量结果做出评价时要遵循客观性原则。虽然具有一定的预测性，但是还是需要结合受试者的生活经历、家庭、社会环境，以及通过会谈、观察获得的其他有用资料来进行解释。此外，还要注意不要以仅仅一两次心理测验的结果来下定论，尤其是对于年龄尚小的儿童，由于小儿的发育是动态发展的，并且受到小儿做测试当天的状态的影响，如做测试的时间是小儿平时睡觉的时间等。故医生做出有关儿童智力发育障碍的诊断时，更要注意这一点。

五、常用的心理测验与临床评定量表

（一）认知评估

1. 韦氏智力量表

韦氏智力量表（Wechsler intelligence scales）是指心理学家大卫·韦克斯勒（David Wechsler）编制的适用于幼儿、儿童和成人的一系列智力量表的统称，是继比奈－西蒙智力量表之后，国际通用的另一套智力量表。在我国，目前广泛使用的是由龚耀先教授和蔡太生教授1981年修订的中文版本（WAIS-RC）。涵盖了4～6岁半韦氏幼儿智力量表、6～16岁韦氏儿童智力量表及16岁以上韦氏成人智力三个年龄阶段。同时还建立了农村和城市两个常模。以韦氏成人智力测试为例：总共包含11个分测验。①知识：主要测量人的知识广度、一般的学习及接受能力、对材料的记忆及对日常事务的认知能力。②领悟：主要测量判断能力、运用实际知识解决新问题的能力以及一般知识。③算术：主要测量数学计算的推理能力及主动注意的能力。④相似性：主要测量逻辑思维能力、抽象思维能力与概括能力。⑤数字广度：主要测量人的注意力和短时记忆能力。⑥词汇：主要测量人的言语理解能力，与抽象概括能力有关，同时能在一定程度上了解其知识范围和文化背景。⑦数字符号：主要测量一般的学习能力、知觉辨别能力及灵活性，以及动机强度。⑧图画填充：主要测量人的视觉辨认能力，以及视觉记忆与视觉理解能力。⑨木块图：主要测量辨认空间关系的能力、视觉结构的分析和综合能力，以及视觉－运动协调能力等。⑩图片排列：主要测量被试者的分析综合能力、观察因果关系的能力、社会计划性、预期力和幽默感等。⑪图形拼凑：主要测量处理局部与整体关系的能力、概括思维能力、知觉组织能力及辨别能力。

这11个分测验，分为言语分测验和操作分测验，分别得出言语智商及操作智商，最后得出总智商FIQ。

2. 瑞文推理测验

它是一种非文字的智力测验，主要用来测验一个人的观察力及清晰思维的能力。包括标准型、彩色型、高级型渐进方阵三套测验。本测验为非文字的智力测验，由标准型与彩色型联合而成。跨文化研究工具，72个测题，每单元12道题。适用范围大（5～75岁以内的幼儿、儿童、成人及老年人）。本测验可个别施测，也可团体施测（特别适用于大规模智力筛选或对智力进行初步分等，具有省时省力的效果）。可用作有言语障碍者的智力测量。可用为不同民族、不同语种间的跨文化研究（是一般文字智力测验所没有的特殊功能）。

3. 简易智力状态检查量表

它是目前世界上最有影响力、最普及、最常用的痴呆筛查量表，能全面、准确、迅速地反映被试智力状态及认知功能缺损程度，为临床心理学诊断、治疗及神经心理学的研究提供科学依据。该表简单易行，是痴呆筛查的首选量表。该量表包括以下 7 个方面：时间定向力、地点定向力、即刻记忆、注意力及计算力、延迟记忆、语言、视空间。共 30 项题目，每项回答正确得 1 分，回答错误或答不知道得 0 分，量表总分范围为 0 ~ 30 分。测验成绩与文化水平密切相关，正常界值划分标准为：文盲 > 17 分，小学 > 20 分，初中及以上 > 24 分。

4. 记忆力测试

（1）韦氏成人记忆量表（Wechsler memory scale，WMS） 这是一个供临床使用的较为简单的记忆测验量表。该量表由以下几个分测验项目组成，包含经历、定向、数字顺序关系、视觉再认、图片回忆、联想成对测试、触摸、理解、数字广度。根据以上几个项目，经过计算得出一个记忆商（memory quotient，MQ）。记忆上述 MQ 它的解释类同 WAIS 的 IQ。该量表给临床提供了一个很有用的客观检查方法，有助于鉴别器质性和功能性记忆障碍。

（2）Benton 视觉保持 又名本顿视觉保持测验，该测验的目的是评估受试者的视觉记忆、视知觉和视觉构造能力。测试时有两种模式，需要受试者通过画图或选择做出回答。一般通过手册完成评分，得到相应的结论。具体评分原则和例子详见操作手册。

5. 神经心理测试

神经心理成套测试，最初由 W. C. Halstead 设计，后由 R. M. Reitan 合作加以发展成为现在的成人、少年、幼儿用三套测验，合成成套神经心理测验，简称 HRB。我国由龚耀先及解亚宁教授主持全国协作修订。本成套测试包含 6 个重要的分测验和 4 个检查，可以用于 15 岁以上人群。包括范畴、触觉操作测验、音乐节律、语音测试、手指敲击测试、握力检查、感知觉检查、失语甄别、侧性优势手检查。通过划入异常的分测验比上全部测验项目数，得到受试者脑功能水平，并可通过分析各项目对脑损害进行侧定，为临床诊疗提供帮助。

（二）人格评估

1. 明尼苏达多相人格问卷

明尼苏达多相人格问卷（Minnesota multiphasic personality inventory，MMPI）是 Hathaway 和 Mckinley 于 20 世纪 40 年代初期编制，该量表自问世以来，得到了非常广泛的应用。在心理测验年鉴中 MMPI 排名第一。MMPI 是根据实证标准法编制而成，目的是编制一套对精神病或变态心理有鉴别作用的辅助调查工具，用于区分心理正常和不正常的人。适用于 16 岁以上，至少有 6 年以上文化的成年人。1989 年 Butcher 和 Dahlstrom 等人完成了 MMPI 的修订工作称 MMPI-2。新版 MMPI 提供了成人和青少年分别常模，可用于 13 岁以上青少年和成人。现在两个版本同时广泛应用于临床诊断和研究。原版 MMPI 共 566 题，其中 1 ~ 399 题是与临床量表有关的题目，400 ~ 566 题与另外一些研究量表有关。题目内容范围很广，包括身体各方面的情况、精神状态、家庭、婚姻、宗教、政治、法律、社会等的态度，只为精神病临床辅助诊断使用时，一般采用前 399 题。它包含 4 个效度量表。①疑问（?）：反映受试者不回答的题目数，一般限制在 10 个以内。399 测试题，未回答不能超过 22 题。高分反映受试者有回避的问题，不合作和过分防御的倾向，测验结果不可靠。②掩饰（L）：由反映个人品行的项目组成，如“我对我遇到的人都微笑”。测量过多宣扬自己优点的倾向，高分反映有意表现的倾向。③效度（F）：由正常人群较少有的问题组成，如“有一个反对我的国际阴谋”（是）。高分表示任意回答、诈病或确系严重偏执。④校正分（K）：反映过分防御或不现实偏向。有些临床量表（Hs，Pd，Pt，Sc，Ma）需要 K 来核正。10 个临床量表包括的内容，见表 7-1。

表 7-1　10 个临床量表

量表字母	临床表现
Hs	对身体功能不正常的关注，高分表示疑病倾向
D	高分表示抑郁倾向，抑郁症及抑郁状态得分高
Hy	表示依赖、天真、幼稚、自我中心等癔症人格
Pd	人格偏离，蔑视社会习俗、规范，反社会行为
Mf	反映性别色彩，高分者有异性化倾向
Pa	多疑、孤独、过分敏感，极高者可能有妄想
Pt	紧张、焦虑、强迫、内疚等，神经症特征
Sc	表现异乎寻常或分裂的生活方式
Ma	表示联想过快、活动过多、情绪高昂、不稳
Si	高分者内向，胆小、不善交际；低分者外向，好表现

通过对各分项目及测图的分析来了解患者目前的人格特征。

2. 人格诊断问卷

人格诊断问卷（personality diagnostic questionnaire，PDQ）是 Hyler 博士根据 DSM-Ⅲ人格障碍诊断标准编制的自陈式问卷。由于 DSM 多轴诊断系统不断发展，用于轴Ⅱ的诊断问卷也不断修订，PDQ-R 是 PDQ 的修订版。结果表明：PDQ 人格诊断问卷（中文版）有较好的效度、信度，且相对于 MMPI 来说操作更为简单，可以作为精神科门诊较为理想的人格障碍筛查工具。

（三）评定量表

1. 90 项症状清单

90 项症状清单（symptom check list-90，SCL-90）有时也叫作 Hopkin's 症状清单。其在国外应用广泛，20 世纪 80 年代引入我国，得到广泛应用。共计 90 道题，采用 1 ~5 的 5 级评分法。SCL-90 内容量大，反映症状丰富，有较能准确描述患者自觉症状的特点，故可广泛应用于临床诊疗中，作为了解就诊者心理卫生问题的一种评定工具，也可评定治疗前后病情演变的疗效。它包含 10 个因子：①躯体化；②强迫症状；③人际关系敏感；④抑郁；⑤焦虑；⑥敌对；⑦恐怖；⑧偏执；⑨精神病性；⑩其他。一般总分超过 160 分或阳性项目数超过 43 项或任一因子分超过 2 分，可考虑筛选阳性，需进一步检查。总分越高，病情越严重。

2. 宗氏抑郁自评量表

宗氏抑郁自评量表（self-rating depression scale，SDS）是由 W. K. Zung 所编制的，能直观地反映患者抑郁的主观感受及其在治疗中的变化，目前广泛用于患者的粗筛、情绪状态评定以及调查、科研。SDS 由 20 个问题条目组成，每一条目相当于一个症状。20 个条目反映抑郁状态的四组特异性症状：①精神性—情感症状；②躯体性障碍；③精神运动性障碍；④抑郁的心境障碍。主要适用于评定对象为具有抑郁症状的成年人，可以评定其抑郁症状的轻重程度及在治疗中的变化。该量表特别适用于发现抑郁症患者。使用起来十分方便简单，无须专门培训。只需要自评者明白量表的填写方法及每个条目的意思，之后根据最近一周的实际感觉做出独立的选择。按照中国常模结果，SDS 标准分的分界值为 53 分，其中 53 ~ 62 分为轻度抑郁，63 ~ 72 分为中度抑郁，72 分以上为重度抑郁。

3. 宗氏焦虑自评量表

宗氏焦虑自评量表（self-rating anxiety scale，SAS）从其结构的形式到具体评定方法，都与 SDS 十分相似，用于评定患者焦虑的主观感受及其在治疗中的变化。适用于具有焦虑症状的成年人，能较好地反映具有焦虑倾向的精神病求助者的主观感受，可作为门诊中了解焦虑症状的自评工具。

SAS 由 W. K. Zung 于 1971 年编制。本量表含有 20 个反映焦虑主观感受的项目，受试者对于每个项目根据自己最近一周症状出现的频度分为四级评分，其中 15 个为正向评分，5 个为反向评分。按照中国常模，SAS 标准分的分界值为 50 分，其中 50 ~ 59 分为轻度焦虑，60 ~ 69 分为中度焦虑，69 分以上为重度焦虑。

4. 汉密顿抑郁量表

汉密顿抑郁量表（Hamilton depression scale，HAMD），主要是评定抑郁严重程度的他评工具，共有三个版本。17 项版本多用于评定严重程度；21 项和 24 项多用于探讨抑郁病理症状。采用交谈和观察的方式，两名评定员独立评分，评价受试最近一周的状态；HAMD 包含 7 类因子结构，得出总分越高，抑郁程度越重。以 17 项版本为例，临界分数分别为 24、17、7 可用于抑郁症的成年人、躁郁症、神经症等抑郁症状的评定，尤其适用于抑郁症。但是对于抑郁和焦虑却不能很好地鉴别。

5. 汉密顿焦虑量表

汉密顿焦虑量表（Hamilton anxiety scale，HAMA），由汉密顿编制，结构类似于 HAMD，共包含 2 类因子 14 个项目。适用于神经症及其他有焦虑症状的患者。总分越高，焦虑程度越重。总分 >29，严重焦虑总分 >21，明显焦虑总分 >14，肯定有焦虑且有临床意义总分 <7，没有焦虑症状。

6. 简明精神病评定量表

简明精神病评定量表（brief psychiatric rating scale，BPRS）是 Overall 和 Gorhan 于 1962 年编制，精神科最广泛量表。出版包括 16 个条目，1972 年增加了两个项目兴奋和定向障碍。中国协作组加入了自知力障碍和工作不能两个项目。

BPRS 是一个评定精神病性症状严重程度的量表，适用于重性精神病患者，尤适用于精神分裂症患者。主要用于评价症状严重程度，治疗效果，病因学因素。评定时依据患者口述和观察评定的他评法，评定患者一周内的症状情况。采用 1 ~ 7 分的 7 级计分。它包含焦虑忧郁、思维障碍、缺乏活力、激活性、敌对猜疑五个因子。BPRS 总分反映精神病性的严重程度，总分越高，病情越重。

（朱娟娟）

第三节　心理咨询的方式、手段、内容与过程

一、心理咨询的方式

心理咨询按方式可分为门诊咨询、现场咨询、信函咨询、专栏咨询、电话咨询和互联网咨询六类。

（一）门诊咨询

指开设心理咨询门诊。如在专科医院、综合性医院和专门的个体诊所进行的心理咨询，它是心理咨询最常见的方式。由咨询师与来访者直接见面，进行深入的交流，及时发现问题，提出建议，咨询效果好。

（二）现场咨询

指咨询师在学校、医院、机关、企业、部队、城乡社区等现场，对来访者提出的各种心理问题给予咨询帮助。现场咨询对那些只有心理问题，或虽有心理障碍、但本人由于各种原因又不能到门诊咨询的人最为合适。

（三）信函咨询

指以通信的方式进行咨询。咨询师根据来访者来信描述的情况或提出的问题，以通信方式解答疑难，疏导教育。优点是简单方便，尤其是对异地的来访者及一些有心理问题又羞于面见咨询师的来访者非常适合。缺点是有些来访者由于文化程度低和相关知识少，来信对问题、症状叙述不全面或欠准确，咨询师不能全面深入的了解情况，不利于问题的解决，必要时应给予门诊咨询。

（四）专栏咨询

指针对公众关心的一些较为普遍的心理问题，通过报纸、杂志、电台、电视台等大众传播媒介进行专题讨论和答疑。随着互联网的发展，专栏咨询又逐渐扩展到专门的网站或网页上进行。这种方式便于普及心理卫生知识，影响面广，缺点是针对性差。

（五）电话咨询

指用电话的方式开展咨询。主要适用于心理危机或有自杀观念、自杀行为的人。在国外是专线电话，只限于心理危机者使用，主要目的是防止自杀。目前，我国在北京、上海、天津、南京、广州等地已建立了各种“热线”，除了处理各种心理危机，也为其他心理问题提供服务。优点是快捷、方便、保密性强。但由于缺乏咨询师与来访者之间面对面的直接交流，难以进行精确的心理评估，限制了咨询师的干预能力。

（六）互联网咨询

指借助于互联网进行咨询。这是近年来逐渐兴起的一种新型的咨询方式。咨询师与来访者运用 QQ 平台、微信、ZOOM、电子邮件等网络交流软件，实现同时或即时沟通。心理咨询可以不受时间、地点的限制，只要有网络随时可以进行。对于那些由于个人身体条件、地域环境的限制而不能直接、方便地寻求心理咨询师，以及由于个人生活风格、认知习惯、不愿意面对咨询师的人们来说，互联网心理咨询尤为必要。

二、心理咨询的手段

19 世纪末心理咨询开始产生，至今已有约 120 年的历史，百余年来各国心理咨询师在各自的心理咨询实务中，总结并提出了很多实用且有效的心理咨询手段。在此总结了 23 种常见心理咨询手段。

（一）催眠疗法

催眠疗法是指用催眠的方法使来访者的意识范围变得极度狭窄，借助暗示性语言，直接与潜意识沟通，找到问题根源，以消除病理心理和躯体障碍的一种心理治疗方法。通过催眠方法，将人诱导进入一种特殊的意识状态，将咨询师的言语或动作整合入来访者的思维和情感，从而产生治疗效果。催眠可以很好地推动人潜在的能力，现在一些心理治疗的方法是使用催眠来治疗一些心理疾病，如强迫症、焦虑抑郁症、戒除网瘾毒瘾、情绪问题、失眠困扰等。

（二）心理动力学方法（与心理治疗性质重复）

心理动力学的方法技术：①自由联想；②梦的分析；③移情与反移情；④解释。

（三）家庭疗法

家庭疗法又称家庭治疗，是以家庭以对象而施行的心理治疗方法。协调家庭各成员间的人际关系、通过交流、扮演角色、建立联盟、达到认同等方式，运用家庭各成员之间的个性、行为模式相互影响互为连锁的效应，改进家庭心理功能，促进家庭成员的心理健康。夫妻治疗（也叫婚姻治疗）是家庭治疗的一种特殊模式。

（四）箱庭疗法

箱庭疗法呈现为一种心理治疗的创造和象征形式，在所营造的“自由和保护的空间”气氛中，把沙子、水和沙具运用在富有创意的意象中。一个系列的各种沙盘意象，反映了来访者内心深处意识和无意识之间的沟通与对话，以及由此而激发的治愈过程、身心健康发展及人格的发展与完善。箱庭疗法是分析心理学理论同游戏及其他心理咨询理论结合起来的一种心理临床疗法，通过创造的意想和场景来表达自己，直观显示内心世界，从而可以绕开咨询中的阻抗。基本上各种心理问题与心理障碍均可作为此方法的治疗范畴。作为国外一种成熟的心理治疗技术，箱庭疗法在我国已广泛得到应用尤其是中小学心理健康教育。

（五）绘画疗法

绘画疗法是心理艺术治疗的方法之一，是让绘画者通过绘画的创作过程，利用非言语工具，将潜意识内压抑的感情与冲突呈现出来，并且在绘画的过程中获得舒解与满足，从而达到诊断与治疗的良好效果。无论是成年和儿童都可在方寸之间呈现完整的表现，又可以在

“欣赏自己”的过程中满足心理需求。作为一种“玄妙”的语言，咨询师可以通过绘画解读其心灵密码，透析深度困扰人们的“症结”。作为心理诊疗的一个有效工具，真可谓“此处无声胜有声，述说不清能看清”——用绘画的方法进行诊断和治疗，其功效是巨大独特的。

（六）音乐疗法

音乐疗法是通过生理和心理两个方面的途径来治疗疾病的一种方法。因为音乐的频率、节奏和有规律的声波振动是一种物理能量，而适度的物理能量会引起人体组织细胞发生和谐共振现象，能使颅腔、胸腔或某一个组织产生共振，这种声波引起的共振现象，会直接影响人的脑电波、心率、呼吸节奏等。运用音乐特有的生理、心理效应，使来访者在咨询师的共同参与下，通过各种专门设计的音乐行为，经历音乐体验，达到消除心理障碍，恢复或增进心身健康的目的。

（七）格式塔疗法

格式塔疗法强调人是有组织的整体，把心理或行为看作情感、思想、行动的整合过程的心理治疗方法，又称完形疗法。格式塔疗法把心理障碍的主要原因归为：①以假定的“必须如此”的思想对待生活。②以固执、僵化的思维代替行动。③拒绝现时的实际，回味过去，憧憬未来。④怨天尤人，认为自己和别人不应如此，而不承认自己和别人的现实情况。⑤对自己的决策缺乏责任感。

（八）认识领悟疗法

认识领悟疗法是通过解释使来访者改变认识，得到领悟而使症状得以减轻或消失，从而达到治病目的的一种心理治疗方法，由中国心理治疗专家钟友彬先生首创，是依据心理动力学疗法的原理与中国实情及人们的生活习惯相结合而设计的，心理动力学疗法源于心理分析，故认知领悟疗法又称为中国式心理分析，或称“钟氏领悟治疗法”。

（九）叙事疗法

叙事心理治疗是与当代哲学的后现代主义思潮分不开的。现代观点和后现代观点的最大区别在于两者对“客观实在”的看法不同。现代主义哲学持有者认为客观的事实就是真理，能够加以观察及进行系统化的探讨和认识，不会因为观察的人或是观察的方法不同而有所不同。而后现代主义支持者则相信客观实在是主观的，也就是说事实或者真相会随着使用的观察方法或者观察者的不同而改变，事实和真相取决于语言的使用，并且大部分受到人们所处的背景环境影响。后现代主义哲学思潮侵入临床心理学，则诞生了叙事心理学。

（十）阳性强化法

阳性强化法也称强化法。阳性强化法是心理学的一个重要概念，是对人的行为形成与矫治的一种重要方法，也是行为矫正中最基本的方法。“阳性强化法”属于行为治疗法。当来访者从事某一良好行为时，即刻给予他所喜欢的强化物，以此来提高行为发生率的一种矫正方法。通俗地说，阳性强化法即对正确的行为进行及时奖励，对坏的行为予以漠视和淡化，促进正确的行为更多地出现。

（十一）系统脱敏法

系统脱敏法又称交互抑制法，诱导来访者缓慢地暴露出导致神经症焦虑的情境，并通过心理的放松状态来对抗这种焦虑情绪，从而达到消除神经症焦虑习惯的目的。简单来说就是让一个原可引起微弱焦虑的刺激，在来访者面前重复暴露，同时求助者以全身放松予以对抗，从而使这一刺激逐渐失去了引起焦虑的作用。系统脱敏疗法的适应证是各种恐惧症和有焦虑表现的各种神经症、心身疾病等。

（十二）冲击疗法

冲击疗法又称满灌疗法，是暴露疗法之一。冲击疗法是让来访者持续一段时间暴露在显示的或想象的唤起焦虑的刺激情境中，此时常伴有强烈的情绪反应。尽管求助者在暴露过程中会产生焦虑，但是造成床上的恐惧的结果并不会发生。冲击疗法与其他的行为方法一样，都是来自于心理学关于学习的研究。但在此以前一些学者已经注意到，直接进入恐惧的现实生活情境可以消除某些恐惧症患者的恐惧行为。例如，有人就描述过一个患乘车恐惧症的女孩的治疗过程：将这个女孩安置在汽车后面，驱车行驶数小时，虽然这个孩子的情绪反应达到了惊恐的地步，但其强度逐渐减弱。经 4 小时的行驶，这个孩子完全习惯了乘车，不再感到恐惧。此外，也有通过想象最感恐惧的情境或事物的方式而消除恐惧症的报道。

（十三）厌恶疗法

厌恶疗法是一种帮助人们（包括患者）将所要戒除的靶行为（或症状）同某种使人厌恶的或惩罚性的刺激结合起来，通过厌恶性条件作用，从而达到戒除或减少靶行为出现的目的。这一疗法也是行为治疗中最早和最广泛地被应用的方法之一。在临床上多用于戒除吸烟、吸毒、酗酒、各种性行为异常和某些适应不良性行为，也可以用于治疗某些强迫症。厌恶疗法的原理是经典条件反射。它利用回避学习的原理，把令人厌恶的刺激，如电击、催吐、语言责备、想象等，与求治者的不良行为相结合，形成一种新的条件反射，以对抗原有的不良行为，进而消除这种不良行为。

（十四）模仿法

模仿法又称示范法，是向来访者呈现某种行为榜样，让其观察示范者如何行为以及他们的行为得到了什么样的后果，以引起他从事相似行为的治疗方法。也就是，通过模仿学习获得新的行为反应倾向，来帮助某些具有不良行为的人，以适当的反应取代其不适当的反应，或帮助某些缺乏某种行为的人学习哪种行为。经调查显示，示范法在临床上的应用包括治疗蛇恐惧症、协助面临开刀的儿童减轻恐惧、教导在教室里有社交障碍的儿童学习新行为、教导心智障碍者学习基本生存技能、教导自闭症儿童口语及动作技能、教导成年精神病患重返社会所需的社会技能、教导毒瘾患者，以及酗酒者学习人际关系技能。

（十五）生物反馈法

生物反馈疗法又称生物回授疗法，或称自主神经学习法，是在行为疗法的基础上发展起来的一种新型心理治疗方法。生物反馈疗法利用现代生理科学仪器，通过人体内生理或病理信息的自身反馈，使患者经过特殊训练后，进行有意识的“意念”控制和心理训练，通过内脏学习达到随意调节自身躯体机能，从而消除病理过程、恢复身心健康。实验证明，心理（情绪）反应和生理（内脏）活动之间存在着一定的关联，心理社会因素通过意识影响情绪反应，使不受意识支配的内脏活动发生异常改变，导致疾病的发生。生物反馈疗法将正常属于无意识的生理活动置于意识控制之下，通过生物反馈训练建立新的行为模式，实现有意识地控制内脏活动和腺体的分泌。生物反馈疗法目前常用于神经症性障碍，如焦虑症、恐惧症等，以缓解紧张、焦虑、恐怖不安情绪，改善睡眠，调整自主神经功能。其对高血压、心律失常、紧张性头痛、慢性疼痛、痉挛性斜颈、成瘾及不良行为，也都有益处。

（十六）合理情绪疗法

合理情绪疗法也称“理性情绪疗法”，由心理学家艾利斯（A. Ellis）于20世纪50年代创立。此法是帮助来访者解决因不合理信念产生的情绪困扰的一种心理疗法，属于认知行为疗法的一种。该理论认为引起人们情绪困扰的不是外界发生的事件，而是人们对事件的态度、看法、评价等认知性的内容。因此简要地说，这种疗法就是要以理性治疗非理性，帮助求治者以合理的思维方式代表不合理的思维方式，以合理的信念代表不合理的信念，从而最大限度地减少不合理的信念给情绪带来的不良影响，通过以改变认知为主的治疗方式，来帮助求治者减少或消除他们已有的情绪障碍。例如，平时常讲的对半杯水的看法，有人看到只有半杯水了，觉得悲观沮丧；有的人却觉得还有半杯水，就是希望。这就是看问题的两种不同角度。

（十七）贝克认知疗法

贝克认知疗法是由贝克在研究抑郁症治疗的临床实践中逐步创建。贝克认为，认知产生了情绪及行为，异常的认知产生了异常的情绪及行为。认知是情感和行为的中介，情感问题和行为问题与歪曲的认知有关。人们早期经验形成的“功能失调性假设”或称为图式，决定着人们对事物的评价，成为支配人们行为的准则，而不为人们所察觉，即存在于潜意识中。一旦这些图式为某种严峻的生活实践所激活，则有大量的“负性自动想法”在脑中出现，即上升到意识界，进而导致情绪抑郁、焦虑和行为障碍。如此，负性认知和负性情绪互相加强，形成恶性循环，使得问题持续加重。贝克在他的理论中提出了三个重要概念：“共同感受”“自动化思维”“规则”。常见的负性认知有：任意推断、选择性抽象、过分概括、放大和缩小、个人中心、二分法思维。

（十八）梅肯鲍姆的认知行为矫正疗法

梅肯鲍姆的认知行为矫正疗法是应对技能学习程序，其基本原理是通过学习如何矫正认知“定势”来获得更有效的应对情境压力的策略。

（十九）以人为中心疗法

以人为中心治疗是由罗杰斯于20世纪50年代创立的。该疗法被视为心理治疗理论中的“第三股势力”。以人为中心疗法是建立在人本主义哲学的基础之上的。罗杰斯的基本假定是：人性本善，人们是完全可以信赖的，且人都具有自我实现和自我成长的能力，有很大的潜能理解自己并且解决自己的问题，而无须咨询师直接干预；如果处在一种特别的咨询关系之中，人能够通过自我引导而成长。从一开始，罗杰斯就把咨询师的态度、个性及咨询关系的质量作为咨询结果的首要决定因素，坚持把咨询师的理论和技能作为次要因素。他相信来访者有自我治愈的能力，这与很多理论认为咨询师的理论与技能是咨询最有力的因素有所不同。

（二十）内观疗法

内观疗法是1953年由日本学者吉本伊信提出。吉本认为：“要想知道自己是不是有信心，可以去查查过去一天天度过的日子。”经42年的发展，在日本有专设的内观疗法研修所10多所。在心理咨询、治疗机构、医院心理治疗中心，内观疗法得到广泛应用。在欧洲的一些国家也已经设立了对内观疗法的专门研究机构。内观指“观内”“了解自己”“凝视内心中的自我”之意。借用佛学“观察自我内心”的方法，设置特定的程序进行“集中内省”，以达自我精神修养或者治疗精神障碍的目的。内观疗法可以称作“观察自己法”“洞察自我法”。

（二十一）森田疗法

森田疗法由日本慈惠医科大学森田正马教授于1920年创立，是一种顺其自然、为所当为的心理治疗方法。几十年来，经森田的后继者的不断发展和完善，已成为一种带有明显的东方色彩、并被国际公认的、一种有效实用的心理疗法。他认为神经症发生的基础是神经质，其表现是精神内向、内省力很强、有疑病倾向，对自己心身的活动状态及异常都很敏感过分注意、担心自己的心身健康。生存欲强，求全欲也强。他们经常把人们司空见惯的正常生理反应或轻度不适感视为病态，精神过度紧张、忧心忡忡，久而久之，导致疾病，并于身心之间造成恶性循环，使病症愈演愈烈。森田正马认为：“神经质”症状纯属主观问题，而非客观产物。

（二十二）交互分析疗法

主要观点有以下几点。

（1）人格由3种自我状态组成：“父母式自我”（P）、“成人式自我”（A）和“儿童式自我”（C）。其中P代表父母的价值观，是其内化的结果，偏向权威化；A是个人对外界环境的客观反应与评价，它既不情绪化，也不权威化；C是人格中的儿童欲望与冲动的表现，是其本能部分，偏向情绪化。这3种自我状态，构成了人格冲突与平衡的基础。

（2）人皆渴望得到他人，特别是得到生活中重要人物的爱护与肯定。这通常包括父母、师长、领导、朋友、恋人等。个人在人格成长中得到关爱与肯定越多，则其人格冲突便越少，自信心则越强。正面的P、A、C之间的交互作用，会产生积极、正面的生活脚本。反之，则会导致不良的人格表现，使人在交往中充满焦虑和自卑。

（3）心理咨询的目的，在于使来访者成为一个统合之人，使个人从P、C的交互模式中解脱出来，增强A的效能，而不再受他人的支配。由此，学会与人建立亲密的人际关系，并在交往中学会自我反省，这是“交互分析疗法”的核心任务之一。

（二十三）心理剧疗法

心理剧是这种心理治疗方法不是以谈话为主，而是来访者重新表演生活事件中的相关内容，通过特殊情境下的自发表演，使参演主角患者的人格特征、人际关系、心理冲突和情绪在表演过程中逐渐呈现在舞台上，在咨询师的间接干预和其他人的帮助下，使心理问题得到解决的过程。或者人们重新上演他们生活中、梦中及想象中想表达然而在现实中却没有表达的清净，在演出过程中对这些事件增加新的认识和洞察力，实践新的、令人满意的行为方式。心理剧所探索的问题或者情境，包含了新近及久远的过去，现在或者未来，演出中所表现出来的不单只是外在行为，还包括了事件中的心理层面，像是一些没有说出的想法和感觉，没有呈现的冲突，扮演幻想他人可能的感觉和思考，未来可能性的遇见，以及其他观察问题的方法等。

三、心理咨询的内容

1. 儿童少年咨询

儿童的早期智力开发、儿童发展中的心理和行为问题、儿童的情绪障碍和品行障碍。少年期的身心发育、社会适应不良、性心理困惑、男女交往、早恋及情绪障碍等。

2. 青年学生咨询

青年的成才教育、择业、择偶及人际关系调适，成就动机、自我实现和现实条件的冲突，独立性和依赖性的矛盾、恋爱心理等。

3. 妇女咨询

家庭的心理问题，恋爱、婚姻的心理问题，妇产科疾病的心理问题，生育的心理问题，性心理及性功能障碍问题。

4. 中年咨询

工作及家庭负荷的适应、人际关系、情绪失调、子女教育、家庭结构调整、婚外恋、性生活不谐及更年期综合征等。

5. 老年人咨询

社会角色的再适应，“空巢”家庭、家庭关系、衰老、丧偶等的心理调节，疾病、死亡的威胁等。

四、心理咨询的基本过程

心理咨询的过程大体可以分为初期、中期和后期三个时期。在咨询过程中，贯穿于三个时期的共同点是要认识到咨询包括两个参与者的共同工作。这些工作包括努力探索以获得更深入的理解，对尚感模糊的方面加以澄清，对来访者的问题形成新的洞察，形成行动方案的计划。

1. 心理咨询的初期阶段——初步暴露阶段

在咨询的开始阶段，咨询师和来访者互相都不了解，可以说，这个阶段是来访者初步自我暴露的阶段。在这一阶段，来访者要冒险向一个相对陌生的人也就是咨询师暴露有关信息，要尝试接触并反思那些与他（她）的问题有关的信念、情绪、行为方式等。对于咨询师来说，最重要的工作就是建立相互信赖的咨访关系。如果不能确立与来访者之间相互信赖的咨访关系，在心理咨询过程中，来访者在严峻的自我探索的路上就无法与咨询者同步共进。除此之外，咨询师在第一个阶段的工作还包括与来访者共同协商咨询的设置（如咨询时间、咨询频率、咨询费用等），初步接触一些在来访者的交流中突出的主题，把握需要在下一个阶段进行深入探讨的重要的主题和问题，评估来访者是否已做好进入第二个阶段的准备。

在心理咨询初期，因收集信息不够全面，特别应该注意回避以下的诸种态度和问题。第一，回避空头的议论。心理咨询是通过咨询师和来访者之间的谈话来求得问题解决的，咨询初期，作为咨询师的主要任务要善于诱导来访者的谈话，要耐心倾听并细心观察来访者的言谈举止，不要轻易打断来访者的谈话。需要就某个问题与来访者展开讨论的话，可以等到咨询后期再进行，特别是由于对某个问题、某种知识的议论，往往容易导致来访者回避自己的问题，从而影响到心理咨询过程中的感情表现。第二，回避过早的解释。过早的解释，无论妥当与否，都会对来访者产生负面的影响。因为解释毕竟是一种推理，既然是推理或猜测，就总会有不确切的地方。对来访者的问题如果解释错误的话，往往会引起来访者的误解，认为咨询师没有或不能理解自己，也会认为咨询师在强加于己而出现反抗情绪。第三，回避提问敏感的问题。在心理咨询的初期，咨询师应尽量不提问让来访者听起来不高兴或引起来访者讨厌的问题，以免引起来访者产生“抵抗”的心理反应，从而影响心理咨询的顺利展开。所谓敏感的问题，譬如性的问题、相貌的问题、个人的私生活问题等。第四，回避对他人的辩护和责难。前来心理咨询的来访者经常会埋怨他人，说自己的父母、自己的领导、自己的配偶或朋友的不好之处。来访者在发泄对他人的不满的时候，咨询师最好保持步调不一致。因为，如果咨询师在心理咨询初期为来访者所抨击的人辩解的话，往往会使来访者感到咨询师和父母站在一边，而不能理解自己，从而导致对咨询师的信任。如果咨询师站在来访者的一边附和并指责的话，会激起来访者的矛盾情绪。容易使来访者产生罪恶感（说自己的妻子的坏话才这样的，对不起妻子），从而开始压抑表现自己的负面感情；或者也会因为咨询师说了自己的父母、妻子的坏话而对咨询师产生敌意和反感。

2. 心理咨询的中期阶段——深度探索阶段

心理咨询中期是紧逼问题的本质、使来访者开始洞察至今为止自己自身尚未意识到的问题的时期，即深度探索阶段。来访者的工作包括更深入地接触那些在第一阶段出现的主题和问题。具体地说，包括澄清达成咨询结果的目标，发展与这些目标有关的关于自己和他人的新的发现。随着心理咨询的进行，当来访者进入除掉症状阶段的时候，在无意识中就会强烈地感到不愿意失去因为“症状”所得到的“利益”，会对咨询和治疗产生抵抗、沉默、感情转移等各种情况。因此对于咨询师来说，这一阶段的工作包括通过创造性地结合高水平的共情、直接、对质、解释、角色扮演及其他的结构干预，帮助来访者发展新的观念，放弃熟悉的行为，接受不熟悉的行为。

3. 心理咨询的后期阶段——承诺行动阶段

咨询师与来访者在咨询初期相互确认的咨询目标、活在咨询过程中充分修订的新的目标，如果得到解决，特别是达到了核心目标的话，心理咨询就迎来了终结期。一般来说，咨询师感到可以结束咨询，会出现下述状况：自我接纳、接纳他人、症状缓和、对将来的志向性增强、能接纳来自他人的评价、对咨询师的客观态度。

巩固已取得的咨询效果，是结束咨询之前必须完成的一项任务。具体工作有以下几项：①咨询师应向来访者指出其已经取得的成绩与进步，说明已基本达到既定的咨询目标。②咨询师应和来访者一同就其心理问题和咨询过程进行回顾总结。③指导来访者巩固已有的进步，将获得的经验运用到日常生活中去，并逐步稳定、内化为来访者的观念、行为方式和能力，使之能独立有效地适应环境。

五、心理咨询注意事项

（1）来访者应该是主动的，寻求心理帮助的动机应该是诚恳的，因为心理咨询的效果具有“心诚则灵”的特点。

（2）来访者需要知晓心理问题的改善是从心理咨询开始，往往需多次咨询才能缓解，并不是一次咨询就能解决持续很久的心理问题。

（3）不要把心理咨询看成是每次完全有效的，也不要看成是唯一有效的，有时配合药物治疗，可起到相辅相成的作用，尤其在涉及疾病的医学心理咨询时。

（4）来访者需具有一定的理解并接受心理咨询的“内省力”。

（5）咨询中不要控制自己的自卑情绪，或者掩饰自己的真实情况，以免造成咨询师判断困难。

（6）应注意回避性原则　咨询师常常会避免和减少为同事、亲戚、朋友等直接或间接利害关系人进行咨询，道理很简单，那就是心理距离，心理咨询中常涉及来访者平时压抑的心境或潜意识中连自己都不愿接受的内容或某些在熟人面前不方便透露的信息。另一方面，心理咨询要求咨询师保持价值中立，这在熟人中经常很难做到。

（7）来访者需要知晓心理咨询并不是直接帮助你解决任何现实生活中的困难和事情，只能帮助你调适面对那些困难和事情时的心态。

（彭正懿　刘光亚）

第四节　患者心理问题的观察分析方法

一、患者角色的概念、特征与患者角色转换被患者角色所替代

当一个人被宣布患病后，其社会状态和行为也发生了改变，从而进入了患者角色，其原有的社会角色就部分或全部地被患者角色所替代。

（一）患者角色的概念

患者角色又称患者身份，指被医生和社会确认的患病者应具有的心理活动和行为模式。当一个人患病后，便会受到不同的对待，人们期待他有与患者身份相应的心理和行为，即担负起“患者角色”。

（二）患者的角色特征

1951 年社会学家帕森斯提出了患者的四种角色特征，概括了这一角色特定的社会规范。

（1）免除或部分免除社会职责　免除职责的程度根据患者疾病的严重程度不同而异。例如，急危重症患者可在较大程度上免除父亲、工人、丈夫等角色职责。

（2）不必对疾病负责　病原微生物侵入机体不是患者所愿意的，同时患病后患者不能靠主观意愿治愈，而只能处于一种需要得到帮助的状态。

（3）寻求帮助　寻求医疗、护理帮助和情感支持。

（4）恢复健康的义务　患者自身也需要为健康而努力。例如，配合医疗、护理工作，适宜锻炼以加速康复。

（三）患者角色转换

当个体被诊断患有某种疾病时，原来已有的心理和行为模式及社会对他的期望和义务都随之发生了相应的变化。这个变化是一个失去原来的社会角色进入新社会角色的适应过程。对患者来说，适应这个角色转变可能是不容易的，而且随着病情的发展与转归，患者角色也会产生各种变化。通常患者角色转换有以下几种类型。

1. 角色适应

角色适应指患者基本上已与患者角色规范的“心理活动和行为模式”相符合。表现为比较冷静，客观地面对现实，关注自身的疾病，遵行医嘱，主动采取必要的措施减轻病痛，中止某些不利于疾病的习惯如饮酒、吸烟等。患者角色适应的结果有利于疾病的康复。

2. 角色缺如

角色缺如指未能正常进入患者角色。表现为意识不到有病，或否认病情的严重程度，其原因是患者不能接受现实而采用否认心理。有时，个性因素使某些人不愿轻易扮演患者角色；有时疾病会影响就业、入学或婚姻等，使患者处于某种现实矛盾中而不愿承担患者角色。所以医务人员对这类患者要多介绍一些有关的医学知识，使其正视自身的疾病及其后果，尽快进入角色以获取及时的治疗。

3. 角色冲突

角色冲突是指个体在适应患者角色过程中与其病前的各种角色发生心理冲突，使患者焦虑、不安、烦恼，甚至恐惧。社会人必须在多种社会角色间进行正常转换，患病意味着要从正常的社会角色向患者角色转化，但这并不意味正常社会角色的完全消失。当某种社会角色强度超过求医动机时，患者就容易发生心理冲突。社会角色的重要性、紧迫性及个性特征等因素会影响心理冲突的激烈程度，使患者进入患者角色发生困难或反复。

4. 角色强化

角色强化多发生在由患者角色向正常社会角色转化时。由于适应了患者的角色，形成了衣食有人操心、生活有人照料、按医嘱办事等行为模式。虽然躯体疾病已渐康复，但患者的依赖性增强，对恢复承担正常的社会角色自信不足，对自己的能力有疑虑。这类患者安心于已适应的患者生活模式，不愿重返病前的生活环境。尤其是患病前与患病后的生活状况反差较大者角色强化的情况多见。

5. 角色减退

角色减退是指已进入患者的行为角色，因种种原因可发生角色减退。患者不可能完全摆脱诸多正常社会角色的干扰，由于家庭、工作等因素或由于正常社会角色的责任、义务的吸引，可使患者力图重返某些社会角色从而导致患者角色行为减退。此时，患者不顾病情而从事力所不及的活动，表现出对伤病的考虑不充分或不重视，而影响疾病的治疗。例如，一位患高血压住院治疗的老先生，得知患癌症的老伴想吃水果，于是就偷偷跑出医院买苹果送到家中，结果因劳累使病情加重。这就是丈夫角色冲击了患者角色，造成患者角色减退的表现。

6. 角色异常

角色异常是患者角色适应中的一种变态类型。患者无法承受患病或患不治之症的挫折与压力，表现出悲观、绝望、冷漠，对周围环境无动于衷，这种异常行为如不能有效地疏导，不仅对病情十分不利，而且可能发生意外事件。

对于以上各种患者角色变化，医务人员要熟悉与重视。医护人员在对患者进行治疗护理的同时，要注意创造条件促使患者适应其角色转化；并且随着疾病的好转，要使患者在躯体康复的同时，从心理上同步摆脱这种角色，恢复其正常的社会角色功能。

二、患者求医的原因、求医类型和影响求医的因素

求医行为是指人们在出现不适或心身痛苦后寻求医疗帮助的行为。一个人患病后，正常情况下应有寻求医疗救助的行为，但诸多因素影响这一行为的产生。

（一）求医的原因

1. 躯体原因

主要是来自于个体生物学方面的各种原因导致患者产生求医行为。当个体自我感觉躯体出现反常现象如呕吐、腹泻或疼痛，而个人又无法解除时，根据自己的经验和逻辑判断产生求医动机，于是前往医院寻求医疗帮助。有的是已患有慢性病、老年病的患者，则需要经常到医疗机构看病，甚至形成规律性的求医行为。此外，由于不良工作条件、交通事故、自然灾害等意外伤害造成患者机体损伤而到医疗机构求医。

2. 心理原因

随着经济的发展和社会的进步，生活节奏加快、应激频繁、社会竞争激烈等因素，使人们心理压力增大甚至造成社会适应不良，以致出现紧张、焦虑、抑郁、恐惧等过度的和持续的心理反应，导致心理疾患、心身疾病、神经症及精神障碍的发病率增长。因而产生寻求医疗帮助的行为。

3. 社会原因

随着医学模式的转变，人们已经注意到疾病发生过程中社会因素的作用。所以求医的原因也必然反映出社会性因素对求医行为的影响。人们的家庭生活、工作环境、社会秩序、文化氛围、经济收入等社会因素，均会影响人体的心身健康，导致亚健康状态或各种病痛的发生，从而使人们产生求医行为。

（二）求医的类型

求医行为虽然由个人的意识产生，但也受各种因素的影响。据此，可以归纳为三种求医类型。

1. 主动求医型

当个体感到身体不适或产生病感时，在自我意识支配下产生求医动机，主动寻求医疗服务，称为主动求医型行为。社会经济与文化的发展也促进了社会群体保健知识和个体自我健康意识的增长，使人们追求生活质量，关注自身健康，主动求医问药者增多。一般来说，这人群的社会地位、经济收入、文化水平都较高。

2. 被动求医型

自我意识尚未发育成熟、意识丧失或缺乏自知能力的患者，由患者家长、家属或他人做出决定而产生的求医行为，都属于被动求医型。婴幼儿、儿童期的个体，老年人多属于这一

群体。昏迷、意识不清的患者，则需他人立即做出决定紧急求医。精神疾病等自知力缺乏的患者，常需其家属、同事、朋友等送往医院就诊。被动求医型行为均是由他人做出决定，并陪同前往医院就医的，这是被动求医型的主要特点。

3. 强制就医型

某些对社会人群健康有严重危害的特殊患者，虽本人不愿求医，社会须对其给予强制性医治或隔离，即强制就医型行为。如对某些烈性传染病、性传播疾病、艾滋病、某类具有伤害他人行为的精神障碍患者。强制的目的是为保证社会其他人群的利益，同时也是对患者个人负责。

（三）影响求医行为的因素

人察觉到自己有病时是否有求医行为，取决于许多因素，如对疾病的认识水平，家庭、朋友们的建议，最重要的是对症状或不适的心理体验及耐受程度，以及这些与个人生活经验相比较而得出的结论。另外，疾病种类及社会因素、经济条件等也影响患者是否寻求医疗帮助。

1. 对疾病或症状的主观感受

不论患者实际所患疾病性质如何，个体产生求医动机的最初原因是对自身变化或痛苦的体验和感受，也就是出现了病感，它是求医行为的起因，也是影响患者求医行为的最主要因素。由于认知上的差异，或心理耐受程度不同，患者对他所患的疾病，可能有正确的看法，也可能会产生误解和歪曲，这些都会影响患者的求医行为。

2. 症状质和量的影响

症状对患者行为的影响，取决于该症状在特定人群或个体患者中出现的频率（偶尔或经常发生），一般人对其是否熟悉和重视，该症状该疾病的预后是否易于判断，它的威胁有多大，由此带来的损失是怎样，会不会干扰自己有价值的活动或日常生活工作等。例如，体力劳动者普遍存在经常发生的腰背痛可能会被认为不算病，因而不出现求医行为，而“咯血”的症状则是不常见、不熟悉、不明预后的，由此感到可怕，从而导致求医行为，靠症状的体验决定求医行为并不完全可靠，许多慢性疾病早期毫无症状，待到发现症状时，常是已达到某种程度或难以逆转了。个体对症状的敏感性和耐受性不同，可使一些人“无病呻吟”而另一些人则浑然不觉，或忽视症状的危险性。

3. 心理社会因素的影响

有些患者文化水平低、缺乏医学常识，对症状的严重性缺乏足够认识，常忽视明显有意义的症状。对于医生及医疗手段的恐惧或对个人健康持冷漠态度，甚至讳疾忌医。社会及经济地位低，担心支付不了医疗费用的患者，多为被动求医或短期求医，工作繁忙，家务重，或交通不便，也会影响人们的求医行为。个体求医行为与个性倾向、疾病体验及生存动机等亦相关。内向性格的人多注重自身机体的感受，体验深刻；A 型性格的人对自身症状常易忽视；癔症性格的人则敏感多疑，可以对症状做出过高的评价；生存动机要求强烈的个体，常表现出积极的求医行为。国家经济实力雄厚，医疗保健制度健全，有相当的财力、人力满足人们的医疗保健需求，保证享受平等的医疗服务，求医行为自然较为主动，甚至由医疗型求诊发展为医疗型求诊与保健型求诊并存。

4. 个体以往求医经历

对于重复求医的人们来说，患者以往的求医经历常对其求医行为产生继发性影响。尤其是危重病或第一次求医的特殊经历，对患者以后的求医行为影响最大。这里说的求医经历，主要是指患者对所求助医院及医护人员的满意程度、诊疗效果如何，以及一些诊疗措施是否留下深刻伤痛回忆等。一般情况下，在求医经历中有较强挫折感的人，其日后常出现消极的求医行为。

三、影响患者遵医行为的因素和提高遵医率的方法

遵医是指患者遵从医务人员开具的检查、治疗、护理处方或其他医嘱及有助于患者康复、预防疾病复发的指导。医生对患者进行诊疗处置是医务人员的职责。但是医生虽有高超技术，患者不遵医嘱，也不会收到预期效果。所以，研究患者的遵医行为的规律和影响遵医行为的因素，从而提高患者遵医的自觉性，有效执行医嘱，是保证医疗效益的重要内容。

（一）影响遵医行为的因素

1. 患者方面的因素

由于各种原因不可能使患者全部接受医务人员的医嘱。一般情况下，急症重症患者能够执行医嘱内容，按医嘱办事。如有器质性病变的患者往往全力执行医嘱，其遵医率较高。而病情较轻、慢性病患者，尤其是门诊患者、中老年患者的遵医率较低。国内的一些报告表明，享受公费医疗、劳保医疗待遇的患者中，不遵医嘱服药而浪费的情况居多。从患者的一般资料来看，年龄因素、性别因素、职业状况，以及受教育程度、社会经济地位等多方面因素，都不同程度地影响着患者的遵医行为。来自患者自身对疾病的认识、经验等方面的因素，也是影响遵医行为的原因。

2. 医务人员方面的因素

医务人员的因素包括治疗方案的复杂程度，医生、护士对患者解释是否完整、清楚等。一般来说，越是复杂的内容患者越容易忘记，项目内容多也使患者难以记住并执行。患者的执行能力与医护人员的要求可能存在差距。作为医务人员，习惯于从职业、专业角度提出要求，而患者则从自己的生活习惯、现实条件出发，有选择性地执行医嘱，对一些难以做到的要求容易放弃。遵医行为涉及医患双方，患者不遵从医嘱，不能仅从患者方面找原因。医务人员必须根据患者的个别性提出医嘱方案，采取有效措施指导患者遵从医嘱。

（二）提高遵医率的方法

遵医率是指患者在求医过程中遵从医嘱的比率。提高遵医率对尽快有效地治疗疾病，确保疗效十分重要。

1. 患者方面的因素

遵医常是患者的主观态度与行为。由于患者的个别性差异，有些患者对医生及诊疗过程较为挑剔。因此改善服务态度，提高医疗质量，创造一个适合患者诊疗的客观环境，使患者对医院和医务人员的服务满意，可提高患者的遵医率。

2. 医务人员方面的因素

为了提高遵医率，医生首先应建立良好的医患关系，增加患者对医务人员的信任程度。

从了解患者的个别性入手，满足其交流的愿望，对不同的患者进行有针对性的交流，调动患者主观能动性，简化治疗方案和程序，争取患者的合作。讲究医疗工作艺术性，耐心解释，反复说明，提高患者对医嘱的理解和记忆水平。

随着生物心理社会医学模式逐渐深入人心，越来越多的医务人员已经开始重视社会心理因素对患者疾病的影响；与此同时，“患者对治疗决策的参与”作为社会心理因素中的一个重要环节，也受到了许多医务人员的重视。共同决策是医生和患者共同参与的一种互动式临床决策模式，是双方积极参与，平等交流、分享信息，基于患者个体的需要、价值观和偏好，协商讨论治疗方案，以达成共识的过程。以患者为中心的诊疗服务，让患者参与到临床决策，不仅可以提高医疗服务质量，还能提高患者治疗依从性和就医满意度。

四、患者在疾病过程中心理反应的观察分析

个体患病后的心理表现具有一定的规律性。当一个人被宣布患病之后，个体从正常的社会角色进入特殊的患者角色，他们对于患病这一事实以及进入诊疗过程的现状具有趋同的心理特点，如心理反应、心理需要甚至心理冲突都有不同于正常人可归纳的规律。在各种心理变化中，情绪变化是多数患者在患病中不同程度地体验到的最常见的心理变化。由于负性情绪的持续是影响疾病痊愈的重要因素，因此，把握患者情绪表现的特点及干预方法十分重要。临床常见的情绪反应有以下几种。

（一）焦虑

这是一种对自己疾病的预后和个人生命过度担心所产生的消极情绪反应，其中包括着忧心、紧张、不安和焦躁等成分。引起患者焦虑的因素有很多，例如，疾病初期对疾病的病因、转归、预后不明确；患者希望对疾病做深入检查，但又担心会出现可怕的结果，他们反复询问病情，对诊断半信半疑，忧心忡忡；有的是对机体有威胁性的特殊检查不理解或不接受，特别是不了解某项检查的必要性、可靠性和安全性而引起焦虑；有的患者因为生病后感到事事不顺心而心烦意乱等。

完全消除患者的焦虑是很困难的，也是不必要的，关键是区分焦虑的程度。因为焦虑是患病的正常心理反应，轻度的焦虑状态可使患者关注自身，对治疗疾病及康复有益；但高度焦虑或持续性焦虑反应则对患者的病情不利，医务人员对此应给予格外重视，设法帮助他们减轻心理负担。如了解患者焦虑的原因，采取各种针对性的方法或心理疗法给予解决。

（二）行为退化

行为退化指的是患者的行为表现与年龄、社会角色不相称，显得幼稚，退回到婴幼儿时期的模式。如躯体不适时发出呻吟、哭泣，甚至喊叫，以引起周围人的注意，获得关心与同情。自己能料理的日常生活也要依赖他人去做，希望得到家人、朋友、护理人员无微不至的照顾与关怀。行为退化的表现有下列几个特征。①以自我为中心：把一切事物及与自己有关的人，都看作为他的利益而存在的。在治疗进程中，如果患者逐渐能关心邻床的病友，或者让陪伴他的亲朋早点回家休息，或者对周围的其他事物表示关心，这表示患者的自我中心减轻，标志着病情有所恢复。②兴趣变得有限：仅对当时为他发生的事有兴趣，而对其他事情不太关心，即便是病前感兴趣的事物，现在也不感兴趣了。③情绪的依赖性增强：情绪依赖

性是指在情绪或情感上的过分依赖别人，凡事畏首畏尾不敢表达自己的情绪。患者在情绪上往往依赖于照顾他的人们，尤其是经常按医护人员的直接指示去做，此时患者情绪可能是矛盾的。④全神贯注于自己的机体功能：患者对与自己身体功能有关的事情非常关心，例如，吃了什么？没吃什么？什么样的食物适合自己的病症？什么时间睡眠？什么活动对机体有利等。

认识患病退化时的特征与评价，有助于医护人员了解患者及其行为。有学者认为行为退化是患者重新分配能量以促进痊愈的过程，这种退化整合本身就是痊愈过程的基本因素。行为退化可保存能量与精力，对患者是有帮助的；但当病情好转时，就应当引导患者提高行为的主动性，逐步恢复正常的社会行为。

（三）愤怒

愤怒情绪多发生于个体感受到挫折时。患者的愤怒既是对患病本身的无奈，也见于治疗受挫或对医疗环境的不满。例如，医疗条件限制而疗效不佳、医务人员的服务态度差、技术水平低或认为医院管理混乱等。此外，患者的愤怒也可来自医院和医疗之外的事件。

在医疗工作中，医务人员应当正确对待患者的愤怒反应，进行适当的引导与疏泄。即使是患者指向自己的愤怒，也应予以理解，更需要冷静处理。因为这是患者患病后的常见情绪表现之一。国外学者报告，愤怒情绪可导出患者的负性积怨，有利于患者的康复。对于同样的外科手术患者而言，有愤怒情绪表现者比无愤怒情绪表现者伤口愈合的时间要快1/4。当然，过度与持续的愤怒情绪对任何病情都不利，需要有针对性地予以解决。

（四）抑郁

人生病以后，可产生“反应性抑郁”，表现为患者闷闷不乐、忧愁、压抑、悲观、失望、自怜甚至绝望；这类患者对周围的事物反应迟钝、冷漠，失去生活的乐趣，严重者有轻生的念头或行为。患者产生抑郁情绪，除个性因素外，主要由缺乏治疗的信心、自己认为治疗不顺利与期望不符所致。长期严重的抑郁是对患者最严重的危害之一。抑郁可增加医生为患者做出诊断的难度，也会降低患者的免疫功能，延缓痊愈的正常进度，甚或可能引起并发症；还会减少患者所能获得的社会支持，妨碍患者同医务人员的合作。

医务人员要提供积极的治疗信息，给患者更多的解释、开导，尽可能消除或减轻患者的躯体症状，逐渐树立治疗信心与勇气；增加对患者的关注，多与患者交流，转移患者的注意，鼓励患者与病友交往以减轻抑郁。轻至中度的抑郁可以以心理治疗为主，中重度的抑郁则需尽早进行药物干预或者物理治疗。

（五）猜疑心加重

猜疑心加重的现象在临床并非少见，某些脑器质性病变、严重的躯体疾病等可导致患者的思维活动也受到一定的影响，对客观事物的判断能力下降，猜疑心理明显；此外，活性物质滥用（如酒精依赖）、精神疾病、心理应激、人格特点等方面因素均可使患者处于戒备和紧张的状态之中，患者总是在寻找怀疑偏见的根据，对他人的中性或善意的动作歪曲而采取敌意和藐视，对事态的前后关系缺乏正确评价。

在临床工作中，医务人员一方面需要积极治疗患者的原发疾病，改善其认知功能；另一方面需要与患者建立良好的信任关系，对于爱猜疑的患者，医务人员可能需要更多的耐心去倾听与陪伴，努力安抚患者的情绪，不要与患者陷入争论之中。对于伴有精神病性障碍的患者，药物治疗会有一定的获益。

五、患者心理需求观察分析

对于患者来说，有物质与医疗服务的需要，但相对更重要的是满足心理需要。虽然患者的心理需要具有因人而异的特性，但也有共性规律可循，患者的需要包括以下几点。

（一）接纳的需要

患者需要被关心和接纳。患病住院后与亲友分离，接触新异的检查与治疗，特别需要医护人员和亲人的关怀、同情和理解；同时，患者入院后改变了原来的生活规律和习惯，进入到一个陌生环境，需要尽快地熟悉环境，被新的群体接纳，需要与病友沟通，在情感上被接纳。除了与医护人员和病友交往，患者还需要与家庭成员沟通、与同事和朋友保持联系和交往。

（二）尊重的需要

一般来说，每个患者都希望自己得到应有的尊重。从患者心理上考虑，有些患者认为赢得更多尊重，可获取医务人员更多的重视，从而可得到更多的关怀和更好的治疗。

患者往往表现出自己的社会身份，与医务人员亲切地交流感情，以期得到良好的或破格的服务。而那些内向又不善于交往的患者，则希望能得到一视同仁的对待。医务人员必须以高尚的医德行为、亲切和蔼的态度、高超的技术以尊重患者的权利与义务。因此，医务人员对待每一个患者必须亲切而有礼貌，不要直呼床号，而要称呼姓名；不要被动冷淡，而要主动热情；不要有亲有疏，而要合理公平。否则，会影响患者的治疗信心和对医务人员产生不信任感。

在医院这个流动性很大的特殊环境中，患者需要主动地适应，尽快地在这里成为受欢迎的人。因此，住院患者都会主动地协调与周围病友的关系，特别是努力改善与医务人员的关系，以使为他人所接纳。医务人员也应尽可能为此做出相应的努力。

（三）诊疗信息的需要

现代社会中，瞬息万变的信息对个体身心发展有着重要影响，同样也对患者的疾病治疗和康复具有重要的导向作用。患者对信息的需要，更集中地反映在他们对有关自身疾病诊疗信息的关注。特别是患者住入医院，完全改变了自己的生活规律和特定的习惯，急需了解新环境中的新信息。他们不仅需要知道医院的各种规章制度、治疗设备及医生水平情况，还急于知道疾病的诊断、治疗、预后等信息；有些患者对院外的其他有关信息也很关心，如家庭、工作单位的某些情况、医疗费用的支付问题等。提供适当的信息不仅可以消除患者的疑虑，还可避免产生消极情绪反应。

（四）安全的需要

疾病本身就是对安全需要的威胁。患病时日常生活秩序受到干扰，患者会产生不安全感，丧失安全感常使患者害怕独处，唯恐发生意外，从而体验到深深的孤独，热切期盼亲人的呵护。

在患者求医过程中，心理活动也十分复杂，对诊断、检查、治疗等行为大多心存疑虑，对药物、手术等也十分顾虑、担心、恐惧，患者的这些心理反应，应当引起医务人员的重视。因此，医务人员应避免任何一个可能影响患者安全感的行为，对任何诊疗措施，都要提前与患者沟通，耐心说明解释，以减少疑虑和恐惧。当患者感到医务人员在用最好的、最正确的方法全力地救治他时，便会增加他的安全感和信心。从而有助于患者情绪的稳定，使其主动配合医务人员的医疗行为。

（五）康复的需要

能够早日康复出院，恢复正常生活和工作，这是每一位患者求医的最终目的。因此，患者期望能尽早解除疾病痛苦并恢复身体健康。患者的临床康复分为以下三个阶段。①功能训练：保存和恢复患者的运动、感知、语言功能及日常生活能力。②整体康复：不仅使患者的器官功能障碍得到恢复，而且使患者从生理、心理和社会功能方面进行全面的、整体的康复。③重返社会：使康复后的患者以健康的心理和改善的躯体功能适应社会环境，履行社会职责。其中心理行为的康复具有重要的社会意义。

患者的心理需要会以各种方式表现出来，若得不到满足便会产生一些抵触行为。若不从患者心理需要的角度去考虑，医务人员很可能对他们产生反感，这种对抗情绪对患者的心身健康是大为不利的。所以医务人员需要认识和了解患者的心理需要，根据具体患者的心身特点加以引导和解决。

六、不同年龄阶段患者的心理活动特征

（一）儿童患者的心理问题

儿童时期包括了胎儿期、婴儿期、幼儿期和童年期。其中胎儿期是指从受孕到出生这段时间，婴儿期指0~3岁的时期，幼儿期指3~7岁的时期，童年期指6~7岁至11~12岁的儿童，在这里重点介绍童年期心理发展的常见问题。

1. 童年期心理发展的常见问题

（1）入学适应困难　对童年期的新生来说，学校环境陌生、老师和同学陌生、学习生活不习惯等都可能造成入学适应困难。适应不良的表现为害怕、焦虑不安、注意力不集中、对学习无兴趣、不能约束自己等。

（2）学习技能发育障碍　主要表现在阅读技能、拼写技能、计算技能等学校技能的获得与发展障碍。

（3）注意缺陷多动障碍　是学龄期儿童常见的心理问题。主要表现为注意力集中困难、活动过度、任性冲动、情绪不稳、学习困难等。

（4）学校恐惧症　学习失败、受到批评、受到挫折常为诱发因素。表现为害怕上学，逃学，宁可待在家中学习不愿与老师、同学在一起。可有头疼、腹痛、恶心、呕吐、腹泻、尿急等躯体症状。

（5）学习疲劳、厌学　学习过分紧张、学习压力大、学习习惯不好、作业过多都会导致学习疲劳，表现为疲劳、烦躁、记忆力下降、反应迟钝、注意力不集中、上课困倦、学习成绩下降等。

2. 童年期的心理健康维护

其一，帮助童年期的学龄儿童尽快适应学校环境，如尽快熟悉学校的制度、课程安排、任课老师和班级同学。耐心地从品德行为、课堂纪律、学习方法、体育锻炼、劳动卫生等方面引导儿童对自己进行约束和规范。其二，按照儿童的心理发展规律来安排教学内容和教学方法培养儿童广泛的学习兴趣。其三，减轻学习负担，实施素质教育，这是保障儿童心身健康的重要措施。其四，发现心理问题及时解决。其五，关心爱护儿童，善于体验他们的情绪反应，疏导不良的情绪，鼓励儿童的自信心和独立性，教学儿童用转移注意力、忍让、自我暗示、记情绪日记等方法派遣不良情绪。其六，营造良好的家庭氛围。其七，利用有利条件和主导文化培养儿童的价值观、时间观念、竞争意识、自强自立精神，拒绝不良社会风气和不健康的文化侵蚀。

（二）青年患者的心理问题

青年时期包括了青少年期（11、12 岁至 17、18 岁）和青年期（18 ~ 35 岁）。

1. 青少年期心理发展的常见问题

青少年自身的生理和心理处于不平衡状态的时期，同时又容易受到来自家庭和社会诸多因素的影响，容易在成长过程中产生一些心理问题。一旦出现心理问题或者自然好转，或者成为严重心理问题的基础，逐渐发展成为心理障碍或精神疾病。因此，对青少年的心理问题要及早发现，及时疏导、干预。

（1）自我意识问题　自我意识是个体对自身的认识和理解，包括自我认识、自我评价、自我控制。当青少年缺乏综合认识自我的能力时，便会过分依赖外界评价，不能对自己形成稳定认识而带来问题。表现为自主性差，依赖成人和其他环境因素的要求和控制，不能独立自主地制定目标、制订计划和持续实现目标。当自我评价出现问题时，青少年或者过高或者过低评价自己。过分高估自己会导致自负，做事冒险鲁莽；自我评价过低可能会使青少年放弃尝试，逃避困难，丧失发展和锻炼的机会。如果青少年常常处于消极的自我体验中，就会形成强烈的自卑感。为了回避失败，自卑的人更多地选择逃避和放弃，长时间便会造成学习成绩下降，缺乏积极性。

（2）与学习相关的问题　青少年学习的心理健康问题几乎涉及学习的各个方面，既包括学习的动机、兴趣等，也包括学习的方法、态度、情感等。良好的学习习惯有利于提高学习的效果，反之则给学习带来困难。学习缺乏兴趣难以激发学习的热情和积极性，导致学习效率低下。

（3）不良情绪问题　情绪问题是指由于情绪稳定性差，过度的情绪反应和持续的消极情绪导致的心理问题。青少年的情绪稳定性差，容易动感情。情绪高亢时充满热情和激情，富有朝气；情绪低落时意志消沉，消极悲观。青少年的情绪特征决定了他们容易出现情绪健康问题，如焦虑、恐惧、抑郁等。

（4）人际关系问题　青少年的社会交往和人际关系对他们的成长至关重要，他们处理人际关系的能力直接体现了其心理健康的水平。人际关系问题主要表现为：①亲子关系问题，如孩子与父母的敌对、疏远、过分依赖等。②师生关系问题。③同伴关系问题，如儿童不良情绪和有缺陷的个性特征不被同伴接纳，影响了同伴间的交往；不能正确处理同伴间竞争与合作的关系而影响了人际关系；还有的青少年孤僻退缩，受到同伴的忽视而影响了人际交往；缺乏交往技能，不会交往策略也同样影响同伴关系。

（5）行为问题　青少年的行为问题是指在精神状态正常的情况下，表现出的不符合社会期望和规范，且妨碍适应正常社会生活的行为。常见的青少年不良行为有说谎、偷窃、打人、骂人、抽烟、喝酒、考试作弊、离家出走、逃学、赌博、网络成瘾等。

（6）适应发展问题　青少年面临的适应与发展问题主要为：环境适应，如生活环境适应和学习环境适应（升学和就业）；人际适应和自我适应，如对自己身体发育的适应和心理发展的适应。

2. 青少年期心理健康维护

（1）尊重青少年独立的愿望，特别要尊重他们的隐私。

（2）科学的性教育，包括性知识的传授和严肃的性道德教育。

（3）引导青少年学会驾驭自己的情绪，引导他们学会用多维的、客观的、发展的观点去看待周围的事物，逐渐纠正他们偏激的认识，使他们的情绪趋于成熟。

（4）纠正不良行为，首先，让青少年认识到不良行为对自己、家庭和社会的危害；其次，教会他们增强自控能力，学会自我控制；最后，给他们提供进行积极健康的机会和场所。

（5）树立正确的人生观，青少年正处于人生观定型的时期，要适时引导从健康心理学的立场来认识，人应该有一种坚定的信念，因为它会使人面对困难百折不挠，陷入绝境而仍能看到希望。帮助他们树立正确的人生观。

3. 青年期心理发展的常见问题

（1）社会适应问题　青年期的自我意识迅猛增长，成人感和独立感、自尊心与自信越来越强烈，期望个人的见解能得到社会与他人的尊重。与此对照，他们的社会成熟则显得相对迟缓，社会生活中常常会遇到各种挫折与人际关系的矛盾。青年期是自我摸索、自我意识发展的时期。当个人对客观事物的判断与现实相统一时，就能形成自我认同，否则，就会产生心理冲突，重者发展为自我拒绝。青年期也正是社会实践深化的阶段，社会交往开始向高层次发展，比如交往有选择性、自控性等。但是由于种种原因，有些青年不能很好进行社会交往，甚至形成社交障碍，为此而感到苦闷、自卑，以至于影响了心身健康。

（2）情绪情感问题　青年人富有理想、向往真理、积极向上。但往往由于认识上的局限性和尚处于走向成熟阶段，易产生某些误区。如青年人常常认为“凡是需要的都是合理的”，如不能满足需要则引起强烈的情绪不满。青年人容易在客观现实与想象不符时遭受挫折打击，以致消极颓废甚至萎靡不振，强烈的自尊也会转化为自卑、自弃。青年人虽然懂得一些处世道理，但却不善于处理情感与理智之间的关系，以致不能坚持正确的认识和理智的控制，而成为情感的俘虏，事后又往往追悔莫及，苦恼不已。

（3）性的困惑问题　青年时期，是发生性及其他心理卫生问题的高峰期。这与青年时期性生理成熟提前与性心理成熟相对延缓的矛盾有关，与性的生物性需求与性社会要求的冲突有关，也与整个社会的性心理氛围是否健康有关。青年性心理卫生问题较多，主要有：

①对性的好奇与敏感：青年人对性的好奇与性知识的需求是其人生发展的必然现象，既

非可耻，亦非罪恶与下流。但是在现实生活中，一方面，青年人对性的自然属性了解不多，常常发生对性的神秘感、可耻感与禁忌感；另一方面，青年人对性的社会属性知之甚少，因而常发生对性的随便、越轨与不负责任。

②性需求与性压抑：在青年期，由于性生理的成熟，常伴有强弱不同的性冲动受到性需求的驱使。因此，性冲动是男女青年生理心理的正常反应。在一部分青年中发生的性幻想、性梦与手淫，均属于青年人的性自慰活动，适当的发生对其缓解性的紧张与冲动是有益的。但是，由于我国谈性色变的保守观念依然影响着当代青年，有些青年强迫自己否认、回避性需求，长期处于紧张焦虑等状态下，形成严重的性压抑。一方面，性压抑表现为对身体的正常性反应感到困惑和厌恶，内心不安、焦虑、矛盾冲突剧烈；另一方面，性压抑还可表现为性恐惧和性敏感。诚然，适当的抑制是符合社会需要的，是成熟的反映。但严重的压抑性则会有害健康，导致性欲畸变，性能量退化，引发性扭曲。更有甚者，表现为窥视、恋物等心理行为或性过错。

③异性交往的问题：对异性的兴趣和异性交往的渴求、恋爱、结婚，这是一个人必须经历的生理、心理和社会行为的发展变化过程。青年人与异性交往的愿望非常强烈，这是正常的心理表现。但是在现实中，男女交往不甚理想。许多人羞于与异性交往，常常拒异性于千里之外，在异性面前表现得非常紧张，不自然、脸红、心跳加快、说话语无伦次。异性恐惧症占社交恐惧症的大部分。缺乏或不善于与异性交往是青年烦恼的主要原因。

4. 青年期心理健康维护

（1）针对青年人的社会适应问题　可以采取以下方法维护心理健康：①使青年正确地认识自己，了解自己的长处与不足，这是进行自我评价的前提。学会辩证的思维，对现实用客观的标准去衡量，这是进行自我肯定的必要步骤。②帮助青年确定切合实际的奋斗目标，从而避免不必要的心理挫折和失败感的产生，同时正确对待失败和挫折，并能从中汲取教训和经验。③使青年了解相互交往的重要性，在封闭自我与开放自我中选择后者。帮助青年增加交往的途径，提供更多参加交往的机会。

（2）针对青年人情绪情感问题　情绪情感调节的方法如下：①期望值适当。有的青年把自己的抱负定得过高，一旦未能实现或受到嘲讽，则易郁郁寡欢。如果目标定在自己的能力范围之内，自然心情就会舒畅。同时，对他人的期望也不宜过高。②增加愉快生活的体验。每一个人的生活中包含各种喜怒哀乐的生活体验，对于一个心理健康的人来说，多回忆积极向上、愉快生活的体验，有助于克服不良情绪。③使情绪获得适当表现的机会。人在情绪不安与焦虑时，不妨找好朋友诉说，或找心理医生咨询，甚至可以一个人面对墙壁倾诉胸中的郁闷，把想说的说出来，心情就会平静许多。④行动转移法。克服某些长期不良情绪有多种方法，可以用新的工作、新的行动，去转移不良情绪的干扰。贝多芬曾用从军来克服失恋的痛苦，所以行动转移法不妨是一种好的选择。

（3）针对青年人的性困惑问题　主要应采取以下应对措施：①对性有科学的认识。对性有正确的知识与态度是性心理健康的首要问题。性既不神秘、肮脏，也并非自由、放纵。②正确理解性意识与性冲动。对性冲动的认识，首先要接受其自然性与合理性。越是不能接受、越压抑、越矛盾，性冲动有时会表现得越强烈甚至表现为病态。③增进男女正常的交往。缺乏异性交往，是性适应不良的原因之一。两性正常、友好交往后，往往会使青年男女更稳妥、更认真地择偶，会在交往中加深了解，逐步发展，会减少因空虚无聊而恋爱的比例，婚姻的成功率也会更高。

（三）中年患者的心理问题

中年期又称为成年中期，一般指 35 ~ 60 岁这段时期。中年期自青年期而来，向老年期奔去，它是夹在青年期和老年期之间的漫长发展阶段。

1. 中年期心理发展的常见问题

（1）心理疲劳　人到中年后，由于生活阅历和知识的丰富、技能的成熟，使中年人成为技术的能手、管理的行家、财富的主要创造者和支撑社会的中流砥柱，成为推动社会进步和发展的中坚力量。因此，中年人肩负着巨大的社会责任，面临着极大的工作压力。同时，在家庭内，他们不仅承担着抚养子女和帮助子女成长、成才，还承担着照顾年近多病的双亲甚至祖父母安度晚年的家庭责任。在社会和家庭双重重大责任下，许多中年人常常陷入角色超载和角色冲突之中。

角色超载是指在有限的时间内对同一角色有过多的要求和期望所导致的紧张状态。例如，一位教授在同一时期要在四所不同的大学兼职任教，他要认真对待每所大学的每次讲授，使得他赶场般地奔波，这是“教授”角色的严重超载。

角色冲突是指各种不同角色的需求和期望之间相互发生矛盾冲突的情况。例如，医生因为经常加班抢救患者而无法照顾家庭，不能很好地履行丈夫或妻子和父亲或母亲的责任，这时“医生”角色同“丈夫”或“妻子”及“父亲”或“母亲”角色发生冲突。

中年人在这些沉重的责任和压力下，在开创自己的事业、处理各种复杂的人际关系、扮演多重社会角色的过程中，要不断权衡利弊，常常处于一种思考、焦虑、郁闷、担心的状况，感觉心力交瘁，出现心身疲劳的一系列表现。如记忆力、注意力下降，学习和工作效率降低；情绪不稳，易冲动，易焦虑，心境不佳；睡眠质量不高；全身乏力、食欲减退、全身不适等。

心理疲劳的中年人，似乎总在忍受着一种精神痛苦的折磨，心中积压着委屈、苦闷、烦恼等负性情绪。他们无奈、被动地做着似乎永远做不完的事情。根据临床观察，许多心理疾病的患者，在患病前都有一段较长时期的心理疲劳过程。

（2）更年期综合征　更年期指的是人类的生殖、生理功能由盛转衰的过渡时期，是一个比较特殊的生命变更时期，男女有所差异。目前国际上公认的更年期年龄是：女性 40 ~ 60 岁，男性 45 ~ 60 岁。更年期综合征的发生与否及症状的轻重有着极大的个体差异，除了与性激素下降的速度和水平有关外，还与遗传因素、身体素质、神经类型、心理状态、健康状况、社会环境等的影响有着密切关系。据不完全统计，有 5% ~ 10% 的妇女会发生更年期综合征。约 75% 的妇女会在更年期出现一些不适的症状，没有自觉症状的约占 25%。更年期随着雌激素水平的不断下降，由最初单纯的内分泌功能紊乱引发出一组以自主神经功能失调为主的心理和躯体症状。常见心理症状如焦虑、失落、孤独的心理反应，甚至个性行为上出现敏感多疑、嫉妒、急躁等。

（3）家庭与婚姻矛盾　中年人要在事业上有所作为，需要一个安定、和睦的家庭作为后盾。但是，婚姻问题常会成为影响中年人心理健康的重要因素。另外，家庭中父母与子女的关系也是中年人常常遇到的困惑之一，常因此影响家庭的和睦，同样是影响心理健康的因素。

2. 中年期心理健康维护

中年人的心理健康关系到个体的事业、家庭及躯体的健康，此期间的心理健康维护至关重要。

（1）针对中年人的心理疲劳　采取如下心理调适方法：①扩大关注的范围，要不断提醒自己工作固然重要，但它不是生活的全部。除了工作之外，还要关注家人的感受、朋友的关系、业余爱好及工作以外的社会活动等。要注意生活目标的多样性。要给自己创造缓解压力的平台。②留出属于自己的私人时间。③善于抓住工作的重点。④树立正确的成败观，为此必须清晰地区分出哪些事情是自己能力所及的，哪些事情是自己鞭长莫及的，要有自知之明。对于那些鞭长莫及的事情要冷静地予以接受。对于成功和失败都要泰然处之，既不过分地渴求成功，也不过分地责难失败。世界上没有永远的胜利者，也不存在永远的失败者。每个追求目标的过程，既有成功的希望，也包含失败的可能，因此对于成功和失败都要坦然接受。⑤不要求全：在中年这个特定的发展时期，几十个社会角色一下子集于一身，而这些角色之间又常常发生矛盾冲突，所以常常使许多中年人陷入力不从心、困惑、焦虑的境地。究其原因，痛苦的根源在于他们想将事事都做得优秀，这是不可能的。俗话说“鱼和熊掌不可兼得”“有一得必有一失”。所以，中年人要想缓解自己的压力，就要放弃求全的观念。⑥学会倾诉：有了心理压力通过向人倾诉的方法，可以让自己同问题之间保持距离，确保自己尽可能冷静地分析、客观地处理问题。

（2）针对更年期综合征　采取如下心理调适方法：①正确认识更年期的心身反应，认识更年期的到来是生命的规律。要树立对自己健康状况的信心，减轻精神负担，以乐观的态度对待这一生理过程。②养成有规律的生活习惯。保持日常饮食、睡眠、工作活动等生活作息平静而有规律，避免过度紧张和劳累，要劳逸结合。③提倡家庭与社会的关心。家庭成员、单位同事、领导应该学习更年期的基本知识，正确地理解更年期妇女的脆弱和不稳定性，给予多方面的体贴和照顾，建立更好的社会支持系统。④加强自我调节和控制，学习各种放松方法。

（3）针对家庭与婚姻矛盾　其一，要增进夫妻间的沟通交流，即使是多年夫妻，也要相互沟通，消除误会。促进建立“夫妻认同感”，夫妻双方在情感与行为上就会表现出较高的同一性。其二，培养良好的子女养育方式，“孩子是父母的镜子”，父母是孩子的第一任老师。父母的身教是最好的言教。要想培养高质量的后代，父母要有良好的教育与修养，不过度保护，也不放纵姑息，采取一致的态度与处理问题的口径，同时也要调整好适度的期望值。

（四）妇女患者的心理问题

由于女性有其特殊的生理特征和在社会中所处的地位、责任和义务不同，使得女性心理异常发生的特点与男性有较大的差异，如情绪障碍、神经症等疾病的发生率明显高于男性。

1. 经前期综合征

经前期综合征是在月经周期中，从排卵后出现至行经后消失的一组躯体和精神症状，以经前最为明显。最常见的心理症状有情绪不稳定，或有不同程度烦躁、抑郁、焦虑和睡眠障碍，有些人甚至产生自杀观念。躯体症状的形式多种多样，如头痛、乳房胀痛、腹泻、便秘、下腹痛、双下肢水肿等。

经前期综合征发生率为30%～40%。易感人群：年龄在25～35岁、个人或家族有抑郁症史、偏头痛史、产后抑郁症史，以及有吸烟饮酒等个人生活习惯。

心理保健的重点应关注在提高对经前期综合征的认识上，同时可进行心理咨询或放松治疗。对症状严重者可以给予改善情绪或睡眠的药物治疗。

2. 孕产期常见的心理问题

目前的研究发现内分泌的改变是妊娠期发生心理异常的直接原因。从受精到胎盘形成的妊娠早期，以垂体为主的内分泌系统发生较大的变化，而在妊娠后期孕妇可出现肾上腺皮质功能亢进、雌激素分泌增多、甲状旁腺功能减退等改变。因此，妊娠期的心理异常常见于妊娠早期和妊娠晚期。妊娠期的内分泌改变对于每一个孕妇来说都是共同的，但是并不是每一位孕妇都出现心理异常现象。也就是说心理异常的发生与个体的遗传素质、个性特征和社会心理因素关系密切。

（1）妊娠期常见的心理异常表现　在临床上常常可见一个希望怀孕的妇女，当得知自己怀孕时，心情十分喜悦，但有些人会想到由于生活将发生重大变化，而出现迷惑、彷徨、焦虑、失眠、敏感、多疑等心理异常表现。由于失眠对个体所产生的生理和心理的影响均较大，失眠持续较长的患者可出现疲乏、萎靡不振、注意力不集中、记忆力下降、情绪不稳定等伴随症状。

在孕早期，大多数孕妇的味觉、嗅觉常常变得敏锐，对食物的爱好有明显的改变，同时恶心、呕吐是大多数妇女孕早期最突出的症状。国外有研究报道，长时间的恶心、呕吐更多见于缺乏家庭温暖的妇女或有流产、引产史的妇女及有“哭闹求助”的含义。

进入孕晚期，孕妇常常意识到分娩必须依靠自己完成，对他人的依附性有所减少，但由于想到分娩的痛苦，心理上会出现一种无着落感，越接近预产期，这种感觉益发强烈，会再度出现强烈的依附性，特别是当伴有某些产科合并症时，抑郁和焦虑不安更加明显。多疑敏感者常表现在对躯体情况的过分关注。有的患者常常夸大自己的躯体不适，对自己的身体变化和胎儿的发育情况过分担心，由于对自己身体状况的过分担心，有的患者可以将自己身体的正常生理现象或变化做出病理性的解释；还有的人在没有任何根据的情况下，产生怀疑自己已经患了某种疾病或已经面临某种危险情况的观念，如怀疑胎儿畸形或死亡，怀疑或强烈担心自己存在某种危及自己或胎儿生命的异常妊娠情况。由于以上情况，患者可以出现明显的焦虑、抑郁情绪，并促使其毫无意义地频繁就医。除了对自身过分敏感外，对外界环境也会产生敏感多疑的心理，即表现出根据不足或毫无根据地怀疑周围的人，如怀疑丈夫对自己不好及怀疑丈夫有外遇等。

心理保健要点：在孕早期，一般不主张轻易采用精神科类药物进行治疗，以免影响到胎儿。对症状较轻者要加强观察和监护，并向孕妇和家属讲解一些妊娠期有关身心变化的知识，使孕妇得到丈夫和家人的支持、理解和精神上的安慰，可进行心理治疗如放松疗法以减轻症状。对焦虑、抑郁症状严重者，要与精神科医生一起制定治疗方案并决定是否终止妊娠。

（2）产后心理异常

①产母郁闷或产后心境不良：产母郁闷是指从分娩开始至产后10日内出现的短暂、轻微的心境不良的一种状态。由于没有统一的诊断标准，患病率在15%～80%。有研究报道在产后3日内发病者占84.1%，郁闷持续24小时者占65%。其原因与分娩后体内雌激素和孕激素急剧下降有关，而与人格特征、不良孕产史无关。但生活中的琐事如家属未来探视、丈夫沉默不语、新生儿黄疸、乳汁分泌过少、延缓出院及产后小便潴留等常为其诱因。主要症状特点为郁闷、易落泪、哭泣、不安、轻度情绪紊乱、易疲乏并伴随焦躁。可持续数日，但预后良好。极少数人可发展为产后抑郁。在产褥早期给予产妇足够的关心帮助，及富有同情心的倾听，而非批评式的劝导对缓解郁闷情绪是十分必要的。

②产后抑郁：产后抑郁是介于产后抑郁性精神病和产母郁闷之间的一种精神疾患，指产后6～8周发生的抑郁，病程较产母郁闷长，其症状内容往往以关于婴儿或丈夫的事为主，常常表现出自责自罪，对孩子表现出强迫性担心或恐惧症，失去育儿的自信心，有时害怕接近新生儿，甚至有自杀或杀婴的念头。睡眠障碍者会感到疲乏、烦躁、易怒等。这种情况虽然经常发生，但比产后抑郁性精神病轻，且不易诊断。至今此概念仍受到许多研究者的认同。由于抑郁的概念在不同的社会文化背景中存在着差异，在临床上也有不同的反映。所以产后抑郁的发病率存在着很大差异。如应用Edinburgh产后抑郁量表测定，产后1个月内抑郁的发生率日本报道为3.1%、英国为20%，我国有研究报道，产后6～12个月抑郁的发生率为17.9%。到目前为止其病因仍不十分明确，但研究表明其内分泌变化和社会心理因素的影响可能与本病的发生有关。

及时发现产母郁闷和产后抑郁的产妇是心理保健的重点。要了解产后的心理状态和个性特征，设身处地为患者着想，鼓励家人特别是丈夫的支持、关心和帮助，必要时可以使用认知疗法和生物反馈疗法。对症状严重者要及时转诊到精神科医治。

3. 更年期常见的心理问题

参照中年患者的心理问题。

（五）老年患者的心理问题

老年期也称成年晚期，指60岁至死亡这一阶段。

1. 老年期心理发展的常见问题

（1）权威心理　离退休是一个人社会角色的转变，从一线变为二线，从上级变为“闲人”，从命令指挥别人到被人指挥，从有职有权到平民百姓等，这种转变令不少老年人不适应。个人的经历和功绩易使某些老年人尤其是男性产生权威思想，要求小辈听他们的话，尊重他们，否则就生气、发牢骚，常因此造成矛盾和冲突。

（2）孤独心理　老年人从工作岗位上退下来以后，生活学习一下子从紧张有序转向自由松散状态，子女离家（或称“空巢现象”），亲友来往减少，门庭冷落，信息不灵，出现与世隔绝的感觉，感到孤独无助，甚至很伤感。尤其是独居的老年人这种心理更加明显。

（3）恐惧心理　老年期最大的恐惧是面对死亡。老年人常常患有一种或多种慢性疾病，给晚年生活带来痛苦和不便，因为体弱多病，自然常会想到与“死”有关的问题，并不得不做好随时迎接死亡的准备。特别是对于某些患有癌症等难以治愈疾病的老年人，有1/4以上常表现出惊恐、焦虑、不知所措。有些老年人表示并不怕死，但考虑最多的是如何死。一般老年人都希望急病快死，最怕久病缠绵，惹人讨厌，为摆脱这种局面，而四处求医，寻找养生保健之术。

（4）多疑心理　由于老年人的认识能力下降，常不能正确认识外界事物与自己的关系。自我价值感的丧失与较高的自尊心交织影响下，常使老人过分关注家庭成员或其他人对自己的看法，对晚辈间的谈话、做事可引起疑心。

2. 老年期心理健康维护

（1）针对权威心理　应采取的措施：①善于急流勇退。“长江后浪推前浪”，老人要经常看到年轻人的长处，大力扶持年轻人走上领导与关键岗位。年轻人应该尊重老年人。老年人更要让年轻人在自己的实践中不断成长起来。②找回自己的兴趣与爱好。每位老年人都曾有过兴趣爱好，但年轻时“有闲无钱”，中年时“有钱无闲”，只有到了老年才“有钱有闲”，也到了该享受人生的最佳时间。所以离退休后，应培养自己的享乐能力，找回自己的兴趣爱好，好好去体验人生的丰富多彩。③坚持用脑。老年人应遵循“用进废退”的原则，坚持学习、坚持科学用脑，不但有利于减慢心理的衰老进程，而且能不断学习新事物，继续为社会做贡献。

（2）针对孤独心理　应采取的措施：①认识孤独带来的危害。老年人的孤独与封闭是造成心身健康损害的一大敌人，常常会加快老化的过程。认识到孤独会给老年人带来伤害是克服孤独的第一步。②加强人际交往。老年人离退休后，应尽可能保持与社会的联系，量力而行，继续发挥余热。只有走出家门，加强人际交往，才能找到生的意义、生的乐趣。

（3）针对恐惧心理　应采取的措施：①确立生存的意义。有意识地迎接死亡的来临是对老年人的巨大挑战。只有对死亡有思想准备，不回避、不幻想，必要时对死亡做出决断，才能让老年人从容不迫、义无反顾地给自己画上一个完满的句号。死赋予生以意义，所以老年人更能珍惜时间，尽量完成尚未完成的心愿。②老年人也要有性生活。老年人有没有适当的性生活是生命质量的体现，也是老年人面对死亡恐惧的一种较好的缓解方法。性是爱与生命的源泉，对生活的“内驱力”有重要影响。当然老年人的性行为不可能像年轻人那样猛烈，而是轻柔小心，有时甚至是皮肤的接触就获得了性的满足。③家庭与婚姻的和睦。老人的生活有子女体贴照料，有病能及时诊治，经济上有保障，父慈子孝，就会使老人感到温暖。特别是与老伴的关系友爱互助，能使老人倍享天伦之乐。帮助丧偶的老人在自愿的前提下重组家庭，对于孤寡老人的心理也是一个重要的调节。

（4）针对多疑心理　应采取的措施：①注重人际关系的协调。老人真挚的感情，和蔼可亲的态度，平易近人、宽大为怀、富于幽默的风格，对人对己能够恰当给予评价，能以亲切的态度理解他人，也能以坦率的态度赢得他人的理解，这样必定能够营造良好的人际关系，避免猜疑心理的滋生。②保持一定的社会活动和社会参与性，建立老年人的自我价值感。③通过自身的学习和训练，发展老年人积极的人格特征，要学会互相体贴，互相谦让、互相宽容、互相信任。如果老人真正做到和他人互敬、互爱、互信、互助，在现实生活中时注意优化自己的行为方式，这样人格特征将会朝理想的方向发展。

（5）树立“健康老龄化”的新观念　世界卫生组织于1990年提出实现“健康老龄化”的目标。即老年人群健康长寿，群体达到身体、心理和社会功能的完美状态。1999年正值国际老人年，世界卫生组织又提出了“积极老龄化”的口号。“积极老龄化”表达比“健康老龄化”更为广泛的意思。“积极”一词不仅仅指身体活动能力或参加体力劳动，而且指不断参与社会、经济、文化、精神和公民事务。积极老龄化改变了人们对“老”的看法。传统观点认为“老而无用”“衰老=疾病”“老年人是社会的负担”等，是歧视老年人的消极观念。现代观点认为：老有所为，老年人是宝贵的社会财富，老年人可独立自主，尤其无报酬地服务于照料家庭和社区治安，其贡献不容忽视，由此老年人也获得自我实现、体现自我价值的机会。由此看来，老年人要保持一个良好的心理状态还需要积极的社会参与。近年来研究者进一步关注成功老化与常态老化的研究。所谓成功老龄是指那些与增龄相关的功能状况无改变或改变甚微的老年人群，探索成功老化人群的差异性及其相关因素，继而提倡能够维持生物心理社会概念上的健康老年、减缓老龄化所致的负面影响、提高老年人群生活质量的措施。

（六）危重病患者的心理问题

危重病患者主要指因病情危重需要住在重症加强护理病房的患者。

1. 危重病患者常见的心理问题

进入综合医院ICU的住院患者，由于病情急、重，多需接受不同方式的、长时间的生命体征监测及相关生化参数监测，同时还要接受强化治疗和特殊护理。所处环境的特殊性及上述因素会给这特殊群体带来很大的心理压力。随着现代医学的不断进步，重症医学科在各级医院相继成立，临床上对各种重症患者的救治水平明显提高，但由于重症定医学科的特殊环境、管理制度、因疾病限制活动、无亲人陪伴、各种仪器噪音和有创操作的应用、其他患者的死亡等各种因素，极易使患者产生焦虑、孤独、恐惧、绝望、幻觉等不良反应，轻者情绪低落、意志消沉，重者拒绝治疗，甚至产生自杀冲动。因此，了解重症患者的心理压力因素，有针对性地进行干预，以期能改善患者的遵医行为，从而提高抢救成功率和改善预后。

2. 危重病患者的心理干预

重症患者不仅身体上陷于危机状态，精神上也承受着巨大压力，医务人员应重视患者的心理压力因素，并予以针对性的心理干预措施，可以减轻重症患者的心理压力，提高依从性，促进康复。

心理干预的要点：①主动热情接待患者，做好健康宣教，对患者解释入住重症医学科的原因和意义，介绍科室的环境，积极稳定患者的情绪。②解释患者所患疾病的知识及所使用的有关监护设备、各种管道的重要意义，讲解不留家属陪伴于床旁的原因，主动介绍主治医生和主管护士，争取患者的信任，让患者有一定的安全感。③加强医患、护患沟通，尽力改善病房环境，充分重视人性化服务理念的应用。④减少患者的恶性心理刺激，尤其是邻床患者的痛苦呻吟、挣扎和抢救和死亡场面。利用治疗效果好、遵医行为较佳的患者进行现身说法，增强患者战胜疾病的信心。⑤和患者家属进行充分有效地沟通，了解患者日常的心理状况，尤其是患者最关心、担忧和需要解决的问题，从而有针对性地进行帮助和疏导。动员家属积极参加心理干预和安抚，探视患者前首先与家属交流，并告知目前患者的心理状况，指导家属协助解释充分利用好有限的探视时间。

（七）癌症患者的心理问题

癌症的发病率和死亡率正在逐年上升，已成为当前最主要的死因之一。癌症的病因十分复杂，许多发病机制还不十分清楚。有关的研究提示，心理社会因素和癌症的发生发展密切相关，而且癌症患者的不良心理反应和应对方式对其病情的发展和生存期有显著的影响。

1. 癌症患者常见的心理问题

癌症患者的心理反应大致可以分为四期，见表 7-2。

表 7-2　癌症患者的心理反应

分　期	症　状	持续时间
Ⅰ休克－恐惧期	当患者初次得知自己身患癌症的消息时，反应剧烈，表现为震惊和恐惧，同时会出现一些躯体反应，如心慌、眩晕及昏厥，甚至木僵状态	<1 周
Ⅱ否认－怀疑期	当患者从剧烈的情绪震荡中冷静下来时，常借助于否认机制来应对由癌症诊断所带来的紧张和痛苦。所以，患者开始怀疑医生的诊断是否正确，患者会到处求医，希望能找到一位能否定癌症诊断的医生，希望有奇迹发生	1～2 周
Ⅲ愤怒－沮丧期	当患者的努力并不能改变癌症的诊断时，情绪变得易激惹、愤怒，有时还会有攻击行为；同时，悲哀和沮丧的情绪油然而生，患者常常感到绝望，有的患者甚至会产生轻生的念头或自杀行为	2 周后
Ⅳ接受－适应期	患病的事实无法改变，患者最终会接受和适应患癌的事实，但多数患者很难恢复到患病前的心境，常进入到慢性的抑郁和痛苦中	4 周后

2. 癌症患者的心理干预

及时给予癌症患者适当的心理干预，可帮助患者尽快适应自己的心身变化，配合抗癌的综合治疗，同时可帮助患者减轻心理痛苦，提高生活质量。

（1）告诉患者真实的信息　一旦患者的癌症诊断准确无误，医生和患者家属面临的问题就是是否将诊断结果告诉患者，以及如何告诉患者。目前，国内外医生在这个问题上都有不同的看法，但多数学者主张在恰当的时机将诊断和治疗的信息告诉患者。让患者了解治疗过程中出现的各种副作用和并发症，并进行解释和心理辅导，这有利于患者配合治疗，使患者对治疗有一个较好地心理适应。在告诉患者诊治情况时，应根据患者的人格特征、应对方式及病情程度，谨慎而灵活地选择时机和方式。另外，建立良好的医患关系，树立战胜疾病的信心。

（2）纠正患者对癌症的错误认知　患者的许多消极的心理反应均来自于“癌症等于死亡”的错误认知；帮助患者了解自己疾病的科学知识，接受癌症诊断的事实，及时进入和适应患者的角色，配合治疗。

（3）处理患者的情绪问题　大多数癌症患者有情绪问题，而躯体疾病与心理因素的交互影响会导致恶性循环；得知癌症诊断，出现消极的情绪反应，进一步影响生理功能，症状加重，从而使得情绪进一步恶化，而阻断这种恶性循环的关键在于解决患者的情绪问题。对于处在否认怀疑期的患者，应允许患者在一段时间内采用否认、合理化等防御机制，让患者有一段过渡时间去接受严酷的事实。但是，长时间的“否认”则可能延误治疗，应加以引导。研究表明，对于癌症患者，真正意义上的“否认”并不多见，大多数属于情感压抑。支持性的心理治疗，可帮助患者宣泄压抑的情绪，缓解紧张和痛苦的情绪。

（4）减轻疼痛　应高度重视癌症患者的疼痛问题，癌症患者的疼痛常伴有恐惧、绝望和孤独的心理反应，这会更加重疼痛的主观感受。由于疼痛可以加剧患者心身交互影响的恶性循环，所以，处理的原则首先是要采用各种措施减轻和消除疼痛，然后再考虑疼痛出现后的心理问题。晚期癌症患者的疼痛宜尽早用药物控制，不必过多考虑止痛药物的各种禁忌。

（5）重建健康的生活方式宣传健康知识，倡导人们建立健康的生活方式，树立防癌意识，切断生活方式与癌症的通道。

（八）临终患者的心理问题

临终患者的认定国内外不很统一，有学者指临近死亡，目前已无治疗意义，估计只能存活 2 ~6 个月的患者；也有认为指出现生命体征和代谢等方面紊乱的濒死期患者。在医疗临床中，总有人因医治无效而面临死亡。死亡是无可回避的自然规律，不管死亡是突然发生，还是久病造成，都会给个体带来不同程度的躯体和心理上的双重折磨和痛苦，给家属带来不得不接受的打击。让个体宁静、安详地面对死亡，并尽可能减轻临终前身体和心理上的痛苦，提高临终生存质量，维护临终者的尊严，给予其周到的关怀，是医务工作者应尽的职责。因此，医护人员应该了解个体在临终前心理变化的特点，帮助他们平和地走完人生最后的旅程。

1. 临终患者常见的心理问题

1964 年，临终关怀心理学的创始人精神病学者罗斯出版了《论死亡和濒死》一书，引起学术界的广泛关注和高度评价，此书被誉为 20 世纪医学发展的一个重要里程碑。后来，罗斯又发表了另一本具有重要影响的临终关怀心理学专著《死亡：成长的最后阶段》，提出了濒死和死亡为人的成长提供了最后机遇的理论观点。通过研究，罗斯认为临终患者心理发展大体经历以下五个阶段：

（1）否认与震惊　多数患者在得知患绝症后，感到震惊和恐惧，甚至出现木僵状态。对这个突然的“噩耗”极力否认，不敢正视和接纳现实，不接受临近死亡的事实。怀着侥幸心理，四处求医，希望先前的诊断是误诊。听不进对病情的任何解释，同时也无法处理有关问题或做出任何决定。这个阶段较短暂，可能持续数小时或几天，此时的患者尚未准备好去接受自己疾病的严重性。

（2）愤怒情绪　病情趋于严重或自身疾病的坏消息被证实，否认难以维持，加上明显的病痛，经过各种治疗仍然无效，强烈的求生愿望无法满足，从而导致患者不满、愤怒等心理反应。通常患者把愤怒及怨天尤人的情绪迁怒于医护人员、家属、挚友，对周围一切都厌烦，充满敌意，甚至有攻击行为，不配合或抗拒医护工作，如拔出针头与导管，以发泄愤懑及内心的痛苦。

（3）接受与遵医行为　患者接受现实是一种延缓死亡的企图，是人的生命本能和生存欲望的体现。在“愤怒”之后，虽不能恢复到原来的情绪状态，患者开始适应和接受痛苦的现实。其求生的欲望不减，想方设法与疾病抗争希望延长生命和减轻痛苦。此时患者积极配合，尽力执行医嘱。渴望医学出现奇迹，使疾病获得好转。同时希望得到医护人员和家属更精心的关心照顾，获得短暂时间的身体舒适。

（4）抑郁反应　虽然患者积极配合治疗，但疗效仍不能令其满意。身体某些功能的减弱或丧失没有得以控制，病情恶化，躯体日渐衰弱，患者开始意识到死亡将致，生的欲望不再强烈。另外，疾病带来的折磨、频繁痛苦的检查和治疗、经济负担愈来愈重等，使患者感到悲伤、沮丧、绝望，并导致抑郁。处于抑郁心境的临终患者，有的冷漠，对周围的事情已不关心，少言或无语；有的深深地悲哀，哭泣；有的急于安排后事，留下遗嘱。但此时患者仍害怕孤独，希望得到家人及更多人的同情和安抚。

（5）接纳死亡　如果临终患者得到了适宜的帮助，重要的事情已经安排妥当，他将进入一个新的心理阶段——“漫长旅行前的最后休息”，接纳死亡，等待与亲人最终的分别。患者表现为安宁、平静和理智地面对即将发生的死亡事实。对一切漠视超脱，冷静地等待着生命的终结。

事实上，临终患者的心理发展虽有一定的规律可循，但都因人而异。医护人员要区别不同的情况给予处理与帮助。

2. 临终患者的心理干预

（1）减轻痛苦　要让患者平静面对死亡，首先应该有效地帮助患者摆脱面对死亡时的恐惧、焦虑和抑郁等负性情绪，以促进心理健康发展。有效地控制恐惧、焦虑和抑郁的基础是解除临终患者的各种不适症状，特别是疼痛这一躯体症状。可采用药物镇痛，也可用非药物手段镇痛，如按摩、暗示、催眠等，使患者安然离开人世。

（2）树立信念　悲观、绝望等负性情绪可使病情恶化加速死亡，因此要帮助患者树立坚持走完人生最后阶段的信念。帮助患者形成一个明确、有积极意义、可实现的目标，如生活、治疗目标，从实现目标中获得自信，提高临终前的生活质量。鼓励患者积极遵照医嘱，在自觉地为摆脱困境做出主观努力中感悟生命。

（3）关心和体贴　患者接受即将死亡的现实之后，在弥留之际，他们不愿孤独离去，愿意得到更多人的同情、关心和安抚，渴望亲友能在身边。医护人员与患者的亲友应密切配合，无条件地积极为临终患者提供心理关怀，以真挚的情感去关心与体贴患者，陪伴临终患者度过生命最后时刻，聆听其对人生和生命的倾诉，使其安详地度过人生的最后阶段。

（4）尊重人格　对临终患者，要理解和同情他们求生的欲望，使其感到人格被尊重；要满腔热情，态度自然、诚恳，以温馨的言语经常与他们谈心，注意倾听，语词要清晰，解释恰当。护理时沉着、稳重，操作轻柔，处处体现对患者的关切。

（5）调适关系　临终患者易激惹，或与周围人关系紧张，尤其是这一心理状态被大家谅解和迁就时，助长其要求别人来适应自己的心理。医护人员通过熟练的技术、和蔼的态度、温柔的言语、热情的关怀和尊重患者来取得患者的信任，是搞好心理调适的先决条件。

应给予必要的心理指导，使患者摆脱心理困扰。只有良好的心理护理和优质的躯体护理才能提高患者临终的适应能力，稳定其情绪，使其安定、平静地面对死亡。

（九）特殊患者的心理问题

1. 器官移植患者的心理问题及干预

由于器官移植技术、移植免疫及各种免疫抑制剂在临床应用中的进步，移植技术已成为治疗器官功能衰竭的有效手段，是20世纪医学进展最令人瞩目的学科。国内近年器官移植也得到较快的发展，器官移植在生物医学方面已取得了长足进步，移植患者会产生怎样的心理反应，包括情绪问题、心理排斥反应、心理同化及心理社会功能康复等心理社会因素一直是人们关注的热点。器官移植术对于供者与受者都会构成心理学相关的问题；供者想到的是降低了自己生命的安全系数，他们的贡献也可能并非完全自愿而是受到某种压力；受者对脏器面临生理排斥与心理排斥双重反应，生理排斥现象产生躯体不适，引起患者焦虑感。

（1）器官移植患者的心理变化　器官移植患者的心理变化可分为3个阶段，即异体物质期、部分同化期与完全同化期。

①异体物质期：见于术后初期。受者想到是以损害他人的健康来延续自己的生命，即使器官取自刚死的人也是将自己的生存机会建筑在别人死亡基础上的，患者会陷入深沉的抑郁。有的患者厌恶自己依赖罪犯（真实的或想象的）脏器而生存，产生罪恶感，导致病情恶化；同时患者想到有一种不属于自己的物体进入体内，会产生一种强烈异物感，觉得这一脏器功能活动与自己的功能不相协调，自己身体的体像及完整性受到了破坏，因此为担心自己的生命安全而恐惧不安，为自身脏器的丧失而抑郁、悲伤。有时，这种排斥还受到供者与受者个人关系的影响。如果是活着的供者，他原先与受者有矛盾，使受者从心理上厌恶这一脏器，可拒绝来自该供者的脏器。

②部分同化期及完全同化期：不良心理反应大为减少。此时受者到处走访打听，希望详细了解使他获得第二次生命的供者的全部历史、特征，甚至生活琐事，犹如我们所得心爱物品，总想详尽了解一样。曾有报道，供者的详情被患者了解后，供者的心理特征可能对受者的心理活动及人格产生影响。如女性患者移植男性肾脏后，心理活动变得男性化；相反，男性患者性格亦可女性化。

（2）器官移植患者的干预　加强器官移植患者社会支持能有效地缓解移植术后患者的心理压力，提高患者的生活质量，减少患者对术后治疗的依从性。在临床工作中，对移植患者要给予更多的社会支持，包括社会的、家庭的支持，呼呼社会来关心爱护移植患者，并做好家属的思想工作，取得家属的支持、配合，鼓励患者多与社会接触，充分利用社会支持，使患者融入社会的大家庭来肯定自身的价值，提高生活质量。国外有学者以社会网络图的形式将每个移植术后的患者网络在其中，结果表明该图加深了术后患者之间的了解，促进了患者个体需要及支持来源关系的相互交流，且迎合了移植术后患者的特殊需求。国内也有通过“肾友会”和“肾友之家”对患者进行健康教育、回访服务、肾友联谊活动等形式，积极诱导患者的健康心理，帮助患者顺利进行患者角色的转化。

2. 医疗美容领域中的心理问题及干预

随着生活水平及文化素质的提高，人们对美的需求日益广泛和强烈，要求美容整形手术的个体愈来愈多，我国美容整形外科得到了迅速发展。从社会心理学角度来分析，美容整形手术是满足人们较高层次的心理需求，因为其手术效果涉及患者的情绪、心理、社会需求和期望。由于人们的心理素质及审美观的不同，一些客观仍属理想的美容手术，其结果并没有使受术者感到满意，相反可能在其心理上引起负面反应。

（1）美容整形术后的心理变化　进行美容整形手术的个体从术前期待到术后，对待手术效果的态度经常会表现一些特殊的心理状态，Reich 将美容整形受术者心理分为五类：①忧虑型。性格优柔寡断，顾虑重重，非常关注手术方案及术后客观改善情况。②依赖型。易受周围人暗示，别人认为手术成功则兴高采烈，否则沮丧忧虑。③情感型。思想活跃，愿望明确，易于表达自己的情感，对手术并发症和不良后果异议较少。④偏执型。夸大形体缺陷、疑心较重、敏感易怒。⑤分裂型。性格胆怯，害羞怪僻，缺乏自信和勇气。

（2）美容整形患者的心理干预　根据对受术者心理素质量化测定所获得的信息，运用心理咨询的方法，与患者沟通感情，认真倾听患者倾诉，并给予同情和关注，客观、准确、科学的分析受术者病情程度及治疗过程，尽可能地将他（她）们带出心理误区。在接诊患者过程中，医生应热情友好，诚恳礼貌，行动轻柔，严肃认真，给患者心理上有安全感、信任感，建立良好的心理相容的医患关系。美容整形患者常用的心理学干预方法为：①认知疗法。最大限度地减少信念给他（她）们的情绪带来的不良影响，帮助其减少或消除情绪障碍。②行为治疗。应用放松训练技术，应付紧张、焦虑等情绪，鼓励患者正确面向社会、参与集体活动和他人交往，主动地表达自己的情绪、情感。③森田疗法。原则是顺应自然，为所当为。重点是解除精神交互作用，消除思想矛盾，陶冶情操。④心理分析治疗。目的是让患者正视他所回避的东西或尚未意识到的东西，并改善心理行为方式，使其人格成熟。

显然心理治疗对美容整形外科医生来讲是跨学科知识，对一些心理活动明显异常的受术者，美容整形外科医生应与心理医生紧密合作，共同进行外表和心理治疗，对获得最佳术后效果，会大有裨益，相得益彰，对医患都是非常有益的。一方面可减轻容貌的缺陷和畸形所给予受术者的心理负担；另一方面通过心理治疗，了解受术者心理状态，为选择最佳治疗方案提供参考，使受术者易于接受术后效果，并能主动配合治疗。

（十）心理治疗、护理的注意事项

由于患者患病种类不同，诊治、护理情境有别，再加上所处的环境因素各异，很难表述各种情况下的患者心理变化特点。

在临床各科中，心理问题是普遍存在的。古希腊名医希波克拉底说过："了解什么样的人得了病，比了解一个人得了什么病更重要"。医学的服务对象是人或者患者，他们是有思想、有感情、有不同个性的。患者对于患病、住院、服药、手术甚至临终都有各种特定的心理活动；就不同类型患者而言，其心理活动有共同的特点，掌握这些特点并有针对性地进行帮助与干预，对减轻与矫正患者不良心理反应的发生，以促进患者早日康复或平静地离世都是十分必要的。

在治疗与护理过程中需要注意以下几点：①注意心理与躯体的整体性。躯体疾病与心理疾病可以相互作用，相互转化，"因郁致病"和"因病致郁"都是常见的。特别是心身疾病，与情绪因素、社会因素有着十分密切的关系。②注意患者的个性化。由于每个人的先天素质不同，后天环境和教育条件不同，个人实践和主观能动性不同，故心理活动又千差万别。文化水平的差异对疾病及治疗态度带来一定的差异；不同气质性格的患者，对疾病的承受能力、反应方式以及在病房里的表现又各不一样；另外社会角色和社会经历不同，对待疾病的心理活动规律也有较大的差异。对于不同的个体，需要采取有针对性的治疗与护理。③重视患者家属和亲友对患者的心理作用。患者住院离开他所熟悉的家庭环境，中断工作，放弃了他日常的生活习惯，进入陌生的病房，遇见的都是陌生人，还要忍受疾病的折磨，甚至会面临死亡的威胁。因此，患者会产生紧张、焦虑、恐惧等各种不同的心理反应。这些心理反应既可能来自对疾病本身的担心；也可能来自于对医院环境的不习惯或因家庭、经济、事业问题而加重的心理反应；过度的心理反应可破坏心理平衡，加重疾病。因此，医护人员应根据患者的心理反应和需要，注意观察其对周围环境的认识和适应、对住院的反应、对病友的态度、对家庭亲友探访的态度，以及与发病有关的社会心理因素等。详细观察和了解患者的情况，可有的放矢地帮助患者适应医院环境，配合医疗护理过程，从而有利于疾病的康复。

（舒　卓　刘光亚）

第五节　心理治疗的性质、原则、适应证和主要方法

一、心理治疗的原则

在治疗过程中能否遵循心理治疗的基本原则，关系到心理治疗工作能否顺利开展，也决定治疗工作的最终成效。心理治疗的基本原则可以概括为以下几个方面。

（一）保密原则

保密原则是心理治疗中最为重要的原则，它既是医患双方确立相互信任的治疗关系的前提，也是心理治疗顺利开展的基础。这一原则要求在没有获得患者许可的时候，治疗者不得将在治疗场合下对方的言行随意泄露给任何人或机关。在公开案例研究或发表有关文章必须使用特定患者的有关个人资料时，必须充分保护患者的利益和隐私，并使其不至于被他人对号入座。只有在来访者同意的情况下才能对咨询过程进行录音、录像。心理治疗中的有关信息需妥善保管，无关人员不得翻阅。

保密例外。若发现：①患者有危害自身或危及他人安全的情况时；②患者有虐待老年人、虐待儿童的情况时；③未成年患者受到违法犯罪行为侵害时，应该及时向所在医疗机构汇报，并采取必要的措施以防止意外事件的发生，及时向其监护人通报；如发现触犯刑律的行为，医疗机构应该项有关部门通报。

（二）伦理原则

心理治疗工作的开展必须以一定的伦理规范为约束力，这是心理治疗者必须坚持的重要原则。治疗者应有责任意识，在自身专业知识和能力限定范围内，为服务对象提供适宜而有效的专业服务。对超出治疗者能力和范围的患者，治疗者应及时转介。在转介时，治疗者应

向患者诚恳地说明理由，如实介绍所转介的治疗者的情况并提供相关的资料。

治疗者应当建立恰当的关系及界限意识，尊重服务对象（包括患者及其亲属），按照专业的伦理规范与服务对象建立职业关系，促进其成长和发展，应平等对待患者，不因患者的性别、民族、国籍、宗教信仰、价值观等因素歧视患者。应努力保持与患者之间客观的治疗关系，避免在治疗中出现双重关系，不得在治疗关系之外与服务对象建立其他关系，如性关系、金融关系、社会交往等。一旦治疗关系超越了专业的界限，应采取适当措施终止这一治疗关系。

（三）信赖原则

这一原则是在心理治疗过程中，治疗者要以真诚一致、无条件的积极关注和共情与患者建立彼此接纳、相互信任的工作联盟，以确保心理治疗顺利进行。信赖原则的实施要求治疗者要让患者了解心理治疗的程序、方法、要求、费用、阶段性或长期可能产生的正面影响与负面影响，充分尊重患者的选择。

（四）中立原则

这一原则要求治疗者在心理治疗过程中保持中心的态度和立场。在心理治疗的过程中，不能替患者作任何选择，而应保持某种程度上的“中立”。特别是患者在询问，“我该和谁结婚”“我应该分手吗?”等类似的问题，应该让患者自己做决定。

（五）整体性原则

这一原则是指在心理治疗的过程中，治疗者要以发展的眼光看待患者的问题，不仅在问题的分析和本质的把握上，而且在问题的解决和效果的预测上都要具有发展的观念。患者的知情意行会随着治疗的进程在不断地发生变化，治疗者需要用发展的眼光去捕捉，因势利导或防患于未然，促使治疗向着好的方向发展。

（六）个性化原则

这一原则是指在心理治疗过程中，治疗者既要了解患者与同类问题的人共同表现和一般规律，也要发现患者的个性化情况。因此，每个心理治疗方案都应具有特殊性，不能千篇一律。

（七）科学原则

进行心理治疗一定要遵循心理学规律，要以科学的心理学理论为指导。因此，治疗者首先必须具有坚实的专业基础，并树立治病救人的态度，不能以盈利和惑众为目的。

二、心理治疗的性质

（一）自主性

心理治疗的关键是帮助患者自己改变自己。心理治疗中的医患关系是合作关系，患者承担主动的作用。通过治疗，患者变得越来越具有自主性和自我导向能力，对自己的情感和行为更负责任。

（二）学习性

心理治疗的过程就是一个学习的过程。心理治疗的一个基本假设就是，个体的情感、认知以及行为都是个体过去生活经历的产物，它们是“学习”而来的。个体通过与治疗者的密切配合，通过学习获得新的有益的情感、认知以及行为方式。

（三）实效性

心理治疗是一项有实效的工作，它是有效的、有益的，而且是人道的。

三、心理治疗的适应证与分类

（一）心理治疗常见的适应证

心理治疗主要是从临床实践中发展起来的，长期以来经过临床实践、实证性研究，人们对心理治疗的适用范围已有较为一致的认同。

1. 综合医院临床各科的心理问题

（1）急性疾病的患者，此类患者的特点是起病较急，且一般病情较重，往往存在严重的焦虑、抑郁等心理反应。有时需要在接受生理上紧急处置的同时，接受一定的心理治疗。如支持疗法、放松疗法等，以帮助患者认识疾病的性质，降低心理应激水平，调动患者的主观能动性来战胜疾病。

（2）慢性疾病患者，这类患者病程一般较长，由于无法全面康复，以及长期患者角色的作用，往往存在较多的心理问题，会使疾病症状复杂化，影响机体的康复过程。对这些患者的治疗，单用生物学方法效果不佳，必须结合心理治疗。

2. 心身疾病患者

心身疾病虽然是躯体疾病，但其病因与心理社会应激密切相关。此类疾病逐渐成为威胁人类健康的主要疾病，理解和掌握心理治疗技术尤为迫切。包括两个方面：首先，针对致病的心理因素，通过消除或缓解患者心理应激反应，来减轻疾病症状，改变病程，促进其康复。例如，矫正冠心病患者的 A 型行为、紧张性头痛患者的认知疗法等。其次，直接针对疾病的病理过程，采取心理矫正措施，如对高血压患者进行松弛训练、对瘫痪患者进行生物反馈治疗等。

3. 心理问题严重、需要系统性心理治疗的患者

根据精神障碍诊断标准《国际疾病分类（ICD-10）精神与行为障碍分类》，主要包括：①神经症性、应激相关的及躯体形式障碍；②心境（情感）障碍；③伴有生理紊乱及躯体因素的行为综合征（如进食障碍、睡眠障碍、性功能障碍等）；④通常起病于儿童与少年期的行为与情绪障碍；⑤成人人格与行为障碍；⑥使用精神活性物质所致的精神和行为障碍；⑦精神分裂症、分裂型障碍和妄想性障碍；⑧心理发育障碍及器质性精神障碍等。在针对以上各类精神障碍的治疗中，心理治疗可以作为主要的治疗方法，也可以作为其他治疗技术的辅助手段。

4. 社会适应不良和各类行为问题

正常人在生活中有时会遇到难以应对的心理社会压力，出现自卑、自责、抑郁、焦虑、失眠、过食和肥胖、酗酒、口吃等心理行为问题。此时可通过心理治疗帮助其改善人际关系，掌握应对技巧，从而改善情绪和躯体症状。可采用的心理治疗技术有支持疗法、社交技巧训练、松弛训练、认知疗法及危机干预等。

（二）心理治疗的分类

1. 按心理治疗理论流派分类

心理治疗技术是对应着关于疾病病因的理论假设而产生的。与躯体疾病不同，精神障碍的心理病因学还没有形成普遍认同的理论，迄今为止，心理治疗已有300多种流派，大多数可以纳入精神分析、行为主义、以人为本主义、系统论这四大主干体系。

2. 按照治疗对象分类

（1）个别治疗　治疗者与患者进行一对一访谈。除明显的精神异常外，凡存在心理障碍的各科患者，尤其是那些有明显心理创伤，但因种种原因不愿轻易吐露其隐藏在内心深处痛苦的患者最适合于这种类型的心理治疗。

（2）夫妻治疗或婚姻治疗　以配偶双方为单位的治疗，可以视为家庭治疗的一种形式。重点处理影响婚姻质量，引起心理痛苦的各种问题，如夫妻关系、性问题。

（3）家庭治疗　以家庭为单位的治疗。核心家庭是最普遍、最基本的人际系统，该类治疗多以核心家庭为干预目标。但由于强调人际关系互动的重要性，必要时还邀请核心家庭之外的大家庭成员，甚至家庭外的人员如教师、朋友等参加治疗。

（4）集体心理治疗　以多名有相似问题，或对某一疗法有共同适应证的不同疾病的患者为单位的治疗。按照系统论“总体大于部分相加之和”的论点，集体治疗重视群体成员构成人际系统后产生的“群体心理动力学”现象，利用人际互动来消除病态，促进健康。集体心理治疗适用于因人际关系障碍（如夫妇之间、家庭各成员之间在或集体之间、成员之间的关系紧张）引起的心理障碍的患者，也适用于同一性质心理障碍的患者如同性恋、酗酒者。

3. 根据心理现象的实质对心理治疗进行分类

（1）言语治疗或言语心理治疗　人的心理活动是通过言语直接感受到和意识到的。通过言语能使人的认识、情感和思想发生变化。心理治疗技术不少属于言语治疗的范畴。治疗者往往依据其理论来设计言语，用专门的术语解释，如弗洛伊德的心理分析疗法、罗杰斯的以人为中心疗法都属于言语治疗。

（2）非言语心理治疗　主要通过非言语的音响、色彩、情境和动作信息来改变患者心理状态。这种通过非言语的心理治疗包括音乐疗法、绘画（书法）疗法、雕塑疗法、心理戏剧疗法等。

（3）行为疗法或行为矫正　它和前两种心理治疗不同之处在于前两者主要是使患者改变自己的认识而引起心理状态的变化，而这种方法主要是通过改变患者的行为来引起心理状态的变化。

4. 根据患者意识范围的大小对心理治疗进行分类

（1）觉醒状态下的心理治疗（或觉醒治疗）　患者的神志处在清醒状态，治疗者的谈话能完全、清楚地被意识到，使患者了解自己的处境、引起心理障碍（特别情绪障碍）的原因及如何克服自己性格上的弱点。在通常情况下，进行心理治疗时患者最好处在完全的觉醒状态，因为患者的主动合作与参与能促使治疗效果事倍功半。

（2）半觉醒状态下的心理治疗（或半觉醒治疗）　在安静、温暖、光线柔和的房间内，让患者坐在舒适的椅子上，集中注意倾听治疗者的谈话或指导，也可让患者集中回忆过去的精神创伤，使患者沉浸在激动的情绪中。这时患者的意识范围是相对狭窄的。这种处在这种半清醒状态下，患者比较容易接受建议，特别是暗示性的语言具有较强的治疗作用。对于暗示性较高的患者，特别是癔症和某些焦虑症、恐惧症患者接受半觉醒状态下的心理治疗可获得较高的疗效。

（3）催眠治疗　患者意识处在极度狭窄的状态下，只保持与治疗者的接触，接受治疗者的言语指导。在这种状态下，患者可将在意识中已经忘却的心理创伤回忆起来，使其心理障碍或某些神经症、心身疾病得到较好的治疗。

四、心理治疗的主要方法

心理治疗的治疗方法发展迅速，在众多的治疗方法中，当今专业领域中最具影响的主要有 3 大取向的治疗方法，即精神分析疗法、行为疗法和以人为中心疗法。

（一）精神分析疗法

精神分析法由奥地利精神病医生西格蒙德·弗洛伊德创立，既可适用于某些精神疾病，也可帮助人们解决某些心理行为问题。弗洛伊德精神分析法是一种长时程的咨询过程，它极为强调患者的心理性欲发展史，其目标是要帮助患者达到对自己人格的全面洞察。

1. 基本概念

（1）人性观　弗洛伊德对人性观有着决定论的观点。他坚信行为在 0～6 岁的时间内，由性和冲动的无意识生理渴望及性心理经验等决定。

（2）性心理的发展阶段　弗洛伊德认为人的一切行为都是以性力为动力的。性心理的发展，依次通过五个阶段：第一阶段是口欲期（0～18 个月）。婴儿吃奶的吮吸本身所产生的快感，由口唇知道了性的快乐。第二阶段是肛门期（18 个月至 3 岁）。相当于幼儿期，这一时期的性的兴趣集中到肛门区域，由排便而知道了性的快乐。这一时期父母往往开始按常规训练儿童的排便习惯。如果这一时期产生固着现象并出现心理问题，就会造成其后产生严重的强迫性肛门性格。第三阶段是性器期（3 岁至 6 岁）。开始从肛门转至性器上，男女都开始对男子的阴茎感兴趣，特别是女孩子因自己没有阴茎而羡慕男孩并产生恋父情结。男孩则出现恋母情结。第四阶段是潜伏期（6 岁至 12 岁）。儿童的性的发展呈现停滞的或退化的潜伏现象。第五阶段是生殖期。性的快乐进而开始集中到生殖器上，是在青春期以后。以上五个阶段如果能够得以圆满地进行的话，人就会得以健全地发展。如果在某一阶段出现问题的话，就会造成身心障碍或心理的停滞不前。

（3）潜意识　弗洛伊德提出的最重要的观点之一，是认为人对于他的心理活动的绝大部分是无意识的，换句话说，心理活动可以是潜意识的。潜意识是深层次心理活动，它发源于人的本能需要，以本能冲动和欲望的形式表现出来，具有强大的心理能力。压抑到潜意识中的心理冲突时产生心理疾病和精神障碍的根本原因，如何通过治疗分析使潜意识中的“症结”意识化，是问题解决的关键。

（4）人格结构　弗洛伊德认为，人格是由三个相互作用的成分组成：本我（id）、自我（ego）、超我（superego）。

“本我”是精神能量的源泉，也是本能的处所。它包括人类本能的内在驱力和被压抑的习惯倾向，是最原始的、本能的，且在人格中最难接近的部分。本我被快乐原则所支配，目的在于争取最大的快乐和最小的痛苦。

“自我”是意识结构部分，通常被看作是人格的“执行机构”。它受现实原则管理，调节无规则的本我和外在现实要求之间的矛盾，以帮助个体以可以接受的方式满足需要。

“超我”是人格的“审判机构”，包括两个部分：一个是良心；另一个是自我理想。前者是超我的惩罚性的、消极性的和被批评性的部分，它告诉个体不能违背良心；后者是由积极的雄心、理想所构成，是抽象的东西，它希望个体为之奋斗。超我有着三个目的：压制来自本我的冲动，将自我的倾向从现实主义改变至道德主义，并激励人格追求完美。

（5）防御机制　弗洛伊德的防御机制的概念是他最重要的理论贡献之一。防御机制是在自我觉得受到内在心理冲突的威胁时无意识地发展出来的。当这一情形发生时，可以利用防御机制来否定、伪造或扭曲现实，以便自我能够应付。例如，一个学生学习成绩不好，他（她）就有可能使用合理化解释自己为什么不能在学业上做得更好。自我防御机制的原理是将个体遭受的压力排除掉。人们通常使用的自我防御机制包括否认、合理化、理智化、投射、退行、压抑等。但是一个人过于频繁使用各种防御机制，他就不会接受对他的很多要求，因而也就失去了很多在各种生活任务上获得成功的机会。精神分析理论认为，如果一个人在与他人的互动关系中使用防御机制的程度很高，以至于很难形成对自己具有奖赏意义的人际关系，就会得神经症；如果他的自我不堪重负，以至与外部现实失去了联系并形成歪曲的思维模式，就会得精神病。因此，心理治疗者的作用就是帮助患者增强自我，将来自内在心理冲突和因此而产生的防御机制所带来的压力减少到最小。

2. 治疗过程

对精神分析心理治疗过程而言，最基本的理念是相信人要利用各种防御机制（如压抑等）将难以忍受的材料储藏到潜意识之中。治疗过程就是需要鼓励患者将潜意识中的材料揭示出来，并解决包含于其中的冲突。主要采用的技术有自由联想、梦的分析、面质与澄清、解释。

（1）自由联想　就是让患者自由诉说心中想到的任何东西，鼓励患者尽量回忆童年时期所遭受的精神创伤。

（2）梦的分析　作为探索无意识过程的途径，梦的成分包含着象征性的意义。心理治疗的目的，即在根据患者表达出的去解析其隐性的含义，从而找出当事人潜意识中的问题。释梦是精神分析的一种重要方法，“梦的工作”包括以下六种规律：①象征化。用一种中性事物来象征、替代一种所忌讳的事物，以减少或引起梦中自我的痛苦或创伤。②移置。在梦中将对某个对象的情感转移和投身于另一个对象方面去。③凝缩。在梦中将内心所爱或恨的几个对象凝缩成一个形象表现出来。④投射。在梦中将自己某些不好的愿望或意念投射于他人，以减轻对自我的谴责。⑤变形。在梦中将潜意识的欲望或意念用其他甚至相反的形式表现来。⑥二次加工。

（3）面质与澄清　是反馈步骤，帮助患者意识到正在发生什么，知道需要进一步分析什么。

（4）解释　是指为患者提供对反映在阻抗、移情和其他过程中的内在冲突的洞察。

3. 适用范围

对于早期或好转的精神分裂症、躁郁症、偏执性精神病等患者，挑选某些适当的病例进行精神分析，作为一种辅助的治疗方法也有一定帮助。但是在这类精神病的发病期，仍应以精神药物与物理疗法（如电休克）为主，而不能单靠精神分析或其他心理治疗。

4. 总结与评价

心理分析法是最早发展起来的一种心理治疗模式，它强调对人的问题行为、症状背后所压抑的各种需要、欲求、感情的动力关系的理解及其意义的解释。尽管弗洛伊德的学说一直存在着争论，但他仍被广泛认为是心理学发展中最有影响、最重要的人物。他最大的贡献是把防御机制作为应对焦虑的方式、意识—无意识连续统一体的心理地图，以及在精神分心中所采用的探索无意识过程的方法。弗洛伊德精神分析理论的缺陷在于过分强调婴幼儿期的发展，特别是过分强调婴幼儿期的性经验。

新精神分析学派，沿袭了精神分析重视早期经历对人影响的传统，并对弗洛伊德的一些重要观点进行了修正，例如，客体关系、自我心理学、自体心理学等学派，这些学派强调个体早期父母或主要养育者对人体人格发展的影响，认为早期人际关系的模式（与儿童早期照看者的依恋关系模式）会在个体其后与他人的交往中反映出来，也会在心理治疗以移情的方式呈现。治疗即通过对来访者的移情的解译，同时治疗师通过对反移情的觉察来理解患者的投射及投射性认同，在治疗过程中通过治疗关系来帮助患者整合其心理创伤，促进其人格改变和自我功能的改善。

（二）行为疗法

行为疗法一般是指行为治疗，是以减轻或改善患者的症状或不良行为为目标的一类心理治疗技术的总称。行为疗法具有针对性强、易操作、疗程短、见效快等特点。

行为主义的创始人是华生，但对心理治疗产生较大影响的却是巴甫洛夫经典条件反射理论、斯金纳操作性条件发射理论和班杜拉社会学习理论。经典条件作用原理是指条件刺激与无条件刺激反复结合后，原本为中性的条件刺激单独呈现也会引发条件反射；操作性条件作用原理是指有机体对特定刺激做出反应后的强化可改变此前有机特定反应的频率；社会学习理论进一步认为，人的行为不一定要通过强化才能习得，通过社会学习—模仿即可获得。行为治疗认为，行为的异常是通过学习得到的；治疗就是要通过学习新的适宜的反应，矫正非适应性的行为反应。

1. 基本概念

（1）人性观　行为主义者把行为看作是遗传和环境的产物。将人性看作是中性的。每个人都生而拥有一定的遗传特征，在这个基础上，任何一个人既可能趋向善也可能趋向恶，这取决于从环境中获得的学习经验。

（2）治疗过程　行为疗法非常强调治疗目标的设定。治疗目标必须包括行为的改变，这样，就可以通过观察和测量行为来检验治疗是否达到成功。在行为疗法中，类似“我希望与父母更好地相处”是不能作为治疗的目标，需要把目标更具体化，如“我每周至少要有四个晚上在家里吃晚饭，以保证我将一部分时间用于与父母的沟通”。行为疗法常用的治疗技术有：放松疗法、系统脱敏技术、厌恶疗法、冲击疗法、模仿法、代币疗法。

①放松疗法是一种通过训练有意识地控制自身的心理生理活动、降低唤醒水平、改善机体紊乱功能的心理治疗方法。实践表明，心理生理的放松均有利于身心健康、起到治病的作用。

②系统脱敏疗法是由国外学者沃尔帕创立和发展的，临床上多用于治疗恐惧症、强迫性神经症及某些适应不良性行为。系统脱敏疗法分为三步：第一步，教患者掌握放松技巧。第二步，建立焦虑的等级层次。让患者说出引起焦虑的事件或情境，形成一系列行动方案的列表，这个列表按焦虑程度由低到高逐渐递增。第三步，进行层级递增式脱敏训练。在患者处于完全放松状态下，从焦虑最低程度逐步情境向最高程度情境过渡。经反复训练，患者对过去引起焦虑的情境逐渐脱敏。

③厌恶疗法是行为疗法中最早和最广泛地被应用的技术之一。在临床上多用于戒除吸烟、吸毒、酗酒、各种性行为异常和某些适应不良性行为，也可以用于治疗某些强迫症。治疗中，将患者所要戒除的靶行为（或症状）同某种使人厌恶的或惩罚性的刺激（如疼痛刺激、催吐剂、令人难以忍受的气味或声响刺激等）结合起来，通过厌恶性条件作用，从而达到戒除或减少靶行为出现的目的。

④冲击疗法即满灌疗法，是暴露疗法之一。暴露疗法是用来治疗恐惧和其他负性情绪反应的一类行为治疗方法。冲击方法是让患者持续一段时间暴露在现实或想象的唤起强烈焦虑的刺激情境中。

⑤模仿法又称示范法，基于人可以通过模仿榜样而改变行为或学习新行为的理论假设。模仿法是向患者呈现某种行为榜样，让其观察示范者如何行为及他们的行为得到了什么样的后果，以引起他从事相似行为的治疗方法。

⑥代币疗法。根据斯金纳的操作性条件反射原理，用奖励的方法强化所期望的行为，常应用于智残儿童、行为障碍儿童、呈现严重行为衰退的慢性精神分裂症患者来塑造新的行为。

3. 适用范围

（1）恐惧症、强迫症和焦虑症等神经症。

（2）抽动症、肌痉挛、口吃、咬指甲和遗尿症等习得性的不良习惯。

（3）贪食、厌食、烟酒和药物成瘾等自控不良行为。

（4）阳痿、早泄、阴道痉挛、性感或性乐缺乏等性功能障碍。

（5）恋物癖、异性服装癖、露阴癖等性变态。

（6）慢性精神分裂症和精神发育迟缓的某些不良行为。

（7）轻性抑郁状态及持久的情绪反应等。

4. 总结与评价

行为疗法很少关注患者的问题形成的过程，只关注患者当前的行为问题。行为疗法只评估患者特殊行为问题产生的环境条件，通过发现哪些环境条件支持着消极的行为方式或缺少哪些支持积极行为方式的环境条件，促使问题行为的变容、消失或新的行为的获得。

（三）以人为中心疗法

以人为中心疗法，是由卡尔·罗杰斯于20世纪50年代创立的，被视为心理治疗理论中的“第三股势力”。其基本的理念是，重视患者情绪侧面的作用，认为患者内心所具有的对成长、适应的愿望或冲动，是问题解决的根本所在。

1. 基本概念

人性观。罗杰斯持有积极的人性观，认为每个人都有内在的自我实现的倾向。他相信如果合适的条件存在，人们会很自然地朝向自我实现而前进。此外，罗杰斯的理论强调现象学的视角，认为人的内在参照系是理解人的最佳出发点。

2. 治疗过程

作为心理治疗的过程，首先，从患者陈述问题开始。由此，患者与治疗者都能够对问题有一个充分的理解和洞察。在此期间，治疗者与患者充分地就今后的治疗方法、方向及解决问题的手段等问题进行磋商，患者据此做出决定。整个治疗过程，治疗者不向患者作出指示或具体指导，治疗者的作用在于向患者提供有利的条件，帮助患者进行自我探索。

所谓的有利条件包括：①一致性。一致性意味着心理治疗者在他们所体验的和所交流的是一致的。例如，当心理治疗者感受到来访者的威胁时，却说喜欢和患者在一起是不恰当。②共情式理解。心理治疗者努力从患者的内在参照系的角度来理解患者。也就是，理解患者正在思考的、感觉的和体验的一切，并与患者交流这种理解。③无条件积极关注。罗杰斯相信，向患者表达出一种接纳感和尊重是必不可少的。但这种接纳并不是容忍和接受患者所做的一切，而是“将所做的事和做事的人区分开”。

3. 适用范围

以人为中心疗法来自于临床实践。从开始的个体咨询，到团体咨询，以及在教育、企业等领域，应用的范围逐渐扩大。罗杰斯晚年致力于，将其应用于处理国际事务。

4. 总结与评价

以人为中心疗法强调积极的人性观。罗杰斯是人本主义的创始人，他最主要的贡献之一是对咨询关系的清晰描述。第二个主要贡献来自于他关于人性的论说：最终对患者生活负责的只能是患者自己。以人为中心疗法的局限性，在于心理治疗的目标不够清晰。

三、心理治疗的原则、要求及注意事项

（一）心理治疗的要求

1. 心理治疗者的资质要求

治疗者必须经过正规培训，掌握了一定的专业理论和技能，具有合法身份的专业人员。以下两类在医疗机构工作的医学、心理学工作者可以成为心理治疗人员：①精神科（助理）执业医师并接受了规范化的心理治疗培训。②通过卫生专业技术资格考试（心理治疗专业），取得专业技术资格的卫生技术人员。

2. 心理治疗的程序要求

心理治疗的程序包括治疗者对心理治疗实际操作的具体安排，如有专门的工作场所、预约制度、签订治疗协议、会谈时间、治疗次数和付费方式等。治疗程序是医患双方都要遵守

的，有助于治疗者评估患者的心理行为变化，如迟到可能表明有阻抗；也有助于患者建立安全感，真实表露其内心世界。

3. 心理治疗的治疗关系要求

心理治疗是建立在密切的治疗关系基础上的职业行为。与药物治疗不同，心理治疗是一个人帮助人、人影响人的活动，因此，一种稳定、深刻、亲密和依赖的治疗关系是心理治疗有效的重要因素。

4. 心理治疗的场所要求

心理治疗属于医疗行为，应当在医疗机构进行。医疗机构应该按照心理治疗工作的需要，设置专门的心理治疗场所。

（二）心理治疗的注意事项

1. 建立良好的医患关系

建立良好的医患关系是心理治疗成功的重要因素。治疗者与患者正式交谈前要了解病情，计划交谈的具体目的和内容，使谈话内容具有针对性，并使患者乐意接受。整个治疗过程中，治疗者要善于运用沟通技巧，注意避免因言语暗示、解释含糊、指导失误等而造成医源性心理问题。

2. 恰当选择心理治疗的适应证

治疗前要经过严格的躯体和精神检查。心理治疗的禁忌证包括：一是精神病性患者障碍急性期患者，伴有兴奋、冲动及其他严重的意识障碍、认知损害和情绪紊乱等症状，不能配合心理治疗的情况。二是伴有严重躯体疾病患者，无法配合心理治疗的情况。

3. 心理治疗者应注意自身的素质培养

心理治疗是一项特殊的助人工作，从事这项工作，除了不断加强专业技能学习外，还应培养自身素质的培养。如做一个善于容纳他人、有敏锐的自我觉察和一定的自我修复能力、善于接纳他人、有强烈的责任心、能客观的自我评价的人。

4. 心理治疗者要严守职业道德

以下行为必须避免：①允许他人以自己的名义从事心理治疗工作。②索贿、受贿，或与患者及其亲属进行商业活动，谋取专业外的不正当利益。③与患者发生超越职业关系的亲密关系（如性爱关系）。④违反保密原则。

（李　娜）

第六节　全科医生应具备的心理素养

一、全科医生心理素养在全科医疗中的作用和影响

在临床的医疗工作实践中，医生是主体，起着重要的主导作用，面对患了疾病需要照顾、治疗和帮助的患者，全科医生的压力是非常巨大的。如果这些压力得不到有效缓解和释放，就会产生种种心理问题，甚至走向极端。

近期一项研究显示，大约有12%的医生在一生中曾经患过抑郁症，但医生们似乎很难接受抑郁症及其他精神科疾病应该被看成疾病的事实，当这些精神疾病发生在他们身上时，这种倾向尤其明显。与一般公众相比，医生自杀的危险更大。

由此可见，如果医生心理健康长期失衡，健康状况不佳，得不到有效的治疗则会带来多种危害。首先，会造成医生个人精神功能效率减退，进而还会影响与家人、同事之间的人际关系。心理健康水平较差的人，会出现易疲劳、注意力涣散、精力难以集中、心境恶劣、紧张等精神症状，还会在人际交往中出现挑剔、多疑、敏感、易激惹、冲动控制差等沟通方面的问题。其次，全科医生的心理障碍还会引发多种身心疾患，如高血压病、消化性溃疡等。另外，全科医生的心理疾患还会降低工作效率，直接影响到对疾病患者治疗的疗效。因此，对于一个全科医生来说，除了有专门的医学知识和精湛的医疗技术之外，还必须具有良好的心理素养、健康的心理状态。医生只有将自身的心理健康达到一个更高的境界和水准，才能将现代的医学模式——生物—心理—社会医学模式所要求的临床医疗工作做好。

心理健康对人的行为准则起着主导作用。其意义在以下几个方面越来越显现出来：①有助于心理疾病的防治。②有助于人们的心理健康的发展。③有助于推动精神文明的建设。

除此之外，在临床医疗实践的工作、生活和学习中，医生的心理健康还有如下重要的意义：①有助于改善医患关系，更好地为患者服务。②有助于发挥医学技术水平，提高医疗质量。③有助于提高和树立医生良好的形象，发扬人道主义精神，履行防病治病、救死扶伤、保护人民健康的神圣职责。

因此，作为高风险、高强度脑力劳动的全科医生更应努力提高自身的心理健康水平，有了心理困惑应积极排解或主动寻求相关专家的帮助。

二、全科医生心理品质

心理健康是一种心理功能状态，在这种状态下，人不仅没有主观不适的感觉，而且能使自己所具备的心理潜能得到充分发挥。心理健康的人从事某种活动一般能达到比较理想的水平，自身也能得到充分的发展；反过来说，如果一个人在某种活动中不能充分发挥潜能，不能达到理想水平，就说明他心理功能的发挥受到某种干扰，遇到了某些障碍，就意味着他的心理发展处于不够健康的状态中。换句话说，心理健康的人假如有十分潜能也许能发挥出五六分甚至更多，而心理不够健康的人有十分潜能也许只能发挥两三分甚至更少。那么心理健康具有什么特点和特征或者说心理健康有什么标准呢？世界卫生组织提出如下的心理健康标准：①具有健康心理的人，人格是完整的，自我感觉是良好的；情绪是稳定的，且积极情绪多于消极情绪；有较好的自控能力，能保持心理平衡；能自尊、自爱、自信、有自知之明。②一个人在自己所处的环境中，有充分的安全感，且能保持正常的人际关系，能受到他人的欢迎和信任。③心理健康的人，对未来有明确的生活目标，并能切合实际地不断进取，有理想和事业上的追求。

全科医生作为一种特殊救人职业，还需要有如下心理品质。①接诊各类问题的患者，有耐心、不急不躁，保持冷静的心态和遇到棘手问题时情绪稳定。②善于分析、总结各种患者的心理特征，针对不同的心理特点，灵活运用不同方法、方式说服患者。③对患者问候时要热情，像亲友一样关心患者，但注意不要过于热情，不能让患者觉得是在求他治病；注意倾听患者的表达，不要随意打断患者叙述；安慰患者，消除其恐惧心理，让患者信任医生。④具有健康的人格，积极态度多于消极态度。⑤有较强的适应能力，善于协调医患关系。

三、全科医生良好心理品质的培养

全科医生一般在基层工作，工作压力和强度往往较大，有着“健康所系、性命相托”的重任，培养全科医生心理健康对医生本人和国家基层医疗保障有着重要的意义。

1. 职业心理健康培训

全科医生需要面对各种疾病的患者，医患关系有时候容易紧张，全科医生将面临更多心理困扰，心理问题成为影响医生工作表现的重要因素，进而会影响到患者的康复效果。医疗机构或卫生管理部门有必要组织对全科医生进行心理健康教育的培训，其内容主要传授讲解心理学健康的基本常识，帮助全科医生建立科学的心理健康概念，培养健康、良好的自我形象，形成健康的思维和行为方式，预防并科学处理职业倦怠与心理枯竭现象。

2. 压力管理培训

全科医生在工作上往往面临着巨大的心理压力。压力对整个社会造成的危害正在逐年上升，源于压力的各种疾病治疗、提前退休及事故等公共服务费用的支出远较过去为高。全科医生处于长期压力之下，就会随之产生诸多的生理或心理疾病及各种行为问题，进而影响到全科医生对患者的治疗工作。通过压力管理课程，全科医生将学习应对与干预策略，计划和制定一个有效的自我压力管理方案，学会一套有效的放松方法和情绪调节方法，建立健康的生活方式。

3. 工作与生活协调培训

全科医生的工作节奏往往紧张，压力较大，容易导致生活的失衡，节假日、休息时间被加班、将工作带回家中都成了常事。通过这一课程，将促进全科医生了解人生的意义，认清影响工作与生活平衡的因素，明晰自己的事业与生活目标，准确把握工作与生活的关系，合理协调工作与家庭生活。

4. 积极情绪培训

情绪是心理活动的重要组成部分，渗透于人的一切活动中。人的每一次活动都是在某种特定的情绪背景下进行的，并受其影响和调节。常言道：“笑一笑，十年少；愁一愁，白了头。”这形象地说明了情绪与心理健康的关系。如何改变工作中消极的情绪，学会认识并控制自我情绪状态，掌握情绪表达的技术与方法，学会轻松快乐地生活与工作，这是积极情绪培训要达到的目标。

5. 人际关系能力培训

即通过培训提高人际合作交往能力和沟通能力。医生每天面对大量不同的患者，很多患者情绪容易不稳定，这时候医生和患者的沟通能力就特别重要，减少医生和患者因沟通不到位而产生的误解。

四、全科医生保持良好心理状况的方法

1. 豁达法

应有宽阔的心胸，豁达大度，遇事从不斤斤计较。平时做到性格开朗、合群、坦诚、少私心，知足常乐、笑口常开，这样就很少会有愁闷烦恼。

2. 放松练习

被人激怒后或十分烦恼时，迅速离开现场，做深呼吸运动，并配合肌肉的松弛训练，甚至可做气功放松训练，以意导气，逐渐入境，使全身放松，摒除脑海中的一切杂念。

3. 节怒法

主要靠高度的理智来克制怒气暴发，可在心中默默背诵名言“忍得一时之气，能解百愁之忧”“将相和、万事休”“君子动口不动手”等。万一节制不住怒气，则应迅速脱离现场，在亲人面前宣泄一番，倾诉不平后尽快地将心静下来。

4. 平心法

尽量做到“恬淡虚无”“清心寡欲”，不为名利、金钱、权势、色情所困扰，看轻身外之物，同时又培养自己广泛的兴趣爱好，陶冶情操，充实和丰富自己的精神生活。

5. 自脱法

经常参加一些有益于身心健康的社交活动和文体活动，广交朋友，促膝谈心，交流情感。也可根据个人的兴趣爱好来培养生活的乐趣。做到劳逸结合，在工作学习之余，应常到公园游玩或赴郊外散步，欣赏乡野风光，体验大自然美景。

6. 心闲法

通过闲心、闲意、闲情等意境，来消除身心疲劳，克服心理障碍。

7. 看书调节法

练习正念，看一些心理自助书籍，如《不焦虑的生活》《理智胜过情感》，都可以进行情绪的调控。

8. 心理咨询

如果发现情绪长期不好，自我调节没有效果，这时候就要向专业的心理医生求助。

（李时育）

第八章　社区传染病预防控制技术

第一节　传染病的定义和传染病的预防控制体系

一、传染病的定义

传染病是由病原微生物和寄生虫感染人体后产生的有传染性的疾病。病原微生物包括朊毒体、病毒、立克次体、细菌、真菌和螺旋体等，人体寄生虫包括原虫和蠕虫，上述病原体引起的疾病均属于感染性疾病，但感染性疾病不一定有传染性，有传染性的疾病才称为传染病，它可在人群中传播并造成流行。

二、传染病的预防控制体系

传染病的预防控制体系包括预防和治疗传染病两个方面。

（一）预防

1. 管理传染源

早期发现传染源，及时报告传染病疫情，对传染病接触者，应按具体情况采取检疫措施，密切观察，并做适当药物预防或预防接种。对检出传染病的患者及时救治，严格按照传染病疫情上报制度及时上报疫情，并且要建立健全的疫情报告程序及传染病患者就诊转诊程序。这对感染者个体及未感染的群体都很重要。

2. 切断传播途径

对于各种传染病，应该根据其相应传播途径采取相应的隔离措施，尤其是消化道传染病、虫媒传染病和寄生虫病，切断传播途径是主要的预防措施。并且根据不同的传染病采取不同的消毒方式。

3. 保护易感人群

对于易感人群采取特异性和非特异性两个方面的措施，包括改善营养、锻炼身体和提高生活水平，避免与患者接触，采取有重点有计划的预防接种，提高人群的特异性免疫水平。

（二）治疗

1. 治疗原则

治疗传染病的目的不仅在于促进患者康复，而且在于控制传染源，防止进一步传播。综合治疗的原则就是治疗与护理、隔离与消毒并重，一般治疗、对症治疗与病原治疗并重。

2. 治疗方法

（1）一般治疗及支持治疗

1）一般治疗

①隔离与消毒：按照传染病的传播途径及病原体的排出方式不同，隔离分为空气隔离（黄色标识）、飞沫隔离（粉色标识）、接触隔离（蓝色标识）等，并做好消毒工作。

②护理：保持病室安静清洁，空气流通，光线充沛（破伤风、狂犬病患者除外），温度适宜，使患者保持良好的休息状态。对休克、出血、昏迷、窒息、呼吸衰竭、循环障碍等患者有专项特殊护理。

③心理治疗：医护人员良好的服务态度、工作作风、对患者的关心和鼓励等均属于心理治疗，均有助于提高患者战胜疾病的信心。

2）支持治疗

①饮食：保证一定的热量供应，根据不同病情给予流质、半流质软食等，并补充各种维生素，对进食困难的患者，通过喂食、鼻饲或静脉补给必要的营养品。

②补充液体及盐类：对有发热、吐泻症状的患者适量补充液体及盐类甚为重要，可维持患者水、电解质和酸碱平衡。

③给氧：危重者如有循环衰竭或呼吸困难出现发绀时，应及时给氧。这些措施对调节患者机体防御和免疫功能起着重要的作用。

（2）病原或特异性免疫治疗　病原治疗亦称特异性治疗，是针对病原体的治疗措施，具有抑杀病原体的作用，达到根治和控制传染源的目的。常用药物有抗生素、化学治疗制剂和血清免疫制剂。

1）抗菌治疗　针对细菌和真菌的药物主要为抗生素及化学制剂。应该及早确立病原学诊断，熟悉选用药物的适应证、抗菌活性、药动学特点和不良反应，再结合患者的生理、病理、免疫等状态合理用药。

2）抗病毒治疗　目前有效的抗病毒药物尚不多，按病毒类型可分为三类：

①广谱抗病毒药物：如利巴韦林，可用于病毒性呼吸道感染、疱疹性角膜炎、肾综合征出血热及丙型肝炎的治疗。

②抗 RNA 病毒药物：奥司他韦对甲型 H5N1 及 H1N1 流感病毒感染均有效。直接抗病毒药物具有直接抑制病毒蛋白酶或其他位点的作用，可持续抑制病毒复制，使彻底治愈丙型病毒性肝炎成为可能。

③抗 DNA 病毒药物：如阿昔洛韦常用于疱疹病毒感染，更昔洛韦对巨细胞病毒感染有效，核苷（酸）类药物（恩替卡韦、替诺福韦酯等）抑制病毒反转录酶活性，是目前常用的抗乙型肝炎病毒药物。

3）抗寄生虫治疗　原虫及蠕虫感染的病原治疗常用化学制剂，如甲硝唑、吡喹酮和伯氨喹等。氯喹及青蒿素类药物控制疟疾的发作。阿苯达唑、甲苯达唑用于治疗肠道线虫病。乙胺嗪及呋喃嘧酮用来治疗丝虫病。吡喹酮是最主要的抗吸虫药，对血吸虫病有特效。

4）免疫治疗　特异性免疫治疗也是传染病治疗的一个重要方面，在缺少病原治疗手段的时候尤为重要，因为感染的发生是病原体和人体相互作用的结果。抗毒素用于治疗白喉、破伤风、肉毒中毒等外毒素引起的疾病。干扰素等免疫调节剂可调节宿主免疫功能，用于治疗乙型肝炎、丙型肝炎。免疫球蛋白作为被动免疫制剂，可用于严重病毒或细菌感染的治疗。

（3）对症治疗　对症治疗主要针对传染病症状明显期出现的复杂的病理生理异常，减轻患者痛苦，调节患者各系统的功能，减少机体消耗，保护重要器官，降低损伤。如降温、降颅压、镇静、强心、改善休克时的循环衰竭等措施。

（4）康复治疗　某些传染病，如脊髓灰质炎、脑炎和脑膜炎等引起的后遗症，需要采取针灸治疗、理疗、高压氧等康复治疗措施，以促进机体恢复。

（5）中医治疗　中医治疗对调节患者各系统的功能起着相当重要的作用。某些中药，如黄连、大蒜、鱼腥草、板蓝根和山豆根等还有一定的抗微生物作用。

第二节　法定传染病的分类与传染病信息报告

一、法定传染病的分类

根据《中华人民共和国传染病防治法》（1989 年 2 月 21 日通过，2004 年 8 月 28 日及 2013 年 6 月 29 日 2 次修改，并于 2013 年 11 月 4 日国家卫生计生委网站发布《关于调整部分法定传染病病种管理工作的通知》，2020 年 1 月 20 日起，将新型冠状病毒感染的肺炎纳入其中，以下简称《本法》）第一章第三条及第四条规定进行分类管理。

（一）传染病分为甲类、乙类和丙类

1. 甲类传染病（2 种）

鼠疫、霍乱。

2. 乙类传染病（27 种）

新型冠状病毒感染的肺炎、传染性非典型肺炎、艾滋病、病毒性肝炎、脊髓灰质炎、人感染高致病性禽流感、人感染 H7N9 禽流感、麻疹、流行性出血热、狂犬病、流行性乙型脑炎、登革热、炭疽、细菌性和阿米巴性痢疾、肺结核、伤寒和副伤寒、流行性脑脊髓膜炎、百日咳、白喉、新生儿破伤风、猩红热、布鲁氏菌病、淋病、梅毒、钩端螺旋体病、血吸虫病、疟疾。

3. 丙类传染病（11 种）

流行性感冒（含甲型 H1N1 流感）、流行性腮腺炎、风疹、急性出血性结膜炎、麻风病、流行性和地方性斑疹伤寒、黑热病、包虫病、丝虫病，除霍乱、细菌性和阿米巴性痢疾、伤寒和副伤寒以外的感染性腹泻病、手足口病。

国务院卫生行政部门根据传染病暴发、流行情况和危害程度，可以决定增加、减少或者调整乙类、丙类传染病病种并予以公布。

（二）本法第四条的其他规定

对乙类传染病中传染性非典型肺炎、炭疽中的肺炭疽，采取本法所称甲类传染病的预防、控制措施。其他乙类传染病和突发原因不明的传染病需要采取本法所称甲类传染病的预防、控制措施的，由国务院卫生行政部门及时报经国务院批准后予以公布、实施。

二、传染病信息报告

（一）报告目的

传染病信息报告是为各级政府提供传染病发生、发展信息的重要渠道。建立起一套完整的传染病报告制度，并保证其正常运转，才能保证信息的通畅。这是政府决策者准确掌握事件动态、及时正确进行决策和有关部门及时采取预防控制措施的重要前提。

（二）报告单位

各级各类医疗机构、疾病预防控制机构、采供血机构、卫生检疫机构、学校、托幼机构、农场、林场、煤矿、劳教及其所有执行职务的医护人员、医学检验人员、卫生检疫人员、疾病预防控制人员、社区卫生服务人员、乡村医生、个体开业医生均为疫情责任报告人。

（三）报告时效

责任报告单位和责任疫情报告人发现甲类传染病和乙类传染病中的肺炭疽、传染性非典型肺炎等按照甲类管理的传染患者或疑似患者时，或发现其他传染病和不明原因疾病暴发时，应于2小时内将传染病报告卡通过网络报告。

对其他乙、丙类传染病患者、疑似患者和规定报告的传染病病原携带者在诊断后，应于24小时内进行网络报告。

不具备网络直报条件的医疗机构及时向属地乡镇卫生院、城市社区卫生服务中心或县级疾病预防控制机构报告，并于24小时内寄送出传染病报告卡至代报单位。

（四）报告内容

包括常规疫情报告（法定传染病报告），特殊疫情报告（暴发疫情、重大疫情、灾区疫情、新发现的传染病、突发原因不明的传染病），传染病菌种、毒种丢失的报告等。本章节主要讲述常规疫情报告。

1. 常规疫情报告

（1）甲、乙、丙类传染病，按照《中华人民共和国报传染病报告卡》的要求填报。报告卡统一用A4纸印制，使用钢笔或圆珠笔填写，项目完整、准确、字迹清楚，填报人签名。

（2）传染病报告病例分为实验室确诊病例、临床诊断病例和疑似病例。对鼠疫、霍乱、肺炭疽、脊髓灰质炎、艾滋病及卫生部规定的其他传染病，按照规定报告病原携带者。炭疽、病毒性肝炎、梅毒、疟疾、肺结核分型报告。炭疽分为肺炭疽、皮肤炭疽和未分型三类；病毒性肝炎分为甲型、乙型、丙型、丁型、戊型和未分型；梅毒分为一期、二期、三期、胎传、隐性五类；疟疾分为间日疟、恶性疟和未分型三类；肺结核分为涂阳、仅培阳、菌阴和未痰检四类。

（3）未进行发病报告的死亡病例，在填写报告卡时，应同时填写发病日期（如发病日期不明，可填接诊日期）和死亡日期。

2. 传染病专项监测、专项调查信息的报告

对于开展专项报告的传染病（性病、结核、艾滋病及HIV感染者），除专病报告机构

外，其余各级各类医疗机构发现诊断病例同时进行网络直报。

3. 新发或不明原因传染病报告

医务人员发现原因不明传染病或可疑的新发传染病后，应及时向当地疾病预防控制机构报告。疾病预防控制机构立即电话报告上级疾病预防控制机构与同级卫生行政部门，同时做好认真记录与调查核实。

4. 记录及核实

各级疾病预防控制机构或者医疗机构接到任何单位和个人报告的传染病患者或者疑似传染病患者后，要认真做好疫情记录，登记报告人、报告电话、报告事件、疫情发生时间、地点、发患者数、发病原因等。并立即电话报告上级疾病预防控制机构与同级卫生行政部门，同时进行调查核实。

（五）报告程序与方式

传染病信息报告实行属地化管理。实行首诊医生负责制，医院内诊断的传染病病例的报告卡由首诊医生负责填写，由医院预防保健科的专业人员负责进行网络直报。暴发疫情现场调查的院外传染病病例报告卡由属地疾病预防控制机构的现场调查人员填写，并由疾控机构进行报告。

（1）乡镇卫生院与城镇社区卫生服务站负责收集和报告本行政区域内传染病信息。有条件的实行网络直报，没有条件实行网络直报的，应按照规定时限以最快方式将传染病报告卡报告本行政区域内县级疾病预防控制机构。

（2）县级及以上医疗机构实行网络直报。要建立预防保健科，要有专人负责网络直报工作。

（3）交通、民航、厂（场）矿所属的医疗卫生机构，以及非政府举办的医疗机构按照传染病防治法规定的报告方式、报告程序进行报告。

（4）部队、武警等部门的医疗卫生机构接诊地方居民传染病患者时，按照传染病防治法规定向属地的县级疾病预防控制机构报告。

（李　瑛）

第三节　传染病预防控制的三大措施

一、管理传染源

早期发现传染源才能及时进行管理，这对感染者个体及未感染的群体尤为重要。传染病报告制度是早发现及控制传染病的重要措施，可使防疫部门及时掌握疫情，采取必要的流行病学调查和防疫措施。根据《中华人民共和国传染病防治法》及《突发公共卫生应急事件与传染病监测信息报告》，将法定传染病分为甲类、乙类和丙类。

1. 甲类

①鼠疫；②霍乱。为强制管理的烈性传染病，城镇要求发现 2 小时内通过传染病疫情监测系统上报，农村不超过 6 小时。

2. 乙类

新型冠状病毒感染的肺炎、传染性非典型肺炎（严重急性呼吸综合征）、艾滋病、病毒性肝炎、脊髓灰质炎、人感染高致病性禽流感、人感染 H7N9 禽流感、麻疹、肾综合征出血热、狂犬病、流行性乙型脑炎、登革热、炭疽、细菌性和阿米巴痢疾、肺结核、伤寒和副伤寒、流行性脑脊髓膜炎、百日咳、白喉、新生儿破伤风、猩红热、布鲁菌病、淋病、梅毒、钩端螺旋体病、血吸虫病、疟疾。为严格管理的传染病，要求诊断后 24 小时内通过传染病疫情监测系统上报。

3. 丙类

流行性感冒（包括甲型 H1N1 流感）、流行性腮腺炎、风疹、急性出血性结膜炎、麻风病、流行性和地方性斑疹伤寒、黑热病、棘球蚴病、丝虫病、除霍乱、痢疾、伤寒和副伤寒以外的感染性腹泻病、手足口病。为监测管理传染病，采取乙类传染病报告、控制措施。

4. 其他规定

值得注意的是在乙类传染病中，传染性非典型肺炎、肺炭疽、脊髓灰质炎必须采取甲类传染病的报告、控制措施。对传染病的接触者，应根据该种疾病的潜伏期，分别按照具体情况采取检疫措施，密切观察、并适当做药物预防或预防接种。对被传染病病原体污染的场所、物品及医疗废弃物，必须按照法律法规相关规定，实施消毒及无害化处理。对动物传染源，如属有经济价值的家禽、家畜，应尽可能地治疗，必要时宰杀后加以消毒处理。如属无经济价值的野生动物则予以捕杀。

二、切断传播途径

对于各种传染病，尤其是消化道传染病、虫媒传染病和寄生虫病，切断传播途径是主要的预防措施。主要措施是隔离和消毒。

1. 隔离

隔离是指将患者或病原携带者妥善地安排在指定的隔离单位，暂时与人群隔离积极进行治疗、护理，并对具有传染性的分泌物、排泄物、用具等进行必要的消毒处理，防止病原体向外扩散的医疗措施。要特别重视医院内的标准预防。隔离的种类有以下几种：

（1）严密隔离　对传染性强、病死率高的传染病，如霍乱、鼠疫、狂犬病等，应住单人房，严密隔离。

（2）呼吸道隔离　对由患者的飞沫和鼻咽分泌物经呼吸道传播的疾病，如传染性非典型肺炎、流感、麻疹、白喉、百日咳、肺结核等，应进行呼吸道隔离。

（3）消化道隔离　对由患者的排泄物直接或间接污染食物、食具而传播的传染病，如伤寒、菌痢、甲型肝炎、戊型肝炎、阿米巴病等，尽可能一个病房只收治同一病种，否则要特别注意加强床旁隔离。

（4）血液—体液隔离　对于直接或间接接触感染的血及体液而发生的传染病，如乙型肝炎、丙型肝炎、艾滋病、钩端螺旋体病等，在一个病房中只住同种病原体感染的患者。

（5）接触隔离　对病原体经体表或感染部位排除，他人直接或间接与破损皮肤或黏膜接触感染引起的传染病，如破伤风、炭疽、梅毒、淋病和皮肤的真菌感染等，应做接触隔离。

(6) 昆虫隔离　对以昆虫作为媒介传播的传染病，如乙脑、疟疾、斑疹伤寒、回归热、丝虫病等，应做昆虫隔离。病室应有纱窗、纱门，做到防蚊、防蝇、防螨、防虱和防蚤等。

(7) 保护性隔离　对抵抗力特别低的易感者，如长期使用免疫抑制剂者、严重烧伤患者、早产婴儿和器官移植患者等，应做保护性隔离。在诊断、治疗和护理工作中，尤其应注意避免医源性感染。

2. 消毒

消毒是切断传播途径的重要措施。狭义的消毒是指消灭污染环境的病原体而言。广义的消毒则包括消灭传播媒介在内。消毒有疫源地消毒（包括随时消毒和终末消毒）及预防性消毒两大类。消毒方法包括物理消毒法和化学消毒法等，可根据不同的传染病选择采用。

三、保护易感人群

保护易感人群的措施包括特异性和非特异性两个方面。非特异性保护易感人群的措施包括改善营养、锻炼身体和提高生活水平等，可提高机体的非特异性免疫力。在传染病流行期间，应保护好易感人群，避免与患者接触。对有职业性感染可能的高危人群，及时给予预防性措施，一旦发生职业性接触，立即进行有效的预防接种和服药。

特异性保护易感人群的措施是指采取有重点有计划的预防接种，提高人群的特异性免疫水平。人工自动免疫是有计划地对易感者进行疫苗、菌苗、类毒素的接种，使人体在 1～4 周内主动产生免疫力，维持数月至数年，免疫次数 1～3 次，主要用于预防传染病。人工被动免疫采用的是含特异性抗体的免疫血清，包括抗毒血清、人类免疫球蛋白等，给人体注射后免疫立即出现，但持续时间仅 2～3 周，免疫次数多为 1 次，主要用于治疗某些外毒素引起的疾病，或与某些传染病患者接触后应急措施。预防接种对传染病的控制和消灭起着关键性的作用。

（郑　芳）

第四节　预防接种服务规范

一、服务对象

辖区内 0～6 岁儿童和其他重点人群。

二、服务内容

（一）预防接种管理

(1) 及时为辖区内所有居住满 3 个月的 0～6 岁儿童建立预防接种证和预防接种卡（簿）等儿童预防接种档案。

(2) 采取预约、通知单、电话、手机短信、网络、广播通知等适宜方式，通知儿童监护人，告知接种疫苗的种类、时间、地点和相关要求。在边远山区、海岛、牧区等交通不便的地区，可采取入户巡回的方式进行预防接种。

（3）每半年对辖区内儿童的预防接种卡（簿）进行1次核查和整理，查缺补漏，并及时进行补种。

（二）预防接种

根据国家免疫规划疫苗免疫程序，对适龄儿童进行常规接种。对重点人群接种出血热疫苗。在重点地区对高危人群实施炭疽疫苗、钩体疫苗应急接种。根据传染病控制需要，开展乙肝、麻疹、脊灰等疫苗补充免疫、群体性接种工作和应急接种工作。

1. 接种前的工作

接种工作人员在对儿童接种前应查验儿童预防接种证（卡、薄）或电子档案，核对受种者姓名、性别、出生日期及接种记录，确定本次受种对象、接种疫苗的品种。询问受种者的健康状况及是否有接种禁忌等，告知受种者或者其监护人所接种疫苗的品种、作用、禁忌、不良反应及注意事项，可采用书面或（和）口头告知的形式，并如实记录告知和询问的情况。

2. 接种时的工作

接种工作人员在接种操作时再次查验并核对受种者姓名、预防接种证、接种凭证和本次接种的疫苗品种，核对无误后严格按照《预防接种工作规范》规定的接种月（年）龄、接种部位、接种途径、安全注射等要求予以接种。接种工作人员在接种操作时再次进行“三查七对”，无误后予以预防接种。三查：检查受种者健康状况和接种禁忌证，查对预防接种卡（簿）与儿童预防接种证，检查疫苗、注射器外观与批号、有效期；七对：核对受种对象姓名、年龄、疫苗品名、规格、剂量、接种部位、接种途径。

3. 接种后的工作

告知儿童监护人，受种者在接种后应在留观室观察30分钟。接种后及时在预防接种证、卡（簿）上记录，与儿童监护人预约下次接种疫苗的种类、时间和地点。有条件的地区录入计算机并进行网络报告。

（三）疑似预防接种异常反应处理

如发现疑似预防接种异常反应，接种人员应按照《全国疑似预防接种异常反应监测方案》的要求进行处理和报告。

三、服务流程

预防接种服务流程，见表8-1。

（1）接种单位必须为县级卫生行政部门指定的预防接种单位，并具备《疫苗储存和运输管理规范》规定的冷藏设施、设备和冷藏保管制度，按照要求进行疫苗的领发和冷链管理，保证疫苗质量。

（2）应按照《疫苗流通和预防接种管理条例》《预防接种工作规范》《全国疑似预防接种异常反应监测方案》等相关规定做好预防接种服务工作，承担预防接种的人员应当具备执业医师、执业助理医师、执业护士或者乡村医生资格，并经过县级或以上卫生行政部门组织的预防接种专业培训，考核合格后持证方可上岗。

表 8–1　预防接种服务流程

收集预防接种管理	预防接种	疑似预防接种异常反应处理
1. 及时为辖区内所有居住满 3 个月的 0～6 岁儿童建立预防接种证和预防接种卡等儿童预防接种档案 2. 采取预约、通知单、电话、手机短信、网络、广播通知等适宜方式，通知儿童监护人，告知接种疫苗的种类、时间、地点和相关要求 3. 每半年对辖区内儿童的预防接种卡进行 1 次检查和整理	1. 接种菌，查验儿童档案，核对受种者信息，询问健康状况及是否有接种禁忌等，告知受种者或者其监护人所接种疫苗的品种、作用、禁忌、不良反应及注意事项。如实记录告知和询问情况 2. 接种时，再次查验核对受种者相关信息，核对无误后严格按照规定予以接种 3. 接种后，告知在留观室观察 30 分钟，及时在档案中做好记录，预约下次接种疫苗事	如发现疑似预防接种异常反应，接种人员应按照《全国疑似预防接种异常反应监测方案》的要求进行处理和拟合

（3）基层医疗卫生机构应积极通过公安、乡镇（街道）、村（居）委会等多种渠道，利用提供其他医疗服务、发放宣传资料、入户排查等方式，向预防接种服务对象或监护人传播相关信息，主动做好辖区内服务对象的发现和管理。

（4）根据预防接种需要，合理安排接种门诊开放频率、开放时间和预约服务的时间，提供便利的接种服务。

四、工作指标

（1）建证率 = 年度辖区内已建立预防接种证人数/年度辖区内应建立预防接种证人数 ×100%。

（2）某种疫苗接种率 = 年度辖区内某种疫苗实际接种人数/年度辖区内某种疫苗应接种人数 ×100%。

五、国家免疫规划疫苗儿童免疫程序表

国家免疫规划疫苗儿童免疫程序表，见表 8–2。

表 8–2　国家免疫规划疫苗儿童免疫程序表

疫苗种类		接种年（月）龄														
名　称	编写	出生时	1 月	2 月	3 月	4 月	5 月	6 月	8 月	9 月	18 月	2 岁	3 岁	4 岁	5 岁	6 岁
乙肝疫苗	HepB	1	2					3								
卡介苗	BCG	1														
脊灰灭活疫苗	IPV			1												

续表

疫苗种类		接种年（月）龄														
名　称	编写	出生时	1月	2月	3月	4月	5月	6月	8月	9月	18月	2岁	3岁	4岁	5岁	6岁
脊灰减毒活疫苗	OPV				1	2					.			3		
百白破疫苗	DTaP				1	2	3				4					
白破疫苗	DT															1
麻风疫苗	MR								1							
麻腮风三联疫苗	MMR										1					
乙脑减毒活疫苗或乙脑灭活疫苗	JE-L								1			2				
	JE-I								1/2			3				
A 群流脑多糖疫苗	MPSV-A							1		2						
A 群 C 群流脑多糖疫苗	MPSV-AC												1			2
甲肝减毒活疫苗或甲肝灭活疫苗	HepA-L										1					
	HepA-I										1	2				

注：1. 起始免疫年（月）龄：免疫程序表所列各疫苗剂次的接种时间，是指可以接种该剂次疫苗的最小接种年（月）龄。2. 儿童年（月）龄达到相应疫苗的起始接种年（月）龄时，应尽早接种。建议在下述推荐的年龄之前完成国家免疫规划疫苗相应剂次的接种：(1) 乙肝疫苗第 1 剂：出生后 24 小时内完成。(2) 卡介苗：<3 月龄完成。(3) 乙肝疫苗第 3 剂、脊灰疫苗第 3 剂、百白破疫苗第 3 剂、麻风疫苗、乙脑减毒活疫苗第 1 剂或乙脑灭活疫苗第 2 剂：<12 月龄完成。(4) A 群流脑多糖疫苗第 2 剂：<18 月龄完成。(5) 麻腮风三联疫苗、甲肝减毒活疫苗或甲肝灭活疫苗第 1 剂、百白破疫苗第 4 剂：<24 月龄完成。(6) 乙脑减毒活疫苗第 2 剂或乙脑灭活疫苗第 3 剂、甲肝灭活疫苗第 2 剂：<3 周岁完成。(7) A 群 C 群流脑多糖疫苗第 1 剂：<4 周岁完成。(8) 脊灰疫苗第 4 剂：<5 周岁完成。(9) 白破疫苗、A 群 C 群流脑多糖疫苗第 2 剂、乙脑灭活疫苗第 4 剂：<7 周岁完成。3. 选择乙脑减毒活疫苗接种时，采用两剂次接种程序。选择乙脑灭活疫苗接种时，采用四剂次接种程序；乙脑灭活疫苗第 1、第 2 剂间隔 7～10 天。4. 选择甲肝减毒活疫苗接种时，采用一剂次接种程序。选择甲肝灭活疫苗接种时，采用两剂次接种程序。

第五节　预防接种的风险防范及预防接种异常反应的监测与处理

一、预防接种的风险防范

随着我国儿童免疫规划工作广泛、深入地开展，适龄儿童接种率的不断提高及一些新疫苗的推广使用，如何防范预防接种的风险已成为接种门诊工作中的重要问题。预防接种工作风险是指预防接种单位内疫苗受种者在预防接种过程中可能发生的一切不安全事件。预防接种风险管理的概念是指预防接种单位有组织、有系统地减少预防接种的危害和经济损失，通过对预防接种风险的分析，寻求对预防接种工作的风险防范措施，尽可能地减少风险的发生，防止事故和伤害，达到安全接种的目标。

（一）预防接种工作风险与识别

要进行风险管理就要对预防接种工作风险进行评估，也称识别。预防接种风险识别就是对潜在的和客观存在的各种风险进行系统的评估和归类，并分析产生风险事故原因的过程，是预防接种风险管理程序的第一步。预防接种中风险因素主要包括安全管理因素、疫苗本身因素及使用因素、个体因素、环境因素、单位或人员因素等。

1. 预防接种安全管理制度缺失或执行不力

预防接种安全管理存在隐患，预防接种安全制度执行不到位，管理人员缺乏洞察力，督查不力。尤其是出现缺陷后，隐瞒不报使管理人员无法了解客观事实，无法进行研究分析，更不能提出相应改进措施，使工作很被动。

2. 疫苗本质方面的因素

（1）疫苗的毒株　制造疫苗所用的毒株有其固有的生物学特性，不同毒株的毒力、毒性、菌体蛋白和代谢产物等均有差异。目前，用于制造各种疫苗的毒株，均是经过严格的选育，并经动物试验和少量人群观察，证明安全有效后才大量生产和广泛使用，所以生产疫苗的毒株所致接种后严重反应是极少见的。

（2）疫苗的纯度与均匀度　早期使用的抗血清、类毒素含有较多的非特异性蛋白抗原成分，其特异性蛋白抗原成分纯度低，效果差，注射后反应（特别是过敏反应）较多，目前已改为纯化的精制品，反应大为减少，症状减轻。如乙肝基因工程疫苗属提纯疫苗。有些疫苗在生产上由于操作不当，可能影响制品的均匀度。例如，在生产卡介苗过程中，如果菌团研磨不均匀，含菌数多少不一，均匀度较差，接种后的局部反应、淋巴结肿大或化脓比例也随之增多。

（3）疫苗的生产工艺　疫苗的生产工艺经过不断改进和完善的过程。如早年生产的山浦氏狂犬病疫苗，含有羊脑组织，因而注射后部分患者可能发生神经麻痹，引起变态反应性脑脊髓炎等严重反应，改用地鼠肾原代细胞组织培养方法制备狂犬病疫苗，神经系统不良反应已极为罕见。

使用组织培养方法生产的疫苗，培养液中含有小牛血清，若去除不尽，再次注射后可能引起过敏反应。在疫苗生产过程中，培养液中添加的某些营养素、动物蛋白、抗生素，以及细胞培养物中含有的细胞碎片等也可能是过敏原。例如，对蛋制品有过敏史者应慎用流感等疫苗；有些疫苗在生产制备过程中用新霉素、青霉素等控制污染，对这些抗生素有过敏史的人不应接种。

（4）疫苗中的附加物　疫苗在制备过程中常加入苯酚（石炭酸）、硫柳汞等防腐剂和氢氧化铝佐剂等。苯酚与菌体蛋白结合不牢固容易析出，注射后刺激中枢神经系统，引起胃肠道痉挛而发生呕吐、腹痛、腹泻等症状。疫苗中的硫柳汞可引起迟发性变态反应。铝佐剂可增加人体 IgE 抗体的产生，也可增加人体致敏程度，局部注射后的疼痛和触痛与氢氧化铝有关。

（5）疫苗污染外源性因子　疫苗生产所用的原料如动物器官、组织、动物血清、酶制剂等，可能带有潜在的致病因子。例如，动物血清可能含有噬菌体，可侵噬细菌产生毒素，还可能导致人体细胞的改变。

（6）疫苗制造中的差错　疫苗在广泛使用前需检定部门严格检定，确证安全后才可使用。如果疫苗在灭活过程中未将病原微生物杀死，接种到人体后将引起严重的事故。例如，曾有脊灰疫苗灭活不全，因检定疏忽酿成严重事故。

3. 疫苗使用方面的因素

（1）接种对象不当　不同疫苗均规定不同的接种对象，对象选择不当，容易导致反应的发生。

（2）禁忌证掌握不严　如果机体某些反应性不正常或处于某种病理或生理状态（即禁忌证），接种疫苗后可能对机体带来某些损害，甚至引起严重的异常反应。违反任何禁忌证都有发生不良反应的危险，但发生概率及反应严重程度随疫苗种类、禁忌证的性质而异。一般来说，违反特殊的禁忌证比违反一般禁忌证危险要大。正确掌握禁忌证对防止严重反应或事故具有十分重要意义。

（3）接种部位、途径不正确　在预防接种中皮下注射最为常见，要求选择运动不多、神经分布较少和不容易污染的地方，故常规定在上臂三角肌下缘附着处皮下，肌内注射大都选择臀大肌外上 1/4 处或上臂三角肌中部，皮内注射和皮上划痕一般要求在上臂三角肌中部，某些特殊的疫苗尚规定有特殊的部位。如果随意更改注射部位，往往会引起严重不良反应。疫苗各有不同的接种途径，预防接种工作人员，一般不得任意更改注射途径，以防止发生不良反应。

（4）接种剂量和接种次数过多　要获得足够的免疫力，必须要有足够的抗原刺激量。抗原剂量低于一定限度，则不足以调动机体的免疫反应。在一定限度内，免疫力的产生和注入剂量成正比。但增至一定程度，抗体增长较缓，达到最高限度则不再增加；超过限度，反而抑制抗体上升，不但影响免疫效果而且会加重反应。不同疫苗的剂量有所不同；同一疫苗在不同年龄的对象中，所用的剂量也是不同的。大部分疫苗的使用剂量是随年龄增大而递增，如果成人剂量给儿童使用，势必要引起反应的加剧。有些疫苗的预防接种与注射次数有密切关系，如注射百白破疫苗的局部红肿与发热反应的程度随着接种次数而增加。

（5）误用与剂型不符的疫苗或稀释液　在预防接种工作中，必须根据受种对象和接种途径的不同，选择相应的疫苗剂型，否则，将会产生严重的不良反应。如果错用剂型则会引起严重后果，疫苗用错误的稀释液溶解可引起局部反应，误用药物代替疫苗或稀释液可引起药物反应。

（6）疫苗运输或储存不当，使用时未检查或使用中未摇匀　如果使用瓶体已破损或裂缝的疫苗，或开启后暴露时间过长，有可能被细菌污染；若疫苗在运输或保管中受高热或冻结的影响，也可引起不良反应的发生。曝晒在阳光下时间过长，可使疫苗变性，不但使用效果极差，而且会加重反应。含有吸附剂的疫苗在使用前未充分摇匀，致使液体浓度不均，引起局部反应加重或无菌性脓肿。卡介苗接种后的局部脓肿和淋巴结炎与疫苗活菌数有很大关系，注射疫苗前必须充分摇匀，剂量准确。

（7）不安全注射　在注射操作中注射器、针头不消毒或消毒不严格，一次性注射器使用率低，或重复使用，造成脓肿及乙肝、丙肝、艾滋病等医源性疾病传播；注射技术不当可造成创伤性麻痹、卡介苗淋巴结炎；注射器混用或处理不当造成过敏性休克等。消毒不严往往造成接种后感染，如接种时未做到一人一针一管；注射器或疫苗使用时间过长，受到空气中的细菌或操作人员污染；注射局部消毒不严等。

4. 个体方面的因素

（1）健康状况　预防接种后的不良反应与机体生理因素及健康状况有一定的关系。预防接种后进行剧烈运动和重度体力劳动会加重反应。内分泌、营养、射线照射等也影响免疫反应。例如，糖尿病患者进行接种可能加重反应的发生，维生素缺乏者抗体不易形成，接种减毒活疫苗应慎重。在健康状况较差的情况下，如重度营养不良、经常低热、消耗性疾病的恢复期进行预防接种，容易引起反应加重；如体质过度衰弱、疲劳等，接种疫苗后可能发生晕厥；给体弱的儿童接种卡介苗，有的可引起局部淋巴结肿大或溃破；给消化功能差的儿童口服脊灰疫苗，较易发生胃肠道症状。

（2）过敏性体质　属于过敏性体质的人，当机体受同一抗原物质再次或多次刺激后，容易发生过敏反应，造成组织损伤或生理紊乱。以往有过敏反应疾病者，进行预防接种后易再次发生过敏反应。

（3）免疫功能不全　有原发性或继发性免疫缺陷者，或接受免疫制剂治疗和其他方面因素的影响，而造成免疫功能衰退者，在接种某些活疫苗后，容易发生异常反应。活疫苗常常引起轻度的局部感染（如卡介苗），或与病毒血症有关的轻度全身性感染（如麻疹疫苗、水痘疫苗等），这种感染通常有自限性。正常个体感染后常常伴有低热、皮疹、淋巴结肿大及其他轻度症状；但对于原发性或继发性免疫缺陷的患者，对病原性很弱的微生物缺乏抵抗力，常引起严重或持续感染，甚而致死。

（4）精神因素　精神因素引起的反应不是以抗原抗体机制为基础所引起的，在临床上只有精神或神经系统方面的症状，而检查不出任何器质性病变。此种反应与精神因素和身体素质有很大关系，不仅预防接种可以引起，而且其他任何一种因素对精神上造成刺激均可引起，在临床上也并不罕见，如服药、输血、计划生育手术等均有发生。这些反应通常发生在7岁以上儿童，以少年、青年居多，成人亦有发生，若发生在幼儿则往往发生呕吐（一种常见的焦虑症状）、屏气，导致短时间神志丧失，有时尖叫或跑开，以其特有的形式表现出来。

5. 环境的危险因素

环境的危险因素主要指受种者和监护人的等候环境、受种者的接种环境。如接种单位的空气质量是否达标，特别是接种室、候种室、留观室等。如果不达标的话可能会造成院内感染。布局及接种流程是否合理，人流、物流是否交叉，地面是否光滑，墙壁是否安装扶手，光线是否明亮，这些都是属于环境危险因素。

6. 工作流程上的危险因素

一般情况下是根据制度确定流程，预防接种工作要有前后顺序，不能随便颠倒，如预约、登记、询问禁忌证、查询、接种和留观等要按照操作规程，有条不紊地进行，否则因某个环节疏忽，就会给受种者带来不良后果。

7. 预防接种单位和接种人员因素

单位无预防接种资质或资质证书未及时更换（负责人变更、责任区域变更、年限到期等）；预防接种人员是否是执业医师、执业助理医师、护士或者乡村医师，是否接受过上级疾控中心预防接种专业培训，是否具有高度责任心，技术水平；接种当日精神状态和身体状况。都是接种时的不安全因素。

8. 其他因素

（1）接种时间　预防接种时间可能影响接种后的反应，但不是绝对因素。接种时间一般在下午 3 ~4 时进行较好，经过一夜的睡眠和休息，可以减轻反应。

（2）药物影响　在接种某些疫苗后，服用溴剂可减少全身和局部反应的发生率。由于免疫制剂的广泛应用，继发性免疫缺陷增多，常可发生严重的致死性反应。如长期使用氮芥、环磷酰胺、氨蝶呤钠、硫唑嘌呤、氯霉素及其衍生物、氯喹等，能使患者淋巴细胞减少，抵抗能力减弱，可能会发生致死性卡介苗反应等。曾报道吲哚美辛（消炎痛）也有免疫抑制作用。因此，对应用这些药物治疗的人，最好不要接种减毒活疫苗。

（3）服务意识不强、沟通不到位　在疫苗的种类、剂量、用法、适龄、费用、可预防的疾病等方面与受种者或监护人沟通不够，导致医患纠纷的发生。

（二）预防接种工作风险防范及处理

在明确可能出现的风险后，对风险发生的可能性及可能造成损失的严重性要进行评估，在评估的基础上采取应对风险事件的措施。这些措施包括风险预防，如修订规章制度、完善工作流程、制定防范措施、预防接种风险教育。如一旦发生不良事件，处理方式分为单位承担和转移其他机构解决。

1. 领导重视、加强管理

为确保安全接种防范措施贯穿于免疫接种的始终，单位领导重视和支持必不可少；成立免疫规划工作领导小组，完善各项安全接种规章制度，层层落实工作责任制，为安全接种提供良好的工作环境、配备相应符合资质的人员、设施；建立激励机制，加快预防接种队伍的建设，提高接种人员思想素质、职业素质、专业素质，定期培训持证上岗，保障预防接种工作各个环节安全。

2. 强化工作人员安全接种意识

加强思想教育，对预防接种人员要加强专业思想和医德教育，培养其良好的政治素质与业务素质，是防止差错的根本前提。要不断加强自身学习，通过培训、例会、自学等不同形式进行知识更新，熟练免疫程序、各项操作技术。实施疫苗接种前，要做好“告知、询问、记录”三环节，严格执行预防接种工作规范，“三查七对一观察”，实行安全接种，预防差错事故发生。

3. 注重培养团队精神

团队精神就是大局意识、协作精神和服务精神的集中体现。一个部门有了团队精神，也就有了凝聚力，是保证安全接种重要方面之一。要降低预防接种风险隐患，医护人员必须紧密配合，接种人员在核对疫苗接种通知单的同时应核对预约单，发现问题，及时与登记处医务人员做好有效沟通，保证安全。

4. 定期进行安全接种讨论和总结

科室负责人要及时了解、掌握免疫规划的各种相关信息；科室定时召开安全接种管理会，分析现状及问题，不断找出安全隐患，提出防范措施。同时完善预防接种异常反应监测、登记、上报制度，动态了解各类疫苗使用和儿童反应情况，便于早期干预，保障接种安全。

5. 规范疫苗采购、运输储存及管理

①疫苗管理：疫苗质量是减少疑似预防接种异常反应发生的关键因素。因此，在选择疫苗时，应严格按照规范，选用质量好的疫苗，在接种中一旦发现疑似预防接种异常反应频发的疫苗，应及时停用并更换其他同类疫苗。②冷链管理：制定冷链管理应急预案，有效应急停电事件。注意运输途中温度监测，确保冷链正常衔接。在规定的冷藏要求下运输的疫苗，方可接收疫苗。疫苗的运输与储存要严格按照冷链运转规范化管理。

6. 重视对儿童家长及监护人或接种对象的健康教育

家长及监护人是孩子最直接的陪伴者和保护者，有关接种前的事宜和接种后的反应是最了解的，所以要认真进行相关的健康教育。要改善居民对预防接种服务态度的认知程度，从被动接受转为主动需求，必须加强预防接种相关知识的宣传和普及，使儿童家长及监护人或接种对象意识到要使接种安全和相互配合的重要性。

在多年的预防接种工作实践中认识到：为受种者提供有效、及时地预防接种服务，安全是重中之重，而预防接种工作风险要做到安全防范管理，认真落实各项规章制度是安全防范成功的保证，强化安全意识是保障预防接种安全措施落实的关键要素，而建立一套科学有效的预防接种风险预警机制及处理程序，是防范不安全事件和保证受种者安全的根本所在。

二、预防接种异常反应的监测与处理

（一）疑似预防接种异常反应的定义

疑似预防接种异常反应（adverse event following immunization，AEFI）是指在预防接种后发生的怀疑与预防接种有关的反应或事件。AEFI 经过调查诊断分析，按发生原因分成以下 5 种类型。

1. 不良反应

合格的疫苗在实施规范预防接种后，发生的与预防接种目的无关或意外的有害反应，包括一般反应和异常反应。

（1）一般反应　在预防接种后发生的，由疫苗本身所固有的特性引起的，对机体只会造成一过性生理功能障碍的反应，主要有发热和局部红肿，同时可能伴有全身不适、倦怠、食欲不振、乏力等综合症状。

（2）异常反应　合格的疫苗在实施规范预防接种过程中或者实施规范预防接种后造成受种者机体组织器官、功能损害，相关各方均无过错的药品不良反应。

2. 疫苗质量事故

由于疫苗质量不合格，预防接种后造成受种者机体组织器官、功能损害。

3. 预防接种事故

由于在预防接种实施过程中违反预防接种工作规范、免疫程序、疫苗使用指导原则、预防接种方案，造成受种者机体组织器官、功能损害。

4. 偶合症

受种者在预防接种时正处于某种疾病的潜伏期或者前驱期，预防接种后巧合发病。

5. 心因性反应

在预防接种实施过程中或预防接种后因受种者心理因素发生的个体或者群体的反应。

（二）疑似预防接种异常反应的报告与处理

1. 应报告的疑似预防接种异常反应

在预防接种实施过程中或接种后发现下列疾病（表 8-3），应作为疑似预防接种异常反应进行报告。

表 8-3　应报告的疑似预防接种异常反应表

（1）无菌性脓肿	（6）癫痫	（12）全身性化脓感染
（2）热性惊厥	（7）脑病	①毒血症
（3）过敏反应	（8）脑炎和脑膜炎	②败血症
①过敏性休克	（9）脊灰疫苗相关病例	③脓毒血症
②过敏性皮疹	（10）卡介苗接种异常反应	（13）晕厥
③过敏性紫癜	①卡介苗淋巴结炎	（14）癔症
④血小板减少性紫癜	②卡介苗骨髓炎	（15）群发性癔症
⑤Arthus 反应	③全身播散性卡介苗感染	（16）任何怀疑与预防接种有关的死亡、群体性反应或引起公众高度关注的事件
⑥血管性水肿	（11）局部化脓性感染	
⑦其他过敏反应	①局部脓肿	
（4）多发性神经炎	②淋巴管炎和淋巴结炎	
（5）臂丛神经炎	③蜂窝织炎	

在上表中，（1）~（10）所列的疾病为可能的异常反应，（11）~（12）为接种事故，（13）~（15）为心因性反应。

较重的一般反应如发热 >38.5 ℃或红肿浸润≥2.6 cm 也需报告。轻度或中度一般反应，例如，发热≤38.5 ℃、红肿浸润≤2.5、轻微过敏或轻微皮疹、卡介苗接种引起的疤痕反应等，在就诊时可以明确诊断不需报告。但如果是聚集性或群体性反应时，无论是一般反应（包括轻度、中度和重度）、异常反应、心因性反应等均需报告。

发现疑似预防接种异常反应或者接到相关报告后，应填写“疑似预防接种异常反应报告卡”，报告卡的内容主要包括姓名、性别、年龄、儿童监护人姓名、住址、接种疫苗名称、剂次、接种时间、发生反应的时间和人数、主要临床特征、初步诊断和诊断单位、报告单位、报告人、报告时间等。在 24 小时内向所在地的县级卫生行政部门、药品监督管理部门报告；如怀疑与预防接种有关的死亡病例、群体性反应或者引起公众高度关注的事件时，应当在发现后 2 小时内，向所在地县级卫生行政部门和药品监督管理部门报告。

2. 疑似预防接种异常反应的诊断

疑似预防接种异常反应由县级预防接种异常反应诊断小组进行诊断；发生死亡的、严重残疾的、群体性的、对社会有重大影响的疑似预防接种异常反应由省级预防接种异常反应诊断小组进行诊断。对疑似预防接种异常反应在收到完整提交诊断的材料后在规定时间内做出诊断。

预防接种异常反应的诊断应根据提交的临床、疫苗的供应与使用情况、接种同批次疫苗其他人的反应情况、当地相关疾病的发病情况等资料做出。

预防接种异常反应诊断小组应出具预防接种异常反应诊断报告，诊断报告由组长和专家签字，并应提交给卫生行政部门。

3. 疑似预防接种异常反应的鉴定

受种方或其监护人、接种单位、疫苗生产企业对预防接种异常反应的诊断有争议时，可以向所在地县级以上地方卫生行政部门申请进行预防接种异常反应鉴定。《疫苗流通和预防接种管理条例》中规定，预防接种异常反应的鉴定依照《预防接种异常反应鉴定管理办法》执行。

县级以上地方卫生行政部门接收到受种方或其监护人、接种单位关于预防接种异常反应鉴定书面申请后，交由各省负责鉴定的机构（以下称鉴定机构）组织鉴定。

鉴定机构自受理鉴定之日起在规定时间内通知争议双方当事人提交有关预防接种异常反应的鉴定材料。当事人自收到鉴定机构的通知之日起在规定时间内提交有关预防接种异常反应鉴定的材料，书面陈述及答辩。

鉴定机构自收到有关预防接种异常反应鉴定的材料之日起，在规定时间内完成鉴定，并出具预防接种异常反应鉴定书。预防接种异常反应鉴定书根据鉴定结论做出，由鉴定专家签名、专家鉴定组组长签发；鉴定机构在规定时间内将预防接种异常反应鉴定书送达当事人和委托部门。

4. 异常反应的经济补偿

《疫苗流通和预防接种管理条例》规定，因预防接种异常反应造成受种者死亡、严重残疾或者器官组织损伤的，应当给予一次性补偿。因接种第一类疫苗引起预防接种异常反应需要对受种者予以补偿的，补偿费用由省级财政部门在预防接种工作经费中安排。由于接种第一类疫苗是公民的义务，是政府的具体的行政行为。发生预防接种异常反应是一种无过错行为，所以接种后的异常反应补偿费用由政府承担。

接种第二类疫苗引起预防接种异常反应需要对受种者予以补偿的，补偿费用由相关的疫苗生产企业承担。因为第二类疫苗是一种个人行为，而发生预防接种异常反应也是无过错责任，按照司法救济的原则，由疫苗生产企业给予一定的补偿。

由于各地经济发展水平不同，全国无法制定统一的具体补偿费用标准，所以，预防接种异常反应具体补偿办法及标准由省级人民政府制定。

5. 常见反应的处置

接种人员对较为轻微的全身性一般反应和接种局部的一般反应，可给予一般的处理指导；对接种后现场留观期间出现的急性严重过敏反应等，应立即组织紧急抢救。对于其他较为严重的AEFI，应建议及时到规范的医疗机构就诊。

（1）全身性一般反应

①少数受种者接种灭活疫苗后24小时内可能出现发热，一般持续1～2天，很少超过3天；个别受种者在接种疫苗后2～4小时即有发热，6～12小时达高峰；接种减毒活疫苗后，出现发热的时间比接种灭活疫苗稍晚，如接种麻疹类疫苗后6～10天可能会出现发热，个别受种者可伴有轻型麻疹样症状。除出现发热症状外，还可能出现头痛、头晕、乏力、全身不适等情况，一般持续1～2天。个别受种者可出现恶心、呕吐、腹泻等胃肠道症状，一般以接种当天多见，很少超过2～3天。

②受种者发热在≤37.5 ℃时，应加强观察，适当休息，多饮水，防止继发其他疾病。

③受种者发热>37.5 ℃或≤37.5 ℃并伴有其他全身症状、异常哭闹等情况，应及时到医院诊治。

（2）局部一般反应

①少数受种者在接种疫苗后数小时至24小时或稍后，局部出现红肿，伴疼痛。红肿范围一般不大，仅有少数人红肿直径>30 mm，一般在24～48小时逐步消退。

②接种卡介苗2周左右，局部可出现红肿浸润，随后化脓，形成小溃疡，大多在8～12周后结痂（卡疤），一般不需处理，但要注意局部清洁，防止继发感染。

③部分受种者接种含吸附剂的疫苗，会出现因注射部位吸附剂未完全吸收，刺激结缔组织增生，而形成硬结。

④红肿直径和硬结<15 mm的局部反应，一般不需任何处理。

⑤红肿直径和硬结在15～30 mm的局部反应，可用干净的毛巾先冷敷，出现硬结者可热敷，每日数次，每次10～15分钟。

⑥红肿和硬结直径≥30 mm的局部反应，应及时到医院就诊。

⑦接种卡介苗出现的局部红肿，不能热敷。

（刘　浩）

第六节　应急接种

应急接种是预防接种的组织形式之一，是指在传染病流行开始或有流行趋势时，为控制疫情蔓延，对易感人群开展的预防接种活动。它是现场流行病学中一项十分重要的应急干预措施，对于遏制传染病的传播蔓延具有特殊意义。应急预防接种与常规预防接种有着密切的联系，它运用预防接种的基本理论与技术，对某一地区特定人群进行应急预防接种干预，达到预防疾病的目的。常规预防接种与应急接种的主要区别在于前者注重计划性，后者更强调应急性。

根据《疫苗流通和预防接种管理条例》的规定，传染病暴发、流行时需要采取应急接种措施的，由县级以上地方人民政府或者卫生行政部门依照《传染病防治法》和《突发公共卫生事件应急条例》的规定，决定实施应急接种。需要在本行政区域内部分地区进行应急接种的，应当按照规定的程序进行审批，报经同级人民政府决定后，并向省级卫生行政部门备案。

实施应急接种时，由疾病预防控制机构制定应急接种实施方案，选择适当的接种服务形式尽快开展接种工作。接种单位应当承担责任区域内的预防接种工作，并接受所在地的县级疾病预防控制机构的技术指导。接种工作人员应由经过县级人民政府卫生主管部门组织的预防接种专业培训并考核合格的执业医师、执业助理医师、护士或者乡村医生来担任。在实施应急预防接种前，要对本次应急预防接种的具体要求进行培训。

一、应急接种的时间

对于不同的疫苗针对传染病，实施应急接种的具体时间要求可能有差别。一般要求在传染病流行的早期，易感人群感染前，或在传染病潜伏期的最初几天实施。此时实施应急接种，可以使未感染的易感人群得到保护，对部分潜伏期早期的病例也可使其不发病或减轻临床症状。应急接种要在 2 ~ 3 天内完成，最长不能超过 1 周，目标人群要达到较高的接种率。

二、应急接种的对象

应急接种对象应是疫区内的易感人群，一般是通过流行病学调查来确定易感人群。如不能确定易感者，则对无免疫史的密切接触者和易感年龄组的儿童进行应急接种。

三、注意事项

1. 疫苗选择要准确

应急接种的疫苗必须是产生免疫力快，接种后产生免疫力（即对机体起保护作用的时间应短于该病的潜伏期）。另外，应注意选择对潜伏期患者注射后没有危险的疫苗。疫苗使用不当可引起发病或加重病情。

2. 科学、合理地确定应急接种的范围

通过流行病学调查划分疫区范围，一般是以患者活动的范围来划分，如患者所在的村（居委会）、托儿所、幼儿园、学校的年级或班级等。范围太小，起不到控制传染病流行的作用；范围太大，针对性不强，浪费物力和人力，影响应急接种的效果，不利于传染病的控制。

3. 应急接种的人群

应急接种的人群要有较高的接种率，形成免疫屏障，才能有效阻断疾病的传播。

（刘　浩）

第七节 社区、家庭消毒与隔离技术

一、消毒与隔离在全科医疗中的重要性

全科医疗是基层医疗单位当前卫生工作的重点，是保证广大居民获得连续、快捷、安全、有效的卫生服务保障，由于其服务的对象为老年人和妇女儿童，抵抗力本身就低，所以全科医疗中的消毒隔离工作就显得更为重要。消毒隔离是医疗卫生工作一个重要的基础组成部分，是预防和控制院内交叉感染的一个有效途径，是保障就医群众就医安全的一个重要方面。但在实际的工作过程中，消毒隔离的落实仍存在严重问题，如对统一下发的消毒隔离制度基本不执行；对统一安装的医疗污水处理装置基本闲置不用；工作人员对医院感染和消毒隔离知识知之甚少；消毒隔离操作技术基本不会；消毒隔离设施落后；消毒隔离效果合格率较低等。

全科医疗工作由于起步时间晚，工作人员素质参差不齐，尚没有形成消毒管理体制，虽属于最基层机构，但亦必须贯彻国家有关的消毒隔离法律法规。业务主管部门应加强对社区卫生服务站消毒隔离质量和业务指导工作，进一步加强医务人员的消毒隔离质量意识，防止交叉感染发生，建立健全的各项消毒隔离管理制度，做到制度上墙，有章可循，完善督查考核制度，及时发现问题及时解决，配备必需的消毒设备，加强日常性消毒灭菌质量监测，加强医用废弃物的管理和污水消毒处理工作，防止环境污染。各级疾病预防控制中心应加强对全科医疗服务人员消毒隔离业务培训，加强消毒质量监测和督查工作力度，努力提升医务人员各方面的知识，才能满足人民群众的卫生服务需求。

二、隔离患者的适用指征和隔离方法

隔离是指采用各种方法和技术，防止病原体从患者及携带者传播给他人的措施。适用于各种传染病患者，如肠道传染病、呼吸道传染病、血液传染病、接触传染病等。根据传染病的传播途径不同，应采取不同种类的隔离方法。

（一）严密隔离

对传染性很强的传染病，如SARS、肺鼠疫、肺炭疽等，均应采取严密隔离。隔离方法：①同类患者可同居一室。患者不能外出，禁止陪伴和探视患者；②进入病室的工作人员，应戴医用防护口罩、帽子、手套，穿隔离衣或防护服和换鞋，应注意手的清洗和消毒；③患者的分泌物、排泄物、污染的物品、敷料等应严格消毒；④室内的空气、地面应定期喷洒消毒液或紫外线照射消毒。

（二）呼吸道隔离

通过空气飞沫传播的各种呼吸道传染病。隔离方法：①同类患者可同居一室；②应进行室内空气消毒，喷洒消毒液或紫外线照射；③进入室内的工作人员应戴医用防护口罩、帽子、手套、面屏，并穿隔离衣或防护服；④患者的口、鼻和呼吸道分泌和物均应消毒。

（三）消化道隔离

通过粪便排出病原体，经粪—口途径传播的消化道传染病，其隔离方法：①同类患者可

同居一室；②接触患者时应穿隔离衣、换鞋及手的清洗和消毒；③患者的粪便应严格消毒。患者的食具、便器应单独使用并定期消毒，地面应喷洒消毒液；④病室应防杀苍蝇和蟑螂。

（四）接触隔离

通过皮肤黏膜伤口感染的传染病，如狂犬病、皮肤炭疽、破伤风等。①同类患者可同居一室；②接触患者应穿隔离衣和戴手套；③患者接触过的物品、衣服、被褥、敷料等均应严格消毒。

（五）昆虫隔离

通过医学昆虫如蚊子、蚤、蜱、恙螨等叮咬传播的传染现，如流行性乙型脑炎、登革热、鼠疫、恙虫病、森林脑炎等。隔离方法主要是预防叮咬和杀灭上述各种昆虫。

三、患者排泄物消毒的方法

普通患者的排泄物、呕吐物，加1/5量的漂白粉，搅匀后作用2小时，倒入专用化粪池或运出。感染症患者的排泄物、呕吐物消毒处理如下：

①患者的粪便加2倍量10%～20%漂白粉乳液；呕吐物加1/5量干漂白粉，搅匀后加盖作用2小时，再倒入厕所。

②伤寒患者的尿液每100 mL加漂白粉3 g，搅匀后加盖，作用2小时。

③患者使用过的便器用1%漂白粉上清液、含有效氯2000 mg/L的消毒液、0.5%过氧乙酸浸泡30分钟。

④结核患者的痰盒收集后焚烧；也可加等量10%～20%漂白粉乳液（或1/5量的干粉），作用2～4小时或加等量1%过氧乙酸作用30～60分钟。

⑤肠炭疽患者排泄物按①处理，但作用时间需延长至6小时。

⑥艾滋病病毒携带者和患者分泌物、排泄物用20%漂白粉乳液1∶2混合后作用2小时。

⑦朊病毒类感染因子对理化消毒及灭菌因子的抵抗力很强，消毒及灭菌处理比较困难。对该病患者或疑似患者的分泌物、排泄物于132 ℃ 30分钟或121 ℃ 120分钟可部分灭活。

⑧对含有^{131}I患者排泄物，必须同时加入NaOH溶液后密封存放，经衰变、消毒处理后，排入下水道系统。

四、患者衣物被褥消毒的方法

住院期间患者使用的衣物、床单、被套、枕罩等如果是一次性物品，使用后即可按医疗废物分类处置；如果是可反复利用的织物，则需要按照《医院医用织物洗涤消毒技术规范（WS/T 508—2016）》进行清洗消毒。医用织物分为：感染性织物和脏污织物。感染性织物是指医院内被隔离的感染性疾病（包括传染病、多重耐药菌感染/定植）患者使用后，或者被患者血液、体液、分泌物（不包括汗液）和排泄物等污染，具有潜在生物污染风险的医用织物。感染性织物以外所有的使用后的医用织物统称为脏污织物。

（一）脏污织物的清洗消毒的原则和方法

应遵循先清洗后消毒原则。根据医用织物使用对象和污渍性质、程度不同，应分机或分批洗涤、消毒。新生儿、婴儿的医用织物应专机洗涤、消毒，不应与其他医用织物混洗，手术室的医用织物（如手术衣、手术铺单等）宜单独洗涤。布巾、地巾宜单独洗涤、消毒宜选择热洗涤方法。选择热洗涤方法时可不做化学消毒处理，热洗涤方法按附录 8-1 执行。所有脏污织物的洗涤方法应按洗涤设备操作说明书和附录 8-1 执行。若选择化学消毒，消毒方法应按消毒剂使用说明书和 WS/T 367 执行。

（二）感染性织物

洗涤消毒原则符合脏污织物清洗消毒原则的要求。不宜手工洗涤。宜采用专机洗涤、消毒，首选热洗涤方法；有条件的宜使用卫生隔离式洗涤设备。机械洗涤消毒时可采用洗涤与消毒同时进行的程序。采用水溶性包装袋盛装感染性织物的，应在密闭状态下直接投入洗涤设备内。对不耐热的感染性织物宜在预洗环节同时进行消毒处理，消毒方法按附录 8-1 执行。被朊病毒、气性坏疽、突发不明原因传染病的病原体或其他有明确规定的传染病病原体污染的感染性织物，以及多重耐药菌感染或定植患者使用后的感染性织物，若需重复使用应先消毒后洗涤。消毒方法按附录 8-1 执行。

附录 8-1

医用织物洗涤消毒工作流程及洗涤、消毒整理过程要求。

1. 工作流程

在对使用后医用织物实施收集、分拣、洗涤消毒、整理、储存时应由污到洁，顺行通过，不应逆行；洗涤消毒工作流程按下图（图 8-1）进行。

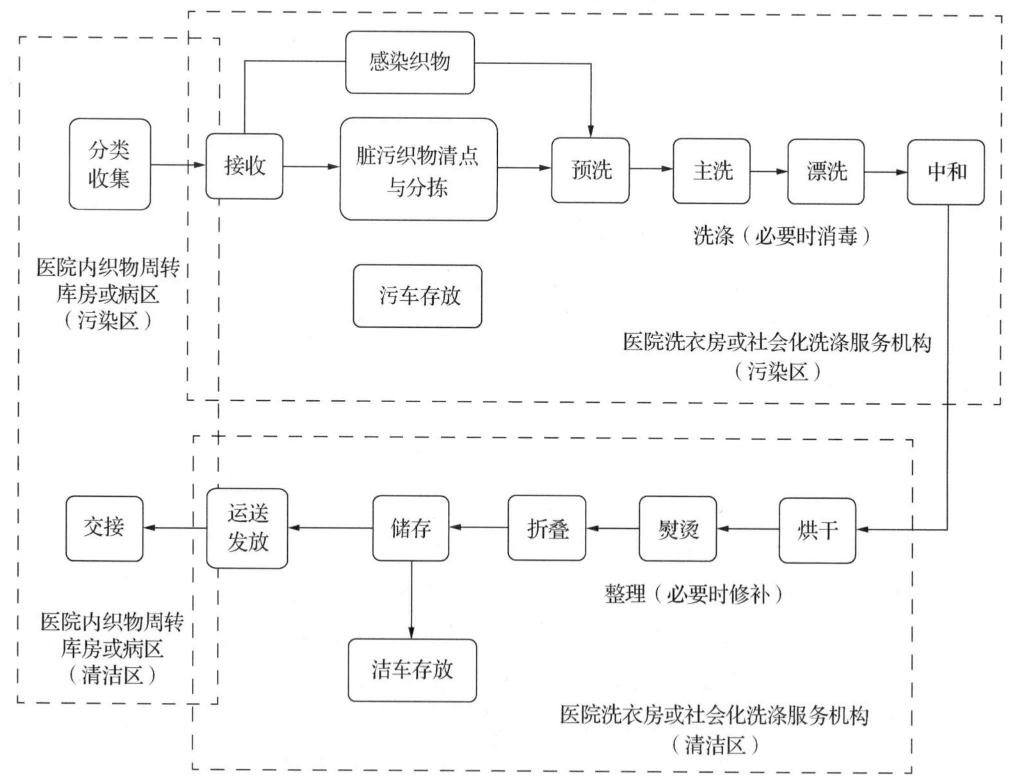

图 8-1　医用织物洗涤消毒工作流程

2. 洗涤、消毒过程

2.1　洗涤周期与消毒过程的选择

2.1.1　洗涤周期包括预洗、主洗、漂洗、中和等四个步骤。

2.1.2　对需实施消毒处理的医用织物宜选择在预洗环节完成。在选择含氯消毒剂等腐蚀性较强的化学消毒剂进行消毒时，为尽量减少对织物的损害，应预先确定最大可接受水平即适宜的有效浓度。

2.1.3　对耐热的感染性织物，应首选热洗涤消毒方法，并根据需要设定适宜的温度和时间。

2.1.4　使用后医用织物的消毒处理可在预洗或主洗中的一个环节进行，不做重复处理。

2.2　装载程度

医用织物洗涤时的装载袋不应超过洗涤设备最大洗涤袋的90%，即每100 kg洗涤设备的洗涤袋不超过90 kg织物。

2.3　预洗

2.3.1　用温度不超过40 ℃的水进行预洗；可根据冲洗污垢需要加入适量的洗涤剂。

2.3.2　脏污织物的预洗：应采用低温、高水位方式，一般洗涤时间为3～5分钟。

2.3.3　感染性织物的预洗与消毒：1）对不耐热感染性织物宜选择在预洗环节同时做消毒处理。2）对被朊病毒、气性坏疽、突发不明原因传染病的病原体污染或其他有明确规定的传染病病原体污染的感染性织物，若需重复使用应遵循先消毒后洗涤的原则。3）应根据感染性织物使用对象和污渍性质、程度不同，参照WS/T 367规定，在密闭状态下选择下列适宜的消毒（灭菌）方法进行处理。

①对于被细菌繁殖体污染的感染性织物，可使用250～500 mg/L的含氯消毒剂或100～250 mg/L的二氧化氯消毒剂或相当剂量的其他消毒剂，洗涤消毒应不少于10分钟；也可选用煮沸消毒（100 ℃，时间≥15分钟）和蒸汽消毒（100 ℃，时间15～30分钟）等湿热消毒方法。

②对已明确被气性坏疽、经血传播病原体、突发不明原因传染病的病原体或分枝杆菌、细菌芽孢引起的传染病污染的感染性织物，可使用2000～5000 mg/L的含氯消毒剂或500～1000 mg/L的二氧化氯消毒剂或相当剂量的其他消毒剂，洗涤消毒应不少于30分钟。

③对已明确被朊病毒病原体污染的感染性织物，应按WS/T 367规定的消毒方法进行处理。

④需灭菌的应按WS/T 367要求，首选压力蒸汽灭菌。

⑤对外观有明显血液、体液、分泌物、排泄物等污渍的感染性织物，宜首选在该环节采用2.3.3①、2.3.3②规定的方法，并在密闭状态下进行洗涤消毒。

⑥对采用机械洗涤的感染性布巾、地巾（包括可拆卸式地拖地巾或拖把头），宜选择先洗涤后消毒的方式。消毒方法参照WS/T 367规定，可使用500 mg/L的含氯消毒剂或250 mg/L的二氧化氯消毒剂或相当剂量的其他消毒剂浸泡。

2.4　主洗

主洗可分为热洗涤和冷洗涤两种洗涤方法。根据被洗涤医用织物的污染情况可加入碱、清洁剂或乳化剂、消毒洗涤原料。洗涤、消毒方法和程序应按下列要求选择进行。

1）热洗涤方法：应采用高温（70～90 ℃）、低水位方式。对耐热的医用织物首选热洗涤方法。消毒温度75 ℃，时间≥30 min或消毒温度80 ℃，时间≥10 min或AO值≥600；洗涤时间可在确保消毒时间基础上，根据医用织物脏污程度的需要而延长。

2）冷洗涤方法：应采用中温（40～60 ℃）、低水位方式。对不耐热的医用织物如受热易变形的特殊织物（化纤、羊毛类织物），应选用水温≤60 ℃的冷洗涤方法处理。若在该环节选择对感染性织物实施消毒（灭菌）处理的，具体方法应按2.3.3执行。

2.5 去污渍

2.5.1 局部的污渍处理应遵循“先干后湿，先碱后酸”的原则。

2.5.2 不能确定污渍种类时，其局部的污渍处理可采取下列程序：

1）使用有机溶剂，如丙酮或酒精。

2）使用洗涤剂。

3）使用酸性溶液，如原化氢钠、原化氢氨；若为小块斑渍，可使用氢氯酸溶液。

4）使用还原剂或脱色剂的温溶液（<40 ℃），如连二亚硫酸钠或亚硫酸氢钠。

5）使用氧化剂，如次氯酸钠（液体漂白剂）或过氧化氢。

该洗涤程序应按顺序进行，每一步程序之间均应将被洗涤的织物充分过水。

2.6 漂洗

通过用水稀释的方法进行，为主洗去污的补充步骤。漂洗方法：应采用低水位方式，一般温度为65～70 ℃，每次漂洗时间不应低于3分钟，每次漂洗间隔应进行一次脱水，漂洗次数应不低于3次。

2.7 中和

对最后一次漂洗时的水应进行中和；此过程应投放适量的中和剂。中和方法：应采用中、低水位方式，一般温度为45～55 ℃，时间为5分钟；每次中和剂（包括中和酸剂、柔软剂等）的投放量应根据洗涤织物在脱水出机后用pH试剂测试水中的结果而定，pH偏高则加量，偏低则减量。中和后水中的pH应为5.8～6.5，以保证洗涤消毒后的清洁织物符合规定。

3. 烘干与整理过程

3.1 医用织物洗涤后宜按织物种类选择进行熨烫或烘干，烘干温度应不低于60 ℃。

3.2 洗涤后医用织物整理主要包括熨烫、修补、折叠过程，其过程应严防洗涤后医用织物的二次污染。为避免织物损伤和过度缩水，清洁织物熨烫时的平烫机底面温度不宜超过180 ℃。

3.3 烘干及其整理过程中应进行质量控制，如烘干前应目测检查洗涤后的医用织物是否干净，发现仍有污渍时需重新进行洗涤等。

五、空气消毒的方法

现代人80%～90%的时间在室内度过，雾霾来袭，户外活动时间更是减少。室内空气质量的好坏直接关系到人体的健康、工作的质量。室内污染物常见有来自建筑装修的甲醛、吸烟及油烟中所带的烟尘、苯并芘、杀虫剂类致癌物、粉尘、卫生间的霉菌、复印机及家用电器散发的臭氧、粉尘及电辐射等，这些污染物存在影响范围大、接触时间长、污染物浓度低、污染物种类多、健康危害不清等特点。针对这些污染物，常见有以下几种空气消毒方法。

（1）食醋喷雾消毒法　将食醋一份与水一份混合，装入喷雾机，将门窗紧闭后进行喷雾消毒，每立方米空间喷雾食醋 5 ~ 10 mL，隔天消毒一次，共喷 3 次。

（2）食醋熏蒸消毒法　将门窗紧闭，将醋倒入铁锅或砂锅等容器，加水 2 倍，以文火煮沸，使醋酸蒸气充满房间，直至食醋煮干。等容器晾干后，加入少量清水，再熏蒸如此反复 3 遍。每间房屋 100 ~ 150 mL，连用 5 天。

（3）艾叶苍术熏蒸法　每立方米取 1 克干燥艾叶和苍术，取 10 mL/g 的水浸泡半小时，放入电热锅内不加盖，熏蒸一小时待干。此方法能使尘埃沉降，又起到了消毒作用，吸入的中药蒸气有镇咳、祛痰、平喘作用。

（4）紫外线照射　每 9 ~ 10 m^2 面积装置一盏 30 瓦的紫外线杀菌灯即可，每次消毒时间为半小时。紫外线灯释放的臭氧对人体有危害，故一般宜采用无臭氧石英紫外线杀菌灯，并且装置灯下方宜用反光罩，使其向天花板照射，紫外线杀菌灯亦可以装置在墙壁上，离地面 2.5 m 左右。注意不得使紫外线光照射到人，保持紫外线灯表面干净，每两周用酒精擦拭。

（5）空气净化法　包括物理型净化器、化学型净化器、离子化型净化器。

（6）通风换气　通风是改善室内空气质量的关键，雾霾天气也要进行通风换气，尽量在室外温度比较高的时候，或室外雾霾浓度相对较低的时候通风，要让空气流动起来，最好的开窗时间是 9：00 至 11：00 或 14：00 至 16：00，因为这两个时段内气温已经升高，沉积在大气底层的有害气体已经散去。

（7）吸附技术　常用的吸附剂有颗粒活性炭、沸石、分子筛、多孔黏土矿石、活性氧化铝等。近年研制出新型活性炭：蜂窝状活性炭、球状活性炭、活性炭纤维等。

六、医生和陪护人员洗手消毒的方法

医护人员及陪护人员在各自行为中都会直接或间接的接触患者，这就涉及手卫生，手卫生执行包括使用速干手消毒剂或用肥皂/洗手液与水洗手。但是当医务人员接触患者的血液、体液和分泌物，以及被传染性致病微生物污染的物品后和直接为传染病患者进行检查、治疗、护理或处理传染患者污物之后，应洗手后再进行手卫生消毒，洗手方法按照《医务人员手卫生规范（WS/T 313—2009）》如下：在流动水下，使双手充分淋湿。取适量肥皂（皂液），均匀涂抹至整个手掌、手背、手指和指缝。认真揉搓双手至少 15 秒，应注意清洗双手所有皮肤，包括指背、指尖和指缝，具体搓揉步骤为：①掌手相对，手指并拢，相互揉搓；②手心对手背沿指缝相互揉搓，交换进行；③掌心相对，双手交叉指缝相互揉搓；④弯曲手指使关节在另一手掌心旋转揉搓，交换进行；⑤右手握住左手大拇指旋转揉搓，交换进行；⑥将五个手指尖并拢放在另一手掌心旋转揉搓，交换进行。在流动水下彻底冲净双手，擦干，取适量护手液护肤。

七、患者垃圾污物的处理

医疗废物是指医疗卫生机构在医疗、预防、保健及其他相关活动中产生的具有直接或者是间接感染性、毒性及其他危害性的废物。

在医疗卫生机构的医疗、预防、保健及其他相关活动中可以产生大量的废物，其他80% 的废物属于对人类、环境无危害的非危害性废物。非危害性废物可以视为生活废物而按照生活废物的处置方法进行处置。只有 20% 对人类及环境直接造成危害，即为危害性废物。按照医疗废物的特性、危害性、材质及处置方法医疗废物分为 5 大类：感染性废物、损伤性废物、病理性废物、药物性废物、化学性废物。

1. 感染性废物

携带病原微生物、具有引起感染性疾病传播危险的医疗废物。主要包括以下几类：①被患者血液、体液、排泄物污染的物品，包括棉球、棉签、引流棉条、纱布及其他各种敷料；一次性使用卫生用品、一次性使用医疗用品及一次性医疗器械；废弃的被服；其他被患者血液、体液、排泄物污染的物品。②医疗机构收治的隔离传染病患者或者疑似传染病患者产生的生活垃圾。③病原体的培养基、标本和菌种、毒种保存液。④各种废弃的医学标本。⑤废弃的血液、血清。⑥使用后的一次性使用医疗用品及一次性医疗器械视为感染性废物。处理：置入黄色专用医疗废物桶，3/4 满封口称重、贴标识，医疗废物收集人员与科室人员交接、双签名，放置医疗废物暂存处，交专门医疗废物处理公司处理。

2. 病理性废物

诊疗过程中产生的人体废弃物和医学实验动物尸体等。主要包括：①手术及其他诊疗过程中产生的废弃的人体组织、器官等。②医学实验动物的组织、尸体。③病理切片后废弃的人体组织、病理蜡块等。处理：置入黄色专用医疗废物桶，3/4 满封口称重、贴标识，医疗废物收集人员与科室人员交接、双签名，放置医疗废物暂存处，交专门医疗废物处理公司处理。

3. 损伤性废物

能够刺伤或者割伤人体的废弃的医用锐器。包括：①医用针头、缝合针。②各类医用锐器，包括：解剖刀、手术刀、备皮刀、手术锯等。③载玻片、玻璃试管、玻璃安瓿等。处理：置于锐器盒，3/4 满封口称重、贴标识。医疗废物收集人员与科室人员交接、双签名，放置医疗废物暂存处，交专门医疗废物处理公司处理。

4. 药物性废物

过期、淘汰、变质或者被污染的废弃的药品，包括：①废弃的一般性药品，如抗生素、非处方类药品等。②废弃的细胞毒性药物和遗传毒性药物，包括致癌性药物，如硫唑嘌呤、苯丁酸氮芥、环孢霉素、苯丙氨酸、氮芥、司莫司汀、三苯氧氨、硫替哌等；可疑致癌性药物，如顺铂、丝裂霉素、阿霉素、苯巴比妥等；免疫抑制剂。处理：少量药物可混入感染性废物，大量药物交给厂家，医疗废物收集人员与科室人员交接、双签名，放置医疗废物暂存处，交专门医疗废物处理公司处理。

5. 化学性废物

具有毒性、腐蚀性、易燃易爆性的废弃的化学物品。包括：①医学影像室、实验室废弃的化学试剂。②废弃的过氧乙酸、戊二醛等化学消毒剂。③废弃的汞血压计、汞温度计。处理：装入适宜容器内，医疗废物收集人员与科室人员交接、双签名，放置医疗废物暂存处，交专门医疗废物处理公司处理。

不具备条件的农村医疗卫生机构应当按照县级卫生行政主管部门、环境保护行政主管部门的要求，可自行就地处置其产生的医疗废物，但应当符合以下基本要求。使用后的一次性医疗器械、器具和物品、容易致人损伤的医疗废物应当消毒并做毁形处理。能够焚烧的，应当及时焚烧。不能焚烧的，应当消毒后集中填埋。

（潘慧琼　魏超霞）

第八节　突发公共卫生事件的应对处理

一、突发公共卫生事件的概念、分类、分级

（一）突发公共卫生事件的概念

突发公共卫生事件是指突然发生，造成或可能造成社会公众健康严重损害的重大传染病疫情、群体性不明原因疾病，重大食物和职业中毒及其他严重影响公众健康的事件。

（二）突发公共卫生事件的分类

根据事件的成因和性质，突发公共卫生事件分为：重大传染病疫情、群体性不明原因疾病、重大食物中毒和职业中毒、新发传染性疾病、群体性预防接种反应和群体性药物反应、重大环境污染事故、核事故和放射事故、（生物、化学、核辐射）恐怖事件、自然灾害（如水灾、旱灾、地震、火灾、泥石流）导致的人员伤亡和疾病流行，以及其他影响公众健康的事件。

（三）突发公共卫生事件的分级

根据突发公共卫生事件的性质、危害程度、涉及范围，划分为一般（Ⅳ级）、较大（Ⅲ级）、重大（Ⅱ级）和特别重大（Ⅰ级）四级。

1. 有下列情形之一的为特别重大突发公共卫生事件（Ⅰ级）

（1）肺鼠疫、肺炭疽在大、中城市发生并有扩散趋势，或肺鼠疫、肺炭疽疫情波及2个以上的省份，并有进一步扩散趋势。

（2）发生传染性非典型肺炎、人感染高致病性禽流感病例，并有扩散趋势。

（3）涉及多个省份的群体性不明原因疾病，并有扩散趋势。

（4）发生新传染病或我国尚未发现的传染病发生或传人，并有扩散趋势，或发现我国已消灭的传染病重新流行。

（5）发生烈性病菌株、毒株、致病因子等丢失事件。

（6）周边以及与我国通航的国家和地区发生特大传染病疫情，并出现输入性病例，严

重危及我国公共卫生安全的事件。

（7）国务院卫生行政部门认定的其他特别重大突发公共卫生事件。

2. 有下列情形之一的为重大突发公共卫生事件（Ⅱ级）

（1）在一个县（市）行政区域内，一个平均潜伏期内（6 天）发生 5 例以上肺鼠疫、肺炭疽病例，或者相关联的疫情波及 2 个以上的县（市）。

（2）发生传染性非典型肺炎、人感染高致病性禽流感疑似病例。

（3）腺鼠疫发生流行，在一个市（地）行政区域内，一个平均潜伏期内多点连续发病 20 例以上，或流行范围波及 2 个以上市（地）。

（4）霍乱在一个市（地）行政区域内流行，1 周内发病 30 例以上，或波及 2 个以上市（地），有扩散趋势。

（5）乙类、丙类传染病波及 2 个以上县（市），1 周内发病水平超过前 5 年同期平均发病水平 2 倍以上。

（6）我国尚未发现的传染病发生或传人，尚未造成扩散。

（7）发生群体性不明原因疾病，扩散到县（市）以外的地区。

（8）发生重大医源性感染事件。

（9）预防接种或群体预防性服药出现人员死亡。

（10）一次食物中毒人数超过 100 人并出现死亡病例，或出现 10 例以上死亡病例。

（11）一次发生急性职业中毒 50 人以上，或死亡 5 人以上。

（12）境内外隐匿运输、邮寄烈性生物病原体、生物毒素造成我境内人员感染或死亡的。

（13）省级以上人民政府卫生行政部门认定的其他重大突发公共卫生事件。

3. 有下列情形之一的为较大突发公共卫生事件（Ⅲ级）

（1）发生肺鼠疫、肺炭疽病例，一个平均潜伏期内病例数未超过 5 例，流行范围在一个县（市）行政区域以内。

（2）腺鼠疫发生流行，在一个县（市）行政区域内，一个平均潜伏期内连续发病 10 例以上，或波及 2 个以上县（市）。

（3）霍乱在一个县（市）行政区域内发生，1 周内发病 10～29 例，或波及 2 个以上县（市），或市（地）级以上城市的市区首次发生。

（4）一周内在一个县（市）行政区域内，乙、丙类传染病发病水平超过前 5 年同期平均发病水平 1 倍以上。

（5）在一个县（市）行政区域内发现群体性不明原因疾病。

（6）一次食物中毒人数超过 100 人，或出现死亡病例。

（7）预防接种或群体预防性服药出现群体心因性反应或不良反应。

（8）一次发生急性职业中毒 10～49 人，或死亡 4 人以下。

（9）市（地）级以上人民政府卫生行政部门认定的其他较大突发公共卫生事件。

4. 有下列情形之一的为一般突发公共卫生事件（Ⅳ级）

（1）腺鼠疫在一个县（市）行政区域内发生，一个平均潜伏期内病例数未超过 10 例。

（2）霍乱在一个县（市）行政区域内发生，1 周内发病 9 例以下。

（3）一次食物中毒人数 30 ~ 99 人，未出现死亡病例。

（4）一次发生急性职业中毒 9 人以下，未出现死亡病例。

（5）县级以上人民政府卫生行政部门认定的其他一般突发公共卫生事件。

二、社区突发公共卫生事件的监测、报告、预警与应对处置

（一）突发公共卫生事件监测、预警

突发公共卫生事件的监测预警，是指依据事物发展的规律，通过收集、整理、分析突发公共卫生事件相关信息资料，利用先进的技术和手段评估事件发展趋势与危害程度，在事件发生之前或早期发出警报，以便相关责任部门及事件影响目标人群及时做出反应，预防或减少事件危害。其包括监测和预警两个阶段。突发公共卫生事件的有效监测预警对于识别潜在的风险，提早进行防范与应对具有重要作用。监测预警工作是实现突发公共卫生事件早发现、早报告的技术保障，是对监测预警工作的关注、投入，是预防为主这一卫生工作指导方针的体现。

突发公共卫生事件监测信息是预警系统的基础。在突发公共卫生事件的监测预警系统的具体运行流程中，监测与预警两者密不可分。监测是在事件发生前的行为，预警是在事件发生初期，在监测的基础上，及时、准确、全面掌握事件基本信息，发出警报，采取应急措施的过程。在时间顺序上监测在预警的前面。

（二）社区突发公共卫生事件的报告、应对处置

1. 服务对象

辖区内服务人口。

2. 服务内容

（1）传染病疫情和突发公共卫生事件风险管理　在疾病预防控制机构和其他专业机构指导下，乡镇卫生院、村卫生室和社区卫生服务中心（站）协助开展传染病疫情和突发公共卫生事件风险排查、收集和提供风险信息，参与风险评估和应急预案制（修）订。

（2）传染病和突发公共卫生事件的发现、登记　乡镇卫生院、村卫生室和社区卫生服务中心（站）应规范填写门诊日志、入/出院登记本、X 线检查和实验室检测结果登记本。首诊医生在诊疗过程中发现传染病患者及疑似患者后，按要求填写《中华人民共和国传染病报告卡》；如发现或怀疑为突发公共卫生事件时，按要求填写《突发公共卫生事件相关信息报告卡》。

（3）传染病和突发公共卫生事件相关信息报告

1）报告程序与方式　具备网络直报条件的机构，在规定时间内进行传染病和（或）突发公共卫生事件相关信息的网络直报；不具备网络直报条件的，按相关要求通过电话、传真等方式进行报告，同时向辖区县级疾病预防控制机构报送《传染病报告卡》和（或）《突发公共卫生事件相关信息报告卡》。

2）报告时限　发现甲类传染病和乙类传染病中的肺炭疽、传染性非典型肺炎、脊髓灰质炎、人感染高致病性禽流感患者或疑似患者，或发现其他传染病、不明原因疾病暴发和突

发公共卫生事件相关信息时，应按有关要求于2小时内报告。发现其他乙、丙类传染病患者、疑似患者和规定报告的传染病病原携带者，应于24小时内报告。

3）订正报告和补报　发现报告错误，或报告病例转归或诊断情况发生变化时，应及时对《传染病报告卡》和（或）《突发公共卫生事件相关信息报告卡》等进行订正；对漏报的传染病病例和突发公共卫生事件，应及时进行补报。

3. 传染病和突发公共卫生事件的处理

（1）患者医疗救治和管理　按照有关规范要求，对传染病患者、疑似患者采取隔离、医学观察等措施，对突发公共卫生事件伤者进行急救，及时转诊，书写医学记录及其他有关资料并妥善保管。

（2）传染病密切接触者和健康危害暴露人员的管理　协助开展传染病接触者或其他健康危害暴露人员的追踪、查找，对集中或居家医学观察者提供必要的基本医疗和预防服务。

（3）流行病学调查　协助对本辖区患者、疑似患者和突发公共卫生事件开展流行病学调查，收集和提供患者、密切接触者、其他健康危害暴露人员的相关信息。

（4）疫点疫区处理　做好医疗机构内现场控制、消毒隔离、个人防护、医疗垃圾和污水的处理工作。协助对被污染的场所进行卫生处理，开展杀虫、灭鼠等工作。

（5）应急接种和预防性服药　协助开展应急接种、预防性服药、应急药品和防护用品分发等工作，并提供指导。

（6）宣传教育　根据辖区传染病和突发公共卫生事件的性质和特点，开展相关知识技能和法律法规的宣传教育。

4. 服务要求

（1）乡镇卫生院、村卫生室和社区卫生服务中心（站）应按照《中华人民共和国传染病防治法》《突发公共卫生事件应急条例》《国家突发公共卫生事件应急预案》等法律法规要求，建立健全传染病和突发公共卫生事件报告管理制度，协助开展传染病和突发公共卫生事件的报告和处置。

（2）乡镇卫生院、村卫生室和社区卫生服务中心（站）要配备专（兼）职人员负责传染病疫情及突发公共卫生报告管理工作，定期对工作人员进行相关知识和技能的培训。

（3）乡镇卫生院、村卫生室和社区卫生服务中心（站）要做好相关服务记录，《传染病报告卡》和《突发公共卫生事件相关信息报告卡》应至少保留3年。

（潘慧琼）

第九节　社区慢性病毒性肝炎防控管理举例

病毒性肝炎中乙型、丙型、丁型多呈慢性感染，因此长期的治疗和随访非常重要。和其他慢性疾病一样，将这些病毒性肝炎患者纳入社区慢性病管理系统，进行严格的、科学的、深入的管理和治疗，将非常有益于疾病的控制。下面主要以慢性病毒性乙型肝炎为例，讲述社区如何进行慢性病毒性肝炎的防控管理。

一、慢性病毒性肝炎社区防控管理的主要内容及目的

（一）防控管理目标

尽可能协助患者规范抗病毒治疗，最大限度地抑制病毒复制，减轻肝细胞炎症坏死及肝纤维化，延缓或防止疾病进展，减少或防止肝脏失代偿、肝硬化、肝癌及其他并发症的发生，从而改善患者生活质量，延长存活时间。

（二）防控主要职责

对慢性病毒性乙型肝炎可疑者进行筛查、临床诊断和报告、转诊及随访管理等。

（三）防控管理内容

包括健康教育、提醒患者规律服药，以及对病情变化进行及时评估、联系专科医院转诊等。

（四）防控随访项目

1. 主要管理方法

在于随访监测，避免过多用药，又不漏掉需要治疗的患者。

（1）随访时间间隔　对于谷丙转氨酶正常且 HBV-DNA 阴性患者，建议 6 个月随访一次；对于谷丙转氨酶正常而 HBV-DNA 阳性患者，建议 3 个月检查 1 次。

（2）随访项目　包括肝功能、HBV-DNA、甲胎蛋白、彩超等，如有可能建议肝穿刺检查，尤其对于 HBV-DNA 阳性，年龄 >40 岁的，有乙肝家族史、谷丙转氨酶在正常高限、腹部超声提示肝脏弥漫性病变或脾大的患者，更应该警惕，以便进一步了解肝脏情况，尽早治疗。

（3）需要抗病毒治疗的患者　随访过程中一旦发现谷丙转氨酶 >2 倍正常值，且 HBV-DNA 阳性，建议抗病毒治疗。

2. 抗病毒治疗方案个体化管理

（1）干扰素治疗患者随访　开始治疗的第一个月，每 1 ~2 周检查 1 次血常规、肝功能，以后根据病情每 1 ~3 个月检查 1 次，治疗过程中出现谷丙转氨酶升高甚至总胆红素升高，应及时调整治疗方案。治疗开始后每 3 个月检查病毒学标志物，及时发现干扰素相关不良反应，如甲状腺功能、血糖、尿常规等每 3 个月检查 1 次，还应定期评估精神状态，尤其出现抑郁症或自杀倾向的患者，应及时停用并密切监护。

（2）核苷类似物治疗随访的患者　治疗开始后，每月 1 次检查肝功能，连续 3 次，以后随病情改善可每 3 个月 1 次；病毒学标志物治疗开始后每 3 个月检测 1 次，包括 HBsAg、HBeAg、抗 - HBe 和 HBV DNA；不良反应监测，如血常规、血清磷酸肌酸激酶和肌酐等指标，一般 3 ~6 个月 1 次。

（3）抗病毒治疗结束后的随访监测　不论有无治疗应答，停药后半年内至少 2 个月检测 1 次谷丙转氨酶、谷草转氨酶、总胆红素，血清学标志物和 HBV DNA，每 3 ~6 个月检测 1 次，至少随访 1 年，如病情变化，应缩短随访间隔。

（五）健康宣教

1. 指导生活及饮食

（1）合理膳食　了解患者饮食习惯，根据患者病情，建立科学、合理的饮食计划，适

当的高蛋白、高热量、高维生素的易消化食物有助于肝脏修复；如有肝硬化腹水患者应予以低钠饮食，每日食盐低于6 g；对于有肝硬化食道胃底静脉曲张患者应避免粗糙、坚硬食物。

（2）酒精可以导致肝脏受损，特别是对于慢性病毒性肝炎患者，酒精更易加速疾病进展。社区医务人员随访过程中反复强调戒酒的重要性，让患者深刻认识到饮酒对自身的危害。

2. 重视服药依从性

对于部分慢性乙肝患者，需要长期或终身服药治疗，因此建立良好的依从性对于治疗及预后非常重要。社区医务人员要提醒患者坚持服药、定期检查，并观察常见药物不良反应，及时发现问题。

3. 注意避免使用肝功能受损的药物

某些抗生素如红霉素、四环素类；抗结核药物如异烟肼、利福平等；抗真菌药物如氟康唑、两性霉素 B 等；解热镇痛药如阿司匹林、吲哚美辛等；还有部分精神病药物、降糖药、免疫抑制剂、抗肿瘤药物、中药等，均可能造成对肝脏的损伤，尽量避免使用上述药物，如必须使用，应密切观察有无恶心、呕吐等消化道反应，同时定期检测肝功能。

（六）预防措施

（1）建议对患者的家庭成员及其他密切接触者进行血清 HBsAg、抗 - HBc 和抗 - HBs 检测，并对其中的易感者（上述3种标志物均阴性者）接种乙型肝炎疫苗。

（2）注意个人卫生，不共用剃须刀和牙具等用品。

（3）进行正确的性教育，若性伴侣为 HBsAg 阳性者。应接种乙型肝炎疫苗；对有多个性伴侣者应定期检查，加强管理，性交时应用安全套。

（4）对 HBsAg 阳性的妊娠妇女，应避免羊膜腔穿刺，并缩短分娩时间，保证胎盘的完整性，尽量减少新生儿暴露于母血的机会。

二、社区防控注意事项

（一）保护患者隐私

发现新发现的乙肝病例，应将实际情况告诉患者本人，并指导其采取正确的方法进行诊疗，但要注意保护患者的信息，避免泄露给患者单位、邻居，给患者带来不必要的困扰。

（二）消除歧视

国家人力资源和社会保障部、教育部、卫生部联合下发《关于进一步规范入学和就业体检项目，维护乙肝表面抗原携带者入学和就业权利的通知》，明确要求保障乙肝表面抗原携带者入学、入职方面的权利。医务工作人员在接诊乙肝患者时，不得在言语及行为上有歧视表现。

（三）重视心理疏导

慢性乙肝患者对疾病多有忧虑、恐惧，加之社会、家庭、亲友的疏远、歧视及经济压力等可能给他们带来非常严重的心理负担，使他们失去对抗疾病的信心。社区医生应多安慰、鼓励，及时疏导患者心理顾虑，积极配合医院治疗方案，鼓励参与社会活动，提高生活质量。

（李　瑛）

第九章　社区健康教育与健康促进

第一节　健康教育与健康促进的概念

一、健康定义、影响因素和相关问题

（一）健康定义

健康是指一个人在身体、精神和社会等方面都处于良好的状态。传统的健康观是“无病即健康”，随着社会的发展与进步，现代人的健康观不仅限于此，而是整体健康，是全方位的。世界卫生组织 1948 年提出“健康不仅是没有疾病，而且是个体在身体上、精神上、社会上的完美状态”。然而 1989 年世界卫生组织将健康的定义扩充为躯体健康、心理健康、社会适应良好和道德健康。新的健康观念促进了由生物医学模式向生物—心理—社会医学模式的转变，从过去的以疾病为中心，转变为以人为中心，强调了疾病是由于社会、环境、个体综合作用的结果。

（二）健康的影响因素

影响健康的因素包括行为与生活方式、环境、生物学及卫生服务等，主要归纳为以下几个方面。

（1）个体生物学因素　如年龄、性别、基因、遗传、种族等易感性差异。

（2）环境因素　①自然环境：生活条件、居住环境、工作条件、大气污染、水污染、环境中的病原体存在、阳光因素、食品安全等。②社会环境：社会关系、经济收入、文化程度、经济水平、政策法规等。

（3）卫生服务因素　如卫生疾病预防及防疫、卫生保健资源、医疗机构条件、医疗补偿方式等。

（4）生活及行为方式　如酗酒、吸烟、高盐高脂饮食、缺乏运动、不洁性行为等。

（5）心理因素　如离婚、丧偶、失业等负性事件导致的心理压力过大。

上述影响因素中，生活及行为方式因素是主要影响健康的因素，故通过改善人们的生活及行为方式是重要的促进健康的措施之一。

（三）我国居民当前存在的主要健康问题

随着人们生活水平的提高、卫生条件的改善及疫苗的普及，急性传染病和寄生虫病在逐年下降，但是非传染性慢性病及肿瘤发病率逐年增高，成为威胁我国居民的主要健康问题，对个人、家庭及社会造成了沉重的经济负担。然而，慢性病及肿瘤的发生，与环境污染和吸

烟、酗酒、不良饮食习惯等个人行为及生活方式等息息相关。有统计数据显示，我国某地区吸烟率高达23.25%，高盐饮食率为43.57%，体重超重率为32.15%。

二、健康教育

（一）健康教育的定义

健康教育指通过有计划、有组织、有系统的教育活动和社会活动，帮助个体和群体掌握卫生保健知识、树立健康观念、促使人们自觉地采纳健康的行为和生活方式，消除或减轻影响健康的危险因素，预防疾病、促进健康和提高生活质量。健康教育不能等同于卫生宣传，卫生宣传是简单的、单一方向的信息传播，用于卫生知识普及倡导健康观念与行为；而健康教育是有调查研究、计划、组织、评价系统体系的干预活动。

社区健康教育是以社区为基本单位，以社区人群教育对象，以促进居民健康为目标，有目的、有计划、有组织、有评价的系统的健康教育活动。

健康教育整合了医学、社会学、心理学、教育学、行为学、传播学等多学科知识，本质上可以理解为健康传播活动，运用传播学的基本原理，传播防病保健知识和技能；同时也利用了教育学理论，对目标对象进行的以防病保健知识和技能为主要内容的教育活动；亦运用行为学知识，通过健康教育对人们的行为进行有计划的干预和社会治疗，减少疾病发生的危险因素，达到预防疾病、促进健康、提高生活质量的目的。

（二）健康教育的理论模型

1. 知信行模式（KABP/KAP 模式）

知信行模式是改变人类健康和相关行为的重要模式之一。即通过获取健康知识和学习（知，knowledge），形成健康信念和态度（信，attitude/belief），从而改变行为（行，practice），进而增进健康的过程。如某社区居民通过吸烟健康教育，了解到吸烟的危害及戒烟的益处（知），使吸烟者形成吸烟危害健康的信念（信），主动自觉进行戒烟（行）。

改变行为的过程复杂且漫长，人们对健康信念的形成到态度的改变受诸多因素影响。影响民众转变态度的因素有：①权威的健康信息。权威的信息有强大的说服力，容易为人们认可并接受。②健康信息的传播力。越强的传播力，越能激发并唤起目标对象的情感共鸣，促成态度的转变。③对疾病的恐惧因素。不健康的行为可能会致病，人们认识到不健康行为可能导致的后果，存在恐惧心理，可以直接影响态度的转变。④行为效益。由于他人改变不良行为习惯，产生了行为效果或者效益，增加了行为者本身对坚持某项行为或者促进行为改变的信心及态度，从而产生正面影响。

2. 健康信念模式

健康信念模式（health belief model，HBM）是 Hochbaum 于 1958 年提出，随后由社会心理学家 Becker、Rosenstock 等对其逐步修订及完善，该模式是运用社会心理学解释和干预健康相关行为的理论模式。该理论认为若人们认知到疾病及健康相关的信念，会改变危险行为，促进健康行为，强调认知因素对行为的改变作用。影响是否采纳健康行为的因素有以下几点。

（1）对疾病的全面认识　人们对某种疾病充分正确认识，了解自己患病概率、可能潜在的危险因素、疾病对个人、家庭及社会带来的严重后果、疾病的临床表现等，全方位的对疾病的正确认识，可促使人们改变行为，促进健康。

（2）对健康行为的全面认识　人们全面认识对采纳健康行为后带来的益处越多，同时评估自身可能采纳行为后时间成本、经济成本等负性因素越少，促使采纳健康行为的动力越强。

（3）自我效能　心理学中强调自信心对行为产生的作用，如果某人相信自己能够成功地完成某项行为目标或改变困境，那这项行为可能会更好地坚持并达成目标。详见下文自我效能理论。

（4）提示因素　指促使产生健康行为的因素，如医生的健康指导建议、媒体传播的疾病预防、周围人群因某些危险行为导致患病等，均提示并促使人们采取健康行为，这种提示的因素越多，促使人们采取健康行为的动能越大。

（5）社会人口学因素　个体的社会人口学特征，如性别、年龄、性格、种族、文化程度、职业、社会关系及健康素养情况，均可影响人们是都采纳健康行为。

以下为应用健康信念模式，促使冠心病的低脂饮食行为。李某，65 岁，近期因反复胸闷于医院检查诊断冠心病，由于素来喜食肥腻食物，医生建议药物治疗的同时，需降低每日脂肪摄入，若李某认识到自己高脂饮食的习惯会导致冠心病，冠心病可能导致心肌梗死，心肌梗死可能威胁生命（对疾病全面认识），他相信通过低脂饮食可能对冠心病的治疗有好处，同时觉得改变多年的饮食习惯比较困难（对健康行为的全面认识），但他相信自己可以坚持低脂饮食（自我效能），医生的健康指导建议（提示因素）帮助他做出了低脂饮食的决定，综上，李某可能成功改变高脂饮食的行为。

3. 行为改变阶段理论

心理学家 Prochaska 和 DiClemente 在 1982 年首次提出了运动行为干预改变的理论，他们通过观察吸烟者在戒烟过程中各阶段行为变化过程及行为变化的各阶段，针对性采取有效干预，并取得了良好效果。

行为改变阶段理论将行为改变分为五个阶段，如是成瘾行为，则分为六个阶段，第六阶段即是终止阶段。

（1）未计划阶段　在近段时间内（一般是 6 个月）没有计划改变自己的行为，在这个阶段中，人们没有意识到自己存在的不健康行为及自己的行为导致的危害性，或者已经意识到自己不健康的行为及可能存在的危害性，但是不愿意改变行为，或者多次有打算改变行为但是最终失败的。处于该阶段的人群会逃避存在的问题，避免谈论及阅读与自身行为相关的问题及内容，甚至罗列诸多理由为自己的不健康行为辩解。如“我知道吸烟不好，但是我的工作需要经常加班，吸烟可以提神”“我知道锻炼身体对健康有益，但是我太忙了”等。

（2）计划阶段　在近段时间内（一般是 6 个月），人们意识到自身的不健康行为或问题的存在及其危害性，认识到改变行为可能带来的好处，但是由于改变行为需要克服各种困难，故而处在权衡利弊中犹豫不决的矛盾形态。如“我知道饮酒不好，总有一天我会戒酒”。

（3）准备改变阶段　在一段时间内（一般是 30 天），人们意向采取行动改变行为，做出承诺，如向亲戚或者朋友宣布决定改变某种行为，并有所行动，如向旁人咨询、收集相关信息、制订计划表等。

（4）改变行为阶段　在一段时间内（一般是6个月），人们已经行动起来，改变自身行为。但并不是所有的行动都可视为行为改变，需达到降低疾病风险程度的才能视为行为改变。如吸烟者，戒烟属于改变行为，但是仅仅减少吸烟量则不属于行为的改变。

（5）维持行为阶段　坚持某行为改变已经维持6个月以上，已经取得初步成果，人们对行为改变的成果加以巩固，避免反复。此阶段，增加信心及减少诱惑有利于继续保持状态。

（6）终止阶段　如成瘾性的行为等部分行为可能存在该阶段。此阶段中，人们能有效抵制诱惑，对维持改变的行为有高度自信。虽然可能经历孤独、愤怒、沮丧等不良情绪，但是仍然能够坚定信念，坚持行为的改变，不会再次回到以往的不良行为状态。有研究表明，约20%的人可以达到此阶段。

实施过程中，为保证有效的行为干预，需要了解人们在不同阶段的需求，针对性采取措施提供帮助。第1、第2阶段中，需重点培养人们的健康意识，认识到不良行为的危害、权衡利弊从而产生了行为改变的意识和动机；第3阶段需增加行为改变动力，促使人们下定决心改变；第4、第5阶段，重点营造有利于行为改变的环境，减少诱惑，强化巩固人们的信心，并支持其改变行为。以戒烟为例，针对不同阶段使用有效干预措施（表9-1）。

表9-1　戒烟干预在不同阶段使用的干预措施

阶段	干预措施
未计划阶段	普及吸烟对健康的危害相关知识，使得人们对吸烟行为感到焦虑、恐惧等，意识到吸烟是一种不健康的行为
计划阶段	刺激人们尽快付诸行动，让他们充分认识到吸烟的害处，促使行为改变
准备改变阶段	让吸烟的人们做出戒烟的承诺，并监督戒烟行为
改变行为阶段	了解戒烟存在的困难和阻碍，需如何克服
维持行为阶段	提供环境支持，如家庭成员、朋友、同事的支持，对戒烟行为予以奖励，或建立戒烟小组，互相鼓励维持健康行为，形成一种以不吸烟为荣的社会风气
终止阶段	对吸烟人群长期随访，当吸烟者遇到困难或问题时及时给予帮助和支持，防止复吸

说明：在行为改变的过程中，可能存在多因素的影响是否成功，如提高认识、减轻痛苦、自我再评价、环境再评价、自我许诺、社会支持、对抗条件反射、行为强化、控制刺激、社会改变等因素有利于改善危害健康的行为。

4. 自我效能理论

1977年，心理学家班杜拉（Albert Bandura）提出了自我效能理论。该理论指在特定的情境中，个体对自己是否有能力获得满意结果的预期。该理论认为，人们只有相信他们的行为可以导致预期的结果，才会付诸行动，并愿意长期坚持。即对效能预期越高，就越会付出更大的努力去达到目的。影响自我效能形成的因素有以下几点。

（1）直接的成功经验　通过一次的成功完成某种健康行为增加其继续坚持的信心，表明自身有能够坚持某种行为的能力。

（2）旁人成功经验　通过旁人坚持某种健康行为取得良好效果，增加了自己坚持该行为的信心。

（3）言语鼓励　通过与他人的言语交流、介绍成功经验，得到鼓励，更加坚定坚持健康行为的信心。

（4）促进正面情绪　紧张、焦虑、情绪低落等不良情绪可直接影响人们坚持健康行为的信心，通过消除这些不良情绪，促进积极的正面情绪，可提高人们对自我能力的肯定，达到最终目标。

5. 创新扩散理论

20 世纪 60 年代，埃弗雷特・罗杰斯（E. M. Rogers）提出了创新扩散理论，该理论认为通过一定的媒介传播使得人们接受新事物（新思想、新发明、新工具、新产品等）。该理论在卫生领域广泛应用，如研究人们对开放二胎的态度、互联网加医疗服务的推广应用，以及人们对新的诊疗技术的接受等。创新扩散理论可用于了解人们改变行为的模式及其影响因素，有利于制定有效的健康教育干预策略。创新扩散分为以下五个过程。

（1）创新形成　接触并了解到新事物（创新）从产生、发展等全部过程。

（2）传播　通过大众传媒、人际交往等传播渠道将新事物（创新）推广给目标人群，是人们获知并熟悉。

（3）采用　即目标人群对新事物（创新）的接受。目标人群通过获取信息，被说服认同并转变态度，决定接受，计划进一步行动。

（4）实施　即新事物（创新）开始被接受并实际应用。本阶段的关键是提高人们的自我效能和技巧，促使人们行动。同时需加强工作人员培训，发现问题及时解决，保证实施过程顺利进行。

（5）维持　即新事物（创新）得以持续地实施。造成计划不能坚持的原因有很多，需尽量找出具体原因，实施干预，保证计划持续进行。

根据 Rogers 研究，认为人们面对创新可呈现出不同反应，根据接受时间的早晚分为五类（表 9–2）。

表 9–2　面对创新不同类型人

类　别	占比（%）	特征	干预重点
先驱者	2. 5	热衷于大胆尝试新观念，有广泛的社会关系	—
早期接受者	13. 5	容易接受新事物，但态度慎重，具有领导能力	提高认识
早期众多跟进者	34	思考问题更为慎重，深思熟虑	通过典型示范等激发其采用动机
后期众多跟进者	34	对新事物持怀疑态度	帮助克服障碍
滞后者	16	观念保守，坚持己见，不愿改变	—

三、健康促进

（一）健康促进定义

健康促进是指一切能促使行为和生活条件向有益于健康改变的教育与环境支持的综合体，是促进人们维护和提高他们自身健康的过程，是协调人类与他们环境之间的战略，规定个人与社会对健康各自所负的责任。其基本内涵包含了个人和群体行为改变及社会环境改变两个方面，重视发挥个人、家庭、社会的健康潜能；其是一个调动社会、经济和政治广泛力量，改善人群健康的综合教育，不仅包括直接增强个体和群体知识技能的健康教育，也包括了直接改变社会、经济和环境条件的活动。

（二）健康促进策略

世界卫生组织曾专门召开多次国际会议发表政策性文件，对健康促进的活动领域进行了探讨，在 1986 年首届国际健康促进大会通过的《渥太华宪章》中，明确指出了健康促进的五个活动领域，为健康促进奠定了理论基础。

1. 制定公共政策促进健康

健康促进的政策由法规、政策、税收、财政、和组织改变等多方面因素组成，非卫生部门被明确要求实行健康促进政策目的就是要使居民更容易做出更有利于健康的选择。

2. 创造健康的支持环境

健康促进必须为人们创造一种更加支持健康的环境，有着安全的、满意的和愉快的生活和工作环境，能够着重系统地评估快速变化的环境对健康及健康相关行为的影响，通过支持环境的营造，保证社会及自然环境的健康发展、合理开发，且能充分合理地利用社区资源。

3. 加强社区行动

健康促进工作强调通过发动社区力量，发现社区存在的和可能存在的健康问题，社区针对这些问题，明确健康目标、确定需要优先解决问题（项目），发动及挖掘社区力量及资源，群众共同参与卫生保健计划的制订及实施，促进社区的健康发展。同时社区群众可在此过程中提升积极性和责任感。

4. 发展个人技能

社区群众可以通过在生活中学习的健康保健、保健技能、疾病预防，健康维护及管理、环境保护等知识，较好地维护自身及家人的健康及生存环境，如糖尿病、高血压等慢性病的管理等。社区应当鼓励人民学习这些个人技能，并为他们的学习及管理提供支持。

5. 调整卫生服务方向

随着社会的发展，人民对健康的要求越来越高，故卫生服务机构需要不断深化改革，适应人们新的需求。卫生服务相关的人员及机构必须共同努力，加强健康促进及疾病预防服务，优化资源配置，避免医疗资源浪费，把好人民健康的第一道防火墙，保障人类的健康及社会的进步。

社区健康促进是指通过健康教育和健康环境的支持改变个体及群体行为、生活方式及社会影响，降低本地区发病率和死亡率，为了提高社区居民生活质量及文明素质而进行的活动。

健康教育与健康促进存在联系且有区别。健康教育是健康促进的核心及重要组成部分，健康促进包含了健康教育与环境支持，健康教育适用于那些有改变自身愿望的人群，而健康促进在组织、政策、经济、法律上提供环境支持，对行为改变有支持性或约束性。

第二节　社区开展健康教育和健康促进的目的及意义

一、健康教育和健康促进的目的

社区开展健康教育，其目的是为了促进和提高社区群众健康和自我保护意识，培养社区民众的责任感，提高民众自我保健的知识和技能，促进民众养成健康的行为和生活方式，同时合理利用社区的卫生保健资源，减少并进一步消除社区健康危险因素。

社区健康促进包括了健康教育与能够通过组织、政策和经济等促进健康行为和环境的一切支持系统。其目的是为了通过健康教育及环境支持改变个人及群体行为、生活方式和社会影响，降低当地的发病率和死亡率，以提高人民生活质量及素质文明。

二、健康教育和健康促进的意义

（一）发展卫生事业的战略性举措

社区卫生服务机构向居民提供均等化基本公共卫生服务，健康教育是其重要项目之一，而且健康教育在其他基本公共卫生项目中也有是重要手段。因此，把健康教育及健康教育的各项措施摆在防治疾病的核心地位是具有战略意义的，故健康教育及健康促进是发展卫生事业的战略性举措。

（二）初级卫生保健的基础

1978 年的《阿拉木图宣言》提出了健康教育是初级卫生保健八大任务之首，并提出一切卫生问题、预防方法及控制措施中最重要的就是健康教育。应充分重视健康教育对实现卫生目标的重要性；对行为研究、健康教育技术及战略和资源的潜力要充分认识，并呼吁把健康教育及健康促进作为初级卫生保健基础纳入卫生发展战略。

（三）具有低投入、高产出、高效益特征的保健措施

健康教育引导居民自愿放弃不良的生活方式和行为，减少自身风险，达到追求健康的目标，从成本—效益的方面看，是一项低投入，但高产出和高效益的保健措施。健康促进在促进环境改变中虽需要投入有一定的资源，其资源投成本与高昂的医疗费用相比，形成鲜明的对比。成功的健康教育与健康促进可以改善居民生活方式及环境，大大减低疾病的发生率，降低医疗费用，有效的节约大量资金，创造巨大的经济效益。

（四）提高公民素养的重要渠道

在 2006 年党的第十六届六中全会中通过的《中共中央关于构建社会主义和谐社会若干重大问题的决定》中明确指出，到 2020 年，全民族健康素质明显提高是构建社会主义和谐社会的目标和主要任务之一，而健康教育与健康促进是公众健康素养的提高的重要方式。提高公民健康素养不可能是一个自发的过程，需要开展大量的健康教育与健康促进活动，如宣讲、干预、监测、评价等。因此说健康教育与健康促进是提高公民素养的重要渠道。

第三节　健康教育的方式

获得健康知识是人们建立健康意识和健康行为的基础，健康教育是通过传播和普及卫生健康知识，帮助人们形成健康的信念及健康的行为模式。故传播是健康教育的基础，是其关键的工作方式。

一、传播及传播模式

（一）传播的基本概念

传播是指人与人之间通过一定的方式进行信息分享和交流。健康传播属于传播的一部分，即以“人人健康”为出发点，运用各种传播途径（如口头传播、文字传播、形象化传播、电子媒介传播等），制作、分散、传递、分享、交流健康信息，从而达到促进和维护人类健康的目的。

（二）传播模式

社会、政治学家哈罗德·拉斯韦尔（H. D. Lasswell）在1984年提出了著名的拉斯韦尔五因素传播模式（5W模式），见图9-1，它被认为是研究传播过程经典的文字传播模式。这五个因素分别为：who?（谁）、says what?（说了什么）、in which channel?（通过什么途径/渠道）、to whom?（对谁）、with what effect?（取得什么效果）。

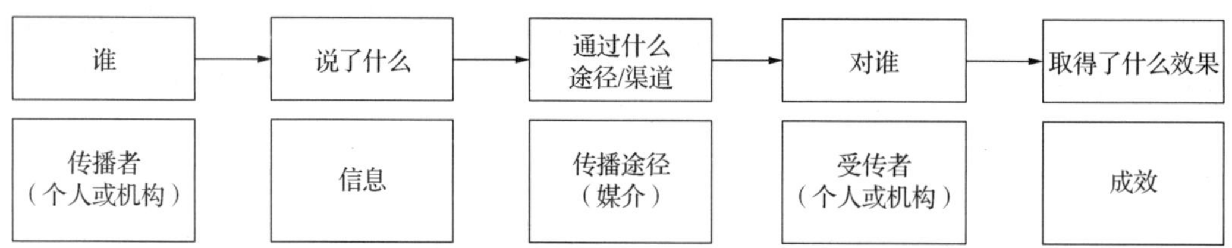

图9-1　拉斯韦尔五因素传播模式

根据五因素，传播需具备以下五个要素。

1. 传播者

它是指传播信息的人（如演讲者、医生、教师、主持人等）或者机构（电台、报社、宣传部门、教育机构等）。

2. 信息

它是指消息、情报、信号、数据等有关周围环境的知识，是传播者需要传递的内容。

3. 传播途径

它是指信息传递的渠道及方式，主要分为以下五类。

（1）口头传播　如演讲、授课、讲座等。

（2）文字传播　如传单、杂志、报刊等。

（3）形象化传播　如标本、模型、照片等。

（4）电子媒介传播　如广播、幻灯、电视等。

（5）综合传播　如会演、展览、行政法规等。

4. 受传者

接受传播信息的人，即观众、听众。多数的受传者可称为受众。受传者可以是个人或者群体（机构）。

5. 成效

亦可称为效果，即受传者接受信息后，在思想、行为、态度、情感等方面做出的反应。

二、人际传播和大众传播

信息的传播可以分为人际传播和大众传播两大类。

（一）人际传播

1. 人际传播的定义

又称为人际交流，是人与人之间进行通过文字、语言、手势、表情、符号等进行的直接信息沟通的交流活动。

2. 人际传播的方式

①个人与个人：谈话、暗示、手势等；②个人与群体：讲座、演讲、授课等；③群体与群体：座谈会、交流会、讨论会等；④自我传播：即内向传播、自身传播，如阅读、写作、思考等。

3. 人际传播的特点

（1）简单易行　人际传播简单、方便，是人际传播最常用的基本传播方式，通常不需要借助其他非自然媒介，也不受时间、空间、机构等条件限制。如谈话、授课、讲座等，双方面对面文字、语言的信息交流，不需要借助其他媒介。

（2）反馈及时　人们通过面对面的交流，可以迅速交换信息，通过双方的反馈，可以及时修正、交流。

（3）角色互换　在一次人际传播中，信息的发起者和接受者通过沟通、反馈，可以互为信息的传播者和受传者。

（4）应用广泛　因人际交流受客观条件（如文化程度、渠道、刊物发行等）限制少，比大众传媒应用更为广泛，尤其在经济不发达地区。

（5）速度相对慢　相较大众传播，人际传播通过人与人之间交流进行，受时间、地点、媒介等限制，相对信息量较少、覆盖范围小，故传播速度相对较慢。

（6）信息可能失真　因人际传播受是人与人之间的信息传播，影响信息的准确性的因素较多，如传播者的知识水平、理解能力、表达能力、掌握信息的全面度，以及受传者文化背景、记忆力、理解能力等，上述的因素均可能导致信息的失真，故在开展实际人际传播活动中，应注意对信息质量的监控及提早做好传播者的培训。

（二）大众传播

1. 大众传播的定义

它是指由职业性人员或者传播机构通过电视、广播、书刊、报纸等大众传媒，向非特定的人群传播及传递信息的过程。

2. 大众传播的特点

(1) 非直接的　信息传播者（机构或人员）借助技术性、机械性媒介传播手段，而非直接面对受传者。

(2) 公开的　大众传媒面对的是整个社会，无特定目标人群，传递的信息是公共、公开的。

(3) 覆盖面广　大众传播的信息扩散距离远，可以跨越时间、空间，拥有大量的受众，其影响力是其他任何传播方式所不能比拟的。

(4) 信息量大　大众传播一次的传播内容包含丰富，可有较大信息量，且可以批量复制重复使用，如电视、报刊、录像等。

(5) 传播迅速　大众传播借助的大众传媒可以通过网络、信号实时传播，信息传递迅速。

(6) 单向传播　大众传播是间接的信息传递，故为单向性，传播者和受传者不能角色互换，且不能及时反馈，不利于信息传播的互动及效果评价。

三、健康传播方法

健康教育是一项终生性、社会学的活动，针对的人群可以是各个年龄段及各种职业的人员，其社会背景、文化背景均有差别，故健康教育的方法及内容也应根据实际情况选择最优方式，满足不同层次、年龄、阶层的人群的健康教育需求，从而达到健康教育的效果。

(一) 健康传播方法的分类

1. 信息传播类

包含了演讲、社区专题讲座、个人指导、大众传媒、系统学习等。

(1) 演讲　通过语言信息的传递，去影响人们改变观念或者建立正确的健康观念。这种方式便于组织，简单易行，但难以把握传播效果，听众往往处于被动地位，可通过演讲结束后提问、演讲者与观众交流互动等方式，提高信息传播效果。

(2) 个人指导　即为“一对一”的指导方式，通常用于社区健康教育的家庭访视中，就独立个体的具体情况，给予针对性的健康教育及指导，可以面对面、也可为电话、网络等方式。如患者通过电话咨询关于高血压的饮食生活指导等。

(3) 大众传媒　如电视、广播、电影、视频、幻灯、书刊、报纸、标语、宣传栏等大众传播媒介，其特点为目标受众较多，信息内容完整。

(4) 系统学习　经过有计划地组织、安排，通过借助教学设备在规定的时间内对特定的内容进行系统的教育学习。如针对中小学生的健康教育等。

2. 培训类

(1) 技能发展　用于健康促进操作技能的示范性教学方法。如知道孩子如何正确使用牙刷、乳腺癌自检等。最好是有一套标准的技能示范教学流程，有操作步骤的解释，使学习者易于理解和操作，也可结合多媒体手段同时进行。

(2) 游戏与模拟　可采用游戏、文艺表演、角色扮演、案例研究等方式进行健康知识及技能的学习，增强学习者学习兴趣及动力，一般适用于能力较为全面的学习者。

（3）典型示范　在健康教育活动中，可通过树立典型示范的模式，带动社区其他居民效仿、积极参与，增加人们参与健康教育的热情，及坚持的信心动力。

3. 组织方法类

（1）社区发展　又称地区发展，是一项针对社区的用于社会改善的有步骤的组织方法。如改变不良风俗习惯、饮水改造等。该方法主治社区行动统一，提高社区居民的健康认识和技能水平。

（2）社会规划　指专家通过适宜的方法进行协调，并采取措施分析、解决社会问题的过程。包括三个要素：收集整理资料的方法、寻求合理解决问题的途径、在特定的机构中达到一定目的的手段。

（二）健康传播方法的选择

健康传播方法多样，同一种方式针对不同人群可能出现不同的效果，故选择一种合适的方法尤为重要，如方法得当可提高学习者的兴趣，帮助其掌握健康知识及技能，增加健康教育的效果。如何选择健康教育方法，可遵循以下原则。

1. 时效性原则

社区健康教育的目的是为了使居民掌握健康知识，建立健康观念，促进健康行为，所以，进行健康教育是必须考虑所选择的教育方法是否能有效传递需要教育的内容信息，人们是否易于接受，从而保证实现社区健康教育的目标。

2. 适合性原则

根据社区目标人群年龄、性别、职业、文化程度、风俗习惯、兴趣爱好、宗教信仰等不同，需选择与目标人群、教育内容相适应的健康教育方法，做到因材施教、因人施教、有的放矢。

3. 综合运用原则

因目标人群、教育内容难易程度等不同，往往单一的健康教育方式难以达到理想效果，故可综合运用多种健康教育方式实施社区健康教育，可提高教育效果。

4. 最佳效益原则

采用效益与投入比最大的方式进行社区健康教育，符合最佳效益原则，可节约大量社会资源。如界定社区健康教育的目标人群，切忌盲目扩大；选择最佳的教育形式及健康教育形式的综合运用等。

第四节　群体健康教育实施步骤与方法

一、案例分析

某社区居民 60 岁以上占 53%，老年化趋势明显，近几年心脑血管疾病高发，且呈逐年上升趋势，社区卫生服务中心的诊治、康复、管理等负担加重，居民满意度下降，针对这种情况，一方面需增加社区医疗设施投入，但更重要的是如何预防心脑血管病发生，制定社区的健康教育方案是有效地解决问题的方法。然而，如何进行社区的健康教育呢？

在社区健康教育过程中，需遵循一定的原则才能完整、有效、有条不紊的完成教育目标。具体来说，健康教育的设计需通过调查以下问题并给出解答：①做什么（what）：是健康教育计划的内容及目标。②为何做（why）：是实施健康教育计划的原因、目的、意义。③谁做（who）：是实施健康教育计划的人选及其责任。④在哪做（where）：是指健康教育计划的地点、场地、范围，以及所涉及的机构、部门和组织。⑤什么时候做（when）：是指健康教育计划时间和日程安排。⑥如何做（how）：是指健康教育计划实施的方法、步骤、技术和所需资源。⑦需投入多少（how much）：是实施计划所需要的预算、费用及代价。⑧前提为何（precondition）：是指健康教育计划实施前所需具备的基础条件。⑨应急措施（adapting measure）：指健康教育计划实施过程中出现意外或者紧急状况的应急预案。

实施健康教育计划需围绕上述九个问题展开，从而保证实施项目的有序进行。健康教育计划的设计、实施与评价过程最具代表性的是 PRECEDE-PRODRRD 模式（诊断/评估模式），是目前健康教育最常运用且最权威的模式，它是由教育学家劳伦斯·格林（Lawrence W. Green）在 1980 年提出的。该模式包含两个阶段、九个步骤，见表 9-3；其次是联合国儿童基金会编著的培训资料中将健康教育计划设计亦分为两个阶段、九个步骤，见表 9-4；参照上述两个模式，结合实际国情，我国的社区健康教育计划设计实施可分为七个步骤：①评估社区需求；②确定优先项目；③制定目标和指标；④确定干预策略；⑤安排项目活动日程；⑥制定监测和评价方案；⑦项目经费预算。

表 9-3 PRECEDE-PRODRRD 模式

阶 段	步 骤
PRECEDE 阶段（诊断或需求评估阶段）：诊断、评估环境或教育的倾向、促进、强化因素	社会诊断
	流行病学诊断
	行为与环境诊断
	教育与组织诊断
	管理与政策诊断
PRODRRD 阶段（执行与评价阶段）：在干预过程中运用法规、政策、组织等手段	执行过程评价
	近期效果评价
	中期效果评价
	结局评价

表 9-4 联合国儿童基金会健康教育模式

阶段	步骤
计划前研究阶段：评估需求	问题与政策分析
	形势分析
	目标人群分析

续表

阶段	步骤
计划活动研究阶段：确定对策	制定目标
	确定干预策略（教育策略）
	材料制作与预实验
	人员培训计划
	活动与日程管理
	监测与评价

二、健康教育需求评估

在制订健康教育计划前，通常可采用流行病学、社会学调查等方法进行需求评估，内容包括社会诊断、社区人群健康状况诊断、行为诊断、环境诊断、教育诊断、管理与政策诊断，通过评估需求，确定优先项目。

（一）社区诊断

社区诊断通过分析社会问题，评估和分析影响社区居民健康的主要社会因素，如社会资源、就业情况、人口数量等。主要通过社会环境和生活质量两方面进行评估分析。

1. 社会环境

①经济指标：人均年收入、人均国民生产总值、人均绿化面积、住房面积等；②文化指标：学龄儿童入学率、居民文盲率等；③卫生服务指标：医疗机构的数量及分布、医疗机构人员组成等；④社会政策：卫生政策及法规的建立和执行等；⑤社区资源：指社区健康教育可利用的资源，如健康教育专业人员的组成、设备条件等。

2. 生活质量

生活质量主要通过主观和客观两方面指标进行评估。主观方面指标如居民的生活满意度；客观方面指标如居民的经济、文化水平、生活环境、疾病情况等。

（二）社区人群健康状况诊断

社区人群健康状况诊断是为了了解目标人群的主要健康问题，以及引起健康问题相关的行为及环境因素，包含了人们的身体、心理健康问题和社会健康问题，并找出确定对应的危险因素，从而评估年龄、种族、性别、居住条件、生活方式等因素对健康的影响。社区人群健康状况诊断需包含以下五种要素：①威胁目标人群的生命和健康的具体问题是什么。②影响这些疾病或健康问题的危险因素有哪些，其中最占主要地位的危险因素是什么。③存在该疾病或健康问题的人群的年龄、种族、性别、职业特征。④该疾病或健康问题发生的区域、时间、季节有什么规律。⑤针对哪些（那个）问题干预可能最有效。

社区人群健康状况诊断常用的方法有以下 3 种。①召开座谈会：卫生系统相关行政部门、机构的专家、领导、群众代表等参加座谈会，综合绝大多数人意见和群众要求，评估、分析社区的主要健康问题。②文献资料分析：通过查阅当地卫生、统计部门公布的信息资料、文献中人群健康状况、危险因素研究调查等资料，评估分析，找出当地社区存在的主要健康问题。③流行病学调查：通过流行病学调查，评估社区最主要、最严重的健康问题，确定需要优先解决的健康问题，分析该健康问题的危险因素及最主要的影响因素，危险因素的人群分布等，为准确制定干预方式提供依据。

（三）行为诊断

行为诊断的主要目的是确定某种疾病或者健康问题与行为危险因素之间的关系。具体内容包括以下 3 点。①区分引起疾病或健康问题的行为和非行为因素：用以分析该疾病或健康问题的影响因素是否为行为因素。②区分重要行为和相对不重要行为：区分原则为行为与该疾病或健康问题是否密切相关，是否是经常性发生的行为。③区分高可变性行为和低可变性行为：通过健康教育干预，根据某种行为改变的难易程度分为高可变性行为和低可变性行为。高可变性行为指的是刚刚形成、与文化和传统生活方式关系不大的行为，是为社会反对、易于改变的。低可变性行为是指形成时间久、根植于文化或传统生活方式的行为，难以改变的。

（四）环境诊断

环境诊断为确定环境干预的方式提供基础和依据，其主要流程为以下 4 点。①确定可能影响的环境因素：在诸多的社会环境因素中，确定与行为相互影响的环境因素。②确定环境因素的重要性：根据所处在该环境因素中的患病率、发病率、罹患率状况，确定该环境因素与健康的关联程度。③确定环境因素的可变性：通过法规、政策等干预手段，确定环境因素的可变性。④确定干预目标：通过重要性、可变性综合分析，确定环境的干预目标。

（五）教育诊断

教育诊断通过分析倾向因素、强化因素、促成因素三类因素，评估与健康行为的关联程度，从而明确优先干预的项目。促成因素和强化因素是实现某种行为的外在因素，倾向因素是实现某种行为的内在因素。①倾向因素：指诱发某种行为的动机、因素，如信念、知识、态度等，也可为个人技巧。②强化因素：指激励维持、发展或减弱某种行为的因素。如社会及家人的支持、同伴的影响、医生的劝诫等。③促成因素：影响促成某行为的动机或意愿因素，包括了实现某行为的知识技能、社会条件、资源。如社区卫生服务中心、医疗费用、医务人员、保健设施、相关政策法规等。

（六）管理与政策诊断

管理与政策诊断包含组织评估和资源评估两个核心内容。

（1）组织评估　①组织内评估：即对健康教育组织内部的评估，如有是否有实施机构、是否为专业机构、有无实施经验、组织能力、资源配置、重视程度等。②组织间分析：对主办健康教育的组织外部环境的评估分析，如该健康教育项目是否是本地卫生规划范围内、当地政府对健康教育的重视度和资源投入情况、当地其他组织机构和群众参加该健康教育的意愿、是否有志愿者参与等。

（2）资源评估　对实施健康教育的资源进行评估分析，该资源可是有形，也可是无形的。

三、制订健康教育计划

（一）确定健康教育目标

针对健康教育的内容，确定目标人群、计划、范围，以及达成健康教育目的的各类指标。

1. 计划总体目标

即远期目标、计划目的，是指导实施健康教育计划的方向和理想效果，一般实施时间较长的项目提出计划总目标，但有可能总目标永远无法完全实现。如某健康教育计划总目标为“防止吸烟，造就不吸烟的下一代”。

2. 计划具体目标

即计划目标，是对总体目标更加具体的表述。包含了量化的、具体的、可测量的指标。具体目标需满足“SMART”五个基本条件，即S（special，具体的）、M（measurable，可测量的）、A（achievable，可完成的）、R（reliable，可信的）、T（time bound，有时间性的）。同时需包含“4W+2H”6个要素。①Who（谁）：计划实施的对象。②What（实现什么变化）：通过计划干预，被干预的对象在信念、知识、行为、发病率等方面出现的改变。③When（什么时间）：在多长的时间范围内实现这种变化。④where（什么范围）：在哪些范围内实现该变化。⑤how much（多少程度）：该变化的程度有多大。⑥how to measure it（如何测量）：该变化如何测量。

例如，某社区（范围）开展一项控烟计划，具体目标为：活动实施1年后（时间限定），该社区的人群（实施对象）的戒烟率达到30%及以上（变化程度）。根据预期需达到的健康教育计划效果，可将计划具体目标分为教育目标、行为目标、健康目标、政策与环境目标四类，有些项目计划还包括了社区健康服务方向调整目标、社区参与目标等。例如，某社区经过评估后，确定心脑血管疾患影响社区居民的主要健康问题，重点干预的措施包括指导饮食（改变高盐、高脂饮食），指导适当运动，监测血压、血脂，预防及控制肥胖，以及高血压患者服药依从性。该计划的具体目标包括以下几点。

（1）教育目标　在项目执行一年后，本社区80%的成年居民了解政策血压、血脂水平，并相信改变高危行为因素可帮助控制血压，75%的成年居民掌握如何测血压的技能。

（2）行为目标　项目执行一年后，本社区70%的成年居民能每年测一次血压，本社区80%高血压患者能按医嘱服用降压药。

（3）健康目标　在项目执行一年后，本社区75%高血压患者的血压控制良好。

（4）政策与环境目标　项目执行一年后，当地政府能够为该社区建立适宜的锻炼场所及配备一定锻炼设备。

（二）制定干预策略

明确健康教育计划目标后，需确定通过哪种方法、途径达到健康教育的目标，也就是干预策略。干预策略需包含以下几个方面内容。

（1）教育方法　根据健康教育内容及目的不同，教育方法包括信息传播、行为干预、社区组织方法，确定教育方法需遵循简单、方便，易于被目标人群理解并接受，经济有效。

（2）教育内容　健康教育的内容需根据目标人群的理解能力、文化水平、项目要求及目的等来确定，尽量通俗、实用，并且有针对性。

（3）教育材料　实施健康教育计划是需准备好传播信息的材料（媒介），包括印刷材料和视听材料，内容设计需符合健康教育的内容要求。

（4）组织和培训　确定健康教育计划实施的组织架构及执行人员，做好岗前培训，是计划顺利实施的保证。组织及执行人员是以健康教育专业人士为主体，包含政府部门、基层组织、卫生相关部门、大众传媒、学校等人员，多层次、多部门、多渠道参与，执行人员根据各自负责内容分别进行岗前培训，从而保证健康教育项目执行的质量。

（三）制定实施和评价方案

健康教育项目计划及执行的质量怎样，能否按照既定时间完成各项活动，直接关系到计划实施的成败。因此，需指定实施及评价方案保证项目的顺利进行，详见下文。

四、计划实施与评估

（一）计划实施

1. 制定时间表

在健康教育计划实施的过程中，首先需制定实施的工作时间表，包含的内容有：活动内容、活动指标、活动时间、负责人员、活动经费、设施设备。工作时间表，见表 9-5。

表 9-5　某项目实施时间

实施时间（2017. 10—2018. 9）												工作内容	负责人	指标	预算（元）	设备及材料	备注
十月	十一月	十二月	一月	二月	三月	四月	五月	六月	七月	八月	九月						
■	■											项目启动会	＊＊	文件	＊＊		会议室
■	■											材料制作	＊＊	材料 4 种	＊＊	DVD2000 盘	分发社区
	■	■										社区医生培训 3 期	＊＊	名单和总结	＊＊	教材 60 本、教室	准备考试题
		■	■	■	■	■	■	■				大众传播	＊＊	传播活动记录	＊＊		提供稿件材料
			■	■	■	■	■	■				人际传播	＊＊	传播活动记录	＊＊	宣传单及折页	
					■							中期评估	＊＊	评估报告	＊＊	自行车 10 辆	半定量方法
		■	■	■	■	■	■	■	■			监测	＊＊	监测报告	＊＊	自行车和相机	
										■		终期评估	＊＊	评估报告	＊＊	汽车 2 辆，工作人员 20 名	定量调查
											■	总结	＊＊	报告材料	＊＊		

2. 实施质量控制

在健康教育计划的实施过程中，对活动质量进行质量监测，可保证计划按时、按量完成，确保计划目标的实现。实施质量控制通常包含进度、内容、健康教育材料、受众数量、覆盖范围、费用及目标人群监测。

3. 建设组织机构网络

健康教育的顺利实施涉及多部门人员、组织保障、政策及环境支持等多方面，需要多个部门共同合作开展。因此，在组织健康教育计划实施前，需要确立组织机构网络。组织机构网络建设包括以下几点。①计划领导机构：负责计划项目的全面管理和协调。②计划执行机构：负责计划的具体实施和运行，一般为具体的业务机构。③协调部门：负责多部门的协调及动员参与。④政策与环境支持：通过健康教育计划项目的领导小组及协调机制，利用或促进制定有益于计划实施和工作发展的政策，吸纳资源投入、发展合作伙伴，为计划项目的实施营造良好环境。

4. 培训执行人员

在确定执行人员队伍后，制订针对性的技能培训计划，组织相关人员培训。培训的内容包括：①计划背景与目标；②专业技能与知识；③计划项目管理技能与知识。

5. 配备材料与设备

如培训设备、体检设备、传播材料、办公用品、交通工具等。

（三）计划评估

对健康教育计划评估包括形成评估、过程评估、效果评估三方面。形成评估通过需求评估来完成，以下重点阐述过程评估和效果评估。效果评估分为效应评估和结局评估，即根据PRECEDE-PROCEED模式中的近期、中期效果评价称为效应评估，远期效果评价即结局评估。

1. 过程评估

健康教育计划的过程评估贯穿整个计划实施过程，用以评估计划是否按数量和质量进行，也可以此为依据对健康教育计划进行修正，使之更符合实际操作，保障计划目标的顺利实现。评估内容包括目标人群参与情况、活动中运用了什么干预策略、活动是否按计划进行、是否需要调整及如何调整、目标人群的干预后效果怎样、是否接受并满意该活动等。评估指标包括目标人群参与率、计划执行率、干预活动覆盖率、目标人群满意度、有效指数（目标人群参与率/预期参与率）等。

2. 效果评估

（1）效应评估（近中期评估） 效应评估用于评估健康教育计划促使目标人群健康相关行为及影响因素的变化，为近中期的效果评估。评估内容包括以下几点：倾向因素，如目标人群的态度、健康知识、价值观等的改变；促成因素，如法规、政策、资源技术、服务可及性等；强化因素，如同伴观点、社会及家人支持程度、自身感受的变化等；健康相关行为，即目标人群行为变化情况。评估指标包括健康知识知晓率、健康知识均分、健康信念持有率、卫生知识合格率、行为改变率、行为流行率等。

（2）结局评估（远期评估） 结局评价用于评估健康教育计划项目实施后引起的目标人

群健康情况和生活质量的变化，是远期效果评估。评价的内容是目标人群健康状况及生活质量的变化所带来的效果、效益，以及成本—效益、成本—效果。评估指标有疾病发病率、病残率、死亡率、患病存活率、社会效益、经济效益等。如以高血压健康促进计划为例，见表9-6。

表 9-6　控制高血压健康教育计划评估模式

健康教育计划设计	健康教育计划执行	健康教育计划效果评估		
		近期	中期	远期
需求评估 计划设计评审	各项干预活动的监测 评价各项干预活动的策略	**倾向因素** 知识 信念 态度 价值观 **促成因素** 组织建设 经费到位 技术支持 政策落实 卫生服务 **强化因素** 医生、患者家属对患者的支持	**行为改变** 依从性 低盐低脂饮食 定期监测血压 戒烟 戒酒 减重 体育锻炼 **临床效益** 体重控制 血压控制 血脂控制	**高血压** 发病率下降 死亡率下降 经济效益 社会效益
形成评价	过程评价	效应评价		结局评价

第五节　个体健康教育实施步骤与方法

一、案例分析

李某，男，48 岁，某机关单位职员。身高 172 cm，体重 85 kg，腰围 98 cm，血压 145/89 mmHg。近半年所在单位有两位同事因脑溢血和急性心梗先后去世，因同单位有极其相似的生活方式，李先生十分恐慌，担心自己也有严重的健康问题，请全科医生协助检查了解健康状况并请给以指导。李先生平时工作压力大，经常熬夜加班，睡眠不足，一般睡眠时间 5 个小时左右；午餐是本单位餐厅自助餐，晚餐多为外出就餐，常常饮酒（平均每日饮白酒 150～200 mL）；吸烟；体力活动少。近半个月，李先生自感乏力、疲劳、嗜睡，记忆力、体力减退。其父母均有高血压病史；其妹 45 岁，患糖尿病 3 年。全科医生如何针对该案例进行健康评估并实施健康教育。

二、健康危险因素评估

健康危险因素评估，即健康风险评估，是以个人数据与某种大量基础的流行病学数据比较，估计个人患病率或者死亡率的过程，是对个人的健康状况和未来患病、死亡风险的量化估计。

（一）健康危险因素

世界卫生组织《2002 年世界卫生报告》指出，高血脂、高血压、超重及肥胖、吸烟、蔬菜和水果摄入量不足和缺乏体力活动，是引起慢性病的六项重要因素，如消灭这些危险因素，心脏病发病可减少 80%，同时可预防 2 型糖尿病和预防脑卒中，并且降低 40% 癌症的发生率。

健康危险因素又称健康相关危险因素，指机体内外存在的可增加疾病发生或死亡的因素，包括环境因素（如生活环境、生产环境等）、个人特征（如吸烟、酗酒、吸毒、迷信、膳食不平衡、少动等不良行为，以及职业、疾病家族史等）、生理参数（如血压、体重、血脂等）、亚临床状态或疾病等。

健康危险因素根据是否可改变分为可改变的危险因素和不可改变的危险因素。可改变危险因素如不良生活方式、超重、肥胖、血脂异常、血糖/血压/尿酸偏高等，通过改变可改变危险因素，降低慢性病的发生或者管理慢性病患者。

李某，女，45 岁，其母亲有糖尿病，无高血压家族史，体重指数 25.6 kg/m^2，腰围 89 cm，空腹血糖 6.6 mmol/L，三酰甘油 2.3 mmol/L，高密度脂蛋白胆固醇 0.7 mmol/L，平时吃蔬菜水果少，基本不运动，不吸烟，根据该案例列出糖尿病发病相关危险因素，见表 9-7。李某可能患糖尿病的危险因素包括年龄、家族史、体重指数、腰围、空腹血糖、三酰甘油、高密度脂蛋白胆固醇、蔬菜水果摄入不足、体力活动不足，其中不可改变危险因素包括年龄和家族史，可改变饮食有体重指数、腰围、空腹血糖、三酰甘油、高密度脂蛋白胆固醇、蔬菜水果摄入不足、体力活动不足，可通过干预可改变危险因素降低其糖尿病的发病风险。

表 9-7　糖尿病发病相关危险因素

危险因素	结果	参考范围
年龄（岁）	45	随年龄增加风险增高
糖尿病家族史	有	无
高血压家族史	无	无
体重指数 BMI（kg/m^2）	25.6	18.5≤BMI≤24
腰围（cm）	89	<85 cm
空腹血糖（mmol/L）	6.6	<5.6 mmol/L
三酰甘油（mmol/L）	2.3	<1.7 mmol/L
高密度脂蛋白胆固醇（mmol/L）	0.7	≥1.04 mmol/L
蔬菜水果摄入	不足	≥500 g/天
体力活动水平	不足	充分
吸烟状况	不吸烟	不吸烟

（二）健康危险因素评估步骤

1. 通过问卷调查采集个人信息

包含身高、体重、血压等生理数据，血脂、血糖等检查数据，个人史，家族史，精神压力，态度及知识方面信息。

2. 风险计算

通过单因素或多因素算法进行风险计算，获得相对风险（相对于一般人群危险度的增减率）或绝对风险（未来若干年后患某种疾病的概率）。

3. 评估报告

针对个人的报告包括健康风险评估结果和健康教育信息。评估结果应包含绝对风险（个人患病风险）、相对风险（人群风险），以及个人可降低风险。

以缺血性血管病发病风险评估，见表9-8、表9-9。采用的是Cox比例风险模型，通过各危险因素分值相加，总和表示缺血性心血管病10年发病的绝对危险，再通过与平均危险和最低危险的比较，得出较一般人和低危人群绝对风险的净增加（相对风险）和风险的倍数。例如，一个年龄49岁女性，血压145/90 mmHg，体重指数25.2 kg/m²，血清总胆固醇5.32 mmol/L，不吸烟，有糖尿病。评估步骤为：

表9-8 缺血性心血管病（ICVD）年发病危险度评估表（男）

第一步 评分

年龄（岁）	得分	收缩压(mmHg)	得分
35~39	0	<120	-2
40~44	1	120~	0
45~49	2	130~	1
50~54	3	140~	2
55~59	4	160~	5
≥60岁每5岁累加1分		≥180	8

体重指数（kg/m²）	得分
≤24	0
24~	1
≥28	2

总胆固醇(mmol/L)	得分
<5.20	0
≥5.20	1

吸烟	得分	糖尿病	得分
否	0	否	0
是	2	是	1

第二步 求和

危险因素	得分
年龄	
收缩压	
体重指数	
总胆固醇	
吸烟	
糖尿病	
总计	

第三步 绝对危险

总分	10年ICVD危险(%)
≤-1	0.3
0	0.5
1	0.6
2	0.8
3	1.1
4	1.5
5	2.1
6	2.9
7	3.9
8	5.4
9	7.3
10	9.7
11	12.8
12	16.8
13	21.7
14	27.7
15	35.3
16	44.3
≥17	≥52.6

10年IVCD绝对危险参考标准

年龄	平均危险	最低危险
35~39	1.0	0.3
40~44	1.4	0.4
45~49	1.9	0.5
50~54	2.6	0.7
55~59	3.6	1.0

表 9-9　缺血性心血管病（ICVD）年发病危险度评估表（女）

第一步　评分

年龄（岁）	得分	收缩压(mmHg)	得分
35~39	0	<120	-2
40~44	1	120~	0
45~49	2	130~	1
50~54	3	140~	2
55~59	4	160~	3
≥60岁每5岁累加1分		≥180	4

体重指数（kg/m^2）	得分	总胆固醇(mmol/L)	得分
≤24	0	<5.20	0
24~	1	≥5.20	1
≥28	2		

吸烟	得分	糖尿病	得分
否	0	否	0
是	1	是	2

第二步　求和

危险因素	得分
年龄	
收缩压	
体重指数	
总胆固醇	
吸烟	
糖尿病	
总计	

第三步　绝对危险

总分	10年ICVD危险(%)
-2	0.1
-1	0.2
0	0.2
1	0.3
2	0.5
3	0.8
4	1.2
5	1.8
6	2.8
7	4.4
8	6.8
9	10.3
10	15.6
11	23.0
12	32.7
13	≥43.1

10年IVCD绝对危险参考标准

年龄	平均危险	最低危险
35~39	0.3	0.1
40~44	0.4	0.1
45~49	0.6	0.2
50~54	0.9	0.3
55~59	0.4	0.5

第一步：年龄 49 岁 = 2 分，SBP 145 mmHg = 2 分，BMI 25.2 kg/m^2 = 1 分，TC 5.46 mmol/L = 1 分，不吸烟 = 0 分，有糖尿病 = 2 分。

第二步：评分总和 2 + 2 + 1 + 1 + 0 + 2 = 8 分。

第三步：见表 9-9，8 分对应的 10 年发生缺血性心血管病绝对危险为 6.8% 。对照 49 岁女性，10 年发生缺血性心血管病事件的绝对危险较一般人和低危人群分别净增加了 6.2% 和 6.6% ，分别是一般人和低危人群的 11.3 倍和 34 倍。

三、行为干预

（一）生活方式干预

常见慢性病和肿瘤与吸烟、不健康饮食、过量饮酒等生活方式有关，通过生活方式干预，可以大大降低慢性病及肿瘤发病率，同时也减少慢性病患者出现并发症可能。

1. 营养指导

我国 2016 年颁布的《中国居民膳食指南》推荐：食物多样、谷类为主；吃动平衡、健康体重；多吃蔬菜、奶类、大豆；适量吃鱼、禽、蛋、瘦肉；少盐少油，控糖限酒。基于上述指南，营养指导原则可简化为以下几点。

（1）食物多样化，谷类为主　每日摄入的食物应包括谷薯类、水果蔬菜类、鱼禽畜蛋奶类、大豆坚果类等，平均每日摄入食物种类 12 种以上，每周 25 种以上；谷薯类每日 250 ~ 400 g，其中全谷类和杂豆类 50 ~ 100 g，薯类 50 ~ 100 g。谷类为主，尤其是全谷类的摄入，可大大降低心脑血管病、消化道肿瘤、2 型糖尿病发病风险。

（2）多吃蔬菜、水果、大豆、奶类　新鲜蔬菜、水果热量低，微量营养素丰富，可降低心脑血管病发病风险及死亡风险，也可降低消化道肿瘤、糖尿病等发病风险；我国居民长期钙摄入不足，需每日摄入 300 g 奶或相当量乳制品；大豆含有丰富优质蛋白、必需脂肪酸、大豆异黄酮、维生素 E 等；坚果类多富含不饱和脂肪酸、蛋白质等营养素，是健康膳食的有益补充。

（3）适量摄入优质蛋白　鱼、蛋、禽、瘦肉等含有丰富的优质蛋白、脂类、多种维生素及矿物质，适量摄入有利于维持身体的健康，如摄入过量，可能增加心血管疾病、肥胖的发生风险。

（4）少盐少油，控糖限酒　健康成人每日食盐摄入不超过 6 g，烹调油 25 ~ 30 g，糖摄入不超过 50 g，最好控制在 25 g 以下；饮酒男性每天酒精量不超过 25 g，女性不超过 15 g。高血压患者应低盐饮食，每日食盐摄入低于 5 g。

（5）吃动平衡，保持健康体重　健康成年人根据体力劳动情况，轻体力劳动者每日摄入热量男性为 2250 kcal，女性为 1800 kcal，中、重体力劳动者每日能量摄入可适当增加 300 ~ 500 kcal，一日三餐，定时定量，不暴饮暴食，不漏餐。适当运动锻炼，合理的“吃”，科学的“动”，保持健康体重，体重指数维持在 18.5 ~ 24 kg/m^2 ［体重指数 = 体重（kg）/身高（m）^{2}］，促进身体健康，降低慢性病发病风险和降低慢性病患者出现并发症的风险，提高生活质量。

2. 身体活动指导

运动强度的测量包括以下几点。①心率：最大心率 = 220 - 年龄。②代谢当量（MET，梅脱）：指相对安静休息时身体活动的能量代谢水平，代谢当量 1 梅脱（MET）= 3.5 mL/（kg · min）（每千克体重每分钟耗氧量）= 1.05 kcal（44 kJ）（每千克体重每小时耗氧量）= 3 个千步当量。常见身体活动的代谢当量，见表 9-10。③自我感知运动强度（RPE）：反映个人身体活动相对强度和机体状态变化，一疲劳感主观估计个体的疲劳程度，具体分级见表 9-11。2005 年针对健康成人修正的运动强度分级见表 9-12、表 9-13。

表 9-10　常见身体活动代谢当量值（MET）

活动项目		强度（MET）	强度分类
步行	中等速度，4 km/h，水平硬表面，无负重	3.0	中
	稍快速度，4.8 km/h，水平硬表面，无负重	3.3	中
自行车	较慢，<12 km/h	3.0	中
	一般速度，12 ~ 16 km/h	4.0	中
	较快速度，>16 km/h	6.0	中
家务	整理床铺，搬桌椅	3.0	中
	手洗衣服	3.3	中
	扫地、拖地、吸尘	3.5	中
	和小孩游戏，中等用力（走/跑）	4.0	中

续表

活动项目		强度（MET）	强度分类
文娱活动	排球练习	3.0	中
	工间操、太极拳	3.5	中
	瑜伽、打乒乓球、踩水（中等力度）	4.0	中
	健身操、家庭锻炼（轻或中度强度）、打羽毛球	4.5	中
	走跑结合（慢跑部分少于 10 分钟）、打篮球	6.0	重
	跑（8 km/h）、跳绳（慢）、游泳、溜冰	8.0	重

表 9-11　自觉运动强度（RPE）分级

分级	6	7	8	9	10	11	12	13	14	15	16	17	18	19	20
RPE		非常轻		很轻		有点累		稍累		累		很累		非常累	

表 9-12　健康成人修正的运动强度分级（1）

强度	相对运动强度（动力性运动）				
	吸氧量储备（%）	最大吸氧量（%）	心率储备（%）	最大心率（%）	主观用力程度（RPE）
非常轻	<20	<25	小于 20	<35	<10
轻	20～39	25～44	20～39	35～54	10～11
中等	40～59	45～59	40～59	55～69	12～13
重	60～84	60～84	60～84	70～89	14～16
非常重	≥85	≥85	≥85	≥90	17～19
最大	100	100	100	100	20

表 9-13　健康成人修正的运动强度分级（2）

强度	不同年龄段健康成人的绝对运动强度 MET（动力性运动）				
	年轻（20～39 岁）	中年（40～64 岁）	老年（65～79 岁）	高龄老年（80 岁以上）	静力性阻力训练最大自主收缩（%）
非常轻	<2.4	<2.0	<1.6	<1.0	<30
轻	2.4～4.7	2.0～3.9	1.6～3.1	1.1～1.9	30～49
中等	4.8～7.1	4.0～5.9	3.2～4.7	2.0～2.9	50～69
重	7.2～10.1	6.0～8.4	4.8～6.7	3.0～4.24	70～84
非常重	≥10.2	≥8.5	≥6.8	≥4.25	≥85
最大	12	10	8	5	100

注：1. 表格的基础是针对持续 60 分钟的动力性运动。2. 吸氧量储备 = 最大吸氧量 - 安静时的吸氧量。3. 最大吸氧量：运动过程中人体各系统发挥最大机能时的氧气的吸收利用量，可经由体能检测的心肺耐力测试获得。4. 心率储备 = 最大心率 - 安静时的心率（或晨脉）。5. 最大心率 = 220 - 年龄。6. 主观用力程度：采用的是 Borg 的 6～20 分级量表。7. MET：代谢当量，以每分钟氧的代谢状况进行表示，1 MET = 3.5 mL/(kg·min)。8. 建议每周至少 5 天，每天至少 30 分钟的中等强度有氧运动会有助于促进个体健康。

老年人活动根据个体差异量力而行，应定期做医学检查及随访，对体质较弱或适应能力较差的老年人，应适当延长准备和整理活动的时间，对合并骨质疏松或下肢骨关节病的老年人，不宜进行高冲击活动。高血压患者如无运动禁忌，运动能力无特殊限制，目标活动量参考健康人群，注意事项：①β受体阻滞剂可影响运动中的心率，应采用RPE分级等指标综合判断运动强度；②β受体阻滞剂和利尿剂可影响体温调节和水代谢，高温天气或者出汗较多时，需及时补充水分，注意监测；③α_2受体阻滞剂、血管舒张药物和钙通道拮抗剂可诱发运动后低血压，故需延长准备和整理活动时间，并缓慢增加运动强度；④部分利尿剂可诱发低钾，增加心律失常风险，需酌情补钾；⑤运动时采用合理呼吸模式，避免憋气；⑥监测血压，若收缩压≥220 mmHg和（或）舒张压≥105 mmHg，应停止运动。糖尿病患者应根据血糖及降糖药应用情况制定及调整运动方案，且运动时间最好安排在餐后半小时到一小时以后，避免空腹运动，注意预防运动低血糖，运动时需注意对足部的保护。脑卒中患者需在康复医生指导下进行运动。

3. 控烟指导

世界卫生组织提供5A戒烟干预模型，见表9-14。

表9-14　5A戒烟干预模型

5A	具体步骤
Ask（询问吸烟情况）	（1）询问是否吸烟、烟龄、平均每日吸烟量、过去1年中尝试戒烟次数等及健康状况，确认是想戒烟或者准备戒烟的吸烟者
Advise（建议戒烟）	（2）提供针对性的戒烟建议，进行戒烟教育，帮助吸烟者了解吸烟的危害，提供资料，促使吸烟者戒烟
Assess（评估戒烟意愿）	（3）评估吸烟者戒烟意愿 （4）鼓励吸烟者彻底戒烟，必要时建议去吸烟门诊 （5）商讨吸烟的替代用品
Assist（帮助戒烟）	（6）帮助戒烟者而制订戒烟计划，并设定戒烟日期 （7）提供补充资料帮助戒烟 （8）制订计划防止复吸
Arrange follow up（安排随访，防止复吸）	（9）确定随访时间，监测戒烟进展和防止复吸。

通常戒烟超过四周，说明戒烟已经进入维持期，千万不能放松警惕，连续戒烟两年以上才能称为戒烟成功。在戒烟后的头三个星期内戒断症状严重，尤其是在第一周，随访计划应安排在戒烟后的1周、1个月、3个月。

四、制订健康教育计划

针对慢性病高危人群或者慢性病患者的实际情况，并共同参与下设定具体目标，最终达到总目标。目标设立必须有可行性，目标要求具体、清楚、可操作。

五、执行计划与效果评估

根据个人干预目标不同按计划执行，并定期随访，随访内容包括健康教育、健康行为生活方式、用药依从性等。个体健康教育效果评估根据教育内容不同评估内容不同。

以对高血压患者干预为例，效果评估包括年度评估和阶段性（周期一般为 3 ~5 年）评估，评估内容包括血压干预效果评估及生活方式干预效果评估。

1. 血压干预效果评估分级

①优良：全年累计 9 个月血压在 140/90 mmHg 以下。②尚可：全年累计有 6 ~9 个月血压在 140/90 mmHg 以下。③不良：全年血压在 140/90 mmHg 以下时间不足 6 个月。

2. 生活方式干预效果评估

一般在开展生活方式干预 2 个月后进行评估，评估内容包括干预对象生活习惯的改善，血压、血糖、血脂、体重的变化，并与首次检查进行比较分析，总结经验教训，修正干预计划和方法，进行下一步健康管理。

（李丽萍）

第十章　社区、家庭康复技术

第一节　社区康复的意义、原则和基本要求

一、基本概念

从广义上讲，“社区是指进行的社会活动，具有某种互动关系和共同文化维系力的人类生活群体及其活动区域”。社区，从地域上分析可大可小；从人群上分析可多可少；从功能上分析可繁可简；从范围上分析可城市、可农村；从行政管理体制上分析可为一级或多级。社区是人类生活的基本场所，社区是地理空间与社会空间的结合，社区人群多具有共同的行为规范、生活方式和社区意识，人们在从事各种活动中，结成了相互关系。

社区康复中的“社区”界定，一方面要适应我国行政管理体制的特点；另一方面要符合社区康复组织实施的实际情况，特别是要紧跟我国经济体制改革和城乡管理体制改革的步伐，适时、合理、有效地以社区为工作平台，使残疾人、慢性病患者、老年人和其他需要康复的对象普遍地得到康复服务。《中国残疾人事业“十五”计划纲要》及康复训练与服务《“十五”实施方案》提出在全国城市和有条件的农村，建立社会化康复训练服务体系，为各类残疾人切实提供康复服务。康复服务工作实施面在市辖区达到 70%，县（市）达到 50%。经国务院办公厅转发的卫生部、民政部、财政部、公安部、教育部和中国残疾人联合会于 2002 年 8 月共同制定的《关于进一步加强残疾人康复工作的意见》，提出了到 2015 年，实现残疾人“人人享有康复服务”的总体目标。这一目标的实现有赖于采取多部门合作的形式，以区、县为指导，街道乡镇为核心，居（委会）、村为基础，家庭为网络的组织管理、技术指导和训练服务网络。区县、街道、乡镇、居村、家庭四个层面具有各自的功能和作用。县、区是国家康复服务任务下达的行政区，承担组织管理、综合协调、督导检查、统计汇总等任务；街道、乡镇也是一级政府，便于协调工作、统筹资源、贴近残疾人，是直接服务和指导居委会、村，使康复服务覆盖面从地域上和人数上扩大的最关键的核心行政区；居委会（村）（包括新型的社区居民委员会）提供因人而异、因地制宜的有针对性的康复服务内容，因此是落实各项康复服务的基础；而家庭则是绝大部分残疾人和康复对象所在之处，一方面他们需要普及康复基本知识、提高自我康复意识，靠家人帮助积极进行康复训练；另一方面也需要得到“不出门”的康复服务。这对于残疾较重的贫困残疾人尤为重要。

二、社区康复的意义

通过社区措施提高残疾人的生活质量，也为确保在发展中国家人数较多的残疾人能够享受到康复服务。其重点是鼓励和指导残疾人在家庭或社会进行各种功能训练，以社区为主要资源，能独立进行日常生活活动、上学、游戏、参与家庭与社区活动以及劳动和就业谋生。

三、社区康复的原则

社会化；以社区为本；低成本、广覆盖；因地制宜；技术实用；康复对象主动参与。

四、社区康复的基本要求

一个社区的构成应具有地域（社区区位）、人群（社区人口）、文化维系力（社区文化）、社会活动及其互动关系等基本要素。

第二节　家庭康复的意义、原则和基本要求

一、家庭康复的意义

随着我国老年人口的迅速增加，脑卒中患者数不断增加，由此导致的残疾人数也逐渐增多，脑卒中患者经过医院救治幸存后，常遗留一些运动、感觉和言语认知等功能障碍，给社会和家庭带来了沉重的经济和精神负担。由于经济条件及医疗资源的限制，大约 80% 的脑卒中患者出院后需要家人完成家庭康复及护理活动，因此要提高医务人员家庭康复干预技能，改善患者及主要照顾者的家庭康复能力，确保患者出院后的康复训练得以延续就显得尤为重要。

二、家庭康复的原则

有序有步骤有计划合理康复训练；认知情绪的训练要和语言肢体功能训练同样重视；对中风患者切忌“超保护”。

三、家庭康复的基本要求

注意早期康复训练；重视心理疏导；注重日常生活能力训练；加强饮食康复；不可忽视睡眠康复；小便失禁的处理；便秘的处理；重视语言康复训练；预防脑卒中复发；定期体检；加强自我保健。

第三节　家庭康复指导的内容、常用康复技术和注意事项

一、家庭康复指导的内容

合理营养；安全指导；日常生活护理指导；心理指导；肢体训练康复指导；家庭护理指导。

二、常用的康复技术

Bobath 技术、PNF 技术、Brunnstrom 技术、Rood 技术、关节松动技术、良肢位摆放等。

三、注意事项

明白中风患者的能力及限制，恢复功能时间长；家属协助时尽量站于病者的患侧，以防病者从患侧跌倒；家属必须清楚每个动作的先后次序，教导患者时，指导要清楚；在进行任何动作之前，该将所需用的物品准备妥善和放置适当的位置；患者容易遗忘患侧，因为患侧与之交谈，或使其触摸患侧身体，对患者遗忘患侧是有帮助的；运动时照镜子可帮助患者纠正异常的动作和姿势及时鼓励患者良好姿势；运动量不宜过大，以第二天不出现疲劳为度，训练宜循序渐进。训练频率至少每周 2 ~ 3 次，最好每次训练时间大约半小时。训练过程中若出现血压偏高、心率偏高，或有心绞痛及严重心律失常者，应暂停训练，及时就诊；结合日常生活进行训练鼓励患者独立更衣梳洗进食等；注意按时服药，规律起居，合理饮食，保持情绪平稳和胸怀开阔。

第四节　康复评定

一、脑血管病患者的功能障碍及评定

脑血管病存活者中有 70% ~ 80% 留有不同程度的功能障碍。由于病变部位、性质、范围的不同，可出现不同的临床症状和体征。常见的功能障碍主要有日常生活活动能力障碍、运动障碍、言语障碍、认知障碍、意识障碍等。脑血管病康复评定是脑血管病康复的重要内容和前提，它针对功能障碍的程度对康复治疗目标和康复治疗效果起着判定作用，且有利于对其预后的预测。

（一）神经功能缺损评定

脑血管病患者的神经功能缺损评定临床上常采用脑卒中评定量表。这是国际上使用频率最高的脑卒中评定量表之一，它有 13 项检测内容，其评定结果得分为 0 ~ 36 分，得分低说明神经功能损害程度严重，得分高说明神经功能损害程度轻。

（二）脑血管病运动功能障碍评定

脑血管病后大部分患者出现程度不同的偏瘫，一侧肢体自主活动能力丧失或下降；部分患者有肌张力异常、共济失调、平衡障碍、步态异常等。脑血管病运动功能评定包括肌力、关节活动度、肌张力、痉挛、步态分析、平衡功能等，常用的方法有 Brunnstrom 运动恢复 6 级分期、Fugl-meyer 运动评定量表、改良 Ashworth 痉挛评定量表等，它们各有侧重，可根据临床需要选用。

1. Brunnstrom 运动恢复 6 级分期

根据偏瘫恢复过程肌张力的变化和运动功能将偏瘫分为以下几级分期。①阶段 Ⅰ：为脑血管病发病后急性期，持续时间数日到 2 周，患侧上、下肢呈迟缓性瘫痪。这是由于锥体束

休克所致。②阶段Ⅱ：为发病 2 周后，疾病开始恢复，痉挛开始出现，无随意活动，而是基本的共同活动、联合反应为主要表现的运动。③阶段Ⅲ：可随意引起共同运动，痉挛加重。Ⅱ、Ⅲ阶段约持续 2 周。④阶段Ⅳ：共同运动模式减弱，开始出现脱离共同运动的分离运动，痉挛开始减弱。⑤阶段Ⅴ：以分离运动为主，能完成较难的功能活动，痉挛明显减轻。第Ⅳ、第Ⅴ阶段相当于病后第 5 周到 3 个月。⑥阶段Ⅵ：共同运动完全消失，痉挛基本消失，各关节运动较灵活，协调运动大致正常。

2. Fugl-meyer 运动功能评定法

Fugl-meyer 运动评定法是将上肢、下肢、手和手指运动功能评定、平衡能力、关节活动度、关节运动的疼痛、感觉功能 5 项与偏瘫后身体运动功能恢复有密切关系的内容综合进行定量评定方法。上肢总评积分 66 分，下肢总评积分 34 分，最大平衡积分 14 分，最大关节活动度积分 8 分。它能反映偏瘫患者功能恢复过程中各种因素的相互作用，是脑血管病康复评定常用的定量方法之一。因其操作复杂费时，一般在临床中较少采用。

3. 痉挛评定

上肢运动神经元损伤出现痉挛性瘫痪，痉挛造成严重的运动功能障碍，临床广泛应用的为改良后的 Ashworth 量表，检查时，一般取仰卧位，分别对双侧上、下肢关节做被动活动（表 10-1）。

表 10-1　改良 Ashworth 分级法评定标准

级别	评定标准
0 级	无肌张力的增加
1 级	肌张力略增加：被动屈肘时在关节活动范围未呈现最小阻力或出现突然卡住和释放
1 + 级	肌张力轻度增加：在关节活动 50% 范围内出现突然卡住，继续活动呈现最小阻力
2 级	肌张力明显增加：在通过关节活动大部分范围时出现，但仍能较容易被移动
3 级	肌张力严重增高：被动活动困难
4 级	僵直：受累部分被动屈肘时呈现僵直状态，不能活动

4. 步态分析

可用足迹分析或步态分析仪检测。脑血管病偏瘫患者步态运动学指标的表现特点是：支撑期可出现膝过伸、骨盆后缩，支撑期缩短；摆动期由于患侧下肢伸肌张力过高，踝关节跖屈、足内翻，使负重的下肢过度伸长，而形成画圈步态，摆动期延长。

5. 平衡功能评定

脑血管病后平衡功能障碍较常见，贯穿康复的整个过程，临床常见评定方法有三级平衡检测法、Berg 平衡评定量表等，也可通过动静态平衡训练仪的平衡测试分析系统进行检测，通过检测了解患者动态和静态时身体重心分布情况来判断其平衡能力。

（1）三级平衡检测法　Ⅰ级平衡：是指在静态下不借助外力，患者可以保持坐位或站立位平衡。Ⅱ级平衡：是指在支撑面不动（坐位或站立位）进行某些功能活动时可以保持平衡。Ⅲ级平衡：是指患者在外力作用下仍能保持坐位或站立位平衡。

（2）Berg 平衡评定量表　是脑血管病康复临床与研究中最常用的量表，一共有 14 项检测内容：①坐—站。②无支撑站立。③足着地，无支撑坐位。④站→坐。⑤床椅转移。⑥无支撑闭眼站立。⑦双脚闭拢，无支撑站立。⑧上肢向前伸。⑨从地面拾物。⑩转身向后看。⑪转体 360。⑫双脚交替踏台阶。⑬双足前后位，无支撑站立。⑭单腿站立。每项评分 0～4 分，满分 56 分，得分高表明平衡功能好，得分低表明平衡功能差。

（三）日常生活活动能力缺失及评定

患脑血管病后，大多数患者存在日常生活活动能力的下降，常用的日常生活活动能力的评定有巴氏指数（Barthel index，BI）和功能独立性评定（functional independence measure，FIM）。量表 BI 满分 100 分，60 分以上为基本自理，40～60 分为部分依赖，20～40 分为大部分依赖，20 分以下为完全依赖。FIM 评定患者的独立生活能力，评定内容包括 6 个方面 18 项内容，总分最高 126 分，最低 18 分。

（四）感知觉功能障碍及评定

感觉反映客观存在，是知觉的基础，知觉是对感觉的认识和理解，通常是人直接反映客观事物的形式。感觉障碍常有浅感觉（痛、温、触觉）障碍；本体感觉（运动觉、位置觉、方向觉）异常；有的还出现实体感觉丧失、同侧偏盲、同向侧视障碍等。知觉障碍可有失认和失用症。脑血管病常见的失认症有疾病失认（如否认其偏瘫侧肢体的存在）；视觉失认（颜色失认、相貌失认）：听觉失认（能分辨、听取熟悉人的声音，但不能辨认是何人）；失用症有结构性失用、运动性失用、穿衣失用等。

（五）言语功能障碍及评定

脑血管病后可出现言语语言交流障碍等，以运动性失语及构音障碍最常见，其他有感觉性失语、混合性失语、失读症、失写症等。常见的失语症评定有失语症严重程度的评定、流利性评定，也可通过语言交流测试系统评定，通过电脑辅助的语言交流测试分析来判断脑血管病失语症和构音障碍的性质和病理分裂，制定治疗程序和措施。

1. 失语症严重程度的评定

通常用波士顿诊断性失语检查中的 BDAE 失语症严重程度分级标准进行评定。

2. 失语症的流利性评定

语言的流利性，即表达的流利程度，连续用词的能力。根据患者的表述情况，分为流利性失语与非流利性失语。

（六）吞咽障碍及评定

吞咽障碍是脑血管病中的常见功能障碍，对日常生活的影响明显，也是造成脑血管病患者吸入性肺炎的主要原因。常见的吞咽障碍评定有洼田饮水实验、吞咽能力评定，也有影像学的相关评定，如 X 线造影吞钡检查。洼田饮水试验：观察患者饮水后有无呛咳或语言清晰度，可预测误咽是否存在。让患者在坐位状态下饮 30 mL 常温水，注意观察所需时间和呛咳情况。

1. 洼田饮水试验

1 级（优）：能 1 次饮完，无呛咳及停顿；2 级（良）：分 2 次饮完，无呛咳及停顿；3 级（中）：能 1 次饮完，但有呛咳；4 级（可）：分 2 次饮完，但有呛咳；5 级（差）：有呛咳，全部饮完有困难。

2. 评定标准

①正常范围：（1 级）1 次饮完，在 5 秒内；②可疑：（1 ~ 2 级）1 次饮完，在 5 秒以上，分 2 次饮完；③异常（3 ~ 5 级）。

（七）认知功能障碍及评定

认知是脑的高级功能活动，是获取和理解信息，进行判断和决策的过程。包括注意、记忆、学习、思维、执行功能等。脑血管病后认知障碍常表现为注意力不集中、涣散；短时记忆力下降；判断、推理、分析等抽象思维能力下降；时间、地点、人物定向障碍等。认知功能检测属于神经心理学研究的范畴，目前多采用量表评价，常用的筛查量表有简易精神状态检查（minimum mental state examination，MMSE）、蒙特利尔认知评估量表（Montreal cognition assessment，MCA）、长谷川痴呆量表（Hasegawa dementia scale，HDS）和基本认知能力测验。韦氏成人智力量表（Wechsler adult intelligence scale，WAIS）也常用于认知功能的评定。

（八）心理障碍及评定

脑血管病后很多患者存在心理障碍，最常见者为抑郁和轻度症状。表现为情绪抑郁、动作迟缓、愁容、悲观、对周围事物失去兴趣；部分患者还可出现幻觉、妄想、攻击行为、自杀企图等精神症状。常用的方法有汉密尔顿抑郁评定量表和汉密尔顿焦虑评定量表及电脑辅助心理测试分析系统等。

（九）生活质量评定

生活质量（quality of life，QOL）评定分为主观取向的 QOL、客观取向的 QOL 和疾病相关的 QOL 3 种。常用的量表有 SF-36、WHO-QOL100、生活满意度量表等。

二、脊髓损伤患者的功能评定

脊髓损伤患者的功能评定包括躯体和心理两方面，涉及肌肉、骨骼、神经及内脏器官和心理等各种障碍，为明确损伤程度，估计预后提供依据。

（一）运动、感觉功能评定

1. 运动平面

按照国外相关协会 1996 年的评定标准，运动评分选择 10 块关键肌，以肌力分级为评分依据，运动总分 100 分。将肌力 3 级的关键肌定为运动神经平面，但该平面以上的关键肌的肌力必须≥4 级。

2. 感觉平面

根据感觉平面的分布图对每个节段都确定了关键点，关键点是指标志感觉神经平面的皮肤标志性部位。感觉检查包括身体两侧 28 对皮区关键点。每个关键点要检查针刺觉和轻触觉，并按 3 个等级分别评定打分。0 = 缺失；1 = 障碍（部分障碍或感觉改变，包括感觉过敏）；2 = 正常 NT 无法检查。正常者两侧感觉总积分为 112 分。神经损伤水平：在 ASIA 中规定最尾端有完整的运动和感觉水平为神经损伤水平。

（二）损伤程度评定

1. 分类

按照1996年的评定标准，根据是否有骶部保留情况分为完全性脊髓损伤和不完全性脊髓损伤，骶部有触觉、痛觉，肛门指诊时感觉或肛门外括约肌的收缩等有一项即为骶部保留。

（1）完全性脊髓损伤平面以下的最低位骶段，感觉、运动功能完全丧失。骶部的感觉功能包括肛门皮肤黏膜交界处感觉及肛门深感觉，运动功能是肛门指检时肛门外括约肌的自主收缩。

（2）不完全性损伤脊髓损伤平面以下的最低位骶段（S4～S5）仍有运动和（或）感觉功能存留。不完全性脊髓损伤提示脊髓损伤平面未发生完全性的横贯性损害，临床上不完全性脊髓损伤有不同程度的恢复的可能。

2. 残损指数

A：完全损伤，骶段（S4～S5）无任何运动和感觉功能。B：不完全损伤。脊髓功能损伤平面以下至骶段（S4～S5），无运动功能，但有感觉的残留。C：不完全损伤，脊髓损伤平面以下。有运动功能保留，但一半以下关键肌的肌力在3级以下。D：不完全损伤，脊髓损伤平面以下有运动功能保留，且一半以上关键肌的肌力均大于或等于3级。E：正常，运动、感觉功能正常。

（三）独立功能评定

独立功能评定主要评价六个方面的能力：生活自理能力、括约肌控制能力、活动能力、行动能力（轮椅、行走、上楼梯）、理解交流能力、社会认识能力（社会交往、解决问题及记忆能力）。该标准将每组能力分级标定，完全自立为7分，基本自立但需辅助帮助为6分。达到6～7分级别者均不需要别人帮助；3～4分级别者为中等不能自理，均需别人帮助；1～2分级别者为完全不能自立，必须依靠他人生活。

（四）二便功能障碍评定

脊髓休克期表现为尿潴留和大便困难。脊髓休克期过后，多出现膀胱过反射性收缩导致尿急、尿频、尿失禁及逼尿肌—括约肌协同困难，如S4～S5损伤导致膀胱感觉丧失，张力下降，可出现尿潴留及渗漏、残余尿量多，压迫性尿失禁。

（五）自主神经功能障碍评定

颈髓或上胸段脊髓损伤的患者，常出现体位性低血压，主要因内脏血管调节功能丧失所致。当身体由水平位变为垂直位时，内脏的血管不能相应地收缩。此外，常见损伤平面异常出汗，尤其是充盈时出汗更加明显。可以用直立试验评定血管调节功能。

（六）性功能障碍评定

阳痿与脊髓或马尾损伤相关，自主神经和感觉传导通路的损伤可以导致阴茎海绵体的充血，因而不能引起男性的勃起功能。脊髓损伤的水平越低，越容易导致器官性阳痿。骶髓完整的人，有可能获得反射性勃起，但这种勃起无助于性交。对于脊髓损伤的患者，射精功能通常会比勃起功能受到更大的影响。而完全脊髓损害的女性患者，除生殖器官的感觉丧失外，性功能并未受到损害。四肢瘫痪和截瘫患者均可怀孕并可生下正常婴儿，可经阴道分娩，也可做剖宫产。但 T10 或以上损伤的妇女有早产的危险。而 T6 及以上损伤的妇女则会自发性神经反射异常，在预产期来临时这些现象尤其明显。此项评定包括检查有无精神性勃起、触摸性勃起和性高潮体验等。

（七）心理障碍评定

一个健康的、充满活力的正常人突然之间变成一个只能依赖他人生活的残疾人时，心理上受到的沉重打击是可以想象的。多数患者在 1 ~2 天之内开始初步意识到自己的残疾情况，这种了解会逐渐深化。疑惑、恐惧和焦虑使其不断考虑自己是否还能站起来走路。患者每天锻炼，但进展不大。悲观消极的态度随之产生。另一些患者不能面对现实，坚持认为自己还能像以前一样行走，他们拒绝学习轮椅上的日常生活动作，也不考虑家庭改造。少数患者完全淡漠、高度抑郁，可出现攻击或孤僻行为。此项评估可使用汉密尔顿焦虑和抑郁自评量表。

（八）痉挛评定

脊髓损伤的恢复期将出现痉挛，常采用改良的 Ashworth 痉挛量表评定其严重程度，它将痉挛分为以下 6 级。0 级：无肌张力增加。Ⅰ级：肌张力轻度增加，受累部分被动屈曲时，关节活动未出现突然的卡住，然后释放或出现最小的阻力。Ⅰ+级：肌张力轻度增加，被动屈曲时，在关节活动范围后 50% 范围内突然出现卡住，当继续把关节活动范围检查进行到底时，始终有小的阻力。Ⅱ级：肌张力较明显增加，通过关节活动范围的大部分时，阻力均较明显增加，但受累部分仍能较容易地移动。Ⅲ级：肌张力严重增高，进行被动关节活动范围（PROM）检查有困难。Ⅳ级：僵直，受累部分不能屈伸。

（九）电生理评定

对于颈膨大和马尾节段损伤者，为了解其周围神经损害的程度，需对患者进行肌电图检查及 H 反射和 F 波的测定。对脊髓损害程度，可采用体感诱发电位检查，当体感诱发电位皮层电位消失，提示完全性损害可能性大，当其波幅降低或潜伏期延长，提示为不完全性损害，而体感诱发电位正常者，则预后良好。

（十）综合功能评定

对综合功能可进行日常生活活动能力或 FIM 评估。

（十一）预后估计

脊髓损伤的预后与损伤水平、程度、早期的处理、有无并发症等因素有关，对于完全性脊髓损伤患者不同节段其预后是有一定规律的，损伤节段与其预后是密切相关的。

三、颅脑外伤患者的康复评定

（一）脑损伤的评估

1. 功能及预后测的评估量表

（1）Glasgow 昏迷评分标准　1974 年 Bennett 根据患者睁眼（E）、语言表现（V）和肢体运动（M）三个因素建立了一个判断意识状态的系统，即著名的格拉斯哥昏迷评分标准（Glasgow coma scale，GCS），用以对患者伤情的判断。最高得分为 15 分，最低得分为 3 分，总分越低，表明意识障碍越重。8 分以下为昏迷。按 GCS 计分多少和伤后原发昏迷时间的长短，可将颅脑损伤患者的伤情分为轻、中、重3型。轻型：13～15分，伤后昏迷时间在30分钟以内；中型：9～12分，伤后昏迷时间为30分钟至6小时；重型：3～8分，伤后昏迷时间在6小时以上，或伤后24小时内意识恶化再次昏迷6小时以上患者；有人将3～5分患者由重型分出，列为特重型。Glasgow昏迷计分法简单易行，分级明确，便于观察，已得到广泛应用，其不仅对颅脑损伤患者的昏迷程度和伤情评估有了统一标准，同时对治疗效果和预后评价有重要价值。

（2）Glasgow结果量表　为了统一颅脑损伤治疗结果的评定标准，1975年Jennett和Bonel又提出伤后半年至1年患者恢复情况的分级，即格拉斯哥结果分级（Glasgow outcome scale，GOS），Glasgow结果分级提供了5种不同的预后：

Ⅰ级：死亡（death，D）

Ⅱ级：持续性植物状态（persistent vegetative state，PVS）长期昏迷，去皮质或去大脑强直状态。

患者在严重颅脑外伤后通常均有昏迷，约有一半患者昏迷时间长于6小时以上即不能恢复神志而死亡。大约有10%的患者在伤后1个月仍无反应即进入植物状态，以后可从昏迷中苏醒并逐渐恢复功能。如昏迷时间再延长，即称为持续性植物状态。其时间愈长，恢复可能性愈小。1996年中国对植物状态提出的诊断标准为：①认知功能丧失，无意识活动，不能执行指令。②保持自主呼吸和血压。③有睡眠—觉醒周期。④不能理解或表达言语。⑤能自动睁眼或在刺激下睁眼。⑥可有无目的性的眼球跟踪运动。⑦下丘脑及脑干功能基本保存。其中认知功能丧失是指对自身或外界刺激缺乏有意识的情感和行为反应；下丘脑及脑于干功能基本保存是指心跳、呼吸、血压及脑干反射可存在。

Ⅲ级：重度残疾（severe disability，SD），不能独立生活，需他人照顾。

Ⅳ级：中度残疾（moderate disability，MD），患者不能恢复到原来的活动水平，但能生活自理。

Ⅴ级：恢复良好（good recovery，GR），可以恢复到原来的社会活动和职业活动。成人能工作，学生能就学。

这是对颅脑外伤患者恢复及其结局进行评定，根据患者能否恢复工作、学习、生活能否自理、残疾严重程度分为5个等级：死亡、植物状态、重度残疾、中度残疾、恢复良好。

（3）残疾分级量表（disability rating scale，DRS）包括一个逆向GCS，附加基本功能技巧、就业能力和总的依赖水平的检测。DRS主要用于中度和重度残疾的颅脑外伤患者，目的是评定功能状态及随其时间的变化，DRS的最大优点是覆盖面广，从昏迷到社区活动，从睁眼、言语运动反映到心理、认知、社会活动。

2. 其他评估预后的指标

（1）颅内压监测　据统计颅内压在5.3 kpa（530 mmH_2O）以下时，压力高低与治疗结果无明显相关性，若达到或超过此一压力时则死亡率显著升高，如经各种积极治疗颅内压仍持续在5.3 kPa或更高，提示预后极差。

（2）体感诱发电位检查　对预后具有相当敏感性和特异性（73%～95%），异常发电位愈少，在3个月内愈能取得较好恢复，如明显出现诱发电位异常，虽进行了康复治疗，最大恢复时间仍可能延长至 12 个月。

(3) 瞳孔反射 如有瞳孔反射者 50% 可获得良好恢复至中度残疾，无反射者则只有 4%。

(4) 冰水灌注试验 将冰水灌注到昏迷患者耳内，如无前庭一眼反射，常表明有严重脑干功能失常，其死亡率可高达 85%~95%。

(5) 脑电图和脑地形图可作为脑外伤后脑功能的评价，并可对昏迷程度和脑死亡做出评定急性颅脑外伤后大部分神经功能可在伤后 6 个月内恢复，恢复期可持续至伤后 2 年或更长。一般认为昏迷时间在 24 小时至 1 周的患者，治疗时间平均需要 6 个月，而意识丧失 2~7 周的患者则需 1 年，对伤势很重和昏迷 8 周以上的患者需 2 年的治疗时间。伤前的病患和精神因素可影响恢复过程，如过去曾有颅脑外伤、原有认知或行为异常或神经系统疾患则恢复较慢，且较少能完全恢复。颅脑外伤可加重原先的认知或行为异常。

(二) 神经行为恢复阶段的评估

认知功能水平由 Rancho Los Amigos 医疗中心建立。它描述神经行为恢复顺序及在每一个阶段提出认知康复的原理。从无反应到有反应分为 8 个等级。

(三) 运动功能障碍评定

运动功能障碍评定参见脑血管病运动功能障碍评定。

四、脑瘫患者的康复评定

(一) 分类与分型

1. 生理学分类

①痉挛型脑瘫。②不随意运动型脑瘫。③共济失调型脑瘫。④肌张力低下型脑瘫（原称弛缓型）。⑤混合型脑瘫。

2. 按瘫痪部位分类

①单瘫指一个肢体的瘫痪。②双瘫指两下肢重于两上肢，或双上肢重于双下肢的一种四肢型瘫痪。

(二) 评定

脑瘫评定包括三个方面，即临床评定、功能性评定和脑瘫程度的评定。临床评定包括肌张力、肌力、神经反射、关节角度、感觉、平衡、协调、语言和认知等方面；功能性评定如发育量表 Gesell 量表、Peabody 量表、Baylay 量表等脑瘫程度评定，也有通过粗大运动功能评定表（gross motor function assessment table，GMFM）、儿童残疾评定表等进行评定。

1. 肌张力

肌张力是肌肉的生理紧张度，是维持身体各种姿势及正常运动的基础。临床常用改良的 Ashworth 分级标准。

2. 神经反射

脑瘫儿童的神经反射异常可表现为左右不对称、应该出现而未出现、应该消失而未消失或出现病理反射等情况。正常情况下，新生儿时期出现的觅食反射、吸吮反射、拥抱反射、握持反射和交叉伸展反射在出生后 3~4 个月消失。检查脑瘫儿童时，这些反射可能仍然存在。当锥体束病损时，大脑失去了对脑干和脊髓的抑制作用，某些原始的脑干和脊髓反射依然存在。前者表现为躯干侧弯反射、对称性和非对称性紧张性颈反射、巴宾斯基征阳性等。

3. 关节角度

这是了解肌张力正常与否、关节是否挛缩的评定方法。

4. 感知觉

感知觉可分为视觉、听觉、嗅觉、味觉和触觉 5 种。触觉又包括本体感觉和躯体觉。例如，正常情况下闭上双眼时，人们会知道自己身在何处，这即本体感觉。躯体感觉是指身体表面的感觉，如痛觉、温觉等。此外包含有时间知觉、空间知觉和运动知觉。脑瘫常合并有前述感知觉的障碍，出现感觉运动统合失调。

5. 常用评定量表

（1）GMFM 评定表　系粗大运动功能测试量表（gross motor function measure，GMEN），是由 Russell 等人编制的，是一种标准发展性量表。主要测量脑瘫患儿粗大运动功能状况，含 66 个测评项（中文版有 88 项）。检测对象为运动能力相当于正常 5 岁以内的儿童。评分等级 0～3 分。评价方法：功能区得分 = 每一功能区之和除以最大评分数 ×100%；总分 = 每一功能区得分相加、除以检查功能区总数。通过评定可了解儿童康复动态与效果，是目前脑患儿粗大运动评估中使用最广的治疗评价量表。

（2）Gesell 发育量表（盖泽尔量表）　用于出生 1～36 个月的婴幼儿检查。通过检查小儿适应性、粗大运动、精细运动、语言、个人—社交能力 5 个能区，了解小儿的神经系统发育成熟度，其结果以发育商（DQ）表示，DQ 在 52 以上可进学校读书，DQ 在 35 以上康复效果较好。DQ 低于 20 通常需要终身监护。

（3）Peabody 量表　与 Gesell 量表不同的是，此量表对运动功能评定更为细致。并且还配有与评定相对应的运动发育训练方案作为发育迟缓的治疗指导。

五、冠心病患者的康复评估

（一）危害因素的评估

1. 年龄

冠心病多见于 40 岁以上的中、老年人，49 岁以后动脉硬化进展较快，但随着人们的生活水平提高及缺少运动的不良生活方式，近几年来冠心病有年轻化的趋势。

2. 性别

冠心病的发病存在性别差异，男性多于女性，男性较女性发病早，但女性在围绝经期后发病率明显增加。

3. 血脂异常

冠心病是冠状动脉粥样硬化使血管狭窄或阻塞的结果，而血脂异常是动脉粥样硬化最主要的危险因素，其中总胆固醇、三酰甘油、低密度脂蛋白胆固醇、极低密度脂蛋白胆固醇增高，高密度脂蛋白胆固醇降低是冠心病的危险因素。

4. 吸烟

与不吸烟者比较，冠心病的发病率增加 2～6 倍，且与每天吸烟的支数成正比。因此要强调被动吸烟与主动吸烟危害一样大。

5. 糖尿病与糖耐量异常

这类患者冠心病的发病率比糖代谢正常者高出数倍，且糖尿病和糖耐量异常患者冠脉硬化程度要重、要普遍，且进展迅速，所以医学界将糖尿病定义为冠心病的高危证。

6. 高血压

冠状动脉粥样硬化患者 60%～70% 有高血压，高血压患者患本病者较血压正常者高 3～4 倍。

7. 肥胖或超重

多项研究表明肥胖或超重，冠心病发病率增加，通常应用以下指标衡量：体重指数 BMI＝体重（kg）/身高（m）^{2}，一般以 20～24 为正常范围；24～27.9 kg/m^2 为超重；≥28 kg/m^2 为肥胖。腰围女性≥80 cm，男性≥85 cm 为超标。

8. 其他

如体力活动少、脑力活动紧张、经常有工作紧迫感；常进高热量含较多动物性脂肪、胆固醇、糖和盐的食物者；性情急躁、好胜心和竞争性强、不善于劳逸结合的 A 型性格者。除以上因素外，还有遗传因素、血中同型半胱氨酸增高、胰岛素抵抗、血中纤维蛋白原及一些凝血因子增高等。

（二）运动能力的评估

1. 心脏负荷运动试验

心脏负荷运动试验（exercise testing）可以直接地评定心脏的功能容量（functional capacity）和体力活动时的安全性，并对心脏病的预后有预测作用。心脏负荷运动试验按采用仪器分为：①Master 二级梯试验。②功率自行车试验。③活动平板试验。按终止试验的运动程度分：①亚极量多级运动试验（submaximal graded exercise test，SGXT）。②症状限制多级运动试验（symptom limited graded exercise test，SLGXT）。③低水平多级运动试验（low level graded exercise test，LLGXT）。多采用活动平板或踏车分级运动试验，以症状限制或心率限制次级量强度为运动终点。按运动试验终点分类如下：

（1）低水平运动试验　①终点标准：a. 运动最高心率 100～120 次/分，或者年龄预计最大心率的 70%～75%（服用 β 受体阻滞药者为 60%），或者比休息心率多 30 次分以上。b. 峰值功率 50～100 W 或者 3～4 MET。c. 出现症状限制。d. Borg 评分：RPE＝13～15 级（稍累—累）。②适用范围：急性心肌梗死后 1 周以上的重症患者。

（2）亚极量运动试验　①终点标准：a. 运动最高心率＝195－年龄或者年龄预计最大心率的 85%。b. 峰值功率 6MET。c. Borg 评分 RPE＝171 级（很累）。②适用范围：a. 诊断冠心病。b. 功能评定。

（3）症状限制运动试验　①终点标准：a. 运动出现症状。b. ST 段缺血性下移，血压反应异常。②适用范围：a. 制定运动处方。b. 功能评定。

2. 6分钟步行试验

它是指在6分钟时间内受试者尽力步行的距离。这种运动试验的运动强度小，安全性好，不需要特殊设备，其主要用途是明确患者在轻度运动时是否适应，是否有特别心血管事件，同时也可以使患者明确自己可以运动，从而缓解对运动的恐惧心理，但是无法确定患者的最大运动能力，因此对制定运动处方参考价值不大。

3. 超声心动图运动试验

超声心动图可以直接反映心肌活动的情况，从而揭示心肌收缩和舒张功能、还可以反映心脏内血流变化情况，所以有利于提供运动心电图所不能显示的重要信息。运动超声心动图比安静时检查更加有利于揭示潜在的异常，从而提高试验的敏感性。该检查一般采取卧位踏车的方式，运动方案可以参照心脏负荷运动试验。

（三）运动风险的评估

在监护和医生的指导下，心脏康复运动锻炼方案是相对安全的，目前的冠心病的风险分层有助于识别出发生与运动有关的心血管事件的高危患者，并判断在接受常规监护的基础上，哪些患者需要更加严格的心脏监护，有助于编制个体化的运动锻炼方案。

六、小儿智力低下的康复评定

轻度小儿智力低下多用智力测验，重度以上小儿智力低下采用智力测验方法往往有困难，必须依靠行为评定量表，而评定量表对鉴别轻度小儿智力低下时，又不及智力测验可靠。因此两种方法应配合使用，对检查结果必须综合分析。

（一）智力测验方法

1. 筛查法

测试的内容大多是从各种经典的智力测验方法中选出。测验时又需要较短的时间，可以初步筛查出可疑病例。筛查结果只能作为是否需要进一步检查的依据，不能据此而做出诊断。目前国内常用的筛查方法有以下几种。

（1）丹佛智力发育筛查法　适用于初生至6岁小儿，此方法操作简便，花费时间少，工具简单，信度和效度均好。此法已被世界各地广泛采用。

（2）绘人测验　是最简单的智力筛查试验，无须语言表达。根据患儿对画出人形的认知进行评分，判断智力发育水平，适用于各种不同语言背景的5～12岁儿童智力筛查。

2. 诊断法

（1）韦氏儿童智力量表　1934年由医生韦克斯勒创立，适用于6岁半至16岁患儿的筛查。

（2）婴幼儿发育检查量表　适用于0～3岁婴幼儿筛查。

（3）盖塞尔发育量表（gesell development schedules，GDS）　是最经典的儿童心理测验量表之一。GDS测验内容包括适应性行为、大运动、精细运动、语言和个人、社会性行为5个方面，测查儿童神经发育功能的成熟程度和心理发育水平。GDS适用于出生至6岁的儿童，根据儿童在4周以内、4周、8周、16周、28周、40周、52周、15个月、18个月、2岁、3岁、4岁、5岁、6岁这14个关键年龄的发育状况，计算发育商。

（二）适应行为评定法

婴幼儿一初中学生社会生活能力量表此表适用于6个月至13岁或15岁儿童，是诊断小儿智力低下及分级不可缺少的工具。婴儿至初中生社会生活能力量表包括132项提问，涉及6个行为领域：独立生活能力、运动能力、作业操作、交往、参加集体活动和自我管理。

七、糖尿病患者的康复评价

（一）代谢指标的评定

定期检查血糖和糖化血红蛋白指标，了解血糖控制状态。糖化血红蛋白A1c测定可反映取血前8~12周血糖的总水平，以弥补血糖只反映瞬时血糖值之不足，成为糖尿病控制情况的检测指标之一。还需定期检查血脂、血压、血浆酮体、血尿酸、体重指数等相关指标了解患者的综合指标控制情况。

（二）ADL评定方法

常用的标准化PADL评定方法有Barthel指数、常用的LADL评定方法有功能活动问卷（functional activities questionary，FAQ）等，以下是Barthel指数评定的具体办法。Barthel指数评定由Florence Mahoney和Dorothy Barthel设计并应用于临床，是国际康复医学界常用的方法。Barthel指数评定简单，可信度高，灵敏度也高，使用广泛，而且可用于预测治疗效果、住院时间和预后。

（三）运动耐力评估

年龄>40岁、有10年以上糖尿病病史或有高血压、冠心病及脑血管病的症状和体征者都必须进行运动耐力试验。评估糖尿病患者的心脏负荷能力及身体运动耐力，保证康复治疗的安全性。比较全面科学的运动耐力评估方式分为下列4项。

（1）运动时的最高心率（最低心率与最高心率差值大为佳），越高则在高强度动下能快速充足的提供高血氧。

（2）无氧心率的维持时间（一般至少3~15分钟），以完成后不会头痛、想吐、站不直为标准，如有此症状代表无氧能力差。

（3）运动时的有氧心率维持时间（一般至少30分到8小时），运动时轻松且持久。

（4）由无氧心率维持3分钟后，能在1~2分内由最高心率恢复到有氧心率以下的时间为佳，越快越好。有条件的医院可开展活动平板试验和6分钟步行试验来评估患者的运动耐力，指导患者制定日常活动和体育锻炼处方。

（四）步行能力的评估

测量步行速度、步行距离、有无异常步态，调整负重，观察其摇摆度。

（五）器官功能障碍评估

器官功能的评估包括以下几点：视力障碍者，检查视力、视野、眼压及眼底；肾功能障碍者，检查肾功能、血蛋白、尿蛋白、血电解质等；神经病变者，检查触痛觉、温度觉、震动觉、腱反射、神经传导速度、肌电图、胃食管动力测定、膀胱残余尿等；心血管病变者，检查血压、心电图、心脏超声、脑血管多普勒等。

（六）自我管理能力的评估

检查胰岛素自我注射和血糖自我测定的手法，评估有无血糖自我管理障碍、检查自我体重的监测、足部护理、皮肤护理、口腔护理等各方面的自我管理能力。

（七）生活方式的评估

本项评估包括生活起居习惯调查、饮食营养分析及活动热卡消耗评估 3 个方面，目的是寻找与糖尿病相关的不良生活习惯因素，分析每天热卡摄入总量及其营养分布，计算每天的生活活动、职业活动及娱乐休闲活动的热卡消耗量，为制定个性化生活方式干预处方提供依据。

八、呼吸功能障碍患者的评定

（一）肺功能评定

1. 肺活量

尽力吸气后缓慢而完全呼出的最大空气容量，是最常用的指标之一，随病情严重性的增加而下降。

2. 一秒用力呼气容积

指尽力吸气后尽最大努力快速呼气，第一秒所能呼出的气体容量。一秒用力呼气容积占用力肺活量比值与慢性阻塞性肺疾病的严重程度及预后相关良好。

（二）运动能力评定

1. 平板或功率车运动试验

通过活动平板或功率车进行运动试验获得最大吸氧量、最大心率、最大 MET 值、运动时间等相关量化指标来评定患者运动能力，也可以通过平板或功率车运动试验中患者的主观用力程度分级（Borg 计分）等半定量指标来评定患者运动能力，见表 10-2。

表 10-2　Borg scale 分级

分级	症　　状
0 级	没有任何呼吸困难症状
0.5 级	呼吸困难症状非常非常轻微（刚刚能觉察到）
1 级	呼吸困难症状非常轻微
2 级	呼吸困难症状轻微（轻）
3 级	有中等程度的呼吸困难症状
4 级	呼吸困难症状稍微有点重
5 级	呼吸困难症状严重
6 级	介于 5～7 级之间
7 级	呼吸困难症状非常重
8 级	介于 7～9 级之间
9 级	介于 8～10 级之间
10 级	呼吸困难症状非常非常重

2. 6分钟步行试验

可用于评价患者机体功能状态及对治疗前后进行对比。方法简单易行：在平坦的地面划出一段长达30 m的直线距离，两端各置一椅作为标志。患者在其间往返走动，步履缓急由患者根据自己的体能决定。在旁监测的人员每2分钟报时1次，并记录患者可能发生的气促、胸痛等不适。如患者体力难支可暂时休息或中止试验。6分钟后试验结束，监护人员统计患者步行距进行结果评估。将患者步行的距离划为4个等级：1级少于300 m；2级为300～374.9 m；3级为375～449.5 m；4级超过450 m。

3. 肌力评定

包括呼吸肌力量（最大吸气压及最大呼气压）、上下肢肌肉力量评估。

（三）心理状态评定

本病患者的心理状态评定可用Zung焦虑自评量表、Zung抑郁自评量表等进行评定。另外还要进行营养状态评定、生活质量评定等。

第五节 脑卒中康复治疗举例

一、病历资料

李某，男，57岁，长沙县人，农民，左侧肢体活动障碍7小时。

现病史：患者7小时前在田间劳作时突然出现左侧肢体活动障碍，摔倒在地，伴恶心呕吐，共呕吐4次，呕吐物多为胃内容物，可见咖啡色液体，无意识障碍，无明显头晕头痛，无胸闷气促，无发热咳嗽等不适，起病以来，上述症状持续存在，休息后无缓解，亦无明显加重，为求诊治来我院就诊，急诊完善头部CT检查提示右侧丘脑出血，急诊以“急性脑血管病”收治入院。自起病以来，患者精神饮食一般，小便潴留，已于急诊可留置尿管，大便未解，体重未见明显变化。

既往史：体健。否认食物及药物过敏史。否认肝炎、结核等传染病史。否认外伤、手术及输血史，预防接种史不详。

个人史：生于原籍，否认外地久居史，否认血吸虫疫水接触史。无吸烟饮酒习惯，否认特殊毒物、放射物质、粉尘接触史。无重大精神创伤史。无冶游史。

婚姻史：24岁结婚，配偶及子女体健。

家族史：家族中无特殊遗传病史可询。

体格检查：T 36.6 ℃（腋温），P 100次/分，R 20次/分，BP 160/100 mmHg。发育正常，营养中等。神志清楚，精神可，自动体位，查体合作。全身皮肤黏膜无黄染，无瘀点、瘀斑，无皮疹，无肝掌及蜘蛛痣。全身浅表淋巴结无肿大。头颅外观无畸形，眼睑无浮肿，眼球运动自如，两瞳孔等大等圆，直径3 mm，光反射灵敏。耳郭外观无畸形，外耳道无脓性分泌物，乳突无压痛，左侧鼻唇沟变浅，鼻翼无扇动，鼻腔无异常分泌物，鼻中隔无偏曲，唇色红润无发绀，咽无充血，扁桃体无肿大。颈软，气管居中，无颈静脉怒张，无甲状腺肿大。胸廓外观无畸形，双侧语颤正常，无胸膜摩擦感，双肺叩诊呈清音，双肺呼吸音粗，未闻及干、湿性啰音，无胸膜摩擦音。心尖搏动位于左侧第 5 肋间隙锁骨中线内 0. 5 cm，无抬举样心尖搏动，无弥散，无心包摩擦感，心界无扩大，心率 80 次/分，律齐，心音可，各瓣膜听诊区未闻及病理性杂音。腹平坦，未见腹壁静脉曲张及胃肠蠕动波，腹软，无压痛及反跳痛，肝脾肋下未及，肝肾区无叩痛，腹壁血管未闻及杂音，肠鸣音正常，3 ~4 次/分。双下肢无浮肿，肛门及外生殖器无畸形。

专科检查：神志清楚，言语清楚，双瞳孔等大等圆，直径 3 mm，对光反射灵敏，无眼震，左侧鼻唇沟稍浅，伸舌左偏，颈软，左侧肢体肌力 1 级，右侧肢体肌力正常，左侧肢体肌张力减弱。双侧巴氏征未引出。

辅助检查：血常规：白细胞 10. 8 $\times 10^9$/L；中性粒细胞 85. 6% ，凝血功能、肝肾功能、心肌酶正常。心电图：正常。头部 + 肺部 CT：右侧丘脑脑出血，出血量约 14 mL；多发腔隙性脑梗死；双肺下叶炎症。

入院诊断：脑出血（右侧丘脑），左侧偏瘫；应激性溃疡；高血压病（3 级　极高危组）。

二、康复评定

（一）功能评定

（1）肌力　左侧肢体肌力（MMT）：肱二头肌 1 级，肱三头肌 1 级，腕伸肌 0 级，腕屈肌 0 级，指屈肌 0 级，指伸肌 0 肌，股四头肌 1 级，腘绳肌 1 级，小腿三头肌 1 级，踝背屈肌 0 级。

（2）肌张力（改良 Ashworth 分级法）　左侧肱二头肌 0 级，肱三头肌 0 级，腕伸肌 0 级，腕屈肌 0 级，指屈肌 0 级，指伸肌 0 肌，股四头肌 0 级，腘绳肌 0 级，小腿三头肌 0 级；左侧踝阵挛（ - ）。

（3）Brunnstrom 分期　左侧：上肢 Ⅰ 级，手 Ⅰ 级，下肢 Ⅰ 级。

（4）日常生活活动能力　改良的 Barthel 指数：20 分。

（5）平衡功能　坐位平衡 1 级，立位平衡无法维持，Berg 平衡功能评定：4 分。

（6）感觉　左侧深浅感觉均减退。

（二）功能诊断

（1）运动功能障碍。

（2）平衡功能障碍。

（3）日常生活活动能力障碍。

三、康复方案

（一）康复目标

（1）近期目标（2 周）　预防并发症，增强患者右侧近端肌力达到 2 级；坐位平衡达到 2 级站立平衡达到 1 级；ADL 评分达到 40 分。

（2）远期目标　达到日常生活自理，回归家庭及社会。患者才 57 岁，根据恢复情况可进行职业康复训练，鼓励患者参与社会活动。

（二）康复措施

1. 运动治疗

①被动及主动助力运动；②翻身训练；③坐起训练；④轮椅转移训练；⑤平衡训练；⑥步行训练；⑦关节松动及肌力训练。

2. 作业治疗

①偏瘫的体位摆放；②双手推磨砂板活动；③滚筒训练；④踏功率自行车训练；⑤手功能训练；⑥日常生活活动能力及职业康复训练。

3. 物理因子治疗

低频、调制中频、生物反馈电刺激治疗、经颅重复磁刺激治疗、慢性小脑电刺激治疗、体外反搏治疗等。

4. 中医传统治疗

（1）普通针刺　百会，印堂，曲池，手三里，外关，合谷，血海，足三里，阴陵泉，三阴交，太溪，太冲等穴位；

（2）电刺激　曲池，外关，足三里，三阴交。（疏密波，15 分钟，频率 1 Hz）。

四、2 周后出院评估

患者左侧肢体活动障碍症状较前好转，精神食欲可，大小便正常，查体：BP 125/78 mmHg，神志清楚，双瞳孔等大等圆，约 3 mm，对光反射灵敏，无眼震，左侧鼻唇沟稍浅，双肺呼吸音稍粗，未闻及明显啰音，心率 76 次/分，律齐，心音可，腹平软，无压痛及反跳痛，未扪及明显包块，双下肢无水肿。

（1）肌力　左侧肢体肌力（MMT）：肱二头肌 2 级，肱三头肌 2 级，腕伸肌 1 级，腕屈肌 1 级，指屈肌 1 级，指伸肌 1 级，股四头肌 3 级，腘绳肌 2 级，小腿三头肌 2 级，踝背屈肌 1 级。

（2）肌张力（改良 Ashworth 分级法）　左侧肱二头肌 1 级，肱三头肌 1 级，腕伸肌 0 级，腕屈肌 0 级，指屈肌 0 级，指伸肌 0 级，股四头肌 1 级，腘绳肌 0 级，小腿三头肌 1 级；左侧踝阵挛（ - ）。

（3）Brunnstrom 分期　左侧：上肢Ⅳ级，手Ⅱ级，下肢Ⅲ级。

（4）日常生活活动能力　改良的 Barthel 指数：55 分。

（5）平衡功能　坐位平衡 2 级，立位平衡 1 级，Berg 平衡功能评定：11 分。

五、出院指导

回当地社区医院或二级康复医院进行全面康复治疗，控制基础疾病，加强心理治疗，防跌倒；必要时进行家庭改造，鼓励患者重返家庭、社区及工作岗位的信心，定期到三级医院专科门诊复查。

（肖　乐）

第十一章　常用社区卫生统计指标的计算公式

第一节　概　述

疾病频率测量与社区卫生密切相关，通过流行学的观点和方法，计算社区人群的出生率、发病率、死亡率、残疾失能等卫生统计指标，能描述社区人口学特征和疾病分布、确定重点疾病和高危人群、评价社区诊疗的疗效和预后，从而为临床诊断和治疗决策提供依据，为有针对性的动员社区民众、高效率的利用社区资源提供参考，为合理制定疾病防治、保健策略和措施提供线索，最终达到改善社区卫生服务、提高人群健康水平、促进社区健康的目的。许多卫生问题需要引证在各种不同情况下事件的共性来解释，卫生统计指标的计算需要掌握率和比的基本概念。

一、率

率是表示在一定的条件下某现象实际发生的例数与可能发生该现象的总例数之比，即指在某一确定人群中某些事件发生的概率，用来说明单位时间内某现象发生的频率或强度，一般用百分率、千分率、万分率或十万分率表示。

公式：率＝某现象实际发生例数/可能发生某现象的总例数×k。k＝100%、1000‰、10000/万……

应用率时应注意：①分子是分母的一部分，分子和分母代表的应该是同一人群，如果分子被限定在某一年龄、性别组内，分母也应该由同样的限定。②在比较各个不同的率时，应注意可比性及其资料来源的条件和性质是否相同。

二、比

比也称相对比，是两个数相除所得的值，表示分子和分母之间的数量关系，用来说明两者的相对水平，常用倍数或百分数表示。

公式：比＝甲指标/乙指标（或×100%）

应用比时应注意：①甲、乙两个指标可以是绝对数，也可以是率、比例或者比。②甲、乙两个指标可以性质相同，如某两社区的传染病例数之比；也可以性质不同，如某社区卫生服务中心的医床比（即医生人数/床位数）。

三、构成比

构成比表示事物内部各个组成部分占的比重，常以百分数表示。

公式：构成比 = 某事物内部某一部分的数量（个体数）/某一事物内部的整体数量（个体数之和）×100%

应用构成比时应注意：①分子和分母的单位相同，且分子包含于分母之中。如某社区有居民 10000 人，男性 6000 人、女性 4000 人，那么男、女性构成比分别为 60%、40%。②构成比和率时两个意义不同的统计指标，构成比通常只能说明比重，不能说明发生的频率或强度。在实际应用中，常见的错误之一就是以构成指标当作频率指标来应用，将构成比代替率说明问题。以某地癌症的患病资料为例（表 11-1）。

表 11-1　某地居民年龄组癌症患病情况统计

年龄组（岁）	人口数	癌症患者数	构成比（%）	患病率（1/10 万）
<50	1577000	676	52.53	42.87
≥50	173250	611	47.47	352.67
合计	1750250	1287	100.00	73.53

从表 11-1 可知≥50 岁年龄组癌症的患病率（352.67/10 万）明显高于 <50 岁年龄组（42.87/10 万），而构成比却相反。构成比是各年龄组癌症患者数占全部癌症患者人数中的比例。其原因就在于两个年龄组的人口数不同，≥50 岁年龄组的人口数不足总人口数的 10%，如果以构成比代替率去比较两个年龄组癌症的患病情况就会得出错误的结论。

第二节　人口统计指标

一、人口数

指一定时点、一定地区范围内的人口总数，根据统计口径不同，人口数分为不同的类别。

（一）根据时间点划分

1. 时点人口数

某一时点上某一地区人口的规模和水平，是反映人口状态最基本的指标，如某社区 2018 年 9 月 30 日的人口数。

2. 年末人口数

指 12 月 31 日 24 时的人口数，本质上是一种时点人口数。

3. 年平均人口数

反映年内人口总量一般水平的综合指标，从理论上讲，年平均人口数准确计算方法应当是全年每天人口数相加，除以相应的日历天数（365 或 366），但在实际统计工作中，不可能取得每天的人口数字。因此统计上所指的年平均人口数等于年初人口数与年末人口数之和的1/2，也可用年中人口数代替，即6月30日24时或7月1日零时的人口数。

（二）根据人口类别划分

1. 常住人口数

指经常居住在某一地区的人口数，它包括常住该地而临时外出的人口，不包括临时寄住的人口。常住人口是国际上进行人口普查时常用的统计口径之一，目前世界上大多数国家都把居住半年以上作为判别常住人口的时间标准。2010年我国第六次全国人口普查的常住人口包括：居住在本乡镇街道且户口在本乡镇街道和户口待定的人；居住在本乡镇街道且离开户口所在的乡镇街道半年以上的人；户口在本乡镇街道且外出不满半年和在境外工作学习的人。

2. 现有人口数

指在规定的标准时点上，居住在某一地区的全部人口数。我国第六次全国人口普查的现有人口是指2010年11月1日零点居住在本户的人。

3. 户籍人口数

户籍人口数是指公民依照《中华人民共和国户口登记条例》已在其经常居住地的公安户籍管理机关登记了常住户口的人数。这类人口不管其是否外出，也不管外出时间长短，只要在某地注册有常住户口，则为该地区的户籍人口。

二、出生率

出生率指一定时期内（通常指1年内）平均每千人中出生人数的比率。它反映一定时期内人口的出生水平。

公式：出生率 = 年出生人数/年平均人数 × 1000‰。

公式中：出生人数指活产婴儿，即胎儿脱离母体时（不管怀孕月数）有过呼吸或其他生命现象。年平均人数指年初、年底人口数的平均数，也可用年中人口数代替。

出生率受人口的年龄、性别构成的影响，只能大致反映一地的生育水平，所以又称粗出生率。计算出生率时，应保持分子、分母内涵的一致性。若按常住人口计算总人口时，出生人数应按婴母的常住地进行统计，按常住地统计出生率能避免妇女离开常住地生育给当地生育水平带来的影响；若按出生地统计出生人口，那么以现有人口数作分母更科学。2016—2018年，全国人口出生率分别为12.95‰、12.43‰、10.94‰。

三、生育率

生育率是指一定时期内（通常为一年）出生活婴数与同期平均育龄妇女人数之比，通常用千分数表示。生育率是反映妇女生育强度的重要指标，它是影响人口增长速度的核心因素，同时也是制定人口计划和进行人口预测的重要指标。

公式：生育率 = 年出生活婴数/年平均育龄妇女人数 × 1000‰。

公式中：育龄妇女指处于生育期的妇女。生育期的年龄界限，一般使用15～49岁的标准。

四、人口自然增长率

人口自然增长率简称“自然增长率”。一定时期内（通常为一年）人口自然增加数（出生人数减去死亡人数）与同期平均总人口数之比，用千分数表示。

公式：人口自然增长率＝人口自然增加数/同期平均总人口数×1000‰。

人口自然增长率是反映人口自然增长的趋势和速度的指标。人口自然增长率水平取决于人口出生率和人口死亡率两者之间的变动情况。当人口出生率和人口死亡率都高，则人口自然增长率低；当人口出生率高，人口死亡率低，则人口自然增长率高；当人口出生率低，人口死亡率也低时，则人口自然增长率就低。死亡率将在第四节中详述。

第三节　疾病统计指标

一、发病率

发病率表示在一定期间内，一定人群中某病新病例出现的频率。

公式：发病率＝一定期间内某人群中某病新病例/同时期暴露人口数×k。k＝100%、1000‰或10000/万……

测量疾病在人群中发生的频率，仅计数受累的人数或人群比例是不够的，还必须考虑疾病发生所经历的时间。发病率的测量必须考虑某人群中发病的个体数和在疾病发病时段内人群中每个成员所经历的时间。观察时间单位可根据所研究的疾病病种及研究问题的特点决定，可为年、月、旬等，通常多以年表示。某人群可以是某地的全部人口，也可是该地的特定年龄、性别、职业、民族等的人口。

分子是一定期间内的新发患者数。若在观察期间内一个人可多次患病时，则应分别计为新发病例数，如流感、腹泻等。但对发病时间难确定的一些疾病可将初次诊断的时间作为发病时间，如恶性肿瘤、精神病等。发病率的分母中所规定的暴露人口，理论上是指应当只包括那些有可能患某种疾病的人群。因此，那些在研究开始前就已经患有所研究疾病的人或不可能患有所研究疾病的人（传染病的非易感者和已接种疫苗有效者），如已患麻疹者或有效接种麻疹疫苗者不应计入分母内。在非传染性疾病的研究中也存在这种情况。如在研究口服避孕药与子宫内膜癌的关系时，如果把许多如因接收了子宫切除术而没有子宫的妇女也包括在内的话，最终将真正的子宫内膜癌发病率被低估，这些人应该被排除在我们的研究对象之外，因为她们没有发生子宫内膜癌的危险性，因此不属于研究人群。但在实际工作中往往不易实现。当描述某社区某病发病率时，分母多用该社区、该时间内的平均人口。如观察时间以年为单位时，可为年初与年终人口之和的平均人口数或以当年7月1日的人口数表示。

发病率可按不同特征（如年龄、性别、职业、民族、种族、婚姻状况、病因等）分别计算，即发病专率。由于发病率的准确度可受很多因素的影响，所以在对比不同资料时，应考虑年龄、性别等的构成，进行发病率的标化。

二、罹患率

罹患率和发病率一样，也是人群新病例数的指标。通常多指在某一局限范围内、短时间内的发病率。观察时间可以日、周、旬、月为单位。适用于局部地区疾病的暴发，如某学校食物中毒、某幼儿园流感、某工厂职业中毒等暴发情况。其优点是可以根据暴露程度精确的测量发病概率。

三、患病率

患病率也称现患率，是指某特定时间内总人口中某病新旧病例所占比例，是用来衡量某一时点（或时期）人群中某种疾病存在多少的指标。根据观察时间的不同，患病率分为时点患病率和期间患病率。当观察时间为某一具体时点（1 天，一般不超过 1 个月）则称为时点患病率。通常患病率时点在理论上是无长度的，一般不超过 1 个月。而期间患病率所指的是特定的一段时间，通常多超过 1 个月。期间患病率实际上等于某一特定期间开始时患病率加上该期间内的发病率。日常研究工作中，时点患病率较常用。

公式：①时点患病率 = 某一时点一定人群中现患某病新旧病例数/该时点人口数（被观察人数）×k；②期间患病率 = 某观察期间一定人群中现患某病新旧病例数/同期的平均人口数（被观察人数）×k。k = 100%，1000‰或 10000/万……

患病率的分子是特定时间内观察到的新、旧病例数，其大小与观察时间长短有密切关系，因此对观察的期限应有明确要求。患病率的分母为同时期观察到的总人口数，计算期间患病率时通常用该地区的平均人口数作分母。

患病率的大小取决于两个因素，即发病率和病程。因此患病率的变化可反映出发病率的变化或疾病结果的变化或两者兼有。如由于治疗的改进，患者免于死亡但并未恢复，这可导致患病率增加。患病率下降既可由于发病率下降，也可由于患者恢复快或死亡快，病程缩短所致。如果病程缩到很短，尽管发病率增高，但患病率仍可减低。患病率（prevalence）如同一个蓄水池，当流出量一定时，水源（发病率 incidence）流入量大时，则蓄水池水量增高，即患病率增高。若流入量（发病率）减少时，则患病率降低。当流入量一定，而流出量增大（如死亡 death 增加或恢复 recovery 增快）时，则蓄水量（患病率）亦低。可见患病率水平（所有病例）是随着发病率（新病例）增高而增高，并随着疾病恢复的加速或死亡的加速而下降。当某地某病的发病率和该病的病程在相当长时间内保持稳定时，患病率、发病率和病程三者的关系是：患病率 = 发病率 × 病程。因此，患病率通常用来表示病程较长的慢性病的发生或流行情况，如冠心病、肺结核等，可为医疗设施规划，估计医院床位周转、卫生设施及人力需求量，医疗质量的评估和医疗费用的投入等提供科学的依据。

患病率与发病率的区别为：发病率是指在某一期间人群中发生的新病例，而患病率是指在某一时点（或期间）人群中存在的所有病例，而不管他们是新发病例还是旧病例。发病率反映人群发病的危险（概率），而患病率反映人群中某种患者存在的多少。在缺乏计算发病率条件的情况下，可用以代替发病率来估计人群中疾病的严重性。

四、感染率

感染率是指某个时间内能检查的整个人群样本中，某病现有感染者人数所占的比例。感染率的性质与患病率相似。

公式：感染率＝受检者阳性人数/受检人数×100%。

感染率常用于研究某些传染病或寄生虫病的感染情况和分析防治工作的效果，可用于估计某病的流行情况，也可为制定防治措施提供依据，特别是对那些隐形感染、病原携带及轻型和不典型病例的调查较为有用，如乙型肝炎、乙型脑炎、脊髓灰质炎、寄生虫病等。

五、续发率

续发率也称家庭二代发病率，是指在某些传染病最短潜伏期到最长潜伏期之间，易感接触者中发病的人数占所有易感接触者总数的百分率。常用作家庭、幼儿园的班组或集体宿舍中传染病的调查指标。首发病例称为“原发病例”，不计算在二代发病率内；续发病例多指在一个家庭内、病房、集体宿舍、幼儿园班组中自原发病例出现后，在该病最短与最长潜伏期之间出现的病例。

公式：续发率＝一个潜伏期内易感接触者中发患者数/易感接触者总人数×100%。

在计算续发率时，必须将原发病例从分子及分母中去除。对那些在同一家庭中来自家庭外感染或短于最短潜伏期，或长于最长潜伏期者均不应计入原发病例。通过续发率的分析可比较传染病的传染力的强弱、分析流行因素（如年龄、性别、家庭中儿童数、家庭人口数、经济条件等）、评价防疫措施（如对免疫接种、隔离、消毒等措施的评价）等。

六、疾病构成比

疾病构成比是构成比的一种，是指某时期内所有疾病的新发病例中，各个疾病的新发病例所占比重或分布，可用于描述疾病的顺位、位次。通过计算某范围内不同时期疾病构成比情况，能衡量该范围内疾病的变化趋势。如通过计算某医院近十年住院患者的疾病构成比，能了解该医院医疗需求变化趋势，为医院床位和人员的配备、工作规划的制定和医院服务工作的调整等方面提供重要信息。

疾病构成比＝某时期内某种疾病的新发病例数/同时期内所有疾病的新发病例数×100%

第四节　死亡统计指标

一、死亡率

死亡率表示在一定期间内、在一定人群中，死于某种疾病（或死于所有原因）的频率，是测量人群死亡危险最常用的指标。其分子为死亡人数，分母为发生死亡事件的总人口数（通常为年中人口数），常以年为单位，多用千分率、十万分率表示。

公式：死亡率＝死亡人数/发生死亡事件的总人口数×k。k＝1000‰、10000/万、

100000/十万……

累积死亡率是指在一定时间内死亡人数占某确定人群中的比。通常为了说明在某一年龄以前死于恶性肿瘤的累积概率的大小，有时累积死亡率可由各年龄死亡率相加获得，多用百分率来表示。

死亡率是一个相对稳定的指标，对于严重疾病，即病死率高的疾病，如癌症、心肌梗死等的研究很有用途，因为它基本上可以代替发病水平，但对非致命疾病进行死亡率分析是不太合适的。它不仅反映一个地区在不同时期的居民健康状况和卫生保健工作水平，而且为当地卫生保健工作的需求和规划提供科学依据。计算死亡率时注意分子、分母必须是一个同质范围。

死于所有原因的死亡率是一种未经过调整的率，又称粗死亡率，它反映一个人群总的死亡水平，但不能表明这个人群中各个构成部分的健康状况如何。所以在对不同地区死亡率进行比较时，为消除年龄、性别、职业等人口构成不同所造成的影响，必须将死亡率进行标化后才可进行比较。

死亡率的不足之处是只能反映死亡对健康的影响，不能反映不同疾病对人的社会价值或对社会生产造成的影响。单纯从死亡的角度上来看，某种疾病导致患者在 20 岁死亡与另一种疾病导致患者在 60 岁死亡并无不同。但实际上，两者的意义和产生的影响却远不相同，很显然，前者的社会损失明显大于后者。因此，死亡率只能片面反映疾病负担的情况。

二、婴儿死亡率

婴儿死亡率是指某时期内婴儿出生后不满周岁死亡人数在同时期内出生人数中的比率，一般以年度为计算单位。婴儿死亡率是反映一个国家和民族的居民健康水平和社会经济发展水平的重要指标，特别是妇幼保健工作水平的重要指标。

公式：婴儿死亡率 = 某时期内婴儿出生后不满周岁死亡人数/同时期内出生人数 × 1000‰。

需要注意的是，在计算本年度婴儿死亡率时，分子中不满周岁死亡人数有一部分是上一个年份出生的，与本年度内出生人数口径不一致，可能会致使计算结果不够精确。在实际应用中，常常对分母即出生人数进行调整，根据经验在本年死亡的不满周岁婴儿中，有 2/3 是本年出生的、1/3 是上一年出生的。

婴儿死亡率与许多因素有关，如医疗水平、医学常识、环境因素、新生儿体重、孕期长短、婴儿性别、习俗、喂养方式等。新中国成立前，我国婴儿死亡率约为 200‰，新中国成立后迅速下降，2000 年为 28.38‰、2008 年为 14.9‰、2017 年为 8.0‰。2017 年英国婴儿死亡率为 3.7‰、法国婴儿死亡率是 3.5‰、德国婴儿死亡率为 3.1‰、日本婴儿死亡率为 1.9‰。

三、死亡构成比与死因顺位

死亡构成比是构成比的一种，是指某时期内总死亡数中，各个疾病所致的死亡数所占比重或分布。死因顺位是将各死因按其构成的百分比大小的顺序排列，它可以反映主要死因及各类死因顺位的变化。一个地区死因顺位的变化，可以反映出这个地区社会经济、环境和医疗卫生条件的变化。例如，在发展中国家的死因顺位中，传染病常常排在死因顺位的前列，而在发达国家中，心血管病和肿瘤病常常排在死因顺位的前列。

公式：死亡构成比 = 某时期内某种疾病所致死亡人数/同时期内总死亡人数 ×100% 。

死亡构成比与死亡率不同，两者的分子均为某时期内某种疾病所致死亡人数，但分母不同，前者为同时期死亡总人数，后者为同时期总人数。所以某疾病的死因构成比变化与该病的死亡率的变化不一定相同。例如，1951 年与 1955 年某地男性呼吸系统病死因顺位都是第一位，但 1955 年呼吸系统病死亡率比 1951 年下降将近一半。脑血管病的死因顺位，由 1951 年的第 7 年位上升为 1955 年的第 2 位，但脑血管病的死亡率却从 1951 年的 9. 37‰下降为 1955 年的 7. 85‰。

我国部分城市居民主要疾病死亡率及死因构成（表 11-2），可看出无论男性或女性，恶性肿瘤、心脏病、脑血管病、呼吸系统疾病、损伤和中毒等已成为主要原因，这与近年来影响人群健康的主要疾病已由过去传染病占主导地位逐渐变为以非传染病为主是一致的。

表 11-2 我国部分地区城市居民主要疾病死亡率及死因构成（2017 年）

疾病名称	合计			男性			女性		
	死亡率（1/10 万）	构成（%）	位次	死亡率（1/10 万）	构成（%）	位次	死亡率（1/10 万）	构成（%）	位次
恶性肿瘤	160. 72	26. 11	1	201. 53	28. 76	1	118. 68	22. 48	2
心脏病	141. 61	23. 00	2	144. 81	20. 66	2	138. 32	26. 20	1
脑血管病	126. 58	20. 56	3	139. 11	19. 85	3	113. 68	21. 53	3
呼吸系统疾病	67. 20	10. 92	4	78. 75	11. 24	4	55. 30	10. 48	4
损伤和中毒外部原因	36. 34	5. 90	5	46. 51	6. 64	5	25. 87	4. 90	5
内分泌、营养和代谢疾病	20. 52	3. 33	6	19. 61	2. 80	6	21. 46	4. 07	6
消化系统疾病	14. 53	2. 36	7	18. 04	2. 57	7	10. 92	2. 07	7
神经系统疾病	7. 84	1. 27	8	8. 00	1. 14	9	7. 67	1. 45	8
泌尿生殖系统疾病	6. 72	1. 09	9	7. 70	1. 10	10	5. 70	1. 08	9
传染病（含呼吸道结核）	6. 16	1. 00	10	8. 71	1. 24	8	3. 54	0. 67	10
精神障碍	2. 71	0. 44	11	2. 60	0. 37	11	2. 83	0. 54	12
肌肉骨骼和结缔组织疾病	2. 34	0. 38	12	1. 83	0. 26	13	2. 87	0. 54	11
围生期疾病	1. 59	0. 26	13	1. 93	0. 27	12	1. 25	0. 24	14
先天畸形、变形和染色体异常	1. 45	0. 24	14	1. 54	0. 22	14	1. 36	0. 26	13
血液、造血器官及免疫疾病	1. 30	0. 21	15	1. 39	0. 20	15	1. 21	0. 23	15
妊娠、分娩产褥期并发症	0. 08	0. 01	16				0. 16	0. 03	16
寄生虫病	0. 03	0. 00	17	0. 04	0. 01	16	0. 02	0. 00	17
诊断不明	2. 16	0. 35		2. 88	0. 41		1. 41	0. 27	
其他疾病	6. 00	0. 97		4. 84	0. 69		7. 19	1. 36	

注：此表摘自《中国统计年鉴 2018》。

四、病死率

病死率是表示一定时期内（通常为1年），患某病的全部患者中因该病死亡者的比例。

公式：病死率＝某时间内因病死亡人数/同期患某病的患者数×100%。

如果某病处于稳定状态时，病死率也可用死亡率和发病率推算得到。

公式：病死率＝某病死亡率/某病发病率×100%。

病死率可以反映疾病的严重程度、医疗水平和诊断能力，多用于急性传染病、较少用于慢性病。在比较不同医院的病死率时，因为医疗设备好，规模较大的医院接受危重型患者比较小的医院要多，因而大医院有些疾病的病死率可能高于小医院，所以用病死率作为评价不同医院的医疗水平时，要注意可比性。

在临床中经常会有人用错，如狂犬病的病死率为100%，而死亡率却很低。如果说成死亡率为100%，就错了。同理，SARS流行的初期，有人错将病死率4%左右，说成死亡率为4%。2003年中国内地累计SARS病例总数为5327例，死亡349人；全世界病例总数为8098例，死亡774例，全球平均病死率约为10%。如果其死亡率为4%的话，则我国SARS病例总数就不可想象了。

第五节　疗效统计指标

疾病疗效往往采用某种结局事件的发生来评价，结局事件包括正性指标如治愈率、有效率、生存率等，负性指标如死亡率、病死率、复发率等。选择指标时，应根据疾病病程特点、严重程度、预后情况等来选择适宜的评估指标。

一、治愈率

治愈率是指一定时期内接受治疗的患者中，治愈的患者所占的比例，也可以说是某种疾病可以被治愈的概率。

公式：治愈率＝治愈的患者人数/同期接受治疗的患者人数×100%。

在实际工作中，医疗机构中某病的治愈率也能用治愈人数和出院人数来计算，某病治愈率＝某病治愈人数/某病出院人数×100%。

因为人体的复杂性及周围环境的复杂性，医学上的治愈率不可能像其他学科分类那样给出精确的判断。比如，对于癌症患者，治愈是通过手术或者药物将体内的肿瘤完全清除，还是癌细胞的扩散得到了抑制，因医学水平的差异，治愈的界定是有条件和很强的不确定性。治愈率一般用于病程短、死亡率低、预后好的疾病。

二、有效率

有效率指经过治疗后治愈或好转的人数占全部受治疗人数的百分比，在判定疗效时，常用显效、有效（缓解）、无效、加重等几个等级指标。在计算有效率时，显效和有效均按有效计算。

公式：有效率 = 经过治疗后治愈或好转的人数/同期接受治疗人数 ×100% 。

不同疾病有各自不同的疗效等级判定标准及内容，一般按国际、全国或地区所制定的判断标准，若没有标准，则自行制定客观可行的标准。在实际应用中，标准一经制定，则对所有患者都采用统一的标准进行判断。如治疗心律失常的疗效判断标准为：显效为注射药物 1 分钟内心律失常消失；有效为心律失常消失，但窦性心率维持不足 5 分钟；无效为注射后心律失常不变。

三、生存率

生存率是指接受某种治疗的患者或患某病的人中，经若干年随访（通常为 1、3、5 年）后，尚存活的患者数所占的比例。

公式：生存率 = 随访满 n 年尚存活的病例数/随访满 n 年的病例数 ×100% 。

生存率反映了疾病对什么的危害程度，可用于评价某些病程较长疾病的远期疗效，常用于某些慢性病、恶性肿瘤、心血管疾病、结核病等的研究。例如，在实际研究中常用五年生存率来统计癌症患者根治术后存活率。因癌症患者接受根治术后，发生在术后三年内的转移和复发约占 80% ，少部分发生在术后三至五年内，五年内不复发再次复发的概率很低，所以常用五年生存率表示各种癌症的疗效。

四、复发率

复发率是指疾病经过一段时间的缓解或痊愈的患者中，又重新发作的患者所占的比例。用于病程较长、具有缓解或痊愈可能性的疾病，如结核病复发、癌症复发、心脑血管病复发。不适用于没有可能痊愈或明显缓解的疾病，如糖尿病、高血压等持续患病的疾病。

公式：复发率 = 复发的患者数/接受观察的患者人数 ×100% 。

第六节　残疾失能指标

一、病残率

病残率是指某一人群中，在一定期间内每百（或千、万、十万）人中实际存在的病残人数，即是通过询问调查或健康检查，确诊的病残人数与调查人数之比。通过病残率可知人群中病残发生频率，也可对人群中严重危害健康的任一具体病残进行单项统计。

公式：病残率 = 病残人数/调查人数 ×k。k = 100% 、1000‰……

二、潜在减寿年数

潜在减寿年数（potential years of life lost，PYLL）是指死亡所造成的寿命损失，也是指某病某年龄组人群死亡者的期望寿命与实际死亡年龄之差的总和，即死亡所造成的寿命损失。它以期望寿命为基础，计算不同年龄死亡造成的潜在寿命损失年，强调早死对健康的影响，定量地估计疾病造成早死的程度。

PYLL是根据“死亡年龄对期望寿命有明显影响，平均死亡年龄大时，对期望寿命影响较小；反之当平均死亡年龄小时，对期望寿命的影响则较大”这一原理提出的。用潜在减寿年数来评价疾病对人群健康影响的程度，能消除死亡者年龄构成的不同对预期寿命损失的影响。可用来计算不同疾病或不同年龄组死者总的减寿年数。

PYLL是人群中疾病负担测量的一个直接指标，也是评价人群健康水平的一个重要指标。可用于衡量某种死因对一定年龄组人群寿命或健康的危害程度，即可反映出对各年龄组人群寿命或健康的危害大小。主要用途有：①可用于计算每个病因引起的寿命减少年数，并比较各种不同原因所致的寿命减少年数。②可用于将某一地区和另一地区相比较。③在卫生事业管理中，筛选确定重点卫生问题和重点疾病时，PYLL是一个很有用的指标，同时也适用于防治措施效果的评价和卫生政策的分析。每种疾病的平均死亡年龄不同，PYLL也不一样（表11-3），由于因伤害死亡的平均年龄较小，所以PYLL构成比明显高于死亡构成比，心脏病、脑血管病等疾病的平均死亡年龄较高，PYLL构成比明显低于死亡构成比。

表11-3　2010年山东省某市主要疾病死因构成与PYLL构成比较

死亡原因	PYLL（年数）	PYLL构成比（%）	死亡例数	死亡构成比（%）
恶性肿瘤	63488	32.75	7701	28.27
心脏病	26908	13.88	6740	24.74
脑血管病	30133	15.54	6726	24.69
伤害	58898	30.38	2639	9.69
呼吸系统疾病	5718	2.95	2199	8.07
消化系统疾病	2897	1.49	636	2.33
内分泌及营养和代谢的其他疾病	2532	1.31	376	1.38
传染病和寄生虫病	3273	1.69	224	0.82
合计	193847	100.0	27241	100.0

PYLL在评价疾病负担时也存在一定的局限性，如它只能反映疾病负担的一种形式或结局（如死亡）的情况，对超出期望寿命的死亡却难以评价其疾病负担。如计算老年人的死亡时，超过生命上限的老年人死亡对指标没有贡献，这与事实不符，而且和社会对老年人健康的重视及卫生资源对老年人的分配情况也不相符。另外，该指标只有在相同年龄个体的社会、经济价值相同的情况下才适用。

三、伤残调整寿命年

伤残调整寿命年（disability-adjusted life years，DALY）是指从发病到死亡所损失的全部健康寿命年，包括因早死所致的寿命损失年和疾病所致伤残引起的健康寿命损失年两部分。DALY是一个定量的计算因各种疾病造成的早死与残疾对健康寿命年损失的综合指标，是将由于早死（实际死亡年数与低死亡人群中该年的预期寿命之差）造成的损失和因伤残造成的健康损失两者结合起来加以测算的。

疾病可给人类健康带来包括早死与残疾两方面的危害，这些危害的结果均可减少人类的健康寿命。定量的计算某个地区每种疾病对健康寿命所造成的损失，可以科学地指明该地区危害健康严重的疾病和主要卫生问题。这种方法可以科学地对发病、失能、残疾和死亡进行综合分析，是用于测算疾病负担的主要指标之一。

DALY 的应用：①从宏观的角度去认识疾病和控制疾病。如可用于跟踪全球或一个国家或某一个地区疾病负担的动态变化及监测其健康状况在一定期间的改进，还可对已有的措施计划进行初步的评价，测定医疗卫生干预措施的有效性。②对不同地区、不同对象、不同病种进行 DALY 分布的分析，可以帮助确定危害严重的主要病种、重点人群、高发地区，为确定防治重点及研究重点提高重要信息依据。③可进行成本效果分析，研究不同病种，不同干预措施挽回一个 DALY 所需要的成本，以求采用最佳干预措施来防治重点疾病，使有限的资源发挥更大的效果。

四、健康寿命年

健康寿命年（health life yeans，HEALY）是将疾病的致死效果及致失能效果结合在一起的测量疾病负担的指标。HEALY 与 DALY 一样，均以发病为起点，以一种疾病发病后其疾病的自然史作为基本框架来评价患病和死亡的综合效应。HEALY 从疾病的发病开始，根据疾病的自然史考虑疾病引起死亡的情况及不同年龄组死亡的影响，同时更充分地考虑到发病期间失能对健康的影响，这对宏观地认识疾病和控制疾病有十分重要的意义。

五、质量调整寿命年

质量调整寿命年（quality-adjusted life years，QALYs）是一种调整的期望寿命，用于评价和比较健康干预。由于健康损害，伤残和（或）出生缺陷等原因造成的慢性疾病可以通过健康调查、医院出院记录等资料进行评价。在实际应用时，反映剩余伤残严重性的权重可以通过患者或医生的判断来确定。

如果健康的生活了一年则记为 1；如果死亡则记为 0；如果是伤残则根据适当的标准记为 0～1 之间的数字。如果经过诊断，认为一位患者可以以现在有疾病的状态生存 10 年，假设这位患者可以选择完全健康，但是生存的时间将会减少为 8 年，则该患者今后 10 年将被认为是 8 个质量调整寿命年。

（杨　剑　刘激扬）

第十二章　生命体征的测量方法与结果解读

第一节　体　温

一、体温测量及正常范围

测量体温方法要规范，保证结果准确。国内一般按摄氏法进行记录。体温测量常用的方法有口测法、腋测法和肛测法三种，近年来还出现了耳测法和额测法。所用体温计有水银体温计、电子体温计和红外线体温计。

（一）口测法

将体温表消毒、擦干，将体温计水银头端放于患者舌下，让患者紧闭口唇，切勿用牙咬，也不要说话，以免体温表被咬碎或脱落。5 分钟后取出读数，在光亮处，将体温表横持，并慢慢转动，观察水平线位置的水银柱所在刻度。正常的口腔温度为 36.3～37.2 ℃。使用该法时应嘱患者不用口腔呼吸，测量前 10 分钟内禁饮热水和冰水，以免影响测定结果。该法结果较为准确，但不能用于婴幼儿及神志不清者。

（二）腋测法

擦干患者腋窝，把体温计水银头端放在一侧腋窝中央顶部，用上臂将其夹紧，放置 10 分钟后取出并读数。正常值为 36～37 ℃，腋窝体温较口温约低 0.2～0.4 ℃。使用该法时，注意腋窝处应无致热或降温物品，并应将腋窝汗液擦干，以免影响测定结果。本法安全、方便又不易发生交叉感染，为最常用的体温测量方法。

（三）肛测法

让患者屈膝侧卧或俯卧位，露出臀部，将肛门体温计水银头端涂以润滑剂后，徐徐插入肛门内，5 分钟后取出读数。正常值为 36.5～37.7 ℃。肛测法一般较口测法读数高 0.2～0.5 ℃。该法测值稳定，多用于婴幼儿及神志不清者。

（四）耳测法

耳测法是应用红外线耳式体温计，测量鼓膜的温度，此法多用于婴幼儿。额测法是应用红外线测温计，测量额头皮肤温度，此法仅用于体温筛查。

二、体温的记录方法及结果解读

体温测量的结果，应按时记录于体温记录单上，描绘出体温曲线。多数发热性疾病，其体温曲线的变化具有一定的规律性，称为热型。在正常情况下，人体的产热和散热保持动态平衡。由于各种原因导致产热增加或散热减少，则出现发热。

（一）发热的分度

以口腔温度为标准，可将发热分为以下几个分度。低热：37.3～38 ℃；中等度热：38.1～39 ℃；高热：39.1～41 ℃；超高热：41 ℃以上。

（二）发热的病因

临床上可分为感染性与非感染性两大类，而以前者多见。

1. 感染性发热

各种病原体如病毒、细菌、支原体、立克次体、螺旋体、真菌、寄生虫等引起的感染，不论是急性、亚急性或慢性，局部性或全身性，均可出现发热。

2. 非感染性发热

（1）血液病　如白血病、淋巴瘤、恶性组织细胞病等。

（2）结缔组织疾病　如系统性红斑狼疮、皮肌炎、硬皮病、类风湿关节炎和结节性多动脉炎等。

（3）变态反应性疾病　如风湿热、药物热、血清病、溶血反应等。

（4）内分泌代谢疾病　如甲状腺功能亢进症、甲状腺炎、痛风和重度脱水等。

（5）血栓及栓塞疾病　如心肌梗死、肺梗死、脾梗死和肢体坏死等，通常称为吸收热。

（6）颅内疾病　如脑出血、脑震荡、脑挫伤等，为中枢性发热。癫痫持续状态可引起发热，为产热过多所致。

（7）皮肤病变　皮肤广泛病变致皮肤散热减少而发热，见于广泛性皮炎、鱼鳞癣等。慢性心力衰竭使皮肤散热减少也可引起发热。

（8）恶性肿瘤　各种恶性肿瘤均有可能出现发热。

（9）物理及化学性损害　如中暑、大手术后、内出血、骨折、大面积烧伤及重度安眠药中毒等。

（10）自主神经功能紊乱　由于自主神经功能紊乱，影响正常的体温调节过程，使产热大于散热，体温升高，多为低热，常伴有自主神经功能紊乱的其他表现，属功能性发热范畴。常见的功能性低热有：

①原发性低热：由于自主神经功能紊乱所致的体温调节障碍或体质异常，低热可持续数月甚至数年之久，热型较规则，体温波动范围较小，多在0.5 ℃以内。

②感染治愈后低热：由于病毒、细菌、原虫等感染致发热后，低热不退，而原有感染已治愈。此系体温调节功能仍未恢复正常所致，但必须与因机体抵抗力降低导致潜在的病灶（如结核）活动或其他新感染所致的发热相区别。

③夏季低热：低热仅发生于夏季，秋凉后自行退热，每年如此反复出现，连续数年后多可自愈。多见于幼儿，因体温调节中枢功能不完善，夏季身体虚弱，且多于营养不良或脑发育不全者发生。

④生理性低热：精神紧张、剧烈运动后均可出现低热。月经前及妊娠初期也可有低热现象。

（三）热型及临床意义

发热患者在不同时间测得的体温数值分别记录在体温单上，将各体温数值点连接起来形成体温曲线，该曲线的不同形态（形状）称为热型。不同的病因所致发热的热型常不相同。临床上常见的热型有以下几种。

1. 稽留热

是指体温恒定地维持在 39～40 ℃以上的高水平，达数天或数周，24 小时内体温波动范围不超过 1 ℃。常见于大叶性肺炎、斑疹伤寒及伤寒高热期。

2. 弛张热

又称败血症热型。体温常在 39 ℃以上，波动幅度大，24 小时内波动范围超过 2 ℃，但都在正常水平以上。常见于败血症、风湿热、重症肺结核及化脓性炎症等。

3. 间歇热

体温骤升达高峰后持续数小时，又迅速降至正常水平，无热期（间期）可持续 1 天至数天，如此高热期与无热期反复交替出现。常见于疟疾、急性肾盂肾炎等。

4. 波状热

体温逐渐上升达 39 ℃或以上，数天后又逐渐下降至正常水平持续数天后又逐渐升高，如此反复多次。常见于布氏杆菌病。

5. 回归热

体温急剧上升至 39 ℃或以上，持续数天后又骤然下降至正常水平。高热期与无热期各持续若干天后规律性交替一次，可见回归热、霍奇金病等。

6. 不规则热

发热的体温曲线无一定规律，可见于结核病、风湿热、支气管肺炎、渗出性胸膜炎等。

不同的发热性疾病各具有相应的热型，根据热型的不同有助于发热病因的诊断和鉴别诊断。但必须注意：①由于抗生素的广泛应用，及时控制了感染，或因解热药或糖皮质激素的应用，可使某些疾病的特征性热型变得不典型或呈不规则热型。②热型也与个体反应的强弱有关，如老年人休克型肺炎时可仅有低热或无发热，而不具备肺炎的典型热型。

（四）注意事项

1. 腋温测量使用最多

多数情况下用腋温来测量，很少用口温的，也很少用肛温的（正常值是 36.5～37.7 ℃）。

2. 不适宜人群

精神异常、昏迷、婴幼儿、口腔疾患、口鼻腔手术、呼吸困难、不能合作者不可采用口表测温。直肠疾病或手术后、腹泻、心梗患者不宜从直肠测温，热水坐浴、灌肠后必须待 30 分钟后行直肠测温。婴幼儿、精神病患者、躁动病患者测直肠温时护士需要手持肛表，以防体温计断裂或进入直肠，造成意外。

3. 检查前禁忌

测量前先休息 3 分钟。进食、吸烟、面颊部冷热敷后应间隔 30 分钟方可用口表测温。体形过于消瘦者不宜用腋表，患者淋浴后 30 分钟方可测腋温。

4. 检查时要求

若是以口腔测量的话不可饮食、交谈，以使口腔内体温稳定。每次用腋温测时，中间不能间断，必须一直夹紧体温计至10分钟才是最准确的。

（五）体温影响因素

体温并不是固定不变的，可随性别、年龄、昼夜、运动和情绪的变化等因素而有所波动，但这种改变经常在正常范围内。

1. 性别因素

一般女性较男性稍高，女性在月经前期和妊娠早期轻度升高，排卵期较低，这种波动主要与孕激素分泌周期有关，女性的体内脂肪较男性为高这也应该是一个原因。

2. 年龄因素

新生儿体温易受外界温度的影响而发生变化。因为新生儿中枢神经系统发育尚未完善，皮肤汗腺发育又不完全，从而体温调节功能较差，容易波动。儿童代谢率高，体温可略高于成人。老年人由于代谢率低，故体温偏低。

3. 昼夜因素

一般清晨2～6时体温最低，下午4～8时体温最高，其变动范围为0.5～1 ℃。这种昼夜有规律的波动，是由于人们长期的生活方式，如活动、代谢、血液循环等相应的周期性变化所形成的。而长期从事夜间工作者，周期性波动则出现夜间体温升高，日间体温下降的情况。

4. 情绪与运动

情绪激动时交感神经兴奋，运动时骨骼肌收缩，均可使体温略有升高。

5. 其他

此外，外界气温的变化，进食等均可使体温产生波动。

第二节 脉 搏

一、概述

检查脉搏主要用触诊，也可用脉搏计描记波形。在检查脉搏时应注意脉率、脉律、紧张度和动脉壁弹性、强弱和脉波。

（一）脉率

脉率影响因素一般类似于心率。正常成人脉率在安静、清醒的情况下为60～100次/分，老年人偏慢，女性稍快，儿童较快，<3岁的儿童多在100次/分以上。各种生理、病理情况或药物影响也可使脉率增快或减慢。此外，除脉率快慢外，还应观察脉率与心率是否一致。某些心律失常如心房颤动或较早出现的期前收缩时，由于部分心脏收缩的搏出量低，不足以引起周围动脉搏动，故脉率可少于心率。

（二）脉律

脉搏的节律可反映心脏的节律。正常人脉律规则，有窦性心律不齐者的脉律可随呼吸改变，吸气时增快，呼气时减慢。各种心律失常患者均可影响脉律，如心房颤动者脉律绝对不规则，脉搏强弱不等，且脉率少于心率，后者称脉搏短绌；有期前收缩呈二联律或三联律者可形成二联脉、三联脉；二度房室传导阻滞者可有脉搏脱漏，称脱落脉等。

（三）紧张度和动脉壁弹性

脉搏的紧张度与动脉硬化的程度有关。检查时，可将两个手指指腹置于桡动脉上，近心端手指用力按压阻断血流，远心端手指触不到脉搏，通过施加压力的大小及感觉的血管壁弹性状态判断脉搏紧张度。例如，将桡动脉压紧后，虽远端手指触不到动脉搏动，但可触及条状动脉的存在，并且硬而缺乏弹性似条索状、迂曲或结节状，提示动脉硬化。

（四）强弱

脉搏的强弱与心搏出量、脉压和外周血管阻力相关。脉搏增强且振幅大，是由于心搏量大、脉压宽和外周阻力低所致，见于高热、甲状腺功能亢进症、主动脉瓣关闭不全等。脉搏减弱而振幅低是由于心搏量少、脉压小和外周阻力增高所致，见于心力衰竭、主动脉瓣狭窄休克等。

（五）脉波

了解脉波变化有助于心血管疾病的诊断，通过仔细地触诊动脉（如桡动脉、肱动脉或股动脉）可发现各种脉波异常的脉搏（图 12–1）。

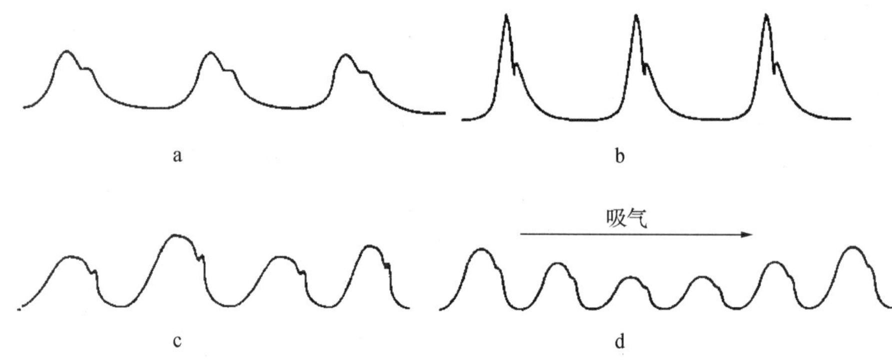

a. 正常脉波；b. 水冲脉；c. 交替脉；d. 奇脉。

图 12–1　各种脉波波形

1. 正常脉波

由升支（叩击波）、波峰（潮波）和降支（重搏波）三部分构成。升支发生在左室收缩早期，由左室射血冲击主动脉壁所致。波峰又称潮波，出现在收缩中、晚期，系血液向动脉远端运行的同时，部分逆反，冲击动脉壁引起。降支发生于心室舒张期，在降支上有一切迹称重搏波，来源于主动脉瓣关闭，血液由外周向近端折回后又向前，以及主动脉壁弹性回缩，使血流持续流向外周动脉所致。在明显主动脉硬化者，重搏波趋于不明显。

2. 水冲脉

脉搏骤起骤落，犹如潮水涨落，故名水冲脉。它是由于周围血管扩张、血流量增大，或存在血液分流、反流所致。前者常见于甲状腺功能亢进症、严重贫血、脚气病等，后者常见于主动脉瓣关闭不全、先天性心脏病动脉导管未闭、动静脉瘘等。检查者握紧患者手腕掌面，将其前臂高举过头部，可明显感知桡动脉犹如水冲的急促而有力的脉搏冲击。

3. 交替脉

系节律规则而强弱交替的脉搏，必要时嘱患者在呼气中期屏住呼吸，以排除呼吸变化所影响的可能性。如测量血压可发现强弱脉搏间有 10～30 mmHg 的压力差，当气袖慢慢放气至脉搏声刚出现时，即代表强搏的声音，此时的频率是心率的一半。一般认为系左室收缩力强弱交替所致，为左室心力衰竭的重要体征之一。常见于高血压性心脏病、急性心肌梗死和主动脉瓣关闭不全导致的心力衰竭等。

4. 奇脉

是指吸气时脉搏明显减弱或消失，系左心室搏血量减少所致。正常人脉搏强弱不受呼吸周期影响。当有心脏压塞或心包缩窄时，吸气时一方面由于右心舒张受限，回心血量减少而影响右心排血量，右心室排入肺循环的血量相应减少；另一方面肺循环受吸气时胸腔负压的影响，肺血管扩张，致使肺静脉回流入左心房血量减少，因而左室排血也减少。这些因素形成吸气时脉搏减弱，甚至不能触及，故又称“吸停脉”。明显的奇脉触诊时即可按知，不明显的可用血压计检测，吸气时收缩压较呼气时低 10 mmHg 以上。

5. 无脉

即脉搏消失，可见于严重休克及多发性大动脉炎，后者系由于某一部位动脉闭塞而致相应部位脉搏消失。

二、测量脉搏的方法及注意事项

（一）测量部位

凡身体浅表靠近骨骼的动脉，均可用以诊脉。常用的是桡动脉，其次有颞浅动脉、颈动脉、肱动脉、足背动脉、胫后动脉、股动脉等。

（二）测量方法

触诊法，以桡动脉为例。

（1）诊脉前，患者应情绪稳定，测量前 30 分钟无过度活动，无紧张、恐惧等。

（2）患者取坐位或卧位，手臂舒适，手腕伸展。

（3）护士将示指、中指、无名指并拢，指端轻按于桡动脉处，按压的力量大小以能清楚触到搏动为宜。

（4）正常脉搏计数半分钟，并将所测得数值乘 2，即为脉率。如脉搏异常或危重患者应测 1 分钟。若脉搏细弱而触不清时，应用听诊器听心率 1 分钟代替触诊。

（5）记录结果。

（6）脉搏短绌的测量　发现脉搏短绌的患者，应由两位护士同时测量，一人听心率，另一人测脉率，由听心率者发出“起”“停”口令，两人同时开始，测 1 分钟。记录方法：心率/脉率。

（三）注意事项

（1）诊脉前，患者有剧烈活动或情绪激动时，应休息 20～30 分钟后再测。

（2）不可用拇指诊脉，以防拇指小动脉搏动与患者脉搏相混淆。

（3）为偏瘫患者测脉搏，应选择健侧肢体。

（4）检查时需两侧脉搏情况对比，正常人两侧脉搏差异很小，不易察觉。某些疾病时，两侧脉搏明显不同，如缩窄性大动脉炎或无脉症。

第三节 心 率

一、心率的概念及正常值

心率是指正常人安静状态下每分钟心跳的次数，也叫安静心率，一般为 60～100 次/分，可因年龄、性别或其他生理因素产生个体差异。一般来说，年龄越小，心率越快，<3 岁的儿童多在 100 次/分以上，老年人心跳比年轻人慢，女性的心率比同龄男性快，这些都是正常的生理现象。安静状态下，成人正常心率为 60～100 次/分，理想心率应为 55～70 次/分（运动员的心率较普通成人偏慢，一般为 50 次/分左右）。

二、心率的注意事项

（一）异常变化相关因素

心率变化与心脏疾病密切相关。如果心率超过 160 次/分，或低于 40 次/分，大多见于心脏病患者，如常伴有心悸、胸闷等不适感，应及早进行详细检查，以便针对病因进行治疗。

1. 心动过速

成人安静时心率超过 100 次/分（一般不超过 160 次/分），称为窦性心动过速，常见于兴奋、激动、吸烟、饮酒、喝浓茶或咖啡后，或见于感染、发热、休克、贫血、缺氧、甲状腺功能亢进症、心力衰竭等病理状态下，或见于应用阿托品、肾上腺素、麻黄素等药物后。

2. 心动过缓

成人安静时心率低于 60 次/分（一般在 45 次/分以上），称为窦性心动过缓，可见于长期从事重体力劳动的健康人和运动员；或见于甲状腺机能低下、颅内压增高、阻塞性黄疸，以及洋地黄、奎尼丁或普萘洛尔类药物过量。如果心率低于 40 次/分，应考虑有病态窦房结综合征、房室传导阻滞等情况。如果脉搏强弱不等、不齐且脉率少于心率，应考虑心房纤颤。

（二）正确看待窦性心动过缓

很多人都会有窦性心动过缓伴不齐，对于多数人来说是正常的，不必过于担心。窦性心动过缓是指心率低于 60 次/分的人，是否会出现此症状，与其心跳过缓的频率和引起心跳过缓的原因有关。在安静状态下，成年人的心率若在 50～60 次/分一般不会出现明显症状。尤其是一些训练有素的运动员及长期从事体力劳动的人，在安静状态下即使其心率在 40 次/分左右也不会出现明显症状。但是一般人的心率若在 40～50 次/分，就会出现胸闷、乏力、头晕等症状，若其心率降至 35～40 次/分则会发生血流动力学改变，使心脑器官的供血受到影响，从而出现胸部闷痛、头晕、晕厥甚至猝死。如果出现胸闷、乏力、头晕等不适症状，应立即到医院进一步检查，如动态心电图、心脏彩超等检查，了解心动过缓的病因，如果心跳过慢，可以通过安装心脏起搏器缓解症状，改善预后。窦性心动过缓的原因有以下几点。

1. 心外病因

大多通过神经、体液机制经心脏外神经而起作用，或是直接作用于窦房结而引起窦性心动过缓。

（1）生理性　在正常睡眠时，由于迷走神经张力增高可出现窦性心动过缓，心率可在50次/分左右，个别可在40次/分左右。运动员白昼可在50次/分左右，夜间个别可低至38次/分左右。体力劳动者也常出现窦性心动过缓。可见于年轻人及老年人。

（2）迷走神经中枢兴奋性增高所致　见于脑膜炎、脑出血、脑肿瘤、脑炎、脑外伤等引起的颅内压升高，黄疸、神经官能症、血管抑制性虚脱及精神分裂症等，导致迷走神经兴奋，使窦房结自律性降低而发生窦性心动过缓。

（3）反射性迷走神经兴奋　见于压迫眼球、按压颈动脉窦、刺激咽部、恶心呕吐、屏气、吞咽、剧烈咳嗽、忧虑，做Valsalva动作、Muller动作时，也可见于胃扩张、肠梗阻、泌尿系结石、胆结石等疾患，可引起反射性迷走神经兴奋诱发窦性心动过缓。

（4）代谢降低　见于低温、重度营养不良恶病质、脑垂体功能低下、甲状腺功能减低症等。

（5）药物所致　某些药物可使迷走神经兴奋性增高或直接抑制窦房结功能而引起窦性心动过缓，如利舍平、降压灵、胍乙啶等降血压药物，以及β受体阻滞药、洋地黄、奎尼丁、普鲁卡因胺、苯妥英钠、镇静药、新斯的明及麻醉药物等。

（6）某些传染病的极期或恢复期　见于伤寒、白喉、流感等。

（7）电解质紊乱　高钾血症、尿毒症或血液酸碱度改变者。

（8）消化性溃疡合并窦性心动过缓　消化性溃疡在发病机制中，胃酸的分泌物主要受迷走神经张力控制，当其兴奋性增高时可引起窦性心动过缓。

（9）家族性窦性心动过缓。

2. 窦房结功能受损

指由窦房结受损（如炎症、缺血、中毒或退行性变的损害等）而引起的窦性心动过缓。此外，可见于心肌受损，如心肌炎、心包炎、心内膜炎、心肌病、心肌梗死、心肌硬化等。也可能为一过性的窦房结炎症、缺血及中毒性损害所致。

3. 急性心肌梗死

窦性心动过缓的发生率为20%~40%，在急性心肌梗死发病早期发生率最高（特别是下壁梗死）。

第四节　呼　吸

一、呼吸运动

健康人在静息状态下呼吸运动稳定而有节律，此系通过中枢神经和神经反射的调节予以实现。某些体液因素，如高碳酸血症可直接抑制呼吸中枢使呼吸变浅。低氧血症时可兴奋颈动脉窦及主动脉体化学感受器使呼吸变快。代谢性酸中毒时，血 pH 降低，通过肺脏代偿性排出 CO_2，使呼吸变深变慢。此外，肺的牵张反射亦可改变呼吸节律，如肺炎或心力衰竭时肺充血，呼吸可变得浅而快。另外，呼吸节律还可受意识的支配。

呼吸运动是借膈和肋间肌的收缩和松弛来完成的，胸廓随呼吸运动而扩大和缩小，以带动肺的扩张和收缩。正常情况下吸气为主动运动，此时胸廓增大，胸膜腔内负压增高，肺扩张，空气经上呼吸道进入肺内。一般成人静息呼吸时，潮气量约为 500 mL。呼气为被动运动，此时肺脏弹力回缩，胸廓缩小，胸膜腔内负压降低，肺内气体随之呼出。因此，吸气和呼气与胸膜腔内负压、进出肺的气流及胸内压力的变化密切相关。吸气时可见胸廓前部肋骨向上外方移动，膈肌收缩使腹部向外隆起，而呼气时则前部肋骨向下内方移动，膈肌松弛，腹部回缩。

正常男性和儿童的呼吸以膈肌运动为主，胸廓下部及上腹部的动度较大，而形成腹式呼吸；女性的呼吸则以肋间肌的运动为主，故形成胸式呼吸。实际上该两种呼吸运动均不同程度的同时存在。某些疾病可使呼吸运动发生改变，肺或胸膜疾病如肺炎、重症肺结核和胸膜炎等，或胸壁疾病如肋间神经痛、肋骨骨折等，均可使胸式呼吸减弱而腹式呼吸增强。腹膜炎、大量腹水、肝脾极度肿大、腹腔内巨大肿瘤及妊娠晚期时，膈肌向下运动受限，则腹式呼吸减弱，而代之以胸式呼吸。

上呼吸道部分阻塞患者，因气流不能顺利进入肺，故当吸气时呼吸肌收缩，造成肺内负压极度增高，从而引起胸骨上窝、锁骨上窝及肋间隙向内凹陷，称为“三凹征”。因吸气时间延长，又称之为吸气性呼吸困难，常见于气管阻塞，如气管肿瘤、异物等。反之，下呼吸道阻塞患者，因气流呼出不畅，呼气需要用力，从而引起肋间隙膨隆，因呼气时间延长，又称之为呼气性呼吸困难，常见于支气管哮喘和慢性阻塞性肺疾病。

呼吸困难的体位可随引起呼吸困难的病因而不同。常见的有端坐呼吸、转卧或折身呼吸和平卧呼吸三种，其可能的病因，见表 12–1。

表 12–1　呼吸困难的体位

类　型	可能病因
端坐呼吸	充血性心力衰竭 二尖瓣狭窄 重症哮喘（少见） 慢性阻塞性肺疾病（少见）
转卧或折身呼吸	神经性疾病（少见） 充血性心力衰竭
平卧呼吸	肺叶切除后 神经性疾病 肝硬化（肺内分流） 低血容量

引起呼吸困难的疾病有很多，了解各种疾病引起呼吸困难的特点及其伴随症状有助于诊断和鉴别诊断。引起呼吸困难的常见疾病及其呼吸困难的表现特点和伴随症状，见表 12–2。

表 12–2　呼吸困难的常见疾病、特点和伴随症状

疾病	呼吸困难	其他伴随症状
哮喘	发作性，两次发作期间无症状	喘息、胸闷、咳嗽、咳痰
肺炎	起病逐渐，劳力性	咳嗽、咳痰、胸膜炎性疼痛
肺水肿	突发	呼吸增快、咳嗽、端坐呼吸和阵发性夜间呼吸困难
肺纤维化	进行性	呼吸增快、干咳
气胸	突然发作，中至重度呼吸困难	突感胸痛
慢性阻塞性肺疾病	起病逐渐，重度呼吸困难	当疾病进展时可出现咳嗽
肺栓塞	突发或逐渐，中至重度呼吸困难	胸痛、咯血、静脉血栓征象
肥胖	劳力性	

二、呼吸频率

正常成人静息状态下，呼吸为 12 ~ 20 次/分，呼吸与脉搏之比为 1∶4。新生儿呼吸约为 44 次/分，随着年龄的增长而逐渐减慢。常见的呼吸类型及其特点，见图 12–2。

（一）呼吸频率的变化

1. 呼吸过速

指呼吸频率超过 20 次/分。见于发热、疼痛、贫血、甲状腺功能亢进症及心力衰竭等。一般体温升高 1 ℃，呼吸大约增加 4 次/分。

2. 呼吸过缓

指呼吸频率低于 12 次/分。呼吸浅慢见于麻醉剂或镇静剂过量和内压增高等。

（二）呼吸深度的变化

1. 呼吸浅快

见于呼吸肌麻痹、严重鼓胀、腹水和肥胖等，以及肺部疾病如肺炎、胸膜炎、胸腔积液和气胸等。

2. 呼吸深快

见于剧烈运动时，因机体供氧量增加需要增加肺内气体交换之故。此外，当情绪激动或过度紧张时，亦常出现呼吸深快，并有过度通气的现象，此时动脉血二氧化碳分压降低，引起呼吸性碱中毒，患者常感口周及肢端发麻，严重者可发生手足搐搦及呼吸暂停。当严重代谢性酸中毒时，亦出现深而快的呼吸，此因细胞外液碳酸氢不足，pH 降低，通过肺脏排出 CO_2 进行代偿，以调节细胞外酸碱平衡之故，见于糖尿病酮中毒和尿毒症酸中毒等，此种深长的呼吸又称之为库斯莫尔呼吸（图 12–2）。影响呼吸频率和深度的常见因素，见表 12–3。

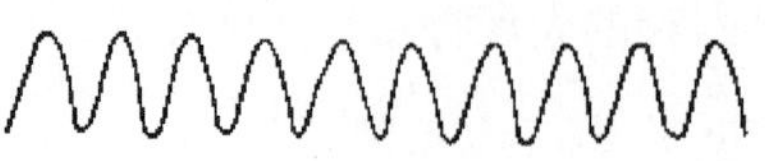

正常呼吸
规则而舒适，频率12～20次/分

叹气样呼吸
频繁地间插深呼吸

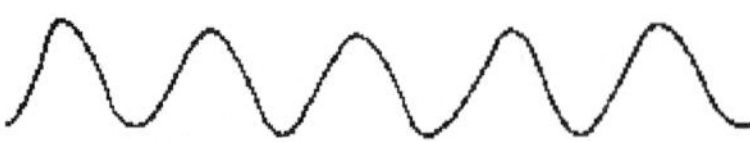

呼吸过缓
呼吸频率＜12次/分

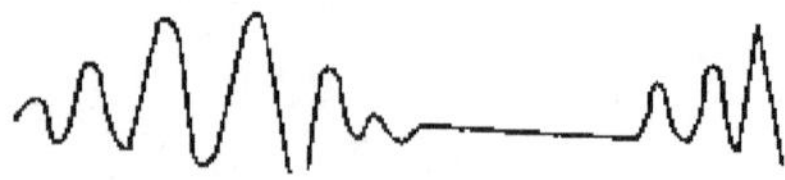

潮式呼吸
不同呼吸深度的周期性变化
并间插呼吸停顿

呼吸过速
呼吸频率＞20次/分

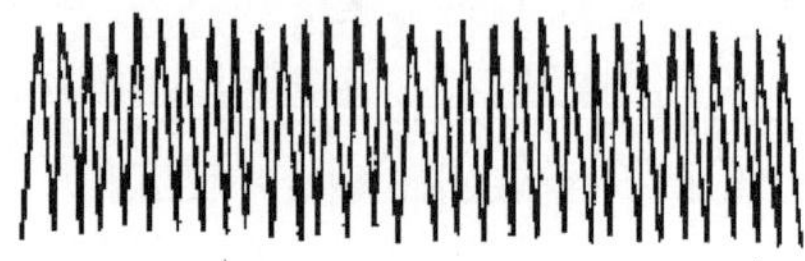

库斯莫尔呼吸
快而深且用力呼吸

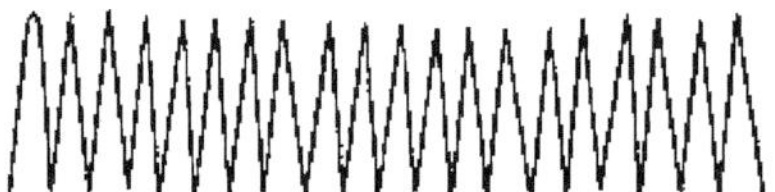

过度通气
深呼吸，频率＞20次/分

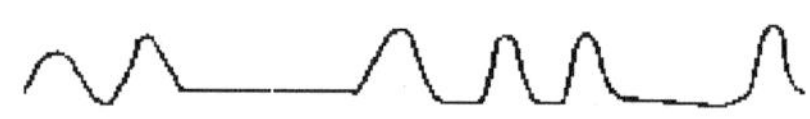

比奥呼吸
间插不规则的周期性呼吸暂停
打乱了呼吸的连续性

图 12-2 常见的呼吸类型及其特点

表 12-3 影响呼吸频率和深度的常见因素

频率和深度的改变	常见因素
增加	酸中毒（代谢性） 中枢神经系统病变（脑桥） 焦虑 阿司匹林中毒 低氧血症 疼痛
减少	碱中毒（代谢性） 中枢神经系统病变（大脑） 重症肌无力 麻醉药过量 重度肥胖

三、呼吸节律

正常成人静息状态下，呼吸的节律基本上是均匀而整齐的。在病理状态下，往往会出现各种呼吸节律的变化。

1. 潮式呼吸

又称陈-施呼吸。是一种由浅慢逐渐变为深快，然后再由深快转为浅慢，随之出现一段呼吸暂停后，又开始如上变化的周期性呼吸。潮式呼吸周期可长达30秒~2分钟，暂停期可持续5~30秒，所以要较长时间仔细观察才能了解周期性节律变化的全过程。

2. 间停呼吸

又称比奥呼吸。表现为有规律呼吸几次后，突然停止一段时间，又开始呼吸，即周而复始的间停呼吸。

以上两种周期性呼吸节律变化的机制是由于呼吸中枢的兴奋性降低，使调节呼吸的反馈系统失常。只有缺氧严重且二氧化碳潴留至一定程度时，才能刺激呼吸中枢，促使呼吸恢复和加强；当积聚的二氧化碳呼出后，呼吸中枢又失去有效的兴奋性，使呼吸再次减弱进而暂停。这种呼吸节律的变化多发生于中枢神经系统疾病，如脑炎、脑膜炎、颅内压增高，以及某些中毒如糖尿病中毒、巴比妥中毒等。间停呼吸较潮式呼吸更为严重，预后多不良，常在临终前发生。然而，必须注意有些老年人深睡时亦可出现潮式呼吸，此为脑动脉硬化，中枢神经供血不足的表现。

3. 抑制性呼吸

此为胸部发生剧烈疼痛所致的吸气相突然中断，呼吸运动短暂地突然受到抑制，患者表情痛苦，呼吸较正常浅而快。常见于急性胸膜炎、胸膜恶性肿瘤、肋骨骨折及胸部严重外伤等。

4. 叹气样呼吸

表现在一段正常呼吸节律中插入一次深大呼吸，并常伴有叹息声。此多为功能性改变，见于神经衰弱、精神紧张或抑郁症。

常见异常呼吸类型的病因和特点，见表12-4。

表12-4　常见异常呼吸类型的病因和特点

类型	特点	病因
呼吸停止	呼吸消失	心脏停搏
比奥呼吸	规则呼吸后出现长周期呼吸停止又开始呼吸	颅内压增高，药物引起呼吸抑制，大脑损害（通常于延髓水平）
陈-施呼吸	不规则呼吸呈周期性，呼吸频率和深度逐渐增加和逐渐减少以至于呼吸暂停相交替出现	药物引起呼吸抑制，充血性心力衰竭，大脑损伤（通常于脑皮质水平）
库斯莫尔呼吸	呼吸深快	代谢性酸中毒

四、注意事项

呼吸是呼吸道和肺的活动。人体通过呼吸，吸进氧气，呼出二氧化碳，是重要的生命活动之一，一刻也不能停止，也是人体内外环境之间进行气体交换的必要过程。正常人的呼吸节律均匀，深浅适宜。

1. 呼吸正常值

平静呼吸时，成人 16 ~ 20 次/分，儿童 30 ~ 40 次/分，常为 44 次/分，儿童的呼吸随年龄的增长而减少，逐渐到成人的水平。呼吸次数与脉搏次数的比例为 1∶4。

2. 呼吸计数法

呼吸的计数可观察患者胸腹部的起伏次数，一吸一呼为一次呼吸；或用棉絮放在鼻孔处观察吹动的次数，数 1 分钟的棉絮摆动次数是多少次即每分钟呼吸的次数。

3. 两种呼吸方式

人正常呼吸有两种方式，即胸式呼吸和腹式呼吸。以胸廓起伏运动为主的呼吸为胸式呼吸，多见于正常女性和年轻人，也可见于腹膜炎患者和一些急腹症患者；以腹部运动为主的呼吸为腹式呼吸，多见于正常男性和儿童，也可见于胸膜炎患者。

4. 呼吸频率的改变

（1）呼吸增快（ >20 次/分） 正常人见于情绪激动、运动、进食、气温增高。异常者见于高热、肺炎、哮喘、心力衰竭、贫血等。

（2）呼吸减慢（ <12 次/分） 见于颅内压增高、颅内肿瘤、麻醉剂和镇静剂使用过量、胸膜炎等。

5. 呼吸深度的改变

深而大的呼吸为严重的代谢性酸中毒、糖尿病酮中毒、尿毒症时的酸中毒；呼吸浅见于药物使用过量、肺气肿、电解质紊乱等。

6. 呼吸节律的改变

（1）潮式呼吸 见于重症脑缺氧及缺血、严重心脏病、尿毒症晚期等患者。

（2）点头样呼吸 见于濒死状态。

（3）间停呼吸 见于脑炎、脑膜炎、颅内压增高、干性胸膜炎、胸膜恶性肿瘤、肋骨骨折、剧烈疼痛时。

（4）叹气样呼吸 见于神经官能症、精神紧张及忧郁症的患者。

第五节 血 压

血压是指血液在血管内流动时作用于单位面积血管壁的侧压力，它是推动血液在血管内流动的动力。在不同血管内被分别称为动脉血压、毛细血管压和静脉血压，通常所说的血压是指体循环的动脉血压，是重要的生命体征。

一、测量方法及操作规程

1. 直接测压法

即经皮穿刺将导管送至周围动脉（如桡动脉）内，导管末端接监护测压系统，自动显示血压值。本法虽然精确、实时，但为有创方式，仅适用于危重、疑难病例。

2. 间接测量法

即袖带加压法，以血压计测量。血压计有汞柱式、弹簧式和电子血压计，诊所或医院常用汞柱式血压计或经过验证合格的电子血压计进行测量。间接测量法的优点为简便易行，但易受多种因素影响，尤其是周围动脉舒缩变化的影响。

3. 操作规程

被检查者半小时内禁烟、禁咖啡、排空膀胱，安静环境下在有靠背的椅子安静休息至少5分钟。取坐位（特殊情况下可以取仰卧位或站立位）测血压，被检查者上肢裸露伸直并轻度外展，肘部置于心脏同一水平，将气袖均匀紧贴皮肤缠于上臂，使其下缘在肘窝以上约2.5 cm，气袖的中央位于肱动脉表面。检查者触及肱动脉搏动后，将听诊器体件置于搏动上准备听诊。然后，向袖带内充气，边充气边听诊，待肱动脉搏动声消失，再升高30 mmHg后，缓慢放气（2~6 mmHg/s），双眼随汞柱下降，平视汞柱表面，根据听诊结果读出血压值。根据Korotkoff 5期法，首先听到的响亮拍击声（第1期）代表收缩压，随后拍击声有所减弱和带有柔和吹风样杂音为第2期，在第3期当压力进一步降低而动脉血流量增加后，这些声音被比较响的杂音所代替，然后音调突然变得沉闷为第4期，最终声音消失即达第5期。第5期的血压值即舒张压。对于12岁以下儿童、妊娠妇女、严重贫血、甲状腺功能亢进症、主动脉瓣关闭不全及Korotkoff音不消失者，可以将第4期作为舒张压读数。血压至少应测量2次，间隔1~2分钟；如收缩压或舒张压2次读数相差5 mmHg以上，应再次测量，以3次读数的平均值作为测量结果。收缩压与舒张压之差值为脉压，舒张压加1/3脉压为平均动脉压。需注意的是，部分被检查者偶尔可出现听诊间隙（在收缩压与舒张压之间出现的无声间隔），可能因未能识别而导致收缩压的低估，主要见于重度高血压或主动脉瓣狭窄等。因此，需注意向袖带内充气时肱动脉搏动声消失后，再升高30 mmHg，一般能防止此误差。

4. 气袖宽度

气袖大小应适合患者的上臂臂围，至少应包裹80%上臂。手臂过于粗大或测大腿血压时，用标准气袖测值会过高；反之，手臂太细或儿童测压时用标准气袖则结果会偏低。因此，针对这些特殊情况，为保证测量准确，必须使用适当大小的袖带。

二、血压标准

正常成人血压标准的制定经历了多次改变，主要根据大规模流行病学资料分析获得。根据《中国高血压防治指南》（2010年修订版）的标准，规定见表12-5。

表12-5　血压水平的定义和分类

类　别	收缩压（mmHg）	舒张压（mmHg）
正常血压	<120	<80
正常高值	120~139	80~89
高血压：		
1级高血压（轻度）	140~159	90~99

续表

类　别	收缩压（mmHg）	舒张压（mmHg）
2 级高血压（中度）	160～179	100～109
3 级高血压（重度）	≥180	≥110
单纯收缩期高血压	≥140	<90

三、血压变动的临床意义

1. 高血压

血压测量值受多种因素的影响，如情绪激动、紧张、运动等；若在安静、清醒和未使用降压药的条件下采用标准测量方法，至少 3 次非同日血压值达到或超过收缩压 140 mmHg 和（或）舒张压 90 mmHg，即可认为有高血压，如果仅收缩压达到标准则称为单纯收缩期高血压。高血压绝大多数是原发性高血压，约 5% 继发于其他疾病，称为继发性高血压，如慢性肾炎、肾动脉狭窄等。高血压是动脉粥样硬化和冠状动脉粥样硬化性心脏病的重要危险因素，也是心力衰竭的重要原因。

2. 低血压

血压低于 90/60 mmHg 时称低血压。急性的持续低血压状态多见于严重病症，如休克、心肌梗死、急性心脏压塞等。慢性低血压也可有体质的原因，患者自诉一贯血压偏低，一般无症状。另外，如果患者平卧 5 分钟以上后站立 1 分钟和 5 分钟，其收缩压下降 20 mmHg 以上，并伴有头晕或晕厥，为体位性低血压。

3. 双侧上肢血压差别显著

正常双侧上肢血压差别达 5～10 mmHg，若超过此范围则属异常，见于多发性大动脉炎或先天性动脉畸形等。

4. 上下肢血压差异常

正常下肢血压高于上肢血压达 20～40 mmHg，如下肢血压低于上肢应考虑主动脉缩窄或胸腹主动脉型大动脉炎等。

5. 脉压改变

脉压明显增大，结合病史，可考虑甲状腺功能亢进症、主动脉瓣关闭不全和动脉硬化、体循环动静脉瘘、严重贫血等。若脉压减小，可见于主动脉瓣狭窄、心包积液、休克、缩窄性心包炎及严重心力衰竭患者。

四、动态血压监测

血压监测方法除了重危患者的床旁连续有创监测外，尚有动态血压监测（ambulatory blood pressure monitoring，ABPM），是高血压诊治的一个重要方面。测量应使用经验证合格的动态血压检测仪，按设定的间隔时间，24 小时连续地记录血压。一般设白昼时间为 6am～10pm，每 15 分钟或 20 分钟测血压一次；晚间为 10 pm～次晨 6 am，每 30 分钟记录一次。动态血压的国内正常参考标准如下：24 小时平均血压值 <130/80 mmHg；白昼平均值

<135/85 mmHg；夜间平均值<120/70 mmHg。正常情况下，夜间血压值较白昼低10%～20%。凡是疑有单纯性诊所高血压（白大衣高血压）、隐蔽性高血压、顽固难治性高血压、发作性高血压或低血压的患者，均应考虑做动态血压监测作为常规血压测定的补充手段。

五、注意事项

（1）血压计要定期检测和校对，以保持准确性。

（2）对需密切观察血压者，应做到“四定”，即定时间、定部位、定体位、定血压计。

（3）测量前30分钟内无剧烈运动、吸烟、情绪变化等影响血压的因素，情绪稳定，袖口不宜过紧。

（4）按要求选择合适的袖带。

（5）充气不可过快、过猛，防止汞外溢；放气不可过快或过慢，以免导致读值误差。

（6）发现血压听不清或异常，应重测。重测时，待水银柱降至“0”点后再测量。

（7）偏瘫患者在健侧手臂测量。

（8）监测当天，所测肢体应避免抽血等小的创伤，以免造成淤血或感染。

（9）监测前应全面了解患者的情况，评估患者臂围，选择合适袖带。

（10）影响因素　影响动脉血压的因素主要有五个方面：①每搏输出量；②外周阻力；③心率；④主动脉和大动脉管壁的弹性；⑤循环血量与血管容量。

第六节　瞳　孔

瞳孔是虹膜中央的孔洞，正常直径为3～4 mm。瞳孔缩小（瞳孔括约肌收缩）是由动眼神经的副交感神经纤维支配；瞳孔扩大（瞳孔扩大肌收缩）是由交感神经支配。对瞳孔的检查应注意瞳孔的形状、大小、位置、双侧是否等圆和等大、对光及集合反射等。

一、瞳孔的形状与大小

正常为圆形，双侧等大。青光眼或眼内肿瘤时可呈椭圆形；虹膜粘连时形状可不规则。引起瞳孔大小改变的因素有很多，生理情况下，青少年瞳孔较大，婴幼儿和老年人瞳孔较小。在光亮处瞳孔较小，兴奋或在暗处瞳孔扩大。病理情况下，瞳孔缩小，见于虹膜炎症、中毒（有机磷类农药）、药物反应（毛果芸香碱、吗啡、氯丙嗪）等。瞳孔扩大见于外伤、颈交感神经刺激、青光眼绝对期、视神经萎缩、药物影响（阿托品、可卡因）等。双侧瞳孔散大并伴有对光反射消失为濒死状态的表现。一侧眼交感神经麻痹，产生Horner综合征，出现瞳孔缩小、眼睑下垂和眼球下陷，同侧结膜充血及面部无汗。

二、双侧瞳孔大小不等

常提示有颅内病变，如脑外伤、脑肿瘤、中枢神经梅毒、脑疝等。双侧瞳孔不等且变化不定，可能是中枢神经和虹膜的神经支配障碍；如双侧瞳孔不等且伴有对光反射减弱或消失以及神志不清，往往是中脑功能损害的表现。

三、对光反射

它是检查瞳孔功能活动的测验。直接对光反射，通常用手电筒直接照射瞳孔并观察其动态反应。正常人，当眼受到光线刺激后瞳孔立即缩小，移开光源后瞳孔迅速复原。间接对光反射是指光线照射一眼时，另一眼瞳孔立即缩小，移开光线，瞳孔扩大。检查间接对光反射时，应以一手挡住光线以免对检查眼受照射而形成直接对光反射。瞳孔对光反射迟钝或消失，见于昏迷患者。

四、集合反射

嘱患者注视1 m以外的目标（通常是检查者的示指尖），然后将目标逐渐移近眼球（距眼球5～10 cm），正常人此时可见双眼内聚，瞳孔缩小，称为集合反射。由于视物由远至近，也同时伴有晶状体的调节，因此，以上双眼内聚、瞳孔缩小和晶状体的调节三者又统称为近反射。动眼神经功能损害时，睫状肌和双眼内直肌麻痹，集合反射和调节反射均消失。

五、注意事项

（1）检查前禁忌　情绪暴躁，影响瞳孔检查。检查时要求：安静平躺，光线不要太强烈。

（2）眼球局部受损可出现伤侧瞳孔散大，对光反射消失，但患者神志清楚，与脑疝表现不一致。

（3）患者既往患有虹膜睫状体炎，瞳孔可因虹膜粘连而不规则，对光反射迟钝。

（4）排除药物影响　阿托品中毒瞳孔散大；吗啡、水合氯醛中毒瞳孔缩小。

（5）颅内压增高时同侧瞳孔逐渐散大，对光反射迟钝、消失，晚期则双侧瞳孔散大，对光反射消失，眼球固定。

（刘凤娥）

第十三章　全科医生病史问诊的内容、方式与技巧

问诊是病史采集的主要手段，是全科医生应该掌握的核心技能。它是医生通过对患者或者相关人员进行系统的询问而获得临床资料的一种过程及诊断方法，也是医生接诊患者的第一步，应贯穿于患者诊疗全过程，在病情交代、与患者分享治疗决策和慢性病健康教育管理等诊疗环节也应对问诊内容进行不断的补充。问诊是每个临床医生必须掌握的基本功。问诊能力不但是一项重要的基本临床技能，更是全科医生临床能力的重要考量标准。

问诊对于病史的完整性和准确性起着至关重要的作用，通过问诊可以了解疾病的发生、发展及演变情况等，为诊断及下一步处理提供重要依据，甚至有些常见疾病通过问诊获取的信息即可做出初步诊断。全科医生在问诊交流过程中，应更强调协调患者—家庭—社会关系，更关注患者生理、心理在内的整体健康，关注与健康相关的家庭和社会背景因素，强调健康教育和疾病管理能力培训。

第一节　问诊的一般要求

一、环境适宜

一个适宜的问诊环境有利于带给患者一种放松的心理状态，减少患者顾虑，易于得到更加全面、准确的病史资料。问诊一般在诊室或者病房进行，为了充分保护患者的隐私，全科诊室最好是相对独立的一个空间，设施舒适。问诊环境要求清净和整洁、隔音、光线柔和、通风和卫生状况良好等。

二、参与问诊人员

一般情况下，全科诊疗过程中最好只有医生与患者参与，这样有利于保护患者隐私，鼓励其提供真实的病史。老年人、儿童、听力及语言障碍者、极度衰弱甚至神志不清的患者等应有人陪同或代诉病史。如有其他人员参与问诊，需向患者介绍并征得患者的同意。

三、建立良好医患关系

良好的医患关系始于问诊，与专科“主－被动型”的医患关系不同，全科医生应当致力于与患者建立“指导合作型”与“共同参与型”医患关系。一般以礼节性交谈开始，先作自我介绍，使用恰当的语言表示愿意尽自己所能为患者解除痛苦，使病史采集能顺利地进

行下去。

当面对不同教育程度、不同背景、不同职业的患者时，全科医生一定要一视同仁。应尽可能让患者充分陈述和强调他认为重要的情况和感受，切不可生硬地打断患者叙述，甚至用医生自己的主观推测取代患者的亲身感受，只有在患者的陈述偏离病情太远时，才需灵活地把话题转回；只有患者的亲身感受及病情变化的实际过程才能为后续诊断提供客观依据。

在问诊的两个项目之间适当使用过渡语言，如过渡到家族史之前可说明有些疾病有遗传倾向，因此需要了解这些情况。如需涉及家族遗传信息、个人生活隐私、传染病、辅助生殖信息等敏感话题时，最好在独立的空间采取一对一的问诊形式，并承诺保密的前提下，向患者说明询问的原因，并十分慎重和巧妙地提问，以免影响互信与进一步的交流。

在选择问诊的用语时应注意，不同文化背景的患者对各种医学词汇的理解差异较大。与患者交流时，需要用通俗的语言代替难懂的医学术语。应根据具体情况采用不同类型的提问，开放性提问常用于问诊开始，可以获得某一方面的大量资料，让患者像讲故事一样叙述病情，例如，“您今天是因为哪里不舒服来看病?”，待获得一些信息后，再进行针对性的追问。直接提问常用于收集一些特定的有关细节，如“多少岁切除的胆囊?”“发病到现在共呕血几次?”另一种直接提问则是要求患者回答“是”或者“不是”，或对提供的选择做出回答，如“您以前有过呕血吗?”，为了获得系统的有效的准确资料，询问者一般遵循从开放性提问到直接提问的原则。不正确的提问则可能得到错误的信息或遗漏有关资料，例如，责难性提问，常使患者产生防御心理，如“你怎么能吃发霉的食物呢?”，导致患者不再敢陈述一些详细事实；另一种不恰当的是连续性提问，可能对患者要回答的问题混淆不清，造成逻辑混乱，获取的病史资料不能系统全面；还有诱导性提问或者暗示性提问，在提问时已暗示了期望的答案，使患者易于附和或者默认医生的诱问，如“您的胸痛是绞痛吧?”“用了这个药物后就好多了吧?”以上不恰当的提问方式应当避免。

提问时应注意系统性和目的性，杂乱无章的重复提问会降低患者对医生的信心和期望，例如，在收集现病史时已知父亲因乙肝肝硬化去世，家族史再问父亲身体情况怎么样，则表明询问者未专心倾听，易引起患者反感。有时为了核实资料，会重复问同样的问题，应向患者说明，有时可用到反问及解释等技巧，可以避免一些不必要的重复提问。

注意仪表、礼节和友善的举止，有助于发展与患者的和谐关系，使患者感到温暖、亲切，易获得患者的信任，可促使患者与医生的合作，甚至使患者愿意讲出原想隐瞒的敏感事情。交谈时采取前倾姿势以示正在注意倾听。恰当地运用一些评价、赞扬和鼓励的语言，恰当地使用肢体语言，如“那您真的是不容易”“这可以理解”“您能定期体检，做得很好”但对一些特殊患者如精神障碍者，则不可随便使用赞扬或者鼓励的语言。

询问患者经济情况，关心患者有无经济或者精神上的支持或者相关压力，有时可帮助患者设法寻找经济和精神上的帮助。医生还应明白患者的期望，了解患者就诊的确切目的和要求，提前做好沟通，问诊结束时，应谢谢患者的合作，告知患者医患合作的重要性，说明下一步对患者的要求、接下来要做些什么、下次就诊时间及随访计划等。

四、不同类型的问诊安排

面对不同需求的患者应采取不同的问诊程序和内容，一般有以下几种情况。

（一）初次就诊患者

应遵循首诊病例档案的项目要求，逐条问诊并详细记录。在对本次就诊的主要问题展开详细问诊的基础上，还应包括就医动因、罹患疾病背景、身心健康问题及其影响因素等。

（二）急症患者

直接以问疾病或健康问题为主，视病情将问诊和急救处理、转诊同步进行。待病情稳定后再按照上述问诊程序详细询问。

（三）复诊的慢性病患者

按照疾病管理指南，已建立健康档案的慢性病患者需要定期复诊。在查阅患者健康档案和相关资料了解患者病情后，围绕现患疾病询问、教育和督促患者，落实慢性病管理措施。重点询问患者自上次就诊以来的病情演变情况、对治疗的依从性并回答患者的疑问等。就诊疗过程中发现的问题给予指导，并共同决定下一步的诊疗措施。对于上级医院转回的患者，应认真复习相关病历资料，询问患者诊疗经过，安排好后续治疗及随访。

（四）留观、日间病房和住院患者

原则上，按照标准病例的要求和程序问诊，围绕患者本次住院的主诉和现病史，在问诊中进行相关症状的鉴别，同时展开各系统回顾性问诊，注意询问患者相关的家庭、社会和心理因素等，以便全面了解和掌握患者的情况。

（五）需要安排转诊和复诊的患者

全科医生要从对患者实行全过程照护的角度思考和处理问题，应当依据全科与专科在患者诊疗中的业务定位和分工，将问诊与向专科分诊、转诊的任务相衔接，充分了解患者对转诊、复诊的想法和意愿。对转诊到医院专科的患者进行及时的随访，以便配合医院完成后续诊疗。

五、全科问诊的思维逻辑顺序

思维逻辑是指采用科学的逻辑方法，准确而有条理地表达自己思维过程的能力；全科问诊与其他专科不同，全科问诊应横跨生物医学、心理学、社会学等不同学科，纵贯预防、治疗、康复等不同阶段，是医生根据患者的具体情况，不断地进行思辨、预判、假设、验证和逻辑推理的过程。

因此，全科问诊要突破医学传统三级学科划分的认知限制，不但要采集所有相关的病史资料，还需要采集大量的心理、家庭、社会背景因素等，集中体现了医学模式从传统生物医学模式向生物—心理—社会医学模式的转变。

从疾病不同发展的阶段看，全科问诊介入疾病链条的每个环节，不只是关注疾病的症状，还关注从疾病的风险评估、筛查、一级预防到急性情况的识别、二级预防与康复的全过程。并对患者的疾病因果观、健康信念模式等进行全面的了解，从而为患者制定个性化诊疗和康复、二级预防策略。

最后，全科问诊应始终围绕问诊的主体内容（主诉、现病史、既往史、系统回顾、个人史、家族史等）展开，是全科医生对患者的病情按照一定逻辑和顺序，系统的、有目的性的提问，正确理解患者诉说的内容，不断筛选最优判断的过程。这一过程充满了存疑、证实与证伪预判，是经过不断地思考、遴选出最优判断的科学推理过程，还有赖于全科医生的广度与深度、经验积累、沟通能力等各个方面。高水平的全科医生询问病史时，对交谈的目的、进程和预期结果应做到心中有数。

第二节　问诊的内容

一、全科患者全面问诊内容

全科问诊的内容仍应以经典的住院患者全面问诊为范本展开，以症状学为主干，同时关注患者心理、家庭和社会因素对疾病发生、发展和转归的影响。完成系统全面、具有全科专业特色的病史采集是全科医生接诊患者的基础工作内容。对部分反复就诊的复杂、疑难患者，可适当地增加问诊内容。对病情稳定的复诊的慢性病患者，问诊可以相对简洁明了、重点突出。

（一）一般项目

一般项目包括姓名、性别、年龄、籍贯、出生地、民族、婚姻、通信地址、家庭电话号码、工作单位、职业、就诊日期与科室、记录日期、病史陈述者及可靠程度等。若病史陈述者不是患者本人，应注明与患者的关系。记录年龄是应为实足年龄。为避免问诊过于生硬，可将一些项目内容如职业、婚姻等穿插询问。

（二）主诉

主诉为患者感受到的最主要的痛苦或最明显的症状/体征及其持续时间，即患者本次就诊最主要的原因及其持续时间。主诉应用一两句话加以概括，如“腹痛 2 天”“乏力、腹胀、尿黄 5 天”“发现乳房肿块 1 周”“活动后胸闷、心悸 3 年，加重伴双下肢水肿 10 天”等。主诉记录要精炼，尽可能地用患者自己描述的症状，而不是医生对患者的诊断用语。对于当前无症状，诊断资料和入院目的十分明确的患者，也可用如下方式记录主诉，如“体检发现血压升高 1 周”“B 超检查发现肝脏肿块 2 周”。

（三）现病史

现病史是病史中的主体部分，包括疾病的发生、发展、演变及诊治经过的全过程。

1. 起病情况与患病时间

应详细询问起病情况，有助于诊断及鉴别诊断；有的呈急性起病，如心绞痛、肠穿孔、脑出血等，有的疾病则缓慢起病，如肿瘤、慢性丙型肝炎、自身免疫性疾病等；患病时间是指从起病到就诊的时间，如先后出现几个症状则按时间顺序询问整个病史后再分别记录，如心悸 5 个月，反复夜间阵发性气促 1 周，双下肢水肿 3 天。

2. 主要症状的特点

包括主要症状出现的部位、性质、程度、有无放射和持续时间、加剧或缓解的因素等，了解这些特征对于疾病的判断很有帮助，如右上腹胀痛伴右肩背放射痛多为急性胆囊炎、右下腹急性腹痛多为阑尾炎、左心前区绞痛伴左前臂放射痛多为心肌缺血。此外，对于症状的性质应做有鉴别意义的询问，以消化性溃疡为例，其特征为上腹、阵发性、季节性、周期性发作等。

3. 病因与诱因

尽可能地了解与本次发病有关的病因（如感染、外伤等）及诱因（如受凉、劳累、情绪波动、饮食等），有助于疾病的诊断及治疗。

4. 病情的发展与演变

包括起病以来主要症状的变化及新症状的出现等。如肝病的患者出现性格改变或者情绪行为异常等新症状，可能是肝性脑病的表现。

5. 伴随症状

其是指在主要症状的基础上又出现的其他症状，这些伴随症状常常是鉴别诊断的依据，如突发腹痛伴血尿，常常是泌尿系结石的表现。总之，一份好的病史资料不能放过任何一个主要症状之外的细小迹象，它们在诊断及鉴别诊断方面起着举足轻重的作用。

6. 诊治经过

应详细询问患者在本次就诊前有无在其他医疗机构接受诊治，以及详细的诊断、治疗措施及结果；进行的治疗要问明药物名称、剂量、使用方式、时间及疗效等，为本次诊断及治疗提供参考，切不可用外院的诊断代替自己的诊断。

7. 病程中的一般情况

现病史的最后应记录患病后的精神、睡眠、体力、食欲及大小便情况等。这部分内容有助于评估患者的病情轻重、预后等，对鉴别诊断也有帮助。

（四）既往史

既往史包括患者既往的健康状况和过去曾经患过的疾病，包括各种传染病史、慢性病史、输血献血史、地方病史、外伤手术史、预防接种史，以及对药物、食物和其他接触物的过敏史等，特别是与当前疾病关系密切的情况更应细致具体询问并记录。例如，对于脑血管意外和冠心病的患者应注意询问高血压、糖尿病的患病情况，对于肝硬化的患者，应询问既往肝功能、乙肝丙肝等情况；应注意避免把现病史及既往史混淆，如目前患有肺炎，数年前患过的肺炎不应写入现病史；而对于冠心病患者，则可把历年发作情况记入现病史中。记录的顺序一般按照年月日的先后顺序排列。

（五）系统回顾

系统回顾用于最后一遍系统地收集病史资料，避免问诊过程中忽略或遗漏的症状或疾病。可帮助医生在短时间内系统地扼要地了解患者除现患疾病以外的其他各系统患病情况，以及这些疾病与本次疾病之间是否存在因果关系。因系统回顾涉及的临床疾病较多，要求全科医生在病史采集前对各系统可能出现的症状和体征的病理生理学意义有比较清晰的理解，全科医生应围绕各系统常见病的症状展开系统回顾，特别应注意常见病的阳性症状表达，实际应用中，一般在每个系统询问 2 ~4 个症状，若有阳性结果，再展开深入的询问，若为阴性，可过渡到下一系统，针对具体患者时，问诊可因人而异，适当调整，灵活变通，最终目的还是在最短的时间采集到全面准确的病史信息以供后续的诊治。全科医生视角的系统回顾还应紧密结合自身的工作特点展开，就全科专业内应诊治的疾病、属于全科范畴管理的慢性病及应由全科分诊和转诊到专科的疾病症状要区分询问。对属于全科诊疗范畴的疾病的症状群要了然于胸，对这些疾病的临床表现和并发症要能从问诊中做出判断。对于难以解释的症状、某些危险信号要保持高度的警惕，及时分诊和转诊患者到相应专科进一步诊治。

（六）个人、生活史

个人、生活史包括患者的社会经历、职业与工作条件、习惯与嗜好、性生活史等，个人史部分因涉及性生活史、冶游史等，很多医生出于不好意思询问有时候会跳过，要特别注意在一个好的隐私环境询问，保护患者隐私，否则容易得到虚假信息，尤其是一些性病、传染病患者。全科医生因要进行慢性病管理，应更加注重个人史的询问，包括患者的生活经历、受教育程度、业余爱好、生活卫生习惯、饮食起居习惯、运动习惯、疾病暴露因素、家庭生活周期事件与社区流行情况、吸烟饮酒、有无其他异嗜物和麻醉毒品接触史、重大精神创伤史等。老年人还应询问手机和网络能力、家庭成员情况、是否独居、性格特点、生活环境、社区环境、社区组织和人口、邻里关系等与老年人心理健康和疾病密切相关的情况。年轻患者需要注意询问工作压力与工作环境、人际关系、有无网络依赖、镇静剂/麻醉毒品接触史等。儿童要了解出生前母亲怀孕及生产过程、喂养史及生长发育史。农村患者还需询问家庭厨房、厕所、饮水卫生等情况。

（七）婚姻史

婚姻史包括未婚或已婚、结婚的年龄、配偶性格与健康状况、性生活情况及双方情感支持与交流。

（八）月经史与生育史

（1）月经史　包括月经初潮的年龄，月经周期和经期天数，经血颜色和量、有无痛经，白带有无异常，末次月经时间、闭经日期和绝经年龄，按照规范格式记录。

（2）生育史　包括采取优生优育的措施情况、人工或自然流产的次数、妊娠与生育次数、产后保健与恢复情况等，在询问时注意言语表达，必要时说明询问原因，以免引起患者的抵触情绪。

（九）家族史与家庭评估

家族史应询问双亲、兄弟姐妹及子女的健康情况，特别应询问是否患有类似疾病，有无与遗传或慢性传染病有关的疾病，对已死亡的直系亲属要问明死因与年龄。某些遗传性疾病还应了解父母双方的亲属。针对原因不明的与患者家庭相关的健康问题，需要对患者家庭的功能状态、家庭资源与家庭成员进行家庭评估，从而得出适合于个体、家庭问题的解决途径，实现以家庭为单位的照护模式。主要包括如下内容：

（1）家庭基本资料与家庭成员基本情况　家庭地址和电话，以及每位家庭成员的姓名、性别、年龄、家庭角色、职业、信仰、文化程度等。

（2）家庭环境　家庭地理位置、周边的环境、居家条件、邻里关系、社区服务状况等。

（3）家庭成员和家庭健康信念行为评估　包括家庭类型、角色、权力中心、感情氛围、沟通方式、健康价值观等，主要家庭生活事件、家庭生活周期、家庭问题、家庭凝聚力与自我保健及利用卫生资源途径等。

二、全科医生问诊的特点

全科医生在服务模式、工作分工、医患关系及问诊过程中与专科医生均有较大不同。首先，在问诊的内容和目的上，专科医生问诊时更关注疾病本身及相关治疗，而全科医生除注重疾病本身外，还应注重心理、家庭、社会因素及人文关怀。实现预防保健、常见病多发病诊疗与转诊、康复与慢性病管理、健康管理一体化的诊疗服务。其次，医患关系方面，专科医生与患者间多为不固定的关系，且表现为医方主动与患方被动，患者通常因单一疾病去医院短期诊治。而全科医生用全人理念对患者实行全程连续的身心照护，接诊后一般在患者参与下，共同配合，完成对患者的综合管理，医患关系也相对固定，以指导合作与共同参与式的关系为主。

因此，全科医生的问诊要兼顾患者的身体疾病及人文关怀，一方面，围绕疾病发生、发展及预后进行问诊；另一方面，要注意询问患者得病后的身心感受，深入地了解疾病对患者生活的影响，以及患者对疾病和健康想法，尽可能地了解和满足患者需求。只有这两方面兼顾问询才能算一个完整的全科问诊，有助于全科医生为患者制定个性化的诊疗方案。

（一）问诊导入

问诊开始时，医生应主动营造一种宽松和谐的环境，以解除患者的不安。运用沟通技巧和手段了解患者，打破僵局，如认真观察、表示欢迎的态度、专注倾听、平缓的语言、同理心等，均有助于在短时间内取得患者信任。一般以开放性问题作为问诊开始，如询问“您好！您希望我帮您解决什么问题?”

（二）现患疾病的问诊展开

首先询问患者此次就医的主要原因及识别疾病严重程度。大多数患者就诊是因躯体症状明显，因疾病本身引起的，要给予重视；有一部分患者由于疑病症或心理焦虑而就诊，本身没有器质性问题；还有一部分患者属于机会性就医，这就需要更多的交流从而发现患者可能的潜在问题。

全科问诊应按由表及里的顺序展开，采用开放式的问诊，不诱导、不推理、不受患者感受的限制。当了解到患者主要问题之后，可围绕问题逐一询问症状的诱因、时间、性质、程度、病程演变及就医经过等。从而在短时间内全面地了解患者的问题。在询问当前健康问题时，还应注意问诊时间的前后延伸，注意询问危险因素，制定个性化的诊疗方案，为患者遵医行为提供指导，全科医生必须掌握急危重症的识别和急救处理，对于复杂和疑难疾病，以及患者可能存在的提示疾病进展与恶化的危险信号，做到早期识别和干预，进行及时转诊。

（三）深入了解与疾病相关的背景因素

1. 了解疾病背景

随着生活水平的提高，很多全科医生面临的主要疾病与生活方式紧密相关，因此在问诊中除关注疾病的生物因素外，还要高度关注外环境中的非生物性致病因素，如精神压力、不良生活及饮食习惯、药物滥用等都会直接或间接地引发疾病。全科医生需要在了解这些疾病相关背景的基础上，才能更好地进行社会行为与生活方式干预，摆脱疾病困扰。

2. 了解个人及其心理背景

教育、收入和地位等因素均在一定程度上影响着身体健康，生活压力和低医保水平等负面因素均是疾病进展或死亡的间接因素。全科医生对这些弱势群体要尊重同情，尽量选择方便、价廉的适宜治疗与干预措施。精神心理因素在疾病的发生、发展及预后中起重要的作用，诸如家庭重大事故、婚变、失业、灾难等均可诱发焦虑、恐惧、失眠、血压升高及内分泌紊乱，继而导致精神及躯体性疾病。因此，全科医生需兼心理医生的角色与职责，应关注患者的性格、心理压力与生活挫折的防御能力等，及时掌握患者身心健康的关联状态，给予适当的心理干预。

3. 了解其家庭背景

全科诊疗过程中要注意询问患者家庭资源情况，以及患者在诊疗中获得的家庭情感与经济支持力度等，为实施家庭干预提供依据，为患者赢得家庭支持，减少家庭的不良影响，从而帮助患者坚定配合治疗和自我管理的意志，实现居家治疗与康复。

4. 了解其社会背景

包括文化修养、宗教信仰、社会地位和社会价值观念等。不同的社会背景因素对患者的疾病和心理会产生不同的影响，直接影响到问诊与交流效果、患者的依从性及疾病预后等。因此，探询患者的社会背景有助于了解其对疾病发病与预后的影响，利于争取社会支持手段辅助疾病管理，制定出适合患者、更能让患者接受的疾病管理策略。

5. 了解其社区背景

社区居住环境与人文环境是重要的疾病流行与控制条件，生活在同一个社区的居民一般具有类似的健康行为因素，会导致诸多与社区相关的疾病。社区居民在日常交往中相互影响，往往对健康和疾病有相似的认知，在疾病的诊治与康复的过程中可起到一定的同伴支持作用。全科医生既要关心社区因素对个体健康的影响，也需要关注社区人群的慢性病流行问题，因此需要了解社区背景。要利用社区这种新型社会自助的形式，组织社区病友会，搭建微信群、家属网等虚拟社区，动员社区资源，以促进健康与预防疾病，让社区成为患者的康复场所。

（四）引导患者就医行为

首先要了解患者对自身疾病的因果看法并肯定其正确的观点，同时让患者走出错误的疾病因果模式。其次要了解患者对健康和疾病的理念，很多患者常不重视疾病的严重程度和易感性，对疾病的后果缺乏理性认知，这类患者依从性较差。因此，全科医生应了解患者健康理念，采取针对性的教育形式触动患者的不良健康理念，令患者知晓不健康行为导致的危害。

对于一些严重影响生活质量的甚至存在伤残的慢性病患者接诊中可借助相关量表询问和评价疾病对生活质量的影响程度，获知患者对疾病的主观感受和体验，以便对诊疗进行临床和经济学的综合评价，选取最佳方案。对于严重影响患者生活质量的疾病，除采取缓解症状的治疗措施外，还应给予必要的心理辅导、心理支持、健康教育、护理指导等多种综合措施。

第三节　全科问诊方式与技巧

一、全科问诊方式

（一）以患者为中心的接诊五步骤模式

这是全科医生在卫生服务与医疗诊疗过程中的基本策略与基本程序。①倾听（listen，L）。站在患者的角度倾听，即换位思考，收集患者所有的健康问题以及对健康问题的认知与理解。②解释（explain，E）。详细收集资料后，向患者及家属解释对于上述健康问题的诊断与看法。③容许（acknowledge，A）。在说明病情后，容许患者有机会参与讨论，沟通彼此对病情的看法，使医患双方对健康问题达成共识。④建议（recommend，R）。医生按所达成的共识，提出对患者最佳或最合适的健康教育、检查与治疗建议。⑤协商（negotiate，N）。如患者对检查和治疗的建议仍存在疑虑，需与患者及家属进一步协商，最后确定医患双方均可接受的方案。

（二）全科医生的 BATHE 问诊方式

BATHE 问诊方式是一种开放式问诊方式，建立在生物—心理—社会医学模式基础上，遵循全科医学以人为中心的照顾模式，由 Stuart 和 Lieberman 在 1986 年介绍提出。强调从患者的背景、情感、烦恼、自我管理能力四方面收集信息，使对患者的心理评估显得简明而有序，有助于将生物医学与心理学结合在一起，提高沟通效率。①背景（background，B）。了解患者可能的心理或社会因素。②情感（affect，A）。了解患者的情绪状态。③烦恼（trouble，T）。了解问题对患者影响的程度。④处理（handling，H）。患者的自我管理能力。如“自己怎么处理的?”⑤移情（empathy，E）。了解患者的不幸，并表示理解和同情，使患者感受到医生的支持。

（三）全科问诊中的 RICE

要求全科医生快速了解患者就诊的原因、想法、忧虑和期望并对患者的情况做出总结与回应。体现的是以患者为中心的问诊方法。①原因（reason，R）。患者就诊的原因。如“为什么来看病?”②想法（idea，I）。了解患者对疾病的看法和理解。“您自己认为出了什么问题?”③担忧（concern，C）。了解患者的担心和忧虑。如“您最担心的是什么?”④期望（expectation，E）。了解患者对就诊结果的期望。如“您希望医生怎么帮你?”

二、全科问诊技巧

（一）问诊的基本技巧

一般的患者在就诊前常有紧张情绪，医生应主动营造一种宽松和谐的就诊环境，注意保护患者隐私，尽可能地让患者阐述他认为重要的情况或感受，追溯首发症状开始的确切时间，在问诊的两个项目之间适当的使用过渡语言，避免生硬；全科医生应注意观察患者的个体化特征，根据不同情况采用不同的问诊方式，包括开放性提问，如“您有哪里不舒服?”，直接提问如“您有头痛的情况吗?”，避免责难性提问、诱导性提问、连续的或者杂乱无章的提问等不正确的提问方式，导致收集到不准确或者不全面的信息而引起误诊、漏诊等；注意倾听的技巧，恰当地应用一些评价、赞扬或鼓励的语言，引起共鸣，取得患者信任，从而更快的得到更加准确全面的病史信息；询问患者经济情况与家庭支持、单位支持情况，给予精神上的支持，了解患者的期望、就诊的目的与要求，从而为患者提供针对性的信息与指导。很多情况下，患者答非所问或依从性差，是因为患者未理解医生的意思，可巧妙地应用各种方法检查患者的理解程度，尽量使用通俗易懂的语言交流，避免医学术语，适当地重复难理解部分；问诊结束时，应感谢患者的合作，说明医患合作的重要性，告知下一步处理措施及要求、下次就诊时间及随访计划等。

（二）重点问诊

重点问诊是指针对就诊的最主要或者“单个”问题（现病史）来问诊，并收集除现病史以外的与该问题密切相关的资料；重点问诊建立在全面问诊基础之上，要求全科医生掌握了全面问诊的内容与方法，并具有丰富的疾病与病理生理知识，具备病史资料分类和提出假设诊断的能力。重点病史采集基于患者表现的问题及紧急程度，全科医生应选择那些对该问题解决所必需的内容问诊，依据问诊的内容逐渐形成诊断假设，判断患者可能是哪些器官系统疾病。一旦明确了现病史的主要问题，指向了某些器官或者系统，形成初步的诊断假设，再针对该系统或器官进行全面问诊，通过直接提问等收集进一步的资料。

（三）特殊情况的问诊技巧

1. 小儿与精神疾病患者

由于小儿或者精神疾病患者本人难以提供交流，一般不是患者本人提供的病史资料，其家属可能会提供大量杂乱无章的资料，全科医生应结合医学知识综合分析，归纳整理后记录。

2. 多话与唠叨

患者不停地表述自己的看法，甚至简述很多与病史完全无关的内容，医生不易插话和提问，使病史采集不顺利，因此提问应限定在主要问题上，在患者提供不相干内容时，巧妙打断，但应有礼貌并且表述诚恳，切勿表现得不耐心而失去患者信任。

3. 愤怒与敌意

缺乏安全感的患者可能表现出愤怒与不满，他们可能在就诊时将这些情绪指向医生，如果在问诊中给患者一种态度生硬、举止鲁莽的感觉，更可能使患者怀有敌意。因此医生一定要注意言行举止，站在患者的角度换位思考，医生在问诊中一定不能发怒，应采取坦然、理解、不卑不亢的态度，尽量安抚患者，提问尽量缓慢而清晰，语气尽量缓和而诚恳，内容尽量限于现病史，根据患者情绪循序渐进地了解其他敏感问题，以免触怒患者。

第四节　全科医生应诊能力的评估

全科医生按照全科医学基本原则执行诊疗和应诊能力的评价，是当前全科医学面临的一个巨大挑战，是包括问诊在内的全科医生服务质量的评价，当前我国全科医生应诊能力评估的方法主要是集中在客观结构化的临床考核、小型临床评价练习、多元反馈等，缺乏对全科医生应诊能力的评价工具。国外的评价工具有莱斯特评估量表（Leicester assessment package，LAP）、戴维斯观察代码等。

LAP 最早在英国开发应用于全科医生的咨询能力，由 7 个类别、39 个条目组成，其中涉及问诊/病史采集部分占 20%，内容包括以下几方面：向患者做自我介绍；让患者感觉放松；让患者详述就诊的原因；专心聆听；把患者用的不恰当地词汇理解清楚；用简单清晰的问题提问；恰当地使用沉默；留意患者的语言和非语言线索；识别患者就诊原因；从患者和（或）其病历中找到相关和特异性信息帮助鉴别诊断；适当考虑患者的生理、心理和环境因素；有条理的收集资料。其中仅"用简单清晰地问题提问"一项就进一步再细化为四项，包括不要使用专业术语、避免引导性问题、用患者能理解的方式提问和确保患者能听到。通过这样的细化设置，使医生在问诊是明确知道自己应该注意的内容，对问诊过程中表现出来的强项和弱项清楚明晰，而应用 LAP 进行问诊效果的评估也更加明确和统一。

LAP 评估量表分为 A、B、C+、C、D、E 六个等级。A（85% 及以上）：所有评估条目均熟练掌握，即标准技能；B（75%~84%）：熟练掌握绝大部分条目的技能和能力；C+（65%~74%）：在绝大部分合适的病例中，对大部分条目的掌握达到较高或满意的标准；C（55%~64%）：对大部分条目的掌握达到满意的标准，在部分条目中有小的遗漏和（或）缺陷；D（45%~54%）：在几个条目中掌握不足，但是没有核心内容的遗漏和缺陷；E（44% 及以下）：出现几个主要的遗失和（或）缺陷，不被接受。

LAP 评估量表已被证实是一种评估全科医生应诊能力的有效工具，也可用于对全科医生接诊能力和沟通能力方面的培训，可根据评估结果找出被评估者弱点所在和原因，从而提出调整和改进意见。

第五节 问诊基本技能训练

一、门诊教学

全科门诊教学是全科教学中的重要部分，贴近全科医生的实际工作，为全科医学教育的实践教学提供理想的场所与环境，有助于学员沟通能力、独立思考和临床诊疗能力的训练。目前全科医学的门诊教学多采用单纯跟诊的形式进行，学员缺乏积极性，并缺乏独立判断病情及主动与患者沟通的机会，培训效果欠佳。部分培训采用在临床技能中心模拟实验室用标准化患者或医生模拟的形式进行问诊培训，具有一定的真实性和安全性，但也与临床的真实患者和真实场景有很大的区别。

国内部分培训基地采用 GP-IP 带教模式进行门诊教学，以培训对象问诊能力为导向，基于全科医生需求的导师门诊带教模式取得较好的效果。带教诊室一般含内外两个诊间，学员在外间接诊首诊患者，独立完成询问病史、体格检查、书写门诊病历、初步诊断和首要的处理，如开立辅助检查、药物治疗或转诊等。在此过程中导师在里间通过单项玻璃窗或通过电子教学技术观看，但不进行干预。学员完成上述过程后向导师进行汇报，导师对病史和体格检查做出相应补充，以确定进一步的诊治方案，完成患者就诊过程。当患者离开诊室后，学员对患者病情进行详细的病情分析，导师对患者沟通、病史询问、体格检查、临床思维等进行相应的指导和点评。

GP-IP 带教模式有助于培养学员独立思考与处理临床问题的能力、协调和沟通能力，切实提高学员门诊接诊能力。同时也对导师的带教能力提了更高的要求，需要在保证临床安全的基础上，充分培养和锻炼学员独立接诊能力和全科思维能力，提高学员的岗位胜任力。

二、基于互联网的职能问诊系统

随着计算机人工智能技术和互联网 + 医疗逐渐进入医疗领域，目前开发了很多具有人机对话功能的智能问诊系统和问诊训练系统，通过集合医疗大数据分析、云计算等互联网核心技术，将相关医疗数据、专业文献、临床指南和诊断流程进行人工智能化设计，基于深度学习技术与知识图谱算法模拟医生问诊流程，根据患者的症状提出可能出现的问题，反复验证后给出建议。

智能问诊系统在医生个体掌握生物医学经验的基础上，将大数据和人工智能对近似全样本病例的存储和分析作为参考，可在医生诊疗过程中进行提示，防止医生漏掉一些重要的疾病信息，并帮助医生对患者信息进行高效采集，提升医生的问诊效率和准确性，可有效弥补医生个体经验有限的问题，减少漏诊和误诊。疾病诊疗包、问诊软件包和智能问诊系统等目前在临床的应用仍处于研发和验证阶段，能起到一定的辅助、参考作用，随着对全科医生培养的重视程度不断提高，以及计算机技术和互联网 + 医疗的逐渐推进，在医疗和教学中也必然具有一定的应用前景。但是在实际的医疗工作和现实疾病的诊疗过程中，由于语言表达的复杂性和多样性、症状的不确定性、疾病的复杂性和个体差异性等原因，使之在实施和过程中也存在着许多问题，更不能替代医生进行疾病的诊断。同时全科医疗强调以人为中心，需将患者的健康状况与家庭、社会、心理等背景紧密联系，并强调运用家庭、人际关系、咨询以及心理指导等多方面的知识技能处理患者医疗问题，这些都必须依赖于全科医生自身的知识技能和经验，不能被任何辅助手段所替代。

（周应初）

第十四章　体格检查

第一节　体格检查器具及要求

体格检查是指检查者利用自己的感官和简便的工具，如体温计、听诊器、血压计、叩诊锤、检眼镜等（表 14–1），客观地进行人体状况检查的方法。体格检查是疾病诊断过程中最基本的手段，在疾病诊断和观察病情变化中有着不可替代的作用。

一、体格检查常用器具和物品

体格检查常用必要器具和物品、备选器具和物品，见表 14–1。

表 14–1　体格检查常用器具和物品

选择性	器具和物品
必要器具和物品	体温计、听诊器、血压计、电筒、压舌板、叩诊锤、卷尺、直尺、大头针或别针、棉签、检眼镜
备选器具和物品	检耳镜、检鼻镜、鹅颈灯、音叉、近视力表、胶布、纱布垫、手套、润滑油、便携血氧脉搏仪

二、体格检查基本要求

（1）检查者需仪表端庄、着装整洁、态度和蔼，要有较强的爱伤意识，关心、体贴、理解患者，有高度的责任感和良好的医德修养。

（2）检查室内应温暖、光线充足，以便患者可以充分地暴露检查部位，同时要注意保护患者隐私，检查完毕的部位及时遮蔽。

（3）检查时应指导被患者进行良好的配合，对于病情严重而无法配合者应根据情况尽量选择不给患者造成痛苦的检查方法。

（4）应注意避免交叉感染，检查前应洗手或用消毒液擦手，必要时可穿隔离衣等。

（5）一般检查者站在患者右侧，检查方法规范，手法正确、轻柔。

（6）全身体格检查时应全面、有序、重点、规范和正确。要按照一定的顺序进行，避免重复和遗漏。基本检查方法包括视、触、叩、听、嗅等。

第二节　体格检查基本方法

一、视诊

视诊是用眼睛观察患者全身或局部表现的诊断方法。视诊主要用于一般情况（包括年龄、性别、发育、营养状态、意识状态、面容、体位、步态、姿势等）、皮肤、黏膜病变等的检查。

二、触诊

触诊即检查者通过手接触被检查者部位时的感觉来进行判断的一种方法。

1. 感觉触诊法

通过手掌感触被检查者出现的体表震动，如语音震颤、胸膜摩擦感、心尖搏动、震颤等。

2. 浅部触诊法

检查者将一手放在被检查部位，用掌指关节和腕关节的协同动作以旋转或滑动方式轻压触摸。适用于浅表组织和病变的检查，如淋巴结、浅表软组织或血管、关节等检查。

3. 深部触诊法

检查者可利用单手或双手重叠由浅入深逐渐加力按压、滑动触摸等方法进行检查，主要用于检查和评估腹腔病变和脏器情况。深部触诊法又分为以下4种。

（1）深部滑行触诊法　常用于腹部深部包块和胃肠病变的检查。检查者右手四指并拢平放在腹壁上，嘱被检查者呼气同时逐渐向深部按压，触及包块或脏器后，用手带动皮肤在其上滑动触摸。如为肠管或条索状包块，应向垂直于长轴方向进行滑动触诊。检查时可边与被检查者交谈边检查，以分散其注意力，减少腹肌紧张。

（2）双手触诊法　常用于肝、脾、肾和腹腔肿物的检查。将左手掌放在被检查脏器或包块的背后部，右手置于检查部位，左手掌向右手方向托起，使被检查的脏器或包块位于双手之间。

（3）深压触诊法　主要用于探测腹腔内在病变的部位或确定压痛点。并拢示指和中指两指，垂直慢慢向深部施压，确定局部压痛的部位。检查反跳痛时，在手指深压的基础上稍停留2～3秒，迅速将手抬起，询问患者是否感觉疼痛加重。

（4）冲击触诊法　又称浮沉触诊法。一般只用于大量腹水时肝、脾及腹腔包块难以触及者。检查者右手示、中、环三指并拢，取70～90度角置于检查部位，做数次急速而较有力的冲击动作，用指端去感受腹腔脏器或包块浮沉的感觉。

三、叩诊

叩诊是用手指叩击身体表面某一部位，使之震动而产生音响，根据震动和响声的特点来判断被检查部位的脏器有无异常的一种方法。包括间接叩诊法和直接叩诊法。

1. 间接叩诊法

用左手中指紧贴于所检查部位的皮肤，以右手中指为叩诊指，以腕关节带动进行叩诊。叩击扳指的第二指节前端，每处 2～3 次，力度适中，均匀叩击。叩击方向应与叩诊部位的体表垂直。在检查患者肝区或肾区有无叩击痛时，检查者可将左手手掌平置于被检查部位，右手握成拳状，用其尺侧叩击左手手背，询问患者有无疼痛感。

2. 直接叩诊法

检查者右手中间三指并拢，用其掌面直接拍击被检查部位，借助于拍击的反响和指下的震动来判断病变情况。常用于气胸和中大量胸腔积液的检查。

四、听诊

听诊是检查者根据患者身体各部分活动时发出的声音判断正常与否的一种方法。常用听诊器进行，如呼吸音、心音、肠鸣音等。听诊器由耳件、体件和软管组成。

五、嗅诊

即通过检查患者皮肤、呼出气、分泌物、排泄物等的异常气味判断患者可能出现的情况。

第三节　一般检查

一、全身状况

（一）生命体征

包括体温、脉搏、呼吸、血压。

1. 体温

测量前嘱检查者安静休息 30 分钟，测试时体温计读数在 35 ℃以下。

（1）腋测法　测量前擦干腋窝汗液，将体温计头端放置腋窝深处，用上臂夹紧体温计，10 分钟后读数，正常值为 36～37 ℃。腋测法使用最为广泛。

（2）口测法　体温计头端置于舌下，紧闭口唇，5 分钟后读数，正常值为 36.3～37.2 ℃。口测法测量结果准确，但不适用于婴幼儿或神志不清者。

（3）肛测法　被检查者取侧卧位，将肛门体温计头端涂润滑油后，缓缓插入肛门，深度达温度计长度的一半，5 分钟后读数，正常值为 36.5～37.7 ℃。肛测法检查结果稳定，适用于小儿或神志不清者。

2. 脉搏

见血管检查部分。

3. 呼吸

见胸部体检部分。

4. 血压

血压的测量包括直接测量法和间接测量法。具体内容见第十二章第五节部分。

（二）发育

通常以年龄、智力和体格成长状态（包括身高、体重及第二性征）之间的关系来综合判断，以良好、中等、差来表示。儿童应测量头围。

（三）体型

根据身体各部发育的外观表现，成年人体型分为三种。①无力型：又称瘦长型，患者体高肌瘦，腹上角小于90°。②超力型：又称矮胖型，患者体格粗壮，腹上角大于90°。③正力型：又称匀称型，患者身体各部分结构匀称适中，腹上角约为90°。

（四）营养状态

根据皮肤、毛发、皮下脂肪和肌肉的发育情况进行综合评价。皮下脂肪的判断一般是测量前臂屈侧或上臂背侧下1/3处脂肪厚度。营养状态一般分三个等级：良好、中等、不良。

1. 良好

皮肤黏膜红润光泽、弹性好，皮下脂肪丰满，肌肉结实，指甲、毛发润泽，肋间隙和锁骨上窝深浅适中，肩胛部和股部肌肉丰满。

2. 不良

皮肤黏膜干燥、弹性差，皮下脂肪菲薄，肌肉松弛无力，指甲粗糙、毛发稀疏，肋间隙和锁骨上窝凹陷，肩胛骨和髂骨嶙峋突出。

3. 中等

介于两者之间。

（五）意识状态

它是指被检查者对环境和自身状态的认知和觉察能力，是大脑高级神经中枢功能活动的综合表现。临床分为意识清楚、嗜睡、意识模糊、谵妄及昏迷。

（六）面容

其是指面部呈现的状态。临床上常见的典型面容如下：

（1）急性病容　面色潮红，鼻翼扇动，表情痛苦。多见于急性感染性疾病。

（2）慢性病容　面容憔悴，面色晦暗，目光暗淡。多见于慢性消耗性疾病。

（3）贫血面容　面白苍白，唇舌色淡，表情疲惫。见于各种原因所致贫血。

（4）肝病面容　面色晦暗，面部有褐色色素沉着。

（5）肾病面容　面色苍白，眼睑、颜面水肿，舌色淡、舌缘有齿痕。

（6）甲状腺功能亢进症面容　面容惊愕，眼裂增宽，眼球突出，目光闪烁，兴奋不安。

（7）黏液性水肿面容　面色苍黄，颜面水肿、睑厚面宽、目光迟钝、眼眉稀疏。

（8）满月面容　面圆如满月，肤红，常伴痤疮和体毛增多。

（9）二尖瓣面容　面色晦暗，双颊紫红，唇微绀。

（七）体位

被检查者休息时身体的姿势和位置。可分为：

1. 自主体位

身体活动自如，不受限制。

2. 被动体位

患者不能随意调整或变换体位，见于极度衰弱或意识丧失者。

3. 强迫体位

为了减轻痛苦，患者不得不采用某种体位。

（1）强迫仰卧位 患者仰卧、双腿蜷曲。见于急性腹膜炎。

（2）强迫俯卧位 见于脊柱疾病。

（3）强迫侧卧位 见于单侧胸膜病变和大量胸腔积液。

（4）强迫坐位 见于心、肺功能不全者。

（5）强迫蹲位 见于先天性发绀型心脏病。

（6）强迫停立位 见于心绞痛患者。

（7）辗转体位 辗转反侧，坐卧不安。见于胆石症、肾绞痛者。

（8）角弓反张位 颈及脊背肌肉强直，头后仰，胸腹前凸，背过伸，躯干呈弓形。见于破伤风患者。

（八）姿势

指举止的状态。可受某些疾病的影响。

（九）步态

被检查者行走时表现的姿势。常见典型异常步态如下：

（1）蹒跚步态 身体左右摇摆，行如鸭步。见于佝偻病、髋关节脱位等。

（2）醉酒步态 行走时步态不稳如醉酒状。见于酒精及巴比妥中毒、小脑疾病等。

（3）共济失调步态 起步时高抬骤落，双目下视，脚间距宽，闭眼时不能保持平衡。见于脊髓病变者。

（4）慌张步态 小步前行，身体前倾，有难于止步之势。见于帕金森病者。

（5）跨阈步态 行走时须抬高下肢才能起步。见于腓总神经麻痹者。

（6）剪刀步态 由于下肢肌张力增高，迈步时下肢内收过度，两腿交叉呈剪刀状。见于脑性瘫痪和截瘫患者。

二、皮肤

皮肤病变可以是局部病变，也可以是全身疾病在皮肤的反应。皮肤的检查包括视诊和触诊。

（一）颜色

颜色与种族有关，同时也与毛细血管分布、色素含量和皮下脂肪厚度有关。检查颜色时注意有无苍白、发红、发绀、黄染和色素沉着等。

（1）苍白 常见于贫血，也可由寒冷、惊吓等引起的毛细血管痉挛、皮肤血管充盈不足。

（2）发红 由皮肤毛细血管扩张充血、血流加速、血量增加及红细胞量增多所致。

（3）发绀 皮肤呈青紫色，常出现在口唇、耳郭、面颊和肢端。主要原因为血液中还原型血红蛋白增多，见于右向左分流性先天性心脏病、呼吸衰竭等。

（4）黄染　皮肤黏膜发黄。轻微者仅见于巩膜和软腭黏膜，明显时见于皮肤。见于黄疸、胡萝卜素增高、长期服用含有黄色素的药物等。

（5）色素沉着　见于慢性肾上腺皮质功能减退、慢性肝肾疾病等。

（6）色素脱失　当体内缺乏酪氨酸酶时，酪氨酸不能转化为多巴而形成黑色素时发生色素脱失。常见于白癜风、白化病、白斑。

（二）湿度与出汗

（1）出汗过多　见于甲状腺功能亢进症、佝偻病、风湿病等。夜间睡眠后出汗称为盗汗，多见于结核病。

（2）无汗　见于维生素 A 缺乏症、黏液性水肿、硬皮病、尿毒症、脱水等。

（三）弹性

皮肤弹性与年龄、营养状态、皮下脂肪及组织间液体量等有关。检查部位常取手背或上臂内侧部位，用示指和拇指捏起，正常人于松手后皮肤迅速恢复平整；弹性减退时恢复减慢，见于老年人、慢性消耗性疾病和严重脱水患者。

（四）皮疹

常见皮疹类型有斑疹、丘疹、斑丘疹、荨麻疹、疱疹、玫瑰疹等。发现皮疹时仔细了解和记录皮疹出现与消失的时间、出诊顺序、分布部位、形态大小、颜色及压之是否褪色、有无瘙痒及脱屑等。

（五）皮下出血

根据皮下出血直径大小及伴随情况分以下几种。①瘀点：直径小于 2 mm。②紫癜：直径为 3～5 mm。③瘀斑：直径大于 5 mm。④血肿：片状出血并伴有皮肤隆起。

（六）蜘蛛痣与肝掌

皮肤小动脉末端分支扩张所形成的血管痣，形似蜘蛛故得名。大多分布在上腔静脉引流区域，如面、颈、手背、上臂、前胸等。检查方法是用钝头细物压迫蜘蛛痣中心，其放射状小血管即消失，去除压力后又复出现。蜘蛛痣的出现与肝脏对雌激素灭活作用下降有关。常见于急、慢性肝病。

（七）水肿

它是由于皮下组织的细胞内及组织间隙内液体过多所形成的。分为可凹性水肿和非可凹性水肿。根据水肿严重程度分为轻、中、重三度。

（1）轻度　仅见眼睑、胫骨前和踝部皮下组织水肿，指压后有轻度下陷，平复较快。

（2）中度　全身组织均可见明显水肿，指压后有明显下陷，平复缓慢。

（3）重度　全身组织严重水肿，皮肤张紧发亮，甚至有液体渗出，浆膜腔出现积液。

（八）毛发

毛发与种族、年龄、性别有关。毛发的多少及分布发生变化对临床诊断有辅助意义。

（1）体毛脱落　见于甲状腺功能低下、抗癌药物化疗、放射治疗、脂溢性皮炎等。

（2）体毛异常增多　见于肾上腺皮质功能亢进症、长期肾上腺皮质激素治疗等。

（九）其他

检查时应注意是否有妊娠纹、紫纹、瘢痕、皮下气肿、皮下结节等。

三、淋巴结

体格检查仅能检查身体各个部位浅表淋巴结。正常情况下，淋巴结直径为 0.2 ~ 0.5 cm，质地柔软，表面光滑无粘连，无压痛，不易触及。浅表淋巴结主要包括耳前、耳后、枕、颌下、颏下、颈前、颈后、锁骨上、腋窝、滑车上、腹股沟、腘窝淋巴结等。淋巴结视诊要注意局部皮肤是否隆起、颜色变化，有无皮疹、瘢痕、瘘管等。淋巴结触诊时检查者将示、中、环指并拢，指腹平放于被检查部位的表面进行滑动触诊。

（1）颌下淋巴结检查时，检查者用左手扶被检查者头部，使头倾向左前下方用右手触摸左颌下淋巴结；使头倾向右前下方，再用左手触摸右颌下淋巴结。

（2）颈部淋巴结检查时，被检查者头稍低，检查者双手紧贴检查部位进行触诊。依次检查前后区淋巴结。

（3）锁骨上窝淋巴结检查时，被检查者头稍前屈，检查者双手进行触诊，由浅部逐渐触摸至锁骨后深部。

（4）腋窝淋巴结检查右侧时，检查者右手握着被检查者右手，使其前臂稍外展，左手指并拢稍弯曲，自被检查者右上臂前方插入右侧腋窝，直达腋窝顶部，自腋窝顶部沿胸壁自上而下进行触摸，依次检查腋窝的内壁、外壁、前壁和后壁。检查左侧时用右手进行。

（5）滑车上淋巴结检查左侧时，检查者以左手托起被检查者左前臂，右手向滑车上由浅及深进行触摸。检查右侧时用左手触诊。

（6）腹股沟淋巴结检查时，被检查者平卧，下肢伸直，检查者分别触摸腹股沟淋巴结的上群和下群。

第四节　头颈部检查

一、头颅

头颅视诊时应注意大小、外形及有无异常活动。触诊时用双手触摸头颅每个部位，查看有无压痛和异常隆起。

二、颜面及其器官

（一）眼

1. 眼眉

眉毛稀疏或脱落，多见于腺垂体功能减退症、甲状腺功能减退症。

2. 眼睑

双侧眼睑下垂见于重症肌无力、先天性上睑下垂；单侧眼睑下垂常见于各种原因引起的动眼神经麻痹。眼睑水肿常见于肾炎、慢性肝病、营养不良、贫血、血管神经性水肿等。

3. 结膜

分睑结膜、穹窿部结膜、球结膜三部分。检查上睑结膜时需要翻转眼睑。眼睑充血和分泌物增多常见于结膜炎；结膜苍白见于贫血；球结膜水肿多见于肺性脑病、颅内压增高；大片结膜下出血可见于高血压、动脉硬化；有散在出血点见于感染性心内膜炎。

4. 巩膜

正常情况下为瓷白色。出现黄疸时表现为巩膜黄染。

5. 角膜

检查时用斜照光观察其透明度，注意有无云翳、白斑、溃疡、软化、新生管等。角膜周围血管增生常见于严重沙眼；角膜软化见于婴幼儿营养不良及维生素 A 缺乏。角膜边缘出现黄、棕褐色色素环，即 Kayser-Fleischer 环，为铜代谢障碍所致，见于肝豆状核变性（Wilson 病）。老年人可在角膜边缘出现灰白色浑浊的老年环。

6. 瞳孔

检查时应注意其形状、大小和位置、双侧是否等大和等圆，以及对光反射、调节反射和辐辏反射等。具体内容见第十二章第六节部分。

7. 眼球

注意检查眼球外形和运动。

（1）眼球外形　双侧眼球突出常见于甲状腺功能亢进症，单侧眼球突出多为局部炎症或眶内占位病变。双侧眼球下陷见于严重脱水，单侧眼球下陷见于 Horner 综合征和眶尖骨折。

（2）运动　检查六向运动，了解眼外肌（分别受动眼、滑车、外展三对脑神经支配）的功能。嘱患者固定头位，眼球随检查者手指移动。一般按左→左上→左下，右→右上→右下的顺序进行。

（3）震颤　双眼发生一系列规律、快速的水平或垂直不自主往返运动为眼球震颤。自发性眼球震颤见于耳源性眩晕、小脑疾病和视力严重低下等。

（二）耳

1. 外耳

检查有无耳郭畸形、痛风结节、耳郭红肿等。检查外耳道有无红肿、溢液，有无牵拉痛。外耳道脓性分泌物常见于中耳炎；有血液或脑脊液流出时应考虑颅底骨折。

2. 乳突

乳突压痛常见于化脓性中耳炎或乳突炎。

3. 听力

用粗略的方法了解被检查者的听力。

（三）鼻

1. 鼻外形

视诊时观察鼻部皮肤颜色和外形的改变。鼻梁部皮肤出现红色斑块并向两侧面颊扩展，见于系统性红斑狼疮。鼻梁塌陷为鞍鼻，常见于鼻骨骨折、先天性梅毒等。

2. 鼻中隔

检查有无偏曲、穿孔。穿孔常见于感染、肿瘤。

3. 鼻出血和鼻腔分泌物

鼻出血多为单侧，见于外伤、鼻腔感染、鼻咽癌等。双侧出血多由全身性疾病引起。黏稠发黄或发绿的分泌物为鼻或鼻窦化脓性炎症引起。

4. 鼻窦

检查顺序为额窦、筛窦和上颌窦。鼻窦压痛常见于各种鼻窦炎。

（四）口

口的检查包括口唇、口腔内器官和组织、口腔气味等。

1. 口唇

查看有无苍白、发绀、水肿、疱疹。

2. 黏膜

查看有无出血点或瘀斑、麻疹黏膜斑（Koplik 斑）、黏膜疹、溃疡。黏膜疹常见于猩红热、风疹等。鹅口疮为白念珠菌感染。

3. 牙齿

检查有无龋齿、残根、缺齿和义齿等。

4. 牙龈

牙龈水肿及溢脓见于牙周炎；牙龈游离缘出现蓝灰色点线为铅线，见于慢性铅中毒。

5. 舌

伸舌偏斜见于舌下神经麻痹；伸舌震颤见于甲状腺功能亢进症。草莓舌见于长期发热和猩红热；地图舌见于核黄素缺乏；牛肉舌见于烟酸缺乏；镜面舌见于恶性贫血、缺铁性贫血。

6. 咽及扁桃体

咽部黏膜充血、水肿见于急性咽炎；咽后壁簇状淋巴滤泡增生呈鹅卵石样，见于慢性鼻炎、鼻窦炎、慢性咽炎。检查扁桃体有无充血、肿大和脓性分泌物。扁桃体肿大分三度：不超过咽腭弓为Ⅰ度，超过咽腭弓为Ⅱ度，达到或超过咽后壁中线为Ⅲ度。

7. 口腔异味

牙龈炎、牙周炎可引起口臭。全身性疾病所致的口腔异味有：糖尿病酮症酸中毒出现烂苹果味；尿毒症患者可有尿味；肝硬化有肝臭味；有机磷中毒者可有大蒜味。

三、颈部

1. 颈部外形与分区

正常人颈部直立，双侧对称。颈部每侧分为两个大三角区：颈前三角和颈后三角。

2. 颈部血管

平卧时颈静脉充盈水平不超过锁骨上缘至下颌角之间的下 2/3 以内。坐位或半坐位时若颈静脉明显充盈、扭曲称为颈静脉怒张，提示静脉压增高，常见于右心衰竭、心包积液、上腔静脉阻塞综合征，以及胸腔、腹腔压力增加等。颈动脉搏动增强常见于主动脉瓣关闭不全、高血压、甲状腺功能亢进症及严重贫血等。在颈部大血管区域听到血管性杂音，应考虑颈动脉或椎动脉狭窄。

3. 甲状腺

（1）视诊　正常人甲状腺外观不突出。被检查者做吞咽动作时，可见甲状腺随吞咽动作而向上移动。

（2）触诊　有前面触诊和后面触诊两种方式。

①前面触诊：检查者一手拇指用力于一侧甲状软骨，将气管推向对侧，另一手示、中指在对侧胸锁乳突肌后缘向前推挤甲状腺侧叶，拇指在胸锁乳突肌前缘触诊，并嘱患者做吞咽动作，可触及甲状腺。

②后面触诊：检查者一手示、中指施压于一侧甲状腺软骨，将气管推向对侧，另一手拇指在对侧胸锁乳突肌后缘向前推挤甲状腺，示、中指在胸锁乳突肌前缘触诊甲状腺，同时配合做吞咽动作。

（3）听诊　触及甲状腺肿大时，应进行听诊检查。出现杂音常见于甲状腺功能亢进患者。

甲状腺肿大分为三度：不能看到但能触及为Ⅰ度肿大；能看出，甲状腺肿大未超过胸锁乳突肌外缘者为Ⅱ度肿大；甲状腺肿大超过胸锁乳突肌外缘者为Ⅲ度肿大。引起甲状腺肿大的常见病因有甲状腺功能亢进症、单纯性甲状腺肿、桥本甲状腺炎（慢性淋巴细胞性甲状腺炎）、亚急性甲状腺炎、甲状腺瘤、甲状旁腺癌等。

4. 气管

（1）检查气管是否居中　检查时被检查者颈部处于自然直立状态。①方法一：检查者将示指与环指分置于双侧胸锁关节上，以中指置于气管上，观察中指是否位于示指与环指中间。②方法二：检查者将示指置于气管与双侧胸锁乳突肌之间的间隙，通过观察两侧间隙的宽度判断气管是否居中。

（2）气管移位的意义　①向健侧移位：常见于大量胸腔积液、气胸等。②向患侧移位：常见于肺不张、胸膜粘连等。

第五节　胸部检查

一、胸部体表标志

胸部体表标志包括骨骼标志、垂直线标志、自然陷窝、肺和胸膜的界限。

1. 骨性标志

（1）胸骨柄　胸骨柄上部两侧与左右锁骨的胸骨端相连接，下方与胸骨体相连。

（2）胸骨角（Louis 角）　胸骨柄与胸骨体的连接处，其两侧分别与左右第 2 肋软骨相连接。平气管分叉、心房上缘、上下纵隔交界、第 4 胸椎下缘。

（3）肩胛骨　被检查者双臂下垂，肩胛下角可作为第 7 或第 8 肋骨水平的标志，或相当于第 8 胸椎水平。

（4）腹上角　为左右肋弓，又称胸骨下角，相当于横膈的穹窿部。

（5）脊柱棘突　脊柱棘突是后正中线的标志。第 7 颈椎棘突最明显，用于计数椎体。

（6）肋脊角　是第 12 肋与脊柱的成角，其内为肾脏和输尿管起始部。

2. 垂直线标志

包括前正中线、锁骨中线、胸骨线、胸骨旁线、腋前线、腋中线、腋后线、肩胛下角线（肩胛线）、后正中线。

3. 自然陷窝

包括腋窝、胸骨上窝、锁骨上窝、锁骨下窝肩胛上区、肩胛间区、肩胛下区。其中腋窝和锁骨上窝是触诊浅表淋巴结的重要部位。

4. 肺和胸膜的界限

肺下界最为重要，分别位于锁骨中线（右）第 6 肋间、腋中线第 8 肋间、肩胛线第 10 肋间。

二、胸壁、胸廓及乳房

（一）胸壁

观察胸壁静脉有无充盈、曲张。胸壁静脉充盈或曲张常见于上、下腔静脉血流受阻建立侧支循环。血流方向向下见于上腔静脉阻塞，血流方向向上见于下腔静脉阻塞。观察胸壁皮肤有无皮疹、蜘蛛痣、皮下气肿，有无胸壁压痛；肋间隙有无回缩或膨隆。

（二）胸廓

观察胸廓形态。正常胸廓两侧大致对称，呈椭圆形，前后径：左右径约为 1：1.5。

（1）桶状胸　前后径：左右径≥1，伴肋间隙增宽，见于肺气肿。

（2）扁平胸　前后径不及左右径的一半。见于瘦长体型或慢性消耗性疾病。

（3）佝偻病胸　为佝偻病所致胸廓改变，包括佝偻病串珠、肋膈沟、漏斗胸、鸡胸。

（4）脊柱畸形所致胸廓畸形　脊柱前凸、后凸或侧弯而导致胸廓两侧不对称。

（5）单侧胸廓形态异常　单侧胸廓膨隆见于大量胸腔积液、气胸等；单侧胸廓塌陷见于胸膜肥厚粘连、大面积肺不张、肺叶切除术后等。

（三）乳房

1. 视诊

（1）对称性　注意两侧乳房是否对称。

（2）皮肤改变　表面皮肤有无发红、溃疡。“橘皮样”改变多见于乳腺恶性肿瘤，常由于肿瘤细胞机械性阻塞皮肤淋巴管引起淋巴水肿所致。皮肤回缩可见于外伤、炎症或肿瘤。

（3）乳头　注意乳头的位置、大小、对称性，有无内陷。近期出现乳头内缩提示肿瘤的可能；出现乳头分泌物时应注意其颜色、有无出血等。分泌物常见于不同类型的炎症。出血常见于导管内良性乳突状瘤或恶性肿瘤。

2. 触诊

检查时手指和手掌平放在乳房上，以指腹施压，旋转或滑动触诊。检查左侧乳房时，从外上象限开始沿顺时针分别触诊四个象限；检查右侧乳房时，从外上象限开始沿逆时针分别触诊四个象限，最后触诊乳头。检查乳房的硬度和弹性、有无压痛和肿块。发现肿块时注意其部位、大小、表面、硬度、活动度及有无压痛等。恶性肿瘤常表现为表面凹凸不平、质地坚硬而活动度差，通常压痛不明显。

三、肺和胸膜

（一）视诊

1. 呼吸运动

（1）正常情况下，胸式呼吸多见于成年女性，腹式呼吸多见于成年男性及儿童。

（2）呼吸运动类型变化的临床意义　①胸式呼吸减弱或消失多见于肺及胸膜炎症、胸壁或肋骨病变。②腹式呼吸减弱或消失常见于腹膜炎、大量腹水、肝脾显著肿大、腹腔巨大肿物、妊娠等。

（3）呼吸运动强弱变化的临床意义　呼吸浅快常见于肺、胸膜疾患，呼吸肌运动受限（如膈肌瘫痪、肠胀气、大量腹水）。②呼吸深快可见于剧烈运动、情绪激动、库斯莫尔呼吸。

（4）呼吸时相变化　①吸气相延长：吸气时出现胸骨上窝、锁骨上窝及肋间隙向内陷，即“三凹征”。常见于上呼吸道部分阻塞患者。②呼气相延长：常伴有桶状胸、哮鸣音等异常体征。主要见于哮喘、慢性阻塞性肺疾病。急性左心衰竭时亦可出现，称为“心源性哮喘”，需与支气管哮喘相鉴别。

2. 呼吸频率

（1）正常成人静息状态下，呼吸为12～20次/分，与脉搏之比为1∶4。新生儿呼吸约为44次/分。节律均匀而整齐。

（2）呼吸运动频率变化　①呼吸过快：呼吸频率>24次/分，见于发热、缺氧、酸中毒、贫血等。一般体温升高1℃，呼吸约增加4次/分。②呼吸过缓：频率<12次/分，见于呼吸中枢抑制及颅内压增高等。

3. 呼吸节律

正常人呼吸节律基本上均匀而整齐。病理状态下会出现各种呼吸节律的变化。

（1）潮式呼吸　是一种由浅慢逐渐变为深快，再由深快转变为浅慢，随之出现一段呼吸暂停后，又开始前述变化的周期性呼吸。见于药物所致呼吸抑制、充血性心力衰竭、大脑损害。

（2）间停呼吸　表现为有规律呼吸几次后，突然停止，一段时间后又开始呼吸，周而复始。见于颅内压增高、药物所致呼吸抑制、大脑损害。

（3）库斯莫尔呼吸　呼吸深快，见于代谢性酸中毒。

（4）叹息样呼吸　在一段正常呼吸节律中插入一次深大呼吸，并伴有叹息声。见于焦虑症或抑郁症。

（二）触诊

胸部触诊包括胸廓扩张度、语音震颤、胸膜摩擦感。

1. 胸廓扩张度

检查者双手放在被检者胸廓前下部，双拇指分别沿两侧肋缘指向剑突，拇指尖在正中线接触或稍分开。嘱患者进行平静呼吸和深呼吸，利用手掌感觉双侧呼吸运动的程度和一致性。胸廓扩张度减弱的一侧往往为病变侧。

2. 语音震颤

检查语音震颤时，可采用双手或单手进行。检查者用手的尺侧缘放于两侧胸壁对称部位，嘱被检查者用同等强度重复发“yi”长音，由上而下，左右对比。语音震颤减弱常见于肺气肿、大量胸腔积液、气胸、阻塞性肺不张等；增强见于肺实变（如大叶性肺炎、接近胸膜的肺内巨大空腔等）。

3. 胸膜摩擦感

检查者以手掌平放于前胸下前侧部或腋中线第5、第6肋间，嘱被检查者深慢呼吸。触到吸、呼两相的粗糙摩擦感即为胸膜摩擦感，常见于纤维素性胸膜炎。

（三）叩诊

胸部叩诊包括对比叩诊、肺界叩诊和肺下界移动度。

1. 对比叩诊

主要检查有无异常叩诊音。从第2肋间开始，左右对比，上下对比；自上而下，逐个肋间进行叩诊。叩诊肩胛间区时扳指与脊柱平行。正常肺野叩诊呈清音。心肺及肝肺交界处叩诊呈浊音，肝脏和心脏部位叩诊呈实音，胃泡区叩诊呈鼓音，又称 Traube 鼓音区。叩诊肺野时若出现浊音或实音、过清音、鼓音，均为叩诊音异常。

（1）浊音或实音　浊音是当叩击被少量含气组织覆盖的实质脏器时产生的声音。肺野叩诊为浊音或实音见于肺大面积含气量减少或不含气的病变，如大叶性肺炎、肺不张、肺肿瘤等；胸膜增厚或胸腔积液（实音）等。

（2）过清音　见于肺含气量增多的情况，如肺气肿、肺充气过度（哮喘发作）。

（3）鼓音　常见于气胸，偶见于靠近胸壁的直径 >3 ~ 4 cm 的空洞或空腔。

2. 肺界叩诊

（1）肺上界　内侧为颈肌，外侧为肩胛带。检查者自斜方肌前缘中央部开始叩诊，逐渐向外侧叩诊，当清音变为浊音时，为肺上界的外侧终点。再从中央部向内侧叩诊，至清音变为浊音时，为肺上界的内侧终点。该清音带的宽度即为肺尖的宽度，正常为4 ~ 6 cm。肺上界变窄或呈浊音，常见于肺结核肺尖浸润、纤维性变及萎缩。肺上界变宽见于慢性阻塞性肺疾病。

（2）肺前界　正常肺前界相当于心脏的绝对浊音界。

（3）肺下界　正常肺下界在右锁骨中线第6肋间、左右腋中线第8肋间、左右肩胛下角线第10肋间。体型瘦长者可下移1个肋间，体型肥胖者可上移1个肋间。左锁骨中线上有心脏影响，不检查肺下界。肺下界上移见于肺不张、胸腔积液、膈肌瘫痪、肝大等。单侧肺下界下移可见于气胸，双侧下移常见于阻塞性肺气肿。

（4）肺下界移动度　先于被检查者平静呼吸时叩出肺下界，然后嘱被检查者深吸气后屏气，同时向下叩诊，清音转为浊音做一标记；恢复平静呼吸，然后再深呼气后屏气，自肩胛下角下方开始向下叩诊至浊音时标记。两标记之间的距离即为肺下界移动度，正常为6 ~ 8 cm。肺下界移动度减小见于多种肺实质和肺间质疾病，以及胸腔积液和胸膜粘连等。

（四）听诊

胸部听诊包括呼吸音、啰音、语音共振和胸膜摩擦音。听诊时一般由肺尖开始，自上而下分别检查前胸部、侧胸部和背部，并与对称部位进行对比。被检查者微张口均匀呼吸，必要时深呼吸或咳嗽后立即听诊，有助于发现不明显的体征。

1. 正常呼吸音的种类和分布

（1）肺泡呼吸音　大部分肺野听诊区均可听及。

（2）支气管呼吸音　于喉部、锁骨上窝、背部第6、第7颈椎，以及第1、第2胸椎附近均可听到。

（3）支气管肺泡呼吸音　于胸骨两侧第1、第2肋间隙，肩胛间区第3、第4胸椎水平及肺尖前后部可听及。

2. 异常呼吸音

（1）异常肺泡呼吸音　肺泡呼吸音减弱或消失发生原因有胸廓活动受阻、呼吸肌疾病、支气管阻塞、压迫性肺膨胀不全、腹部疾病等。肺泡呼吸音增强发生原因有机体需氧量增加、缺氧兴奋呼吸中枢、血液酸度增高刺激呼吸中枢等。

（2）异常支气管呼吸音　在正常肺泡呼吸音分布区域听到支气管呼吸音均为异常支气管呼吸音，或称管样呼吸音。引起的原因有肺组织实变、肺内大空腔、压迫性肺不张。

（3）异常支气管肺泡呼吸音　为在正常肺泡呼吸音分布区域听到支气管肺泡呼吸音。常见于支气管肺炎、肺结核、大叶性肺炎初期或胸腔积液上方肺膨胀不全的区域。

3. 啰音

啰音是呼吸音以外的附加音，正常情况下不存在。可分为干性啰音和湿性啰音。

（1）湿性啰音　是因气体通过呼吸道内存在的稀薄分泌物时产生水泡并破裂而形成。特点为断续而短暂，多见于吸气相。分为粗、中、细湿啰音（又称为大、中、小水泡音）以及捻发音。①粗湿啰音发生于气管、主支气管或空洞部位，多出现在吸气早期，常见于支气管扩张、肺水肿及肺结核等。②中湿啰音发生于中等大小的支气管，一般出现在吸气中期，多见于支气管炎、支气管肺炎。③细湿啰音发生于小支气管，多在吸气后期出现，常见于细支气管炎、支气管肺炎、肺淤血等。

（2）干性啰音　其发生机制为气管、支气管或细支气管狭窄或部分阻塞。狭窄原因包括炎症、平滑肌痉挛、外压、新生物、黏稠分泌物。其特点为持续时间长、呼气相明显、强度及性质易变。干性啰音依据音调的高低可分为高调性干啰音（哮鸣音或哨笛音）及低调性干啰音（鼾音）。①高调性干啰音常见于小支气管或细支气管病变。双肺弥漫性分布的哮鸣音常见于哮喘、慢性支气管炎、心源性哮喘等；局限性哮鸣音常见于气道局部狭窄，如肿瘤、气道内异物。②低调性干啰音多见于气管或主支气管病变。

4. 语音共振

嘱被检查者用一般语调重复发“yi”长音，由听诊器听及。语音共振减弱见于支气管阻塞、胸腔积液、胸膜增厚、胸壁水肿及慢性阻塞性肺疾病等。

5. 胸膜摩擦音

由于炎症、纤维素渗出等致胸膜面变得粗糙时，可出现胸膜摩擦音。最常听见的部位是前下侧胸壁。意义同胸膜摩擦感。

四、心脏

（一）视诊

心脏视诊包括心前区隆起、心尖搏动、心前区异常搏动。

1. 心前区隆起

检查者双眼与胸廓同高，观察心前区有无隆起。心前区隆起多为先天性心脏病导致的心脏肥大。常见胸骨下段及胸骨左缘3、4、5肋间局部隆起。常见于Fallot四联症、二尖瓣狭窄、肺动脉瓣狭窄。胸骨右缘第2肋间局部隆起，多见于升动脉扩张、主动脉弓动脉瘤所致。

2. 心尖搏动

正常心尖搏动在左侧第5肋间，锁骨中线内0.5～1.0 cm，搏动范围直径为2～2.5 cm。体型瘦长或肥胖者可下移或上移1个肋间。心室扩大时心尖搏动位置会发生变化。左心室扩大时心尖搏动向左下移位，右心室扩大时心尖搏动向左侧移位。纵隔位置发生改变也会影响心尖搏动。因此能影响纵隔位置的肺脏、胸膜病变等都可引起心脏位置和纵隔位置移位，如阻塞性肺不张、胸膜肥厚、气胸。大量腹水、巨大肿瘤等腹腔病变使膈肌抬高，心脏呈横位，心尖搏动向外移位；体型瘦长、肺气肿等使膈肌下移，心脏呈垂位，心尖搏动向内下移位。心脏收缩时心尖搏动内陷称为负性心尖搏动，见于粘连性心包炎或心包与周围组织广泛粘连。

3. 心前区异常搏动

观察心前区其他部位有无异常搏动。胸骨左缘第3～4肋间搏动，多见于先天性心脏病所致的右心室肥厚；剑突下搏动可以是右心室收缩期搏动或腹主动脉搏动产生，病理情况下，前者见于肺源性心脏病右心室肥大，后者由腹主动脉瘤引起。胸骨左缘第2肋间搏动多见于肺动脉扩张或肺动脉高压；胸骨右缘第2肋间异常搏动见于升主动脉扩张。

（二）触诊

心脏触诊检查包括心尖搏动、震颤和心包摩擦感。心脏触诊时首先用右手全手掌置于心前区，确定触诊部位和范围，随后缩小到用手掌尺侧或并拢示指、中指及环指指腹触诊，必要时也可单指指腹触诊。触诊心前区震颤和心包摩擦感时用手掌小鱼际检查。

1. 心尖搏动

搏动位置同视诊，正常范围为2～2.5 cm。心尖搏动增强见于心肌收缩力增强或左室肥厚，如严重贫血、甲状腺功能亢进症、高血压等。抬举性搏动是左室肥厚的可靠体征。心尖搏动减弱且弥散见于心肌炎或扩张型心肌病。心尖搏动的位置改变意义如同视诊。

2. 心前区震颤

触诊时手掌感觉的细小振动。心前区震颤出现说明心脏存在器质性病变。心前区震颤的临床意义，见表14-2。

3. 心包摩擦感

在心前区或胸骨左缘第3、第4肋间触及，多呈收缩期和舒张期双相的粗糙摩擦感，收缩期、前倾体位和呼气末更为明显。常见于心包炎。

表 14-2 心前区震颤的临床意义

部位	时相	常见病变
胸骨右缘第 2 肋间	收缩期	主动脉瓣狭窄
胸骨左缘第 2 肋间	收缩期	肺动脉瓣狭窄
胸骨左缘第 3 ~ 4 肋间	收缩期	室间隔缺损
胸骨左缘第 2 肋间	连续性	动脉导管未闭
心尖区	舒张期	二尖瓣狭窄
心尖区	收缩期	重度二尖瓣关闭不全

（三）叩诊

1. 检查方法

通常采用间接叩诊法。被检者一般取平卧位，检查者以左手中指为叩诊扳指，扳指与肋间平行。如被检查者为坐位时，扳指与肋间垂直。

2. 叩诊顺序

一般先叩左界，后叩右界。从心尖搏动外侧 2 ~ 3 cm 处开始叩诊，其余各肋间可从锁骨中线开始，逐个肋间向上直至第 2 肋间。心尖搏动不能触及时，一般在第 5 肋间从腋前线由外向内叩诊。右界从锁骨中线肝上界上一肋间开始，由外向内逐一肋间向上叩诊。叩诊音由清音变为浊音时做标记，为心脏相对浊音界。叩诊结束后测量心脏外缘到前正中线的投影距离，精确到 0. 5 cm，并记录。同时记录左锁骨中线距前正中线的距离（表 14-3）。

表 14-3 正常成人心脏相对浊音界

右界（cm）	肋间	左界（cm）
2 ~ 3	Ⅱ	2 ~ 3
2 ~ 3	Ⅲ	3. 5 ~ 4. 5
3 ~ 4	Ⅳ	5 ~ 5
	Ⅴ	7 ~ 9

注：左锁骨中线距胸骨中线为 8 ~ 10 cm。

3. 心浊音界增大及形状改变

（1）左室扩大　心浊音界向左下扩大（主动脉型心或靴形心）。见于高血压、主动脉瓣病变。

（2）右室扩大　右室显著增大时心浊音界向左扩大，多见于肺源性心脏病。

（3）左右心室扩大　心浊音界向两侧扩大，左界向左下扩大。见于扩张型心肌病。

（4）左房扩大合并右室扩大　胸骨左缘第 3 肋间膨出（二尖瓣型心或梨形心）。见于二尖瓣狭窄。

（5）心包积液　心界向两侧扩大，且随体位改变。坐位时心界向双侧扩大，心底部正常，呈烧瓶样，卧位时心底部扩大。

（四）听诊

心脏听诊需注意心率、心律、心音、额外心音、杂音、心包摩擦音等特征。

1. 心脏瓣膜听诊区

通常有5个听诊区。①二尖瓣区：即心尖搏动最强点，又称心尖区；②肺动脉瓣区：在胸骨左缘第2肋间；③主动脉瓣区：在胸骨右缘第2肋间；④主动脉瓣第二听诊区：在胸骨左缘第3肋间；⑤三尖瓣区：在胸骨左缘第4、第5肋间。

2. 听诊顺序

一般心脏听诊时可从心尖区开始，逆时针方向依次听诊。心尖区→肺动脉瓣区→主动脉瓣区→主动脉瓣第二听诊区→三尖瓣区。

3. 心率、心律及心音

（1）心率　正常成人在安静、清醒状况下，心率为60～100次/分。心率>100次/分为心动过速，<60次/分为心动过缓。

（2）心律　正常人心律基本规则。随呼吸运动而变化常见于窦性心律不齐，一般无临床意义。听诊能发现的心律失常多见于期前收缩和心房颤动。期前收缩为提前出现的一次心跳，其后有长间歇。心房颤动的特点为心律绝对不齐、第一心音强弱不等和脉搏短绌。

（3）正常心音　正常情况下可听到第一心音（S_1）和第二心音（S_2）。S_1是二尖瓣和三尖瓣关闭时瓣叶振动所致，是心室收缩开始的标志，心尖部最清晰。S_2是血流在主动脉与肺动脉内突然减速，半月瓣突然关闭引起瓣膜振动所致，是心室舒张开始的标志，在心尖搏动后出现，与下一个S_1距离较远，心底部最清晰。S_2有两个主要部分，即主动脉瓣部分（A_2）和肺动脉瓣部分（P_2）。通常A_2在主动脉瓣区最清楚，P_2在肺动脉瓣区最清楚。

4. 心音的变化

（1）心尖部第一心音变化的临床意义

S_1增强见于：①二尖瓣从开放到关闭的时间缩短，如二尖瓣狭窄、P-R间期缩短（预激综合征）。②心肌收缩力增强，如交感神经兴奋性增加、贫血、甲状腺功能亢进症等。

S_1减弱见于：①二尖瓣关闭障碍/从开放到关闭的时间延长，见于二尖瓣关闭不全、P-R间期延长、二尖瓣狭窄瓣叶活动度差。②心肌收缩力下降。③急性主动脉瓣关闭不全。

（2）心底部第二心音增强的原因及其意义

①主动脉瓣区第二心音（A_2）增强：见于主动脉压增高，如高血压、动脉粥样硬化。

②肺动脉瓣区第二心音（P_2）增强：见于肺动脉压增高，如二尖瓣狭窄、二尖瓣关闭不全、左心衰竭等。左房压升高的情况、左向右分流的先天性心脏病、肺栓塞、特发性肺动脉高压等。

（3）心音分裂

①生理性分裂：吸气时，右心回心血量增加，肺动脉瓣关闭延迟，出现分裂，多见于青少年。

②通常分裂：右心室排血时间延长，肺动脉瓣关闭晚于主动脉瓣，吸气时分裂较呼气时明显，见于肺动脉瓣关闭延迟（右束支传导阻滞、二尖瓣狭窄、肺动脉瓣狭窄）、主动脉瓣关闭提前（二尖瓣关闭不全、室间隔缺损）。

③固定分裂：S_2 分裂不受呼吸影响，见于房间隔缺损。

④逆分裂：主动脉瓣关闭延迟，呼气时分裂较吸气时明显，多见于左束支传导阻滞、主动脉瓣狭窄、重度高血压。

（4）常见三音律产生机制、听诊特点及临床意义

1）舒张期额外心音见于以下几种。①奔马律：心率在 100 次/分以上，在 S_2 之后出现病理性 S_3 或 S_4，分别形成室性奔马律（舒张早期奔马律）或房性奔马律（舒张晚期奔马律）。室性奔马律提示左室舒张期容量负荷过重，心肌功能严重障碍。房性奔马律提示心室收缩期压力负荷过重，室壁顺应性降低，见于压力负荷过重引起心肌肥厚的心脏病。②开瓣音：见于二尖瓣狭窄，在心尖内侧最清晰，高调、拍击样，说明二尖瓣弹性和活动尚好。③心包叩击音：见于缩窄性心包炎，在心尖部和胸骨下段左缘最清晰，较强、短促。④肿瘤扑落音：见于左房黏液瘤，心尖部及胸骨左缘 3～4 肋间最清晰，可随体位变动而变化，音调较低。

2）收缩期额外心音见于以下几种。①收缩早期喷射音（又称收缩早期喀喇音）：在心底部最清晰，分为肺动脉喷射音和主动脉喷射音，分别见于肺动脉压增高、高血压及主动脉瓣病变。②收缩中、晚期喀喇音：见于二尖瓣脱垂，呈高调、短促、清脆，如关门落锁的 Ka-Ta 样声音，在心尖部及内侧最清晰，随体位而变化，常合并收缩晚期杂音。

5. 心脏杂音

听到杂音时应注意杂音的部位、时相、性质、强度、传导方向，以及杂音与体位和呼吸的关系。在听诊杂音时除上述的瓣膜区外还要注意心前区其他部位和锁骨下缘等部位有无杂音。心包摩擦音的听诊部位同心包摩擦感的触诊部位。

（1）杂音产生的机制　①血流加速；②瓣膜的器质性或功能性狭窄；③瓣膜的器质性或功能性关闭不全；④异常血流通道；⑤心腔异常结构；⑥血管的狭窄或扩张。

（2）杂音听诊要点　分析杂音应根据以下要点进行：①最响部位和传导方向；②杂音的时相（收缩期、舒张期、连续性）；③性质；④强度与形态。

（3）杂音的临床意义

生理性杂音应符合以下条件：只限于收缩期、心脏无增大、杂音柔和、吹风样、无震颤。生理性与器质性收缩期杂音的鉴别，见表 14－4。

表 14－4　生理性与器质性收缩期杂音的鉴别要点

鉴别点	生理性	器质性
年龄	儿童、青少年	不定
部位	肺动脉瓣区和（或）心尖区	不定
性质	柔和、吹风样	粗糙、吹风样、常呈高调
持续时间	短促	较长、常为全收缩期
强度	≤2/6 级	常≥3/6 级
震颤	无	3/6 级以上可伴有震颤
传导	局限	沿血流方向传导较远而广

1）收缩期杂音　①二尖瓣区：功能性杂音见于甲状腺功能亢进症、妊娠、贫血、发热、动静脉瘘、瓣膜相对性关闭不全（左心室扩大），器质性二尖瓣反流见于风湿性心瓣膜病、二尖瓣脱垂、乳头肌功能不全或断裂。②三尖瓣区：瓣膜相对性关闭不全（右心室扩大）、器质性三尖瓣反流少见。③主动脉瓣区：瓣膜相对性狭窄（主动脉扩张或粥样硬化、高血压）和器质性狭窄（先天性、风湿性、退行性变）。④肺动脉瓣区：功能性杂音（儿童和青少年常见）肺动脉瓣相对性狭窄（肺动脉高压所致肺动脉扩张）、器质性肺动脉瓣狭窄（先天性）。⑤胸骨左缘 3～4 肋间杂音：室间隔缺损或室间隔穿孔。

2）舒张期杂音　①二尖瓣区：相对性二尖瓣狭窄（Austin-Flint 杂音）、器质性二尖瓣狭窄（风湿性或先天性）。②三尖瓣区：三尖瓣狭窄（极少见）。③主动脉瓣区：主动脉瓣关闭不全。④肺动脉瓣区：Graham-Steell 杂音（肺动脉扩张导致肺动脉瓣相对性关闭不全多见于二尖瓣狭窄伴明显的肺动脉高压）。⑤连续性杂音：见于动脉导管未闭。

6. 心包摩擦音

在心前区或胸骨左缘第 3/4 肋间最响亮，坐位前倾及呼吸末更明显。音质粗糙、高调、搔抓样、比较浅，与心搏一致，屏气时不消失，此可和胸膜摩擦音鉴别。

五、外周血管检查

（一）脉搏

1. 脉率、脉律、强弱

正常成人脉率在安静、清醒状态下为 60～100 次/分。脉搏的节律可以反映心脏的节律。各种心律失常的患者均可影响脉律。

2. 脉波

常见异常脉搏有水冲脉、交替脉和奇脉。水冲脉表现为脉搏骤起骤落。交替脉系节律规则而强弱交替的脉搏，常见于左心衰竭。奇脉系吸气时脉搏明显减弱或消失，见于右心室充盈受限（如心脏压塞和心包缩窄）或胸膜腔内压显著增加（重症哮喘）。

（二）血管杂音

1. 静脉杂音

多无临床意义。肝硬化门脉高压所致腹壁静脉曲张时可在上腹或脐周出现静脉营营声。

2. 动脉杂音

多见于局部血流丰富（如甲状腺功能亢进症）、血管狭窄（粥样硬化、大动脉炎）、动静脉瘘等。

3. 周围血管征

脉压显著增加时可出现周围血管征，包括水冲脉、毛细血管搏动征、枪击音和 Duroziez 双重杂音。常见于主动脉关闭不全、甲状腺功能亢进症等。

第六节　腹部检查

腹部体检时为避免触诊造成患者肠道蠕动等变化影响检查结果，以及触诊时疼痛加重给进一步检查造成困难，体检顺序通常采用视、听、触、叩的顺序。

一、腹部体表标志及分区

（一）体表标志

包括肋弓下缘、剑突、腹上角、脐、髂前上棘、腹直肌外缘、腹中线、腹股沟韧带、耻骨联合和脊肋角。

（二）腹部分区

1. 四区分法

通过脐画一水平线与垂直线，两线相交将腹部分为四区，即左、右上腹部和左、右下腹部。

2. 九区分法

由两条水平线和两条垂直线将腹部分为“井”字形形成九区。上水平线为两侧肋弓下缘连线，下水平线为两侧髂前上棘连线，两条垂直线通过左右髂前上棘至腹中线连线的中点。九区为左右上腹部（季肋部）、左右侧腹部（腰部）、左右下腹部（髂窝部）及上腹部、中腹部和下腹部。

二、腹部视诊

腹部视诊的主要内容有腹部外形、呼吸运动、腹壁静脉、胃肠型和蠕动波、腹壁其他情况。

1. 腹部外形、腹围

（1）外形　正常成人平卧时前腹面大致处于肋缘至耻骨联合连线水平或略低，称为腹部平坦。明显高于该水平称为腹部膨隆，明显低于该水平称为腹部凹陷。全腹膨隆见于腹腔积液、积气、胃肠胀气、腹腔巨大包块。局部膨隆见于脏器肿大、肿瘤或炎性包块、腹壁肿物、疝等。全腹凹陷见于消瘦、脱水、恶病质。

（2）腹围测量　排尿后平卧，软尺绕脐一周在同样条件下进行动态测量，主要用于观察腹水量的变化。

2. 呼吸运动

男性及小儿以腹式呼吸为主，成年女性以胸式呼吸为主，腹壁起伏不明显。腹式呼吸减弱常见于腹膜炎症、腹水、急性腹痛、腹腔内巨大肿物或妊娠等；腹式呼吸消失见于胃肠穿孔致急性腹膜炎或膈肌麻痹等。

3. 腹壁静脉

正常人腹壁皮下静脉一般不可见，但在消瘦、老人或皮肤白皙者可见静脉显露。病理情况下可见腹壁静脉曲张。判断曲张静脉的血流方向可以辨别腹壁静脉曲张的来源。选择一段没有分支的腹壁静脉，用一手示指和中指指腹压在静脉上，然后一指紧压不动，另一指紧压静脉向外滑动，挤出该段静脉内血液，至一定距离后抬起该手指，观察静脉充盈速度，即可看出血流方向。门脉高压时，血流方向以脐为中心向四周伸展，称为“海蛇头”或“水母头”；上腔静脉阻塞时，上腹壁和胸壁静脉血流方向向下；下腔静脉阻塞时静脉血流方向向上。

4. 胃肠型和蠕动波

正常人不出现。胃肠道梗阻时，梗阻近端的胃或肠段饱满而隆起，可呈现胃肠的轮廓，同时伴有该部位的蠕动增强，可看到蠕动波。

（1）胃蠕动波　蠕动波自左季肋部向右推进，至右腹直肌下消失，此为正蠕动波。有时可见自右向左的逆蠕动波。

（2）肠型和肠蠕动波　常伴高调肠鸣音。小肠梗阻时肠型位于脐部，蠕动波方向不定；结肠远端梗阻时肠型和蠕动波位于腹部周边。

三、腹部听诊

腹部听诊内容主要有肠鸣音、血管杂音、摩擦音和搔刮试验等。

（一）肠鸣音

一般以右下腹部作为肠鸣音听诊点。正常情况下，每分钟为 4 ~ 5 次。肠鸣音变化情况如下。

1. 肠鸣音活跃

肠鸣音活跃是指肠鸣音 > 每分钟 10 次，音调不特别高亢。见于急性胃肠炎、服用泻剂或胃肠道大出血。

2. 肠鸣音亢进

肠鸣音亢进是指肠鸣音次数多且响亮、高亢，甚至呈金属音。见于机械性肠梗阻。

3. 肠鸣音减弱

肠鸣音减弱是指肠鸣音次数明显减少，数分钟一次，声音较弱。见于老年性便秘、腹膜炎、胃动力低下、低钾血症。

4. 肠鸣音消失

肠鸣音消失是指持续听诊超过 2 分钟以上未听到肠鸣音，用手指轻叩或轻弹腹部仍未听到肠鸣音的情况。见于急性腹膜炎或麻痹性肠梗阻。

（二）血管杂音

听诊部位为脐周（主动脉）和腹部两侧上方（肾动脉）。

1. 动脉血管杂音

脐周的收缩期杂音见于腹主动脉瘤或腹主动脉狭窄。左右上腹部的收缩期杂音常提示肾动脉狭窄。

2. 静脉血管杂音

静脉血管杂音为连续性潺潺声，无收缩期和舒张期性质。常位于脐周或上腹部，尤其是腹壁静脉曲张严重处，提示门静脉高压。

（三）摩擦音

在脾梗死致脾周围炎、肝周围炎或胆囊炎累及局部腹膜等情况下，于深呼吸时可听到摩擦音。

（四）搔刮试验

被检查者取仰卧位，检查者左手将听诊器体件放置于检查者右肋缘肝脏表面，右手示指在上腹部沿听诊器体件等距离搔刮腹壁，未至肝缘时，声音为遥远而轻微，当搔刮至肝脏表面时，声音增强而近耳。

四、腹部叩诊

（一）腹部叩诊音

腹部叩诊以鼓音为主。鼓音区缩小见肝脾极度肿大、腹腔内肿瘤、大量腹水。鼓音区扩大见于胃肠高度胀气、胃肠穿孔。

（二）肝脏及胆囊叩诊

1. 肝界

（1）肝上界　自上而下沿右锁骨中线、右腋中线和右肩胛线叩诊，叩诊由清音转为浊音时为肝上界。

（2）肝下界　由腹部鼓音区沿右锁骨中线、正中线向上叩诊，由鼓音转为浊音肝下界。均匀体型者正常肝上界在右锁骨中线第 5 肋间，下界位于右季肋部下缘；肝上下径为 9 ~ 11 cm。在右锁骨中线肝上界为第 7 肋间、下界第 10 肋间水平；右肩胛线上肝上界为第 10 肋间。

2. 胆囊

叩诊检查胆囊区有无叩击痛，胆囊区叩击痛是胆囊炎的重要体征。

3. 肝浊音界扩大

见于肝癌、病毒性肝炎、肝脓肿、肝淤血等。肝浊音界缩小见于急性重型病毒性肝炎、肝硬化、胃肠胀气等。

（三）胃泡鼓音区

胃泡鼓音区位于左前胸下部肋缘以上，呈半圆形，是胃底穹窿含气而形成的。

（四）脾脏叩诊

脾脏叩诊宜采用轻叩法。正常脾脏位于左腋中线 9 ~ 11 肋间，呈浊音，浊音区长度为 4 ~ 7 cm，前界不超过腋前线，脾浊音界扩大见于各种原因所致脾肿大。浊音界缩小见于左侧气胸、胃扩张、鼓肠等。

（五）移动性浊音

检查时先让被检查者仰卧，由脐部开始向左侧叩诊，直至出现浊音，叩诊扳指不动，嘱被检查者右侧卧，再次叩诊，如变为鼓音即为移动性浊音阳性。为避免腹腔内脏器或包块移动造成移动性浊音的假象，可在右侧卧位的情况下，向右叩诊直至再次出现浊音，然后嘱患者左侧卧位，叩诊扳指不动，再次叩诊该部位变为鼓音，向右侧继续叩诊均呈鼓音，则确定为移动性浊音阳性。当腹腔游离液体量超过 1000 mL，可查出移动性浊音。当腹腔积液量少，用常规方法不能查出时，视患者情况，可让患者取肘膝位，使脐部处于最低水平。由侧腹部向脐部叩诊，如由鼓音转为浊音，则提示有 120 mL 以上腹腔积液的可能。

（六）肾区（肋脊角）叩击痛

检查时被检查者采取坐位或侧卧位，检查者用左手掌平放在其脊肋角处，右手握拳用由轻到中等的力量叩击左手背，正常无叩击痛。叩击痛阳性常见于肾炎、肾盂肾炎、肾结石、肾结核周围炎。

（七）膀胱叩诊

用来判断膀胱的膨胀程度。在耻骨联合上方由上而下进行叩诊。膀胱空虚时该部位叩诊呈鼓音，膀胱充盈时该区叩诊呈圆形浊音区。排尿后仍为浊音提示尿潴留。

五、腹部触诊

检查时被检查者宜低枕平卧，双下肢屈曲稍分开，手自然放于躯干两侧，使腹肌放松，做深而均匀的腹式呼吸。检查者站于被检查者右侧，右手前臂与被检查者腹部在同一平面，手温暖，全手掌放于腹部，自左下开始逆时针方向检查，动作轻柔。检查压痛及反跳痛时注意被检查者的面部表情，原则上先触诊未诉的疼痛部位。腹部浅部触诊使腹壁压陷约 1 cm，用以发现腹壁紧张度、表浅的压痛、肿块、腹壁上的肿物等。腹部深部触诊使腹壁压陷至少 2 cm 以上，以了解腹腔内脏器情况，检查压痛、反跳痛、腹内肿物等。

（一）腹壁紧张度

正常人腹壁有一定张力，触之柔软，较易压陷，称之为腹壁柔软。某些病理情况下可使全腹或局部腹肌紧张度增加或减弱。①局限性腹壁紧张：见于炎症波及局部腹膜。②普遍性腹壁紧张：a. 板状腹。常见于弥漫性腹膜炎，由急性胃肠穿孔或脏器破裂所致。b. 揉面感。常见于干性结核性腹膜炎、癌性腹膜炎。

（二）压痛和反跳痛

1. 局部压痛

正常腹部触压时没有疼痛感，压痛来自于腹壁或腹腔内病变。腹腔内脏器的炎症、淤血、肿瘤、破裂、扭转及腹膜的刺激等均可引起压痛，压痛的部位对相关脏器的病变具有提示作用。胰体和胰尾的炎症和肿瘤常引起左腰部压痛；胸部病变如下叶肺炎、胸膜炎、心肌梗死等可引起上腹部或季肋部压痛，盆腔疾病可在下腹部出现压痛。麦氏点压痛为脐与右髂前上棘连线中外 1/3 处压痛，见于阑尾炎。

2. 反跳痛

腹部触诊出现压痛时，手指于原处稍停片刻，使压痛感趋于稳定，然后迅速将手抬起，如果被检查者感觉腹痛骤然加重，并伴有痛苦表情或呻吟，称为反跳痛。反跳痛是炎症累及腹膜壁层的征象，见于腹膜炎和腹腔内脏器病变累及邻近腹膜。腹膜炎时患者可同时出现压痛、反跳痛和肌紧张，称为腹膜刺激征，亦称腹膜炎三联征。

（三）腹腔脏器触诊

1. 肝脏触诊及注意事项

（1）单手触诊法　触诊肝脏时，右手三指并拢，掌指关节伸直，示指和中指末端与肋缘平行放置于脐右侧，若估计被检查者肝脏巨大或叩诊提示肝脏巨大，应从右下腹部开始触诊。检查前，嘱患者进行腹式呼吸并按照检查者的要求进行呼气和吸气，以配合检查者的触诊。在被检查者呼气时手指压向腹深部，吸气时手指向上向前迎下移的肝缘。如果没有触到肝脏则手指上移，重复上述的动作。如此反复，直到触及肝脏或肋缘。肝下缘触诊需要在右锁骨中线和前正中线上分别进行，并测量其与肋缘或剑突根部的距离。

（2）双手触诊法　检查者右手位置同单手法，左手置于患者右背部第 12 肋骨与髂嵴之间脊柱旁肌肉的外侧，触诊时左手向上推，使肝下缘紧贴前腹壁，并限制右下胸扩张，以增加膈下移的幅度，使吸气时下移的肝脏更易碰触右手指。

（3）肝脏触诊注意事项　应以示指前端桡侧进行触诊；勿将腹直肌和肾脏误认为肝脏；手指上抬速度要慢于吸气速度。肝脏触诊内容包括其大小、质地、表面情况、压痛、边缘情况、搏动、摩擦感、震颤等。正常肝脏为肋下≤1 cm，剑突下≤3 ~ 5 cm，上下径 9 ~ 11 cm。弥漫性肝大见于肝炎、肝淤血、脂肪肝、早期肝硬化、白血病。局限性肿大常见于肝脓肿、肝囊肿、肝肿瘤。

2. 脾脏触诊

触诊脾脏时，一般先用单手自左下腹向肋缘触摸，如不能触及，可采用双手触诊。被检查者取仰卧位，检查者左手放在被检查者左下胸的后侧方肋缘以上部位，将脾脏从后向前托起。右手手指略向前弯，平放在左侧腹部腋前线内侧肋缘下，使示指和中指指尖连线平行于肋缘，嘱被检查者按照检查者的要求进行腹式呼吸，以配合检查者的触诊。在吸气时触到脾脏下缘提示脾大。如估计被检查者脾脏巨大或叩诊提示脾脏巨大时，则检查应当从下腹部开始触诊。如果平卧位没有触及脾脏，可嘱被检查者右侧卧位进行触诊，被检查者右下肢伸直，左下肢屈曲，使腹壁放松，检查方法同上。

正常情况下脾脏不能触及。脾脏位置较浅，触诊时手法宜轻，用力过大可能将脾脏推入腹腔深部，或影响脾脏随呼吸下降，导致漏检。触及脾脏后要注意其大小、硬度、表面情况、压痛、摩擦感等。

脾脏肿大的测量方法有以下几种。①第Ⅰ线测量：又称甲乙线。左锁骨中线上，肋缘至脾脏下缘之间的距离。②第Ⅱ线测量：又称甲丙线。左锁骨中线与肋缘交点至脾脏最远点之间的距离。③第Ⅲ线测量：又称丁戊线。脾脏右缘距前正中线之间的距离。脾脏向右越过前正中线，结果以“+”表示，未超过前正中线以“-”表示。

脾脏轻度肿大时只进行第Ⅰ线测量，脾脏明显肿大时，加测第Ⅱ线、第Ⅲ线。临床记录中，常将脾肿大分为轻、中、高三度。脾缘不超过肋下 2 cm 为轻度肿大；超过 2 cm，在脐水平线以上为中度肿大；超过脐水平线或前正中线为高度肿大，即巨脾。轻度肿大常见于肝炎、伤寒、急性疟疾、粟粒性结核、脓毒症、感染性心内膜炎。中度肿大多见于肝硬化、疟疾后遗症、系统性红斑狼疮、慢性淋巴细胞白血病、淋巴瘤。重度肿大（过脐或腹中线）见于慢性粒细胞白血病、骨髓纤维化、慢性疟疾黑热病等。

3. 胆囊触诊

可采用单手滑动触诊法。正常人不能触及。墨菲征（Murphy 征）：检查者左手掌平放于右肋下部，拇指放在腹直肌外缘和肋弓交界处，余四指与肋骨垂直交叉，拇指指腹勾压于右肋弓下，嘱被检查者缓慢深吸气，有炎症的胆囊碰到拇指按压部位，出现剧烈疼痛，被检查者突然终止呼吸，表情痛苦，称为 Murphy 征阳性，见于胆囊炎。

4. 肾脏触诊

正常人肾脏一般不易触及，有时可触到右肾下极。肾脏触诊一般采取双手触诊法。患者取仰卧位，嘱患者两腿屈曲，做较深腹式呼吸，以触诊右肾为例，检查者以左手掌托起其右腰部，右手掌平放在右上腹，手指方向大致与右肋缘平行进行深部触诊右肾，于患者吸气时双手夹触肾脏。

当肾脏和尿路有炎症或其他疾病时，可在相应部位出现压痛点。①肋脊点：背部第 12 肋骨与脊柱的交角（肋脊角）的顶点。②肋腰点：第 12 肋骨与腰肌外缘的交角（肋腰角）顶点。③季肋点（前肾点）：第 10 肋骨前端，右侧位置稍低，相当于肾盂位置。④上输尿管点：在脐水平线腹直肌外缘。⑤中输尿管点：在髂前上棘水平腹直肌外缘，相当于输尿管第二狭窄处。肋脊点和肋腰点是肾盂肾炎、肾脓肿和肾结核等常出现的压痛部位。

（四）腹部肿块

正常腹腔可能触到的脏器有腹直肌肌腹及腱划、第 1～5 腰椎、骶骨岬、乙状结肠、横结肠、盲肠、右肾下极、肝下缘、腹主动脉、充盈的膀胱、妊娠子宫等。触及肿块时应注意其位置、大小、形态、质地、压痛、移动度、搏动、与腹壁的关系。腹壁肿块与腹腔内肿块鉴别时，可嘱被检查者仰卧抬头，使腹壁肌肉紧张，如肿块更为明显，提示为腹壁肿块。反之，不明显或消失提示肿块在腹腔内。

（五）液波震颤

腹腔内游离液体达 3000～4000 mL 以上时，可检出液波震颤。患者平卧，医生以一手掌面贴于患者一侧腹壁，另一手四指并拢屈曲，用指端叩击对侧腹壁，贴于腹壁的手掌随叩击有被液体波动冲击的感觉，为液波震颤。为防止震动波沿腹壁传导出现假阳性，可嘱患者（或第三人）用手掌尺侧缘轻压在脐部。

（六）振水音

检查时被检查者仰卧，医生以耳凑近上腹部，同时以冲击触诊法震动上腹部，可听到气、液撞击的声音，为振水音。也可用听诊器进行听诊。正常人出现在餐后或饮大量液体时。如果清晨空腹或餐后 6～8 小时仍有振水音存在，提示幽门梗阻或胃扩张。

第七节 脊柱、四肢、肛门检查

一、脊柱检查

脊柱检查时被检查者可处站立位或坐位，检查时注意其弯曲度、活动度，有无畸形、压痛和叩击痛，运动功能有无受限。

（一）脊柱弯曲度

正常人直立时，脊柱从侧面观察有呈 S 状的四个生理弯曲，即颈段稍向前凸，胸段稍向后凸，腰椎明显向前凸，骶椎明显向后凸。检查时，被检查者充分暴露躯体，从侧位和后位观察脊柱的四个生理弯曲是否存在；是否有脊柱侧弯、前凸或后凸畸形。脊柱病理性变形的常见病因有佝偻病、脊柱结核、脊椎压缩性骨折、退行性变、慢性胸膜增厚、肩部或胸廓畸形等。

（二）脊柱活动度

嘱被检查者做前屈、后伸和侧弯运动，观察脊柱活动是否受限，是否存在椎骨疼痛。正常人脊柱运动范围因年龄运动训练及脊柱结构等因素的不同而存在较大的个体差异。活动受限多见于肌肉损伤、韧带损伤、增生性关节炎、结核、肿瘤、椎间盘突出、脊柱损伤等。

（三）脊柱压痛与叩击痛

嘱被检查者取坐位，躯体略向前倾，以右手拇指自上而下逐个按压脊椎棘突和椎旁肌肉，正常情况下棘突及椎旁肌肉均无压痛。棘突压痛可见于脊柱结核、椎间盘突出、脊柱外伤或骨折；椎旁肌肉压痛常见腰背肌纤维炎或劳损。用叩诊锤逐个叩击各椎体棘突以检查胸椎与腰椎有无叩击痛。叩击痛阳性见于脊椎结核、脊椎骨折、椎间盘突出等。

二、四肢与关节检查

正常人四肢与关节左右对称，形态正常，无肿胀及压痛，活动不受限。

（一）肢体与关节形态异常

1. 杵状指

手指或足趾末端增生、肥厚，呈杵状膨大。可见于：①呼吸系统疾病。支气管肺癌、支气管扩张、肺脓肿、脓胸等。②心血管疾病。发绀型先天性心脏病、亚急性感染性心内膜炎等。③营养障碍性疾病。吸收不良综合征、克罗恩病、溃疡性结肠炎、肝硬化等。

2. 匙状甲

又称反甲。常见于缺铁性贫血、高原疾病。

3. 水肿

单侧肢体水肿多见于静脉血回流受阻、淋巴液回流受阻。

（1）静脉血回流受阻　多见于深静脉血栓形成、肢体瘫痪或神经营养不良。

（2）淋巴液回流受阻　常见于丝虫病或其他原因所致淋巴管阻塞，指压无凹陷，称淋巴性水肿或象皮肿。

4. 下肢静脉曲张

多见于小腿，由下肢浅静脉回流受阻所致。静脉如蚯蚓状怒张、弯曲，久站更明显。常见于从事站立性工作者、重体力劳动者等。

5. 关节形态异常

（1）指关节　①梭形关节：见于类风湿关节炎，常累及近端指间关节。②爪形手：见于尺神经损伤、进行性肌萎缩、脊髓空洞症及麻风。

（2）膝关节　两侧不对称性红肿、热痛或运动受限，常见于关节炎；受轻伤后关节肌肉或皮下出血见于血友病；关节腔积液时可有浮髌试验阳性。浮髌试验：患者取平卧位，下肢伸直，检查者一手虎口卡于患者膝髌骨上极，加压压迫髌上囊，使关节液集中于髌骨底面，另一手示指垂直按压髌骨并迅速抬起，按压时髌骨与关节面有碰触感，松手时髌骨浮起，即为浮髌试验阳性。浮髌试验阳性提示有中等量以上关节积液。

（3）其他　痛风为尿酸盐沉积于关节附近的骨骼或滑膜腔、腱鞘。最常累及趾和跖趾关节，其次为踝、腕、膝、肘等关节。表现为关节红、肿、热、痛。

三、直肠指检

检查时患者采取肘膝位或侧卧位，检查者戴手套，涂以润滑剂。轻柔地插入肛门、直肠内。先后检查括约肌的紧张度、肛管及直肠内壁。了解黏膜是否光滑，有无肿块及搏动感。直肠触痛多见于感染，坚硬而凹凸不平的包块多为直肠癌，柔软而光滑的包块多为息肉。指套带有黏液、脓液或血液时应进行内镜检查。

第八节　神经系统检查

一、运动功能检查

（一）肌力

它是指肌肉运动时的最大收缩力。检查时嘱被检查者做相应肢体的伸屈动作，并从相反方向施加阻力，测试被检查者对抗阻力的力量，并注意两侧比较。肌力的记录采用 0 ~ 5 级的六级分级法。0 级：完全瘫痪，测不到肌肉收缩；1 级：仅测到肌肉收缩，但不能产生动作；2 级：肌体在床面上能水平移动，但不能抵抗自身重力，即不能抬离床面；3 级：肌体能抬离床面，但不能抗阻力；4 级：能做抗阻力动作，但不完全；5 级：正常肌力。

不同程度的肌力减退可造成随意运动功能的部分或完全丧失，分别称为不完全瘫痪（轻瘫）和完全性瘫痪。根据病变不同，所造成的表现包括以下几种。①偏瘫：常见于脑出血、脑血栓、脑栓塞、网膜下腔出血、脑肿瘤等。②单瘫：常见于脊髓灰质炎。③截瘫：常见于脊髓横贯性损伤的结果，见于脊髓外伤、脊髓炎、脊髓结核。④交叉性偏瘫：为一侧脑神经损害和对侧肢体瘫痪，多见于脑干病变。

（二）肌张力

它是指静息状态下的肌肉紧张度和被动运动时遇到的阻力。肌张力通过反射中枢控制。肌张力增高见于锥体束损害和锥体外系损害，如帕金森病。肌张力降低常见于下运动神经元病变，如周围神经炎、脊髓灰质炎。

（三）不自主运动

在意识清楚的情况下随意肌不自主收缩所产生的无目的的异常动作，多为锥体外系损害。

1. 震颤

两组拮抗肌交替收缩引起的一种肢体摆动运动。分为静止性震颤（见于帕金森病）和意向性震颤（越接近目标震颤越明显，多见于老年动脉硬化患者）。

2. 手足搐搦

发作时手足肌肉呈紧张性痉挛上肢表现为腕部屈曲、手指伸展、掌指关节屈曲、拇指内收靠近掌心并与小指相对，形成“助产士手”，下肢表现为踝关节与趾关节皆呈屈曲状。发生机制为血中游离钙水平降低，见于低钙血症和碱中毒。

二、感觉功能检查

（一）浅感觉检查

1. 痛觉

用大头针的针尖均匀地轻刺被检查者皮肤，询问患者是否疼痛。痛觉障碍见于脊髓丘脑侧束损害。

2. 触觉

用棉签轻触被检查者的皮肤或黏膜，询问有无感觉。触觉障碍见于脊髓丘脑前束和后索病损。

（二）深感觉检查

1. 运动觉

检查者轻轻夹住患者的手指或足趾移动，令患者根据感觉说出移动方向。运动觉障碍见于后索病变。

2. 位置觉

检查者将患者肢体摆放成某一姿势，让患者进行描述该姿势。位置觉障碍见于后索病变。

三、神经反射检查

（一）浅反射

浅反射是刺激皮肤或黏膜所引起的反应，包括角膜反射、腹壁反射和提睾反射等。腹壁反射检查方法：被检查者取仰卧位，使腹壁完全松弛，用较钝器械由外向内分别轻划左右腹壁肋缘下（胸髓 7～8 节）、脐水平（胸髓 9～10 节）和腹股沟上（胸髓 11～12 节）的皮肤。观察相应部位腹肌收缩和脐的移位。反射消失分别见于相应不同平面的胸髓病损。腹壁反射消失见于昏迷和急性腹膜炎患者。一侧上、中、下部腹壁反射消失见于同侧锥体束病损。

（二）深反射

刺激骨膜、肌腱深部感受器完成的反射称深反射。深反射包括肱二头肌反射、肱三头肌反射、桡骨骨膜反射、膝反射、跟腱反射等。深反射减弱或消失多为器质性病变，如末梢神经炎、神经根炎、脊髓前角灰质炎等；脑或脊髓的急性损伤；骨关节病和肌营养不良。

1. 肱二头肌反射

被检查者屈肘，前臂稍内旋。检查者左手托起被检查者肘部，以左手拇指置于肱二头肌腱上，用叩诊锤叩击检查者拇指观察肱二头肌收缩引起前臂屈曲动作。反射中枢为颈髓 5～6 节。

2. 肱三头肌反射

被检查者外展上臂，半屈肘关节，检查者用左手托住其前臂，右手用叩诊锤叩击鹰嘴上方的肱三头肌腱，肱三头肌腱收缩，引起前臂伸展。反射中枢为颈髓 6～7 节。

3. 膝反射

被检查者仰卧时，检查者以左手托起其膝关节，使之屈曲约 120°，右手用叩诊锤叩击髌骨下方股四头肌腱，引起小腿伸展。反射中枢为腰髓 2 ~4 节。

4. 跟腱反射

被检查者仰卧，下肢屈曲大腿稍外展外旋，检查者用左手握住足趾使踝部稍背屈，叩击跟腱。观察腓肠肌收缩引起的足背屈。反射中枢为骶髓 1 ~2 节。

（三）病理反射

也称锥体束征，见于上运动神经元损伤。1 岁半以内的婴幼儿因为神经系统发育不成熟，也可呈阳性。锥体束征包括 Babinski 征、Oppenheim 征、Gordon 征，最常用的检查是 Babinski 征。

1. Babinski 征

检查时用较钝物（如竹签）沿足底外侧缘由后向前划至小趾根部转向内侧趾。如趾背伸而其余四趾向背部扇形张开为阳性。阳性见于上运动神经元损伤，如脑血管意外、脊髓横断性损伤等。常常伴有上运动神经元损伤的其他表现，如肌力减弱、肌张力增高、腱反射亢进（硬瘫）等，不同于下运动神经元损伤（如脊髓灰质炎）的肌力减弱、肌张力降低、腱反射消失（软瘫）的表现。

2. Oppenheim 征

检查者用拇指和示指沿患者胫骨前缘由上向下用力滑压，阳性表现同 Babinski 征。

3. Gordon 征

检查者用手以一定力量捏压腓肠肌，阳性表现同 Babinski 征。

以上三种体征临床意义相同。

（四）脑膜刺激征

脑膜刺激征为脑膜受激惹的表现。阳性见于各种脑膜炎、蛛网膜下腔出血、颅内压增高等情况。包括以下三项检查。

1. 颈强直

被检查者去枕仰卧，检查者先左右转动其头部，以了解是否有颈部肌肉和椎体病变。然后左手托被检查者枕部，右手置于胸前做屈颈动作，感觉颈部有无抵抗感。阳性表现为被动屈颈时抵抗力增强。

2. Kernig 征

被检查者仰卧，双下肢伸直。检查者先将其侧髋关节屈曲成直角，然后将小腿抬高伸膝。正常人膝关节可伸达 135°以上。如伸膝受阻且伴疼痛与屈肌痉挛为阳性。

3. Brudzinski 征

基本检查动作同颈强直检查，被检查者仰卧，下肢自然伸直，然后做屈颈动作，阳性表现为两侧膝关节和髋关节屈曲。

（谢　君）

第十五章　全科医生病历和处方书写的内容、格式和基本要求

第一节　病历书写的基本要求

病历是指医务人员在医疗活动过程中形成的文字、符号、图表、影像、切片等资料的总和，包括门（急）诊病历和住院病历。病历书写是指医务人员通过问诊、查体、辅助检查、诊断、治疗、护理等医疗活动获得有关资料，并进行归纳、分析、整理形成医疗活动记录的行为。病历书写需遵循以下基本要求。

第一条　病历书写应当客观、真实、准确、及时、完整、规范。

第二条　病历书写应当使用蓝黑墨水、碳素墨水，需复写的病历资料可以使用蓝或黑色油水的圆珠笔。计算机打印的病历应当符合病历保存的要求。

第三条　病历书写应当使用中文，通用的外文缩写和无正式中文译名的症状、体征、疾病名称等可以使用外文。

第四条　病历书写应规范使用医学术语，文字工整，字迹清晰，表述准确，语句通顺，标点正确。

第五条　病历书写过程中出现错字时，应当用双线划在错字上，保留原记录清楚、可辨，并注明修改时间，修改人签名。不得采用刮、粘、涂等方法掩盖或去除原来的字迹。上级医务人员有审查修改下级医务人员书写的病历的责任。

第六条　病历应当按照规定的内容书写，并由相应医务人员签名。实习医务人员、试用期医务人员书写的病历，应当经过本医疗机构注册的医务人员审阅、修改并签名。进修医务人员由医疗机构根据其胜任本专业工作实际情况认定后书写病历。

第七条　病历书写一律使用阿拉伯数字书写日期和时间，采用 24 小时制记录。对需取得患者书面同意方可进行的医疗活动，应当由患者本人签署知情同意书。患者不具备完全民事行为能力时，应当由其法定代理人签字；患者因病无法签字时，应当由其授权的人员签字；为抢救患者，在法定代理人或被授权人无法及时签字的情况下，可由医疗机构负责人或者授权的负责人签署同意书。

第二节　病历书写的种类

一、住院病历书写格式与内容要求

1. 患者一般情况

包括姓名、性别、年龄、民族、婚姻状况、出生地、职业、入院时间、记录时间、病史陈述者。

2. 主诉

主诉是指促使患者就诊的主要症状（或体征）及持续时间。

3. 现病史

现病史是指患者本次疾病的发生、演变、诊疗等方面的详细情况，应当按时间顺序书写。内容包括发病情况、主要症状特点及其发展变化情况、伴随症状、发病后诊疗经过及结果、睡眠和饮食等一般情况的变化，以及与鉴别诊断有关的阳性或阴性资料等。

（1）发病情况　记录发病的时间、地点、起病缓急、前驱症状、可能的原因或诱因。

（2）主要症状特点及其发展变化情况　按发生的先后顺序描述主要症状的部位、性质、持续时间、程度、缓解或加剧因素，以及演变发展情况。

（3）伴随症状　记录伴随症状，描述伴随症状与主要症状之间的相互关系。

（4）发病以来诊治经过及结果　记录患者发病后到入院前，在院内、外接受检查与治疗的详细经过及效果。对患者提供的药名、诊断和手术名称需加引号以示区别。

（5）发病以来一般情况　简要记录患者发病后的精神状态、睡眠、食欲、大小便、体重等情况。

（6）其他　与本次疾病虽无紧密关系但仍需治疗的其他疾病情况，可在现病史后另起一段予以记录。

4. 既往史

既往史是指患者过去的健康和疾病情况。内容包括既往一般健康状况、疾病史、传染病史、预防接种史、手术外伤史、输血史、食物或药物过敏史等。

5. 个人史，婚育史、月经史，家族史

（1）个人史　记录出生地及长期居留地，生活习惯及有无烟、酒、药物等嗜好，职业与工作条件及有无工业毒物、粉尘、放射性物质接触史，有无冶游史。

（2）婚育史、月经史　婚姻状况、结婚年龄、配偶健康状况、有无子女等。女性患者记录初潮年龄、行经期天数、间隔天数、末次月经时间（或闭经年龄），月经量、痛经及生育等情况。

（3）家族史　父母、兄弟、姐妹健康状况，有无与患者类似疾病，有无家族遗传倾向的疾病。

6. 体格检查

应当按照系统循序进行书写。内容包括体温、脉搏、呼吸、血压、皮肤、黏膜、全身浅表淋巴结、头部及其器官、颈部、胸部（胸廓、肺部、心脏、血管）、腹部（肝、脾等）、直肠肛门、外生殖器、脊柱、四肢、神经系统等。

7. 专科情况

应当根据专科需要记录专科特殊情况。

8. 辅助检查

一般指入院前所做的与本次疾病相关的主要检查及其结果。分类按检查时间顺序记录检查结果，如系在其他医疗机构所做检查，应当写明该机构名称及检查号。

9. 初步诊断

它是指经主治医师根据患者入院时情况，综合分析所做出的诊断。如初步诊断为多项时，应当主次分明。对待查病例应列出可能性较大的诊断。

10. 书写入院记录的医师签名

入院记录需要书写其医师签名。

11. 再次或多次入院记录

它是指患者因同一种疾病再次或多次住入同一医疗机构时书写的记录。要求及内容基本同入院记录。主诉是记录患者本次入院的主要症状（或体征）及持续时间；现病史中要求首先对本次住院前历次有关住院诊疗经过进行小结，然后再书写本次入院的现病史。

12. 患者入院不足 24 小时出院的，可以书写 24 小时内入出院记录

内容包括患者姓名、性别、年龄、职业、入院时间、出院时间、主诉、入院情况、入院诊断、诊疗经过、出院情况、出院诊断、出院医嘱、医师签名等。

13. 患者入院不足 24 小时死亡的，可以书写 24 小时内入院死亡记录

内容包括患者姓名、性别、年龄、职业、入院时间、死亡时间、主诉、入院情况、入院诊断、诊疗经过（抢救经过）、死亡原因、死亡诊断、医师签名等。

14. 病程记录

它是指继入院记录之后，对患者病情和诊疗过程所进行的连续性记录。

病程记录的要求及内容：首次病程记录是指患者入院后由经治医师或值班医师书写的第一次病程记录，应当在患者入院 8 小时内完成。首次病程记录的内容包括病例特点、拟诊讨论（诊断依据及鉴别诊断）、诊疗计划等。

①病例特点：应当在对病史、体格检查和辅助检查进行全面分析、归纳和整理后写出本病例特征，包括阳性发现和具有鉴别诊断意义的阴性症状和体征等。

②拟诊讨论（诊断依据及鉴别诊断）：根据病例特点，提出初步诊断和诊断依据；对诊断不明的写出鉴别诊断并进行分析；并对下一步诊治措施进行分析。

③诊疗计划：提出具体的检查及治疗措施安排。

二、门诊病历书写格式与内容要求

1. 门（急）诊病历

内容包括门（急）诊病历首页［门（急）诊手册封面］、病历记录、化验单（检验报告）、医学影像检查资料等。

2. 门（急）诊病历

首页内容应当包括患者姓名、性别、出生年月日、民族、婚姻状况、职业、工作单位、住址、药物过敏史等项目。

3. 门诊手册封面

内容应当包括患者姓名、性别、年龄、工作单位或住址、药物过敏史等项目。

4. 门（急）诊病历记录

分为初诊病历记录和复诊病历记录。

初诊病历记录书写内容应当包括就诊时间、科别、主诉、现病史、既往史、阳性体征、必要的阴性体征和辅助检查结果、诊断、治疗意见和医师签名等。复诊病历记录书写内容应当包括就诊时间、科别、主诉、病史、必要的体格检查和辅助检查结果、诊断、治疗处理意见和医师签名等。急诊病历书写就诊时间应当具体到分钟。

5. 门（急）诊病历记录

应当由接诊医师在患者就诊时及时完成。

6. 急诊留观记录

是急诊患者因病情需要留院观察期间的记录，重点记录观察期间病情变化和诊疗措施，记录简明扼要，并注明患者去向。抢救危重患者时，应当书写抢救记录。

三、纸质处方书写注意事项

（1）处方记载的患者一般项目应清晰、完整，并与病历记载相一致。

（2）每张处方只限于一名患者的用药。

（3）处方字迹应当清楚，不得涂改。如有修改，必须在修改处签名及注明修改日期。

（4）处方一律用规范的中文或英文名称书写。医疗、预防、保健机构或医师、药师不得自行编制药品缩写名或用代号。书写药品名称、剂量、规格、用法、用量要准确规范，不得使用“遵医嘱”“自用”等含糊不清字句。

（5）年龄必须写实足年龄，婴幼儿写日、月龄。必要时，婴幼儿要注明体重。西药、中成药、中药饮片要分别开具处方。

（6）西药、中成药处方，每一种药品另起一行。每张处方不得超过五种药品。

（7）中药饮片处方的书写，可按君、臣、佐、使的顺序排列；药物调剂、煎煮的特殊要求注明在药品之后上方，并加括号，如布包、先煎、后下等；对药物的产地、炮制有特殊要求，应在药名之前写出。

（8）用量　一般应按照药品说明书中的常用剂量使用，特殊情况需超剂量使用时，应注明原因并再次签名。

（9）为便于药学专业技术人员审核处方，医师开具处方时，除特殊情况外必须注明临床诊断。

（10）开具处方后的空白处应画一斜线，以示处方完毕。

（11）处方医师的签名式样和专用签章必须与在药学部门留样备查的式样相一致，不得任意改动，否则应重新登记留样备案。

（12）药品名称以《中华人民共和国药典》收载或药典委员会公布的《中国药品通用名称》或经国家批准的专利药品名为准。医师开具处方应当使用经药品监督管理部门批准并公布的药品通用名称、新活性化合物的专利药品名称和复方制剂药品名称。如无收载，可采用通用名或商品名。药名简写或缩写必须为国内通用写法。如对乙酰氨基酚（通用名）是一种退烧药，不同药厂对它生产的制剂商品名有泰诺林、百服宁、必理通等。因此，必须使用通用名。

（13）中成药和医院制剂品名的书写应当与正式批准的名称一致。

（14）药品剂量与数量一律用阿拉伯数字书写。剂量应当使用公制单位；重量以克（g）、毫克（mg）、微克（μg）、纳克（ng）为单位；容量以升（L）、毫升（mL）为单位；国际单位（IU）、单位（U）。片剂、丸剂、胶囊剂、冲剂分别以片、丸、粒、袋为单位；溶液剂以支、瓶为单位；软膏及霜剂以支、盒为单位；注射剂以支、瓶为单位，应注明含量；饮片以剂或付为单位；气雾剂以瓶或支为单位。

（15）处方一般不得超过 7 日用量；急诊处方一般不得超过 3 日用量；对于某些慢性病、老年病或特殊情况，处方用量可适当延长，但医师必须注明理由。

（16）麻醉药品、精神药品、医疗用毒性药品、放射性药品的处方用量应当严格执行国家有关规定。开具麻醉药品处方时，应有病历记录。

（17）医师利用计算机开具普通处方时，需同时打印纸质处方，其格式与手写处方一致，打印的处方经签名后有效。药学专业技术人员核发药品时，必须核对打印处方无误后发给药品，并将打印处方收存备查。

第三节　电子病历书写规范、要求与注意事项

一、电子病历书写规范

（1）为规范医疗机构电子病历管理，保证医患双方合法权益，根据《中华人民共和国执业医师法》《医疗机构管理条例》《医疗事故处理条例》等法律、法规，制定本规范。

（2）本规范适用于医疗机构电子病历的建立、使用、保存和管理。

（3）电子病历是指医务人员在医疗活动过程中，使用医疗机构信息系统生成的文字、符号、图表、图形、数据、影像等数字化的医疗信息资料，是病历的一种记录形式。应用字处理软件如 Word 文档、WPS 文档等编辑、打印的病历，不属于本规范所称的电子病历，按照《病历书写基本规范（试行）》管理。

（4）医疗机构电子病历系统的建设应当满足临床工作需要，遵循医疗工作流程，保障医疗质量和医疗安全。

（5）电子病历录入应当遵循客观、真实、准确、及时、完整的原则。

（6）电子病历录入应当使用中文和医学术语，要求表述准确，语句通顺，标点正确。通用的外文缩写和无正式中文译名的症状、体征、疾病名称等可以使用外文。使用阿拉伯数字记录日期，采用 12 小时制记录时间。

（7）电子病历内容应当按照《病历书写基本规范》要求，使用统一的项目名称、格式和内容，不得擅自变更。

（8）电子病历系统应当采用数字认证技术识别操作人员身份，并设置有相应权限；并确认该数字认证密钥用于电子病历时，为该操作人员专有且独立控制。

（9）医务人员采用数字认证密钥登录电子病历系统完成各项病历记录并予确认后，系统应当按照病历记录格式要求生成并显示医务人员数字认证签名。

（10）上级医务人员有审查、修改下级医务人员建立的电子病历的权利和义务。电子病历系统应严格设置医务人员审查、修改的权限和时限。实习医务人员、试用期医务人员记录的病历，应当经过在本医疗机构合法执业的医务人员审阅、修改并予确认。医务人员修改时，电子病历系统应当进行身份鉴别、保存历次修改痕迹、标记准确的修改时间和修改人信息。

（11）医疗机构应当依托电子病历系统为患者建立个人信息数据库（包括姓名、性别、出生日期、民族、婚姻状况、职业、工作单位、住址、身份证号、联系电话等），授予唯一标识号（即病案号）并确保与患者的医疗记录相对应。电子病历系统应设置相应功能，实现同一患者个人信息在病历记录中的自动生成，以保证患者姓名、性别、年龄等信息不再重复录入，为医疗工作提供方便。

（12）电子病历系统应当具有严格的复制管理功能。同一患者的相同信息可以复制，复制内容必须校对，不同患者的信息不得复制。

二、电子病历的基本要求

（1）医疗机构应用电子病历应当具备以下条件　①具有专门的技术支持部门和人员，负责电子病历相关信息系统建设、运行和维护等工作。具有专门的管理部门和人员，负责电子病历的业务监管等工作。②建立、健全电子病历使用的相关制度和规程。③具备电子病历的安全管理体系和安全保障机制。④具备对电子病历创建、修改、归档等操作的追溯能力。⑤其他有关法律、法规、规范性文件及省级卫生计生行政部门规定的条件。

（2）《医疗机构病历管理规定（2013 年版）》《病历书写基本规范》《中医病历书写基本规范》适用于电子病历管理。

（3）电子病历使用的术语、编码、模板和数据应当符合相关行业标准和规范的要求，在保障信息安全的前提下，促进电子病历信息有效共享。

（4）电子病历系统应当为操作人员提供专有的身份标识和识别手段，并设置相应权限。操作人员对本人身份标识的使用负责。

（5）有条件的医疗机构电子病历系统可以使用电子签名进行身份认证，可靠的电子签名与手写签名或盖章具有同等的法律效力。

（6）电子病历系统应当采用权威可靠时间源。

三、电子病历的书写与存储

（1）医疗机构使用电子病历系统进行病历书写，应当遵循客观、真实、准确、及时、完整、规范的原则。门（急）诊病历书写内容包括门（急）诊病历首页、病历记录、化验报告、医学影像检查资料等。住院病历书写内容包括住院病案首页、入院记录、病程记录、手术同意书、麻醉同意书、输血治疗知情同意书、特殊检查（特殊治疗）同意书、病危（重）通知单、医嘱单、辅助检查报告单、体温单、医学影像检查报告、病理报告单等。

（2）医疗机构应当为患者电子病历赋予唯一患者身份标识，以确保患者基本信息及其医疗记录的真实性、一致性、连续性、完整性。

（3）电子病历系统应当对操作人员进行身份识别，并保存历次操作印痕，标记操作时间和操作人员信息，并保证历次操作印痕、标记操作时间和操作人员信息可查询、可追溯。

（4）医务人员采用身份标识登录电子病历系统完成书写、审阅、修改等操作并予以确认后，系统应当显示医务人员姓名及完成时间。

（5）电子病历系统应当设置医务人员书写、审阅、修改的权限和时限。实习医务人员、试用期医务人员记录的病历，应当由具有本医疗机构执业资格的上级医务人员审阅、修改并予确认。上级医务人员审阅、修改、确认电子病历内容时，电子病历系统应当进行身份识别、保存历次操作痕迹、标记准确的操作时间和操作人信息。

（6）电子病历应当设置归档状态，医疗机构应当按照病历管理相关规定，在患者门（急）诊就诊结束或出院后，适时将电子病历转为归档状态。电子病历归档后原则上不得修改，特殊情况下确需修改的，经医疗机构医务部门批准后进行修改并保留修改痕迹。

（7）医疗机构因存档等需要可以将电子病历打印后与非电子化的资料合并形成病案保存。具备条件的医疗机构可以对知情同意书、植入材料条形码等非电子化的资料进行数字化采集后纳入电子病历系统管理，原件另行妥善保存。

（8）门（急）诊电子病历由医疗机构保管的，保存时间自患者最后一次就诊之日起不少于15年；住院电子病历保存时间自患者最后一次出院之日起不少于30年。

四、电子病历的使用

（1）电子病历系统应当设置病历查阅权限，并保证医务人员查阅病历的需要，能够及时提供并完整呈现该患者的电子病历资料。呈现的电子病历应当显示患者个人信息、诊疗记录、记录时间及记录人员、上级审核人员的姓名等。

（2）医疗机构应当为申请人提供电子病历的复制服务。医疗机构可以提供电子版或打印版病历。复制的电子病历文档应当可供独立读取，打印的电子病历纸质版应当加盖医疗机构病历管理专用章。

（3）有条件的医疗机构可以为患者提供医学影像检查图像、手术录像、介入操作录像等电子资料复制服务。

五、电子病历的封存

（1）依法需要封存电子病历时，应当在医疗机构或者其委托代理人、患者或者其代理人双方共同在场的情况下，对电子病历共同进行确认，并进行复制后封存。封存的电子病历复制件可以是电子版，也可以对打印的纸质版进行复印，并加盖病案管理章后进行封存。

（2）封存的电子病历复制件应当满足以下技术条件及要求：①储存于独立可靠的存储介质，并由医患双方或双方代理人共同签封。②可在原系统内读取，但不可修改。③操作痕迹、操作时间、操作人员信息可查询、可追溯。④其他有关法律、法规、规范性文件和省级卫生计生行政部门规定的条件及要求。

（3）封存后电子病历的原件可以继续使用。电子病历尚未完成，需要封存时，可以对已完成的电子病历先行封存，当医务人员按照规定完成后，再对新完成部分进行封存。

（张杏红）

第十六章　医院医技科室检查报告单的解读与临床意义

第一节　临床检验报告单

一、血液常规检验

（一）血细胞参数

1. 血红蛋白和红细胞计数

【参考值】

血红蛋白和红细胞计数参考值，见表 16-1。

表 16-1　健康人群血红蛋白和红细胞计数参考值

人群	血红蛋白（g/L）	红细胞数（$\times 10^{12}$/L）
成年男性	120～160	4.0～5.5
成年女性	110～150	3.5～5.0
新生儿	170～200	6.0～7.0

【临床意义】

（1）红细胞及血红蛋白增多　①相对性增多：见于严重呕吐、腹泻、大面积烧伤、慢性肾上腺皮质功能减退、尿崩症、甲状腺功能亢进症危象、糖尿病酮症酸中毒等。②绝对性增多：a. 继发性红细胞增多症，如高原居民、慢性缺氧性心肺疾病、异常血红蛋白病、肾癌、肝细胞癌、子宫肌瘤、肾盂积水、多囊肾等；b. 真性红细胞增多症；c. 某些药物的应用，如肾上腺素、糖皮质激素、雄性激素等。

（2）红细胞及血红蛋白减少　15 岁以前儿童、部分老年人、妊娠中晚期可出现生理性减少，病理性减少见于各种贫血，贫血诊断标准，见表 16-2。

血红蛋白测定和红细胞计数的临床意义相似，但在贫血程度的判断优于红细胞计数，需要注意的是，血红蛋白和红细胞浓度不一定能正确反映全身红细胞的总容量。①大量失血补液前，血液浓度很少变化，从血红蛋白浓度来看，很难反映存在贫血。②水钠潴留时，血浆容量增大，即使红细胞容量正常，但血液浓度低，从血红蛋白浓度来看通常已存在贫血。

③失水时，血浆容量缩小，即使血液浓度增高，但红细胞容量减少，从血红蛋白浓度来看贫血可能不明显。

表 16-2　贫血诊断标准

	WHO 标准	中国标准
成年男性（Hb）	<130 g/L	<120 g/L
成年女性（Hb）	<120 g/L	<110 g/L
孕妇（Hb）	<110 g/L	<100 g/L

2. 红细胞平均指数和红细胞体积分布宽度

红细胞平均指数包括红细胞平均体积、红细胞平均血红蛋白含量和红细胞平均血红蛋白浓度。红细胞体积分布宽度主要反映红细胞体积大小的异质程度。

【参考值】

红细胞平均指数，见表 16-3。

表 16-3　不同人群红细胞指数的参考范围

	MCV（fl）	MCH（pg）	MCHC（g/L）
成人	80～100	26～34	320～360
新生儿	86～120	27～36	250～370

【临床意义】

红细胞平均指数可作为贫血形态学分类依据，见表 16-4。根据红细胞体积大小，联合 MCV 和 RDW，可进一步将贫血分成 6 类，见表 16-5。

表 16-4　贫血的红细胞形态学分类

贫血分类	MCV	MCH	MCHC	常见贫血
正细胞性	正常	正常	正常	急性失血性贫血，再生障碍性贫血
大细胞性	增高	增高	正常	造血物质缺乏或利用不良，如巨幼细胞贫血
单纯小细胞性	减低	减低	正常	慢性感染、慢性肝肾疾病性贫血
小细胞低色素性	减低	减低	减低	缺铁性贫血，铁粒幼细胞性贫血

表 16-5　贫血 MCV/RDW 分类法

贫血分类	MCV	RDW	常见贫血
小细胞均一性	减低	正常	轻型珠蛋白生成障碍性贫血、慢性病贫血
小细胞不均一性	减低	增高	缺铁性贫血、β-珠蛋白生成障碍性贫血（非轻型）、重型血红蛋白病
正细胞均一性	正常	正常	再生障碍性贫血、慢性肝肾疾病性贫血、遗传性球形红细胞性贫血

续表

贫血分类	MCV	RDW	常见贫血
正细胞不均一性	正常	增高	铁缺乏早期、血红蛋白病性贫血、铁粒幼细胞性贫血、骨髓纤维化
大细胞均一性	增高	正常	骨髓增生异常综合征、部分再生障碍性贫血
大细胞不均一性	增高	增高	巨幼细胞贫血、免疫性溶血性贫血、某些肝病性贫血

3. 网织红细胞计数

【参考值】

成人：百分数0.008～0.02；绝对数（25～85）$\times10^9$/L；新生儿：百分数0.02～0.06。

【临床意义】

网织红细胞计数是反映骨髓造血功能的重要指标，网织红细胞增多见于溶血性贫血、急性失血、缺铁性贫血、巨幼细胞贫血治疗后等。网织红细胞减少见于再生障碍性贫血、急性白血病等。

4. 红细胞形态改变

血细胞形态检查包括细胞大小、均一性、染色性、异常形态等，由于制片等因素正常可见有少量变异型细胞，排除人工假象则属于病理状态，有助于诊断，常见异常红细胞主要有以下几种。

（1）球形红细胞　见于遗传性球形红细胞增多症、自身免疫性溶血性贫血或其他原因的溶血状态等。

（2）泪滴形红细胞　见于骨髓纤维化、全骨髓萎缩症、珠蛋白生成障碍性贫血等。

（3）缗钱状红细胞　由于血浆免疫球蛋白增多引起，见于多发性骨髓瘤、原发性巨球蛋白血症、冷凝集素综合征等。

（4）嗜碱性点彩红细胞　见于铅中毒、珠蛋白生成障碍性贫血、不稳定血红蛋白病、巨幼细胞贫血、溶血状态等。

（5）卡-波环（Cabot环）　为红细胞核残留物或脂蛋白变性物，见于溶血性贫血、铅中毒、巨幼细胞贫血及白血病等。

（6）有核红细胞　见于各种溶血性贫血、红白血病、骨髓纤维化、骨髓转移癌、脾切除、巨幼细胞性贫血等。

（7）嗜多色性红细胞　反映骨髓造血功能活跃，见于增生性贫血，尤以溶血性贫血最多见。

（8）染色质小体（即Howell-Jolly body）　为红细胞核片段，见于溶血性贫血、巨幼细胞性贫血、红白血病及脾切除后等。

（9）口形红细胞　见于遗传性口形红细胞增多症、酒精中毒等。

（10）靶形红细胞　见于血红蛋白病（如珠蛋白生成障碍性贫血、HbS病）、铁缺乏、肝病等。

（11）碎裂红细胞　红细胞被破坏形成，见于不稳定血红蛋白病、弥散性血管内凝血、溶血性贫血、严重灼伤、尿毒症等。

（二）白细胞计数

【参考值】

新生儿：(15～20)×10^9/L；6个月～2岁婴幼儿：(11～12)×10^9/L；儿童：(5～12)×10^9/L；成人：(4～10)×10^9/L（表16-6）。

表16-6　成人白细胞正常百分数和绝对值

细胞类型		百分数（%）	绝对值（×10^9/L）
中性粒细胞	杆状核	1～5	0.04～0.05
	分叶核	50～70	2～7
嗜酸性粒细胞		0.5～5	0.05～0.5
嗜碱性粒细胞		0～1	0～0.1
淋巴细胞		20～40	0.8～4
单核细胞		3～8	0.12～0.8

【临床意义】

1. 白细胞

总数小于4×10^9/L为白细胞减少症，中性粒细胞绝对值小于2×10^9/L为粒细胞减少症，中性粒细胞绝对值小于0.5×10^9/L为粒细胞缺乏症。

2. 中性粒细胞

（1）增多　见于急性感染、严重组织损伤、急性大出血、急性中毒、白血病、骨髓增殖性疾病及恶性肿瘤等。

（2）减少　见于革兰氏阴性杆菌感染、病毒感染、再生障碍性贫血、巨幼细胞贫血、阵发性睡眠性血红蛋白尿、理化因素损伤、脾功能亢进、自身免疫性疾病等。

（3）核左移　见于急性化脓性感染、急性失血、急性溶血、白血病和类白血病反应等。

（4）核右移　见于巨幼细胞贫血和应用抗代谢药物等。

（5）中毒性改变　见于感染、恶性肿瘤、大面积烧伤等。

（6）棒状小体　见于急非淋白血病。

3. 嗜酸性粒细胞

增多见于过敏性疾病、寄生虫病、皮肤病、猩红热和血液病（如慢性粒细胞白血病、淋巴瘤、多发性骨髓瘤、特发性嗜酸性粒细胞增多症）等。

4. 嗜碱性粒细胞

增多见于过敏性疾病、转移癌和血液病（如慢性粒细胞白血病、嗜碱性粒细胞白血病和原发性骨髓纤维化）等。

5. 淋巴细胞

增多见于病毒感染、肿瘤、移植物抗宿主病等。淋巴细胞减少见于应用肾上腺皮质激素、烷化剂治疗和放射线损伤。异型淋巴细胞见于传染性单核细胞增多症、药物过敏、输血、血液透析。

6. 单核细胞

增多见于疟疾、急性感染恢复期、活动性肺结核和一些血液病（如单核细胞白血病、粒细胞缺乏症恢复期）等。

7. 白血病的鉴别

中性粒细胞型类白血病反应与慢性粒细胞白血病的鉴别诊断，见表 16–7。

表 16–7　中性粒细胞型类白血病反应与慢性粒细胞白血病的鉴别

鉴别要点	类白血病反应	慢性粒细胞白血病
明确的病因	有原发病	无
临床表现	原发病症状明显	消瘦、乏力、低热、盗汗、脾脏明显肿大
白细胞数及分类计数	中度增高，大多数 $<100\times10^9/L$，以分叶核及杆状核粒细胞为主，原粒细胞少见	显著增高，常 $>100\times10^9/L$，可见各发育阶段粒系细胞
嗜酸及嗜碱性粒细胞	不增多	常增多
粒细胞中毒性改变	常明显	不明显
红细胞及血小板	无明显变化	早期病例轻至中度贫血，血小板可增高，晚期均减少
骨髓象	一般无明显改变	极度增生，粒系细胞为主，以晚幼粒及中幼粒为主
中性粒细胞碱性磷酸酶	积分明显增高	积分显著减低，甚至为 0
Ph 染色体	无	可见于 90% 以上病例

（三）血小板

【参考值】

$(100\sim300)\times10^9/L$。

【临床意义】

血小板减少见于血小板生成障碍如再生障碍性贫血、急性白血病、巨幼细胞贫血；血小板破坏或消耗增多，多见于原发性血小板减少性紫癜、系统性红斑狼疮、弥散性血管内凝血、血栓性血小板减少性紫癜、上呼吸道感染、输血后血小板减少症等；血小板分布异常见于脾肿大。血小板增多见于骨髓增殖性疾病、慢性粒细胞白血病、急性感染、急性溶血和癌症患者。

（四）红细胞沉降速率

红细胞沉降速率即血沉，血沉速度的快慢与血浆黏度，尤其与红细胞间的聚集力有关系，红细胞间的聚集力大，血沉就快，反之则慢。临床上常用血沉作为红细胞间聚集性的指标，可以反映身体内部的某些疾病。

【参考值】

（1）魏氏法　＜50 岁：男性 0 ~ 15 mm/h，女性 0 ~ 20 mm/h；＞50 岁：男性 0 ~ 20 mm/h，女性 0 ~ 30 mm/h；＞85 岁：男性 0 ~ 30 mm/h，女性 0 ~ 42 mm/h；儿童：0 ~ 10 mm/h。

（2）潘氏法　成年男性 0 ~ 10 mm/h，成年女性 0 ~ 12 mm/h。

【临床意义】

1. 血沉增快

血沉增快，病因复杂，无特异性，不能单独用以诊断任何疾病。

（1）生理性血沉增快　见于妇女月经期、妊娠期、老年人特别是 60 岁以上的高龄者，多因纤维蛋白的增高而致血沉增快。

（2）病理性血沉增快　常与以下疾病有关：①炎症性疾病，如急性细菌性炎症，2 ~ 3 个小时就会出现血沉加快的现象。②各种急性全身性或局部性感染，如活动性结核病、肾炎、心肌炎、肺炎、化脓性脑炎、盆腔炎等。③各种结缔组织疾病，如类风湿关节炎、系统性红斑狼疮、硬皮病、动脉炎等。④组织损伤和坏死，如大范围的组织坏死或损伤、大手术导致的损伤、心肌梗死、肺梗死、骨折、严重感染、烧伤等疾病亦可呈现明显加快趋势。⑤患有严重贫血、慢性肝炎、肝硬化、多发性骨髓瘤、甲状腺功能亢进症、重金属中毒、恶性淋巴瘤、巨球蛋白血症、慢性肾炎等疾病时，血沉也可呈现明显加快趋势。

2. 血沉减慢

可见于真性红细胞增多症等。

（五）血细胞比容

【参考值】

（1）温氏法　成年男性：0. 40 ~ 0. 54；成年女性：0. 37 ~ 0. 48。

（2）微量法　成年男性：0. 43 ~ 0. 51；成年女性：0. 37 ~ 0. 47。

【临床意义】

1. 增高

见于脱水患者、真性红细胞增多症或者缺氧代偿状态，如新生儿、高原生活及慢性心肺疾病等。

2. 减低

见于各种贫血或血液稀释。

二、尿液常规检验

（一）尿量

【参考值】

1000 ~ 2000 mL/24 h（成人）；儿童按每千克体重计算尿量，为成年人 3 ~ 4 倍。

【临床意义】

1. 多尿

24 小时尿量＞2500 mL/24 h，称为多尿。

（1）生理性多尿　见于水摄入过多、摄入有利尿作用的食物或药物、精神紧张等引起暂时性多尿。

（2）病理性多尿　①内分泌疾病：见于糖尿病、尿崩症、甲状腺功能亢进症、原发性醛固酮增多症等。②肾脏疾病：见于慢性肾盂肾炎、慢性肾间质肾炎、慢性肾衰竭早期、急性肾衰竭多尿期等。

2. 少尿

成人尿量 <400 mL/24 h 或持续 <17 mL/h，称为少尿。

（1）生理性少尿　常见于机体缺水或出汗过多。

（2）肾前性少尿　由于各种原因造成的肾血流量不足，肾小球滤过率减低所致。常见情况有以下几种。①肾缺血：见于休克、过敏、失血过多、心力衰竭、肾动脉栓塞、肿瘤压迫等。②血液浓缩：严重腹泻、呕吐、大面积烧伤、高热等。③血容量减低：重症肝病、低蛋白血症引起全身水肿。④应激状态：严重创伤、感染等。

（3）肾性少尿　见于各种肾脏实质性改变而导致的少尿。

（4）肾后性少尿　由结石、尿路狭窄、肿瘤压迫引起尿路梗阻或排尿功能障碍所致。

3. 无尿

尿量 <100 mL/24 h，称为无尿。肾受汞等毒性物质损害，常可引起急性肾小管坏死，而突然引起少尿及尿闭。

（二）尿液外观

【参考值】

新鲜尿：淡黄色、清晰透明。

【临床意义】

1. 生理性变化

（1）饮水及尿量　大量饮水、尿量多则色淡；饮水少或运动、出汗、水分丢失、尿量少则尿色深。

（2）药物的影响　服用核黄素、呋喃唑酮、呋喃唑酮、小檗碱、阿的平等使尿呈黄色，酚红、芦荟、氨基匹林、磺胺药等使尿呈红色或红褐色。

2. 病理性变化

（1）无色　尿无色伴尿比密增高，见于糖尿病；尿无色伴尿比密降低，见于尿崩症。

（2）血尿　每升尿液中含血量超过 1 mL，即可出现淡红色、洗肉水样，雾状或云雾状，混浊外观，称肉眼血尿。如尿液外观变化不明显，离心沉淀后，镜检时红细胞平均 >3 个/HP，称为镜下血尿。血尿多见于泌尿系统炎症、结石、肿瘤、结核、外伤等，也可见于血液系统疾病，如血友病、血小板减少性紫癜等。

（3）血红蛋白尿及肌红蛋白尿　当血红蛋白和肌红蛋白出现于尿中，可使尿液呈浓茶色、红葡萄酒色或酱油色。血红蛋白尿主要见于严重的血管内溶血，如溶血性贫血、血型不合的输血反应、阵发性睡眠性血红蛋白尿等。肌红蛋白尿常见于挤压综合征、烧伤、手术创伤等造成肌肉严重损伤者，心肌梗死、缺血性肌坏死及恶性高热等也可见。

（4）胆红素尿　尿内含有大量的结合胆红素，尿液呈豆油样改变，深黄色，振荡后出现黄色泡沫且不易消失，常见于阻塞性黄疸和肝细胞性黄疸。

（5）脓尿和菌尿　见于泌尿系统感染如肾盂肾炎、膀胱炎等。

（6）乳糜尿和脂肪尿　乳糜尿和乳糜血尿可见于丝虫病及肾周围淋巴管梗阻等。脂肪尿见于脂肪挤压损伤、骨折和肾病综合征等。

（7）结晶尿　磷酸盐和碳酸盐结晶使尿呈淡灰色、白色混浊；尿酸盐析出后尿呈淡粉色混浊或沉淀。

（三）气味

【参考值】

新鲜尿具有微弱芳香气味。

【临床意义】

尿液久置后可出现氨臭味，食用葱、蒜、韭菜、咖喱，饮酒过多或服用某些药物可有特殊气味，但这些都属于正常情况。若新鲜尿即有氨臭味，可见于慢性膀胱炎、慢性尿潴留等；有机磷中毒者，尿呈蒜臭味；糖尿病酮症酸中毒时尿呈烂苹果味；苯丙酮尿症者尿液有鼠臭味；腐臭味见于泌尿系统感染或晚期膀胱癌患者。

（四）酸碱反应

【参考值】

pH 约为6.5，波动在4.5～8.0。

【临床意义】

（1）尿 pH 降低　见于酸中毒、高热、痛风、糖尿病及口服氯化铵、维生素 C 等酸性药物。

（2）尿 pH 增高　见于碱中毒、尿潴留、膀胱炎、应用利尿剂、肾小管性酸中毒等。

（五）尿液比重

【参考值】

晨尿或通常饮食条件下：1.015～1.025；成人随机尿：1.003～1.035；婴幼儿尿比重偏低；新生儿：1.002～1.004。

【临床意义】

（1）尿比重增高　血容量不足导致的肾前性少尿、糖尿病、急性肾小球肾炎、肾病综合征等。

（2）尿比重降低　大量饮水、慢性肾小球肾炎、慢性肾衰竭、肾小管间质疾病、尿崩症等。

（六）化学检查

1. 尿蛋白

尿蛋白定性（±～+），定量常为0.2～1.0 g/24 h；定性（+～++），定量常为1～2 g/24 h；定性（+++～++++），定量>3 g/24 h。

【参考值】

尿蛋白定性试验阴性；定量试验0～80 mg/24 h。

【临床意义】

尿蛋白定性试验阳性或定量试验超过 150 mg/24 h 时，称为蛋白尿。病理性蛋白尿见于：

（1）肾小球性蛋白尿　常见于肾小球肾炎、肾病综合征等原发性肾小球损害性疾病；糖尿病、高血压、系统性红斑狼疮、妊娠高血压综合征等继发性肾小球损害性疾病。

（2）肾小管性蛋白尿　常见于肾盂肾炎、间质性肾炎、肾小管性酸中毒、重金属（如汞、镉、铋）中毒、药物（如庆大霉素、多黏菌素 B）及肾移植术后。

（3）混合性蛋白尿　如糖尿病、系统性红斑狼疮等。

（4）溢出性蛋白尿　见于溶血性贫血和挤压综合征等。另较常见的是凝溶蛋白，见于多发性骨髓瘤、浆细胞病、轻链病等。

（5）假性蛋白尿　肾以下泌尿道疾病如膀胱炎、尿道炎、尿道出血，尿蛋白定性试验可阳性。

2. 尿糖

【参考值】

尿糖定性试验阴性，定量为 0.56 ~ 5.0 mmol/24 h 尿。

【临床意义】

（1）血糖增高性糖尿　①糖尿病最为常见；②其他使血糖升高的内分泌疾病，如库欣综合征、甲状腺功能亢进症、嗜铬细胞瘤、肢端肥大症等均可出现糖尿，又称为继发性高血糖性糖尿；③其他：肝硬化、胰腺炎、胰腺癌等。

（2）血糖正常性糖尿　又称肾性糖尿，常见于慢性肾炎、肾病综合征、间质性肾炎和家族性糖尿等。

（3）暂时性糖尿　①生理性糖尿；②应激性糖尿：见于颅脑外伤、脑出血、急性心肌梗死。

（4）假性糖尿　尿中很多物质具有还原性，如维生素 C、尿酸、葡萄糖醛酸或一些随尿液排出的药物如异烟肼、链霉素、水杨酸、阿司匹林等，可使班氏试验出现假阳性反应。

3. 酮体

酮体是 β－羟丁酸、乙酰乙酸和丙酮的总称。

【参考值】

阴性。

【临床意义】

（1）糖尿病性酮尿　常伴有酮症酸中毒，酮尿是糖尿病性昏迷的前期指标。对接受苯乙双胍（降糖灵）等双胍类药物治疗者，虽然出现酮尿，但血糖、尿糖正常。

（2）非糖尿病性酮尿　高热、严重呕吐、腹泻、长期饥饿、禁食、过分节食、妊娠剧吐、酒精性肝炎、肝硬化等，因糖代谢障碍而出现酮尿。

4. 尿胆红素与尿胆原

【参考值】

正常人尿胆红素定性阴性，定量≤2 mg/L；正常人尿胆原定性为阴性或弱阳性，定量

≤10 mg/L。

【临床意义】

（1）尿胆红素增高　见于：①急性黄疸性肝炎、阻塞性黄疸；②门脉周围炎、纤维化及药物所致的胆汁淤积；③先天性高胆红素血症。尿胆红素阴性见于溶血性黄疸。

（2）尿胆原增高　见于肝细胞性黄疸和溶血性黄疸。尿胆原减少见于阻塞性黄疸。

5. 尿隐血

【参考值】

阴性。

【临床意义】

主要用于辅助诊断泌尿系统疾病和血管内溶血性疾病。肌红蛋白、对热不稳定酶、氧化剂或菌尿可使干化学尿隐血测定呈现假阳性结果。

6. 尿白细胞

【参考值】

阴性。

【临床意义】

主要应用于诊断泌尿系统感染。由于干化学白细胞检测只对含有酯酶的粒细胞敏感，肾移植后发生排斥反应时，尿中以淋巴细胞为主，所以白细胞干化学检测结果为阴性，此时以镜检结果为准。

7. 尿亚硝酸盐

【参考值】

阴性。

【临床意义】

主要用于尿路细菌感染的快速筛查。

8. 尿维生素 C

【临床意义】

尿液维生素 C 可对尿隐血、胆红素、葡萄糖、亚硝酸盐干化学反应产生负干扰，因此常用于判断尿液干化学上述检测项目结果是否准确，以避免假阴性结果。

（七）显微镜检查

1. 红细胞

【参考值】

玻片法平均 0 ~ 3 个/HP，定量检查 0 ~ 5 个/μL。

【临床意义】

尿沉渣镜检红细胞 >3 个/HP，称为镜下血尿。多形性红细胞 >80% 时，称肾小球源性血尿，常见于急性肾小球肾炎、急进性肾炎、慢性肾炎、紫癜性肾炎、狼疮肾炎等。多形性红细胞 <50% 时，称非肾小球源性血尿，见于肾结石、泌尿系统肿瘤、肾盂肾炎、多囊肾、急性膀胱炎、肾结核等。

2. 白细胞和脓细胞

【参考值】

玻片法平均 0～5 个/HP，定量检查 0～10 个/μL。

【临床意义】

若有大量白细胞，多为泌尿系统感染如肾盂肾炎、肾结核、膀胱炎或尿道炎。

3. 上皮细胞

（1）肾小管上皮细胞　在尿中出现，常提示肾小管病变。对肾移植术后有无排斥反应亦有一定意义。

（2）移行上皮细胞　正常尿中无或偶见移行上皮细胞，在输尿管、膀胱、尿道有炎症时可出现。大量出现应警惕移行上皮细胞癌。

（3）复层扁平上皮细胞　见于尿道炎。

4. 管型

（1）透明管型　正常人 0～1 个/HP，老年人清晨浓缩尿中也可见到。在运动、重体力劳动、麻醉、用利尿剂、发热时可出现一过性增多。在肾病综合征、慢性肾炎、恶性高血压和心力衰竭时可见增多。有时透明管型内含有少量红细胞、白细胞和上皮细胞，又称透明细胞管型。

（2）颗粒管型　①粗颗粒管型，见于慢性肾炎、肾盂肾炎或某些（药物中毒等）原因引起的肾小管损伤；②细颗粒管型，见于慢性肾炎或急性肾小球肾炎后期。

（3）细胞管型　①肾小管上皮细胞管型，在各种原因所致的肾小管损伤时出现；②红细胞管型，常与肾小球源性血尿同时存在；③白细胞管型，常见于肾盂肾炎、间质性肾炎等。

（4）蜡样管型　该类管型多提示有严重的肾小管变性坏死，预后不良。

（5）脂肪管型　常见于肾病综合征、慢性肾小球肾炎急性发作及其他肾小管损伤性疾病。

三、粪便常规检验

1. 一般性状

（1）鲜血便　见于直肠息肉、直肠癌、肛裂及痔疮等。

（2）柏油样便　见于消化道出血。

（3）白陶土样便　见于各种原因引起的胆管阻塞患者。

（4）脓性及脓血便　当肠道下段有病变，如痢疾、溃疡性结肠炎、局限性肠炎、结肠或直肠癌，常表现为脓性及脓血便。阿米巴痢疾以血为主，血中带脓，呈暗红色稀果酱样；细菌性痢疾则以黏液及脓为主，脓中带血。

（5）米泔样便　见于重症霍乱、副霍乱患者。

（6）稀糊状或水样便　大量黄绿色稀汁样便（3000 mL 或更多），并含有膜状物时见于伪膜性肠炎。

（7）细条样便　多见于直肠癌。

(8) 气味　患慢性肠炎、胰腺疾病、结肠或直肠癌溃烂时有恶臭。阿米巴肠炎粪便呈血腥臭味。脂肪及糖类消化或吸收不良时粪便呈酸臭味。

2. 显微镜检查

(1) 白细胞　小肠炎症时白细胞数量一般 <15 个/HP，细菌性痢疾时可见大量白细胞、脓细胞或小吞噬细胞。过敏性肠炎、肠道寄生虫病时可见较多嗜酸性粒细胞。

(2) 红细胞　当下消化道出血、痢疾、溃疡性结肠炎、结肠和直肠癌时，粪便中可见到红细胞。

3. 化学检查

粪便隐血试验。

【参考值】

阴性。

【临床意义】

对消化道出血鉴别诊断有一定的意义。24 小时出血量在 3 ~ 5 mL 者仅表现为粪隐血试验阳性。失血量在 60 mL 以上者可出现黑便。

四、肝脏的生物化学检验

(一) 酶类

1. 丙氨酸氨基转移酶

【参考值】

男性：0 ~ 40 U/L；女性：0 ~ 50 U/L。

【临床意义】

(1) 丙氨酸氨基转移酶 (alanine aminotransferase，ALT) 活性极度升高　常见于急性黄疸型肝炎、爆发性肝炎、严重的中毒性肝炎及其他伴有肝坏死的肝病，ALT 活性可在临床症状 (如黄疸) 出现之前早期即急骤升高，阳性率达百分之百。ALT 活性在第 7 ~ 12 天达峰值，然后逐渐下降，一般都在第 3 ~ 5 周恢复正常。

(2) 中度升高　见于轻型急性肝炎、酒精性肝炎、肝硬化、肝内胆汁淤积、梗阻性黄疸等。

(3) 酗酒、服用治疗精神病药物或长期接受无机氟麻醉剂等都可导致 ALT 活性升高。

(4) 肝外胆管梗阻患者，血清中升高的转氨酶在手术解除梗阻后，可见先升高然后迅速下降，其活性升高可能与手术影响肝脏、累积肌肉有关，多在 1 周内恢复正常。

(5) 肝移植患者发生急性排异者，ALT 活性升高对诊断的灵敏度和特异性分别为 97.4% 和 6.7% 。

2. 天冬氨酸氨基转移酶

【参考值】

男性：0 ~ 35 U/L；女性：0 ~ 40 U/L。

【临床意义】

(1) 显著升高　见于各种严重的病毒性肝炎、药物损害性及酒精性肝炎、心肌梗死急性发作。

（2）中度升高　见于肝癌、肝硬化、慢性肝炎、心肌炎。

（3）轻度升高　见于轻度慢性肝炎、药物轻度损害等。

3. 天冬氨酸氨基转移酶线粒体同工酶

【参考值】

m-AST：0～7.0 U/L。

【临床意义】

急性和慢性肝炎患者以及活动性肝硬化患者血清 m-AST 活性明显升高，提示有十分严重的肝细胞结构性损伤，对于评估疾病的过程和治疗效果有重要意义。

4. γ－谷氨酰胺转肽酶

【参考值】

男性：0～55 U/L；女性：0～38 U/L。

【临床意义】

γ－谷氨酰胺转肽酶（γ-glutamine transpeptidase，γ-GT 或 GGT）升高　见于：①原发性或转移性肝癌；②阻塞性黄疸、急性肝炎、慢性肝炎活动期、胆道感染、肝硬化；③其他疾病如心肌梗死、急性胰腺炎及药物损伤等。

5. 碱性磷酸酶

【参考值】

新生儿：48～406 U/L；婴儿：124～341 U/L；1～3 岁：108～317 U/L；4～14 岁：42～220 U/L；15～18 岁：47～171 U/L；成人：3～50 U/L。

【临床意义】

（1）碱性磷酸酶（alkaline phosphatase，ALP 或 AKP）升高见于　①各种形式的胆道梗阻；②佝偻病、骨折愈合期、骨转移瘤。

（2）降低见于　①心脏外科手术后；②蛋白质热能营养不良、低镁血症；③甲状腺功能低下、恶性贫血及家族性磷酸酶过低等。

6. 胆碱酯酶

【参考值】

男性：4.62～11.5 kU/L；女性：3.93～10.8 kU/L。

【临床意义】

（1）升高　可见于脂肪肝、肾脏疾病、肥胖。

（2）降低　见于：①急性病毒性肝炎、慢性肝炎、肝硬化、肝功能不全；②慢性胆道疾病，肝癌合并肝硬化；③有机磷中毒、营养不良、感染及贫血等。

7. 腺苷脱氨酶

【参考值】

15～20 U/L。

【临床意义】

（1）腺苷脱氨酶（adenosine deaminase，ADA）升高　见于结核性疾病，如结核性胸腔、腹腔积液其活性明显升高；脑脊液 ADA，结核性脑膜炎显著升高，颅内肿瘤及中枢神经系统白血病稍增高。

（2）降低　可见于重度免疫缺陷症。

8. 5′－核苷酸酶

【参考值】

0～10 U/L。

【临床意义】

升高　见于：①肝细胞性黄疸时，明显升高，有助于鉴别诊断肝细胞性黄疸和阻塞性黄疸；②原发性和转移性肝癌、胆道癌、胰腺癌，其活性明显升高，且与病情严重程度呈正相关；③急慢性肝炎、肝硬化、药物损伤性肝炎、胆道阻塞、胆管炎等。

9. 单胺氧化酶

【参考值】

12～40 U/mL。

【临床意义】

（1）单胺氧化酶（monoamine oxidase，MAO）升高　见于：①肝硬化时，血清 MAO 活性常明显升高，阳性率可高达 80% 以上；②肝外疾病见于糖尿病、甲状腺功能亢进症、系统硬化症等。

（2）降低　不常见。

10. 脯氨酰羟化酶

【参考值】

20.8～58.2 μg/L。

【临床意义】

升高见于肝硬化、慢性肝炎活动期、酒精性肝炎及其他炎症等。

11. α－L－岩藻糖苷酶

【参考值】

10～35 U/L。

【临床意义】

（1）α－L－岩藻糖苷酶（α-L-fucosidase，α-FU）升高　见于：①肿瘤性疾病，如原发性肝癌、某些转移性肝癌、肺癌、乳腺癌、卵巢癌或子宫癌；②非肿瘤性疾病，如肝硬化、慢性肝炎、消化道出血等。

（2）降低　见于岩藻糖苷贮积症。

12. 血管紧张素转换酶

【参考值】

39～141 U/L。

【临床意义】

升高主要见于肉瘤病；降低主要与血管床内皮功能障碍有关。

13. 谷氨酸脱氢酶

【参考值】

男性：0～7.0 U/L；女性：0～5.0 U/L。

【临床意义】

升高见于急性病毒性肝炎、慢性肝炎、肝硬化等。

（二）代谢物质类

1. 总胆红素

【参考值】

0～1 天：51～102 μmol/L；1～2 天：103～137 μmol/L；3～5 天：154～205 μmol/L；5 天～1 月：0～171 μmol/L；>1 月：0～17.2 μmol/L。

【参考值】

（1）总胆红素（total bilirubin，TBIL）升高　见于：①肝脏疾病，如急性黄疸型肝炎、急性重型肝炎、慢性活动性肝炎、肝硬化等；②肝外疾病，如溶血性黄疸、血型不合的输血反应、新生儿黄疸、胆石症等。

（2）降低　见于缺锌、缺铁性贫血等疾病。

2. 结合胆红素

【参考值】

0～6.8 μmol/L。

【临床意义】

结合胆红素（conjugated bilirubin，CBIL）升高见于：①阻塞性黄疸、肝细胞性黄疸；②以 CBIL 升高为主，常见于原发性胆汁性肝硬化、胆道梗阻等。肝炎与肝硬化患者的 CBIL 都可能升高；③TBIL 和 CBIL 都升高，见于肝内及肝外阻塞性黄疸、胰头癌、毛细胆管型肝炎及其他胆汁淤积综合征。

3. 未结合胆红素

【参考值】

1.7～10.2 μmol/L。

【临床意义】

升高见于溶血性黄疸、肝细胞性黄疸、溶血性疾病、新生儿黄疸或者血型不合输血反应、肝炎与肝硬化等。

4. 总胆汁酸

【参考值】

0～10 μmol/L。

【临床意义】

总胆汁酸（total bile acid，TBA）升高见于：①轻度升高（10～20 μmol/L），见于急性肝炎恢复期、慢性肝炎、肝硬化代偿期、肝癌、体质性黄疸、先天性非溶血性黄疸、Dubin-Johnson 综合征；②中度升高（20～40 μmol/L），见于急性肝炎急性期、慢性肝炎活动期、肝硬化代偿期、肝癌；③重度升高（>40 μmol/L），见于急性肝炎急性期、肝硬化、肝癌、胆汁淤积、重症肝炎。

5. 血氨

【参考值】

11～35 μmol/L。

【临床意义】

（1）升高　见于肝性脑病、重症肝炎、肝癌、休克、尿毒症、有机磷中毒、先天性高氨血症及婴儿暂时性高氨血症。

（2）降低　见于低蛋白饮食、贫血等。

（三）相关蛋白类

1. 总蛋白

【参考值】

新生儿　0～3 天：60～85 g/L；4 天～1 月：41～63 g/L。

1 月～1 岁　55～79 g/L。

1 岁以后　60～85 g/L。

【临床意义】

（1）总蛋白（total protein，TP）升高　见于急性失水（如呕吐、腹泻）、休克、慢性肾上腺皮质功能减退、多发性骨髓瘤。

（2）降低　见于：①妊娠时生理性降低；②营养不良或长期消耗性疾病（如严重结核病和恶性肿瘤）、肝脏功能严重受损、大量出血、严重烧伤、肾病时总蛋白病理性降低。

2. 白蛋白

【参考值】

儿童：38～54 g/L；成人：35～50 g/L。

【临床意义】

（1）升高　见于：①严重脱水、休克、严重烧伤、急性出血；②慢性肾上腺皮质功能减退；③输注白蛋白。

（2）降低　见于：①肝脏疾病，如肝硬化合并腹腔积液、其他肝功能严重损害（如急性重型肝炎、中毒性肝炎等）；②营养不良、慢性消耗性疾病、糖尿病、严重出血、肾病综合征、先天性白蛋白缺乏症等。

3. 前白蛋白

【参考值】

200～400 mg/L。

【临床意义】

（1）肝硬化　肝细胞坏死较轻时，前白蛋白（prealbumin，PA）变化不大，预后较好；当病情改善时，PA 亦迅速升高。

（2）PA 可用作判断肝脏疾病预后指标，肝脏疾病及阻塞性黄疸患者均可降低，其降低程度与病情有密切关系。

（3）结合转氨酶、胆红素检测对不同类型肝脏疾病和非肝脏疾病有鉴别意义。

（4）肾病综合征　PA 不仅不减少，而且在饮食充分时还可以升高，但营养不良负氮平衡时 PA 减少。

（5）急性肝炎恢复期、有肝损害者戒酒后、霍奇金病、肾病综合征（过量蛋白饮食）时 PA 升高，阻塞性黄疸、溃疡性结肠炎、甲状腺功能亢进症、营养不良等时降低。

4. 铜蓝蛋白

【参考值】

婴儿：150～560 mg/L；2～6 岁：260～460 mg/L；7～14 岁：250～600 mg/L；成人：210～530 mg/L。

【临床意义】

（1）升高　①重症感染，肝炎、骨膜炎、肾盂肾炎等；②恶性肿瘤，如白血病、恶性淋巴瘤、各种癌；③胆汁淤积，原发性胆汁性肝硬化、肝外阻塞性黄疸、急性肝炎、慢性肝炎、酒精性肝硬化；④甲状腺功能亢进症、风湿病、类风湿性关节炎、再生障碍性贫血、心肌梗死、手术后等；⑤急性精神分裂症、震颤性谵妄、高胱氨酸尿症、妊娠、口服避孕药、结核病硅肺病等。在生理情况下妊娠，口服避孕药，铜蓝蛋白亦可升高。有助于鉴别肝硬化和肝癌，原发性肝癌时血清铜蓝蛋白高于正常的概率为 8.3%，肝硬化时高于正常的概率为 12%。

（2）降低　①Wilson 病，即肝豆状核变性（为最有价值的诊断指标），患该病时铜蓝蛋白显著降低，可能由于铜过多地沉积于肝及基底核，或是铜蓝蛋白合成障碍所致；②营养不良，吸收不良综合征、蛋白漏出性胃肠症、低蛋白血症等；③原发性胆汁性肝硬化、原发性胆道闭锁症等；④新生儿、未成熟儿；⑤严重的低蛋白血症、肾病综合征等。

5. C－反应蛋白

【参考值】

新生儿：0～1.6 mg/L；成人：0.7～8.2 mg/L。

【临床意义】

C－反应蛋白（C-reactive protein，CRP）升高见于以下情况：①急性炎症或组织坏死、严重创伤、手术、急性感染等，CRP 常在几小时内急剧显著升高，手术者术后 7～10 天 CRP 浓度下降，否则提示感染或并发血栓等；②急性心肌梗死：24～48 h 升高，3 天后下降，1～2 周后恢复正常；③急性风湿热、类风湿性关节炎、系统性红斑狼疮、细菌性感染、肿瘤广泛转移、活动性肺结核，CRP 升高。

6. α_2－巨球蛋白

【参考值】

男性：1.5～3.5 g/L；女性：1.75～4.70 g/L。

【临床意义】

（1）升高　①肝脏疾病如急、慢性肝炎及肝硬化等；②肾病综合征，糖尿病及恶性肿瘤等。

（2）降低　常见于急性肾小球肾炎、急性胰腺炎、胃溃疡、肺气肿、慢性肝炎、类风湿性肝炎、甲状腺功能亢进症、弥散性血管内凝血、抗纤维蛋白溶解药的治疗、心脏手术、营养不良。

7. α_1 - 酸性糖蛋白

【参考值】

AAG：500 ~ 1500 mg/L。

【临床意义】

（1）升高　见于风湿病、恶性肿瘤及心肌梗死。

（2）降低　见于营养不良、严重肝损害等。

8. 转铁蛋白

【参考值】

1700 ~ 3400 mg/L。

【临床意义】

（1）转铁蛋白（transferrin，TRF）升高　见于缺铁性贫血、急性肝炎、急性炎症、口服避孕药、妊娠后期。

（2）降低　见于肾病综合征、肝硬化、恶性肿瘤、溶血性贫血、营养不良时。

9. α_1 - 抗胰蛋白酶

【参考值】

AAT：0.9 ~ 1.8 g/L。

【临床意义】

（1）升高　见于感染性疾病、恶性肿瘤、胶原病、妊娠、外科手术、服用某些激素药、斑疹伤寒等。

（2）降低　见于 α_1 - 抗胰蛋白酶缺乏症、新生儿呼吸窘迫综合征、重症肝炎、肾病综合征、营养不良、未成熟儿、肾移植早期排斥反应等。

五、肾脏的生物化学检验

（一）肾功能常规检验

1. 血尿素

【参考值】

早产儿：1.1 ~ 9 mmol/L；新生儿：1.1 ~ 4.3 mmol/L；1 个月 ~ 1 岁：2 ~ 19 mmol/L；1 ~ 3 岁：1.8 ~ 6.0 mmol/L；4 ~ 14 岁：2.8 ~ 6.0 mmol/L；成人：3.2 ~ 7.3 mmol/L。

【临床意义】

尿素（urea nitrogen，serum；BUN）为蛋白质代谢终产物，由肾脏清除。血尿素或尿尿素反映蛋白质摄取及代谢、肝脏合成和肾脏排泄三个环节。主要用于肾功能评价，也用于蛋白质代谢和营养学评价。BUN 增高反映血液非蛋白氮化合物增高，称为氮质血症；按发生原因分为肾性氮质血症（肾功能不全）、肾后性氮质血症（尿路梗阻）和肾前性氮质血症（其他的各种因素）。

（1）升高　①蛋白分解亢进：a. 重症感染、恶性肿瘤、消耗性疾病、外科侵袭、灼伤、横纹肌溶解症等；b. 异型输血、消化道出血、腹膜炎、肠梗阻；c. 甲状腺功能亢进症、肾上腺皮质功能减退症、低热量膳食、长时间剧烈运动。②尿素排泄减少：a. 肾前性原因，见于血容量不足，如各种原因失水、利尿剂使用、发热、休克、心力衰竭、糖尿病酮症酸中毒等；b. 肾性原因，见于急性或慢性肾功能不全、尿毒症（急性或慢性肾炎，骨髓瘤、淀粉样变性、痛风肾损害等）；c. 肾后性原因，见于尿路梗阻。③氮质摄入过多：高蛋白膳食、氨基酸输液。

（2）降低　见于妊娠、低蛋白膳食、蛋白质营养不良、渗透性利尿、腹水吸收期、尿崩症、重症肝病等。

2. 尿素氮

【参考值】

250 ~ 570 mmol/24 h。

【临床意义】

尿素氮（urea nitrogen，BUN）用于肾功能评价计算尿素清除率，也用于营养学评价。升高见于高蛋白膳食、消化道出血。降低见于肾功能衰竭、蛋白质营养不良。

3. 血肌酐

【参考值】

苦味酸法　1 ~ 5 岁：27 ~ 44 μmol/L；5 ~ 10 岁：35 ~ 71 μmol/L；成年男性：71 ~ 115 μmol/L；成年女性：62 ~ 97 μmol/L。

肌酐酶法　儿童：27 ~ 62 μmol/L；成年男性：53 ~ 97 μmol/L；成年女性：44 ~ 80 μmol/L。

【临床意义】

肌酐为肌肉和脑组织磷酸肌酸的能量代谢产物，或肌酸直接脱水生成，由肾脏清除，肾小管几乎不吸收，用于肾功能评价较 BUN 敏感，是临床上反映肾小球滤过率的较好指标。肌酐产量与肌肉量平行，故又可作为肌肉量的评价指标。

（1）升高　①血肌酐（serum creatinine，Scr）降低或肾血流量减少：急性肾小球肾炎、慢性肾炎失代偿期、急性肾功能不全、慢性肾功能不全、充血性心力衰竭、休克、灼伤、各种原因的失水；②肌肉量增大：肢端肥大症、巨人症、健美运动员、同化激素使用；③干扰测试反应因素：溶血、糖尿病酮症酸中毒、化学品和药物（如乙酰乙酸盐、丙酮酸盐、甲基多巴、头孢菌素），特别是头孢西丁使用等可使反应结果增高。

（2）降低　①清除增多：尿崩症、妊娠；②产生减少：肌肉萎缩、肌营养不良、蛋白质热能营养不良、恶病质、多肌炎和皮肌炎（血肌酐减低、肌酸增高、肌酸排泄增多）、甲状腺功能亢进症、失用性肌萎缩症（如长期卧床、老年人、肌肉活动减少）、肝功能障碍（合成减少）等；③干扰测试反应因素：血清高浓度胆红素可使结果减低。

4. 尿肌酐（urine creatinine，Ucr）

【参考值】

成年男性：5. 30 ~ 16. 80 mmol/24 h；成年女性：4. 42 ~ 14. 14 mmol/24 h；儿童低于成人。

【临床意义】

（1）个体 Ucr 排泄量比较恒定，主要用于尿化学测定值的矫正，也用于肾功能评价。

（2）升高　见于肌肉量大者、长时间剧烈运动后、肉食过多，以及使肾血流量增加的因素如甲状腺功能亢进症、多巴胺使用等。

（3）降低　见于急性或慢性肾功能衰竭、肌肉萎缩或肌肉量小者、蛋白质热能营养不良、活动减少，以及使肾血流量减少的因素如休克、充血性心力衰竭、失水等。

5. 血清尿素氮与肌酐比值（urea nitrogen to creatinine ratio，BUN/CRE）

【参考值】

6～24。肾性氮质血症常为 10～15，控制蛋白质的膳食疗法通常在 10 左右；透析疗法由于尿素的分子量较肌酐低因而容易清除，比值小于 10，尤其在透析后。BUN/CRE 均以 mg/d 为单位。

【临床意义】

（1）用于 BUN 增高的肾性因素与肾外性因素的鉴别，近年还用于肾功能不全蛋白质供给量的评价。BUN 和 CRE 两者均正常时，其比值无意义。BUN 受多种肾前因素影响，肾性氮质血症由于尿素的渗透性利尿作用，减少肾小管对尿素的重吸收，因而 BUN 升高的幅度相对较 CRE 低，BUN/CRE 常小于 10；肾外性氮质血症，肾小管重吸收尿素增加，而肌酐不增加，其比值常大于 15。

（2）升高　由于尿素产生增多或排出减少，见于消化道出血、高蛋白膳食、消耗性疾病、蛋白质分解亢进、高热、灼伤、某些药物（如四环素、皮质类固醇）大量使用，或休克、失水、输尿管直肠吻合术后等。

（3）降低　由于尿素生成减少或排泄增加或肌酐生成增多，见于低蛋白膳食、蛋白质－热能营养不良、妊娠、长期输液、渗透性利尿、横纹肌溶解症及增加肌酐而不增加 BUN 的药物（如西咪替丁）使用等。

6. 肌酐清除率

【参考值】

成年男性：85～125（平均 105）mL/min；成年女性：75～115（平均 95）mL/min；儿童：70～140（平均 105）mL/min。

【临床意义】

控制外源性肌酐干扰的肌酐清除率，称内生肌酐清除率（endogenous creatinine clearance rate，ECCR），简称肌酐清除率（creatinine clearance rate；CCR，Ccr），与肾小球滤过率和肌肉量相关。矫正肌肉量（用体重）的影响后，反映肾小球滤过率，是评价肾小球功能的有用指标。

（1）判断肾小球损害的敏感指标。

（2）评估肾功能损害程度　Ccr 一般可将肾功能分为 4 期：第 1 期（肾衰竭代偿期）Ccr 为 51～80 mL/min；第 2 期（肾衰竭失代偿期）Ccr 为 20～50 mL/min；第 3 期（肾衰竭期）Ccr 为 10～19 mL/min；第 4 期（尿毒症期终末期肾衰竭）Ccr 为 <10 mL/min。另外一种分类是：轻度肾功能不全 Ccr 为 70～51 mL/min（储备功能减低期）；中度肾功能不全 Ccr

为 50 ~ 31 mL/min（代偿期）；重度肾功能不全 Ccr 为 <20 ~ 30 mL/min（代偿不全期）；终末期肾功衰竭 Ccr 为 <5 ~ 10 mL/min（失代偿期或尿毒症）。

（3）指导治疗　慢性肾衰竭 Ccr < 30 ~ 40 mL/min，应开始限制蛋白质摄入；Ccr < 30 mL/min，用氯氟噻嗪等利尿治疗常无效，不宜应用；Ccr < 10 mL/min，应结合临床进行肾替代治疗对袢利尿剂的反应也已报差。

（4）升高　见于心排血量增多的各种情况，如高热、甲状腺功能亢进症、烧伤、CO 中毒、高蛋白饮食、糖尿病肾病早期。

（5）降低　见于休克、出血、失水充血性心力衰竭、急（慢）性肾功能衰竭、肾小球肾炎、肾病综合征肾盂肾炎、输尿管阻塞、多发性骨髓瘤、肾上腺皮质功能减退、肝豆状核变性等。

7. 血尿酸

【参考值】

男性：210 ~420 μmol/L；女性：150 ~350 μmol/L。

【临床意义】

主要用于尿酸（uric acid，UA）代谢异常评价、痛风诊断、关节炎鉴别和肾功能评价。

（1）原发性增高　①生成过多：特发性高尿酸血症、先天性酶系异常、磷酸核糖焦磷酸合成酶活性亢进或次黄嘌呤磷酸核糖基转移酶缺乏、嘌呤核苷合成和分解代谢亢进。②排泄减少：见于特发性及家族性青年性痛风性肾病。③混合型：生成过多和排泄减少二者兼有。

（2）继发性增高　①产生过多：核酸代谢亢进如白血病、多发性骨髓瘤、真性红细胞增多症等，尤其是在化疗时；恶性贫血、灼伤、急剧体重减轻等；细胞内能量代谢异常如肌源性高尿酸血症、缺氧应激、无氧运动（肌细胞能量代谢亢进致磷酸果糖激酶缺乏）、果糖摄取（果糖代谢大量消耗 ATP，腺苷→肌苷→尿酸产生增多）、饮酒、糖原贮积病 I 型；长期高热量膳食、过食富含核蛋白食物（如动物内脏）等。②排泄减少：肾功能不全如慢性肾炎、糖尿病肾病等；酸中毒如呼吸性酸中毒、糖尿病酮症酸中毒、乳酸性酸中毒、饥饿、糖原贮积病 I 型（合并酮症酸中毒或乳酸性酸中毒）、妊娠毒血症、尿路梗阻等；Bartter 综合征或假性 Bartter 综合征；药物如噻嗪类或髓襻类利尿剂等使用。

（3）生成减少　黄嘌呤尿症（黄嘌呤脱氢酶缺乏症、嘌呤核苷磷酸化酶缺乏症、磷酸核糖焦磷酸合成酶缺乏症）、肝病、别嘌呤醇使用等。

（4）排泄增多　特发性和遗传性肾性低尿酸血症（肾小管重吸收障碍）、肾小管酸中毒、Wilson 病、半乳糖血症、骨髓瘤性肾病、ADH 分泌异常症、酒精中毒等。

（二）肾脏相关酶

1. N-乙酰-β-D-氨基葡萄糖苷酶

【参考值】

血清 N-乙酰-β-D-氨基葡萄糖苷酶：15 ~27 U/L；尿 N-乙酰-β-D-氨基葡萄糖苷酶：<2.37 U/(mmol · Cr)。

【临床意义】

用于肾脏疾病、糖尿病肾病早期诊断和肾毒性药物治疗监测。尿 N－乙酰－β－D－氨基葡萄糖苷酶（N-acetyl-β-D-glucosaminidase，NAG）测定是肾小管障碍的敏感指标，活性升高早于其他常用的肾功能检查方法。

（1）肾脏疾病　急性或慢性肾功能不全，包括透析患者、肾病综合征等几乎全部明显升高。接受治疗剂量庆大霉素的乳幼儿 3 天，尿 NAG 活性平均升高超过正常同龄儿的 7 倍，提示有肾损害。可用于肾毒性药物如氨基糖苷类抗生素、环孢素等治疗监测；也用于来自烟草的汞、铅肾小管损害和妊娠高血压综合征患者的肾脏管理。

（2）糖尿病　未控制的糖尿病（FPG 在 11.1 mmol/L 或 200 mg/mL 以上）尿酶活性升高，饮食控制和胰岛素治疗 1～2 个月后，尿酶活性下降一半；合并糖尿病肾病和视网膜病的 1 型糖尿病患者，尿酶活性明显升高；胰岛素治疗血糖下降的同时也见尿酶活性下降。合并微血管损害的糖尿病患者，尿酶升高，尿微量白蛋白即使在 30 μg/mL 以下的患者，其中有 60% NAG 异常。而胰腺切除、甲状腺功能亢进症等继发性糖尿病，不见尿酶升高。

（3）其他疾病　急性肝炎、多发性骨髓瘤、白血病；前列腺疾病尿混有精液时。

2. 丙氨酸氨基肽酶

【参考值】

男性：3.6～8.1 U/(g·Cr)；女性：4.5～10.4 U/(g·Cr)。

【临床意义】

血清丙氨酸氨基肽酶（alanineaminopeptidase，AAP）主要用作肝、胆疾病的辅助诊断。尿 AAP 是肾小管障碍的较敏感指标，用于反映近曲小管功能性和器质性障碍。与主要反映近曲小管障碍的 NAG 联合，用于动态观察肾小管病变和伴有肾小球损害的继发性肾间质障碍的进展程度。用于肾小管障碍的早期诊断，抗生素或其他药物引起的肾损害、肾移植后排异反应标志及经过监测，肾脏病变肾小球滤出白蛋白增多，肾小管重吸收白蛋白时 AAP 得以大量逸脱，几乎不受血浓度影响，也用于早期发现肾脏疾病和鉴别蛋白尿来源。

（1）肾脏疾病　肾小球肾炎、肾盂肾炎、肾病综合征、肾排异反应、慢性肾功能损害、肾癌等肾实质性疾病，以及肾毒性药物、汞、镉、造影剂等导致肾小管障碍均可见此酶活性增高。在肾小球肾炎伴有肾小管机能或器质性障碍时，尿 AAP 敏感性最高。这可能与 AAP 存在于近曲小管上皮的刷状缘有关。

（2）糖尿病　糖尿病肾病早期 AAP 与微量白蛋白排出同时增多，二者有良好的相关性，在微量白蛋白增加之前即可见有尿 AAP 活性升高。其可作为糖尿病肾病发病及进展的早期诊断指标。若将反映肾小管障碍的低分子蛋白如 β_2－微球蛋白、转铁蛋白与来源于肾小管的酶 AAP 或 NAG 等联合，对糖尿病肾病早期诊断更为有用。

（3）其他疾病　高血压、急性肝炎、甲状腺功能亢进症、酗酒也可见升高。

3. 甘氨酰脯氨酸二肽基氨基肽酶

【参考值】

随时尿 5.5 U/(g·Cr)。

【临床意义】

尿甘氨酰脯氨酸二肽基氨基肽酶（glycyl proline dipeptidyl aminopeptidase，GP-DAP）测定主要用于糖尿病、高血压肾损害的早期发现和治疗监测。

（三）肾功能相关微球蛋白组合

1. α_1－微球蛋白

【参考值】

散射比浊法：血清 1.0～3.0 mg/mL；放射免疫法：血清 0.9～2.6 mg/mL；酶联免疫法：血清 0.9～2.3 mg/mL；乳胶凝集法：血清 0.7～2.0 mg/mL；尿液＜12.5 mg/L。

【临床意义】

α_1－微球蛋白（α_1-microglobulin，α_1-MG）主要用于肾小球和肾小管损害的诊断和鉴别诊断，是肾脏病变的敏感性指标，也反映肝脏的合成功能。

（1）血清升高　见于肾小球滤过率减低的各种情况，如急性或慢性肾炎、肾病综合征、慢性肾功能不全；高 IgA 血症、IgA 型多发性骨髓瘤、感染症、肝癌等。

（2）血清降低　见于肝实质性病变，如重症肝炎、肝硬化、治疗性肝动脉栓塞后。

（3）尿液升高　见于肾小管障碍，如重金属中毒、肾移植、骨髓瘤性肾病、痛风性肾病、慢性肾功能不全等。

（4）尿液降低　见于严重肝病，肝生成减少。

2. β_2－微球蛋白

【参考值】

血清 80～200 μg/mL；尿液＜0.2 mg/L。

【临床意义】

β_2－微球蛋白（β_2-microglobulin，β_2-MG）用于炎症和肿瘤非特异性标志物，对 CRP 和血沉不能发现的情况有时可能有意义，恶性肿瘤及各种炎症时 β_2-MG 生成明显增多；对 B 细胞肿瘤性增值性疾病（特别是多发性骨髓瘤）或 AIDS 的预后预测；用于肾功能评价、慢性肾功能不全的随访和治疗监测。①血清 β_2-MG 能较好地了解肾小球滤过功能；②尿液 β_2-MG 升高是反映近端小管受损的非常灵敏和特异的指标；③β_2-MG 清除率是鉴别轻度肾小管损伤的良好指标。也用于肿瘤浸润监测；体液测定对某些疾病有诊断价值。

3. 胱抑素 C

【参考值】

血清 0.6～2.5 mg/L；随时尿＜100 μg/L。

【临床意义】

（1）胱抑素 C（cystatin C，Cys C）血清浓度不受肌肉量和食物影响，是反映肾小球滤过率的良好指标，优于肌酐，与菊粉清除率相当；肾小球轻度受损即可见有增高。尿 Cys C 排泄与尿肌酐排泄有良好相关性，与尿肌酐平行测定计算尿 Cys C 与肌酐比值。

（2）首先用于肾小管功能评价　当尿 CCR 增大、Cys C 排泄增多，提示肾小管功能受损，Cys C 重吸收减少，是反映肾小管障碍的早期敏感指标。

（3）当尿 CCR 正常时，与尿肌酐共同用于肾小球功能评价。此时尿肌酐测定无须用尿量矫正，因为主要是作为肾小管对低分子蛋白重吸收的指标。如尿 CCR 小于 0.67，Cys C 排泄异常（血 Cys C 浓度增加，尿排泄减少），提示肾小球滤过率减低，肾小球功能受损，是高血压或糖尿病合并肾损害早期诊断的敏感指标。肾前性原因很少影响 Cys C 排泄。

4. 视黄醇结合蛋白

【参考值】

血：25 ~70 mg/L；尿：0 ~0.7 mg/L。

【临床意义】

（1）视黄醇结合蛋白（retinol binding protein，RBP）升高　见于肾功能不全、营养过剩性脂肪肝。

（2）降低　见于维生素 K 缺乏、低蛋白血症、吸收不良、阻塞性黄疸、甲状腺功能亢进症、感染、外伤等。

5. 尿微量白蛋白

【参考值】

24 h 尿：<300 mg/24 h，或<30 mg/L。

随时尿：<300 mg/(g · Cr)。

【临床意义】

（1）尿微量白蛋白（microalbuminuria，mALb）是糖尿病诱发肾小球微血管病变最早期的客观指标之一，对糖尿病肾病的早期诊断有重要意义。糖尿病患者出现 mALB 尿时，在病理组织学上可看到系膜的扩张或有少数结节性病变，在糖尿病肾病分期上属于早期，及时进行治疗和控制血糖，肾损伤是可逆的。

（2）用于评估糖尿病患者发生肾并发症的危险度。糖尿病患者如有持续的 mALB 尿，肾病的发生率高于 mALB 排出量正常者。

（3）高血压性肾损伤的早期标志。

（4）妊娠诱发高血压肾损伤的监测。

6. 尿转铁蛋白

【参考值】

<2.0 mg/L（散射浊度法）。

【临床意义】

肾小球损伤发生时尿中转铁蛋白排出增加，据研究资料报道，尿中转铁蛋白排出量的增加早于 mALb，对早期发现糖尿病肾病的变化更为敏感。

7. 尿 T-H 糖蛋白

【参考值】

12.4 ~61.6 mg/24 h。

【临床意义】

（1）升高　见于肾盂肾炎、肾病综合征、蛋白尿酸中毒、肾小管损伤、脱水性少尿、尿路结石等。

（2）降低　见于肝硬化、尿毒症、多囊肾、遗传性转铁蛋白缺乏症、肾功能减退等。

六、胰腺的生化检验

1. α－淀粉酶

【参考值】

血：35～135 U/L；尿：180～1200 U/L。

【临床意义】

（1）流行性腮腺炎、急性胰腺炎时，血和尿中的淀粉酶（amylase，AMY）活性显著升高。急性胰腺炎发病后8～12 h血清AMY开始升高，12～25 h达峰值，2～5天下降至正常；如超过500 U/L即有诊断意义，达350 U/L应怀疑此病。

（2）急性阑尾炎、肠梗阻、胰腺癌、胆石症、溃疡病穿孔等均可升高，但常低于500 U/L。

（3）血清及尿中AMY同时减低见于肝病。

（4）巨AMY可由血清中正常的AMY聚合而成，或由AMY与免疫球蛋白以非共价键形式形成复合物等。目前还未证实巨AMY与某种疾病的特定关系或诊断价值，其特征是胰腺、唾液腺和肾脏均无病变，但血清AMY活性持续升高。由于此种异常的AMY分子巨大，不能有肾脏排出，所以尿AMY活性低于正常。

2. 脂肪酶

【参考值】

酶速率法：0～110 U/L；比浊法：150～200 U/L。

【临床意义】

（1）胰腺是人体脂肪酶（lipase，LPS）最主要来源。血清LPS升高常见于急性胰腺炎及胰腺癌，偶见于慢性胰腺炎。急性胰腺炎时，血清AMY升高的时间较短，而血清LPS活性上升可持续10～15天。腮腺炎未累及胰腺时，LPS通常在正常范围。此外，胆总管结石或癌、肠梗阻、十二指肠穿孔等有时LPS亦可升高。

（2）血清LPS对急性胰腺炎的诊断有很大帮助。临床研究证实，其灵敏度为80%～100%，特异性为84%～96%，优于AMY活性测定。

七、糖类检验

1. 空腹血糖

【参考值】

早产新生儿：1.1～3.3 mmol/L；足月新生儿：1.7～3.3 mmol/L；儿童及成人：3.89～6.11 mmol/L。

【临床意义】

（1）升高　①生理性：饭后或摄入高糖食物后1～2 h；由于剧烈运动或情绪紧张导致肾上腺分泌过多产生的血糖升高。②病理性：原发性糖尿病、内分泌疾病（如甲状腺毒症、肢端肥大症、胰高血糖素瘤等）、胰腺疾病、抗胰岛素受体抗体与相关疾病（如Wernicke's脑病）等。

（2）降低　①生理性：饥饿和剧烈运动后。②病理性：胰岛细胞瘤，对抗胰岛的激素分泌不足，如垂体前叶功能减退、肾上腺皮质功能减退和甲状腺功能减退而使生长激素、肾上腺皮质激素和甲状腺激素分泌减少，导致低血糖的发生。严重肝病时肝脏不能有效调节血糖，常导致血糖降低。

2. 口服葡萄糖耐量试验

【参考值】

①正常糖耐量：空腹 3.9 ~5.6 mmol/L 且服糖 2 h 后血糖≤7.8 mmol/L；②空腹血糖受损：空腹 5.6 ~ 7.0 mmol/L 且服糖 2 h 后血糖 ≤7.8 mmol/L；③糖耐量受损：空腹 <7.0 mmol/L 且服糖 2 h 血糖为 7.8 ~ 11.1 mmol/L；④糖尿病的诊断标准：空腹 ≥7.0 mmol/L 或者服糖 2 h 血糖≥11.1 mmol/L。

【临床意义】

（1）糖尿病患者空腹时血糖升高，服糖后血糖更高，且维持高血糖时间较长，测口服葡萄糖耐量试验时同时检测尿糖均能检测出阳性。

（2）肾性糖尿病及其他内分泌疾病（如垂体前叶功能亢进症）时，生长激素或促肾上腺皮质激素分泌过多，均能出现高血糖与糖尿。

（3）急性肝炎患者服用葡萄糖后，0.5 ~1.5 h 的血糖会急剧增高。

3. 血 β - 羟丁酸

【参考值】

0.03 ~0.30 mmol/L。

【临床意义】

（1）糖尿病酮症酸中毒　糖尿病酮症酸中毒机体处于缺氧情况时，尿酮体以 β - 羟丁酸为主要成分，故尿酮体定性可呈阴性。当病情得以纠正而缺氧状态好转时，尿酮体以乙酰乙酸为主，此时尿酮体可出现阳性。因此，β - 羟丁酸可用于酮症酸中毒早期诊断与治疗监控，并可指导糖尿病灭酮治疗及疗效观察。糖尿病患者在应急状态，如患重病、紧张、妊娠和血糖水平持续超过 13.4 mmol/L 时，可用于监测酮症酸中毒的发生。此外胰岛素治疗时，血中 β - 羟丁酸下降早于血糖下降 2 h。

（2）慢性乙醇中毒（乙醇酮症酸中毒）时，β - 羟丁酸/乙酰乙酸比值升高，是糖尿病酮症酸中毒时两倍多，故监测 β - 羟丁酸，并结合乙酰乙酸的检测，对酮症酸中毒的鉴别诊断和监护很有帮助。

（3）监测败血症和营养支持的患者体内脂肪、蛋白质动员情况。

（4）用于低血糖（如神经性低血糖、酮症酸中毒、胰岛素瘤）、糖原累积病的诊断及鉴别诊断。

4. 糖化血红蛋白

【参考值】

5.0% ~8.0% 。

【临床意义】

（1）可作为糖尿病患者血糖水平监测和调整治疗方案的重要指标，具有重要的使用价值。它是反映糖尿病采血前 8 周血糖控制水平的良好指标，当浓度高于 10% 可指导临床对胰岛素剂量进行调整。

（2）糖化血红蛋白降低可能表明最近有低血糖发作或血红蛋白变异体的存在及红细胞寿命缩短。

5. 糖化人血白蛋白

【参考值】

11%～16%。

【临床意义】

（1）可用于评定糖尿病的控制程度。本实验已成为反映糖尿病测定前 2～3 周血糖控制水平的良好指标。

（2）辅助鉴别应激性高血糖　急性应激（如外伤感染）发生时，非糖尿病个体会出现高血糖，难以与糖尿病鉴别，糖化人血白蛋白可作为既往是否患有糖尿病的辅助检测方法指导临床诊断。

八、脂类生化检验

1. 三酰甘油

【参考值】

男性：0.45～1.81 mmol/L；女性：0.40～1.53 mmol/L。

【临床意义】

（1）三酰甘油（triglyceride，TG）升高　见于动脉粥样硬化、糖尿病、肾病综合征、甲状腺功能减退症、皮质醇增多症、脂肪肝、胰腺炎等；长期禁食或高脂饮食，以及大量饮酒也可使血清三酰甘油增高。

（2）降低　见于甲状腺功能亢进症、肾上腺皮质功能减退症和肝功能严重障碍。

2. 总胆固醇

【参考值】

儿童：3.1～5.2 mmol/L；成人：2.9～6.0 mmol/L。

【临床意义】

（1）升高　①胆固醇（total cholesterol，TC）>6.2 mmol/L 为高胆固醇血症，是导致冠心病、心肌梗死、动脉粥样硬化的高度危险因素之一。②高胆固醇饮食、糖尿病、肾病综合征、甲状腺功能减退症可见总胆固醇升高。③胆总管阻塞，如胆道结石及肝、胆、胰肿瘤时，总胆固醇增高伴黄疸。④服用避孕药、甲状腺激素、皮质激素、抗精神病药（如氯氮平）可影响总胆固醇水平。

（2）降低　①严重肝脏疾患，如重症肝炎、急性重型肝炎、肝硬化等。②严重营养不良。③严重贫血患者，如再生障碍性贫血、溶血性贫血。

3. 总脂质测定

【参考值】

儿童：3.0～6.0 g/L；成人：4.0～7.5 g/L。

【临床意义】

（1）升高　见于高脂血症、动脉粥样硬化、糖尿病、糖原累积症、肾小球肾炎、肾病综合征、甲状腺功能减退症、高血压等。

（2）降低　见于甲状腺功能亢进症、急性肝炎、肝硬化、恶病质、吸收不良综合征等。

4. 高密度脂蛋白胆固醇

【参考值】

男性：1.16～1.42 mmol/L；女性：1.29～1.55 mmol/L。

【临床意义】

高密度脂蛋白胆固醇（high density lipoprotein cholesterol，HDL-C）的含量与心血管疾病的发病与病变程度呈负相关，通常 HDL-C 降低常见于吸烟、急慢性肝病、心肌梗死、创伤、糖尿病、甲状腺功能异常、慢性贫血、严重营养不良等疾病。

5. 低密度脂蛋白胆固醇

【参考值】

<3.37 mmol/L。

【临床意义】

（1）低密度脂蛋白胆固醇（low density lipoprotein cholesterol，LDL-C）增多　主要是胆固醇增多并可伴有 TG 增高，常见于饮食中富含胆固醇和饱和脂肪酸、低甲状腺素血症、肾病综合征、慢性肾功能衰竭、肝脏疾病、糖尿病等。

（2）LDL-C 减低　可见于营养不良或肠吸收不良、慢性贫血、骨髓瘤、急性心肌梗死、创伤、严重肝病等。

6. 血清载脂蛋白－AⅠ

【参考值】

男性：0.94～1.78 g/L；女性：1.10～1.99 g/L。

【临床意义】

载脂蛋白－AI（apolipoprotein-AⅠ，APo-AⅠ）减低见于冠心病、脑血管疾病、未控制的糖尿病、肾病综合征、营养不良、活动性肝炎或肝功能低下者等。通常载脂蛋白AⅠ与HDL 呈正相关，但在家族性高三酰甘油血症患者中，HDL 减低，而载脂蛋白－AⅠ不减低者，其冠心病的发生概率不明显。

7. 载脂蛋白－AⅡ

【参考值】

0.3～0.4 g/L。

【临床意义】

减低见于Ⅰ型高脂血症、急性肝炎、肝硬化、急性心肌梗死；阻塞性黄疸载脂蛋白－AⅡ明显减低。

8. 血清载脂蛋白－B

【参考值】

0.6～1.14 g/L。

【临床意义】

升高见于冠心病、未控制的糖尿病、肾病综合征、营养不良、活动性肝炎或肝功能低下等。通常血清载脂－B 与 LDL 呈正相关，血清载脂－B 增高对冠心病有评估价值。

9. 载脂蛋白－CⅡ

【参考值】

0.03 ~0.05 g/L。

【临床意义】

（1）升高　见于Ⅰ、Ⅱb、Ⅲ、Ⅳ、Ⅴ型高脂血症及阻塞性黄疸。

（2）减低　见于肝硬化等。

10. 载脂蛋白－CⅢ

【参考值】

0.08 ~0.12 g/L。

【临床意义】

在严重的高三酰甘油血症常伴有载脂蛋白－CⅢ含量的明显升高，故测定血清载脂蛋白－CⅢ含量对探讨高三酰甘油的动脉粥样硬化发病机制有重要意义。

11. 血清载脂蛋白－E

【参考值】

0.02 ~0.06 g/L。

【临床意义】

载脂蛋白－E 与动脉粥样硬化冠心病，高脂蛋白血症密切相关。

（1）载脂蛋白－E 等位基因影响血脂浓度，携带载脂蛋白－E2 者，其载脂蛋白－E 浓度高，载脂蛋白－B 浓度低，胆固醇亦低，对动脉粥样硬化有防护作用。载脂蛋白－E2 与Ⅳ型高脂蛋白血症有关，还与长寿有关。

（2）携带载脂蛋白－E4 者，其载脂蛋白－E 浓度低，载脂蛋白－B 浓度高，胆固醇和三酰甘油亦高，且常伴有体重加重，是动脉粥样硬化的潜在因素，载脂蛋白－E4 等位基因与Ⅱb、Ⅴ型高脂血症有关，还具有易患 Alzheimer 病的倾向。

12. 血清脂蛋白－α

【参考值】

<300 mg/L。

【临床意义】

（1）升高　见于急性心肌梗死、脑血管疾病、家族性高胆固醇血症、糖尿病、肾病综合征大量出现蛋白尿时、冠状动脉弯路移植术（搭桥术）后再狭窄、大动脉瘤及某些癌症。

（2）降低　见于肝脏疾病、嗜酒过度和应用新霉素、烟酸等。

13. 血清游离脂肪酸

【参考值】

男性：0.1 ~0.6 mmol/L；女性：0.1 ~0.45 mmol/L。

【临床意义】

升高见于以下情况：①生理性升高见于饮酒、劳累、超重肥胖者、孕妇、长期使用抗精神病药物者；②病理性升高见于动脉粥样硬化、急性冠脉综合征、周围血管病、心律失常、慢性心力衰竭、糖尿病、肾病、高血压病、脂肪肝。

九、心肌酶类检验

1. 肌酸激酶及其同工酶

【参考值】

肌酸激酶：0～174 U/L；肌酸激酶同工酶：0～25 U/L。

【临床意义】

（1）急性心肌梗死　肌酸激酶（creatine kinase，CK）总活性在急性心肌梗死后4 h便开始升高，至20～30 h达高峰，3～5天后下降至基础水平，此酶为诊断急性心肌梗死的一个极灵敏的指标。CK-MB主要存在于心肌细胞内，对急性心肌梗死具有很高的特异性和灵敏性，急性心肌梗死后CK总活力先于1～2 h升高，12～20 h达峰值，如无并发症3天后回复至正常水平。如果胸痛患者在48 h内CK-MB尚在正常水平，活力不足总CK的2%，即可排除急性心肌梗死的诊断。心肌炎时CK亦升高。

（2）肌营养不良、进行性肌萎缩　各型肌营养不良、进行性肌萎缩均可引起CK活力升高（神经因素引起的肌萎缩，酶活性正常），发病年龄越早，预后越差。其中半数以上可检出CK-MB（CK-MB/CK＜5%），而心电图都无阳性发现，说明并非心肌受累。

（3）肌肉创伤及肌内注射　肌肉创伤可使CK活力升高，无CK-MB出现，CK-MM是骨骼肌损伤的特异性指标。肌内注射青霉素、利血平、肾上腺素等药物期间，约有1/3的患者在12～48 h内总CK活力升高，一般可持续3～6天，检测CK同工酶，可见主要是CK-MM占优势，提示这是肌肉创伤所致。

（4）神经系统疾病　约有半数脑血管病患者CK活力明显升高。CK同工酶仅能检出CK-MM，而CK-BB含量甚微，这是由于CK-BB难于透过血脑屏障之故。CK-BB增高见于脑胶质细胞瘤、小细胞肺癌和胃肠道恶性肿瘤，后者还常有CK-Mt增高。

（5）巨CK　巨CK分为巨CK1和巨CK2，巨CK1是一种CK同工酶与自身抗体的复合物，最多的是CK-BB与IgG或IgA的复合物。常见于风湿、肌炎和心脏病患者，健康人血中也可检出。巨CK2是一种低聚的线粒体CK，又称CK-Mt，与恶性肿瘤密切相关，有些心肌炎患者血中也会存在。

2. 乳酸脱氢酶

【参考值】

血清乳酸脱氢酶93～245 U/L。

琼脂糖凝胶电泳法　①LD1：28.4%±5.3%；②LD2：41.0%±5.0%；③LD3：19.0%±4.0%；④LD4：6.6%±3.5%；⑤LD5：4.6%±3.1%。

【临床意义】

（1）心肌梗死时乳酸脱氢酶（lactate dehydrogenase，LD）可增高，但其变化较谷草转氨酶与 CK 为缓慢，通常在梗死后 24 h 内升高，48 h 达高峰，持续 7～10 天才恢复正常。心肌中 LD1 和 LD2 含量丰富，心肌梗死时 LD1 较总 LD 活性升高尤早，LD1/LD2 比值大于或等于 1。当心肌梗死出现心力衰竭、心源性休克等并发症时，LD1 和 LD2 百分率常会相对下降，而 LD5 百分率显著增高。

（2）肝病时 LD 同工酶变化有其典型图形，急性肝炎时 LD1 和 LD2 相对下降，LD5 升高；肝硬化时仅表现 LD2 下降和 LD5 升高。

（3）肺、胰、脾、淋巴结坏死和炎症以及各种恶性疾病 LD2、LD3、LD4 增加；溶血性疾病如恶性贫血、自身免疫性溶血性疾病、镰形细胞贫血、地中海贫血、血肿吸收、体外循环术后引起溶血、夜间阵发性血红蛋白尿症均有 LD1 和 LD2 升高，但仍为 LD2 > LD1。

（4）LD1 > LD2，LD4 和 LD5 不易测出是生殖细胞恶性肿瘤和肾胚细胞瘤的通常特征。

（5）巨 LD　LD 是一种四聚体，有 5 种同工酶，当其中一种同工酶与其自身抗体免疫球蛋白形成巨 LD 时，同工酶图形即可发生变化。LD 与免疫球蛋白形成的复合物中，与 IgA 结合者最为常见（占 60%），其余是与 IgG 形成的复合物（约占 1/3），与 IgM 形成的复合物则甚为罕见。巨 LD 的半衰期比正常的 LD 要长，其形成的原因尚未完全阐明。

3. 肌红蛋白

【参考值】

0～70 μg/L。

【临床意义】

升高见于以下情况：①心肌梗死，作为早期（6～12 h）定量指标，灵敏性优于 CK-MB。②多种肌病，如急性肌损伤、肌营养不良、多发性肌炎等。③急慢性肾功能衰竭、严重充血性心力衰竭、长期休克等。

4. α－羟丁酸脱氢酶

【参考值】

90～220 U/L。

【临床意义】

（1）升高　见于急性心肌梗死、恶性贫血、溶血性贫血、畸胎瘤、白血病、性淋巴瘤、传染性单核细胞增多症。

（2）降低　见于免疫抑制剂或抗癌剂的使用、遗传性变异的 LDH-H 亚型欠缺症。

5. 心肌肌钙蛋白 I

【参考值】

<0.03 μg/L。

【临床意义】

心肌肌钙蛋白 I（cardiac troponin-I，cTn-I）升高见于以下几种情况　①急性心肌梗死：明显升高，发病后 6 h 开始升高，12～24 h 达高峰，两周内保持异常，有良好的特异性；②不稳定型心绞痛：轻度升高；③心脏及瓣膜手术：轻度升高。

6. 缺血修饰白蛋白

【参考值】

<85 U/L。

【临床意义】

（1）缺血修饰白蛋白（ischemia modified albumin，IMA）测定作为早期心肌缺血的生化标志物，用于对低危患者辅助急性冠状动脉综合征的诊断。

（2）IMA 可用于心电图正常的胸痛患者心肌缺血的排除诊断，但 IMA 不能鉴别心肌梗死和心肌缺血，因此现在主张对急性冠状动脉综合征患者同时检测 IMA 和 cTn-I，因为两者联合可提高心肌梗死的灵敏度并使确诊时间提前。

7. 心型脂肪酸结合蛋白

【参考值】

<5 μg/L。

【临床意义】

在心肌缺血或损失 0.5～2 h 内即可显著升高，6 h 达峰值，24～36 h 内恢复正常水平；在早期（胸痛发生 6 h 内）诊断 AMI 的敏感度等于甚至优于肌红蛋白。

8. 同型半胱氨酸

【参考值】

男性：5～15 μmol/L；女性：3～12 μmol/L。

【临床意义】

升高见于冠状动脉硬化、脑卒中、慢性肾病、2 型糖尿病。同型半胱氨酸对于预测多种疾病的发病危险具有重要意义，如冠心病、恶性肿瘤、老年性痴呆等。

9. 超敏 C 反应蛋白

【参考值】

<2 mg/L。

【临床意义】

（1）要用于评估心血管疾病一级预防中冠心病发生的危险性。

（2）血清超敏 C 反应蛋白水平与动脉粥样硬化及急性脑梗死的发生、严重程度及预后密切相关。

（3）对新生儿细菌感染、肾移植等方面有临床指导作用。

（4）超敏 C 反应蛋白也参与血栓形成和动脉硬化的病理过程，是脑卒中的危险因素之一。

十、电解质检验

1. 钾（K）

【参考值】

血：3.5～5.5 mmol/L；尿：51～100 mmol/24 h。

【临床意义】

（1）升高 见于：①肾功能不全；②肾上腺皮质功能不全；③酸中毒；④大量组织损伤；⑤输入大量库存血。

（2）降低 见于：①钾供应不足，如长期禁食、幽门梗阻、厌食等；②钾的不正常丢失，如频繁呕吐、腹泻、消化道内瘘管、胃肠道引流等丧失大量消化液、长期使用利尿剂；③激素的影响，如原发性和继发性醛固酮增多症、库欣综合征，或应用大剂量肾上腺皮质类固醇或促肾上腺皮质激素；④酸碱平衡失调，如代谢性碱中毒；⑤周期性瘫痪，发作期间血清 K^+ 明显降低；⑥血液透析；⑦能量消耗。

2. 钠（Na）

【参考值】

血：135～145 mmol/L；尿：130～217 mmol/24 h。

【临床意义】

（1）升高 见于：①体液容量减少，如脱水；②肾脏疾病，如急性和慢性肾小球肾炎；③内分泌疾病，如原发性或继发性醛固酮增多症出现高血钠、库欣综合征及长期服用肾上腺皮质激素等；④脑损伤。

（2）降低 见于：①钠的丢失，如来自胃肠道的丢失（呕吐、腹泻、肠瘘管等）；②高血糖，如糖尿病；③高温并大汗；④高脂血症；⑤急（慢）性严重感染；⑥慢性肾功能不全；⑦内分泌疾病，如慢性肾上腺皮质功能减退；⑧肝硬化；⑨脑部疾病，如脑炎、脑脓肿、脑脊髓膜炎、脑外伤、脑出血等；⑩心血管疾病，如充血性心功能不全、急性心肌梗死等。

3. 氯（Cl）

【参考值】

血：99～110 mmol/L；尿：110～250 mmol/24 h；脑脊液：婴儿 110～130 mmol/L；成人 120～130 mmol/L。

【临床意义】

（1）升高 见于：①急慢性肾小球肾炎；②碳酸氢盐丧失，如Ⅱ型肾小管性酸中毒或输入含氯高的药物时。

（2）降低 见于：①频繁呕吐和胃肠减压；②急性肾功能不全；③肾上腺皮质功能亢进症；④慢性呼吸功能不全，如肺心病等引起的呼吸性酸中毒；⑤心功能不全，肝硬化腹腔积液，不适当地限制盐和应用袢性利尿剂等。

4. 钙（Ca）

【参考值】

血清总钙：2.10～2.60 mmol/L。血清离子钙：新生儿 0.48～1.05 mmol/L；儿童 0.60～0.95 mmol/L；成年女性 0.77～1.03 mmol/L；成年男性 0.73～1.06 mmol/L。脑脊液：0.85～1.35 mmol/L。尿液：2.5～7.5 mmol/24 h。

【临床意义】

（1）升高 ①原发性甲状旁腺亢进；②恶性肿瘤，如肾癌、支气管腺癌等；③维生素

D 中毒；④肾上腺皮质功能减退常可出现高血钙；⑤骨髓增殖性疾病，特别是白血病和红细胞增多症。

（2）降低　①甲状旁腺功能减退，如甲状腺手术中误切了甲状旁腺、特发性甲状旁腺功能减退、自身免疫性疾病和炎症；②慢性肾功能衰竭；③急性胰腺炎。

5. 镁（Mg）

【参考值】

血：儿童 0.56 ~ 0.76 mmol/L；成人 0.8 ~ 1.2 mmol/L。尿液：3 ~ 5 mmol/24 h。脑脊液：0.85 ~ 1.35 mmol/L。

【临床意义】

（1）升高　见于：①肾功能不全；②严重脱水；③某些内分泌疾病，如 Addison 病、甲状腺功能减退；④糖尿病性酮症酸中毒。

（2）降低　见于：①摄入不足，如长期禁食、营养不良、厌食等；②丢失过多，如严重腹泻、胃肠减压、脂肪泻等使镁丢失或吸收障碍，肾小管损害如庆大霉素中毒、慢性间质性肾炎，糖尿病酮症酸中毒经治疗后；③高钙血症、甲状旁腺功能减退；④其他疾病，如急性胰腺炎、肺炎等。

6. 无机磷（IP）

【参考值】

血：儿童 1.45 ~ 2.10 mmol/L；成人 0.97 ~ 1.62 mmol/L；尿液：婴儿 0 ~ 6.4 mmol/24 h；儿童 16 ~ 48 mmol/24 h；成人 23 ~ 48 mmol/24 h。

【临床意义】

（1）升高　见于甲状旁腺功能减退、维生素 D 中毒、垂体前叶功能亢进、慢性肾功能不全。

（2）降低　见于甲状旁腺功能亢进、肠道吸收不良或维生素 D 缺乏、肾小管重吸收功能缺陷，如范可尼综合征、肾小管性酸中毒等。

8. 血清铁（Fe）

【参考值】

男性：11 ~ 30 μmol/L；女性：9 ~ 27 μmol/L。

【临床意义】

（1）升高　见于溶血性贫血、再生障碍性贫血、巨幼细胞贫血、大量输红细胞。

（2）降低：见于缺铁性贫血、慢性炎症、慢性长期失血、恶性肿瘤或真性红细胞增多症、肾病等。

9. 碳酸氢根离子（HCO_3^-）

【参考值】

22 ~ 28 mmol/L。

【临床意义】

（1）升高　见于代谢性碱中毒（如幽门梗阻）、库欣综合征和服用碱性药物过多。呼吸性酸中毒如呼吸中枢抑制、肺气肿、支气管扩张和气胸等。

（2）降低　见于代谢性酸中毒（如严重腹泻、肾功能衰竭、糖尿病和服酸性药物过多等）、慢性呼吸性碱中毒等。

10. 铜（Cu）

【参考值】

11 ~ 22 mmol/L。

【临床意义】

（1）升高　见于口服避孕药、雌激素治疗、白血病等。

（2）降低　见于肝豆状核变性（Wilson 病）等。

11. 锌（Zn）

【参考值】

11.6 ~ 23.0 μmol/L。

【临床意义】

（1）升高　见于工业污染引起的急性锌中毒。

（2）降低　见于酒精中毒性肝硬化、肺癌、心肌梗死、慢性感染、营养不良、恶性贫血、胃肠吸收障碍、妊娠、肾病综合征等。儿童缺锌可出现嗜睡、生长迟缓、食欲低下、男性性腺发育不全和皮肤改变。

十一、脑脊液总蛋白

【参考值】

150 ~ 450 mg/L。

【临床意义】

脑脊液总蛋白显著升高可见于细菌性脑膜炎；少量升高发生于其他炎性疾病及肿瘤或出血。

十二、风湿免疫类生化检验

1. 血清免疫球蛋白 G（IgG）

【参考值】

8 ~ 15 g/L。

【临床意义】

（1）升高　①各种感染，如慢性活动性肝炎、麻疹、结核病、麻风病、全身念珠菌感染、血吸虫病、黑热病、传染性单核细胞增多症等；②自身免疫性疾病，如系统性红斑狼疮、类风湿关节炎、多发性肌炎等；③某些恶性肿瘤。

（2）降低　①先天性低免疫球蛋白血症；②获得性低免疫球蛋白血症，如严重胃肠道疾病、肾病综合征、恶性肿瘤骨转移、重症传染病等。

2. 血清免疫球蛋白 M（IgM）

【参考值】

0.5 ~ 2.5 g/L。

【临床意义】

（1）升高　①毒血症；②感染性疾病早期，如原发性胆汁性肝硬化和急性肝炎的发病初期、传染性单核细胞增多症、婴儿肺囊虫肺炎、锥虫病、曲菌病、旋毛虫病、类风湿关节炎、湿疹、肾小球肾炎等。

（2）降低　①先天性低免疫球蛋白血症；②获得性低免疫球蛋白血症，如严重胃肠道疾病、肾病综合征、恶性肿瘤骨转移、重症传染病等。

3. 血清免疫球蛋白 A（IgA）

【参考值】

0.9～3 g/L。

【临床意义】

（1）升高　主要为黏膜炎症和皮肤病变，如溃疡性结肠炎、酒精性肝炎、类风湿脊柱炎、曲菌病、组织脑浆菌病、过敏性紫癜、前列腺癌、皮肌炎及其他皮肤疾病，且皮肤病变范围愈大，IgA 愈高。

（2）降低　①先天性低免疫球蛋白血症；②获得性低免疫球蛋白血症，如严重胃肠道疾病、肾病综合征、恶性肿瘤骨转移、重症传染病等。

4. 血清免疫球蛋白 D（IgD）

【参考值】

0.001～0.004 g/L。

【临床意义】

（1）升高　见于 IgD 型骨髓瘤、慢性骨髓炎、皮肤感染、流行性出血热、甲状腺炎及吸烟者。

（2）降低　见于原发性无丙种球蛋白血症、矽肺、细胞毒药物治疗后。

5. 血清免疫球蛋白 E（IgE）

【参考值】

0.0001～0.009 g/L。

【临床意义】

（1）升高　见于 IgE 型多发性骨髓瘤、特发性哮喘、皮炎等过敏性疾病，以及系统性红斑狼疮、肝炎、寄生虫病、类风湿关节炎、嗜酸性粒细胞增多症、真菌感染等。

（2）降低　见于原发性无丙种球蛋白血症、共济失调、毛细血管扩张症、肿瘤及化疗药物应用后。

6. 抗链球菌溶血素“O”（ASO）

【参考值】

0～200 IU/mL。

【临床意义】

（1）ASO 升高　常见于 A 族溶血性链球菌感染引起的疾病，如风湿热、急性肾小球肾炎、结节性红斑、猩红热、急性扁桃体炎等。

（2）ASO 测定对诊断 A 族链球菌感染很有价值，A 族链球菌感染后 1 周，ASO 即开始升高，4～6 周可达高峰，并能持续数月。因此，ASO 阳性并不一定是近期感染的指标，应多次动态观察。

（3）少数肝炎、肾病综合征、结缔组织病、结核病及多发性骨髓瘤患者亦可使 ASO 升高。

7. 类风湿因子

【参考值】

0～15 IU/mL。

【临床意义】

类风湿关节炎患者类风湿因子（rheumatoid factor，RF）的阳性率为 70%～80%，其中尤以病变广泛、病情严重、病程长、活动期及有关节外病变者的阳性率高，滴度高，并长久存在。因此，国际上通常将 RF 作为诊断类风湿关节炎的标准之一。

各种感染性疾病患者，如乙肝、结核病、亚急性细菌性心内膜炎和慢性支气管炎患者，以及患有结缔组织病如红斑狼疮、干燥综合征、皮肌炎、血管炎、硬皮病、预防接种后及某些恶性疾病者，RF 阳性率可达 10%～70%。RF 还见于正常人，尤其是老年人，阳性率可达 5%～10%。

8. 总补体溶血活性

【参考值】

50～100 U/L。

【临床意义】

（1）升高　见于各种急性期反应，如急性炎症（风湿热急性期、结节性动脉炎、皮肌炎等）、组织损伤、恶性肿瘤特别是肝癌等可较正常高 2～3 倍。

（2）降低　见于补体消耗增加见于血清病、链球菌感染后肾小球肾炎、系统性红斑狼疮、冷球蛋白血症、自身免疫性溶血性贫血、类风湿关节炎、移植排斥反应等；补体大量丧失见于肾病综合征、大面积烧伤、外伤、手术和失血过多；补体合成不足见于肝硬化、慢性活动性肝炎、急性肝炎重症患者等。

9. 补体成分 C3

【参考值】

0.7～1.28 g/L。

【临床意义】

（1）升高　见于肿瘤患者补体量升高，特别是肝癌，C3 升高明显，具有诊断意义。传染病及组织损伤和急性炎症时（风湿热急性期、心肌炎、心肌梗死关节炎等），其活性正常或升高，但晚期则降低。

（2）降低　①补体合成能力下降，如慢性活动性肝炎、肝硬化、肝坏死等；②补体消耗或丢失过多，如活动性红斑狼疮、急性肾小球肾炎早期及晚期、基底膜增生型肾小球肾炎等；③补体合成原料不足，如儿童营养不良性疾病；④先天性补体缺乏。

10. 补体成分 C4

【参考值】

16～47 mg/dL。

【临床意义】

（1）升高　见于风湿热急性期、结节性动脉周围炎、皮肌炎、心肌梗死、肝癌、关节炎等。

（2）降低　见于系统性红斑狼疮、慢性活动性肝炎、肾病、胰腺癌晚期等。

十三、凝血功能常规检验

（一）血浆凝血酶原时间测定

【参考值】

手工法和血液凝固法 11～14 秒。测定值超过正常对照值 3 秒以上为异常。

凝血酶原时间比值 0.85～1.15。

国际标准化比值 0.9～1.1，口服抗凝剂治疗不同的疾病所参照的国际标准化比值也不同。

【临床意义】

血浆凝血酶原时间（prothrombin time，PT）主要反映外源性凝血系统状况。

（1）PT 延长　①先天性凝血因子Ⅰ（纤维蛋白原）、Ⅱ（凝血酶原）、Ⅴ、Ⅶ、Ⅹ缺乏；②获得性凝血因子缺乏，如严重肝病、维生素 K 缺乏症、纤溶亢进、弥散性血管内凝血、使用抗凝药物（如口服抗凝剂）和抗凝血物质增多等。

（2）PT 缩短　①先天性凝血因子Ⅴ增多；②口服避孕药；③血液高凝状态，如弥散性血管内凝血早期、心肌梗死、脑血栓形成、深静脉血栓形成、多发性骨髓瘤等。

（3）凝血酶原时间比值及国际标准化比值是监测口服抗凝药物的首选指标。国人以 2.0～2.5 为宜。

（二）活化部分凝血活酶时间测定

【参考值】

手工法为 31～43 秒。测定值与正常对照值比较，延长超过 10 秒以上为异常。

【临床意义】

活化部分凝血活酶时间（activated partial thromboplastin time，APTT）主要反映内源性凝血系统状况。

（1）APTT 延长　见于因子Ⅻ、Ⅺ、Ⅸ、Ⅷ、Ⅹ、Ⅴ、Ⅱ、激肽释放酶原、HMWK（高分子量激肽原）和纤维蛋白原缺乏，尤其是因子Ⅷ、Ⅸ、Ⅺ缺乏及它们的抗凝物质增多，如血友病 A、血友病 B 及因子Ⅺ缺乏症。

（2）APTT 缩短　见于血栓性疾病和血栓前状态，反映机体处于高凝状态，如促凝物质进入血液及凝血因子的活性增高等情况。

（3）APTT 是监测普通肝素和诊断狼疮抗凝物质的常用试验。

（三）凝血酶时间

【参考值】

手工法为 12 ~ 16 秒，超过正常对照 3 秒以上为异常。

【临床意义】

凝血酶时间（thrombin time，TT）主要反映血浆内纤维蛋白原水平及肝素样物质的多少。

（1）TT 延长　见于弥散性血管内凝血纤溶亢进期、血中纤维蛋白（原）降解产物增高、低（无）纤维蛋白原血症、异常血红蛋白血症，以及肝素或类肝素抗凝物质存在（系统性红斑狼疮、肾病）等。

（2）TT 缩短　见于高纤维蛋白原血症、钙离子存在、标本有微小凝块或标本 pH 呈酸性等情况。

（四）纤维蛋白原

【参考值】

成人 2 ~ 4 g/L；新生儿 1. 25 ~ 3. 00 g/L。

【临床意义】

（1）纤维蛋白原（fibrinogen，FIB）增高　①FIB 是急性时相反应蛋白，在组织坏死和炎症时，24 小时内可增高数倍；②见于妊娠和使用雌激素；③是冠状动脉粥样硬化性心脏病和脑血管病发病的独立危险因素；④还见于肾病综合征、糖尿病和恶性肿瘤等。

（2）FIB 减低　①见于弥散性血管内凝血消耗性低凝溶解期、原发性纤溶症、重症肝炎、肝硬化等疾病；②药物影响，如雄激素、鱼油、高浓度肝素、纤维蛋白聚合抑制剂等的应用。

十四、免疫学检查

1. 甲型肝炎病毒免疫检测

【参考值】

未感染或既往感染 HAV 健康人抗 HAV 为阴性。

【临床意义】

抗 - HAV 检测可用于诊断既往或现症的 HAV 感染，以及观察接种 HAV 疫苗之后的免疫效果。抗 HAV IgM 阳性提示近期感染 HAV，结合临床可作为甲型病毒性肝炎诊断标准。感染 HAV 后，抗 - HAV IgM 检测应呈阳性反应，但通常在 3 ~ 4 个月转阴，少数患者体内抗 - HAV IgM 抗体存在时间略长，极少数患者接受 HAV 疫苗后，体内可产生抗 - HAV IgM 抗体。一旦感染甲型肝炎，其总抗体即为阳性，首先出现的是 IgM 抗体，而 IgG 在感染 3 ~ 12 周后出现，并持续终生，可以保护机体不再受到 HAV 的感染。现在可以采用甲型肝炎疫苗或甲乙混合型疫苗进行预防，通常在接种 2 周后可以检测到抗 - HAV IgG 抗体，在成功免疫的个体中，抗体的保护作用可以持续多年，没有明确定义抗体具有保护作用的临界值，但一般认为抗体的浓度达到 10 ~ 20 mIU/mL 才能使机体免于感染。

2. 乙型肝炎病毒免疫检测

乙型肝炎病毒检测及临床意义，见表16-8。

表16-8　乙型肝炎血清学标志物及其临床意义

血清学标志物						临床意义
HBsAg	抗HBs	HBeAg	抗HBe	抗HBc IgG	抗HBc IgM	
+	-	-	-	-	-	急性乙肝潜伏期后期，携带者
+	-	+	-	-	-	急性乙肝早期或潜伏期
+	-	+	-	-	+	急性乙肝早期
+	-	+/-	-	+	+	急性乙肝后期
+	-	-	+	+	-	急性HBV感染趋向恢复；慢性乙型肝炎携带者
+	-	-	-	+	-	急慢性、无或低度HBV复制性
-	+	-	+	+	-	急性乙型肝炎恢复期、既往感染
-	+	-	-	+	-	乙型肝炎恢复期、既往感染
-	-	-	+	+	-	既往感染HBV或HBV急性感染恢复期
-	-	-	-	+	-	恢复后期，表明HBV既往感染
-	+	-	-	-	-	成功接种疫苗，具有免疫力

3. 丙型肝炎病毒免疫检测

【参考值】

未感染过丙型肝炎病毒（HCV）者，抗-HCV应为阴性。

【临床意义】

HCV是输血后肝炎和散发性非甲非乙型肝炎的主要病原，HCV感染可导致慢性肝炎、肝硬化和肝细胞癌等多种肝脏疾病。抗-HCV检测阳性提示感染过病毒；对大部分病例而言，抗-HCV阳性常伴有（70%~80%）病毒核酸HCV RNA的存在。因此，抗-HCV是判断HCV感染的一个重要标志。抗-HCV阳性而血清中没有HCV RNA提示既往感染，在血清中检测不到HCV RNA并不意味着肝脏没有病毒复制。有极少数病例，特别是经过免疫抑制剂治疗的患者，免疫功能低下，抗-HCV阴性仍可检测到HCV RNA，此类患者适宜采用HCV核心抗原或抗原-抗体联合检测试剂进行检测。

4. 丁型肝炎病毒免疫检测

【参考值】

未感染过丁型肝炎病毒（HDV）者，抗-HDV应为阴性。

【临床意义】

抗-HDV IgM在临床发病的早期即可检测到，于恢复期消失，是HDV感染中最先检测出的抗体，特别是在重叠感染时，抗-HDV IgM往往是唯一可以检测出的血清学标志物。抗-HDV IgG出现在HDV IgM下降时。慢性HDV感染，抗-HDV IgG保持高滴度，并可存在数年。HDV 和 HBV 同步感染可引起典型的急性肝炎，部分患者表现为急性重型肝炎。在已有 HBV 感染的基础上再感染 HDV 的患者，被称为重叠感染，可引起慢性 HBV 携带者的急性发作，甚至引起急性重型肝炎；HDV 的重叠感染亦可导致肝炎的慢性化。

5. 戊型肝炎病毒免疫检测

【参考值】

未感染过戊型肝炎病毒（HEV）者，抗 - HEV 应为阴性。

【临床意义】

HEV 所致戊型肝炎的临床症状和流行病学都与甲肝相似。一般认为，戊肝急性期第一份血清抗 - HEV 滴度 >40，以后逐渐下降，或抗 - HEV 先阴性后转为阳性，或抗 - HEV 滴度逐步增高，均可诊断为急性 HEV 感染。HEV 感染后的疾病进程分为急性和自限性，通常不造成肝组织的慢性损害，但病死率是甲型肝炎的 10 倍，在孕妇中的病死率可达 10%～20%。抗 - HEV IgG 阳性可以作为机体既往感染 HEV 或机体注射戊肝疫苗有效的标志物，注射疫苗后，抗 - HEV IgG 阳性即说明机体对 HEV 具有免疫力。

6. 人类免疫缺陷病毒（HIV）检测

【参考值】

未感染 HIV-1 或 HIV-2 者，抗 - HIV（1 +2）应为阴性。

【临床意义】

（1）抗 - HIV 确认阳性表明受检者感染了 HIV，并可作为传染源将 HIV 传播他人。HIV 感染机体后，p24 抗原在急性感染期就可以出现，而一般抗 - HIV 要在感染后 3～8 周才能检测出来。因此早期感染应采用核酸检测的方法进行确认，而抗体已经为阳性反应的样本可采用 Western Blot 法或重组免疫印迹进行确认，不确定的样本，则可采用核酸检测方法确认。亦可将 HIV 呈阳性反应的样本先直接采用核酸检测方法确认，核酸阴性者，再采用 Western Blot 法确认。

（2）大约 5%～10% HIV 感染者合并有 HBV 感染，这类感染者进展为肝硬化、终末期肝病和肝癌较单纯慢性乙型肝炎患者更快。HIV 合并感染 HCV 者进展为肝硬化的概率较单纯 HCV 感染者高 3 倍。因此在进行 HIV 抗病毒治疗时，应同时检测 HBV 和 HCV 感染的相关指标，以确定合理有效的治疗方案。

7. 梅毒螺旋体免疫检测

【参考值】

未感染梅毒螺旋体的正常健康人 TP 抗体应为阴性。

【临床意义】

早期感染出现的 IgM 抗体和稍后出现的 IgG 抗体都是相同抗原刺激产生的，虽然在治疗后和疾病后期 IgM 反应减弱，但 IgG 抗体在治愈后仍会存在，甚至终生阳性。因此，TP 抗体 ELISA 和（或）CLIA 检测为阳性反应只能说明正在感染或既往感染，不能作为梅毒疾病活动与否的判定，也不能作为治疗监测手段。非特异抗体检测（TRUST 和 RPR）可用于有临床症状的梅毒患者的辅助诊断筛查检测和治疗效果的监测，而梅毒特异性抗体检测的特异性和灵敏度较高，可以用于梅毒早期感染的辅助诊断。

8. 流感病毒免疫检测

【参考值】

未感染流感病毒者，鼻咽分泌物或支气管灌洗液中流感病毒抗原为阴性；血清中流感病毒中和抗体为阴性。

【临床意义】

在发病初期 1 ~3 天，患者鼻咽部分泌物中含有大量病毒，此时传染性最强，最适合于病毒抗原的检测；通过直接检测流感病毒抗原，有助于流感病毒感染的诊断。由于同一亚型不同年代流感病毒变异株间均存在不同程度的抗原性交叉，因此患者血清中是否存在流感病毒抗体或抗体滴度的高低，不能作为流感病毒感染的确诊证据；应采集患者急性期和恢复期的血清，在同一条件下进行测定，凡恢复期血清中和抗体效价比急性期高 4 倍或以上者，才有诊断价值。此外，由于流感病毒抗原变异较为复杂，不同地区甚至同一地区不同时间所流行毒株的抗原性不尽完全相同，因此进行抗体测定时，所用毒株最好是当地当时的流行株和全国代表性毒株。

9. 副流感病毒和腮腺炎病毒免疫检测

【参考值】

未感染人群，鼻咽分泌物或支气管灌洗液中副流感病毒或腮腺炎病毒抗原为阴性；同时血清中副流感病毒或腮腺炎病毒中和抗体为阴性。

【临床意义】

通过免疫荧光等方法直接检测副流感病毒（或腮腺炎病毒）的抗原，并结合临床有助于副流感病毒（或腮腺炎病毒）感染疾病的诊断。由于副流感病毒共有 4 种亚型，彼此之间存在不同程度的抗原性交叉，因此检测其血清抗体时，应采集患者急性期和恢复期的血清，在同一条件下进行测定，凡恢复期血清中和抗体效价比急性期高 4 倍或以上者，才有诊断价值。人是腮腺炎病毒的唯一宿主，且该病毒仅有一个血清型，腮腺炎病后可获得牢固的免疫力。

10. 呼吸道合胞病毒免疫检测

【参考值】

未感染人群，鼻咽分泌物或支气管灌洗液中呼吸道合胞病毒抗原为阴性；同时血清中呼吸道合胞病毒中和抗体为阴性。

【临床意义】

通过免疫荧光法检测呼吸道合胞病毒抗原，有助于呼吸道合胞病毒感染疾病的诊断：由于机体对病毒存在记忆性免疫反应，因此检测其血清抗体时应采集患者急性期和恢复期的血清，在同一条件下进行测定，凡恢复期血清中和抗体效价比急性期高 4 倍或以上者，对呼吸道合胞病毒的感染才有诊断价值。

11. 腺病毒免疫检测

【参考值】

未感染人群，鼻咽分泌物或支气管灌洗液中腺病毒抗原为阴性；同时血清中腺病毒中和抗体为阴性。

【临床意义】

腺病毒具有多种血清型，不同血清型可引起同一种疾病，同一血清型也可引起不同的疾病。该疾病一般具有自限性，感染后机体可获得长期持续的型特异性免疫能力，且由于机体对病毒存在记忆性免疫反应，因此检测其血清抗体时，应采集患者急性期和恢复期的血清，在同一条件下进行测定，凡恢复期血清中和抗体效价比急性期高 4 倍或以上者，对腺病毒的感染才有诊断价值。通过免疫荧光法检测腺病毒抗原，有助于腺病毒感染疾病的诊断。

12. 麻疹病毒免疫检测

【参考值】

未感染人群，鼻咽分泌物或支气管灌洗液中麻疹病毒抗原为阴性；同时血清中麻疹病毒中和抗体为阴性。

【临床意义】

典型症状的麻疹可根据临床表现结合流行病学状况做出诊断，而症状不典型的患者需根据血清麻疹抗体的检测或麻疹病毒的分离阳性做出诊断。通过免疫荧光法检测麻疹病毒抗原，有助于麻疹病毒感染疾病的诊断；麻疹病毒产生的 IgG 抗体能够对机体产生牢固的免疫力。感染后产生的抗 HA 抗体和 HL 抗体均有中和病毒作用，而且 HL 抗体还能阻止病毒在细胞间扩散，感染初期 ELISA 法检出的麻疹病毒抗体以 IgM 为主，而后以 IgG1 和 IgG4 为主。

13. SARS 冠状病毒免疫检测

【参考值】

正常人血清 1：20 稀释抗 SARS 病毒抗体阴性。

【临床意义】

SARS 病毒感染后，最早的 IgM 抗体出现要在 7 天左右，10 天时达到高峰，15 天左右下降，IgG 抗体 10 天后产生，20 天左右达到高峰，检测血清中的抗 SARS 病毒抗体有助于 SARS 病毒感染的确定。

14. 脊髓灰质炎病毒免疫检测

【参考值】

未感染脊髓灰质炎病毒或未采用疫苗免疫者，血清抗脊髓灰质炎病毒抗体阴性。

【临床意义】

（1）患者发病前 6 周内未服过口服脊髓灰质炎减毒活疫苗，发病后未再服用脊髓灰质炎减毒活疫苗或未接种疫苗病毒，麻痹后 1 个月内从脑脊液或血液中查到抗脊髓灰质炎病毒 IgM 抗体，或恢复期血清中和抗体或特异性 IgG 抗体滴度比急性期≥4 倍升高者，有诊断意义。

（2）在发病后 1 ~ 7 天及相隔 2 ~ 3 周后采集双份血清，抗体效价有 4 倍增长者，有诊断意义。中和抗体在起病时开始出现，病程 2 ~ 3 周时达到高峰，并可终生保持，故单份血清中和抗体阳性反应用不能鉴别过去与近期感染。补体结合抗体的出现时间较中和抗体晚，不能用作早期诊断；但其在感染后仅保持 2 ~ 3 个月，故阳性结果可作为近期感染的证据。近年用 ELISA 检测特异性 IgM 抗体，有早期诊断价值。采用已知抗原的免疫荧光检测血清抗体，有助于快速诊断。

15. 柯萨奇病毒免疫检测

【参考值】

未感染柯萨奇病毒者，血清抗柯萨奇病毒抗体阴性。

【临床意义】

急性柯萨奇病毒感染可以通过特异性 IgM 抗体和（或）IgA 抗体检测及 IgG 抗体滴定度上升证实。除了6个月以下的婴儿以外，各年龄组都可以进行 IgM 抗体检测。IgM 阳性血清检出率最高的是1～10岁年龄段。一般可以在6～8周以上的时间内检出 IgM 抗体。极少情况下，IgM 可以在无菌性脑膜炎后维持6个月。如果是心肌炎或心包炎，3～6个月可以找到 IgM 抗体，如果是流行性胸肌痛，可长达1～2个月。柯萨奇病毒感染引起的往复发作的心包炎患者 IgM 抗体可能维持约5年。在急性感染的情况下特异 IgA 抗体检测是对 IgM 抗体检测的重要补充。柯萨奇病毒感染的在1型糖尿病和心脏病时可以在6个月至几年的时间内检查出持续的特异 IgA 抗体。

16. 肠道病毒71型免疫检测

【参考值】

未感染肠道病毒71者，血清抗肠道病毒71型 IgM 抗体阴性。

【临床意义】

手足口病原体以人肠道病毒71型和柯萨奇病毒 A16 型最为常见。肠道病毒71导致的手足口病较常引起中枢神经系统损伤，重症患者比例及病死率均明显高于其他肠道病毒。肠道病毒71型 IgM 抗体主要存在于肠道病毒71感染急性期，IgM 抗体可用于肠道病毒71早期感染的辅助诊断，不作为临床诊断的唯一依据。检测的阳性反应结果必须结合临床信息进行分析。IgM 抗体阳性反应不仅发生在原发感染，在继发感染亦可见 IgM 反应性升高。检测的阴性结果并不完全排除肠道病毒71感染的可能。肠道病毒71感染初期 IgM 抗体未产生或滴度很低；免疫功能受损或接受免疫抑制治疗的患者，其血清学抗体含量水平有限；以及受 ELISA 检测灵敏度的限制都可能造成以上结果，建议患者在7～14天内复查，复查时平行检测上次采集的标本以确定是否出现血清学转阳或者滴度明显升高。

17. 轮状病毒免疫检测

【参考值】

未感染轮状病毒者，粪便轮状病毒抗原阴性。

【临床意义】

轮状病毒抗原检测是诊断轮状病毒肠炎较敏感的方法，对临床诊断该病可提供有价值的依据，有助于及时诊断和正确治疗轮状病毒性肠炎，并能动态掌握该病的流行情况，对指导预防该病的发生有重要意义。

18. 结核分枝杆菌免疫检测

【参考值】

未感染过及未接种结核分枝杆菌疫苗者，血清抗结核分枝杆菌抗体阴性。

【临床意义】

抗结核分枝杆菌抗体检测的特异性取决于所包被抗原的特异性。采 PPD 作抗原，活动性肺结核患者中抗体检出率60%～80%，特异性接近90%。阿拉伯甘露聚糖脂、相对分子量为 38 kD、30 kD 和 16 kD 的蛋白质为靶抗原，其抗体在活动性肺结核患者中检测敏感性为 82%～89.7%，特异性为 95.7%～97.5%。以结核分枝杆菌早期分泌靶抗原 6 和培养滤液蛋白 10 为靶抗原，其抗体的临床意义尚需进一步评估。除血清标本外，脑脊液、胸腹水、尿液、支气管肺泡灌洗液等体液均可用于检测结核分枝杆菌抗体。需注意的是非结核性分枝杆菌和麻风分枝杆菌感染也可呈阳性反应。

19. 幽门螺杆菌免疫检测

【参考值】

未感染幽门螺杆菌者，血清幽门螺杆菌抗体阴性。

【临床意义】

感染幽门螺杆菌之后，血清中可出现 IgM、IgA 和 IgG 类抗 HP 抗体。感染后数周内 IgM 类抗体即会消失，相当长的一段时间内可检出 IgA 类抗体，而 IgG 类抗体常于 IgM 类抗体滴度下降后才升高，且可持续多年。IgA 类抗体阳性与胃炎活动性相关。IgG 类抗体滴度升高提示为慢性感染，在治疗 6 个月后 IgG 类抗体滴度降低表明治疗有效。

20. 肺炎衣原体免疫检测

【参考值】

未感染过肺炎衣原体者，血清肺炎衣原体抗体为阴性。

【临床意义】

抗肺炎衣原体抗体阳性反应提示有肺炎衣原体感染，但其确切的意义尚缺乏严格的临床评价。首次感染肺炎衣原体后 2～4 周内 IgM 明显增高，6～8 周可见到 IgG 和 IgA 增高。对于初次感染肺炎衣原体的患者，IgM 升高明显。对于重复感染，IgM 很难检测到，此时检测 IgG 和 IgA 的意义比较大。但单次血清免疫检测的阳性结果不能诊断感染，应结合临床表现和其他检查结果综合分析。

21. 肺炎支原体免疫检测

【参考值】

未感染过肺炎支原体者，血清肺炎支原体抗体为阴性。

【临床意义】

在肺炎支原体感染并出现症状后的第 7 天即可检测到 IgM 类抗体，于第 10～30 天后 IgM 类抗体浓度即可达高峰，12～26 周后 IgM 类抗体滴度逐渐降低直至检测不到。IgM 类抗体多在初发感染时检测到，因此，高浓度的 IgM 类抗体多频繁地发现于年轻患者身上。相反，年纪较大的人因为经历了重复感染，其 IgM 类抗体浓度常常很低或检测不到。在初次感染肺炎支原体时，IgA 类抗体在发生症状后的 3 周内出现，并达到峰值。但于发生症状的 5 周后该类抗体滴度即开始下降。IgG 类抗肺炎支原体抗体较 IgA 和 IgM 类抗体出现迟，其浓度峰值出现在肺炎支原体感染症状发生的后的第 5 周。少数情况下，肺炎支原体的急性感染并不伴有 IgM 和 IgA 类抗体的出现，唯有依靠 IgG 类抗体滴度的上升方可做出诊断。

22. 伤寒和副伤寒免疫检测

【参考值】

未感染伤寒和副伤寒沙门菌者，血清特异抗体应为阴性。

【临床意义】

伤寒（副伤寒）通常在发病后1周左右出现抗体，第3～4周的阳性率可达70%以上，效价亦较高，并可维持数月。有少数患者抗体阳性较迟才出现，或者抗体效价水平较低。有10%～30%患者肥达反应始终为阴性。解释肥达反应结果时应注意：①抗体O高H不高：可能为疾病的早期；沙门菌属中其他菌种感染引起的交叉反应；或H－O变异的沙门菌引起的感染等。建议一周后复查，如一周后H也升高可证实为感染。②H高O不高：可能为疾病的晚期；以往患过伤寒、副伤寒或接受过预防接种。③某些疾病如急性血吸虫病、败血症、结核病、风湿病、溃疡性结肠炎等，可出现假阳性反应。胶体金试纸条检测的结果解释：a. 仅IgM阳性表示伤寒（副伤寒）急性期；b. IgM与IgG同时阳性表示疾病的急性中期；c. 仅IgG阳性表示可能疾病复发、重新感染、曾经感染或接受过预防接种；④IgM与IgG同时阴性表示可能未感染伤寒（副伤寒）伤寒（副伤寒）抗体检测结果不能作为确诊疾病的唯一依据，需结合临床症状综合分析。

23. 抗链球菌溶血素“O”免疫检测

【参考值】

正常未感染人群：0～116 IU/mL。

【临床意义】

（1）升高

①见于溶血性链球菌感染、猩红热、丹毒、链球菌性咽炎、扁桃体炎。对风湿热、急性肾小球肾炎有间接诊断价值，若多次检测结果递增并伴有红细胞沉降率加快可有助于诊断。

②少数非溶血性链球菌感染：病毒性肝炎、肾病综合征、结核病、结缔组织病、亚急性感染性心内膜炎、多发性骨髓瘤等可见升高。

③寒冷地区、寒冷季节。

④抗“O”值超过400单位，提示有过溶血性链球菌感染。因此，凡由此菌感染所引起的疾病（如猩红热、丹毒、急性肾炎等）会使抗“O”值增高。由于抗“O”与血沉的变化均无特异性，即使患者抗“O”、血沉都增加情况下，对活动性风湿病的诊断，仍应结合临床表现来考虑。

⑤某些与溶血性链球菌无明显关系的疾病，抗“O”值也可增加。如少数肝炎、肾病综合征、结核病、结缔组织疾病、亚急性感染性心内膜炎及有些过敏性紫癜等患者，鉴别诊断时应结合临床资料综合分析。

⑥高胆固醇血症、巨球蛋白血症、多发性骨髓瘤患者，ASO也可增高。

（2）降低　药物性（水杨酸盐类、肾上腺皮质激素、抗生素）的原因。①急性肾小球肾炎多见于链球菌感染后，链球菌感染后急性肾炎70%～90%抗链球菌溶血素“O”效价升高。在链球菌感染后1～3周开始增加，3～5周达峰值，继之逐渐降低，约50%患者在半年内恢复正常。②ASO在风湿性心脏病中阳性率60%。

24. 降钙素原检测

【参考值】

健康正常人：<0.5ng/mL。

【临床意义】

（1）降钙素原（procalcitonin，PCT）升高　见于细菌性脓毒血症，尤其是重症脓毒血症和感染性休克。PCT 可作为脓毒血症的预后指标，也是急性重症胰腺炎及其主要并发症的可靠指标。同时，PCT 也能在早期反映急性胰腺炎病情程度，还可以早期判断是否合并感染，有助于早期合理选择抗生素与预防感染。

（2）对于社区获得性呼吸道感染和空调诱导性肺炎患者，PCT 可作为抗生素选择及疗效判断的指标。

（3）寄生虫感染　PCT 对疾病辅助诊断敏感性为 52%，特异性为 86%，阳性预测值为 74%，阴性预测值为 71%。

（4）大手术和严重创伤患者细菌感染并发症监测术后或外伤后并发细菌感染，血浆 PCT 则一直保持高水平或持续升高，若感染和脓毒症得到根除和控制，则很快下降至正常水平。

（5）自身免疫性疾病和肿瘤患者细菌感染并发症监测　多数良性或恶性肿瘤患者血浆 PCT 浓度处于正常范围之内或轻微升高，并发感染时则出现异常升高。

（6）继发性细菌感染患者，在抗微生物治疗后血浆 PCT 可快速降低。

（7）PCT 对上尿路感染诊断的敏感性为 81.1%，特异性为 85.5%，阳性预测值为 80.3%，阴性预测值为 92.5%，故其对尿路感染的定位有重要临床意义。

25. 血清氨基末端－B 型利钠肽前体测定

【参考值】

健康正常人：<125 pg/mL（<75 岁）；<450 pg/mL（≥75 岁）。

【临床意义】

（1）血清氨基末端－B 型利钠肽前体（N-terminal-B-type natriuretic peptide，NT-proBNP）升高　主要见于急慢性心力衰竭、冠心病、慢性肾病等疾病。

（2）慢性心力衰竭患者血液中 NT-proBNP 水平高于健康人和非心力衰竭患者，但升高程度不及急性心力衰竭。NT-proBNP 是慢性心力衰竭最强的独立预后因素之一，并适用于不同严重程度的心力衰竭患者。

（3）NT-proBNP 是稳定和不稳定性冠心病重要的独立预后因素，有助于预测以后发生心力衰竭和死亡的危险。

（4）由于 NT-proBNP 主要由肾小球滤过，其浓度受肾功能影响较大。因此，慢性肾病患者的 NT-proBNP 水平通常较无慢性肾病患者高。

（5）NT-proBNP 还可以用于鉴别诊断急性呼吸困难。急性心力衰竭患者的 NT-proBNP 水平明显高于其他原因所致的急性呼吸困难（慢性阻塞性肺疾病、肺炎、哮喘、肺癌并发症、肺栓塞、间质性肺病等）患者。

26. 血清 B 型利钠肽测定

【参考值】

成人 B 型利钠肽：<100 pg/mL。

【临床意义】

（1）B 型利钠肽（B-type natriuretic peptide，BNP）水平升高 ①心血管疾病：充血性心力衰竭、急性冠脉综合征、左心室功能不全、原发性高血压；②肺部疾病：肺源性心脏病、肺栓塞；③其他：肾病、肝病和血容量过多等。

（2）BNP 测定可用于心衰诊断、危险分级、疗效监测和预后评估。心衰患者无论是否出现心衰症状，BNP 水平均明显升高，升高幅度与心衰严重程度成正比。欧洲心脏病协会将 BNP 检测列入诊断或排除心衰指南。BNP 测定结果结合病史、临床表现、心电图、胸片和其他心肌标志物检测可为充血性心力衰竭的临床诊断、治疗和预后评价提供有价值的信息。BNP 还可作为独立危险因素对充血性心力衰竭和急性冠脉综合征患者进行危险分级。

（2）对急性呼吸困难患者，检测 BNP 可用于鉴别诊断心力衰竭引起的呼吸困难和其他原因引起的呼吸困难。

（3）BNP 是反映左心室超负荷（如动脉高压、肥大性梗阻性心肌病和扩张性心肌病）的合适标志物，与左心室射血分数有极好的负相关性，可作为左心室射血分数的替代检测指标。

27. 血清胰岛素测定

【参考值】

空腹时：1.8～17.5 mIU/L。

【临床意义】

（1）对空腹低血糖患者进行评估 主要用来确定葡萄糖/胰岛素的比值以说明关于胰岛素分泌的问题，如甲苯磺丁脲试验、胰高血糖素试验或评价口服糖耐量试验和饥饿激发试验。

（2）糖尿病的早期检测和诊断 糖尿病临床症状出现之前，胰岛素对服用葡萄糖的反应较迟钝。基础条件下或葡萄糖处理后的胰岛素水平可评估胰腺分泌胰岛素的能力，1 型糖尿病患者的胰岛素水平较低，而 2 型糖尿病患者胰岛素的水平是正常或升高的。

（3）确认需要胰岛素治疗的糖尿病患者，并将他们与靠饮食控制的糖尿病患者区分开来。并评估各种胰岛素制剂在此类患者中的作用持续时间。

（4）预测 2 型糖尿病的发展并评估患者状况，预测糖尿病易感性。胰岛素持续升高是冠心病发展的一个危险因素。

（5）通过测定胰岛素浓度和抗胰岛素抗体来评估糖尿病患者中胰岛素抵抗机制。

28. 血清 C 肽测定测定

【参考值】

空腹时：2.6～24.9 mIU/L。

【临床意义】

（1）评估空腹低血糖 用于鉴别诊断是胰岛素瘤的过度分泌导致的低血糖和患者注射

使用胰岛素而导致的低血糖，以保证合理治疗患者。

（2）评估胰岛素的分泌情况通过空腹、刺激和抑制实验并定量检测 C 肽可用于评价患者的胰岛素分泌能力和分泌速度，并以此来鉴别糖尿病的类型。例如，糖尿病患者在用胰高血糖素刺激后 C 肽 >1.8 ng/mL，可能是 2 型糖尿病；若 <0.5 ng/mL 则可能是 1 型糖尿病。但 C 肽测定对糖尿病患者的常规监测作用不大。

（3）用于胰腺移植和胰腺切除术的疗效评估和监测。

（4）胰腺细胞活性增高引起的高胰岛素血症、肾功能不全和肥胖均可导致 C 肽水平的升高。高 C 肽水平与高脂蛋白血症和高血压密切相关。C 肽水平降低见于饥饿、假性低血糖、胰岛素分泌不足、Addison 病和胰腺切除术后。

十五、细菌培养

（一）急性上呼吸道感染

急性上呼吸道感有 70%～80% 由病毒引起，包括鼻病毒、冠状病毒、腺病毒、流感和副流感病毒及呼吸道合胞病毒等。另有 20%～30% 的上呼吸道感染为细菌引起，可单独发生或继发于病毒感染之后发生。人体的上呼吸道有常居的细菌群，主要有草绿色链球菌、奈瑟菌、微球菌与口腔厌氧菌等，低龄儿童的咽喉部还可携带肺炎链球菌或嗜血杆菌。上呼吸道标本不做常规细菌培养，也不建议对潜在致病菌（如脑膜炎奈瑟菌、流感嗜血杆菌、肺炎链球菌等）进行筛查，因为这些细菌可以是正常菌群的一部分。从呼吸道标本中检测到上呼吸道的正常细菌需要结合临床表现判断是否存在由该细菌引起的感染。

1. 标本采集

包括鼻前庭、鼻咽、喉、口腔及鼻窦来源的标本。通常用拭子获取鼻前庭、咽、喉部位的分泌物作为标本送检。

2. 实验室细菌培养

（1）显微镜检查　观察细胞形态和病原体的染色特征及形态特点。

（2）培养和鉴定　样本接种血平板、巧克力平板等培养基，选择合适的培养条件进行目标病原体的培养。

3. 结果报告

（1）阴性报告　未检出致病菌。

（2）阳性报告　报告临床有意义的致病菌。

（3）结果解释及局限性　①流感嗜血杆菌、金黄色葡萄球菌、脑膜炎奈瑟菌、肺炎链球菌不是咽炎的病原菌，不必进行常规培养。②溶血隐秘杆菌、淋病奈瑟菌、白喉棒杆菌仅在特定流行病学背景中才是咽炎病原菌。实验室不必对咽拭子标本常规进行这些微生物的检查。③某些特定的与感染相关的病原，如 β－溶血链球菌（A、C、G 群）、百日咳博德特菌、坏死梭杆菌、支原体及病毒等，应进行有针对性的检查及培养。④咽拭子标本还可用于心脏手术患者手术前的金黄色葡萄球菌定植筛查。

（二）咳嗽

主要包括由急性气管－支气管引发的炎症。其主要病原体可以是病毒、细菌和非典型病原体如支原体、衣原体感染。有研究结果表明病毒感染所占比例最高，非典型病原体最低。其中病毒以腺病毒、流感病毒、呼吸道合胞病毒及副流感病毒较为常见。临床症状以咳嗽为主的年轻患者应考虑百日咳博德特菌。慢性支气管炎急性加重的主要致病菌是肺炎链球菌、流感嗜血杆菌及卡他莫拉菌。很多定植在上呼吸道的细菌也与肺炎相关。

1. 标本采集

鼻咽拭子或下呼吸道分泌物可检测病毒抗原、抗体和核酸。其也可以用作细菌培养，但要求尽快送检。

2. 实验室细菌培养

（1）显微镜检查　观察细胞形态和病原体的染色特征及形态特点。

（2）培养和鉴定　样本接种血平板、巧克力平板等培养基，选择合适的培养条件进行目标病原体的培养。

3. 结果报告

（1）阴性报告　未检出致病菌。

（2）阳性报告　报告临床有意义的致病菌。包括肺炎链球菌、流感嗜血杆菌、肺炎克雷伯菌、肺炎衣原体、肺炎支原体、卡他莫拉菌、化脓性链球菌、结核分枝杆菌、嗜肺军团菌、诺卡菌、多杀巴斯德菌等。

对于未明确病原者，不应常规使用抗菌药物。如合并细菌感染者，可选药物为阿莫西林、头孢菌素、大环内酯类或喹诺酮类。如出现高热、气管内脓性分泌物增多、氧饱和度持续下降等严重并发症时，应行血培养及下呼吸道分泌物培养，应用抗菌药物，注意覆盖肺炎链球菌、流感嗜血杆菌、金黄色葡萄球菌、非典型病原体等。

（三）肺结核

肺结核是由结核分枝杆菌引起的发生在肺组织、气管、支气管和胸膜的结核病变。结核分枝杆菌的形态为细长直或稍弯曲、两端圆钝的杆菌。肺结核的诊断是以病原学（包括细菌学、分子生物学）检查为主，结合流行病史、临床表现、胸部影像、相关的辅助检查及鉴别诊断等，进行综合分析做出诊断。以病原学、病理学结果作为确诊依据。儿童肺结核的诊断，除痰液病原学检查外，还要重视胃液病原学检查。

1. 标本采集

痰、支气管肺泡灌洗液、胸水、组织活检、尸检标本等。分枝杆菌的涂片和培养应在生物安全二级实验室内。

2. 实验室细菌培养

（1）显微镜检查　采用萋-尼氏染色或荧光染色观察分枝杆菌的染色特征及形态特点。荧光染色比萋-尼氏染色快速、敏感，对荧光染色阳性的标本可以再用萋-尼氏染色确认。涂片的结果应予量化才有意义。

（2）培养和鉴定　接种固体培养基。接种后第3天和第7天观察培养情况，此后每周观察一次，直至第8周末。每次观察后要在培养结果记录本上记录观察结果。结核杆菌的典型菌落形态为：不透明淡黄色、粗糙、干燥、凸起于培养基、有的成菜花样。

3. 结果报告

（1）阴性报告　涂片未检出抗酸杆菌；培养无菌落生长，报告培养阴性。

（2）阳性报告　①萋－尼氏染色检出抗酸杆菌，以1～8条/300视野、1+、2+、3+、4+进行半定量方式报告。②荧光染色检出抗酸杆菌，以1～9条/50视野、1+、2+、3+、4+进行半定量方式报告。③结核培养阳性，当菌落生长不及斜面面积1/4时，报告实际菌落数，其余则以1+、2+、3+、4+进行半定量方式报告菌落数。

（四）慢性阻塞性肺疾病

引起慢性阻塞性肺疾病的最常见诱因是呼吸道感染，尤其是下呼吸道感染。多数患者可以有明确的病毒或细菌感染证据，其他也包括吸烟、空气污染、吸入过敏原等引起。患者痰量增多及出现脓性痰常提示细菌感染。慢性阻塞性肺疾病其常见的主要致病菌是肺炎链球菌、流感嗜血杆菌及卡他莫拉菌。很多定植在上呼吸道的细菌也与肺炎相关。

1. 样本采集

抗生素使用前无菌采集标本。痰、支气管肺泡灌洗液、肺组织标本及经支气管镜保护性毛刷从末端气道获得的标本等。

2. 实验室细菌培养

（1）显微镜检查　涂片观察细胞形态和病原体的染色特征及形态特点，初步判断标本质量、病原菌是否存在及种类。

（2）培养和鉴定　样本接种血平板、巧克力平板等培养基，选择合适的培养条件进行目标病原体的培养。

（3）药物敏感试验　对有临床意义的分离株进行药物敏感试验，判断耐药性，为临床治疗提供证据。

3. 结果报告

（1）阴性报告　未检出致病菌或呼吸道正常菌群生长。

（2）阳性报告　培养结果需结合涂片结果进行分析，如培养出来的细菌与涂片染色镜检见到的优势菌，特别是位于白细胞内的细菌一致时，往往提示为致病菌。

（3）经过鉴定确认为呼吸道重要病原菌（如化脓性链球菌、肺炎链球菌、流感嗜血杆菌、兔拉热弗朗西斯菌、巴斯德菌、诺卡菌、肺炎克雷伯菌、铜绿假单胞菌、不动杆菌、伯克霍尔德菌、嗜麦芽窄食单胞菌等）时，应做出培养阳性的结果报告。

（4）粒细胞减少患者不仅对细菌感染而且对真菌感染的危险性增加。丝状真菌、肺孢子菌及诺卡菌是器官移植者肺部感染的主要病原菌。长期使用广谱抗菌药物及激素的患者容易受到侵袭性真菌感染。

（5）临床上患者抗生素治疗和住院会影响定植的菌群，导致阴性杆菌数量的增加。细菌或真菌是致病菌还是定植菌，痰培养结果需要根据临床信息进行解释。报告临床有意义的致病菌及半定量数据，并进行药物敏感试验。

（五）尿路感染

常见病原菌尿路感染通常由患者自身的常居菌上行至膀胱所致，为内源性感染。健康个体膀胱穿刺尿是无菌的；经尿道排出尿液，受到尿道口与外尿道寄居的正常菌群污染而混有细菌，因此，尿液细菌计数是判断尿路感染的实验室依据。

1. 样本采集

可采用清洁中段尿、导尿及膀胱穿刺尿做细菌培养，其中膀胱穿刺尿培养结果最可靠。

2. 实验室细菌培养

（1）显微镜检查　尿液离心涂片可以观察细胞形态和病原体的染色特征及形态特点。

（2）培养和鉴定　样本接种血平板、巧克力平板等培养基，选择合适的培养条件进行目标病原体的培养。

3. 结果报告

（1）阴性报告　尿液培养无细菌生长

（2）阳性报告　对于生长的细菌要分别计数和报告，如“大肠埃希菌 > 105 CFU/mL”并分别报告相应细菌的药敏试验结果。由不同病原菌引起的菌尿症有不同的诊断标准。肠杆菌细菌感染中段尿培养≥105 CFU/mL；革兰氏阳性球菌、真菌和一些少见病原菌引起的尿路感染诊断标准为尿培养菌落计数 104 ~ 105 CFU/mL。

（3）对于 3 种或 3 种以上生长的细菌，不做鉴定，也不做药敏试验，通常认为该标本受到污染。草绿色链球菌、奈瑟菌属、棒状杆菌、乳酸杆菌属、厌氧菌通常是泌尿道的常居菌，葡萄球菌和棒状杆菌往往是皮肤的常居菌，要注意与致病菌进行区分。

（4）引起泌尿系统感染最常见的致病菌为肠杆菌科细菌如大肠埃希菌、变形杆菌、克雷伯菌属细菌等，同时在院内感染中可有葡萄球菌、铜绿假单胞菌、肠球菌等。泌尿系统真菌感染主要影响膀胱和肾，最常见的为念珠菌属。念珠菌下尿路感染主要是因为长期留置导尿管所致，而肾念珠菌病一般由血流播散所致，常起源于胃肠道。其他尿路内长期留置物（如支架）也可导致真菌感染的发生。

（徐　丹　马琼卉　何雪梅　邓　佳　胡金伟）

第二节　放射科检查报告单

一、正常胸部 X 线表现及常见疾病影像示例

胸片是胸部疾病的首选检查方法，正常胸部 X 线表现是胸部疾病的影像诊断基础，正常胸片可以见于某些疾病的早期或者是正常人。

（一）正常胸片的 X 线表现

1. 胸廓

（1）软组织　包含有胸锁乳突肌和锁骨上皮肤皱褶、胸大肌、女性乳房或男女乳头影及胸膜反折所致的伴随影。

（2）骨骼　包含有肋骨（前后肋及肋软骨、先天变异等）、锁骨、胸骨及胸椎。

2. 气管及支气管

正常气管位置居中，于 T5 ~ T6 椎体水平分为左右主支气管，分叉角度为 60° ~ 80°。

3. 肺

（1）肺野　后前位胸片上纵隔两旁自肺门向外的透亮区域，以第2、第4前肋下缘水平将肺野分为上中下三个区域，从肺门到一侧肺野的最外部纵行分为内中外三带。

（2）肺纹理　由肺动脉、肺静脉及气管形成，表现为自肺门向外周放射状分布的树枝状影，立位时下肺野纹理较粗。

（3）肺门　肺门影由肺动脉、肺静脉、支气管及淋巴组织构成，主要成分是肺动脉和肺静脉，右肺门的上部由右上肺动脉及肺静脉分支构成；下部由右下肺动脉构成。右肺门上下部的夹角称为右肺角。左肺门由左肺动脉及上肺静脉的分支构成。后前位胸片上，左肺门略高于右肺门。

（4）肺叶与肺段　①肺的分叶：横裂和斜裂将右肺分为上叶、中叶与下叶，斜裂将左肺分为上、下肺叶，左肺上叶又分为上部与舌部。②肺段：右肺有10个肺段，左肺有8个肺段。每个肺段有与其名称一致的段支气管。正常的肺段之间无清楚的边界。

4. 胸膜

正常胸膜胸片上不显影或者线状显示，叶间胸膜的移位可以帮助定位及诊断疾病。

5. 纵隔

纵隔位于胸骨之后，胸椎之前，两肺之间，上部为胸上口，下缘为膈，前部为胸骨，后部为胸椎。前纵隔位于胸骨后，气管、升主动脉、心脏之前。食管前壁是中后纵隔的分界。胸骨柄下缘至第4胸椎体下缘连线与第4前肋端至第8胸椎体下缘的连线将纵隔分为上中下纵隔。

6. 横膈

后前位胸片上横膈呈圆顶状，一般右膈高于左膈1～2 cm。左心膈角常有心包脂肪垫，横膈外侧与胸壁形成清晰锐利的肋膈角，侧位胸像横膈与前胸壁形成前肋膈角，与后胸壁形成后肋膈角，后肋膈角低于前肋膈角。

（二）正常胸部CT表现

1. 胸壁

CT纵隔窗不仅能够显示胸壁肌肉（胸大肌、胸小肌、斜方肌等）、脂肪、女性乳房，还能显示胸骨、锁骨、胸锁关节、胸椎（椎体及附件）、肩胛骨等。但CT横轴位图像判断肋骨序数困难，肋骨三维重建图像可以良好显示肋骨。

2. 胸膜、横膈

叶间胸膜可呈软组密度的细线状阴影，横膈显示为软组织密度的波浪状或弧形线影。

3. 肺叶、肺段、小叶

胸部CT对肺叶、肺段定位较普通X线胸片更加准确，并能清晰显示肺小叶及小叶间隔、小叶核。

4. 肺动静脉、支气管、肺门

（1）胸部CT能够显示气管、主支气管、部分肺段支气管；薄层CT、螺旋CT显示肺段、亚段支气管较好。支气管的CT表现为长管状或圆形、椭圆形透亮影。

（2）肺动脉与支气管伴行，横轴位在CT上表现为小结节。肺静脉走行在肺段之间，变异较多，识别困难，增强 CT 可以清晰辨识肺部动静脉。

（3）肺部 CT 显示肺门结构良好。

5. 纵隔

肺部 CT 的纵隔窗能够显示纵隔内的胸腺、心脏、大血管、食管、淋巴结等结构。

（1）胸腺 正常胸腺外缘平直或略有凹陷。随着年龄的增长，胸腺逐渐萎缩，老年胸腺在 CT 上呈脂肪密度影。

（2）食管 管壁厚度一般不超过 3 mm。

（3）淋巴结 表现为圆形、卵圆形软组织密度影，增强 CT 能够区别淋巴结与血管断面。正常淋巴结一般小于 10 mm，淋巴结≥15 mm 视为病理性淋巴结增大，但 15 mm 以下的淋巴结亦可有病理性改变。

【正常胸片及 CT 片示例】见图 16-1、图 16-2。

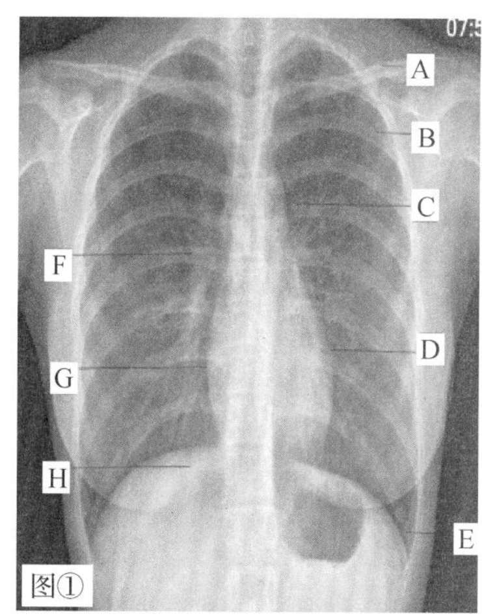

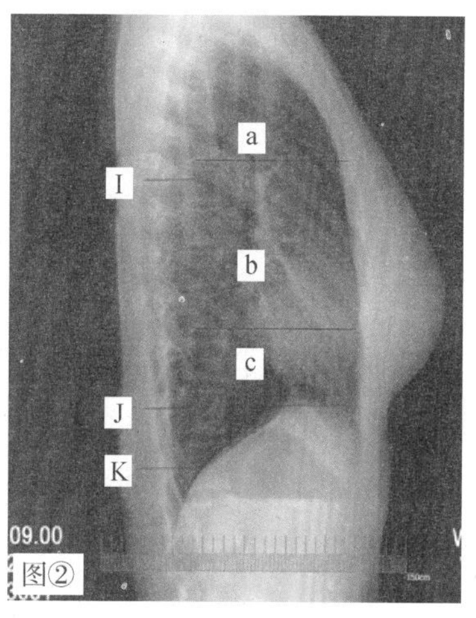

图① A：锁骨，B：肋骨，C：主动脉弓，D：左心缘，E：肋膈角，F：肺门，G：右心缘，H：膈肌；图② I：胸椎，J：前肋膈角，K：后肋膈角，a：上纵隔，b：中纵隔，c：下纵隔（以 T4、T8 为分界）。

图 16-1 正常胸部正侧位

X 线胸片报告描述 胸廓对称；双侧肺野清晰，肺纹理走向规则，未见实质性病变；纵隔不宽，肺门不大，心影大小形态正常，各房室未见增大，双侧膈面光滑，肋膈角锐利。

诊断 两肺、心膈未见异常。

CT 报告描述 双肺野清晰，肺纹理走行规则，未见异常组织密度影及占位性病变。气管、支气管通畅，未见狭窄或阻塞征，肺门影不大。纵隔结构清楚，未见占位病变，气管旁、隆突下、血管前及腔静脉后未见肿大淋巴结。双侧胸膜无增厚，胸腔未见积液。胸廓所见骨骼骨质结构完整。

诊断 胸部 CT 平扫未见异常。

（三）常见疾病的影像学表现

1. 肺炎

肺炎是指终末气道、肺实质、肺间质的炎症，其原因多种多样，根据其解剖学或病理学

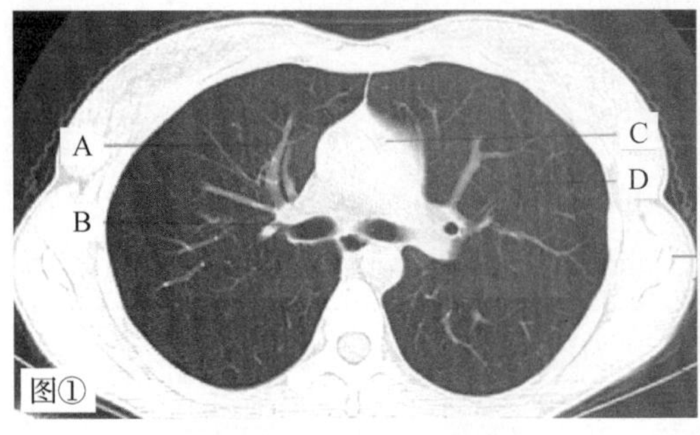

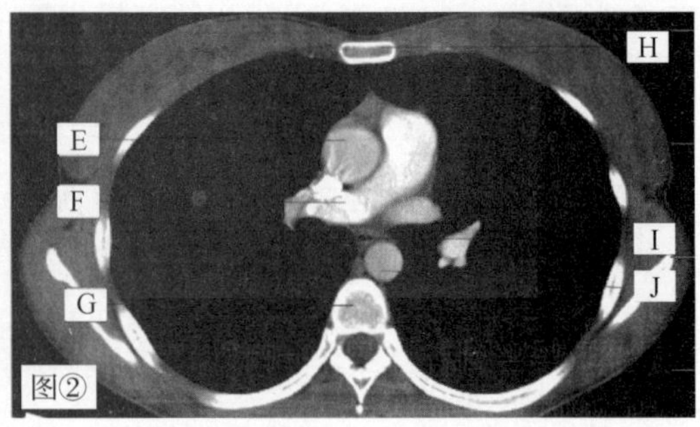

图① A：肺血管，B：右侧主支气管，C：心脏，D：肺野；图② E：升主动脉，F：右肺动脉，G：胸椎，H：胸骨，I：食管，J：降主动脉。

图 16-2 正常胸部 CT

分为以下几类：大叶性肺炎、小叶性肺炎（支气管肺炎）、间质性肺炎及细支气管炎。

（1）大叶性肺炎 影像表现：充血期常无明显表现，或仅表现为肺纹理增多、增粗或者磨玻璃样阴影；红色肝样变期或灰色肝样变期 X 线或 CT 表现为大片肺实变，其内可见含支气管像，肺实变以叶间裂为界，边界清晰；消散期 X 线或 CT 表现为肺实变密度减低，呈散在斑片状影或条索状影，部分患者可以完全吸收。

（2）小叶性肺炎（支气管肺炎） 影像表现：表现为两中下肺野沿肺纹理走形的散在斑片状密度增高影，密度不均匀，边界不清，大小为 1 ~ 2 cm，邻近肺野可以出现代偿性肺气肿。

（3）间质性肺炎 影像表现：早期表现为两肺下叶胸膜下散在分布斑片状及大片状磨玻璃样影，边缘不清；进展期表现为小叶间隔增厚，伴有小网状、小蜂窝状阴影，可以出现胸膜下条索状影、小叶中心肺气肿、牵拉性支气管扩张；终末期为胸膜下蜂窝状影。

【大叶性肺炎示例】见图 16-3、图 16-4。

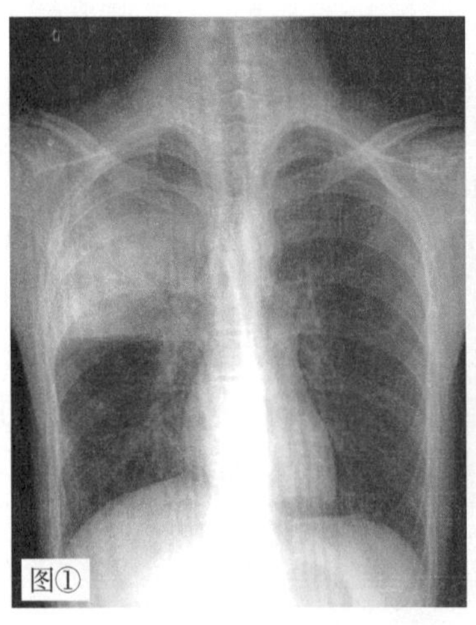

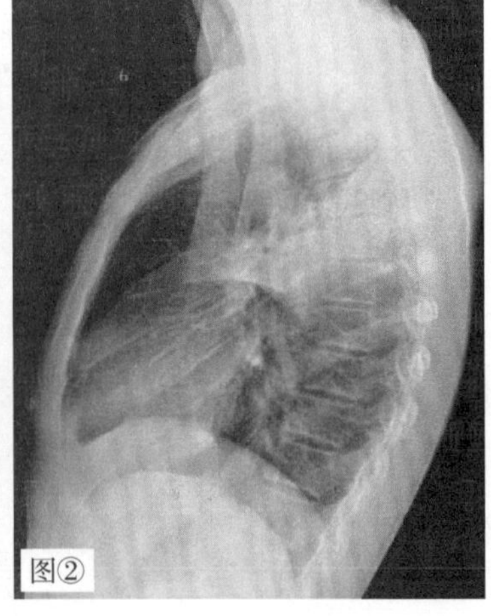

图 16-3 大叶性肺炎胸片

X 线胸片报告描述　右上肺可见大片状密度增高影，密度尚均匀，下缘清晰，平水平裂，上缘模糊，余肺野未见明显渗出性病变；纵隔不宽，肺门不大，心影大小形态正常，各房室未见增大，双侧膈面光滑，肋膈角锐利，侧位示病变位于斜裂前方及水平裂上方。

诊断　右上肺大叶性肺炎。

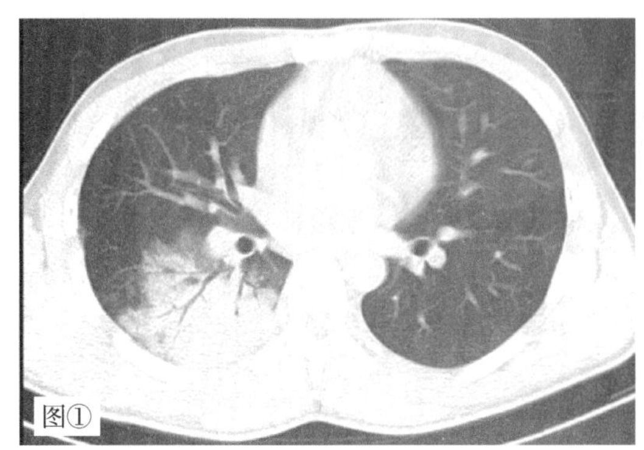

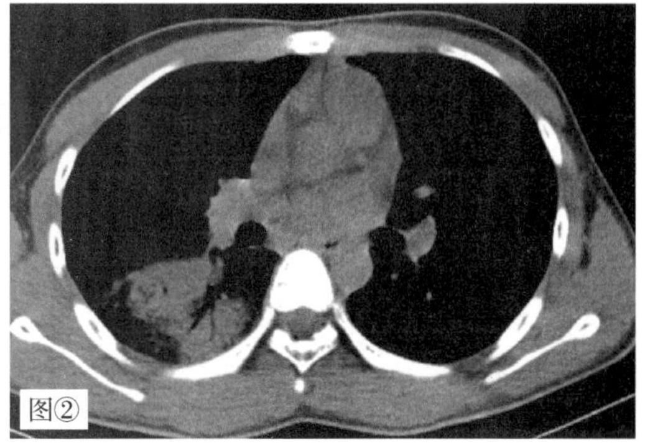

图 16-4　大叶性肺炎 CT

CT 报告描述　右肺下叶可见大片状密度增高影，边缘模糊，CT 值约 36 HU，其内可见含气的支气管，气管及支气管开口通畅，纵隔无移位，气管、大血管形态、大小正常，未见明确肿大淋巴结，无胸水。

诊断　右肺下叶大叶性肺炎。

2. 肺结核

肺结核为结核分枝杆菌引起的肺部感染性疾病，是一种传染病。目前我国将肺结核分为以下五型：原发型肺结核（Ⅰ型）、血型播散型肺结核（Ⅱ型）、继发型肺结核（Ⅲ型）、结核性胸膜炎（Ⅳ型）、其他肺外结核（Ⅴ型）。

（1）原发型肺结核　影像表现：原发综合征表现为原发病变为上肺胸膜下斑片状、云絮状密度增高影，边缘模糊；肺门淋巴结增大；肺内病变与肺门增大淋巴结之间可见条索状影。

（2）血型播散型肺结核　影像表现：急性血型播散型肺结核又称急性粟粒性肺结核，在胸片及 CT 上表现为双肺弥漫性粟粒性大小结节，大小均匀、分布均匀、密度均匀；亚急性血型播散型肺结核表现为大小不一，分布不均的结节，其内夹杂条索状影或钙化灶。

（3）继发型肺结核　影像表现：其影像改变复杂、多种多样；主要是表现为多种性质的病灶共存，多种形状的病灶共存。可以为斑片状实变、肺叶肺段实变、空洞型病变及沿着支气管分布的播散病变，还可以出现结核球、间质小结节，病灶内可以出现纤维钙化灶。

【肺结核示例】见图 16-5、图 16-6。

CT 报告描述　胸廓对称，未见明显异常。两肺见弥漫分布的粟粒大小的结节，分布均匀，大小相等。所见各叶段支气管开口通畅。肺门、纵隔淋巴结增大，左侧胸腔内可见弧形液体密度影。

诊断　双肺急性血型播散型肺结核（Ⅱ型）、左侧胸腔积液。

CT 报告描述　胸廓对称，右肺上叶可见多个空洞样病灶，空洞大小不一，形态欠规则，

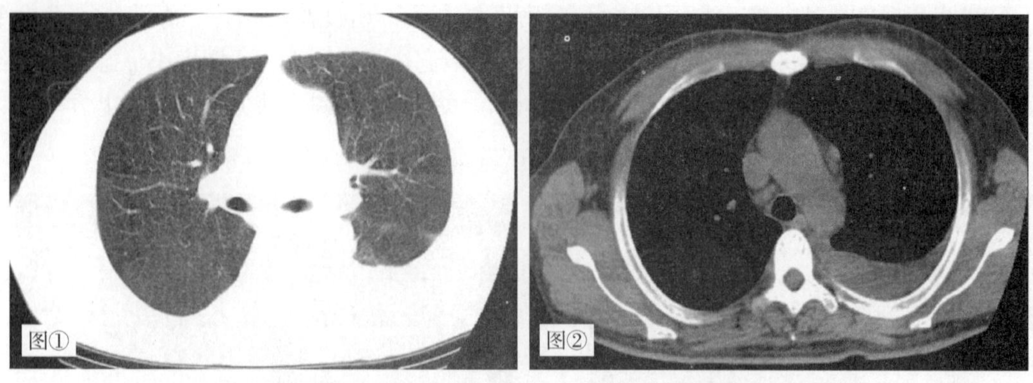

图 16-5 双肺急性血型播散型肺结核（Ⅱ型）及左侧胸腔积液 CT

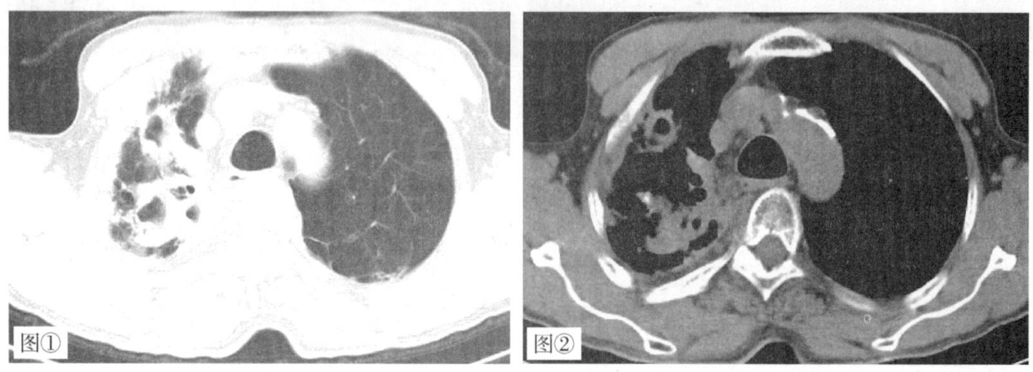

图 16-6 右肺上叶结核伴空洞形成（Ⅲ型）及左上肺肺大疱 CT

其壁厚薄不均，内壁尚光滑，其周围见有斑片样、结节样、条索样的病灶影，内密度不均匀，部分病变内可见散在钙化灶。气管通畅，左上肺可见局限性透光区。双侧胸腔未见明显异常，平扫纵隔、肺门淋巴结明显肿大。

诊断 ①右肺上叶结核伴空洞形成（Ⅲ型）；②左上肺肺大疱形成。

3. 肺癌

肺癌即支气管肺癌，是人类肺内最常见的恶性肿瘤之一，按照病理分为鳞癌、腺癌、大细胞癌、小细胞癌；影像按照部位分为中央型肺癌和周围型肺癌两大类，发生在段以上支气管的肺癌为中央型肺癌，发生在段以下支气管的肺癌为周围性肺癌。

（1）中央型肺癌 影像改变：早期常规胸片常无异常表现，胸部 CT 平扫或增强可以发现肺门区小的肿块及支气管腔内或管壁的异常改变。随着肿瘤的生长，胸片及 CT 均可以发现肺门区肿块影，以及由肿块阻塞支气管造成的阻塞性肺气肿、阻塞性肺炎和阻塞性肺不张，对于淋巴结转移及远处转移，CT 较常规胸片具有明显优势，特别是增强 CT。

（2）周围型肺癌 影像改变：常规胸片及 CT 表现为肺内结节或肿块，部分磨玻璃样结节常规胸片显示不佳，肺内结节或肿块胸片及 CT 可以出现以下征象：毛刺征、空泡征、分叶征、胸膜凹陷征、血管集束征，当结节出现空洞后表现为厚壁空洞，空洞不规则，内壁出现壁结节；增强后结节或肿块呈轻到中度强化。肺门及纵隔转移表现为肺门区及纵隔内出现增大淋巴结并部分融合，部分患者出现胸膜、心包及骨骼转移。

【肺癌示例】见图 16-7 ~ 图 16-9。

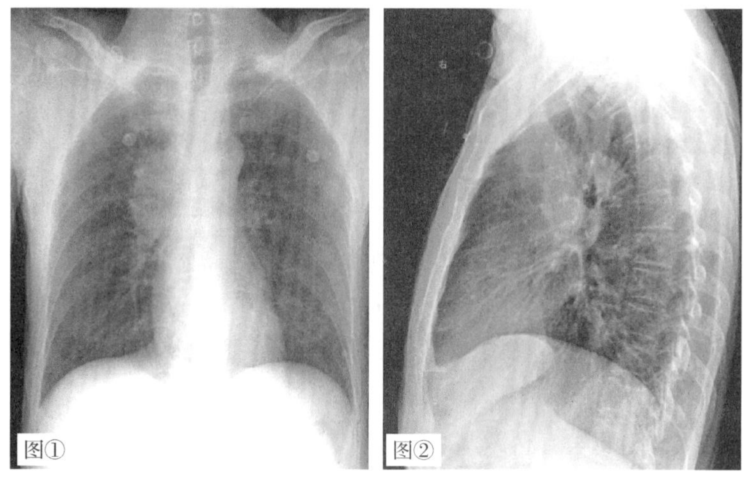

图 16-7　右肺门上方肿块 X 线片

X 线胸片报告描述　右肺门上方可见不规则高密度影，外缘清晰，内侧与纵隔分界不清，右肺门增大，余肺野未见明显结节及肿块影，心影大小正常，两膈面光滑，侧位示病变位于肺门上方，部分与主动脉弓重叠。肋骨未见明显破坏征象。

诊断　右肺门上方肿块，建议 CT 检查明确。

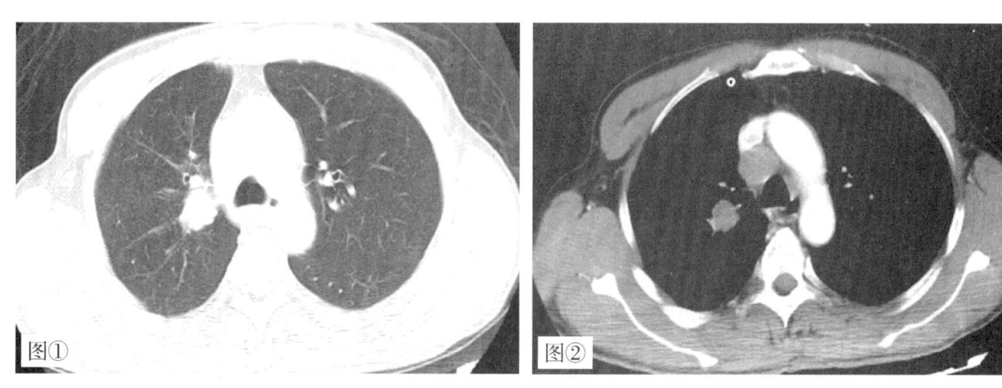

图 16-8　右肺门上方结节及纵隔淋巴结肿大 CT

CT 报告描述　右肺门上方可见软组织结节影，形态不规则，大小为 18.27 mm × 17.57 mm，可见分叶及棘状突起，与胸膜粘连，肿块密度不均匀，CT 值为 30 ~ 45 HU，增强后呈中度强化，动脉期 CT 值为 68 HU。余肺清晰；纵隔见明显肿大淋巴结，最大者短径约 25 mm，两侧胸廓对称。两侧胸膜局部增厚，两侧胸腔未见明显积液。

诊断　①右肺门上方结节，考虑周围型肺癌可能大；②纵隔淋巴结肿大，考虑转移可能。

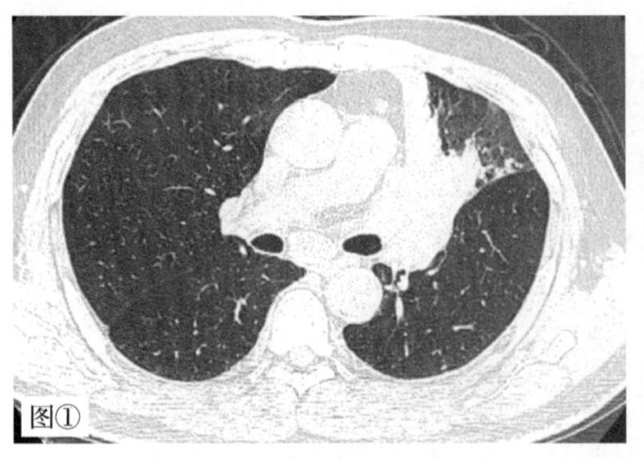

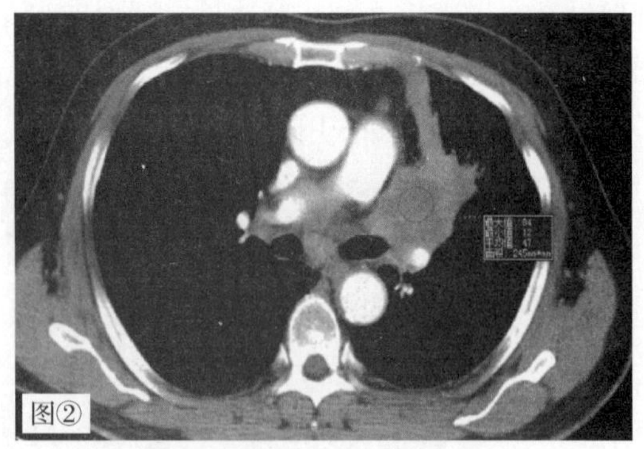

图 16–9 左肺中央型肺癌伴左肺上叶肺不张 CT

CT 报告描述　左肺上叶见软组织肿块影，密度尚均匀，平均 CT 值为 37 HU，肿块与不张肺组织分界不清，增强后肿块轻度强化，密度不均匀，CT 值约为 47 HU。余肺野清晰；左侧肺门及隆突下见多发淋巴结，最大者短径约 15 mm；两侧胸廓对称。两侧胸膜局部增厚，两侧胸腔未见明显积液。

诊断　①左肺中央型肺癌伴左肺上叶肺不张；②左侧肺门及隆突下淋巴结肿大，肿瘤转移可能大。

4. 气胸

气胸是指脏胸膜或壁胸膜破裂，气体进入胸膜腔造成积气状态。其影像改变表现为弧形条带状均匀性低密度影，其内无肺纹理，其内侧可见被压缩肺组织边缘，大量气胸时，纵隔及心影向健侧移位。

【气胸示例】见图 16–10、图 16–11。

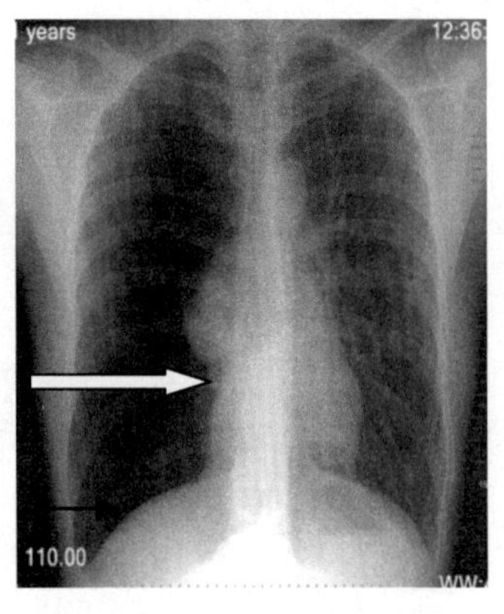

图 16–10 右胸气胸 X 线

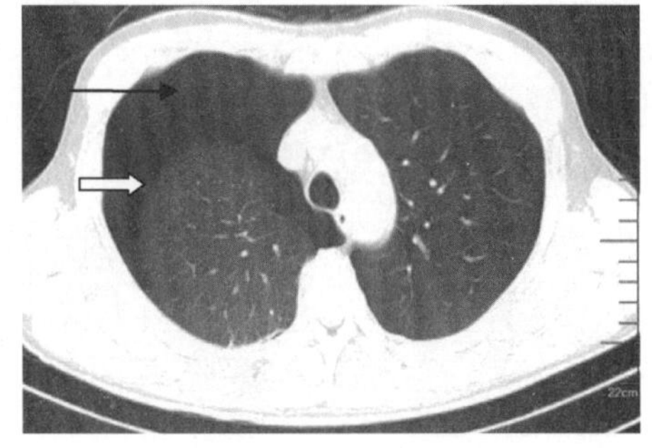

图 16–11 右胸气胸 CT

X 线报告描述　右胸外带可见条形无肺纹理区，邻近肺组织受压内聚，肺组织被压缩约为 95%；余两肺纹理增多，心影稍左移，两膈面光滑（黑箭头示胸膜腔内气体，白箭头示被压缩肺组织）。

诊断　右侧气胸。

CT 报告描述　右侧胸部可见无肺纹理透光区，右肺明显受压，下内侧可见受压肺组织边缘，余所见两肺未见明显渗出性病变，气管主支气管通畅，纵隔未见明显肿大淋巴结（黑箭头示胸膜腔内气体，白箭头示被压缩肺组织边缘）。

诊断　右侧气胸。

5. 心脏疾病

（1）高血压性心脏病　早期的高血压不会造成心脏增大，胸片无异常表现，长期持续血压高可以使左心室肥厚及左室腔扩大，胸片表现为主动脉扭曲延长、扩张，左心缘延长，CT 可表现为左心室肥厚及心腔扩大。

【高血压性心脏病示例】见图 16-12。

X 线报告描述　心影增大，呈主动脉心型，主动脉舒展，边缘可见弧形钙化，左室段向左下延长，心胸比值增大，两肺未见明显渗出性病变，两膈面光滑。

诊断　高血压性心脏病。

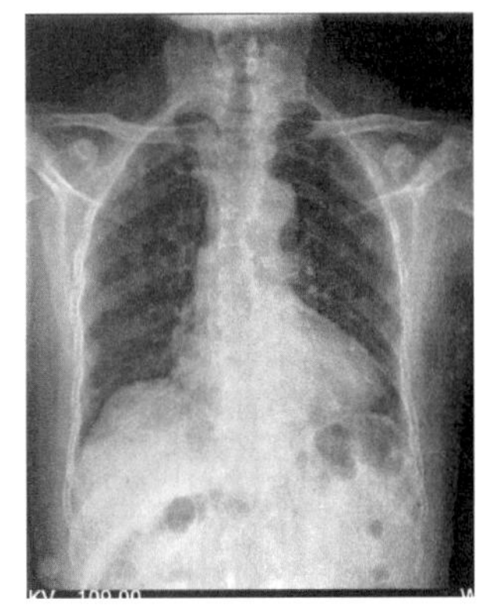

图 16-12　高血压性心脏病 X 线片

（2）肺心病　主要是支气管、肺组织或肺血管病变所引起的肺动脉高压导致的心脏疾病，其影像改变胸片表现为肺部疾病存在、肺气肿；肺动脉高压征象（肺动脉主干增粗，出现残根状改变）；右心室增大（主要是肺动脉段平直或突出）。CT 显示肺部疾病存在及肺动脉高压征象更加直观清晰。

【肺心病示例】见图 16-13。

X 线报告描述　两肺纹理增多，走形紊乱，两肺门增大，右下肺动脉干明显增粗，远端呈残根状改变，二尖瓣心型，肺动脉段膨隆，心尖圆钝，位于膈面上方，两膈面光滑。

诊断　肺心病。

（3）风心病（二尖瓣狭窄）　胸片两上肺静脉扩张，边缘模糊，出现肺淤血征象，心影增大，以左心房、右心室增大为主，左心房增大表现为左主支气管上抬，气管分叉角度增大，右心缘出现双重双弧阴影，左心缘出现病理性第三弓，右心室增大表现为肺动脉段突出；CT 对肺淤血显示清楚。

【风心病示例】见图 16-14。

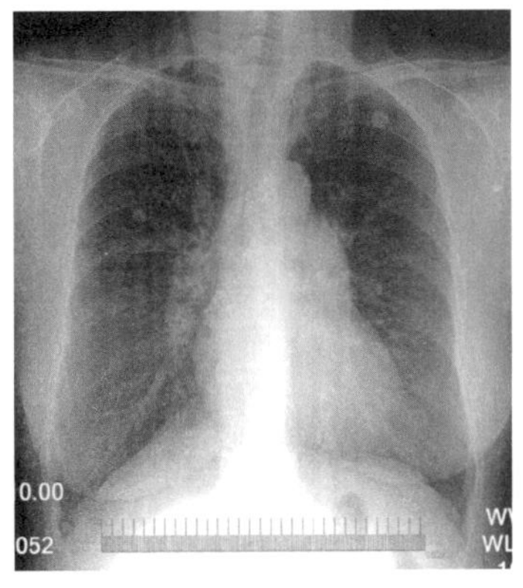

图 16-13　肺心病 X 线片

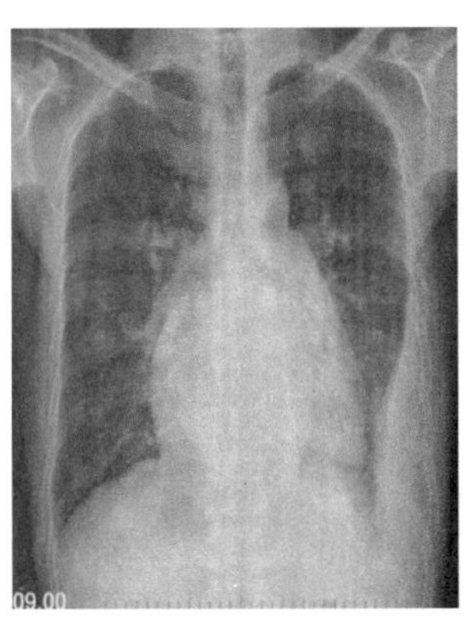

图 16-14　风心病 X 线片

X线报告描述　两肺纹理增多，走形紊乱，两上肺纹理增粗，呈鹿角状改变，两肺门模糊，二尖瓣心型，肺动脉段膨隆，右心缘可见双重阴影，气管隆突角增大，左肋膈角封闭，可见片状密度增高影。

诊断　①风心病（二尖瓣狭窄）并肺淤血；②左侧胸腔积液。

二、腹部常见疾病影像改变及示例

（一）急腹症

1. 胃肠道穿孔

常见于溃疡、肿瘤或创伤。胃、十二指肠溃疡为穿孔的常见原因。腹部立位是显示胃肠道穿孔所致气腹的常见检查方法，气腹表现为双侧或单侧膈面下方出现游离气体影，但是部分胃肠道穿孔可能不会出现游离气体，如腹膜后位空腔脏器穿孔并气体较少时，因此，腹部立位膈面下方未见游离气体时并不能完全除外空腔脏器穿孔，并且腹部立位不能发现穿孔原因及部位。CT对于腹腔空腔脏器穿孔所致腹腔游离气体的显示较平片更加敏感，并且能发现穿孔的原因及伴随的病变。

【胃肠道穿孔示例】见图16–15、图16–16。

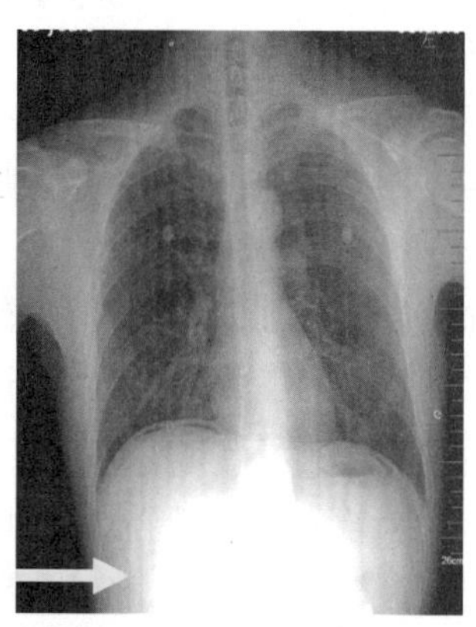

图16–15　胃肠道穿孔X线片

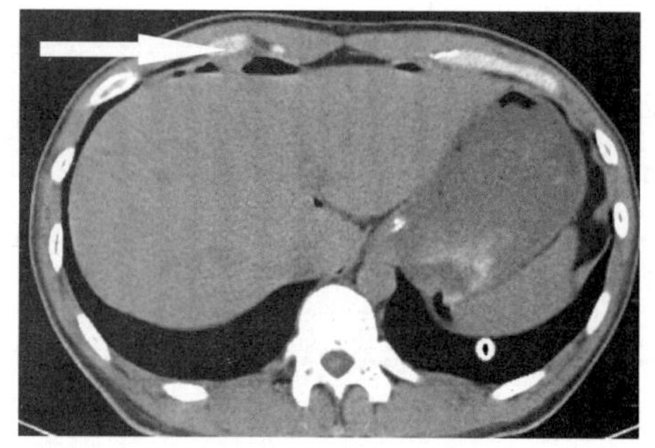

图16–16　胃肠道穿孔CT

X线报告描述　两侧膈面下方可见新月形气体密度影，以右侧膈面明显（白箭头所示）。

诊断　膈下游离气体，提示空腔脏器穿孔。

CT报告描述　肝周缘、肝门区及胃泡后方可见散在气体密度影（白箭头所示）。

诊断　腹腔内游离气体。

2. 肠梗阻

肠内容物不能正常运行、顺利通过肠道，称为肠梗阻。其分类方法按照机械性、动力性和血运性，其中机械性肠梗阻为最常见。机械性肠梗阻按照有无血运异常又分为单纯性肠梗阻和绞窄性肠梗阻。腹部立卧位可以发现有无肠梗阻及肠梗阻的大致部位，而CT则可以发现梗阻的部位及原因。其影像表现为梗阻平面以上肠管扩张，积气积液，梗阻平面以下肠管萎陷。

【肠梗阻示例】见图16–17、图16–18。

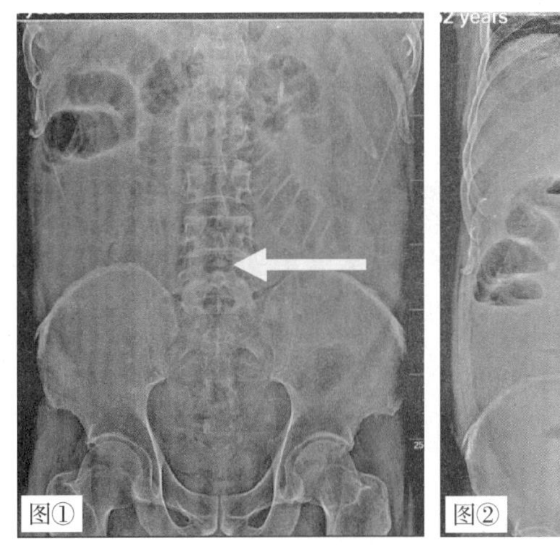

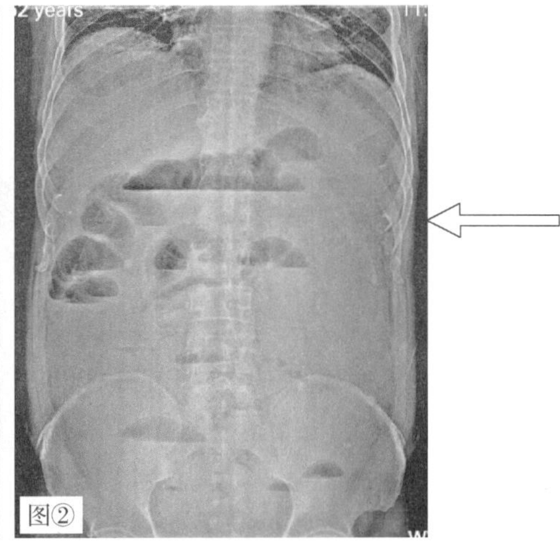

图 16-17　低位小肠肠梗阻 X 线片

X 线报告描述　中上腹部可见小肠扩张胀气，管腔呈鱼肋状改变，立位腹腔内可见呈阶梯状排列的液气平面，最宽约 60 mm，下腹部密度增高，双侧膈面下方未见游离气体影（图①箭头示鱼肋状扩张胀气小肠，图②箭头示肠管内液气平面）。

诊断　低位小肠肠梗阻。

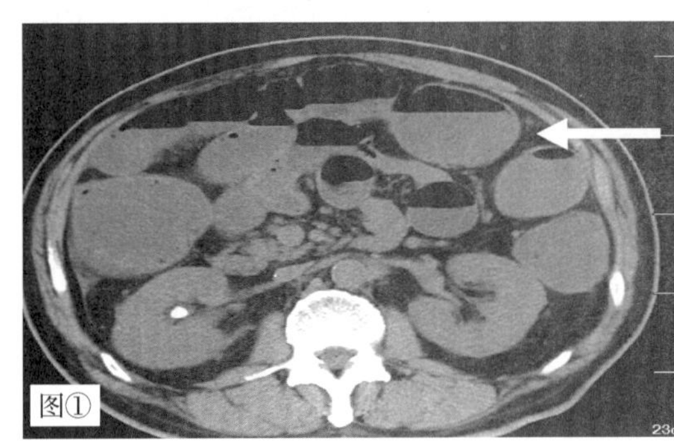

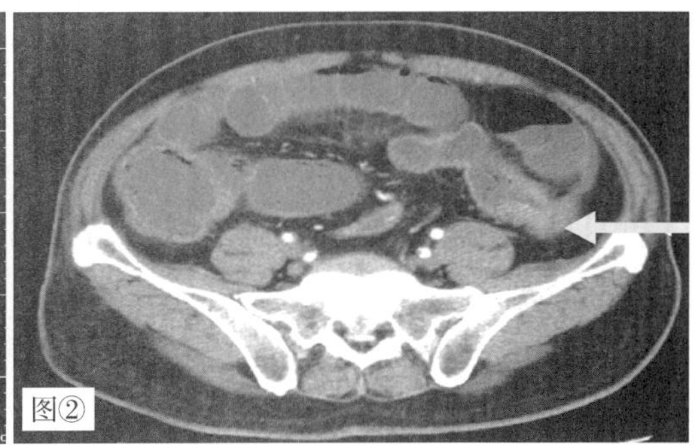

图 16-18　降结肠癌并肠梗阻 CT

CT 报告描述　腹腔内肠管积气积液，可见宽窄不一液气平面，左下腹降结肠局部明显增厚，管腔狭窄，肠管黏膜面毛糙，增强后增厚肠壁动脉期轻度强化，腹膜后未见明显增大淋巴结，腹腔内未见游离气体影及腹腔积液（图①箭头示积气积液肠管，图②箭头示降结肠局部管壁增厚）。

诊断　降结肠癌并肠梗阻。

3. 结石

常见的结石为胆系及泌尿系结石。胆系结石只有 10%~20% 在平片上显影，主要表现为右上腹大小不等边缘高密度和中间稍低密度的环形、不规则性影；CT 阳性结石表现为单发多发圆形多边形高密度影，低密度结石表现为胆囊内低密度充盈缺损，胆道内结石还表现为梗阻以上胆系扩张。泌尿系结石表现为双侧肾区或输尿管行程内、膀胱内单发或多发高密度影，肾内结石可以表现为铸形、鹿角形高密度影，膀胱结石表现为圆形类圆形高密度影，可以分层。

【结石示例】见图 16-19、图 16-20。

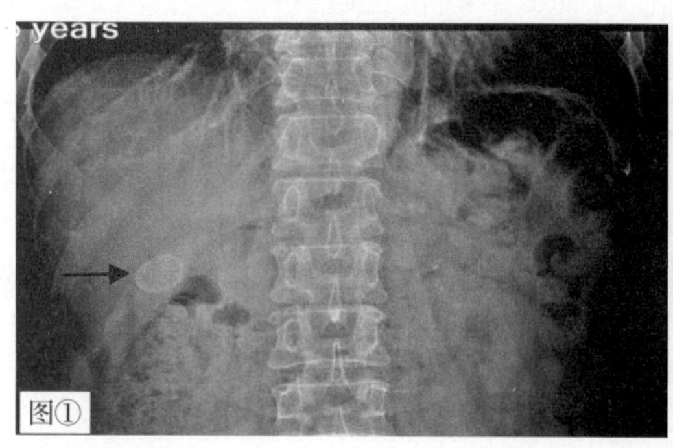

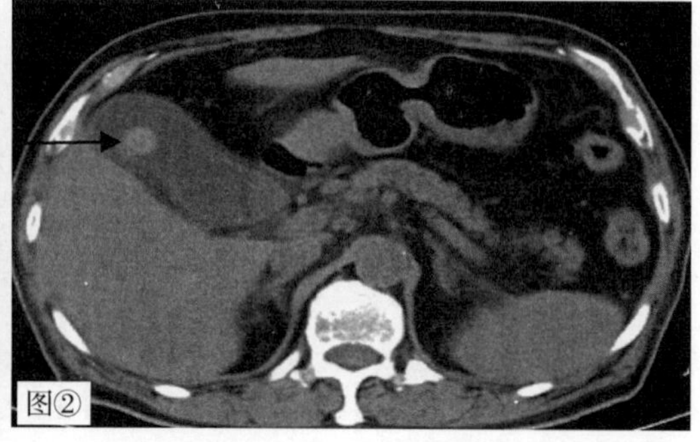

图 16-19 胆囊结石 X 线片和 CT

X 线/CT 报告描述 右上腹（胆囊内）可见类圆形高密度影，周边密度较中心密度高，大小为 30 mm × 20 mm，边界清晰（黑箭头所示），腹部部分肠管积气。

诊断 胆囊结石。

X 线报告描述 右上腹右肾区可见铸形高密度影，边界清晰（黑箭头所示），腹部部分肠管积气。

诊断 右肾铸形结石。

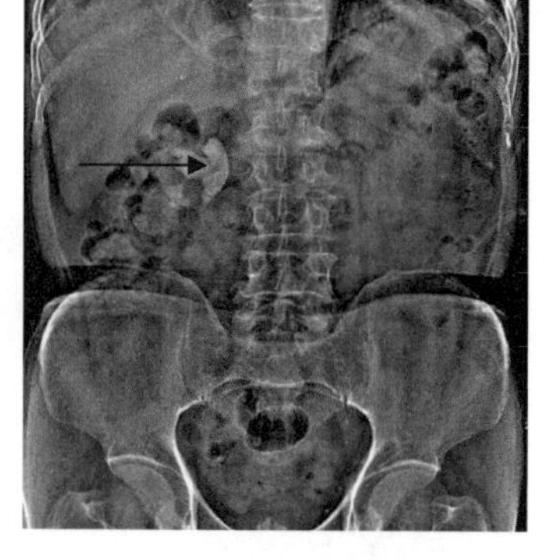

图 16-20 右肾铸形结石 X 线片

三、神经系统常见疾病影像改变及示例

（一）脑血管疾病

1. 脑梗死

影像学检查方法的选择：CT 为脑梗死的首选影像学检查方法，但可遗漏部分早期病灶，而 MR-DWI 检查对超急性脑梗死非常敏感，为超急性期脑梗死首选的影像检查方法。

（1）急性期脑梗死 影像改变：发病 6 ~ 72 小时。梗死区脑组织肿胀变软，脑回扁平，脑沟变窄，切面上灰白质分界不清有局限性水肿形成，并在 24 ~ 48 小时内逐渐达到高峰，脑梗死 24 小时内常规 CT 和 MR 常阴性，MR 弥散加权成像可以早起发现脑梗死，DWI 呈高信号，ADC 为负值，24 小时后 CT 和常规 MR 均可以发现异常，CT 表现为边缘模糊低密度影并局部脑肿胀，MR 表现为 T1WI 呈低信号，T2WI 呈高信号，DWI 呈高信号，ADC 为负值。

（2）亚急性期脑梗死 影像改变：发病 3 ~ 10 天。坏死组织开始吸收，修复过程开始，逐步从梗死灶的周边向中心发展，亚急性期常规 CT 和 MR 表现同急性期。

（3）慢性期脑梗死 影像改变：发病后第 11 天起进入此期，可持续数月或数年。坏死的脑组织逐步液化和被清除，最终可能只留下一囊腔，其周围是胶质细胞增生所形成的胶质瘢痕，邻近的脑室、脑沟和脑池扩大，皮质萎缩，慢性期 CT 呈低密度，与脑脊液密度近似；MR 的 T1WI 呈低信号，T2WI 呈高信号，周边胶质增生带呈高信号，DWI 呈低信号，脑死占位效应不明显。

（4）腔隙性脑梗死　影像改变：脑深部小的穿动脉供血区域的小梗死可能为小的动脉本身疾病等其他原因所致，以穿动脉本身动脉硬化所造成的动脉阻塞最常见，影像学表现与脑梗死类似，病灶直径多为 5 ~ 15 mm，一般没有占位效应，在双侧基底节区常见。

（5）出血性脑死　影像改变：脑梗死可能继发出血，转变为出血性脑梗死，一般为脑实质内出血，少数在脑实质上再发生脑室内出血和蛛网膜下腔出血，CT 表现为原低密度区出现高密度区，若出血位于脑皮质区域表现为低密度区内、沿脑回分布的、散在点状或大片状高密度影，MR 表现为在脑梗死的异常信号基础上，出现出血的异常信号。

【各期脑梗死示例】见图 16-21、图 16-22。

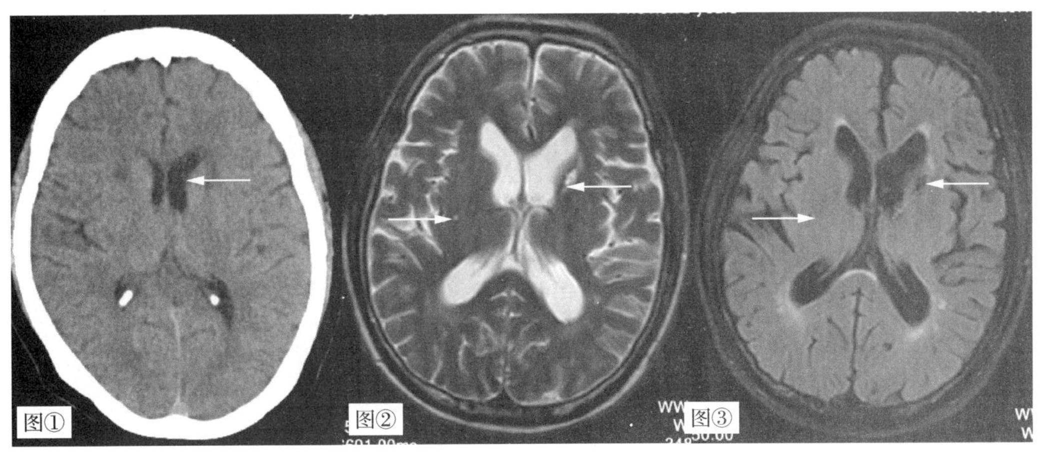

图①为 CT，图②、图③为 MR T2WI 及 T2Flair 图像。

图 16-21　多发性腔隙性脑梗死

CT 报告描述　双侧基底节区可见斑片状、斑点状低密度影，密度尚均匀，边界模糊（白箭头所示），脑室系统不大，中线结构居中，颅骨未见明显骨质破坏征象。

诊断　多发性腔隙性脑梗死。

MR 报告描述　左侧基底节区及双侧侧脑室旁白质内可见斑片状、点状长 T1 长 T2 信号影，压水左侧基底节区病变呈低信号，其余病变为高信号（白箭头所示），脑室系统不大，中线结构居中，颅骨信号未见异常。

诊断　多发性腔隙性脑梗死、左侧基底节区软化灶形成。

CT 报告描述　左侧额颞岛叶见大片状低密度影，边界尚清，密度均匀，平均 CT 值为 28 HU（黑箭头所示），左侧侧脑室轻度受压，中心结构居中，CTA 示左侧大脑中动脉 M1 段明显狭窄变细，狭窄程度达 95%（黑箭头所示）。

诊断　左侧大脑中动脉狭窄并左侧额颞岛叶大面积脑梗死。

MR 报告描述　左侧额颞岛叶见片状稍长 T1、长 T2 信号灶，边界尚清，FLAIR 呈高信号，DWI 呈明显高信号，ADC 呈低信号（黑箭头所示）；脑室不大，脑沟脑裂不宽，中线结

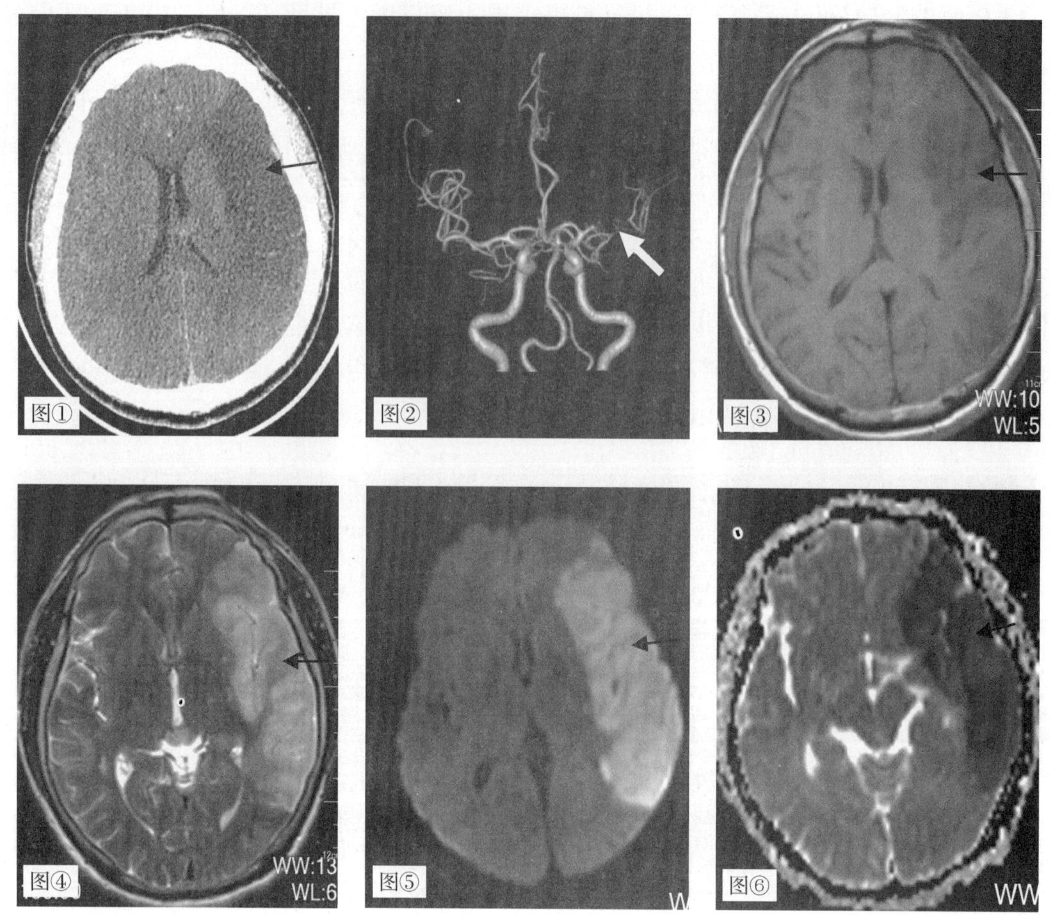

图①为 CT，图②为 CTA，图③~图⑥分别为 MR 的 T1WI、T2WI、DWI、ADC。

图 16-22　左侧大面积脑梗死

构居中。

诊断　左侧额颞岛叶大面积急性脑梗死。

2. 脑出血

CT 是脑出血的主要检查手段，尤其在超急性和急性期。MRI 一般不用于检查超急性和急性期脑出血，原因是该期患者多不耐受较长时间的检查，且 MR 也较难显示该期病灶。但 MRI 显示后颅窝，尤其是脑干的血肿较好。目前一般不用血管造影诊断脑出血。

（1）急性期包含超急性期　CT 表现为脑内圆形、类圆形或不规则形的高密度灶，CT 值在 50~80 HU。血肿可破入脑室或蛛网膜下腔，破入脑室可形成脑室铸型。灶周水肿轻，血肿大者可有占位效应。急性期一般不需增强，即使行增强检查，病灶亦无强化。不典型表现：血肿呈等密度，见于患者有凝血异常、血小板功能不全、血红蛋白下降等情况。超急性期 MR 血肿表现为长 T1 长 T2 信号，急性期 MR 表现为 T1WI 呈等信号，T2WI 呈低信号。

（2）亚急性期　血肿密度逐渐减低，呈等密度，出现边缘模糊期，伴有占位效应，增强后可以呈环形强化。MR 在亚急性期表现不一样，①亚急性早期（3～6 天）：血肿外周 T1WI 呈高信号，且高信号逐渐向中心扩张，血肿中心呈等低信号，T2WI 血肿呈低信号；②亚急性晚期（1～2 周）：血肿 T1WI 及 T2WI 血肿均呈高信号，周围水肿呈长 T1 长 T2 信号。

（3）慢性期　血肿 CT 呈圆形、卵圆形或片状低密度。①慢性期早期：血肿 T1WI 及 T2WI 血肿均呈高信号，在 T2WI 有环形低信号；②慢性期晚期：血肿 T1WI 呈低信号，T2WI 呈高信号，T2WI 周围仍然可见低信号环。

【各期血肿示例】见图 16-23、图 16-24。

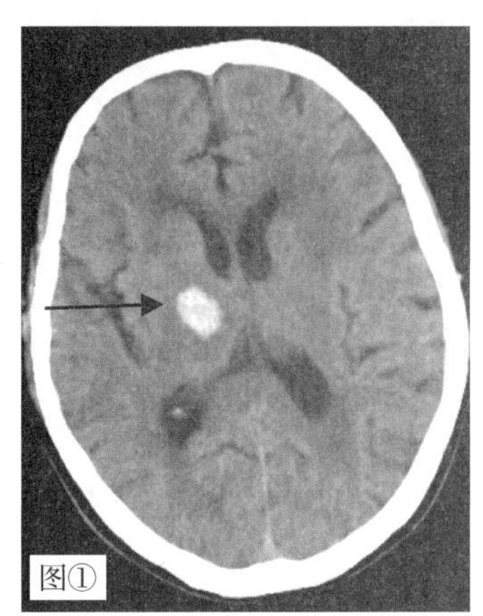

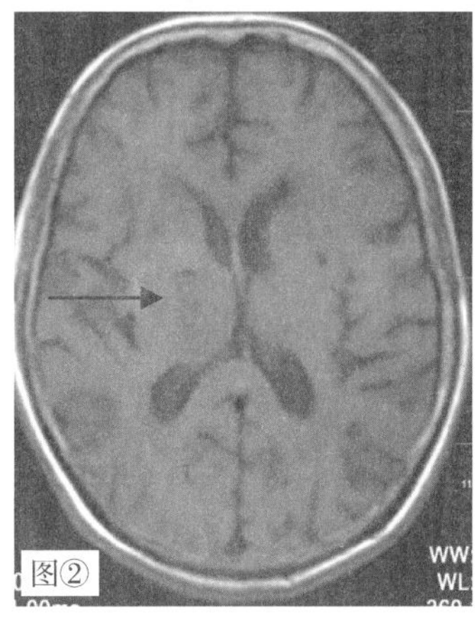

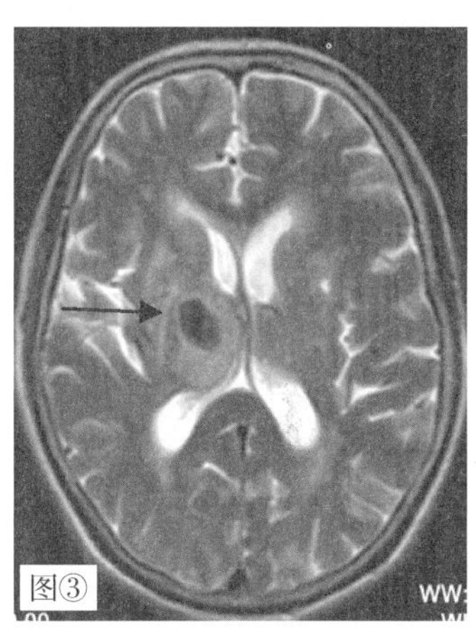

图①为 CT，图②～图③为 MR T1WI 及 T2WI 图像。

图 16-23　右侧基底节区脑出血

CT 报告描述　右侧基底节区可见类圆形高密度影，边界尚清，密度均匀，平均 CT 值为 68 HU，最大层面为 10 mm×18 mm，周围可见环形低密度影（黑箭头所示），右侧侧脑室轻度受压，中心结构居中，两侧侧脑室旁及左侧基底节区可见斑片状低密度影，边界不清。

诊断　①右侧基底节区脑出血（急性期），出血量约 2 mL；②多发性腔隙性脑梗死。

MR 报告描述　右侧基底节区可见类圆形异常信号影，T1WI 为等低信号，其内有弧形稍高信号，T2WI 为低信号为主，其内有点状稍高信号，边界尚清，周围有环形长 T1 长 T2 信号（黑箭头所示），右侧侧脑室轻度受压，双侧基底节区可见斑片状、斑点状长 T1 长 T2，边界模糊，脑室系统不大，颅骨未见明显异常信号。

诊断　①右侧基底节区脑出血（急性期）；②多发性腔隙性脑梗死。

CT 报告描述　左侧外囊区可见梭形稍高密度影，密度均匀，平均 CT 值为 41 HU，边缘模糊，周围可见环形低密度影（黑箭头所示），左侧侧脑室轻度受压，中线结构居中，所见颅骨未见明显异常。

诊断　左侧外囊区脑出血（亚急性期）

MR 报告描述　左侧外囊区可见梭形混杂信号影，T1WI 示病变周围为环形高信号，中心为等低信号，T2WI 示病变为周围线状弧形稍低信号，中心为高信号，病变周围脑组织内有大片状高信号影（黑箭头所示），左侧侧脑室轻度受压，中线结构居中。

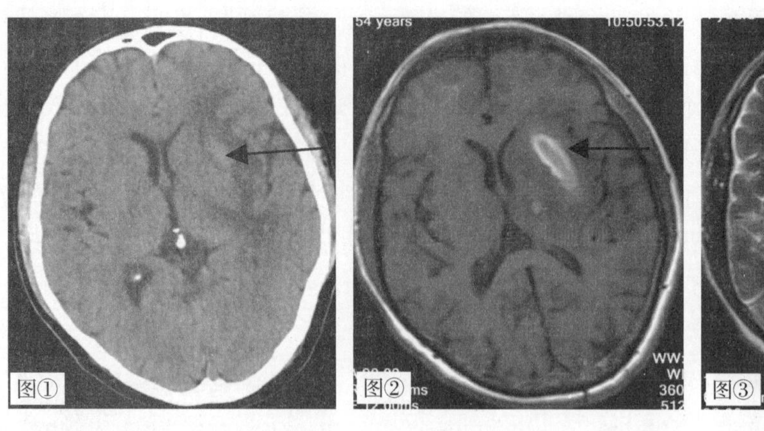

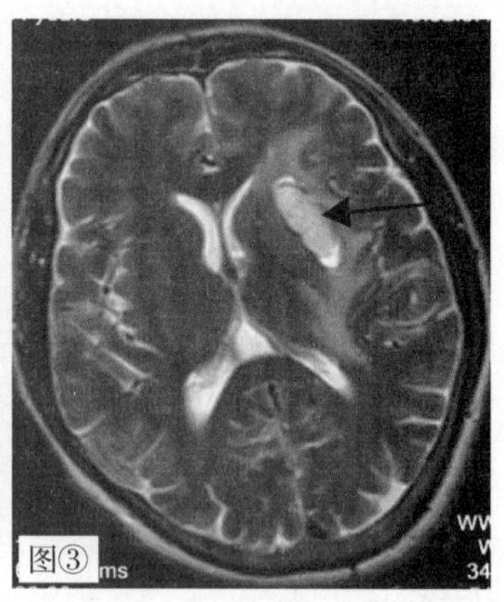

图①为 CT，图②～图③为 MR T1WI 及 T2WI 图像。

图 16-24 左侧外囊区脑出血（亚急性期）

诊断 左侧外囊区脑出血（亚急性期）

3. 脑外伤

（1）硬膜外血肿 对于急性期或超急性期硬膜外血肿，CT 是最佳检查方法，CT 表现为颅骨内板下梭形或弓形高密度影，血肿密度与血肿的时间有关，血肿边缘清晰，常并发颅骨骨折，不跨越颅缝。MR 对于血肿的形态及范围显示优于 CT，血肿的信号改变同颅内出血，与血肿的时间相关。

【硬膜外血肿示例】见图 16-25。

CT 报告描述 左侧颞骨内板下可见梭形高密度影，密度欠均匀，平均 CT 值为 78 HU（黑箭头所示），邻近脑实质轻度受压，中线结构无偏移。

诊断 左侧颞部硬膜外血肿。

（2）硬膜下血肿 急性期表现为颅骨内板下新月形高密度影，血肿范围广泛，可以跨越颅缝，部分血肿可以表现为高低混杂密度，可能与活动性出血有关，慢性期血肿表现为低密度。MR 的信号改变，与血肿的时期相关，对于少量慢性期血肿，其敏感度好于 CT。

【硬膜下血肿示例】见图 16-26。

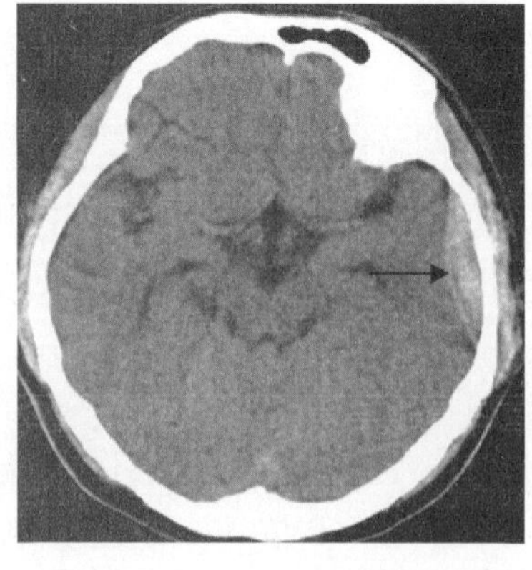

图 16-25 左侧颞部硬膜外血肿 CT

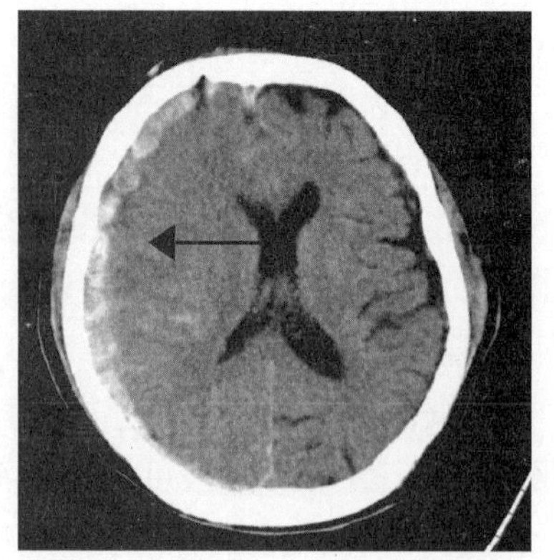

图 16-26 右侧额颞顶部硬膜下血肿 CT

CT 报告描述　右侧额颞部顶部颅骨内板下可见新月形高密度影，CT 值为 73 HU（黑箭头所示），密度欠均匀，邻近脑实质受压，右侧侧脑室变小，中线结构轻度左偏。

诊断　右侧额颞顶部硬膜下血肿。

（3）蛛网膜下腔出血　蛛网膜下腔出血多为外伤所致，部分为动脉瘤出血或脑实质内出血破溃所致。外伤所致的蛛网膜下腔出血多局限在脑挫伤表面或半球间裂；动脉瘤出血多位于脑基底池且范围弥散。CT 表现为沿蛛网膜下腔分布的线状高密度影；MR 在急性期多为阴性，亚急性期可以出现 T1WI 高信号，压水可以表现为蛛网膜下腔内高信号。

【蛛网膜下腔出血示例】见图 16-27。

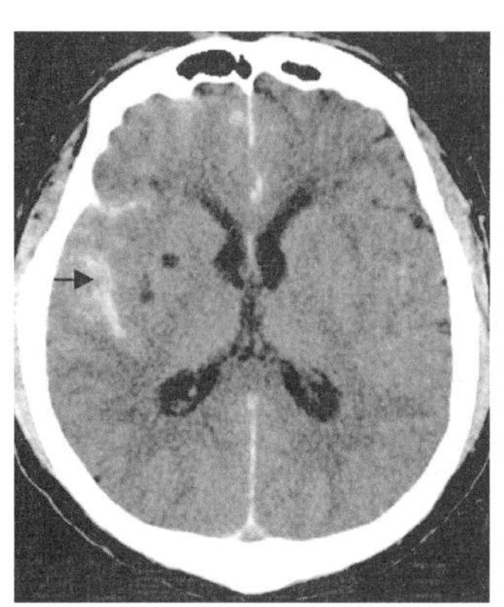

图 16-27　蛛网膜下腔出血 CT

CT 报告描述　右侧外侧裂池及部分脑沟、大脑镰可见铸形高密度影，CT 值为 73 HU（黑箭头所示），邻近脑实质未见明显受压，脑室系统不大，中线结构居中。

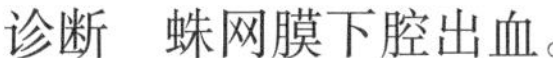

诊断　蛛网膜下腔出血。

（4）脑挫裂伤　CT 及 MR 表现同颅内血肿，故不单独表述。

四、骨骼系统常见疾病影像改变及示例

1. 骨折

它是指在外伤的作用下骨发生连续性中断，包括骨小梁和骨皮质断裂，其分类方法较多，常见的有完全性骨折及不完全性骨折，儿童可以出现青枝骨折及骨骺分离。常规 X 线是显示骨折常规方法，但是对于复杂部分或部分隐匿性骨折有一定的局限性性，CT 和 MR 对于这种骨折是有益的补充，特别是 MR 对隐匿性骨折的显示方面，远远优于 CT 及传统 X 线。

【骨折示例】见图 16-28 ~ 图 16-30。

X 线报告描述　右侧桡骨远端可见多条线状负影（白箭头所示）：部分负影累及关节面，骨折两断端有嵌顿形成，稍向背侧呈角，远折端向掌侧倾斜，腕关节间隙存在。

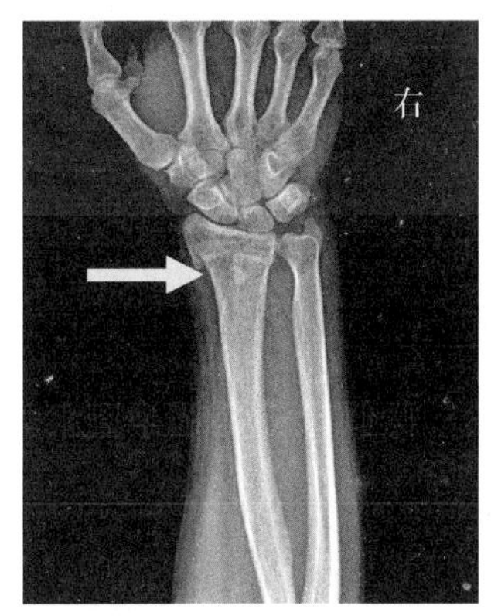

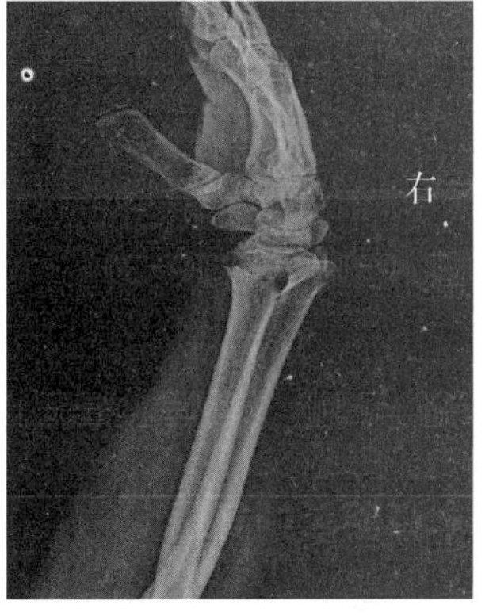

图 16-28　右侧 Colle's 骨折 X 线片

诊断　右侧 Colle's 骨折。

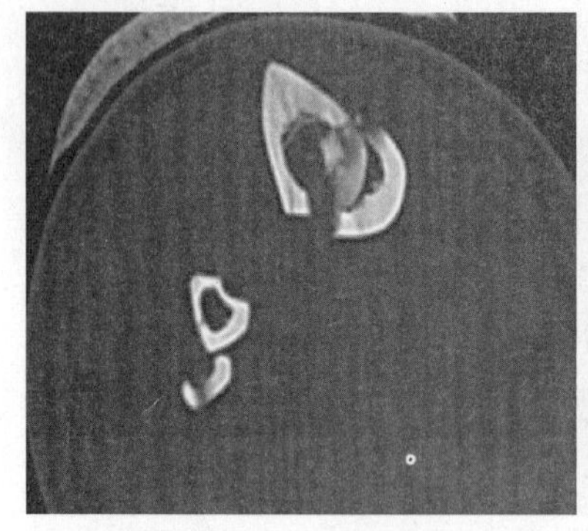
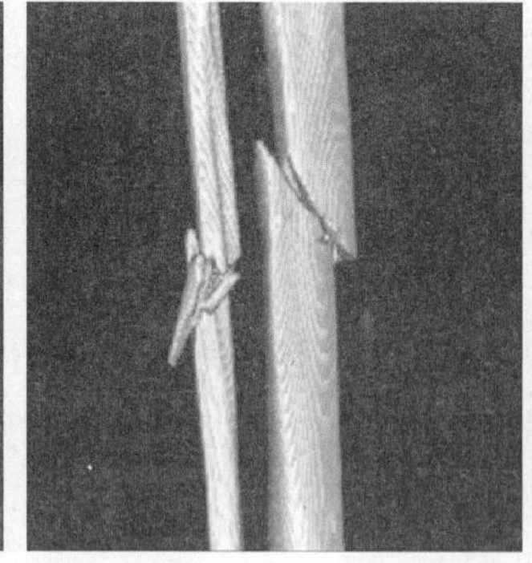
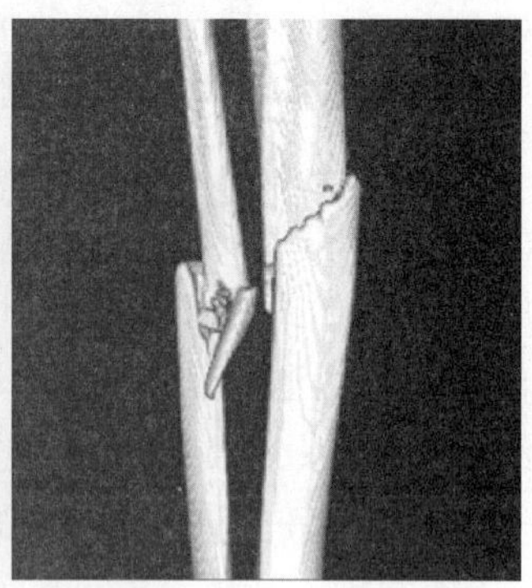

图 16-29　右侧胫腓骨粉碎性骨折 CT

CT 报告描述　右侧胫腓骨粉碎性骨折，可见多块骨折片崩离，胫骨断端对位尚可，腓骨断端有重叠。

诊断　右侧胫腓骨粉碎性骨折。

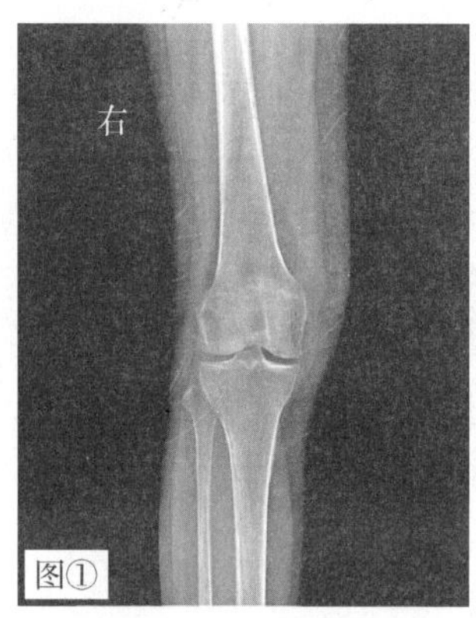

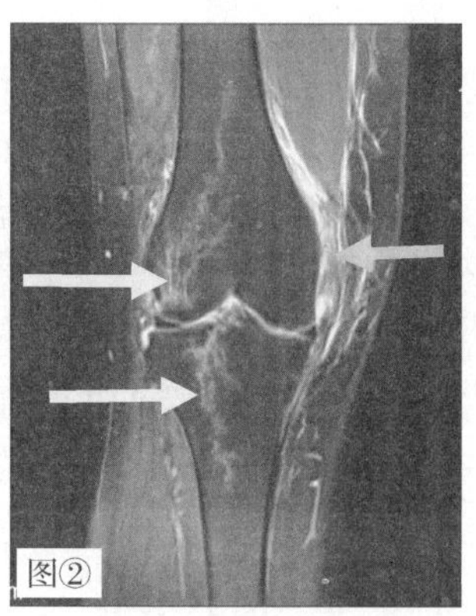

图 16-30　右侧胫骨平台骨折及左膝内侧副韧带断裂

MR 报告描述　图②示：右侧胫骨上段及股骨下段骨髓腔内可见条片状长 T2 信号影（白箭头示），右侧外侧髁及胫骨平台骨皮质信号不连续，右侧内侧副韧带信号增高，股骨附着点不连续（白箭头示），半月板未见明显异常信号。图①膝关节正位 X 线片股骨及胫腓骨未见明显异常。

诊断　①左侧胫骨平台及股骨外侧髁隐匿性骨折；②左膝内侧副韧带损伤并部分断裂。

2. 脱位

是在外力的作用下，组成关节的骨端对位关系完全或部分脱离，根据发病机制可以分为先天性脱位、习惯性脱位、创伤性脱位及病理性脱位，常见的为创伤性脱位。肩关节脱位是常见的脱位，常并发大结节撕脱。

【关节脱位示例】见图 16-31。

X 线报告描述　右侧肩关节失去正常解剖关系，肱骨头向下向内移位，位于肩关节盂内下方，肱骨大结节撕脱。

诊断　右侧肩关节脱位并大结节撕脱骨折。

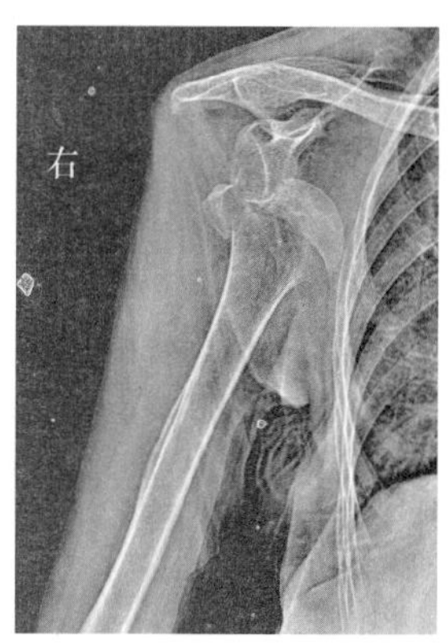

图 16-31　右侧肩关节脱位 X 线片

3. 退行性骨关节炎

也称骨关节炎，是以关节软骨退变、关节面和其边缘形成新骨为特征的一组非炎症性的骨关节病变。X 线变现为：关节间隙变窄，软骨下骨质硬化、骨赘形成，关节面下小囊状形成、晚期出现游离体及关节失稳。CT 和 MR 是对部分早期和复杂关节显示较好。

【骨关节炎示例】见图 16-32。

X 线报告描述　右侧膝关节间隙明显变窄，股骨下段及胫骨平台边缘、髌骨后上缘可见唇状骨质增生，关节面骨质密度增高，关节面下有小囊状低密度影，周围软组织未见明显肿胀。

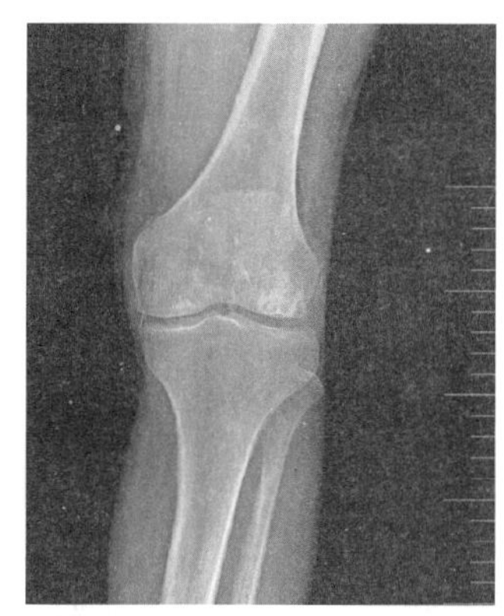

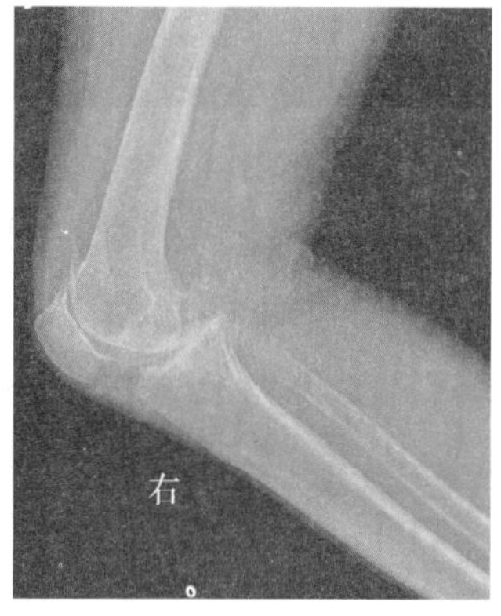

图 16-32　右侧膝关节退行性骨关节病 X 线片

诊断　右侧膝关节退行性骨关节病。

4. 类风湿性关节炎

它是以多发性、非特异性慢性关节炎为主要表现的全身性疾病，以对称性侵犯手足小关节为特征，常见女性患者。X 片表现：早期为手足小关节多发对称性梭形软组织肿胀；随着病情进展，出现关节间隙变窄及边缘性骨侵蚀、关节面下囊状影；晚期关节破坏出现脱位、半脱位及纤维性强直。

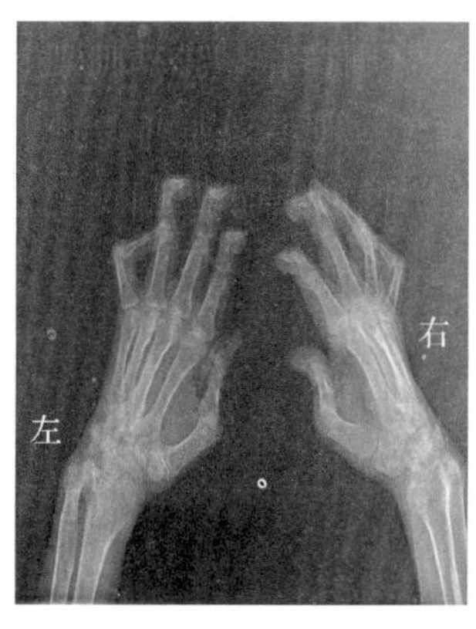

图 16-33　类风湿关节炎 X 线片

【类风湿性关节炎示例】见图 16-33。

X 线报告描述　双手腕关节诸骨失去正常形态，其内可见多发小囊状改变，腕关节及腕骨间间隙消失，部分指间关节呈屈曲状及半脱位改变。

诊断　类风湿性关节炎。

5. 椎间盘膨出及突出

可发生于脊椎的任何部位，以活动度较大的部位多见，其中腰椎椎间盘最多见，根据突出的方向分为后正中型、后外侧型、外侧型及韧带下型。传统平片对于该疾病诊断价值有限，CT/MR 表现为：椎间盘向周围均匀性/局限性超出椎体边缘，邻近硬膜囊/神经根受压。

【椎间盘膨出及突出示例】见图 16-34、图 16-35。

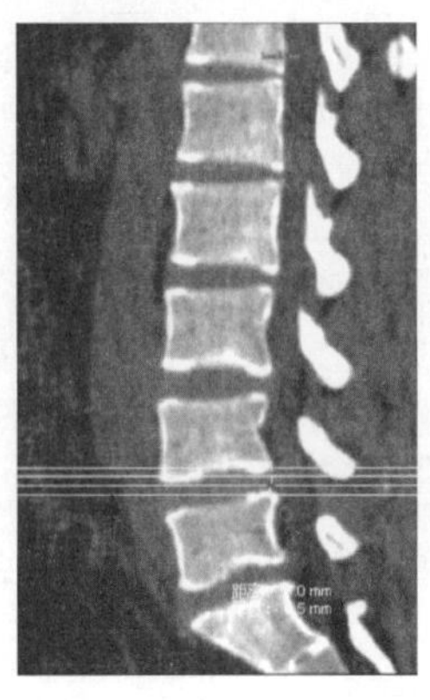

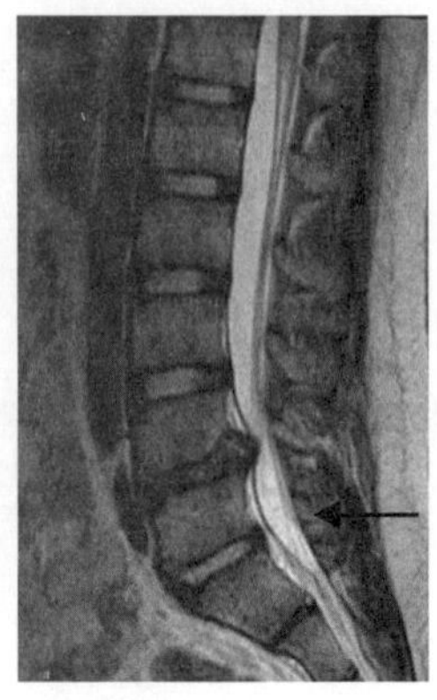

图 16-34 椎间盘变性并突出 CT

CT/MR 报告描述 L4/5 椎间隙变窄，椎间盘信号减低，横断位示椎间盘局限性向后突出，邻近硬膜囊受压变窄（黑箭头所示）。

诊断 L4/5 椎间盘变性并突出。

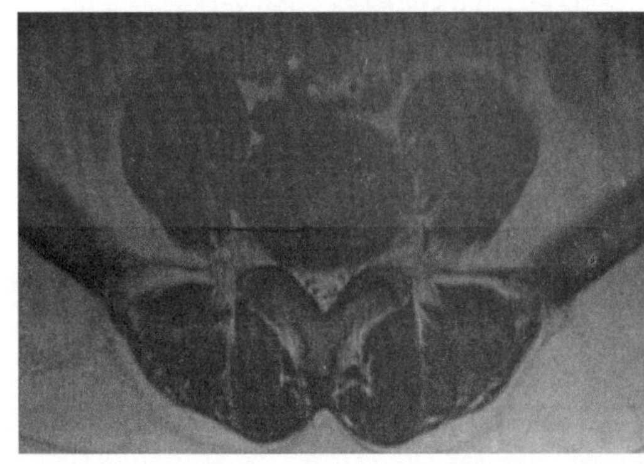

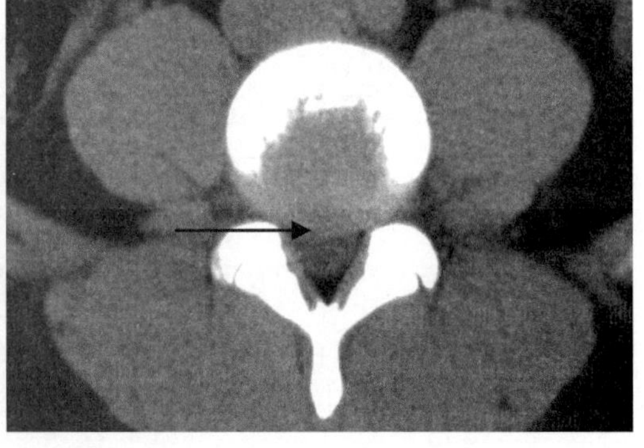

图 16-35 椎间盘变性并突出 MR

五、造影常见疾病影像改变及示例

消化道钡餐造影是通过口服或引入钡剂和产气粉，让钡剂及气体在消化道内产生双重对比形成影像来诊断消化道疾病的一种常用方法，按照部位分为食道造影，上消化道造影，全消化道造影及钡灌肠。

【消化道钡餐造影示例】见图 16-36。

【食管癌示例】见图 16-37。

X 线食道吞钡报告描述 食管胸腔上段可见长约 40 mm 管腔狭窄段，该段管壁僵硬，

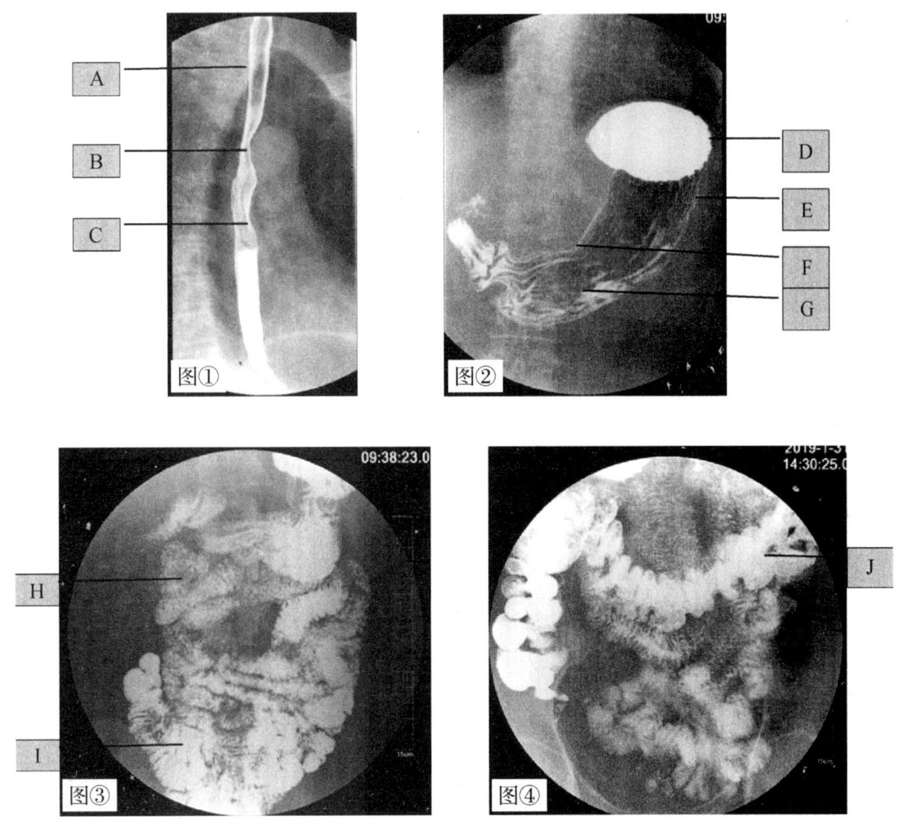

A：正常食管，B：食管主动脉弓压迹，C：食管左主支气管压迹，D：胃底，E：胃大弯侧，F：胃小弯侧，G：胃黏膜，H：空肠，I：回肠，J：结肠。

图 16-36 消化道钡餐造影

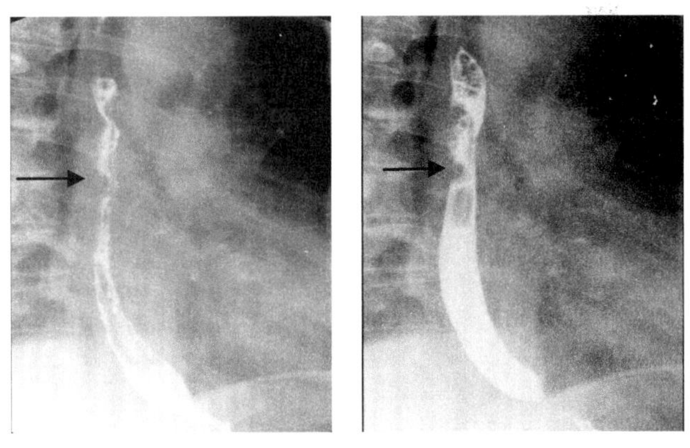

图 16-37 食管癌 X 线片

蠕动消失，黏膜破坏中断，背侧右侧壁可见腔内龛影，其上段食管轻度扩张，下段食管蠕动正常，贲门功能正常。

诊断 食管癌。

（钟 正）

第三节 超声检查报告单

一、肝脏

（一）脂肪肝

【诊断要点】肝脏形态饱满，轻度或中度增大，肝缘圆钝，回声增强，光点细密，后方回声衰减，肝内管道结构显示较模糊，若分布均匀，则称弥漫性脂肪肝，若分布不均，尚存在正常的低回声区，则称不均匀性脂肪肝。通常分布在胆囊窝旁、门静脉肝内分支、肝包膜下或者肝尾状叶。

【病史摘要】患者，男，41 岁，厌油、乏力 2 个月，无恶心、呕吐，喜饮酒。体检：体型肥胖，巩膜无黄染，心肺无异常，腹软，肝肋下可触及，脾未扪及，血总胆固醇 8.7 mmol/L，三酰甘油 5.6 mmol/L，谷草转氨酶 126 U/L。肝脏超声检查结果，见图 16-38。

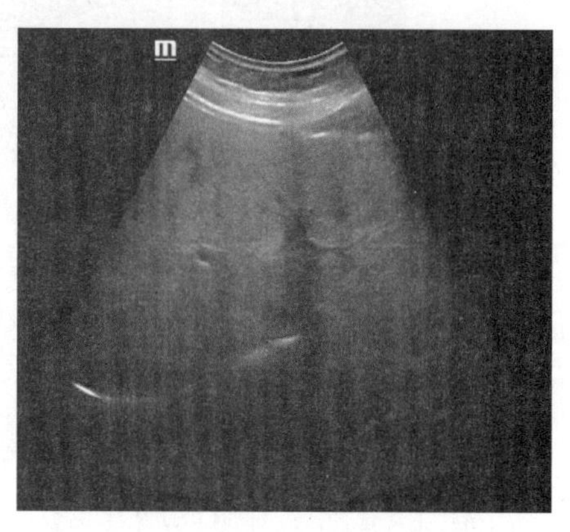

图 16-38 肝脏超声

【超声特征】肝脏形态饱满，肝缘圆钝，回声增强，光点细密，后方回声衰减，肝内管道结构显示较模糊、分布均匀，为弥漫性脂肪肝。

【超声诊断】弥漫性脂肪肝。

（二）肝硬化

【诊断要点】

（1）早期肝硬化表现为肝脏增大，肝内回声增高、增粗、增多、分布不均匀，晚期通常体积缩小，表面不光滑，凹凸不平，呈锯齿状，肝叶比例失调，主要表现为肝右叶、肝左内叶萎缩，肝左外叶增大，肝脏回声弥漫性增高，呈密集的大小不一的点状、粟粒大小的不规则高回声，部分出现结节样改变，肝内静脉血管粗细不均，纹理紊乱。合并存在门脉高压时，可见门静脉内径增宽，大于 12 mm，脾大、腹水、血流反向。CDFI：门静脉峰值流速低于 15～20 cm/s。

（2）血吸虫肝硬化时，肝内可见较多分布不均匀、长短不一的线状高回声，其间包绕大小不一、形态各异的低回声区。呈鳞片状、网络状或地图状改变。门脉高压表现更为明显，脾脏显著增大。

病例 1：肝硬化

【病史摘要】患者，男，63 岁，腹胀、纳差 3 个月，加重 4 天，患者近 3 个月来自觉腹胀，餐后明显，为全腹胀，伴纳差、乏力、恶心。既往有乙肝病史 20 余年。体检：慢性病容，巩膜轻度黄染，心肺未见明显异常，腹稍隆起，腹壁静脉曲张，脾肋缘下可触及，移动性浊音阴性。实验室检查：全血细胞减少，总胆红素 74 μmol/L，直接胆红素 50 μmol/L。超声检查结果，见图 16-39。

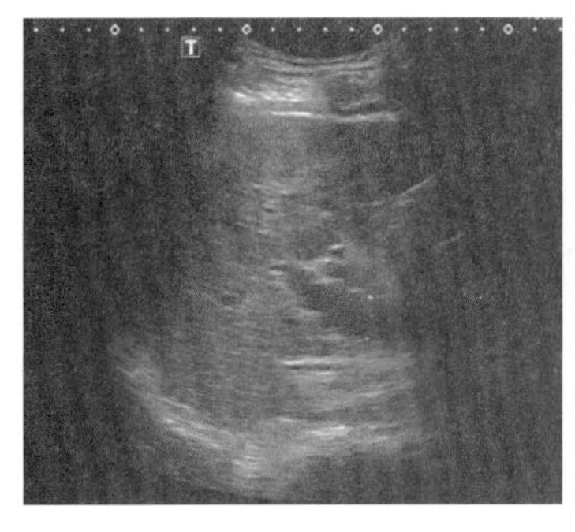
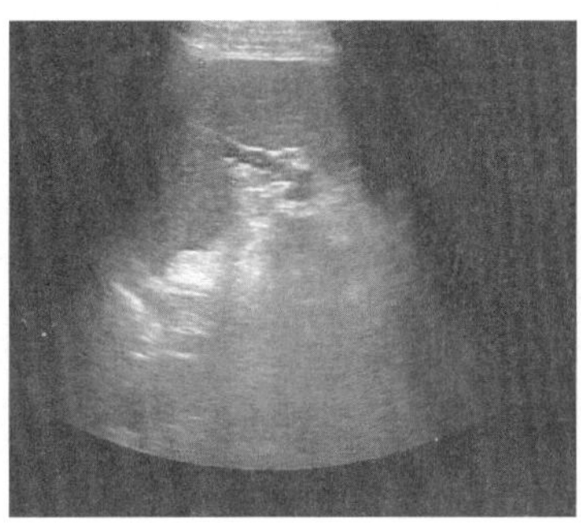
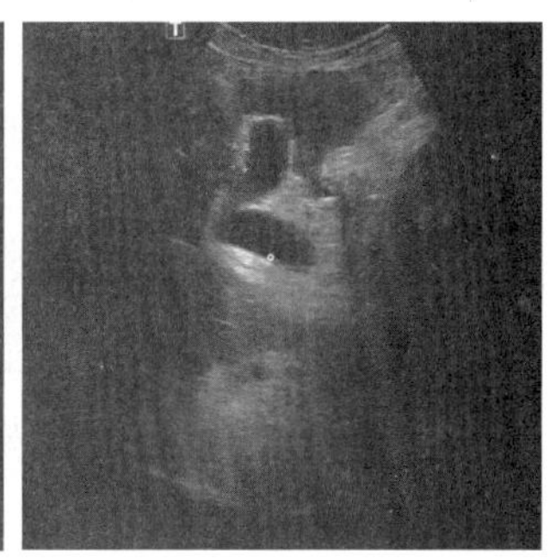

图 16-39　肝硬化超声

【超声特征】表面不光滑，凹凸不平，呈锯齿状，肝脏回声弥漫性增高，呈密集的大小不一的点状、粟粒大小的不规则高回声，肝内静脉变细，纹理紊乱。门静脉内径增宽，大于 14 mm，脾大。胆囊壁增厚毛糙。

【超声诊断】肝硬化，门静脉内径增宽，脾稍大。

病例 2：血吸虫性肝硬化

【病史摘要】患者，男，51 岁，肝区不适，上腹部不适 3 个月，乏力，纳差，在血吸虫流行区居住 10 余年，有疫水接触史，曾间断驱虫治疗。血常规：血小板 96×10^9/L。肝功能：直接胆红素 7.5 μmol/L；总胆红素 27 μmol/L；总蛋白 52.7 g/L。超声检查结果，见图 16-40。

【超声特征】肝叶比例失调，表面不光滑，肝实质回声增强、增粗，内可见较多分布不均匀、长短不一的线状高回声，其间包绕大小不一、形态各异的低回声区。呈鳞片状、网络状或地图状改变。

【超声诊断】血吸虫性肝硬化。

（三）肝囊肿

【诊断要点】超声显示为边界清楚的呈圆形或椭圆形的无回声区，包膜薄而清晰，可分内透声可的单纯性囊肿、分隔型囊肿、囊液浑浊的囊肿，后壁及后方回声增强。CDFI：未能检测到血流信号。

【病史摘要】患者，女，45 岁，体检查：心肺正常，腹软、无压痛及反跳痛，肝脾未扪及，肝功能正常。超声检查结果，见图 16-41。

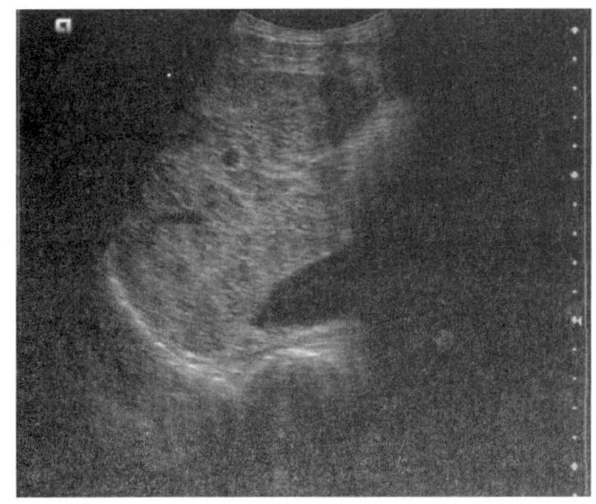

图 16-40　血吸虫性肝硬化超声

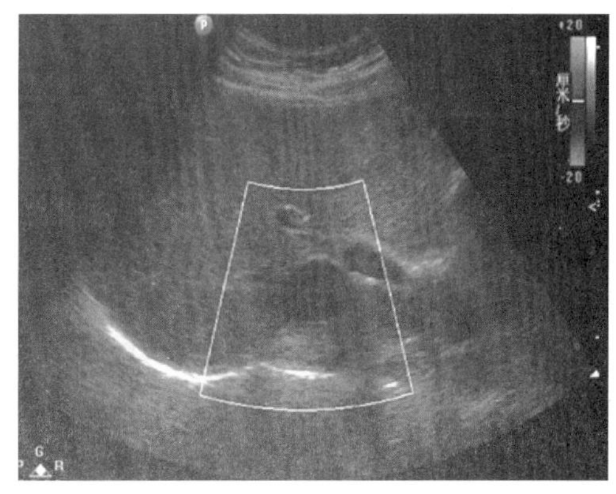

图 16-41　肝囊肿超声

【超声特征】显示右肝可见边界清楚的呈圆形的无回声区，包膜薄而清晰，内透声可，后壁及后方回声增强。CDFI：未能检测到血流信号。

【超声诊断】肝囊肿。

【鉴别诊断】小肝癌或小血管瘤，小囊肿（直径 3 ~5 mm）肝囊肿内部呈弱回声，但后壁回声与后方回声均明显增强，而小肝癌及肝血管瘤无上述特征。具有分泌功能腺癌的肝转移可为单个液暗区，也可能为多个集中的小囊肿，其壁一般比较厚。

（四）肝脓肿

【诊断要点】

（1）典型肝脓肿　肝内无回声或混合回声，壁厚且厚度不均，外壁比较圆整，而内壁呈虫蚀样，侧壁清晰，无回声失落现象，内有细小点状回声。

（2）脓肿形成期　病变区无回声或混合回声，以无回声为主，回声不均，脓肿壁不清楚，水肿带清楚。CDFI：内部及周边可见丰富的血流信号。

（3）脓肿吸收期　病灶内出现高回声、略低回声或强回声钙化。CDFI：内部及周边血流信号减少。

病例 1：肝脓肿

【病史摘要】患者，男，41 岁，畏寒、发热 3 天，患者于 3 天前无明显诱因出现畏寒，无咳嗽或咳痰，无胸闷或气促，无腹痛，无腰部胀痛，无尿痛，当时未予重视，但此后患者出现发热，最高达 38.5 ℃，反复发作。体检：体温 37.7 ℃，心率 115 次/分，急性面容，肝区叩击痛。血常规：白细胞数目 10.51×10^9/L；中性粒细胞比率 95%。肝功能：白蛋白 33.1 g/L；谷丙转氨酶 158.2 U/L；谷草转氨酶 175.0 U/L；直接胆红素 37.5 μmol/L；总胆红素 71.4 μmol/L。超声检查结果，见图 16-42。

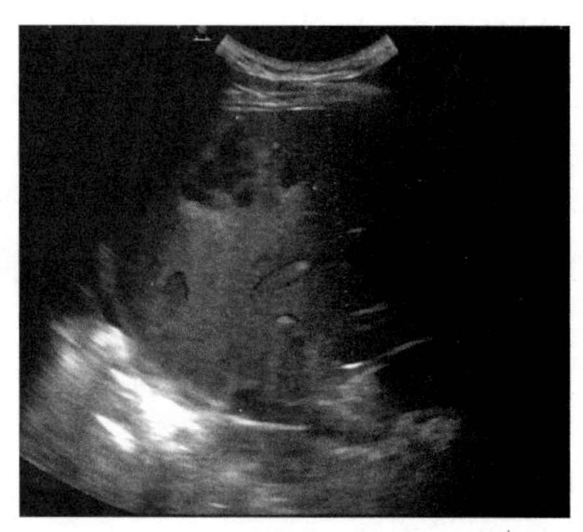

图 16-42　肝脓肿（形成期）超声

【超声特征】肝内病变区为低至无回声区，不均，内壁呈虫蚀样，脓肿壁欠清楚。CDFI：内部及周边可见稍丰富的血流信号。

【超声诊断】肝脓肿形成期。

【鉴别诊断】内部低回声或不均回声的肝脓肿需与肝癌鉴别，一般厚壁、周围炎症反应为脓肿特征，必要时超声引导穿刺或引流有助于诊断。

病例 2：肝脓肿

【病史摘要】患者，女，77 岁，反复畏寒、发热半个月，B 超及 CT 诊断肝脓肿，经抗生素治疗后体温正常，目前无发热、腹痛等症状。体检：全身情况良好，腹软，无压痛及反跳痛，肝脾未扪及，血常规正常。肝功能：总胆红素 26 μmol/L；间接胆红素 19.7 μmol/L。复查 B 超结果，见图 16-43。

【超声特征】脓肿吸收期：病灶内出现高回声、略低回声，边界欠清。CDFI：内部及周边血流信号减少。

【超声诊断】肝脓肿（恢复期）。

（五）原发性肝癌

【诊断要点】肝细胞肝癌呈低回声、中等回声或高回声或混合回声，形态不规则，边界不清，呈膨胀生长，周边多有声晕，明显占位效应，对周边管道挤压，可合并门静脉癌栓形成。CDFI：富血供型肝癌结节周边或内部可有动脉血流信号，RI＞0.6，PI＞0.9，少血供型可无血流显示。

【病史摘要】患者，男，62 岁，消瘦、乏力 1 个月，患者近 1 个月感乏力，消瘦，纳差，上腹不适。查体：消瘦体型，贫血貌，巩膜、皮肤无黄染，心肺无异常，腹软，肝肋肋下触及，质硬，脾肋下触及，移动性浊音阴性。实验室检查：血红蛋白 83 g/L；HBsAg（+），AFP（+）。B 超检查结果，见图 16-44。

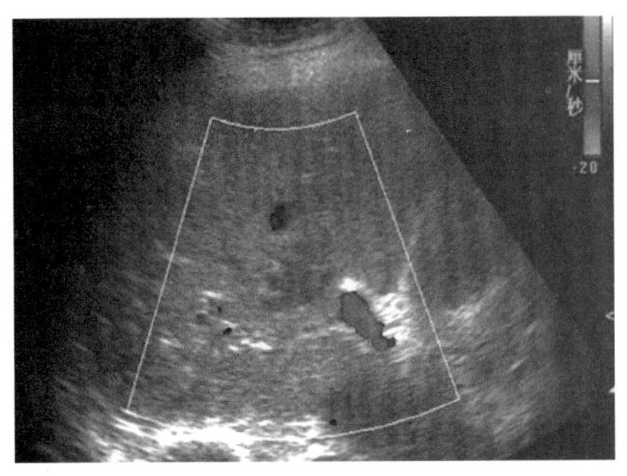

图 16-43 肝脓肿（恢复期）超声

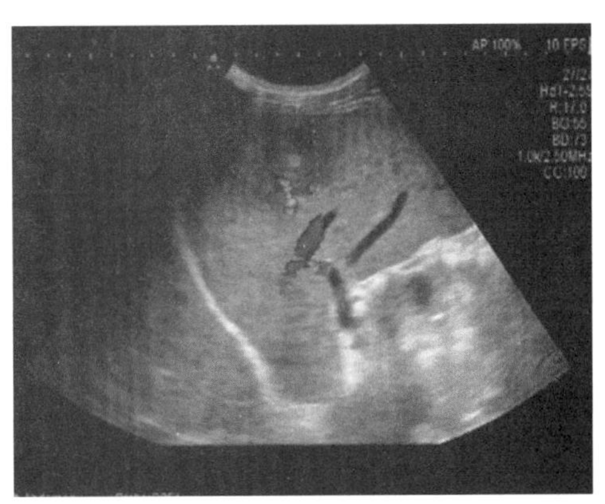

图 16-44 原发性肝癌超声

【超声特征】肝实质回声增强，光点增粗，分布不均，右肝内可见中低回声包块，形态欠规则，边界欠清，周边有声晕，占位效应明显，对周边管道挤压。CDFI：包块周边及内部可探及动脉血流信号。

【超声诊断】肝硬化，原发性肝癌。

【鉴别诊断】低回声肝血管瘤容易与原发性肝癌混淆，但其周边有高回声厚壁，内部呈网状及血管穿透等征象。高回声肝血管瘤与高回声型肝癌鉴别，其以边缘清晰、突出、内部细小暗点呈筛孔状、边缘裂开及血管进入等为特征。

（六）转移性肝癌

【诊断要点】常有原发肿瘤病史，肝内单发或多发肿块，多位于肝脏边缘或肝包膜下，后期可散在或弥漫分布于全肝，根据原发灶不同，转移癌的声像不同，多呈低回声或中强回声，周边可见低回声晕环，典型者呈牛眼征，高回声型转移癌后方可伴回声衰减。

【病史摘要】患者，男，68 岁，患者因胸闷胸痛 1 年，加重 1 周，伴咳嗽、乏力、纳差，无明显腹胀、腹痛，无明显皮肤巩膜黄染，既往无肝炎病史。2 年前确诊原发性肺癌。查体：慢行病容，巩膜皮肤无黄染，腹软、无压痛及反跳痛，肝脾未扪及，双下肢无明显水肿。B 超检查结果，见图 16-45。

【超声特征】肝内可见多个大小不等的中等回声区，形态规整，边界清，周边可见低回声晕环，周边肝脏回声均匀。

【超声诊断】转移性肝癌（肺癌肝转移）。

（七）肝血管瘤

【诊断要点】临床无明显症状，超声表现为大小不等高回声、低回声或混合回声，周边回声增强，边界清楚，内部呈筛网状结构，边缘裂开征或血管进入（血管穿通征），后方回声可增强，大的或靠近包膜的血管瘤探头加压可变形。CDFI：多数血管瘤内部无血流信号，部分内可见血流信号。

【病史摘要】患者，女，31 岁，常规体检，未诉不适，体检：正常面容，心肺无异常，腹软，无压痛，肝脾未扪及。实验室检查：血常规、肝肾功能均正常。B 超检查结果，见图 16－46。

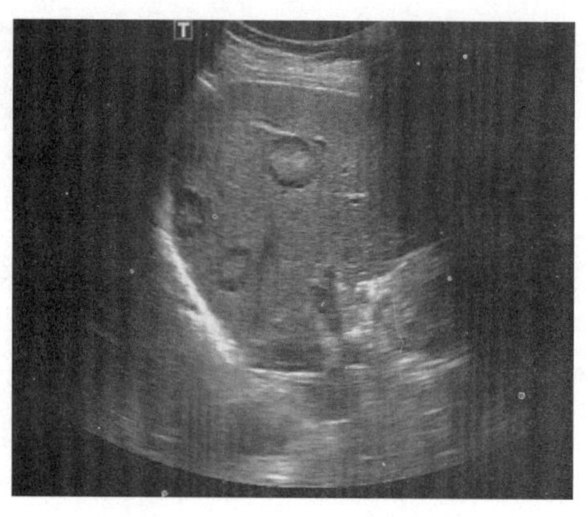

图 16－45　转移性肝癌超声

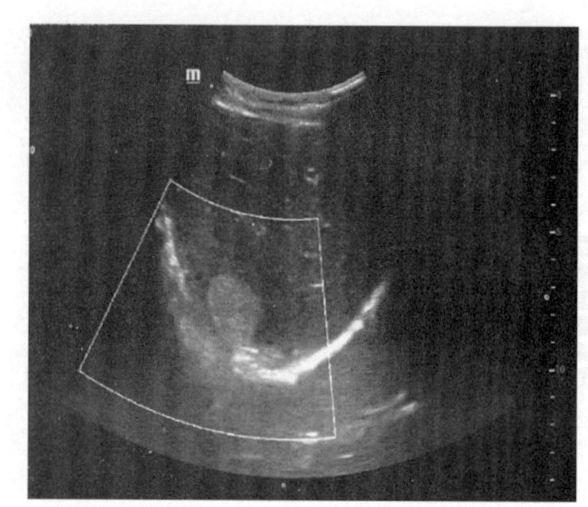

图 16－46　肝血管瘤超声

【超声特征】右肝内可见高回声结节，边界清，内回声欠均匀。CDFI：结节内部无血流信号。

【超声诊断】肝血管瘤。

【鉴别诊断】原发性肝癌：大型血管瘤如有管腔内血栓者，回声紊乱，分布不均，但加压后变形，肝癌也可见回声紊乱，但加压不变形，且常伴回声晕、子结节，门静脉或肝静脉内癌栓等特征。

二、胆道系统

（一）胆囊炎

1. 急性胆囊炎

【诊断要点】

（1）胆囊体积增大，张力增高，前后径往往超过 4 cm。胆囊壁可正常或增厚，急性化脓性胆囊炎时，胆囊壁可弥漫性增厚，呈“双边影”。

（2）胆囊内沉积物　胆囊内胆汁可呈均匀无回声，也可因化脓感染出现稀疏或密集的分布不均的“云雾状”回声。

（3）超声墨菲征阳性　探头在胆囊体表区加压，患者疼痛加重。

（4）胆囊周围积液。

（5）胆囊穿孔　胆囊壁连续性中断，胆囊周围积液，可伴有腹腔积液及腹膜刺激征阳性。

【鉴别诊断】

（1）胆囊体积增大　①胆总管梗阻时，胆囊增大往往伴有肝内胆管扩张；②患者长时间禁食或胃肠外营养时，胆囊增大常以长径为主，胆囊内可出现浓稠胆汁。

（2）胆囊壁增厚　化脓性胆囊炎、肝硬化、右侧心力衰竭及肾脏疾病均可引起胆囊壁增厚呈“双边影”，要结合病史以鉴别。

（3）胆囊内沉积物　化脓性胆囊炎内出现沉积物是以脓性分泌物和坏死组织细胞为主，回声杂乱，不均匀；稠厚的胆汁呈密集的细点样低回声，分布均匀。

【病史摘要】患者，女，32 岁，畏寒、发热、右上腹疼痛 1 周。患者近 1 周来感右上腹疼痛，呈绞痛，阵发性加剧，伴畏寒发热，体温 39 ℃，急性面容，痛苦貌，巩膜轻度黄染，心肺未见异常。右上腹肌紧张，压痛明显，墨菲征（阳性），肝脾未扪及。血白细胞 12×10^9/L，中性粒细胞比例 98%，X 线示心肺无异常。B 超检查结果，见图 16-47。

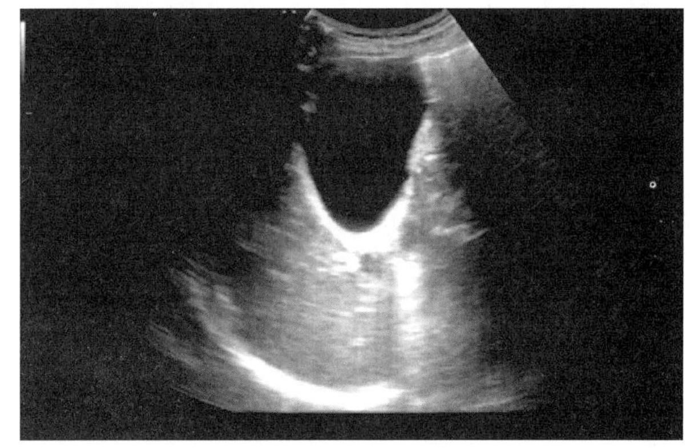

图 16-47　急性化脓性胆囊炎超声

【超声特征】

（1）胆囊增大，以横径明显，胆囊外形紧张饱满（图 16-47）。

（2）胆囊壁稍增厚（图 16-47）。

（3）超声墨菲征阳性。

【超声诊断】急性化脓性胆囊炎。

2. 慢性胆囊炎

【诊断要点】

（1）胆囊壁稍增厚，不光滑，呈均匀中高回声，壁厚度一般超过 3 mm。

（2）胆囊内可见结石样强回声，胆囊内沉积物回声。

（3）胆囊与周围组织粘连萎缩时，胆囊轮廓及囊腔模糊不清。

（4）合并胆囊充填型结石时，胆囊壁低回声与结石强回声及结石声影构成囊壁 - 结石 - 声影三联征，即“WES”征（wall - echo - shadow）。

（5）萎缩性胆囊炎表现以胆囊缩小为著，囊壁稍增厚，严重者囊腔消失。

【鉴别诊断】

（1）结合病史与非胆囊病变所致胆囊壁增厚相鉴别。

（2）慢性胆囊炎与厚壁型胆囊癌鉴别　厚壁型胆囊癌胆囊壁多局限性增厚，黏膜面凹凸不平，与周围肝实质分界不清；慢性胆囊炎囊壁多均匀增厚，黏膜面光滑，与周围肝实质分界较明显。

【病史摘要】患者，女，42 岁，反复发作上腹饱胀 3 个月余，加重 3 日。患者 3 个月来，反复发作上腹饱胀，进食后加剧，自疑为“胃炎”，服胃药后未见好转。近 3 日来，症状加重，感右上腹疼痛，向背部放射。体检：巩膜无黄染。心肺无异常。腹软，上腹剑突下轻压痛，无反跳痛，肝脾未扪及。血白细胞计数及分类正常，X 线示心肺无异常。胃镜示浅表性胃炎。

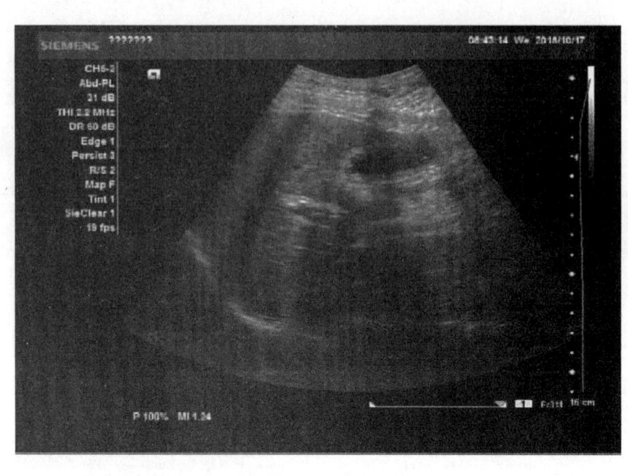

图 16-48　慢性胆囊炎急性发作超声

【超声特征】

（1）胆囊轻度增大，外形规整，胆囊饱满，有紧张感（图 16-48）。

（2）胆囊壁增厚，可见“双边影”（图 16-48）。

（3）胆囊内透声欠佳（图 16-48）。

（4）胆囊墨菲征阳性。

【超声诊断】慢性胆囊炎急性发作。

（二）胆囊结石

【诊断要点】

（1）胆囊内强回声，可单发或多发，形态大小不同。

（2）结石后伴声影，结石后方回声衰减。充满型胆囊结石，胆囊前壁呈弧形强回声带，后有较宽的声影带，构成“WES”征。

（3）结石随体位改变移动，体位改变时，结石移动至胆囊内最低位置。

（4）结石细小如沙时，称为泥沙样结石，可见结石平铺于胆囊内最低处，后多伴声影。

（5）胆囊颈部小结石常易漏诊，因胆囊颈部皱襞多表现为高回声，检查时应多角度多体位进行观察。

【鉴别诊断】

（1）胆囊旁的肠道气体表现为强回声及后方声影，改变探头检查位置，不难发现其位于胆囊壁外，且位置不随体位改变移动，但当肠道发生蠕动时，其形态和位置可发生变化。

（2）胆囊非结石性高回声病变，如血凝块等，其后方无声影，当体位发生改变时运动缓慢。

【病史摘要】患者，女，59 岁，右上腹疼痛 5 日。患者近 5 日来右上腹痛，呈阵发性，向右肩部放射，进食油腻食物后加重。体检：神志清，痛苦貌，巩膜、皮肤无黄染，心肺未见异常。腹软，右上腹轻度压痛，无反跳痛，肝、脾肋下未扪及。中枢神经系统检查无异常发现。实验室检查：血白细胞计数及中性粒细胞比例正常；尿淀粉酶正常。

【超声特征】

（1）胆囊的液性暗区内见新月状强回声（图 16-49）。

（2）强回声后方伴声影（图 16-49）。

（3）强回声可随体位移动。

【超声诊断】胆囊结石。

（三）胆囊息肉

【诊断要点】

（1）由胆囊壁向囊腔隆起的高回声或等回声小结节，体积多较腺瘤小，大者一般不超过 1 cm，常见多发。

（2）多数有蒂，不随体位改变移动。

（3）一般无声影。

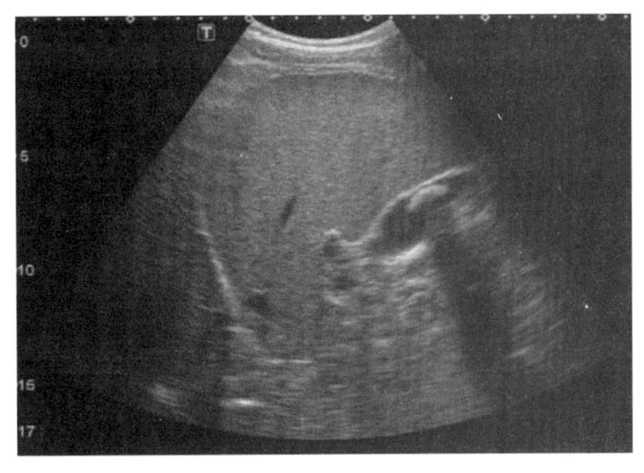

图 16-49 胆囊结石超声

【鉴别诊断】胆囊息肉是指胆囊壁向囊腔内隆起的小结节样病变。根据能否随体位移动与胆囊内小结石易鉴别，但当小结石黏附于胆囊壁且回声影不明显时，与息肉不易鉴别。较大的胆囊息肉与较小的胆囊腺瘤不易鉴别。

【病史摘要】患者，男，27 岁，体检发现胆囊病变。体检：巩膜、皮肤无黄染，心肺无异常，腹软，肝脾肋下未扪及。X 线胸透心肺无异常。实验室检查：血白细胞计数及分类正常。

【超声特征】

（1）胆囊大小正常，壁毛糙（图 16-50）。

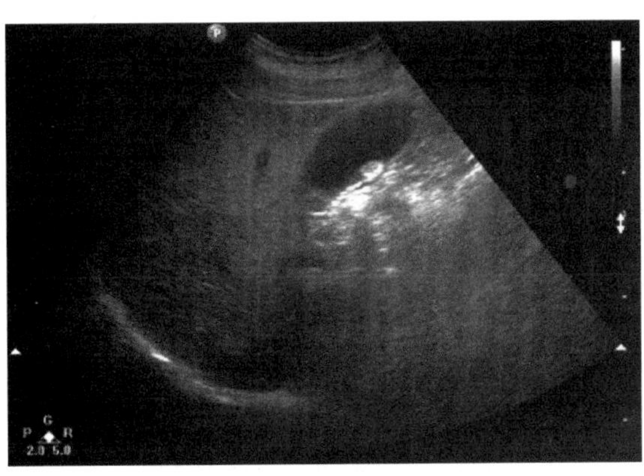

图 16-50 胆囊息肉超声

（2）胆囊壁内见乳头状强回声，基底部窄，后方无声影（图 16-50）。

（3）不随体位移动。

【超声诊断】胆囊胆固醇性息肉。

（四）胆囊癌

【诊断要点】根据胆囊癌形态和分期不同，分为息肉型、厚壁型和肿块型。

1. 息肉型

（1）呈小结节样，基底部宽，形态不规则，突向胆囊腔。

（2）可单发或多发。

（3）可合并有胆泥或结石。

（4）CDFI 常常检查不到血流信号。

2. 厚壁型

（1）胆囊壁不均匀增厚，呈弥漫性或局限性。

（2）肿块形态不规则，表面不光滑，往往以胆囊颈部、体部增厚显著。

（3）CDFI 其内可检测到高阻血流信号。

3. 肿块型

（1）胆囊消失，胆囊区可见不均匀回声实性肿块，一般以低回声为主，肿块形态多不规则，内可合并结石。

（2）往往侵犯肝脏及周围脏器，肿块与周围组织分界不清。

（3）CDFI 其内可探测到高阻血流信号。

（4）压迫侵犯胆总管时，可导致肝内胆管扩张。

（5）肝门部或胰头周围检查常常发现肿大淋巴结声像。

【鉴别诊断】

（1）增生性胆囊炎 胆囊壁多均匀增厚，内壁光滑，且胆囊壁与周围组织分界清晰，胆囊癌多为不均匀增厚，内壁不光滑，若侵犯周围组织则分界不清。

（2）胆囊腺瘤 相对形态规则，瘤体的宽度往往较基底部宽，与周围组织分界清晰，而胆囊癌形态不规则，最宽处多在基底部，可侵犯周围组织。

（3）胆泥团、凝血块和脓团等，内部没有血流信号，且随体位改变移动，与胆囊癌较易鉴别。

【病史摘要】患者，女，52 岁，反复发作性右上腹疼痛 1 个月、黄疸 3 日。患者近 1 个月来感右上腹持续性疼痛，向背部放射，疼痛进行性加剧，伴食欲不振，恶心、呕吐、体重减轻。近 3 日发现巩膜黄染，尿呈浓茶样。体检：贫血貌，巩膜轻度黄染。心肺无异常。腹软，右上腹压痛明显，扪及触痛性肿块，肝肋下 1. 5 cm，质中，无压痛，脾肋下未扪及。血白细胞计数增高，血红蛋白 90 g/L。血清总胆红素 38. 2 μmol/L，直接胆红素 7. 8 μmol/L。癌胚抗原 8 μg/L。X 线胸透心肺无异常。

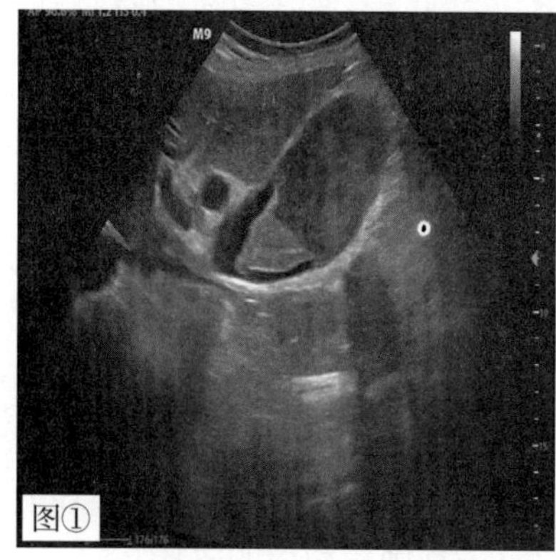

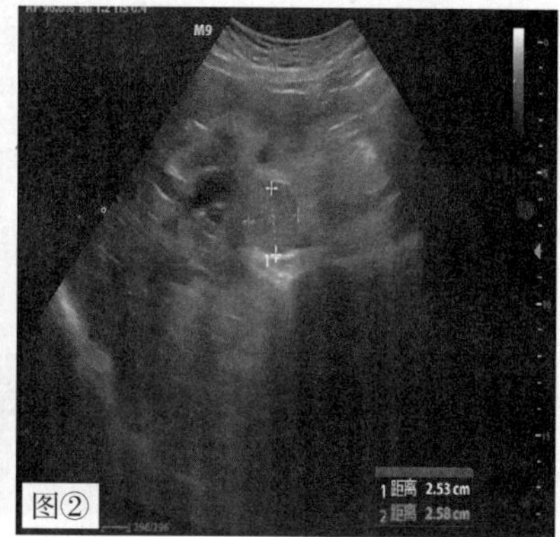

图 16–51 胆囊癌超声

【超声特征】

（1）胆囊内见等回声肿块，边缘不规则，基底宽（图 16–51①）。

（2）肿块内见点状的彩色血流。

（3）胆囊内透声差，可见细密光点漂浮（图 16–51①）。

（4）胆囊增大，10. 0 cm×4. 1 cm（图 16–51①）。

（5）肝门部低回声结节，压迫胆总管，导致肝内胆管扩张（图 16–51②）。

【超声诊断】胆囊癌。

（五）胆管结石

1. 肝内胆管结石

【诊断要点】

（1）沿肝内胆管走行分布的强回声，呈条索状、斑片状强回声，形态不规则。

（2）结石常多发堆积，强回声后方伴声影。

（3）结石远端的肝内胆管多有不同程度的扩张，与伴行门静脉形成“平行管征”。

（4）可伴有相应肝段、肝叶的萎缩，导致肝脏形态不规则。

【鉴别诊断】

（1）肝内钙化灶位于肝实质内或管壁，单发或数个，不伴有远端肝内胆管扩张。

（2）肝内胆管积气表现为沿肝内胆管分布的高回声，后伴“彗尾征”，位置随体位改变向上方移动，胆管扩张不明显，多有胆道手术史。

（3）肝圆韧带表现为肝左叶的高回声，后常伴声影，纵切面则与门静脉左支矢状部延续并向腹壁方向延伸出肝。

【病史摘要】患者，男，42 岁，反复发作上腹疼痛伴发热 3 个月。体检：巩膜轻度黄染，心肺无异常。腹软，右上腹轻度压痛，无反跳痛。肝脾未扪及。实验室检查：血白细胞计数 12.0×10^{9}/L，中性粒细胞比例 80%；血清总胆红素 28.2 μmol/L；血清碱性磷酸酶 198 U/L，血清 γ′-谷氨酰基转移酶 >31 U/L。

【超声特征】

（1）右肝内胆管内见团状强回声，后有声影，沿胆管排列，与管壁分界清楚（图 16-52）。

（2）右肝内胆管扩张（图 16-52）。

（3）扩张的胆管与肝门静脉伴行。

【超声诊断】右肝内胆管结石并扩张。

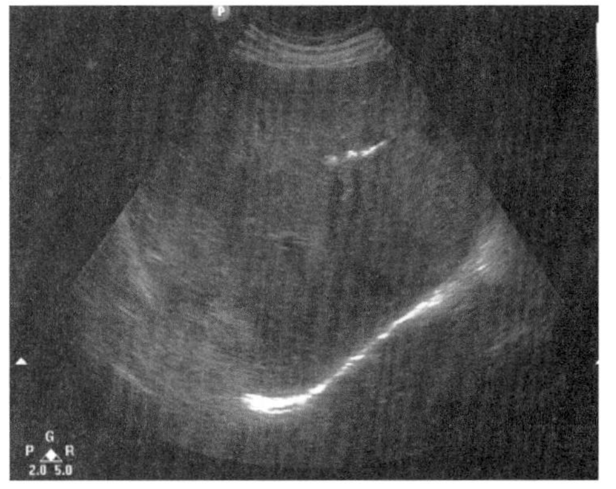

图 16-52　右肝内胆管结石并扩张超声

2. 肝外胆管结石

【诊断要点】

（1）肝外胆管内可见强回声，后伴声影，但胆总管下段结石由于位置较深且受肠道及气体影响，往往表现为稍高回声甚至等回声，后方有弱回声影。

（2）结石与胆管壁分界清楚，部分结石可在胆管内移动。

（3）结石梗阻部位以上胆管及肝内胆管扩张，胆管内可有胆泥形成。

（4）根据梗阻部位或程度不同，胆囊可增大、有充盈差或正常，胆囊内可有胆泥形成。

【鉴别诊断】壶腹部占位性病变与胆管壁无明显分界，后无声影，受肠气干扰，有时仅见到扩张的胆管，此时与下段结石不易鉴别。

【病史摘要】患者，男，45 岁，发作性右上腹疼痛 2 个月、黄疸 1 日。患者近 2 月来发作性右上腹疼痛，呈绞痛样，疼痛向右肩部放射，伴恶心、呕吐，不发热。昨日来皮肤、巩膜发黄，尿深黄。体检：痛苦貌，巩膜黄染，心肺无异常。腹软，右上腹压痛，无反跳痛。

肝脾未扪及。血白细胞计数 12.0 × 10^9/L，中性粒细胞比例 80% 。血淀粉酶 <200 苏氏单位。

【超声特征】

（1）胆总管扩张，管壁增厚，回声增强（图 16–53）。

（2）胆总管内见半月状强回声，后有声影（图 16–53）。

（3）强光团和管壁之间有明确的分界，可见细窄的无回声带（图 16–53）。

【超声诊断】胆总管结石伴扩张。

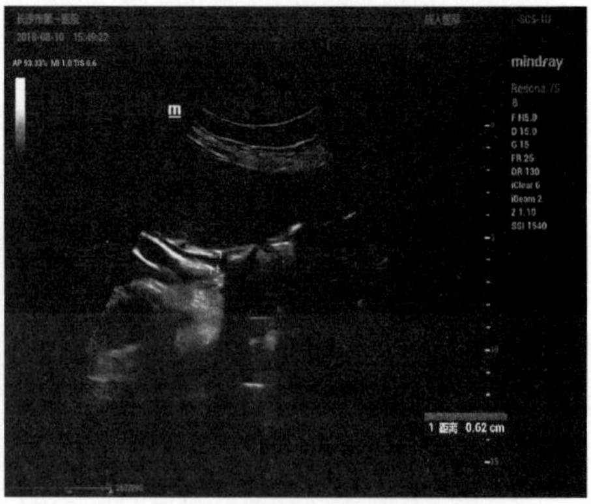

图 16–53　胆总管结石超声

（六）胆管癌

【诊断要点】

（1）胆管内乳头状或结节样低 – 高回声，与胆管壁分界不清晰，CDFI：部分癌肿内可显示血流信号。

（2）梗阻部位以上胆管扩张，根据梗阻位置不同，胆囊可增大或萎缩。

（3）肝门部胆管细胞癌癌肿多显示不清，但肝门部回声紊乱，左右叶肝内胆管于肝门部截断。

（4）相邻门静脉受压变窄，受侵犯时门静脉管壁显示不清。

（5）肝门区、胰头周围可见肿大淋巴结回声，肝内转移时可见转移灶。

【鉴别诊断】

（1）引起胆管扩张的非肿瘤性病变，如低回声结石或胆泥，鉴别时注意观察病变与胆管壁是否分界清晰，超声造影有助于鉴别诊断。

（2）原发性肝癌侵犯胆管引起癌栓，由于存在原发癌灶，鉴别不困难。

（3）胰头癌压迫胆总管下段时，可引起远端胆管扩张，由上段向下追踪胆总管，可发现胆总管下段逐渐狭窄、闭塞。

（4）壶腹部癌与胆管下段癌不易鉴别，需十二指肠肠镜、超声内镜等协助诊断。

【病史摘要】患者，男，56 岁，进行性皮肤黄染、加重半个月。近半个月来发现巩膜、皮肤发黄，并逐渐加重，伴上腹不适，乏力，食欲差。体检：巩膜、皮肤重度黄染，黄染皮肤有抓痕。心肺无异常发现。腹软，上腹部轻压痛，无反跳痛，未见明显包块。肝脾未扪及。血白细胞 7.8 × 10^9/L，中性粒细胞比例 68% 。血清总胆红素 132.2 μmol/L，直接胆红素 19.0 μmol/L。肝功能正常。“乙肝两对半”阴性。X 线胸片心肺无异常。心电图示窦性心动过速。CT 示肝左叶占位，肝门部胆管癌可能。

【超声特征】

（1）左右叶肝内胆管高度扩张，扩张的胆管在肝门部截断，截断部位见中等强回声，内部回声不均匀（图 16–54①）。

（2）胆总管扩张，内径 1.1 cm（图 16–54②）。

【超声诊断】肝外阻塞性黄疸，高位梗阻，肝门部胆管癌。

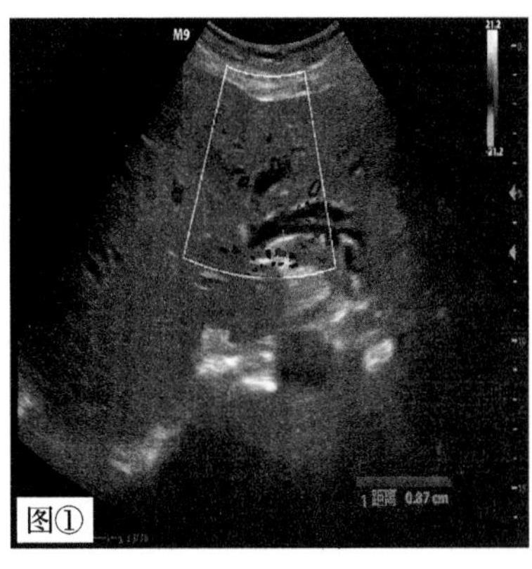

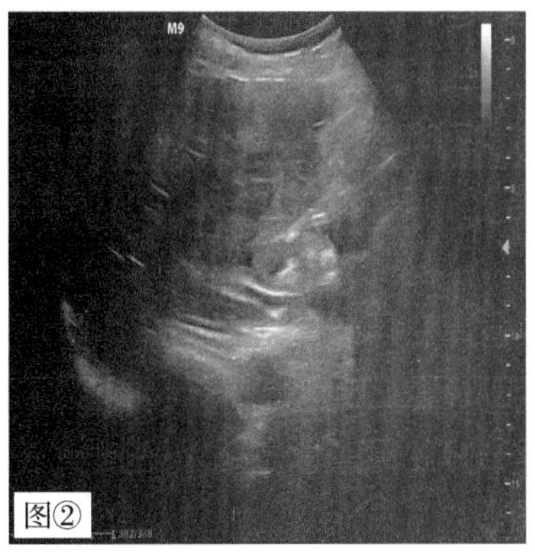

图 16-54　胆管高度扩张及胆管癌超声

三、脾脏

（一）副脾

【诊断要点】

（1）常见于脾门，其次发生于脾蒂血管和胰尾周围。

（2）典型表现为脾门处一个或多个圆形或椭圆形的等回声结节，边缘清晰，包膜完整，回声强度与脾相似，但与脾的分界清楚。

【鉴别诊断】

（1）副脾与脾门淋巴结肿大鉴别　后者常为继发改变，多发常见。声像图上表现为大小不等，边缘光整的低回声结节。CDFI：无与脾门相通的血管分支。若脾门淋巴结为单发时则鉴别困难，应该紧密结合临床病史。如为转移性淋巴结，随诊观察结节大小变化有助于鉴别，后者在短期内增长迅速。

（2）副脾与肾上腺肿瘤鉴别　CDFI：后者无脾门血管进入，同时需结合临床病史，后者可伴有肾上腺功能异常。

【病史摘要】患者，男，37 岁，入职体检。患者平素体健，无任何不适主诉。体检：一般情况好，心肺无异常，腹软，肝、脾肋下未扪及。实验室检查：血常规及血生化检查正常。“乙肝两对半”阴性，X 线胸透示心肺无异常。心电图示窦性心律。

【超声特征】

脾门处见圆形等回声，与正常脾脏回声一致（图 16-55）。

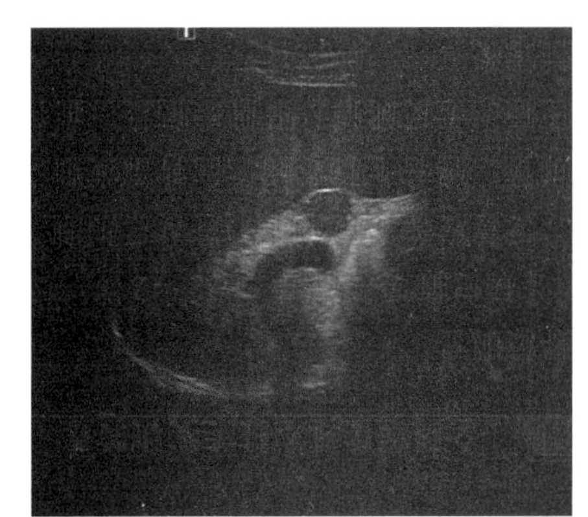

图 16-55　副脾超声

【超声诊断】副脾。

（二）脾大

【诊断要点】

1. 脾脏肿大主要表现为超声测值增加

（1）成年人脾脏厚径超过 4 cm 或长径超过 12 cm。

（2）在无脾下垂的情况下，脾下极超过肋下或脾上极达到腹主动脉前缘。

2. 声像图对脾大程度的估测

（1）轻度肿大　脾脏测值超过正常值，但仰卧位检查，深吸气时声像图脾脏下极不超过肋弓下缘3 cm。

（2）中度肿大　声像图脾脏明显增大，但下极不超过脐水平线。

（3）重度肿大　声像图脾下极超过脐水平线以下，并可显示脾脏周围器官受压移位或变形。

3. 脾的内部回声

脾大时，脾脏内部回声通常无明显改变，或轻度均匀性增强。CDFI：示脾血管增宽。

【鉴别诊断】脾脏弥漫性肿大多数是全身性疾病的一部分。因此临床表现有不同程度的脾大外，主要是全身性疾病的表现。脾脏弥漫性肿大与腹膜后巨大肿瘤、肝左叶巨大肿瘤等相鉴别。

【病史摘要】患者，男，18岁，反复鼻出血2个月，加重1周。患者近2个月来反复鼻出血，压迫后血止。近1周来鼻出血加重，量多，且感全身乏力，食欲减退。体检：重病容，贫血貌，巩膜、皮肤无黄染。心肺无异常。腹软，肝肋下2 cm，剑突下5 cm；脾肋下平脐，质地Ⅱ度。实验室检查：血白细胞计数 5.0×10^9/L，见杆状核中性粒细胞和晚幼粒红细胞。骨髓象提示慢性淋巴细胞性白血病。

【超声特征】

（1）脾长径19 cm、厚径8 cm，肋下平脐。

（2）脾内回声增粗。

（3）脾静脉增粗（图16-56）。

【超声诊断】脾大。

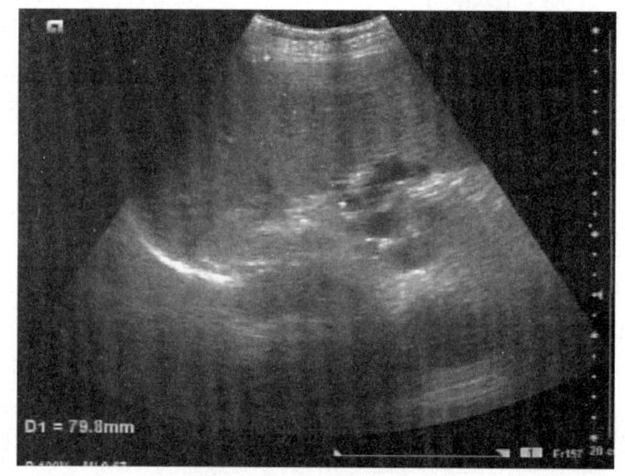

图16-56　脾大超声

（三）脾囊肿

【诊断要点】脾囊肿按有无内衬上皮成分可分为真性囊肿和假性囊肿。

（1）脾内可见大小不等的圆形无回声区，合并出血、感染时，内部可有弥漫性低、中强度回声。

（2）囊壁锐利清晰，若囊壁钙化，可显示斑块状强回声伴声影。

（3）其后壁及后方组织回声增强。

（4）脾脏外形可不规则或明显畸变，囊肿周围的正常脾组织被挤压变形。

【鉴别诊断】超声显像对脾囊肿具有很高的诊断敏感性和特异性，为目前诊断脾囊肿的首选检查方法。

（1）脾包膜下血肿　多呈新月形，内部有细点状回声。有外伤史，脾区疼痛和叩击痛较明显。

（2）脾脓肿　边缘回声较强、模糊，内部常有云雾样点状及带状回声。有全身感染及脾区疼痛和叩击痛。

（3）多囊脾　该病是一种先天性疾病，脾明显肿大，脾内布满大小不一的囊性无回声区。囊肿之间无正常脾组织回声为其特征。可伴有多囊肝及多囊肾。

【病史摘要】患者，女，19 岁，入学体检。患者平素体健，无任何不适。体检：一般情况好，心肺无异常，腹软，肝、脾肋下未扪及。实验室检查：血生化检查正常。“乙肝两对半”阴性，X 线胸透示心肺无异常。心电图示窦性心律。

【超声特征】

（1）近脾门处可见 1. 1 cm ×0. 9 cm 无回声区。

（2）境界清楚，壁薄光滑。

（3）后壁回声增强（图 16-57）。

【超声诊断】脾囊肿。

（四）脾血管瘤

【诊断要点】

（1）与肝血管瘤相似，大部分表现为边界清晰的高回声结节，单发或多发。

（2）CDFI　示病灶内无血流信号。

【鉴别诊断】

（1）脾血管瘤与脾错构瘤　CDFI：前者病灶内无血流信号，后者病灶内血流信号丰富，以静脉血流为主。

（2）脾血管瘤与脾转移瘤　后者为低回声或混合回声，易于鉴别，两者均为高回声时鉴别困难，可结合临床病史，后者有原发肿瘤病史有助于鉴别诊断。

【病史摘要】患者，男，45 岁，左上腹胀痛 2 个月，无发热。体检：一般情况好，巩膜无黄染，心肺无异常。腹软，肝脾肋下未扪及。实验室检查：血生化检查正常。

【超声特征】脾脏内可见高回声区，境界清楚，周围见晕环，血流不丰富（图 16-58）。

【超声诊断】脾血管瘤。

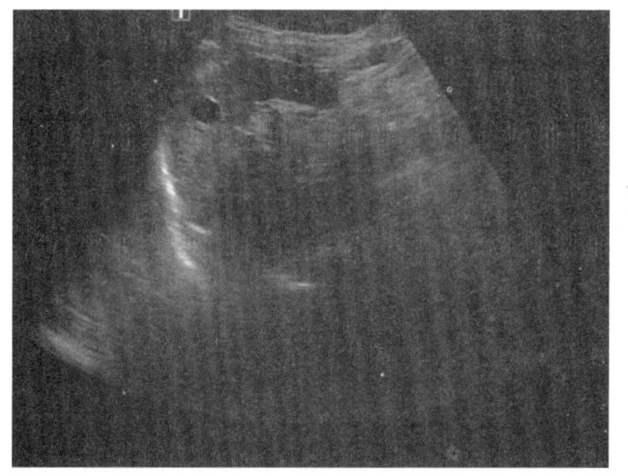

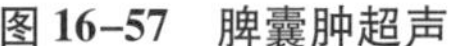

图 16-57　脾囊肿超声

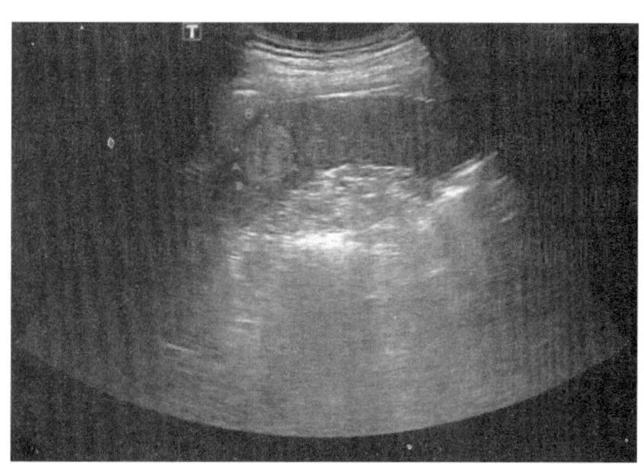

图 16-58　脾血管瘤超声

四、胰腺

（一）急性胰腺炎

急性胰腺炎指胰腺炎症合并典型腹部主诉，并有血清和尿胰酶的增高，可根据病理类型一般分为水肿型和坏死型胰腺炎。两个最常见的病因是酒精中毒和胆管结石，但也有 10%～30% 的急性胰腺炎患者没有这些病史。

【超声表现】

1. 二维特点

（1）直接表现　胰腺肿大（局限性、弥漫性）、胰腺轮廓不清、胰腺实质的异常（出血坏死型内存在高低不均的混合性回声）。

（2）间接表现　胰腺周围低回声区域或液体潴留、胰腺假性囊肿、胸腔积液、腹水、胆道疾病（胆结石、胆囊炎）、门脉的受压。

2. 彩色多普勒超声特点

难以显示胰腺内血流，出血坏死区及脓肿形成区血流信号完全消失。

【病史摘要】患者，女，22 岁，腹痛 1 天入院。

【超声特征】胰腺增大，表面欠光滑，实质回声减低不均匀，主胰管无扩张（图 16–59）。

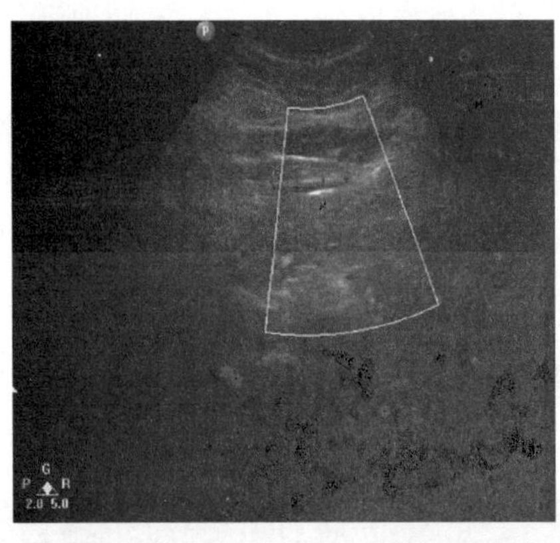

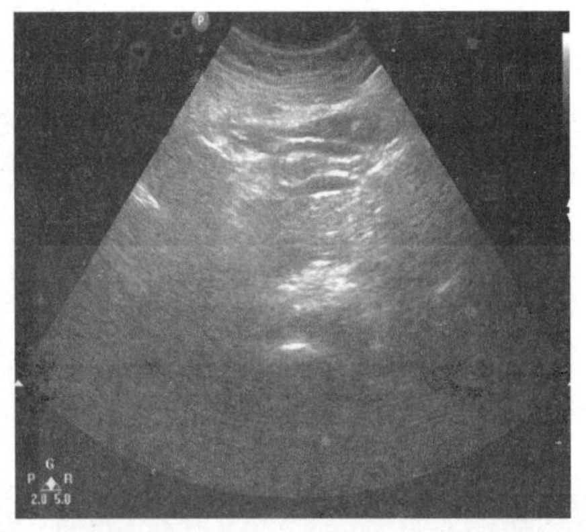

图 16–59　胰腺肿大、胰腺炎超声

【超声诊断】胰腺肿大，胰腺炎。

（二）慢性胰腺炎

慢性胰腺炎指胰腺组织的持续性炎症或炎症后变化，通常把胰腺炎临床表现持续 6 个月以上的病理现象称慢性胰腺炎。多发于 30～60 岁，其原因与急性胰腺炎相同。临床症状主要是心窝部痛和腹泻，但也有完全无痛患者。

【超声表现】

（1）胰腺萎缩或局限性肿大、胰腺回声不均匀。

（2）胰管不规则扩张。

（3）轮廓不规则、凹凸不平。

（4）胰石。

【病史摘要】患者，男，59 岁，上腹胀痛，腹痛 2 个月。

【超声特征】胰腺轮廓欠清，所见大小基本正常，表面模糊不清，实质回声中低不均。胰管可见，管壁回声增强（图 16-60）。

【超声诊断】胰腺声像改变，符合慢性胰腺炎声像。

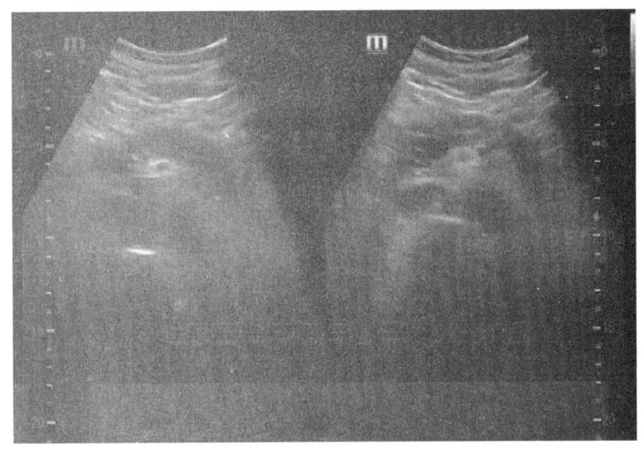

图 16-60　慢性胰腺炎超声

（三）胰腺囊肿

包括真性囊肿、假性囊肿两类。前者由胰腺组织发生，囊壁内层为上皮细胞。后者系外伤、炎症后胰液外渗被邻近组织包裹而成，囊壁由纤维组织构成。

【超声表现】

（1）真性囊肿　囊肿单发或多发，体积较小；囊肿壁薄，回声清晰，边界光滑完整；囊肿内无回声透声良好，伴有出血或感染可出现沉积物样回声。

（2）假性囊肿　胰周可探及圆形或椭圆形液性暗区，边界清晰，少数内部可见散在光点回声或不规则低回声；相邻胰腺无正常结构回声；不典型假性囊肿可表现为囊内分隔，因感染、出血、凝血块可使内部回声明显增多，囊肿壁钙化；囊肿破裂可出现腹腔或腹膜后积液。

【病史摘要】患者，男，49 岁，上腹部不适 10 小时。

【超声特征】胰腺轮廓欠清，形态欠规则，胰头、胰体、胰尾部宽分别为 21 mm、17 mm、22 mm，表面欠光滑，实质回声减低不均匀，胰管扩张，较宽处约 4.7 mm；胰头部可见大小为 20 mm × 17 mm 无回声区，边界清，内透声尚可（图 16-61）。

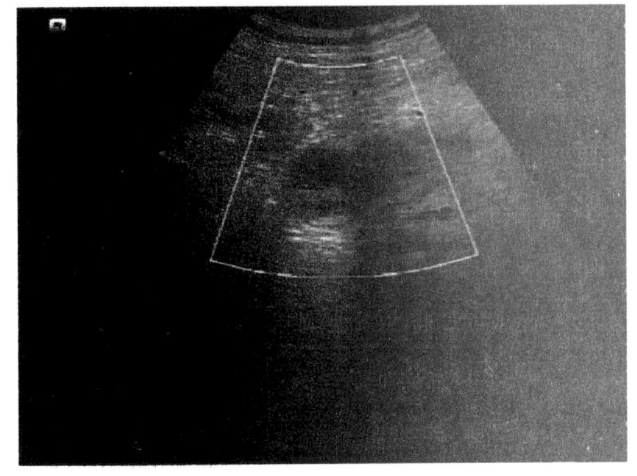

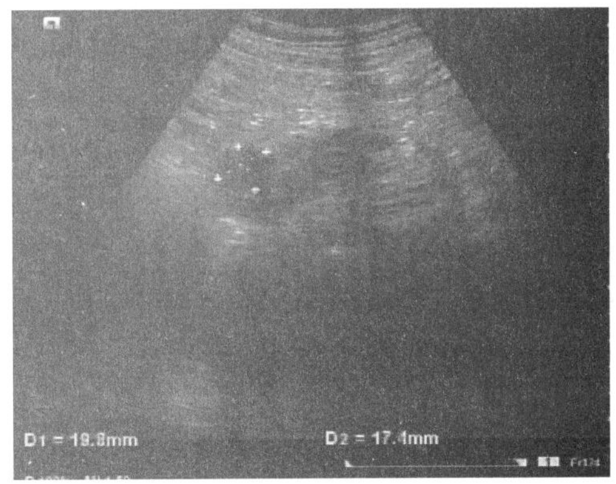

图 16-61　胰腺囊肿超声

【超声诊断】

（1）胰腺增大，胰管扩张，胰腺炎。

（2）胰头部无回声区，胰腺假性囊肿可能。

（四）胰腺癌

它是消化道常见的恶性肿瘤之一，多发生于胰头部，其次为体尾部，弥漫性胰腺癌累及整个胰腺，较少见。胰腺癌绝大部分是胰腺导管腺癌，临床表现与肿瘤发生部位、病程早晚等相关。腹痛及进行性黄疸为胰头癌的常见症状，同时多伴有体重迅速减轻，晚期常伴恶病质。

【超声表现】

1. 二维表现

（1）胰腺局部局限性肿大，呈结节状、团块状、不规则局部隆起，弥漫型表现为胰腺弥漫性肿大而失去正常形态。

（2）胰腺轮廓多有改变。

（3）胰腺内出现肿块，肿块多为低回声，光点分布不均，肿瘤内出血则表现为不规则无回声。

（4）胰管不同程度扩张，内壁光滑，肿瘤侵犯胰管可至胰管闭塞。

（5）胆管由于癌肿或肿大淋巴结浸润或压迫梗阻，导致远端胆管扩张。

2. 彩色多普勒超声特点

较大肿块内可有点状、线状血流信号，肿块较小时很少能探及血流信号。

【病史摘要】患者，女，56 岁，右上腹疼痛 2 个月余、腹泻 1 日。

【超声特征】胰头显示不清，胰头区域可见大小为 25 mm × 23 mm × 23 mm 的低回声结节，边界不清，内回声欠均匀；胰体及胰尾大小基本正常，实质回声稍强尚均匀。CDFI：低回声结节内可见花彩血流信号（图 16–62、图 16–63）。

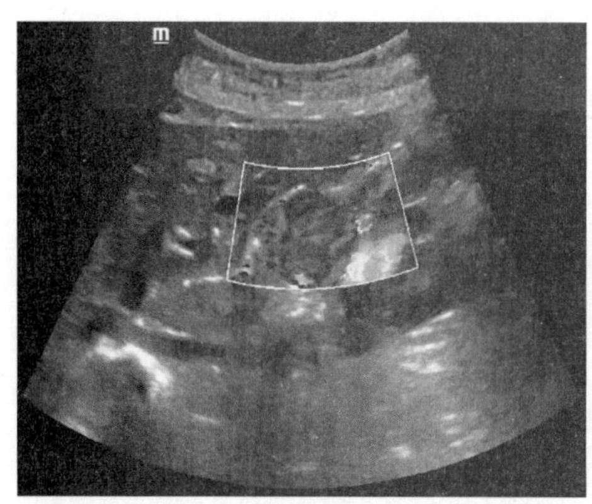

图 16–62　胰腺癌超声

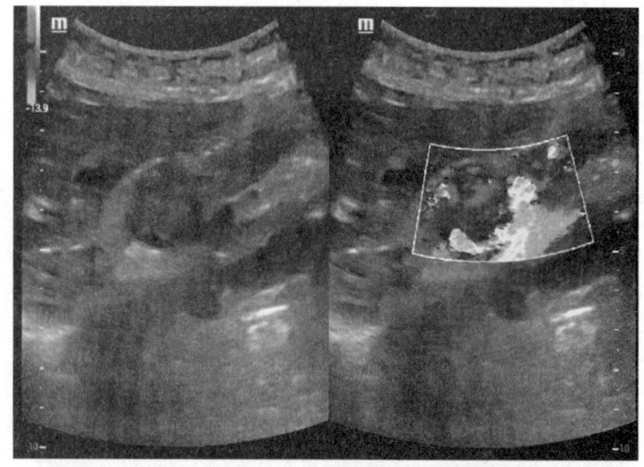

图 16–63　胰腺癌多普勒超声

【超声诊断】胰腺头部区域实性占位，性质待定，胰头癌可能。

五、肾脏及输尿管

（一）肾结石

泌尿系统结石是泌尿系常见病，结石可发生在肾、膀胱、输尿管和尿道的任何部位，但以肾与输尿管结石最为常见。临床主要表现为腰痛、血尿及尿中沙石排出，结石梗阻可引起肾积水。

【超声表现】

肾结石典型声像图表现是肾内强回声，其后方伴声影。小结石常呈点状强回声；中等大小的结石或结构疏松的结石常呈团状强回声；大结石或质地坚硬的结石常呈带状强回声。如果结石引起梗阻会出现肾盏、肾盂积水或输尿管扩张。

【病史摘要】患者，男，46 岁，右侧腰部不适 1 周余。

【超声特征】双肾形态大小正常，表面光滑，实质回声低于同水平肝脾回声，双肾盂未见明显积液暗区；右肾上盏内可见一大小为 13 mm × 11 mm 的强回声伴声影（图 16-64）。

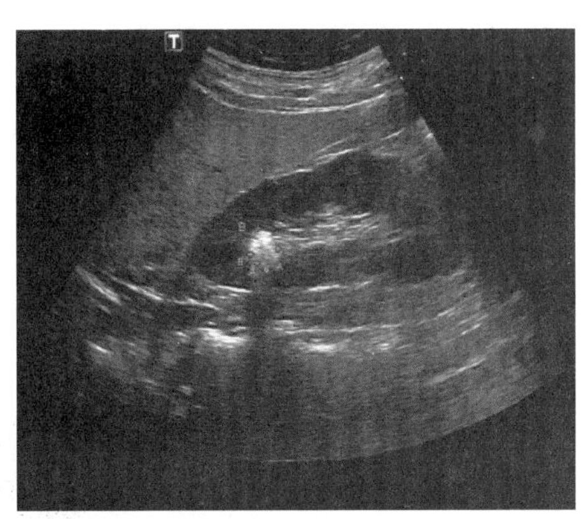

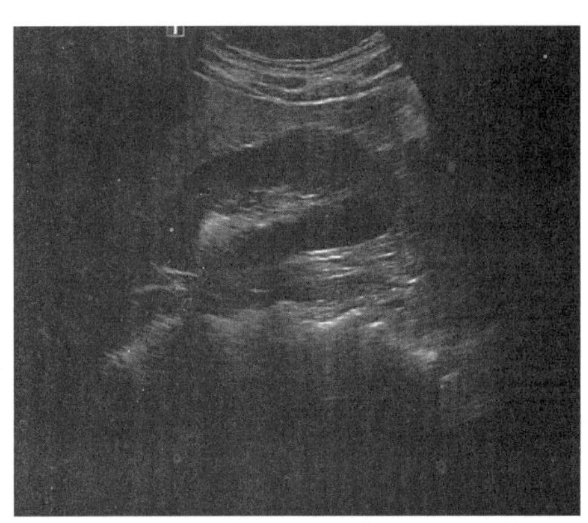

图 16-64　右肾结石超声

【超声诊断】右肾结石。

（二）肾囊肿

肾囊肿病变种类较多，多数是先天性的，也有后天发生的，可根据囊肿数目多少可分为孤立性肾囊肿、多发性肾囊肿和多囊肾；临床以单纯性肾囊肿多见，此病发展缓慢多无症状，当囊肿感染或出血时可出现腰痛或腹痛。

【超声表现】二维声像图典型表现为类圆形，边界清晰的无回声区，后方回声增强。如果小于 2 mm 时后方回声不增强，囊肿内回声性状因部分容积效应显示欠清。彩色多普勒典型表现为囊肿内未显示血流信号。

【病史摘要】患者，女，65 岁，冠心病入院。

【超声特征】左侧肾上极探及大小为 12 mm × 12 mm 的无回声区，边界清，内透声可，后方回声增强。CDFI：无回声区内未见明显血流信号（图 16-65）。

【超声诊断】左肾囊肿。

（三）肾癌

起源于肾的近端肾小管上皮细胞的恶性肿瘤，病理学又称肾细胞癌，是成人肾恶性肿瘤中最多见的一种，肿瘤周围有被膜构造，多呈膨胀性生长。临床主要表现包括血尿、腹部包块和疼痛。

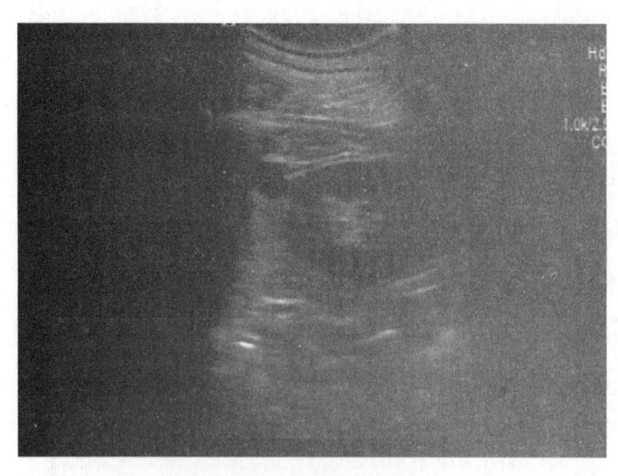
图 16-65 左肾囊肿超声

【超声表现】

1. 二维表现

肾内实质性占位性病灶，呈圆形或椭圆形，少数肿块也可呈不规则性。较小肿块多呈高回声，而较大肿块多呈低回声，其内部回声可均匀，也可不均匀或出现多个等回声结节。回声不均匀的肾癌，常因肿瘤内出血或液化所致，多见于 5 cm 以上的肾癌。

2. 彩色多普勒超声表现

肿块内血流图多种多样，肿瘤内部彩色血流信号可以丰富，也可以稀少，甚至没有血流信号，还有一些肿瘤表现为周边血流信号丰富的抱球形血流信号。

【病史摘要】患者，男，60 岁，无痛性血尿 1 个月。

【超声特征】左肾下极可见大小为 45 mm × 41 mm 低回声结节，边界欠清，表面欠光滑，内回声欠均匀。CDFI：低回声结节周边可见条状血流信号（图 16-66、图 16-67）。

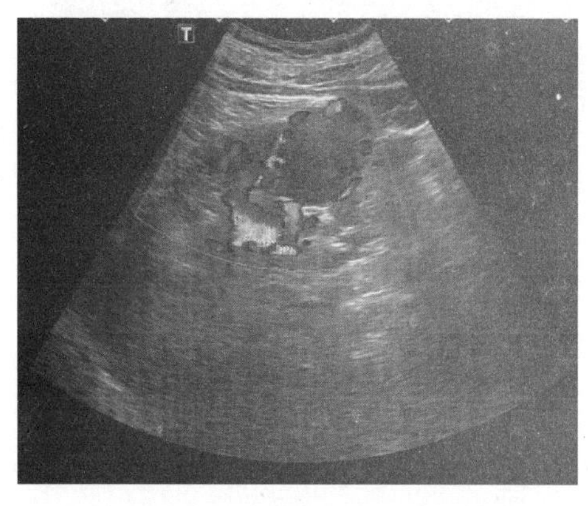
图 16-66 左肾占位性病变超声

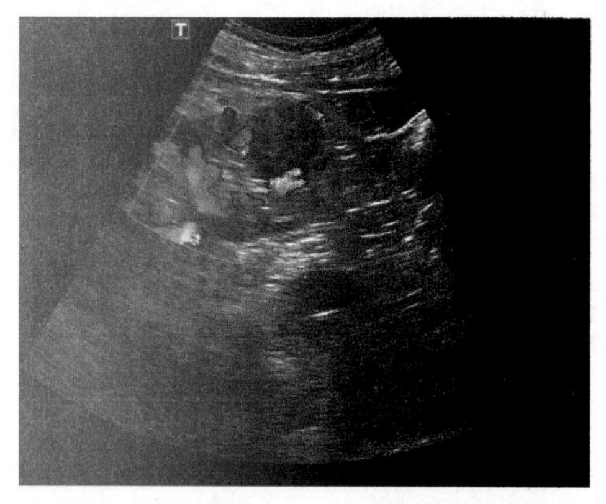
图 16-67 左肾占位性病变多普勒超声

【超声诊断】左肾占位性病变，考虑肾癌可能。

（四）肾血管平滑肌脂肪瘤

通常又称错构瘤，多见于女性，以单侧肾发病为主，肿瘤无包膜，呈圆形或类圆形。临床表现多无明显临床症状，当肿瘤出血时会突发急性腹痛、腰部肿块及低热，严重时会发生休克。

【超声表现】

1. 二维表现

肾实质内高回声或强回声团块，无声影，形态规则，边界清楚，内部回声分布均匀，当肿块较大或发生出血时，内部回声不均匀。

2. 彩色多普勒超声表现

小的错构瘤一般没有血流信号，大的错构瘤可有少量的彩色血流信号。

【病史摘要】患者，男，39 岁，劳累后腰部酸痛。体检时 B 超发现肾错构瘤。

【超声特征】左肾实质可见一大小为 13 mm × 12 mm 稍高回声，边界清，内回声欠均匀。CDFI：稍高回声内未见明显血流信号，双肾彩流显像可（图 16-68、图 16-69）。

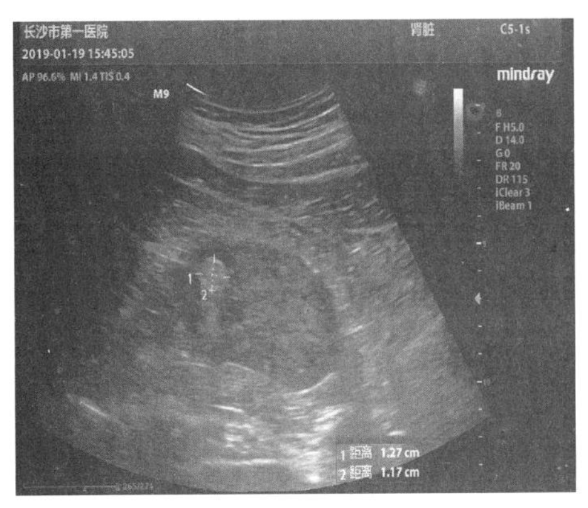

图 16-68　肾错构瘤超声

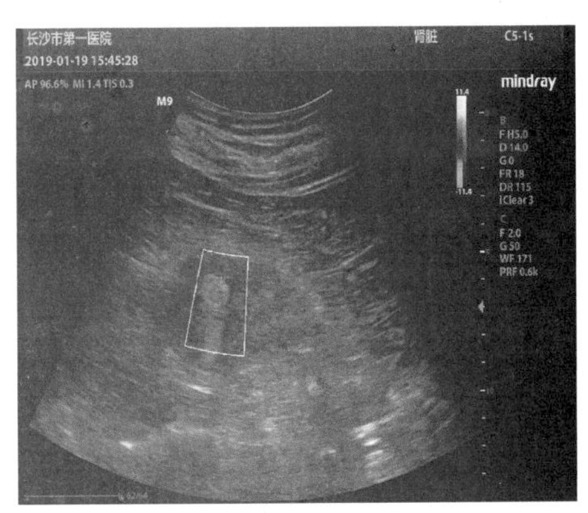

图 16-69　肾错构瘤多普勒超声

【超声诊断】左肾内稍高回声，考虑错构瘤可能。

（五）输尿管结石

多数来源于肾，由于尿盐晶体较易随尿液排入膀胱，大多为单侧，能引起尿路梗阻和肾积水，并危及患肾，在输尿管中、上段部位的结石嵌顿堵塞或结石在下移过程中，常引起典型的患侧肾绞痛和镜下血尿。由于输尿管下段的肌肉和膀胱三角相连，故常伴发尿频、尿急和尿痛。

【超声表现】扩张的输尿管远端团状强回声，伴后方声影。同侧的输尿管、肾盂、肾盏可伴有积水表现。

【病史摘要】患者，男，43 岁，突发右腰部剧烈疼痛 2 小时余。

【超声特征】右肾盂可见前后径约 20 mm 的积液暗区，右侧输尿管上段内径约 9 mm，髂血管下方约 26 mm 处可见大小为 13 mm ×9 mm 的强回声伴声影（图 16-70）。

【超声诊断】右侧输尿管中段结石并扩张，右肾盂少量积液。

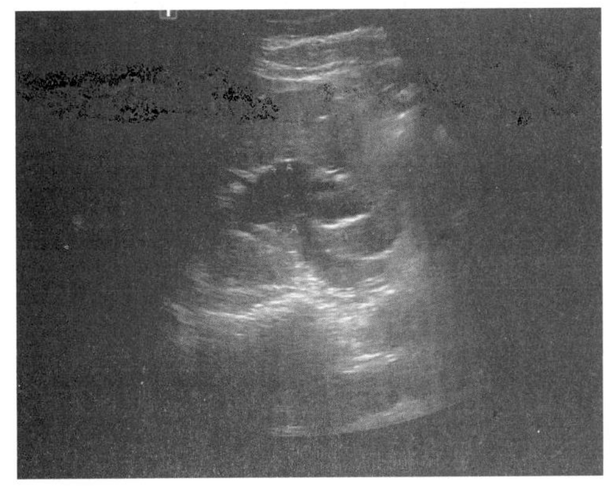

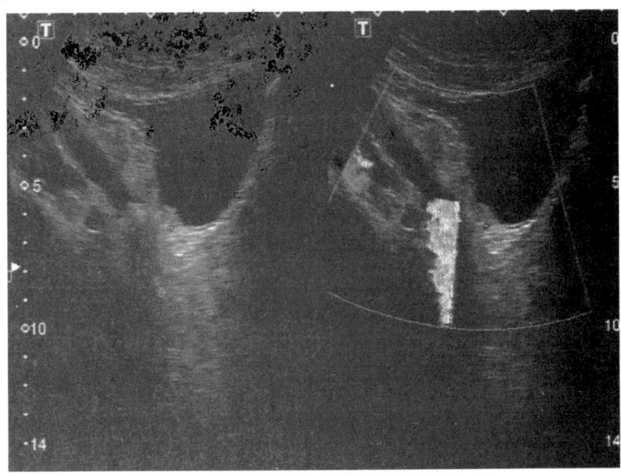

图 16-70　右侧输尿管结石超声

六、膀胱

（一）膀胱结石

膀胱腔内团状强回声，后方伴声影，强回声随体位改变可移动。CDFI：显示结石所产生的闪烁伪像。

【病史摘要】患者，男，66岁，尿频尿急尿痛伴血尿1周，排尿中断。查体：腹软，下腹部轻压痛。实验室检查：尿常规示红细胞（+），白细胞（-）。

【超声特点】膀胱后壁可见团状强回声，后方伴声影，强回声随体位改变可移动（图16-71）。

【超声诊断】膀胱结石。

（二）膀胱肿瘤

膀胱壁上局限性或弥漫性增厚，壁上菜花状、乳头状或结节状回声，并突入膀胱腔内，内回声不均，基底部一般较宽，呈浸润生长。CDFI：肿物内部可见点状血流信号。

【病史摘要】患者，男，88岁，间断无痛性全程血尿8年，加重伴尿痛3天。体检：全身浅表淋巴结无肿大，腹平软，无压痛及反跳痛，双下肢无水肿。实验室检查：尿蛋白（++）、尿潜血（++）、红细胞3个/HP。

【超声特点】膀胱壁上不规则低回声肿块，突入膀胱腔内，形态不规则，基底宽，边缘不光滑，内回声不均。CDFI：其内未见明显血流信号（图16-72）。

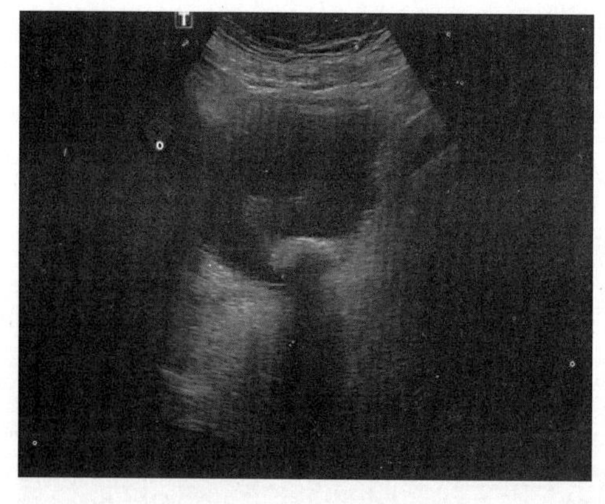

图16-71 膀胱结石超声

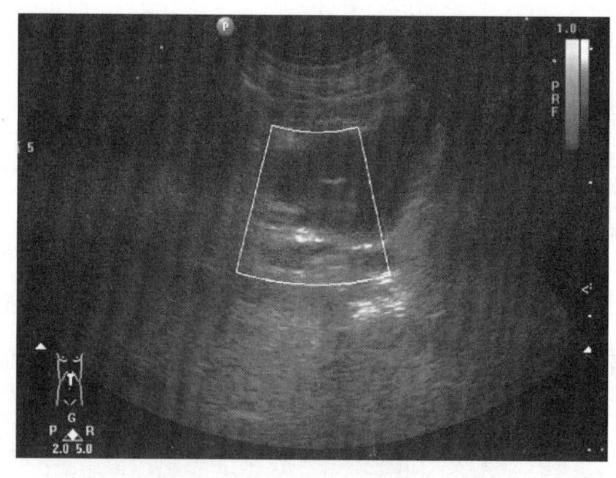

图16-72 膀胱癌超声

【超声诊断】膀胱癌。

七、子宫及双侧附件

（一）子宫肌瘤

它是女性生殖器官中最常见的良性肿瘤，根据子宫肌瘤与子宫肌壁的关系可分为肌壁间肌瘤、浆膜下肌瘤、黏膜下肌瘤。临床表现为小的肌瘤多无症状，经量增多、经期延长是常见症状。

【超声表现】

1. 二维表现

（1）子宫肌瘤以低回声为主，回声可不均匀，有时可见肌瘤特有的螺旋样回声排列；肌瘤较大发生坏死、囊性变时，出现明显回声不均匀区域或无回声区。

（2）肌瘤伴钙化时，后方可伴声影，多见于绝经后。

（3）大的肌瘤会引起子宫形态及大小的改变。

2. 彩色多普勒超声特点

肌瘤病灶周边的假包膜区域常可见半环状、环状或条状血流；肌瘤内部的彩色血流信号多分布在病灶周边区域，表现为病灶周边区域内条状或星点状散在分布的血流信号。

【病史摘要】患者，女，29 岁，体检时发现子宫肌瘤 1 个月。患者平时无任何不适，月经规律。

【超声特征】子宫前位，子宫大小为 62 mm × 61 mm × 53 mm，子宫轮廓清，形态不规则，实质回声中等，光点分布不均匀，前壁见大小为 50 mm × 46 mm × 35 mm 欠均质低回声肿块，边界清。内膜厚约 6 mm。宫腔内未见明显孕囊声像。CDFI：肿块内可见点条状血流信号（图 16–73、图 16–74）。

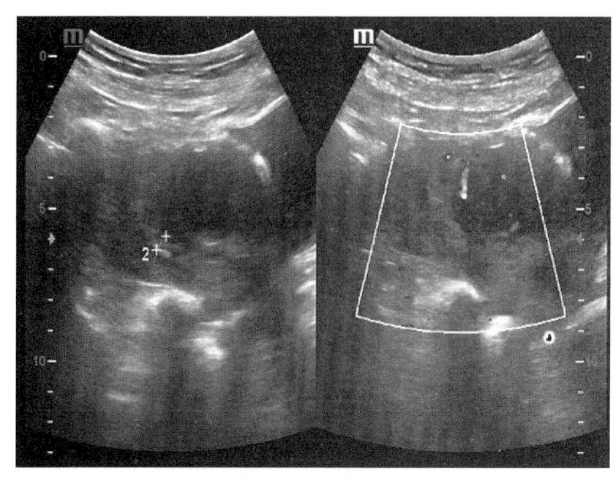

图 16–73　子宫肌瘤超声

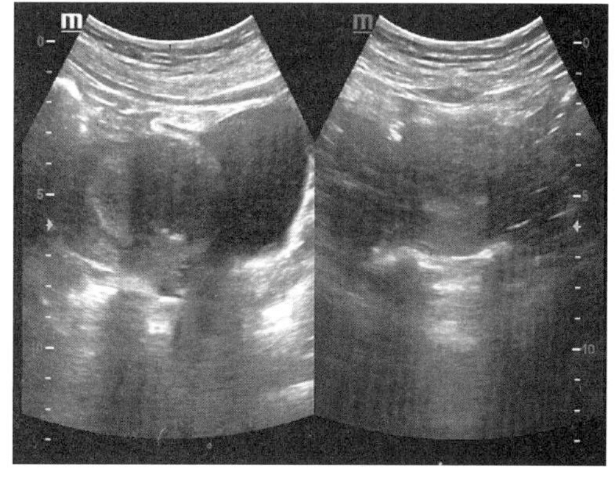

图 16–74　子宫肌瘤多普勒超声

【超声诊断】子宫不规则增大：疑子宫肌瘤。

（二）卵巢

为椭圆形实质性器官，月经周期中卵巢的大小可有变化，辨认卵巢最主要的结构是卵巢实质内有卵泡回声。正常卵巢周围皮质成低回声，内可见多个圆形无回声区，为卵泡回声，卵巢中央为髓质，因不含卵泡而回声略高。

1. 卵巢滤泡囊肿

它是由于卵泡不破裂，滤泡液聚集所形成的卵巢单纯性囊肿，是最常见的卵巢生理性囊肿。患者一般无明显症状，囊肿 4 ~ 6 周可自然吸收、消失。

【超声表现】

（1）二维表现　于一侧卵巢上可见无回声区，边界清楚、光滑、壁薄、后方回声增强，多数直径 <5 cm，但少数较大，甚至 >10 cm。

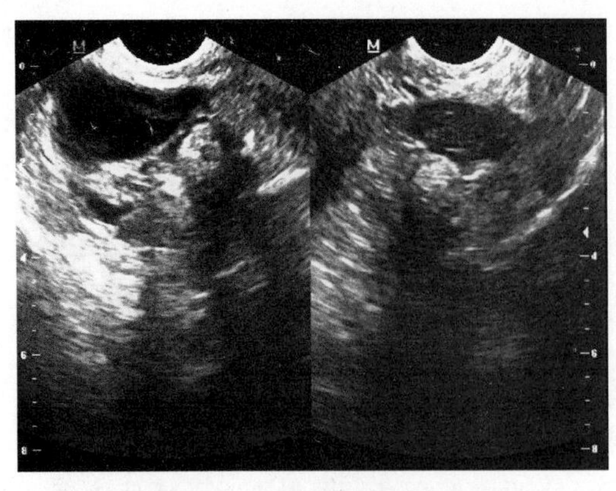

图 16-75　右侧卵泡囊肿超声

（2）CDFI　内部无血流信号。

【病史摘要】患者，女，39 岁，下腹部疼痛 2 日。

【超声特征】右侧卵巢内可见一 21 mm × 17 mm 大小的囊性无回声区，边界清楚，包膜完整，内为液暗区，后壁回声增强。CDFI：无回声区内未见明显血流信号（图 16-75）。

【超声诊断】右侧卵巢内所见无回声区，考虑卵泡囊肿可能。

2. 黄体囊肿

也属于生理性囊肿，是由于黄体吸收失败或黄体出血所致。黄体囊肿常伴有出血，因此，黄体腔内多为褐色液体或凝血块。多数在 1 ~2 个月经周期自行消失。临床表现多无自觉症状，黄体破裂时可引起腹痛。

【超声表现】

（1）二维超声　黄体囊肿超声表现变化较大，取决于囊内出血量多少及出血时间长短。无出血的黄体囊肿声像图与滤泡囊肿相似；出血性黄体囊肿囊壁稍厚，囊内见网状中强回声及散在点状回声；或可见血凝块的团块状中等回声等各种血液不同时期的表现。于月经周期的不同时期随诊可明确诊断。黄体囊肿破裂时为卵巢囊性或混合回声性包块，包块边界不清，临床表现为急腹症。

（2）CDFI　囊壁可见环状血流信号，频谱呈低阻型；囊内无血流信号。

【病史摘要】患者，女，29 岁，月经不规则 3 个月。

【超声特征】右侧卵巢内可见一 13 mm × 11 mm 大小的肿块，边界不清，不规则，内为低回声夹有不规则的高回声区及液暗区。CDFI：肿块周边见不完整的环状血流信号（图 16-76）。

【超声诊断】右侧卵巢内部分性小肿块：疑黄体。

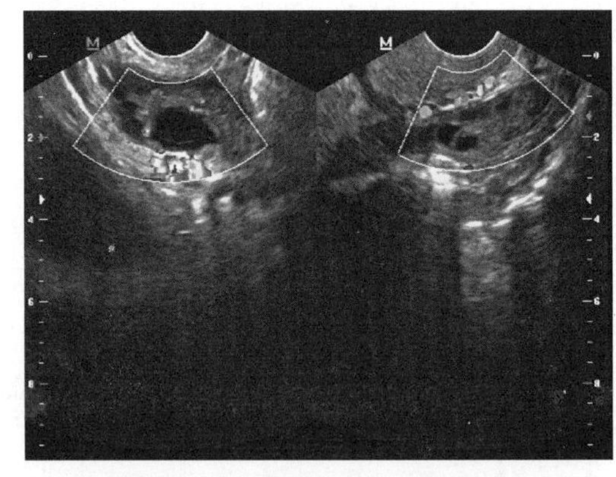

图 16-76　右侧卵巢黄体囊肿超声

3. 卵巢子宫内膜异位囊肿

又称巧克力囊肿，指具有生长功能的子宫内膜组织异位到卵巢上，与子宫内膜一样发生周期性的增殖、分泌和出血所致的囊肿。可单侧发生，也可双侧发生。大小从数毫米到几十厘米不等，囊壁厚薄不均。临床主要症状为慢性盆腔痛、痛经、性交痛、月经量增多及不育等。

【超声表现】

（1）二维表现　①典型的超声表现为边界清楚的附件区囊性包块，包块内充满密集均匀的点状回声。②巧囊的囊壁常较厚，壁上有时可见点状或条状中强回声，部分囊内可见分隔。③巧囊的大小、回声特性随月经周期可能有变化，诊断时应结合临床与声像图特征综合判断。

（2）彩色多普勒超声特点　巧囊内无血流信号，仅可在囊壁上见部分环状或条状血流信号。

【病史摘要】患者，女，36 岁，月经来潮腹痛 3 个月。

【超声特征】子宫右侧可见一 54 mm × 40 mm × 36 mm 大小的肿块，边界清楚，包膜完整，囊壁欠光滑，内为液暗区，充满密集弱光点。肿块后壁回声增强。肿块周边可见少许卵巢组织。CDFI：肿块壁上见点状血流信号（图 16-77、图 16-78）。

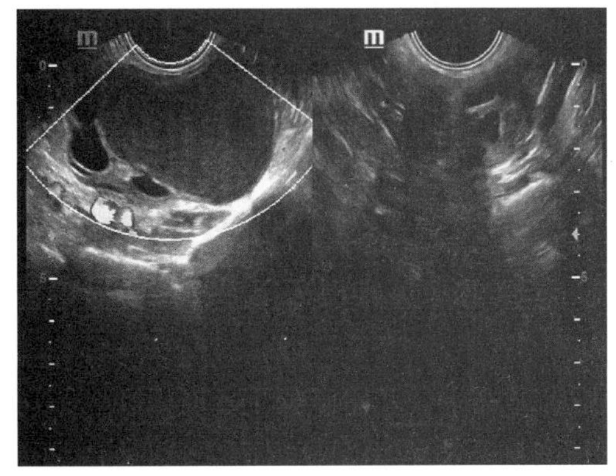

图 16-77　子宫右侧囊性肿块超声

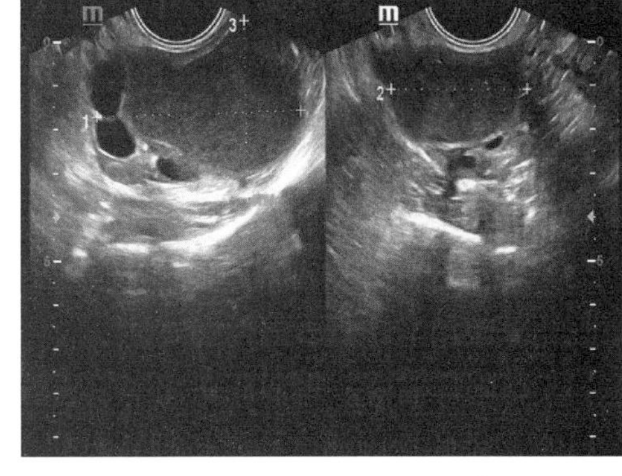

图 16-78　子宫右侧囊性肿块多普勒超声

【超声诊断】子宫右侧囊性肿块：疑巧克力囊肿。

4. 成熟性畸胎瘤

成熟性畸胎瘤即良性畸胎瘤，肿瘤以外胚层来源的皮肤附件成分构成的囊性畸胎瘤为多，故又称皮样囊肿，主要发生于生育年龄妇女。通常无临床症状，多在盆腔检查或影像学检查时发现。扭转或破裂均可导致急腹症。

【超声表现】

（1）二维表现　成熟性畸胎瘤的声像图表现多样，从完全无回声到完全强回声均有，特征性表现与其成分密切相关。

①以皮脂和毛发为主要成分者表现为强回声区间以少部分无回声或无回声区内团块状强回声或整个肿物完全呈强回声。瘤内有时可见牙齿或骨骼的灶状强回声，后方伴声影。

②肿物多呈圆形或椭圆形，表面光滑，形态规则，但常边界不清。

③有时可见液 - 脂平面。

④少数成熟性畸胎瘤表现为多房性，内壁或分隔上可见单个或多个低回声或强回声结节样突起。

（2）彩色多普勒超声特点　肿物内部无血流信号，偶可于壁或分隔上见规则的短条状血流。

【病史摘要】患者，女，35 岁，下腹部不适，月经不规则 3 个月余。

【超声特征】子宫右侧可见一53 mm×55 mm×47 mm大小的混合回声肿块，边界清楚，包膜完整，形态欠规则，其内夹有液暗区，内透声欠佳，其内另可见光点及短光条，周边可见部分卵巢。CDFI：肿块壁上见点状血流信号（图16-79、图16-80）。

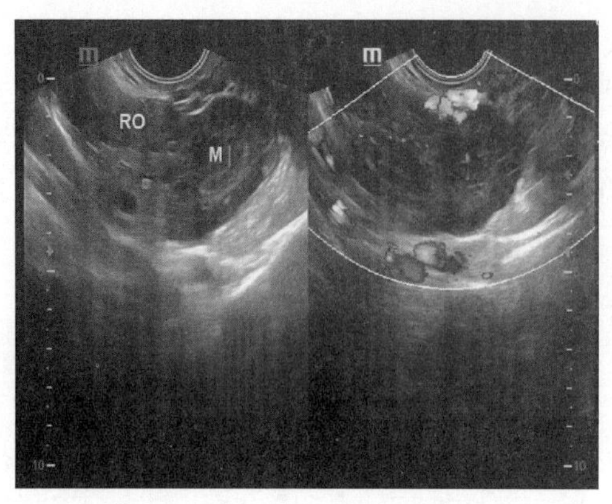

图16-79 子宫右侧混合性肿块超声

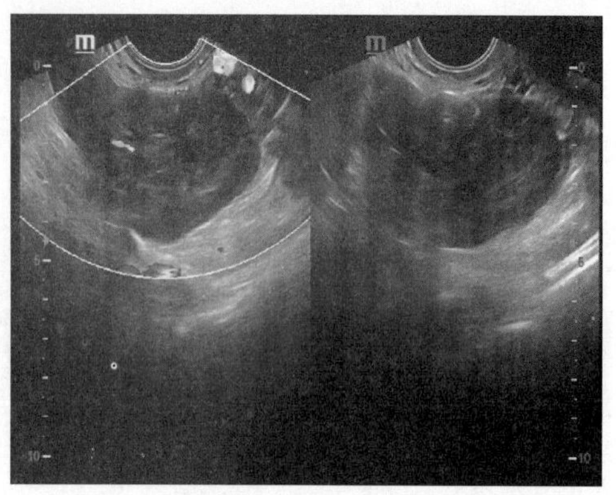

图16-80 子宫右侧混合性肿块多普勒超声

【超声诊断】子宫右侧混合性肿块：疑卵巢畸胎瘤。

（三）宫内早孕

1. 妊娠囊

正常妊娠囊位于宫腔中上部，周边为一完整、厚度均匀的强回声环，厚度至少不低于2 mm。早早孕时，妊娠囊表现为子宫内膜内极小的无回声。

2. 卵黄囊

它是妊娠囊内超声能发现的第一个解剖结构，正常妊娠时，卵黄囊呈球形，壁薄呈细线状，中央为无回声，透声好，在5～10周，其大小稳步增长，最大不超过6 mm，至孕12周时卵黄囊囊腔消失。

3. 胚芽及心管搏动

一般来说，胚芽长为4～5 mm，常规能见心管搏动，相应孕周为6～6.5周，相应妊娠囊大小为13～18 mm。胎芽长≥5 mm，仍未见胎心搏动时，提示胚胎停止发育。

【病史摘要】患者，女，27岁，停经50天左右。

【超声特征】前位子宫，宫体大小为58 mm×60 mm×48 mm，表面光滑，实质回声均匀，宫腔内可见一大小为25 mm×20 mm×19 mm妊囊，其内可见长约10 mm的胚胎组织和原始心搏（图16-81）。

【超声诊断】宫内妊娠（早孕活胎，相当于妊娠50天左右）。

（四）异位妊娠

指孕卵在子宫腔以外着床发育，本病95%～98%发生在输卵管，其中80%发生在输卵管壶腹部，有时也可发生于腹腔、卵巢、宫颈等部位。

输卵管妊娠主要临床表现有停经史、腹痛、阴道流血、晕厥等；未破裂的输卵管妊娠无明显腹痛；流产型有腹痛但不剧烈；破裂型腹痛较剧烈，伴贫血；陈旧性输卵管妊娠不规则阴道流血时间较长，曾有剧烈腹痛，后呈持续性隐痛。

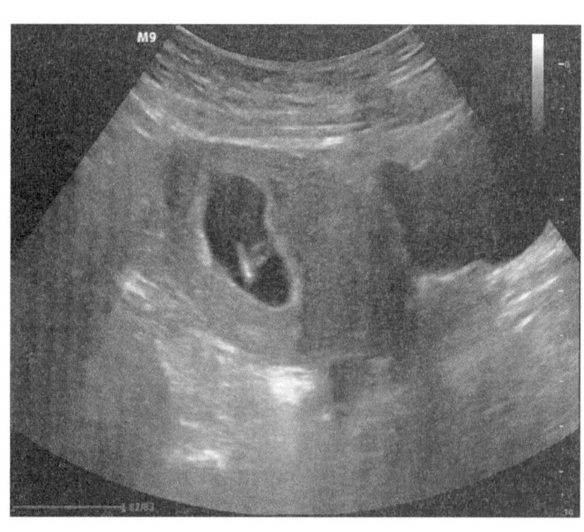
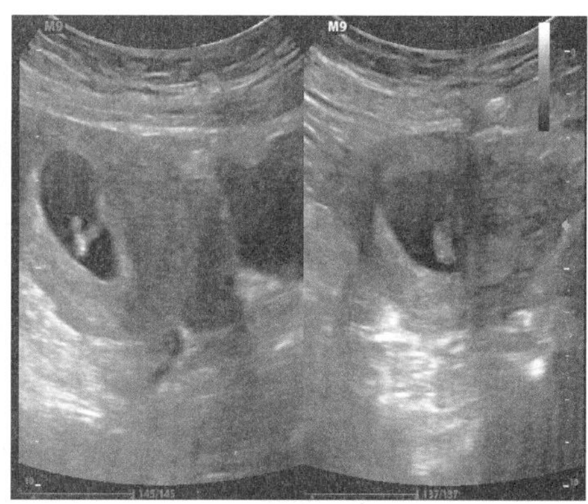

图 16-81　宫内妊娠超声

（1）未破裂型　附件区可见一类妊娠囊环状高回声结构，壁厚回声强，中央呈无回声。在类妊娠囊周围可记录到类滋养层周围血流频谱。停经 6 周以上阴道超声扫查常可观察到卵黄囊、胚胎和原始心管搏动。此期盆腔和腹腔多无积液声像。

（2）流产型　附件区可观察到边界不清、形态不规则混合回声包块，包块内有时可以辨认类妊娠囊结构，盆腔内可见积液，量较少。

（3）破裂型　附件区可见较大，形态不规则混合回声包块，无明显边界，内部回声紊乱，难以辨认妊娠囊结构，盆腹腔内大量积液，内有大量细密点状回声或云雾样回声。

（4）陈旧型　附件区可见实质性不均匀中、高回声包块，边界清楚，包块内不能辨认妊娠囊结构，可以有少量盆腔积液。CDFI：显示包块内血流信号不丰富。

【病史摘要】患者，女，26 岁，停经 45 日，阴道流血 2 日。

【超声特征】子宫右侧与卵巢之间紧贴卵巢内侧可见一 25 cm × 21 mm 肿块，肿块内可见 11 mm × 11 mm 大小的液暗区，周边回声强，其内可见一胚芽，头臀长约 2.2 mm，可见原始心管搏动。CDFI：肿块内见点状血流信号。盆腔内可见游离液性暗区，较深处约 40 mm（图 16-82）。

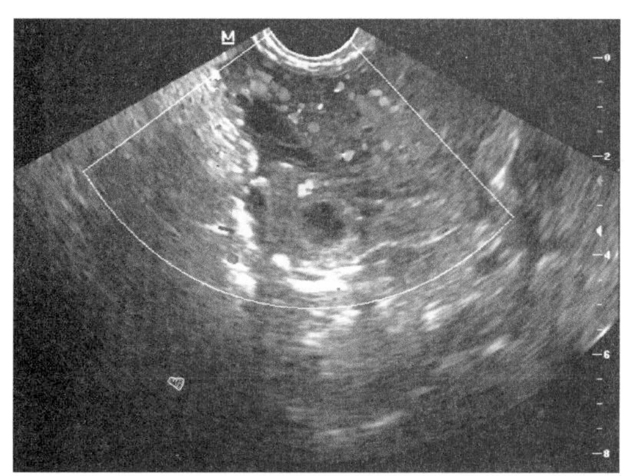
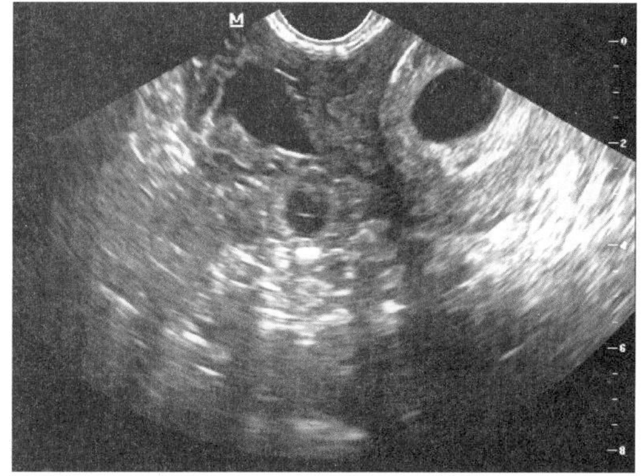

图 16-82　异位妊娠超声

【超声诊断】子宫右侧混合性肿块：疑异位妊娠。

八、心脏

（一）高血压性心脏病

【诊断要点】

（1）二维超声图像 左室长轴及短轴切面可观察到左室壁均匀性增厚，心肌回声正常，少数为不规则性肥厚。早期左房增大，左室大小正常或减小，心肌收缩正常或增强。失代偿期左室、左房均大，左室壁运动减低。

（2）频谱多普勒 早期心脏收缩呈高动力型，主动脉血流峰值速度增快，心搏出量和射血分数正常。当左心室肥厚舒张期顺应性下降时，表现为二尖瓣口舒张期 E/A < 1，反映左室舒张功能减低。

（3）组织多普勒二尖瓣瓣环速度 表现为二尖瓣环舒张早期速度和舒张晚期速度，Ea/Aa < 1，提示舒张功能减低。

【病史摘要】患者，男，52 岁。主诉：血压升高 12 年，胸闷、气短 4 个月。患者 12 年前体检发现血压升高，为 180/100 mmHg，未予系统治疗。近 4 个月以来出现胸闷气短，心前区不适，伴夜尿增多，全身乏力。查体：血压 200/125 mmHg，可见心尖搏动，心尖部可闻及 2 ~ 3 级收缩期杂音。

【超声特点】

（1）左房、左室增大，左室壁均匀性增厚，左室各壁向心运动普遍减弱，左室泵血功能降低（图 16–83）。

（2）主动脉瓣局限性增厚，回声增强，开放尚可，关闭时探及微量反流。主动脉壁增厚，回声增强，弹性减低（图 16–83）。

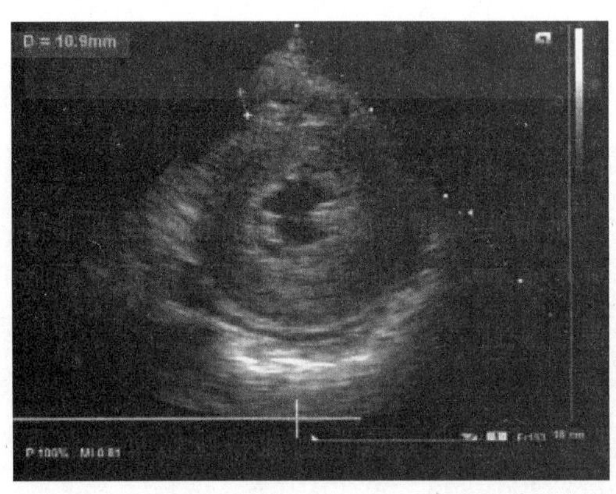

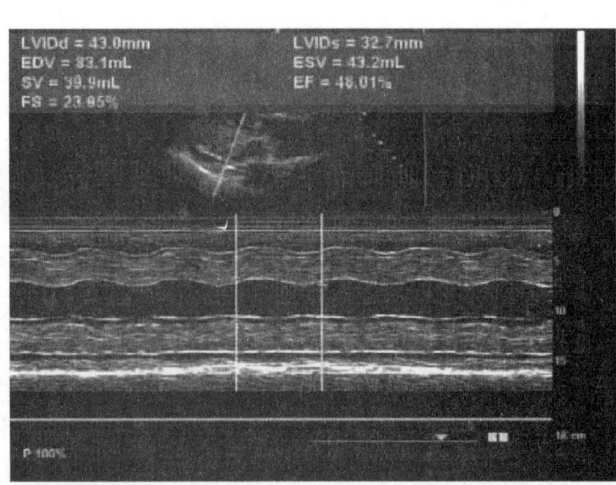

图 16–83　高血压性心脏病超声

（二）冠状动脉粥样硬化性心脏病

1. 慢性缺血性心脏病

【诊断要点】

（1）多见于中老年人，常合并高血压、高脂血症和糖尿病。

（2）临床表现通常有胸闷、气短、严重者可出现胸痛或运动耐力下降。

（3）超声心动图表现为阶段性室壁运动异常。

（4）合并心力衰竭者　心脏扩大，以左室扩大为主，可以合并瓣膜反流。

（5）陈旧性心肌梗死者，病变部位室壁变薄，回声增强，运动消失。

2. 急性冠状动脉综合征

【诊断要点】

（1）患者通常有急性持续性胸痛，少则 3 ~ 5 分钟，多则 30 分钟。常有高血压、高脂血症和糖尿病等病史。含服硝酸酯类药物可逐步缓解。

（2）临床生化检查提示血清心肌损伤标记物升高。

（3）心电图动态观察可见心肌损伤的演变过程。

（4）超声心动图显示节段性室壁运动减低、消失或矛盾运动。

3. 心肌梗死并发症

【诊断要点】

（1）有明确的急性 ST 段抬高心肌梗死的病史。

（2）二维超声显示节段性室壁运动减低、消失或矛盾运动。

（3）突然出现的心脏杂音或原有心脏杂音突然加重。

（4）并发症的直接声像图表现有以下几个方面：

①缺血性二尖瓣关闭不全：乳头肌断裂时二尖瓣呈连枷样活动，可见乳头肌断端回声；乳头肌功能不全时二尖瓣收缩期呈吊床样脱入左房；CDFI 可显示二尖瓣大量反流；常合并左心扩大和左室壁运动增强。

②室间隔穿孔：室间隔回声中断，常邻近心尖部，缺损周边室壁运动消失；CDFI 可显示室水平左向右分流。

③假性室壁瘤：室壁连续性突然中断，与心腔外囊状无回声区相通，瘤颈较小，收缩期左心室腔变小而瘤腔增大。CDFI 可显示血流往返于心室和瘤腔之间。

④室壁瘤：局部室壁明显变薄、回声增强，收缩期室壁向外膨出，呈矛盾运动。

⑤附壁血栓：左室心尖部无运动或矛盾运动。心尖部探及团状血栓回声，活动度小，新鲜血栓回声近似心肌，陈旧性血栓表现回声增强。

【病史摘要】患者，女，69 岁，因反复胸闷、胸痛 7 年，再发加重半个月，意识障碍 8 小时就诊。心电图提示窦性心律，Ⅱ、Ⅲ、AVF 导联 ST 段抬高 0.1 ~0.2 mV，V_1 ~ V_6 ST 段抬高 0.1 ~0.6 mV，可见病理学 Q 波。

【超声特征】

（1）左房大。

（2）左室前壁、心尖部心肌运动及增厚率明显减低近乎消失，左室心尖部心肌变薄，左室心尖向外膨出，膨出范围为 41 mm ×26 mm（图 16-84）。

【超声诊断】

（1）节段性室壁运动异常。

（2）左室心尖部所见，考虑室壁瘤形成。

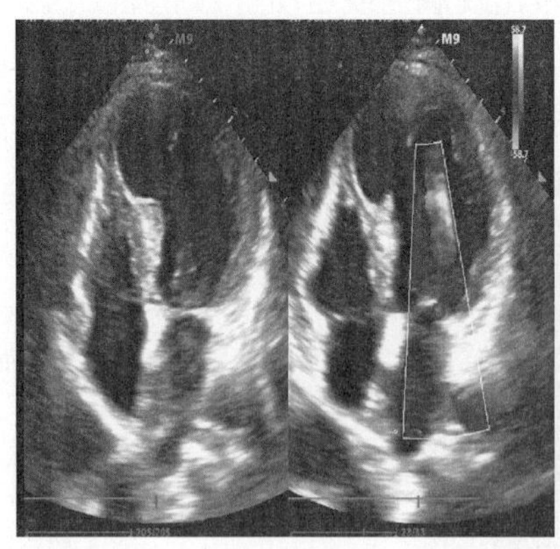

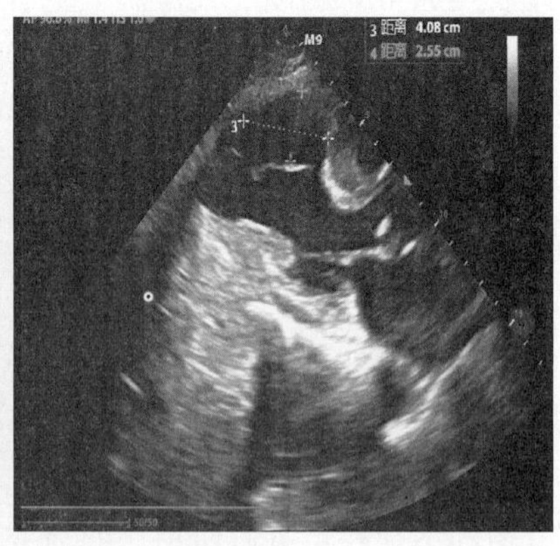

图 16-84　冠状动脉粥样硬化性心脏病超声

【评述】本患者具有以下特点：①典型的急性心肌梗死的临床表现及心电图表现；②入院时超声表现为典型的节段性室壁运动明显减低近乎消失；③局部室壁明显变薄、回声增强，收缩期室壁向外膨出，呈矛盾运动。综合临床和检查资料，不难确立诊断。

（三）常见先天性心脏病

1. 房间隔缺损

房间隔缺损（atrial septal defect，ASD）是指房间隔组织的任一部位呈不连续状态，出现中断现象，引起心房水平分流。ASD 是先天性心脏病中较常见的一种心脏畸形。

【诊断要点】

（1）分型　按缺损部位可分为原发孔型房间隔缺损、（Ⅰ孔型房间隔缺损）、继发孔型房间隔缺损、静脉窦型房间隔缺损（Ⅱ孔型房间隔缺损，分为上腔型和下腔型）、冠状窦间隔缺损、混合型缺损。

（2）血流动力学改变　房间隔出现缺损时，房水平出现分流，分流量的大小及方向取决于缺损的大小和两心房之间的压力差。无肺动脉高压时，为房水平的左向右分流，右心房室增大，右心容量负荷增加。

（3）超声表现　右心房室内径增大，右室流出道增宽，左心略小。房间隔回声中断，室间隔连续完整。室间隔与左室后壁呈同向运动，收缩幅度正常。各瓣膜形态结构及启闭运动正常。主动脉弓降部未见异常。彩色多普勒表现：收缩晚期舒张早期房水平探及亮度较高的红色左向右分流性血流束。频谱多普勒：收缩晚期舒张早期房水平探及位于零线上的左向右分流性血流束。

【病史摘要】患儿，男，7 岁，感冒后发现心脏杂音就诊。体检发现胸骨左缘 2 ~ 3 肋骨可闻及较柔和的收缩期杂音。胸片提示双侧肺血增多。

【超声特征】房间隔中部连续中断 5 mm，多普勒于该处探及收缩期左向右分流信号（图 16-85）。

【超声诊断】先天性房间隔缺损。

【评述】结合临床资料应首先考虑左向右分流性先天性心脏病，超声检查时发现右心扩

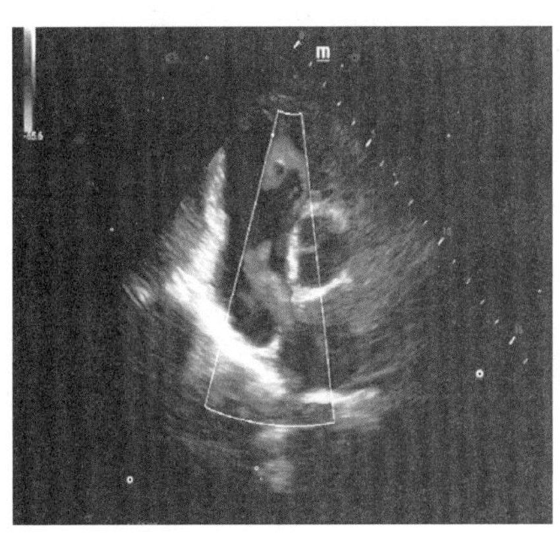
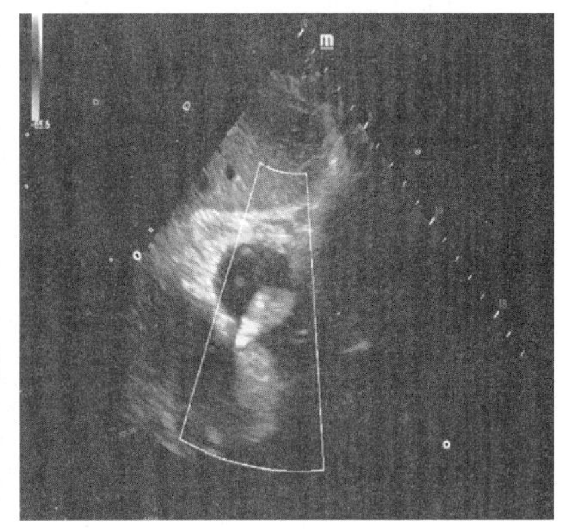

图 16-85　房间隔缺损超声

大，右室壁无明显增厚时，需要逐一排除使右心容量负荷增加的临床疾病。

2. 室间隔缺损

胚胎时期心脏室间隔发育异常导致缺损，形成两心室间异常分流，称为室间隔缺损（ventricular septal defect，VSD）。VSD 是最常见的先天性心血管畸形，可单独存在，亦常为其他复杂心脏畸形的组成部分。

【诊断要点】

（1）分型　①流出道型（漏斗部）VSD：干下型、嵴内型、嵴上型；②膜周型 VSD：嵴上型、隔瓣下型；③肌部型 VSD。

（2）血流动力学改变　室间隔部位出现缺损时，室水平出现分流，肺动脉压力不高时，收缩期左室的血流通过缺损处进入右室，左心室增大。分流量的大小及方向取决于缺损的大小和两心室之间的压力差及体循环、肺循环的阻力。

（3）超声表现　室间隔缺损，左心房室内径增大，左室流出道增宽，房间隔连续完整，室间隔回声脱失，室间隔与左室后壁厚度不厚，运动增强。各瓣膜形态结构及启闭运动正常。大动脉发育及连接关系正常，主动脉弓降部未见异常。彩色多普勒表现：收缩期室水平探及红五彩镶嵌色左向右高速过隔分流信号。频谱多普勒表现：收缩期室水平探及位于零线上的左向右高速过隔分流信号。

【病史摘要】患者，女，34 岁，体检听诊发现胸骨左缘 3 ~ 4 肋间收缩期及杂音就诊。胸骨平片示两肺血流增多。

【超声特征】室间隔膜周部连续中断 4 ~ 5 mm，右室面可探及纤维包绕，呈瘤样膨向右室侧，顶端可探及少许小破口。多普勒于该处探及收缩期左向右分流信号（图 16-86）。

【超声诊断】先天性心脏病室间隔缺损（膜周部）并膜部瘤形成。

【评述】结合临床资料首先考虑左向右分流性先天性心脏病，结合超声检查于室间隔膜周部发现红色明亮的分流信号，频谱多普勒显示收缩期高速分流，因此先天性心脏病室间隔缺损（膜周部）并膜部瘤形成诊断成立。

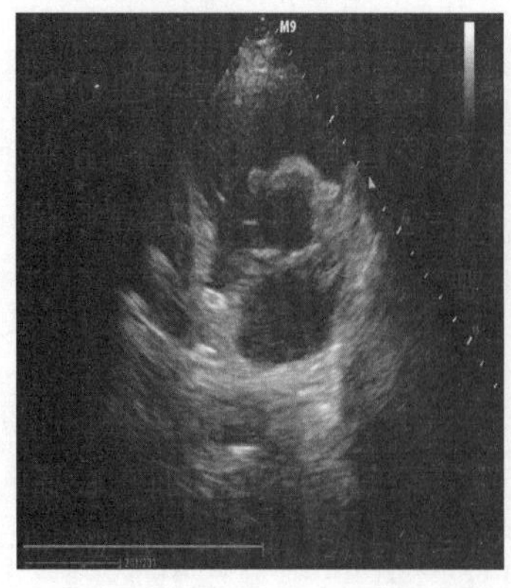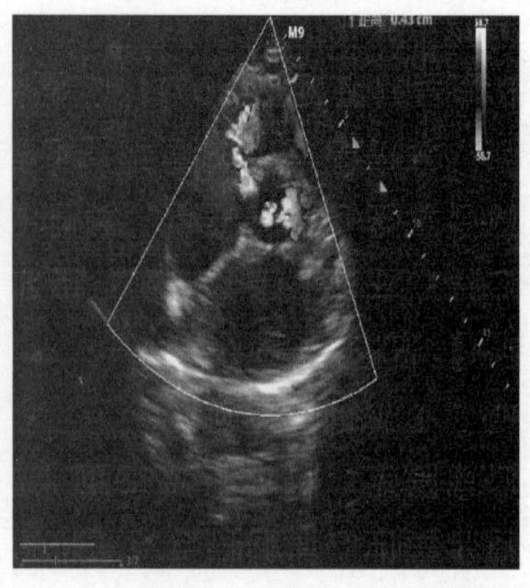

图 16-86 室间隔缺损超声

（唐 奇）

第四节 心电图检查

心电图是指心脏在机械性收缩之前，首先产生电激动，心肌激动所产生的微小电流可经过身体组织传导到体表，使体表不同部位产生不同的电位。心电图就是利用心电图机从体表记录心脏每一心动周期所产生电活动变化的曲线。

一、心电图的测量

正常人的心脏电活动起源于心脏右上方自律性最高的窦房结，向左前下方传导，依次经房间束、房室交界区（房室结、希氏束）、束支（左、右束支）和浦肯野纤维。整个心脏的综合向量方向由右上指向左前下方。依次产生 P 波、P-R 段、QRS 波、ST 段、T 波、U 波，其中有 P-R 和 Q-T 两个间期，正常人心电图各波正常值范围（表 16-9），各波段的异常反映了心脏的电传导、结构、电解质紊乱等异常情况（图 16-87）。

表 16-9 心电图波形正常值

测 量		正常范围
心率（HR）	60/R-R 间期	60～100 次/分、窦性
P 波	P 最早起点－最晚结束终点，代表左、右心房除极过程，P 波前半部分代表右心房除极，后半部分代表左心房除极。	0.08～0.11 s Ⅰ、Ⅱ、AVF、V_4～V_6 直立，AVR 倒置；肢＜0.25 mV、胸＜0.20 mV、$PTFV_1$＜0.03 mm·s
P-R 间期	最早 P 起至最早 QRS 起点	成人 0.12～0.20 s，儿童 0.11～0.18 s
QRS 波群	同 P 波，代表左、右心室除极过程	成人 0.06～0.11 s，儿童上限为 0.09 s
ST 段	心室除极至复极开始无电位变化时段，QRS 终点后 0.06～0.08 s 水平位置	抬高 V_1～V_3 不大于 0.03 mV；余小于 0.1 mV，压低均小于 0.05 mV，时间 0.05～0.15 s 正常
T 波	起－终，代表心室复极电位变化	方向一致，不低于 R 波 1/10，肢不大于 0.6 mV，胸可高达 1.2 mV，时间 0.05～0.25 s

续表

测　量		正常范围
U 波	心肌激动后的后电位	0.1 ~0.2 mV，明显时见于低血钾
Q-T 间期	心室除极和复极的总时程	0.32 ~0.44 s，Q-T 间期不大于 0.44 s

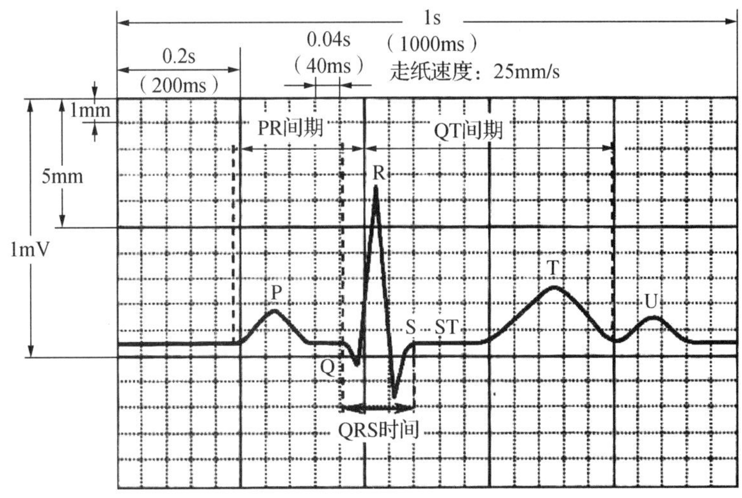

图 16-87　心电图各波段的测量

心电图分析的方法具体如下：

1. P 波分析

P 波振幅较小，并非所有导联都清晰可见，因此，要选择 P 波清楚的导联来分析 P 波的频率和节律，根据 P 波形态判断，正常窦性心律的特点是：P 波方向在 Ⅰ、Ⅱ、aVF、V_4 ~ V_6 导联向上，aVR 导联向下，其余导联呈双向、倒置或低平，心率范围 60 ~100 次/分，节律规整。P 波起源部位，一般而言，意味 P 波与窦性 P 波形态不同，起源于心房下部、房室交界区的 P 波在 Ⅱ、Ⅲ、AVF 倒置，起源于左心房的 P 波在 Ⅰ、AVL 导联倒置，AVR、V_1 导联直立。无 P 波时要考虑窦性停搏和心房颤动。

2. P 波与 QRS 波的关系

一般情况，每一个 P 波均下传产生 QRS 波、T 波，P 波固定在 0.12 ~0.20 s，提示 P 波房室结下传心室。如果 P-R 间期固定大于 0.20 s，提示一度房室阻滞。当 P-R 间期逐渐延长，突然 QRS 波脱落，考虑二度一型房室阻滞。当 P-R 间期固定，突然 QRS 波脱落，考虑二度Ⅱ型房室阻滞。当 P-P 规整、QRS-QRS 规整、但 P 波与 QRS 波完全没有关系，考虑完全性房室分离即三度房室阻滞。如果 P-R 间期固定小于 0.12 s，提示心室预激可能。

3. QRS 波分析

正常 QRS 波节律规整，呈窄 QRS 波，时间为 0.06 ~0.11 s，当有节律不规整时，得考虑心律失常可能，如期前收缩、停搏、房室阻滞等，如 QRS 波绝对不规整，提示心房颤动或紊乱性房性心律可能。同时 QRS 波的形态反映的心室的激动顺序，可以诊断和定位室早、心肌梗死、心肌炎、心室肥大等。

4. ST 段、T 波、U 波分析

正常 ST 段相对基线无偏移，ST 段下移≥0.05 mV 即为异常，任何低平、倒置、双峰、电交替等均为异常。ST 段呈水平型、下斜型下移较上斜型下移对心肌缺血的更具病理性诊断意义。ST 段的偏移程度呈阶段性、动态性变化，要高度怀疑冠心病的诊断。广泛的 ST 段抬高，要考虑心包炎。右胸导联 ST 段呈下斜型、穹窿型上抬伴右束支传导阻滞和猝死家族史，要考虑 Brugada 综合征。ST 段的弓背向上抬高，往往是急性心肌梗死的特征表现，ST 段弓背向下抬高可常见于急性心包炎。

正常 T 波方向与 QRS 主波方向一致，振幅 >1/10 R，T 波在肢导联不大于 0.6 mV，在胸导联不超过 1.2 mV，如超过了即为 T 波高尖，提示高血钾、超急性心肌梗死等可能。

U 波不多见，正常为 0.1 ~ 0.2 mV，当超过 0.20 mV 时多见于低血钾，U 波倒置可见于严重的心肌缺血等情况。

Q-T 间期反映心室除极和复极时间，受心率、药物（如胺碘酮、抗精神病药）、电解质（血钾、血钙）的影响。

二、临床常见心电图表现

【心电图诊断 1】见图 16-88。

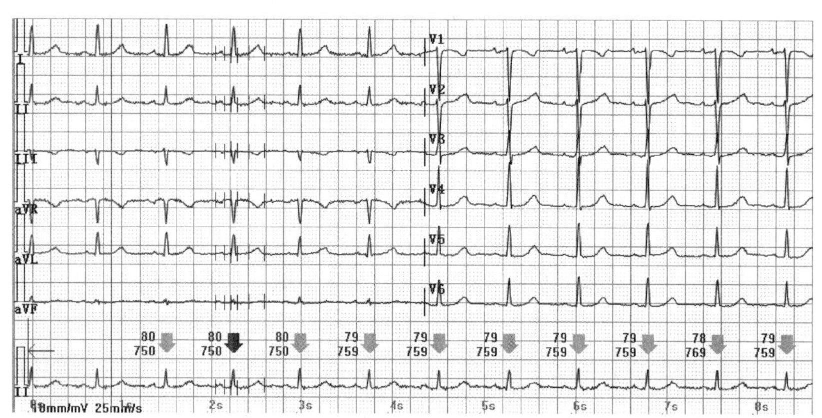

图 16-88 正常心电图

诊断 正常心电图。

诊断依据 正常人的心脏激动起源于窦房结，符合窦性心律的特点：P 波方向在 Ⅰ、Ⅱ、aVF、V_4 ~ V_6 导联向上，aVR 导联向下，其余导联呈双向、倒置或低平。心房率 = 心室率 = 79 次/分，节律规整，在窦性心律正常频率 60 ~ 100 次/分范围，P 波、P-R 间期、QRS 波群、ST 段、T 波形态和时间均在正常范围。

【心电图诊断 2】见图 16-89。

诊断 窦性心动过速。

诊断依据 符合窦性心律的特点，f = 103 次/分，>100 次/分。

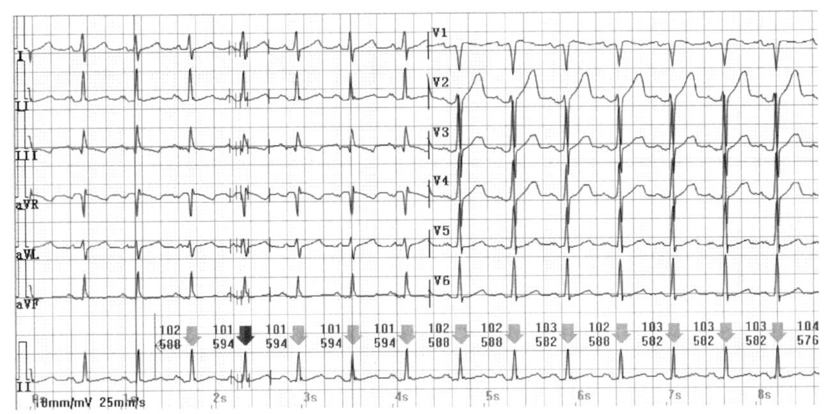

图 16-89　窦性心动过速心电图

【心电图诊断 3】见图 16-90。

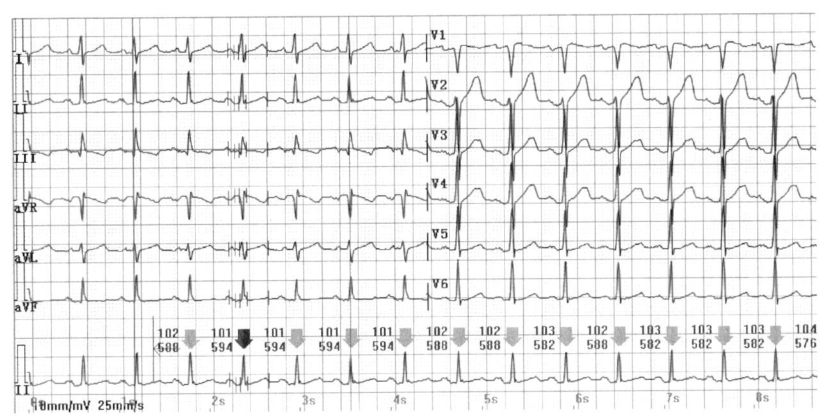

图 16-90　窦性心动过缓心电图

诊断　窦性心动过缓。

诊断依据　符合窦性心律的特点，f = 53 次/分，<60 次/分。

【心电图诊断 4】见图 16-91。

诊断　窦性心律不齐；电轴左偏。

诊断依据　符合窦性心律的特点，f 在 60～100 次/分范围，同导联 P-P 间期相差 >0.12 s。心电轴正常于 −30°到 +90°之间。

【心电图诊断 5】见图 16-92。

诊断　窦性停搏。

诊断依据　窦性节律中，窦房结长时间内不产生激动，心房、心室均暂时不能除极，长时间一般≥2 s 无 P 波及 QRS 波，突然出现长 P-P 间期不为窦性 P-P 间期的整数倍。

【心电图诊断 6】见图 16-93。

诊断　窦性停搏。

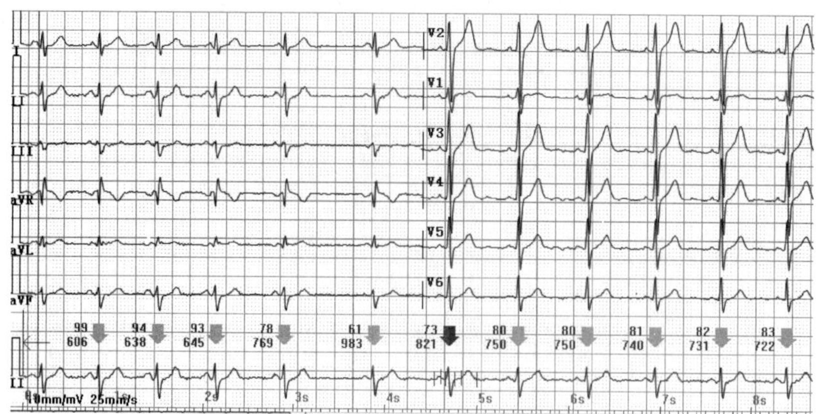

图 16-91 窦性心律不齐心电图

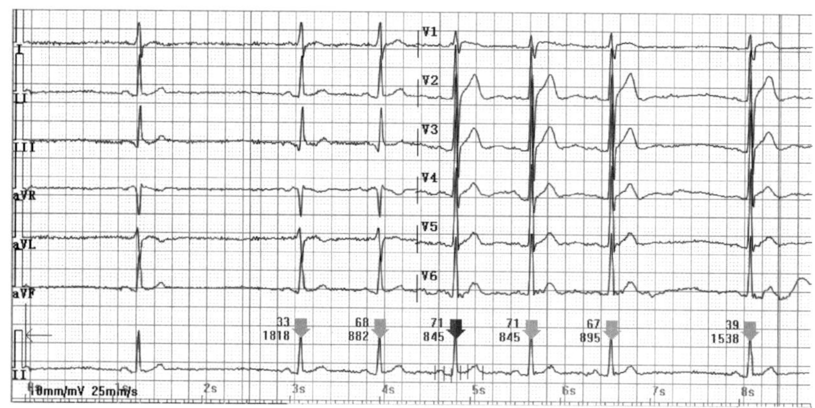

图 16-92 窦性停搏心电图 1

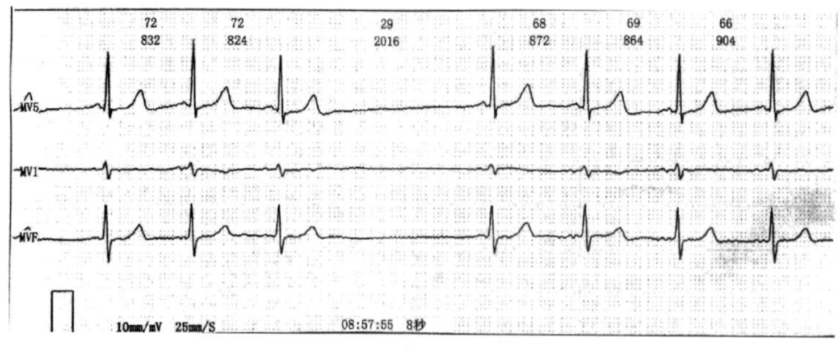

图 16-93 窦性停搏心电图 2

诊断依据 同上。

【心电图诊断 7】见图 16-94。

诊断 窦性心律；二度Ⅱ型窦房阻滞。

诊断依据 窦房结正常发出激动，但窦房结至心房连接处发生延缓或中断，出现长 P-P

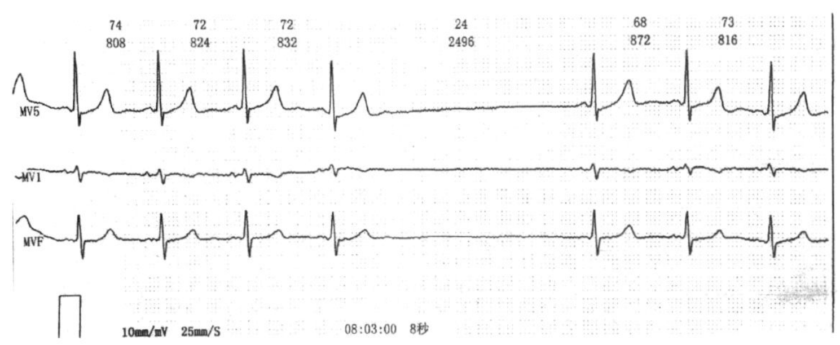

图 16-94　二度Ⅱ型窦房阻滞心电图

间期，一旦出现窦性 P 波，长 P-P 间期为短基础 P-P 间期的整数倍。

【心电图诊断 8】见图 16-95。

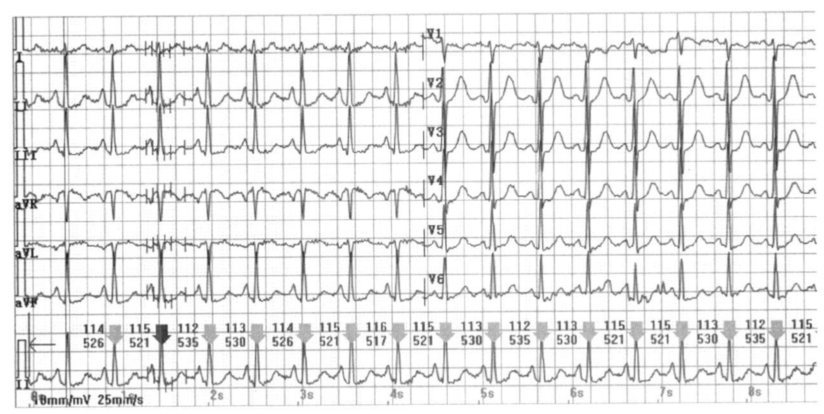

图 16-95　窦性心动过速心电图

诊断　窦性心动过速；肺型 P 波。

诊断依据　符合窦性心律的特点，窦性 P 波 f = 114 次/分，>100 次/分。窦房结发出的激动首先引起右心房除极，构成 P 波的前半部分，当右心房扩大时，P 波形态高尖，PⅡ、Ⅲ、aVF≥0.25 mV，P 波时间不延长。

【心电图诊断 9】见图 16-96。

诊断　窦性心律；左右心房大可疑；电轴右偏。

诊断依据　符合窦性心律的特点，窦性 P 波 f = 78 次/分。符合右心房大的特点 + 左心房肥大心电图特点：窦房结发出的激动左心房较右心房晚除极，构成 P 波的后半部分，当左心房肥大时，P 波呈时限延长 >0.11 s，呈双峰，PTF V_1 绝对值大于 0.04 mm · s。电轴正常值为 -30° ~ +90°。

【心电图诊断 10】见图 16-97。

诊断　窦性心律；右心室肥大可疑。

诊断依据　符合窦性心律的特点：P 波方向在Ⅰ、Ⅱ、aVF、V_4 ~ V_6 导联向上，aVR 导联向下，其余导联呈双向、倒置或低平。右心室肥大特点：QRS 波群电压 RV_1 足够高

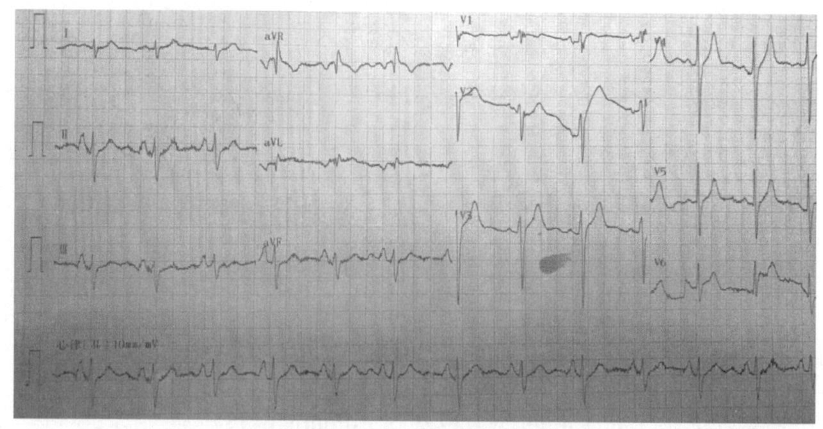

图 16-96 左右心房肥大心电图

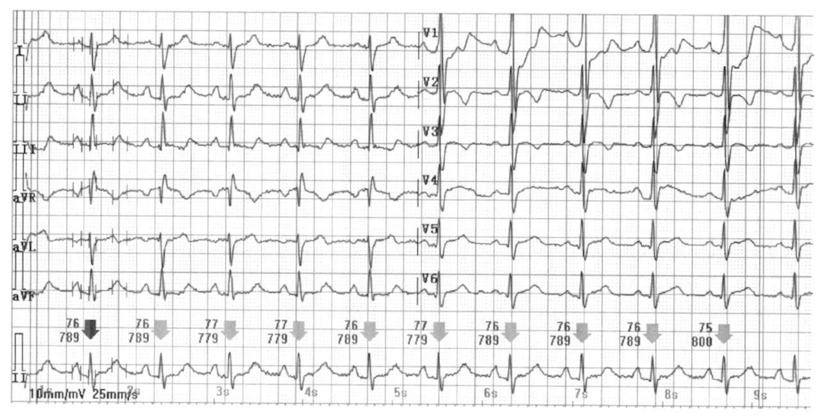

图 16-97 右心室肥大心电图

>1.0 mV，$RV_1+SV_5>1.2$ mV，电轴右偏>110°，V_1 导联 ST 下移和 T 波倒置、双向。内容延展：慢性阻塞性肺疾病。右室心电图肥大特征为主（电轴≥+90°、VIR/S≥1、高顺钟向转位、$RV_1+SV_5\geq1.05$、aVR R/S 或 R/Q≥1、$V_1\sim V_3$ 呈 QS/Qr/qr 型、肺型 P 波、右束支阻滞及低电压）。

【心电图诊断 11】见图 16-98。

诊断 窦性心律；左室面高电压。

诊断依据 符合窦性心律的特点。QRS 波群：$RV_5+SV_1=3.72$ mV>3.5 mV（此患者为女性）。

【心电图诊断 12】见图 16-99。

诊断 窦性心律；部分 ST-T 改变（Ⅱ、Ⅲ、aVF、$V_2\sim V_6$ 导联 ST 段水平型下移 0.1 mV，T 波低平、倒置）。

诊断依据 符合窦性心律的特点。ST 段下移超过 0.05 mV 即为异常，正常 T 波方向与 QRS 主波方向一致，振幅>1/10 R，任何低平、倒置、双峰、电交替等均为异常。

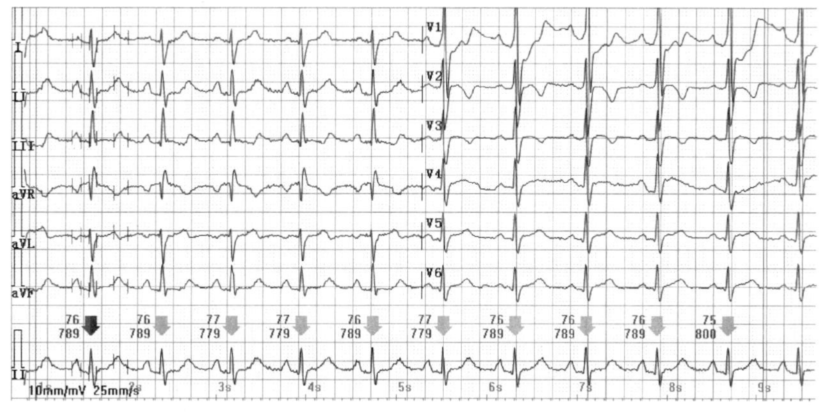

图 16-98　左室面高电压心电图

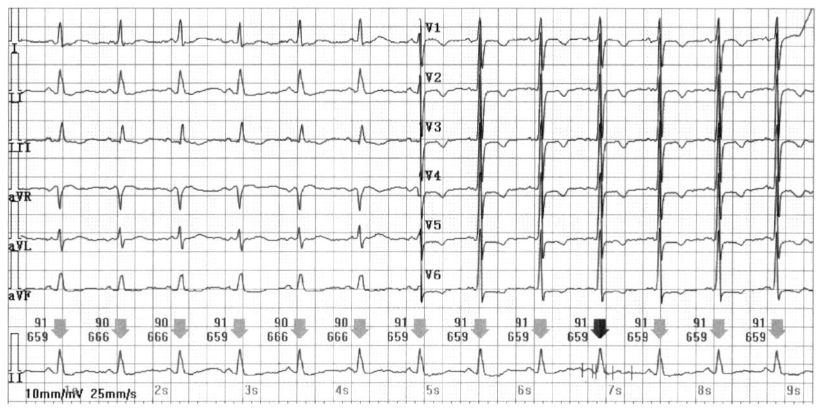

图 16-99　部分 ST-T 段改变心电图

【心电图诊断 13】见图 16-100。

诊断　窦性心律；左心室肥大可疑。

诊断依据　符合窦性心律 P 波特点。符合左心室肥大心电图特点：左室面电压增高 +

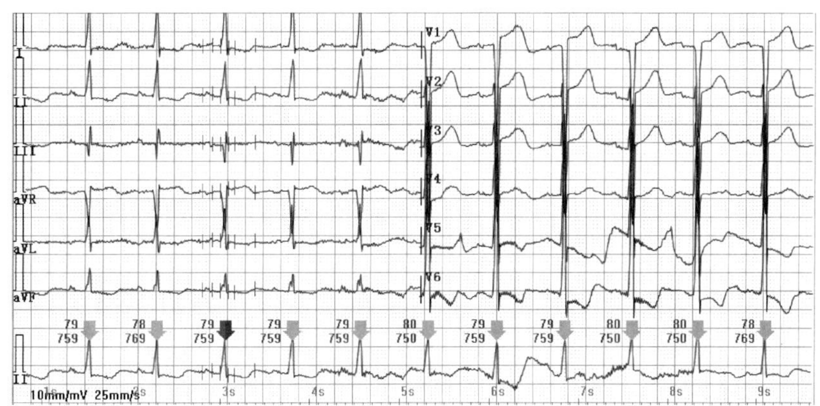

图 16-100　左心室肥大心电图

继发性 ST-T 改变。此图具体示左室面电压增高：RV_5+SV_1 为 6.54 mV，男性 >4.0 mV 或女性 >3.5 mV，继发性 ST-T 改变为 QRS 主波导联向上导联 ST 段下移 >0.05 mV，T 波低平、双向或倒置。

【心电图诊断 14】见图 16-101。

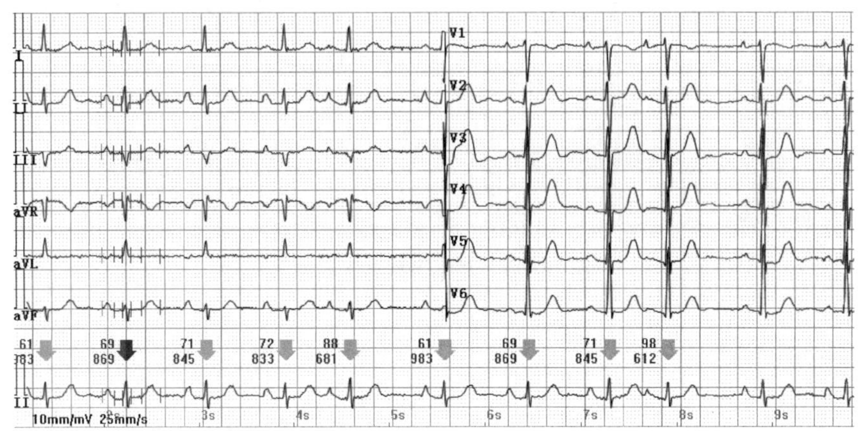

图 16-101 房性期前收缩心电图

诊断 窦性心律；房性期前收缩。

诊断依据 P 波方向在Ⅰ、Ⅱ、aVF、$V_4 \sim V_6$ 导联向上，aVR 导联向下，其余导联呈双向、倒置或低平。提前出现的 P′波（形状与同导联窦性 P 波不同），后继以多为窄的室上性 QRS-T 波，P′-R 间期≥0.12 s，代偿间歇不完全。

【心电图诊断 15】见图 16-102。

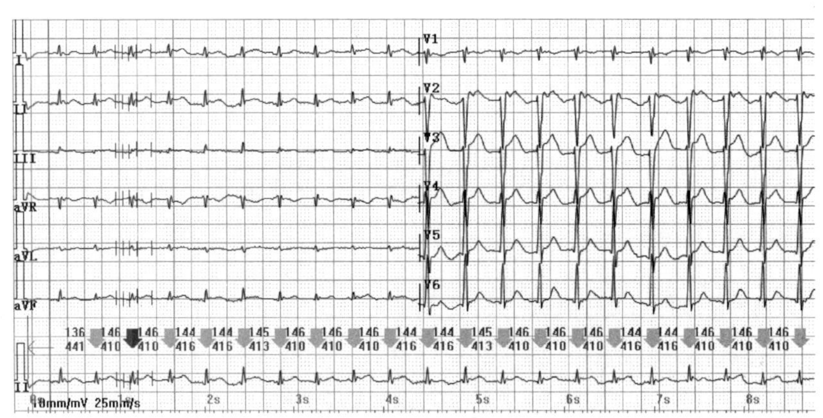

图 16-102 阵发性室上性心动过速心电图

诊断 阵发性室上性心动过速；肢导联 QRS 低电压倾向。

诊断依据 节律快而规则，频率多在 150 ~ 240 次/分，P 波难以分辨。6 个肢体导联 QRS 波群振幅都小于 0.5 mV。

【心电图诊断 16】见图 16-103。

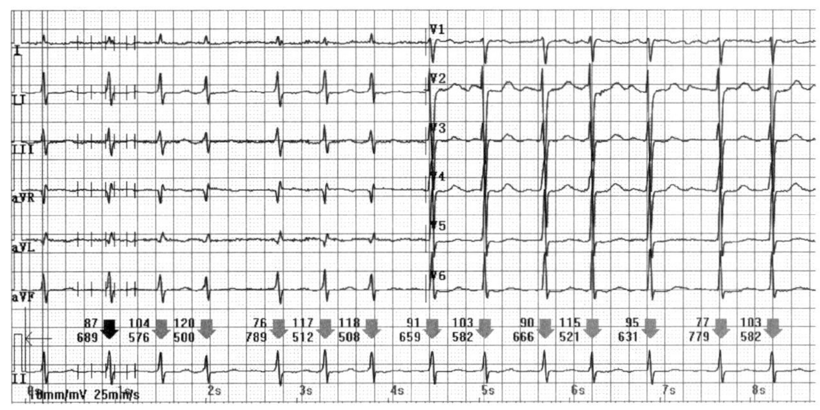

图 16–103　心房颤动心电图

诊断　心房颤动（快心室率）；T 波改变（Ⅱ、aVF、V_5、V_6 低平）。

诊断依据　P 波：P 波消失，代之以大小不等、形态各异的 f 波，其频率为 350 ~ 600 次/分。QRS 波群：R-R 间期绝对不齐，QRS 时间 < 0. 12 s；心室率≥100 次/分。正常 T 波方向与 QRS 主波方向一致，振幅 > 1/10 R，任何低平、倒置、双峰、电交替均为异常。

【心电图诊断 17】见图 16–104。

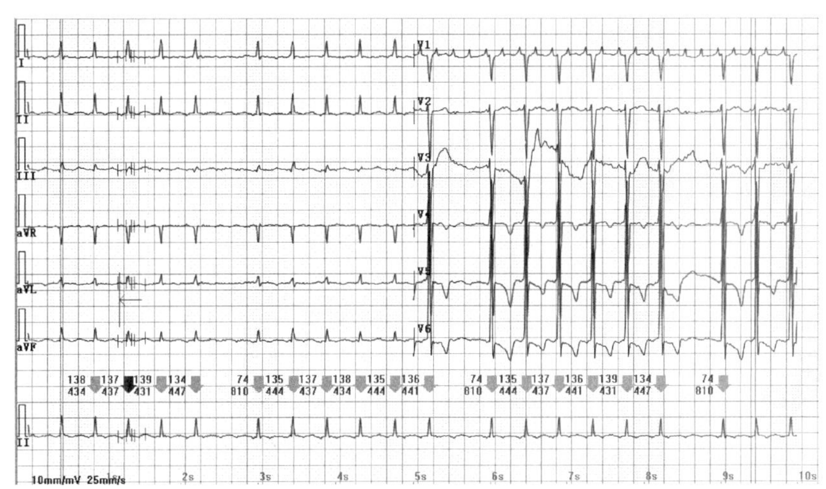

图 16–104　心房扑动心电图

诊断　心房扑动 2∶1 ~ 4∶1 传导（快室率）；T 波改变（Ⅰ、Ⅱ、aVF、V_3 ~ V_6 低平、倒置）。

诊断依据　P 波：P 波消失，代之以形态、方向相同、间隔极为匀齐的 F 波，其频率为 250 ~ 430 次/分。QRS 波群：R-R 间期可以齐或不齐，与房室传导比例有关，QRS 时间 < 0. 12 s；心室率≥100 次/分。正常 T 波方向与 QRS 主波方向一致，振幅 > 1/10 R，任何低平、倒置、双峰、电交替均为异常。

【心电图诊断 18】见图 16–105。

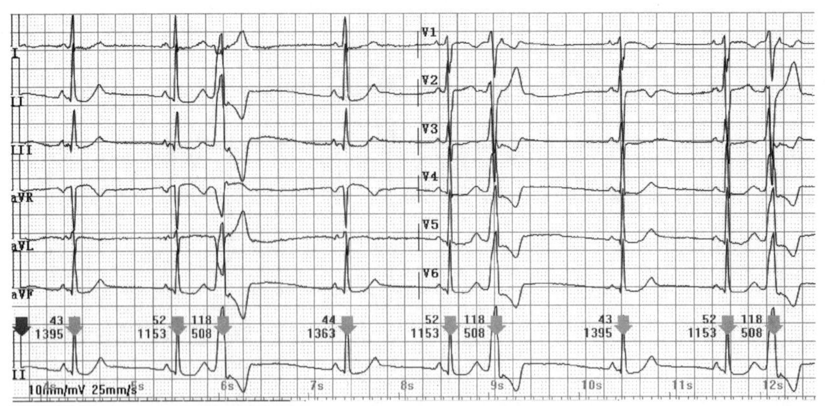

图 16-105 室性期前收缩三联律心电图

诊断 窦性心律；室性期前收缩呈三联律；电轴右偏；ST 段压低（Ⅱ、Ⅲ、aVF、$V_3 \sim V_6$）。

诊断依据 符合窦性心律的特点：P 波方向在Ⅰ、Ⅱ、aVF、$V_4 \sim V_6$ 导联向上，aVR 导联向下，其余导联呈双向、倒置或低平。提前出现宽大畸形 QRS 波群，时限≥0.12 s，其前无相关 P 波，代偿间歇多完全，ST-T 继发性改变（室性早搏 T 方向与室性早搏 QRS 主波方向相反，ST 段亦有改变）。心电轴正常于 -30° ~ +90°，大于 90°为右偏。QRS 波主波朝上的导联 ST 段下移达到 0.05 mV 为异常。

【心电图诊断 19】见图 16-106。

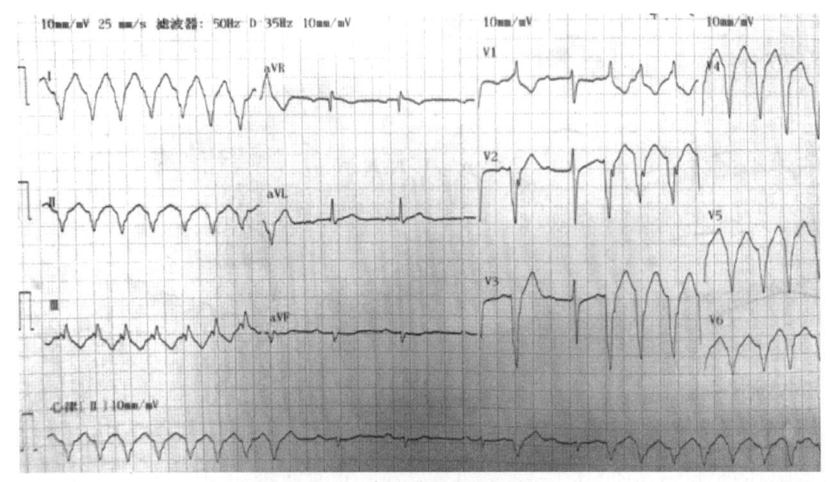

图 16-106 频发室性期前收缩心电图

诊断 窦性心律；频发室性期前收缩，部分呈短阵室性心动过速。

诊断依据 符合窦性心律的特点可能：P 波方向在Ⅱ导联向上、aVR 导联向下。室性早搏频发为 5 次/分，3 个及 3 个以上室性早搏连续发生为室速，心室率 100 ~ 250 次/分，心房与心室独自活动，室房分离，发作突然开始，可见室性融合波，部分可见心室夺获。

【心电图诊断 20】见图 16-107。

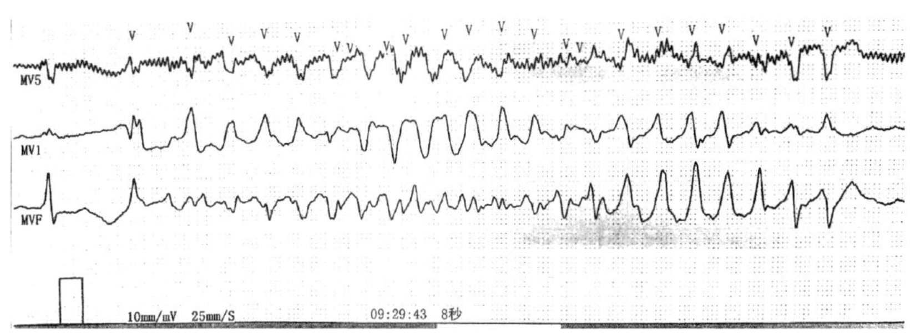

图 16-107　尖端扭转性室速心电图

诊断　尖端扭转性室速。

诊断依据　图形表现为多形性室速，QRS 波的振幅与波峰呈周期性改变，围绕等电位线连续扭转，f 在 200～250 次/分，可伴 Q-T 间期延长，或伴 U 波明显。

【心电图诊断 21】见图 16-108。

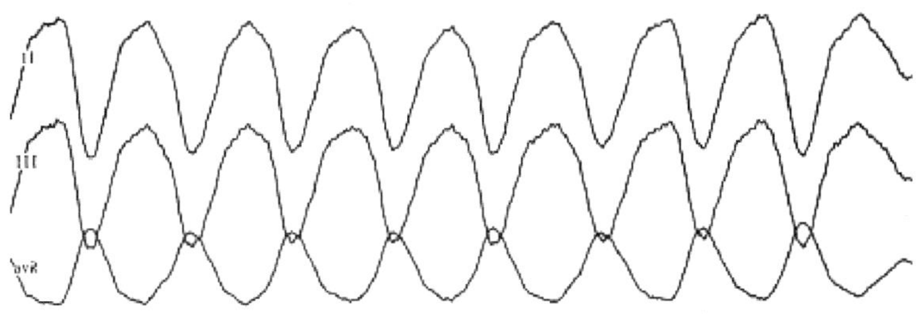

图 16-108　心室扑动心电图

诊断　心室扑动。

诊断依据　正弦图形，f 在 150～300 次/分。

【心电图诊断 22】见图 16-109。

诊断　窦性心律；一度房室阻滞；室性期前收缩。

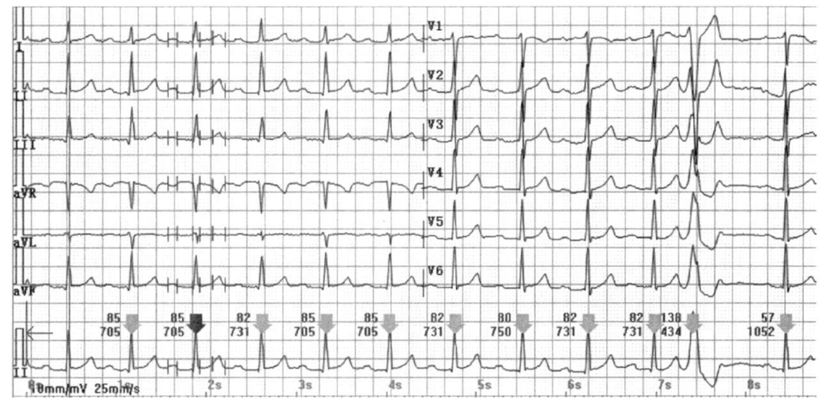

图 16-109　一度房室传导阻滞及室性期前收缩心电图

诊断依据　符合窦性心律的特点：P 波方向在Ⅰ、Ⅱ、aVF、V_4 ~ V_6 导联向上，aVR 导联向下，其余导联呈双向、倒置或低平。P-R 间期延长，大于 0.20 s，无 QRS 波脱落。提前出现宽大畸形 QRS 波群，时限≥0.12 s，其前无相关 P 波，代偿间歇完全，ST-T 继发性改变（室性期前收缩 T 方向与室性期前收缩 QRS 主波方向相反，ST 段亦有改变）。

【心电图诊断 23】见图 16-110。

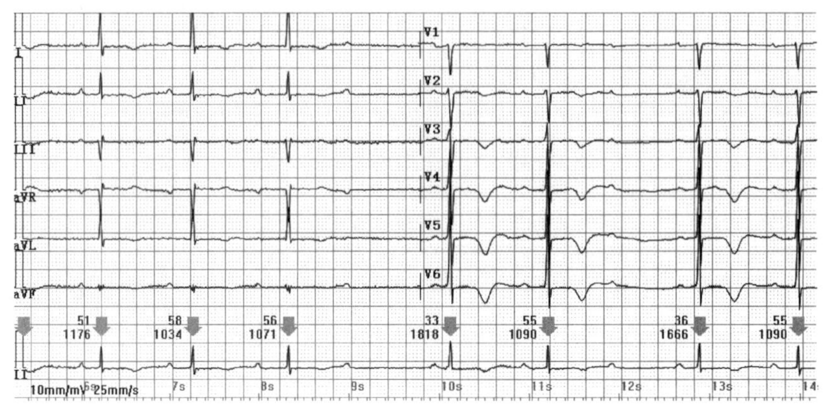

图 16-110　二度Ⅰ型房室传导阻滞心电图

诊断　窦性心律；二度Ⅰ型房室阻滞；Q-T 间期延长；T 波改变（Ⅰ、Ⅱ、aVL、V_2 ~ V_6）。

诊断依据　符合窦性心律的特点：P 波方向在Ⅰ、Ⅱ、aVF、V_4 ~ V_6 导联向上，aVR 导联向下，余导联呈双向、倒置或低平。P-R 间期逐渐延长，直到 QRS 波脱落——文氏现象。Q-T 间期正常值 0.32 ~ 0.44 s。正常 T 波方向与 QRS 主波方向一致，振幅 >1/10 R，任何低平、倒置、双峰、电交替均为异常。

【心电图诊断 24】见图 16-111。

诊断　窦性心律；三度房室阻滞；交界性逸搏心律。

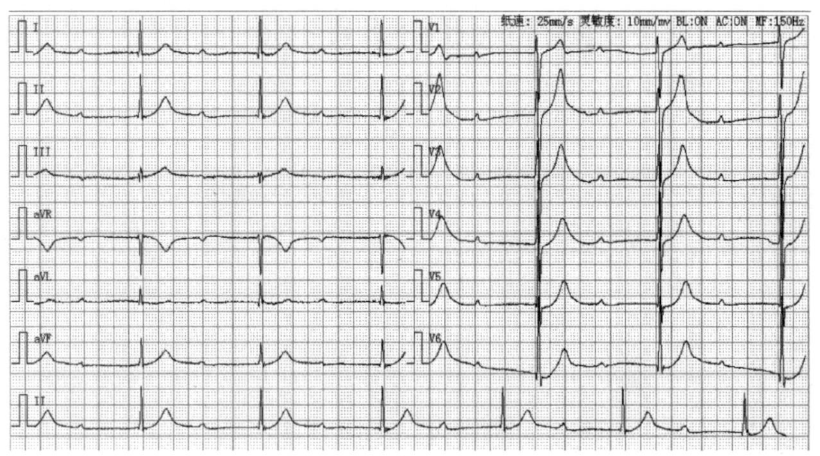

图 16-111　三度房室传导阻滞心电图

诊断依据　符合窦性心律的特点：P 波方向在Ⅰ、Ⅱ、aVF、$V_4 \sim V_6$ 导联向上，aVR 导联向下，其余导联呈双向、倒置或低平。完全性房室分离：P-P 规则，R-R 规则，P 波与 QRS 波完全没有关系，心房 P 波频率快于心室 QRS 波频率。长间歇后延迟出现的 QRS 波群，形态类似交界性期前收缩，3 个及以上连续发生称心律。

【心电图诊断 25】见图 16-112。

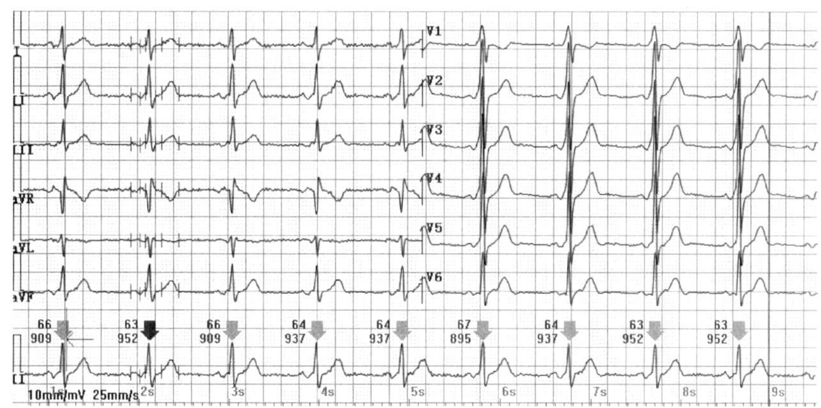

图 16-112　心室预激心电图

诊断　窦性心律；心室预激。

诊断依据　符合窦性心律的特点：P 波方向在Ⅰ、Ⅱ、aVF、$V_4 \sim V_6$ 导联向上，aVR 导联向下，其余导联呈双向、倒置或低平。QRS 波时间 >0. 10 s，初始有粗顿的预激波（delta 波），P-R 间期可缩短，可有继发性 ST-T 改变。

【心电图诊断 26】见图 16-113。

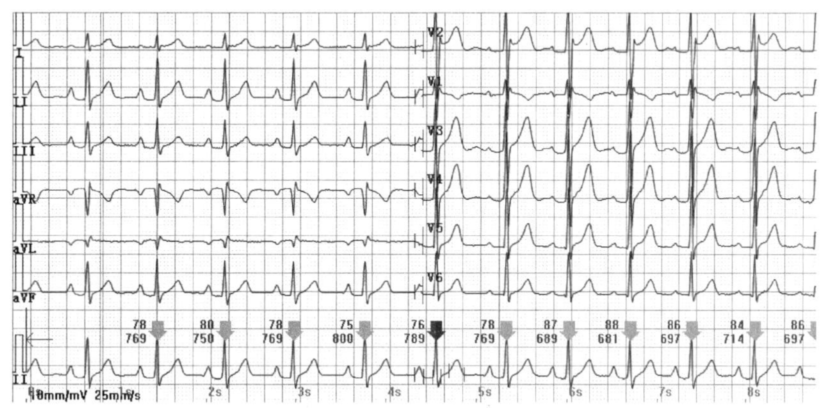

图 16-113　不完全性右束支阻滞心电图

诊断　窦性心律；不完全性右束支阻滞。

诊断依据　符合窦性心律的特点：P 波方向在Ⅰ、Ⅱ、aVF、$V_4 \sim V_6$ 导联向上，aVR 导联向下，其余导联呈双向、倒置或低平。QRS 波群：V_1 呈 rSr′型，QRS 总时限 <0. 12 s。

【心电图诊断 27】见图 16-114。

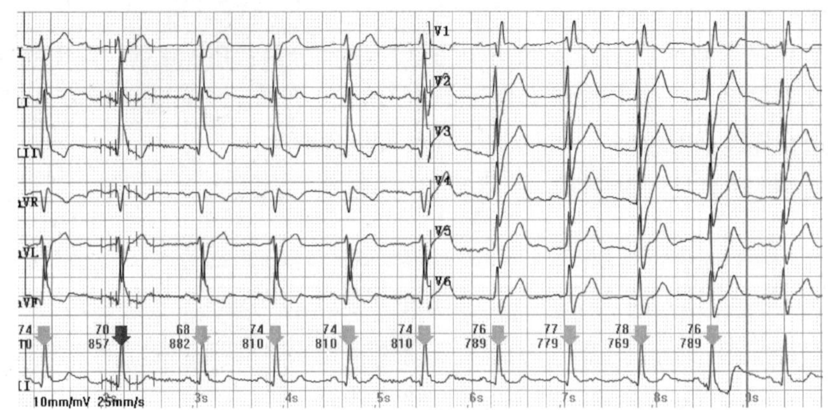

图 16-114　完全性右束支阻滞心电图

诊断　窦性心律；完全性右束支阻滞。

诊断依据　符合窦性心律的特点：P 波方向在Ⅰ、Ⅱ、aVF、V_4 ~ V_6 导联向上，aVR 导联向下，其余导联呈双向、倒置或低平。QRS 波群：V_1 导联呈 rsR′型，其余各导终末粗钝，QRS 总时限 >0.12 s，ST-T 段改变：V_1 导联下移，T 波倒置（继发性改变）。

【心电图诊断 28】见图 16-115。

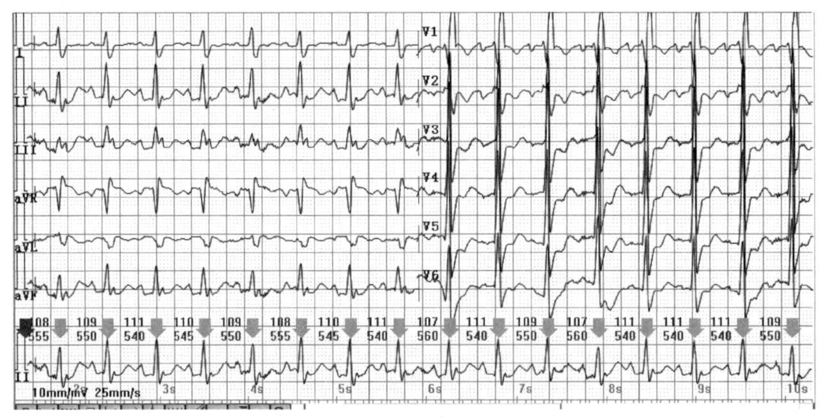

图 16-115　完全性右束支阻滞心电图

诊断　窦性心动过速；左房负荷过重；完全性右束支阻滞；部分 ST 波改变（V_3 ~ V_6 导联 ST 段水平型下移 0.1 mV）。

诊断依据　符合窦性心律的特点：P 波方向在Ⅰ、Ⅱ、aVF、V_4 ~ V_6 导联向上，aVR 导联向下，其余导联呈双向、倒置或低平。f = 106 次/分，>100 次/分。P 波：PTF V_1 < −0.04 mm · s。QRS 波群：V_1 导联呈 rsR′型，其余各导联终末粗钝，QRS 总时限 >0.12 s。ST 段：V_1 ~ V_3 导联下移（继发性改变）。T 波：V_1 ~ V_3 导联倒置（继发性改变）。

【心电图诊断 29】见图 16-116。

诊断　窦性心动过速；完全性右束支阻滞；T 波改变（Ⅱ、Ⅲ、aVF 导联 T 波低平、倒置）。

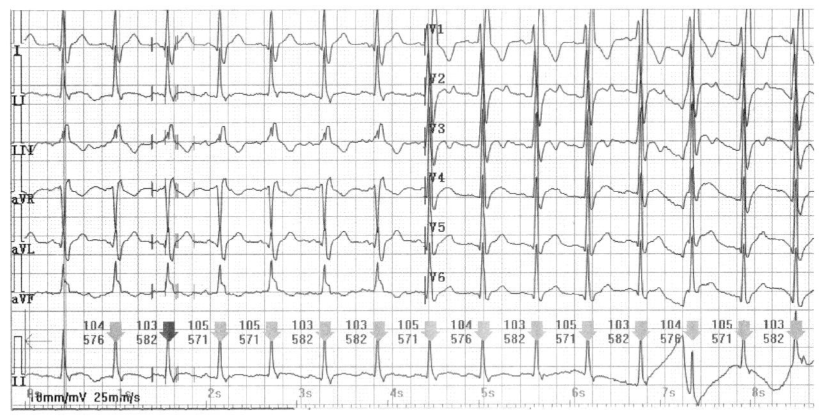

图 16–116　窦性心动过速及完全性右束支阻滞心电图

诊断依据　符合窦性心律的特点：P 波方向在Ⅰ、Ⅱ、aVF、$V_4 \sim V_6$ 导联向上，aVR 导联向下，其余导联呈双向、倒置或低平。f = 103 次/分，＞100 次/分。QRS 波群：V_1 导联呈 rsR′型，其余各导联终末粗钝，QRS 总时限＞0. 12 s；ST 段：$V_1 \sim V_3$ 导联下移（继发性改变）；T 波：$V_1 \sim V_3$ 导联倒置（继发性改变）。正常 T 波方向与 QRS 主波方向一致，振幅＞同导联 1/10 R，任何低平、倒置、双峰、电交替均为异常。Ⅱ、Ⅲ、aVF 导联 T 波低平、倒置为异常。

【心电图诊断 30】见图 16–117。

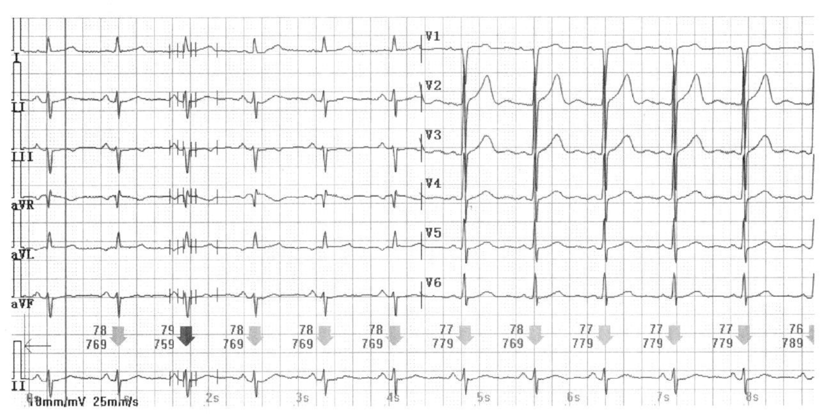

图 16–117　左前分支阻滞心电图

诊断　窦性心律；左前分支阻滞。

诊断依据　符合窦性心律的特点：P 波方向在Ⅰ、Ⅱ、aVF、$V_4 \sim V_6$ 导联向上，aVR 导联向下，其余导联呈双向、倒置或低平。QRS 波群：Ⅰ、aVL 呈 qR 型，R aVL＞RⅠ，Ⅱ、Ⅲ、aVF 呈 rS 型，SⅢ＞SⅡ，电轴左偏，范围是 $-90° < QRS \leq -45°$，QRS 总时限≤0. 11 s。

【心电图诊断 31】见图 16–118。

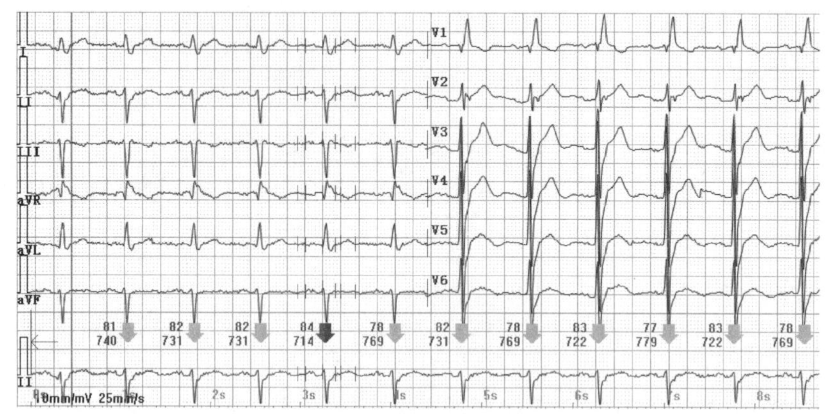

图 16-118　完全性右束支传导阻滞并左前分支阻滞心电图

诊断　窦性心律；完全性右束支传导阻滞并左前分支阻滞。

诊断依据　符合窦性心律的特点：P 波方向在Ⅰ、Ⅱ、aVF、V_4 ~ V_6 导联向上，aVR 导联向下，其余导联呈双向、倒置或低平。QRS 波群：完右（QRS 波群：V_1 导联呈 rsR′型，其余各导联终末粗钝，QRS 总时限 >0.11 s，V_1 导联继发性 ST 段下移、T 波倒置）+ 左前分支阻滞（Ⅰ、aVL 呈 qR 型，R aVL > RⅠ，Ⅱ、Ⅲ、aVF 呈 rS 型，SⅢ > SⅡ，电轴左偏，范围是 -90° < QRS≤ -45°）。

【心电图诊断 32】见图 16-119。

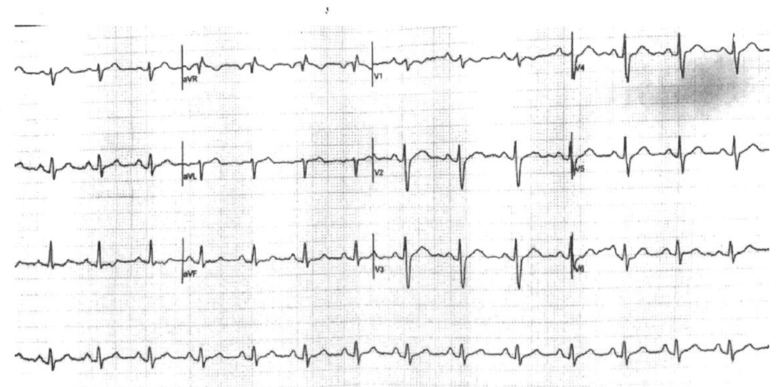

图 16-119　左后分支阻滞心电图

诊断　窦性心律；左后分支阻滞。

诊断依据　符合窦性心律的特点：P 波方向在Ⅰ、Ⅱ、aVF、V_4 ~ V_6 导联向上，aVR 导联向下，其余导联呈双向、倒置或低平。QRS 波群：Ⅰ、aVL 呈 rS 型，S aVL > SⅠ，Ⅱ、Ⅲ、aVF 呈 qR 型，RⅢ > RⅡ，电轴右偏，范围是 +90° < QRS≤ +110°，QRS 总时限≤0.11 s。

【心电图诊断 33】见图 16-120。

诊断　窦性心律；完全性左束支阻滞。

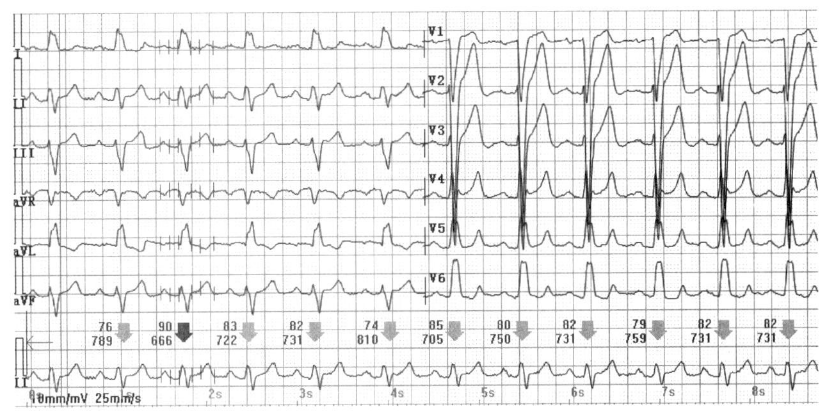

图 16-120　完全性左束支阻滞心电图

诊断依据　符合窦性心律的特点：P 波方向在Ⅰ、Ⅱ、aVF、V_4～V_6 导联向上，aVR 导联向下，其余导联呈双向、倒置或低平。QRS 波群：QRS 波群时限≥0.12 s；V_1、V_2 呈 rS 或 QS 型，Ⅰ、aVL、V_5、V_6 导联 R 波增宽、顶峰粗钝或有切迹电轴左偏；Ⅰ、V_5、V_6 导联 q 波消失；V_5、V_6 导联 VAT＞0.06 s。ST 段：ST-T 方向与 QRS 主波方向相反。T 波：（－）。

【心电图诊断 34】见图 16-121。

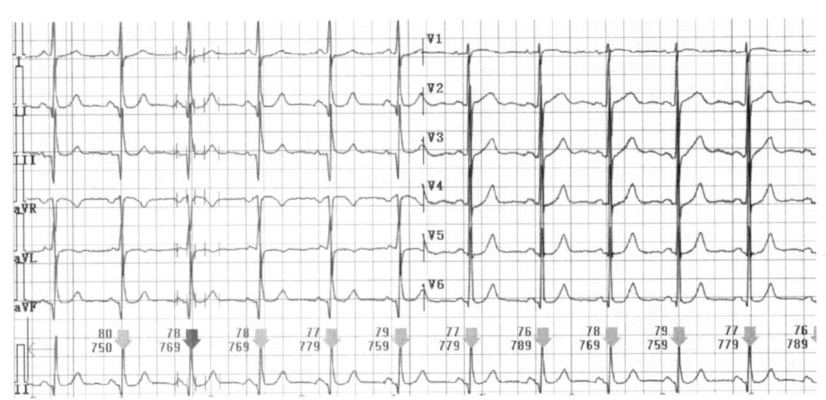

图 16-121　异常 Q 波心电图

诊断　窦性心律；异常 Q 波（Ⅱ、Ⅲ、aVF）。

诊断依据　符合窦性心律的特点：P 波方向在Ⅰ、Ⅱ、aVF、V_4～V_6 导联向上，aVR 导联向下，其余导联呈双向、倒置或低平。异常 Q 波定义：QRS 中 q 波的时间达 0.04 s，并且深度达同导联 R 波的 1/4。

【心电图诊断 35】见图 16-122。

诊断　窦性心动过速；T 波高尖。

诊断依据　符合窦性心律的特点，f＝103 次/分，＞100 次/分。T 波在胸导联有时可达 1.2 mV，此图 V_2 导联 T 波达 1.3 mV 为异常。

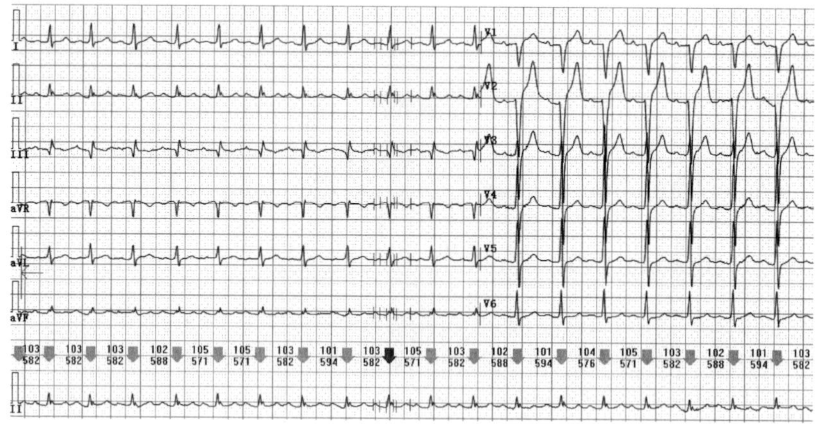

图 16-122　T 波高尖心电图

【心电图诊断 36】见图 16-123。

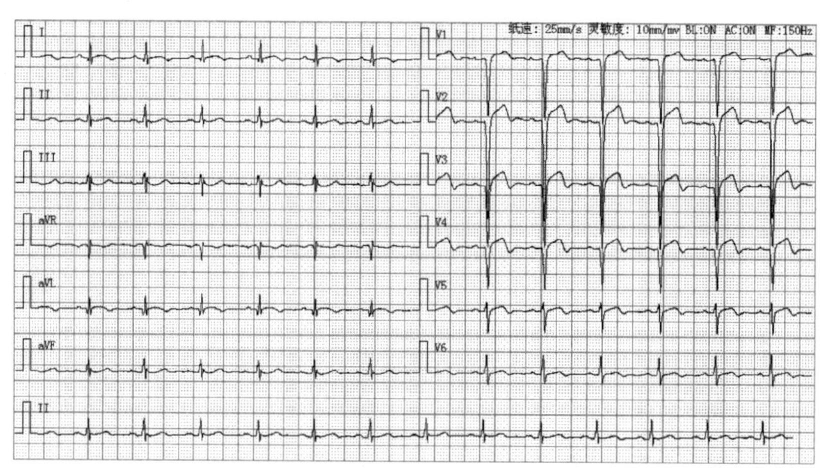

图 16-123　急性前壁心肌梗死心电图

诊断　窦性心律；急性前壁心肌梗死？

诊断依据　符合窦性心律的特点。此图 $V_1 \sim V_4$ 有病理性 Q 波并 ST 段弓背上抬与直立 T 波形成单向曲线。

心肌梗死分期　超急性期：正常或 T 波高大双支不对称。急性期：ST 段弓背上抬与直立 T 波形成单向曲线、病理性 Q 波、R 波减低。亚急性期：ST 段逐渐回到基线，T 波平坦、倒置。慢性期：T 波呈 V 型倒置，两肢对称，波谷尖锐。

【心电图诊断 37】见图 16-124。

诊断　房性心律；U 波增高，提示低血钾可能。

诊断依据　不符合窦性心律的特点，此图 P 波方向在Ⅱ、Ⅲ、aVF、$V_4 \sim V_6$ 导联向下，aVR 导联向上，P-R 间期达到 0. 12 s 及以上。U 波增高　当 U 波振幅 >0. 2 mV 或同导联 U 波 >T 波，多以 V_2、V_3 明显。

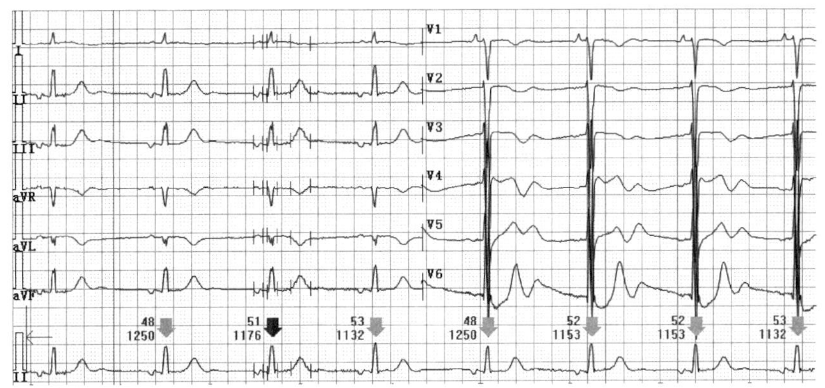

图 16-124　U 波增高心电图

【心电图诊断 38】见图 16-125。

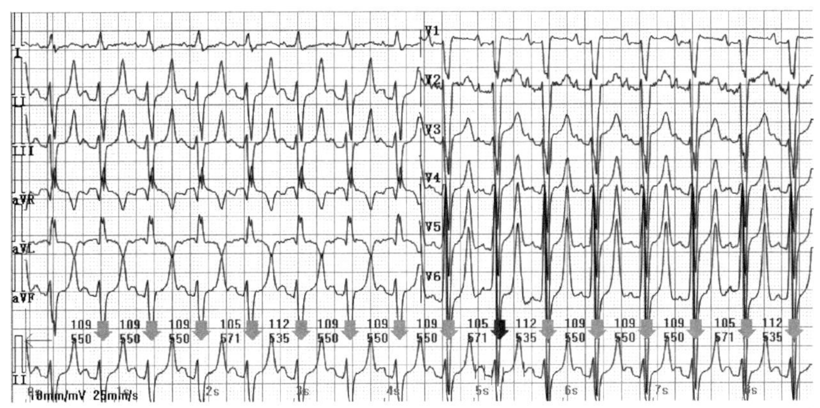

图 16-125　T 波高尖及窦性心动过速心电图

诊断　窦性心动过速；T 波高尖，提示高血钾可能。

诊断依据　符合窦性心律的特点，f = 109 次/分，> 100 次/分。T 波在胸导联有时可达 1.2 mV，超过即为异常。此图 V_5、V_6 导联 T 波达 2.2 mV，并且基底部偏窄呈帐篷状，考虑高血钾可能。

（宁　亮）

第五节　内镜检查报告单

一、胃镜检查

（一）食管疾病

1. 反流性食管炎

反流性食管炎内镜分型采用下述标准，见图 16-126。

A 级：食管可见一个或一个以上黏膜破损，长度小于 5 mm（局限于一个黏膜皱襞内）。

B 级：食管可见一个或以上黏膜破损，长度大于 5 mm（局限于一个黏膜皱襞内），且病变没有融合。

C 级：食管黏膜破损病变有融合，但小于食管管周的 75%。

D 级：食管黏膜破损病变有融合，且大于食管管周的 75%。

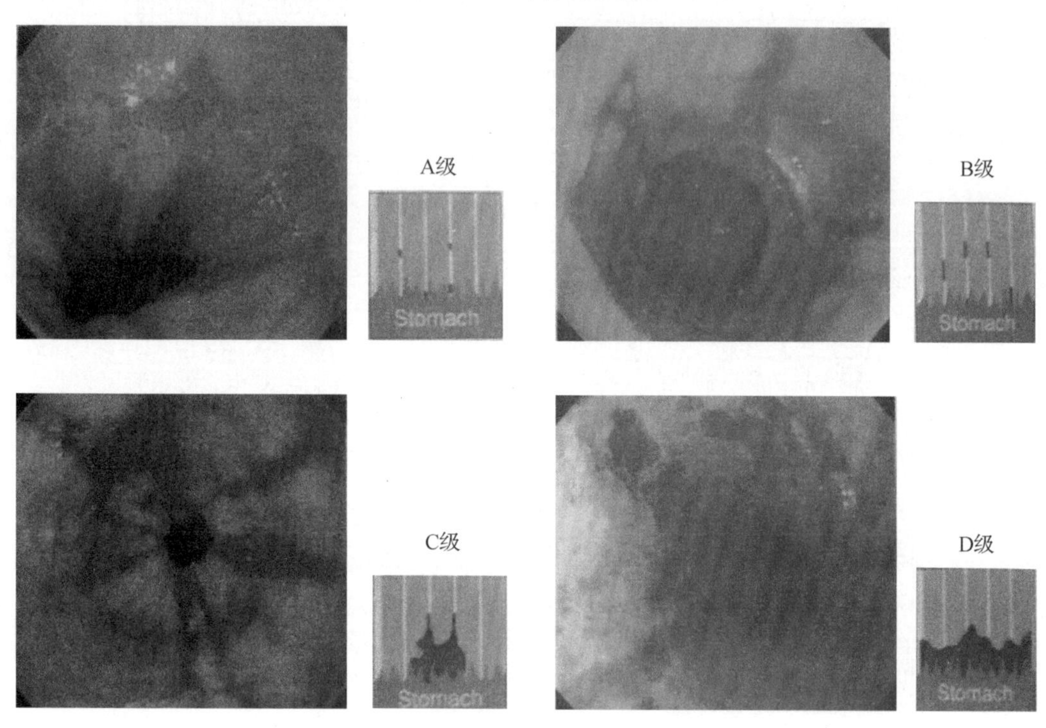

图 16-126 反流性食管炎内镜分型

2. 食管静脉曲张

食管静脉曲张的内镜分级，见表 16-10 和图 16-127。

表 16-10 食管静脉曲张的内镜分级

分级	曲张静脉形态及直径（cm）	红色征
轻度	曲张静脉呈直线形，D0. 3	无
中度	曲张静脉直径 D0. 3	有
	曲张静脉呈蛇形迂曲隆起，D1. 0	无
重度	曲张静脉 D1. 0 有曲张静脉呈串珠状、结节状或瘤状，D1. 5 及以上	有或无

食道静脉曲张（重度）及经内镜下治疗后的内镜图，见图 16-128。

3. 食管癌

早期食管癌内镜下表现为轻度的异常，如局部发红、凹陷、隆起或溃疡改变，以及毛细血管中断。有时普通内镜甚至不能发现明确的异常，而是通过色素内镜偶然发现的

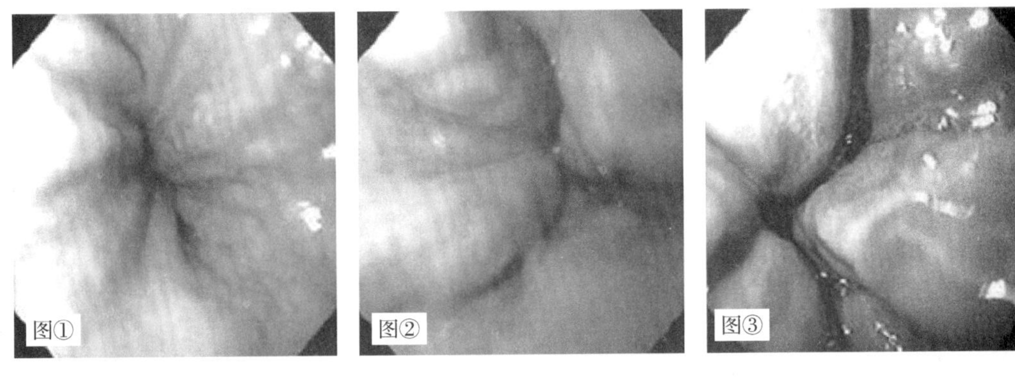

图①为轻度；图②为中度；图③为重度。

图 16-127　食管静脉曲张的内镜分级

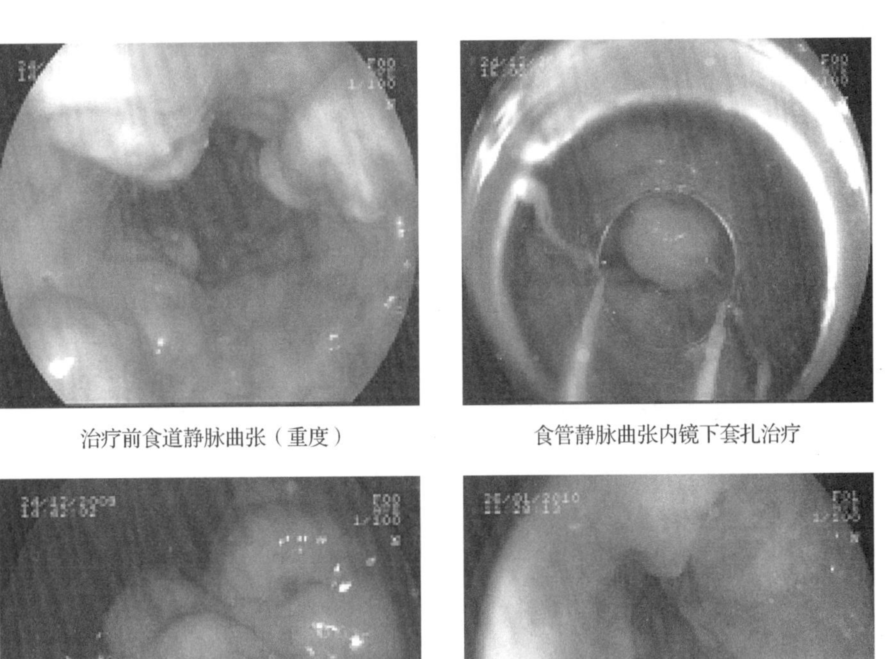

治疗前食道静脉曲张（重度）　　食管静脉曲张内镜下套扎治疗

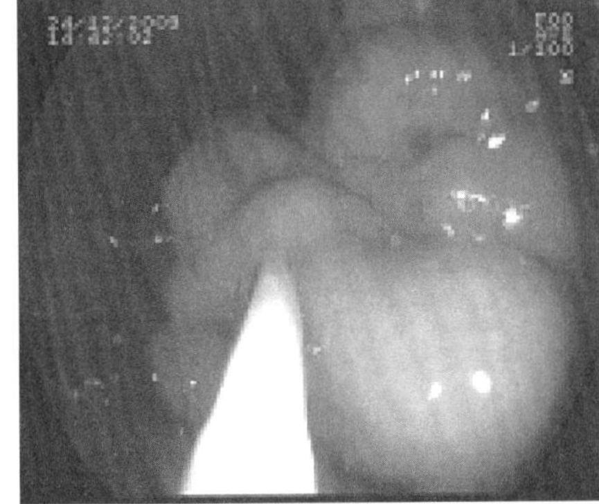

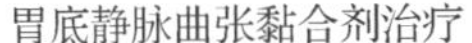

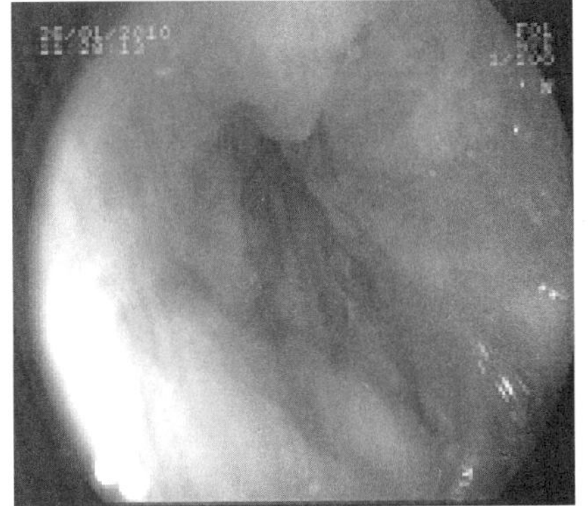

胃底静脉曲张黏合剂治疗　　内镜下治疗1月后复查

图 16-128　食道静脉曲张（重度）治疗前及内镜下治疗后的对比图

（图 16-129）。

中晚期食管癌镜下所见有肿块突入食道，其表现为结节或菜花样肿物，食道病变处黏膜充血水肿或苍白发僵，触之易出血，并有糜烂和溃疡，溃疡底部高低不平，覆污秽苔，癌肿近端扩张不明显。有时癌肿呈环形生长，使食道狭窄，内镜不能通过（图 16-130、图 16-131）。

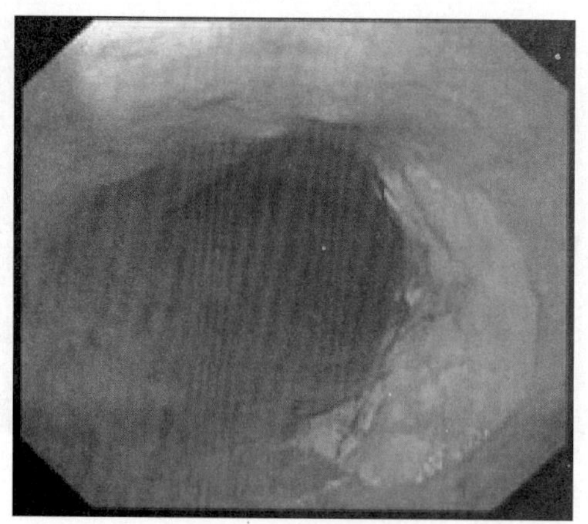
图 16-129 早期食管癌

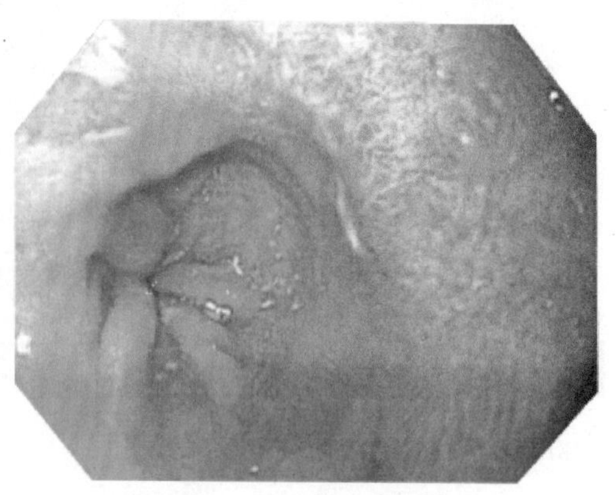
图 16-130 中期食管癌

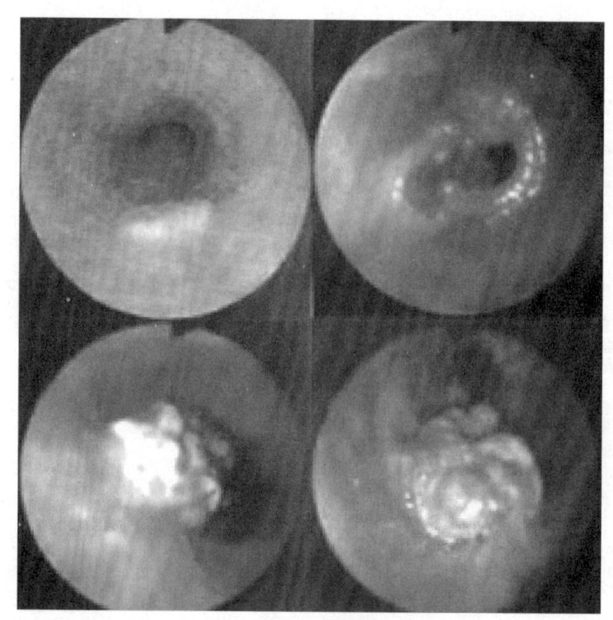
图 16-131 晚期食管癌内镜图有菜花样肿物

（二）胃、十二指肠疾病

1. 慢性胃炎

慢性胃炎可分为慢性非萎缩性胃炎和萎缩性胃炎。慢性非萎缩性胃炎内镜下可见红斑（点状、片状、条状）、黏膜粗糙不平、出血点、黏膜水肿及渗出等表现，尚可见糜烂及胆汁反流（图 16-132）。

萎缩性胃炎内镜下主要表现为黏膜色泽白，不同程度的皱襞变平或消失。在不过度充气的状态下，可透见血管纹，轻度萎缩时见到模糊的血管，重度时看到明显血管分支。内镜下肠化黏膜呈灰白色颗粒状小隆起，重度贴近观察有绒毛状变化（图 16-133）。

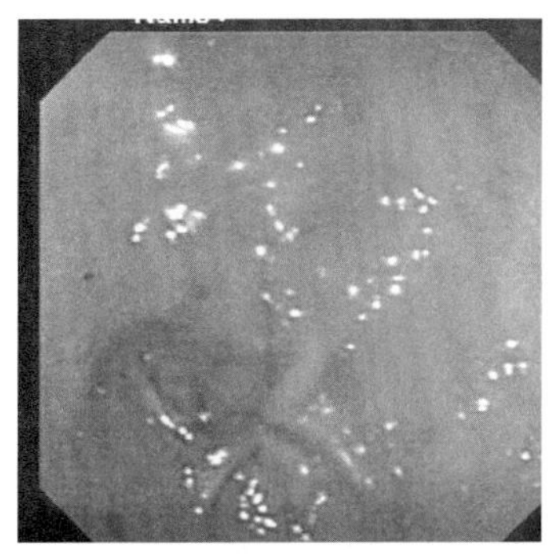
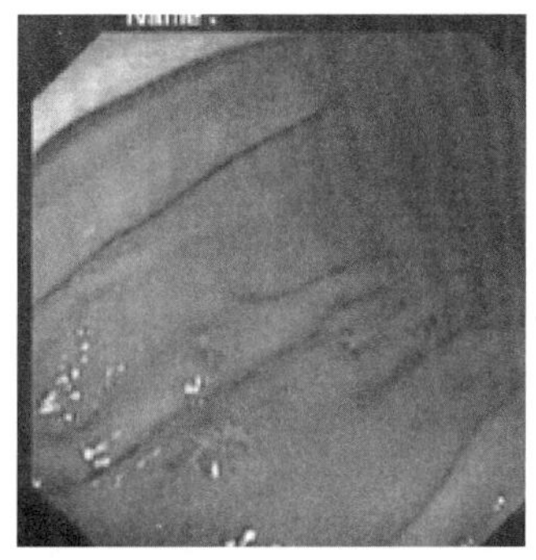
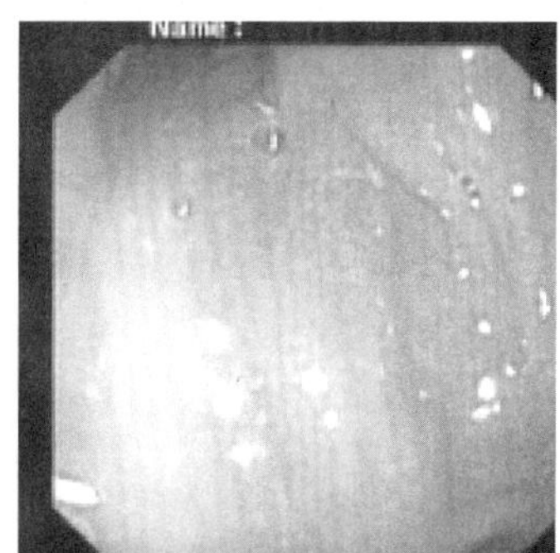

图 16-132　慢性非萎缩性胃炎

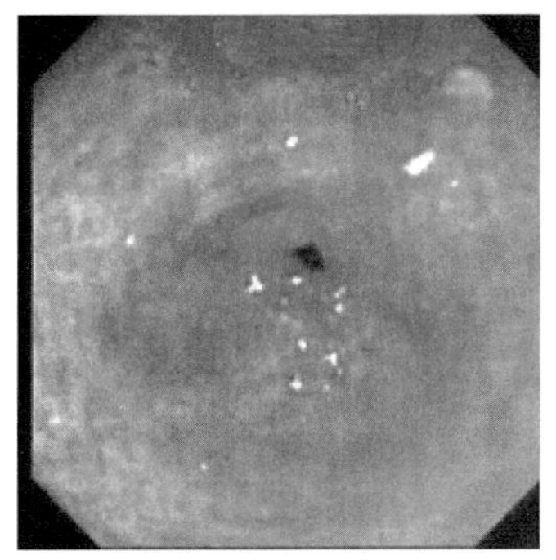
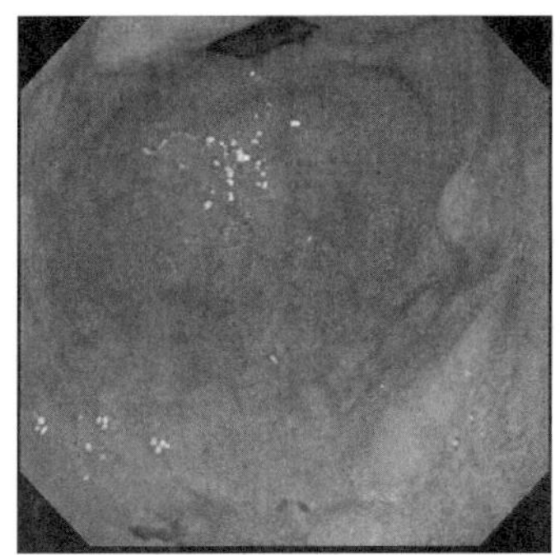
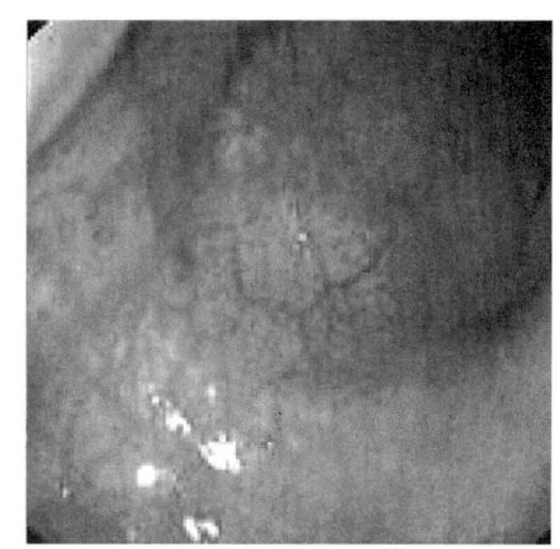

图 16-133　慢性萎缩性胃炎

2. 胃、十二指肠溃疡

内镜下溃疡的形态特征：

（1）活动期（A 期）　A1 期：溃疡苔厚而污秽，周围黏膜肿胀，无黏膜皱襞集中。A2 期：溃疡苔厚而清洁，溃疡四周出现上皮再生所形成的红晕，周围黏膜肿胀逐渐消失，开始出现向溃疡集中的黏膜皱襞（图 16-134）。

（2）愈合期（H 期）　愈合期的特征为溃疡苔变薄，溃疡缩小，四周有上皮再生形成的红晕，并有黏膜皱襞向溃疡集中。H1 与 H2 期的区别在于后者溃疡已接近完全愈合，但仍有少许薄白苔残留（图 16-135）。

（3）瘢痕期（S 期）　S1 期：溃疡苔消失，中央充血，瘢痕呈红色，又称红色瘢痕期。S2 期：红色完全消失，又称白色瘢痕期（图 16-136）。

3. 胃癌

分为早期胃癌和进展期胃癌。

A. 早期胃癌　早期胃癌的分型都采用日本内镜学会的分类法（图 16-137）。

（1）Ⅰ型　隆起型（息肉型），病变向胃腔内突出，呈息肉状。一般隆起高度大于 0、5 cm，直径多大于 2 cm，无蒂或有亚蒂，隆起表面不平，呈颗粒状或结节状。正面观呈虫咬状或桑葚形，表面可有发红、出血及糜烂等变化。

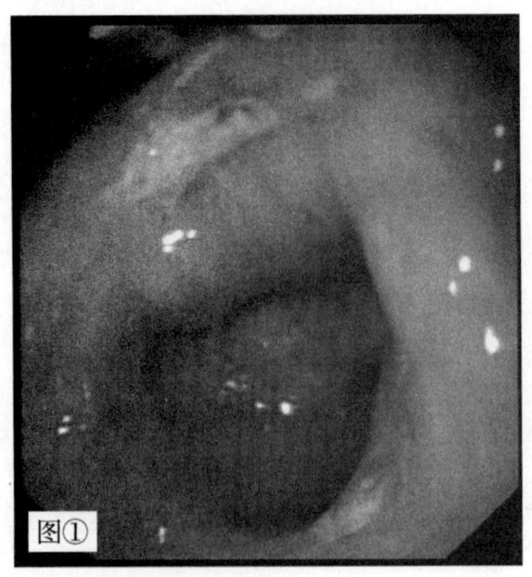

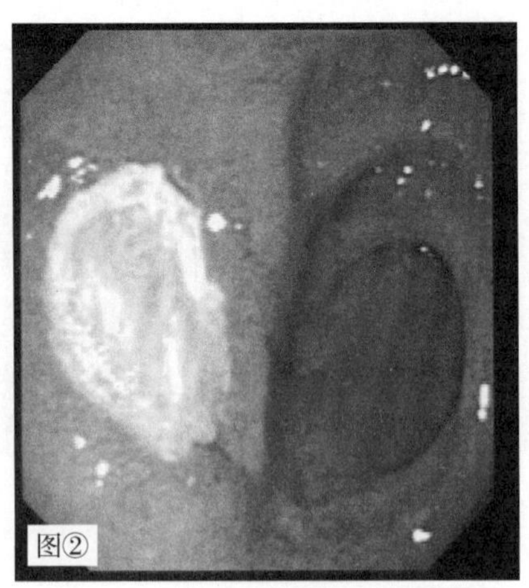

图①为活动期胃溃疡 A1 期；图②为活动期胃溃疡 A2 期。

图 16-134　胃溃疡（活动期）

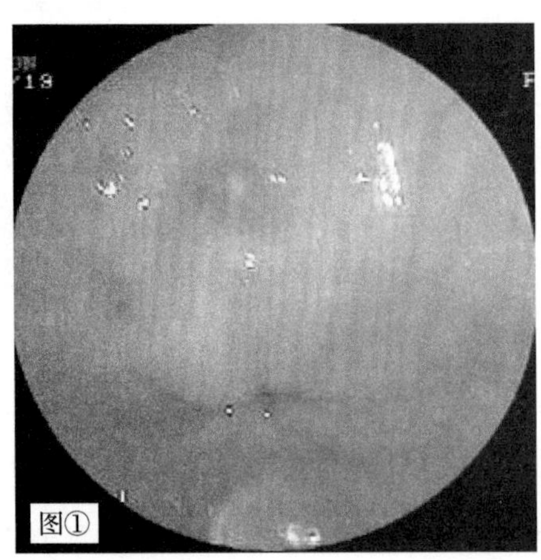

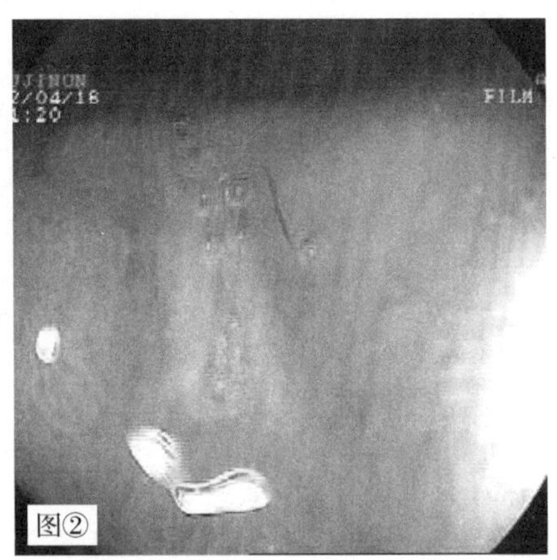

图①为愈合期胃溃疡 H1 期；图②为愈合期胃溃疡 H2 期。

图 16-135　胃溃疡（愈合期）

（2）Ⅱ型　平坦型，病变隆起及凹陷均欠显著。此型又可为以下三个亚型。

①Ⅱa 型：表浅隆起型，病灶轻度隆起。隆起形态不一，可呈圆形、椭圆形、葫芦形、蚕豆形、马蹄形、桑葚形及菊花形等。色泽与周围黏膜相似或稍带苍白，表面可有出血、糜烂及白苔附着。

②Ⅱb 型：表面平坦型，病灶凹陷和隆起均不显著。此型特点是黏膜褪色，失去黏膜原有的光泽。也可呈斑片状发红，触之易出血，表面常有黏液附着。典型的Ⅱb 型早期胃癌病灶大多在 1 cm 以下，所谓微小型早期胃癌大多属此型。

③Ⅱc 型：浅凹陷型，病灶轻微凹陷，相当于糜烂。本型为最常见的一类早期胃癌，占早期胃癌的 1/3 ~ 1/2。内镜下的特征如下：边界清楚、呈阶梯状凹陷是Ⅱc 型早期胃癌的主要特征之一。凹陷周围黏膜皱襞的改变，是判断病变性质与深度的一个重要标志。黏膜皱襞

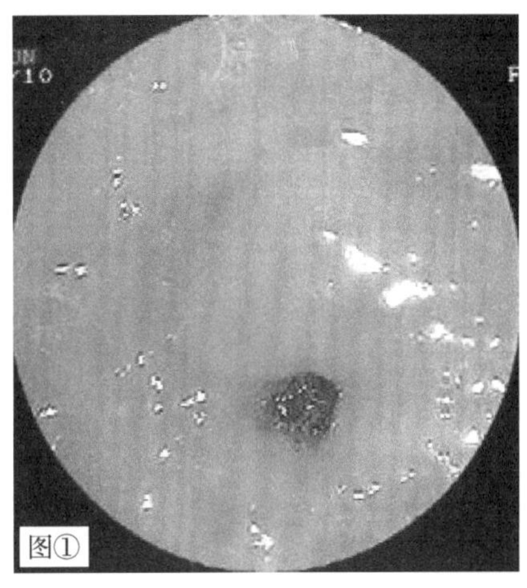
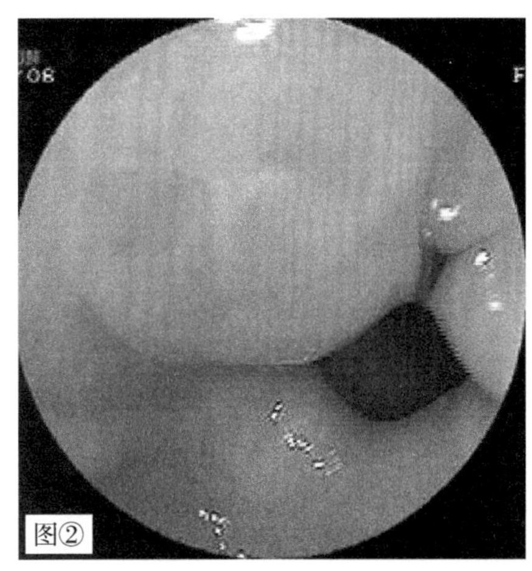

图①为瘢痕期胃溃疡 S1 期；图②为瘢痕期胃溃疡 S2 期。

图 16-136　胃溃疡（瘢痕期）

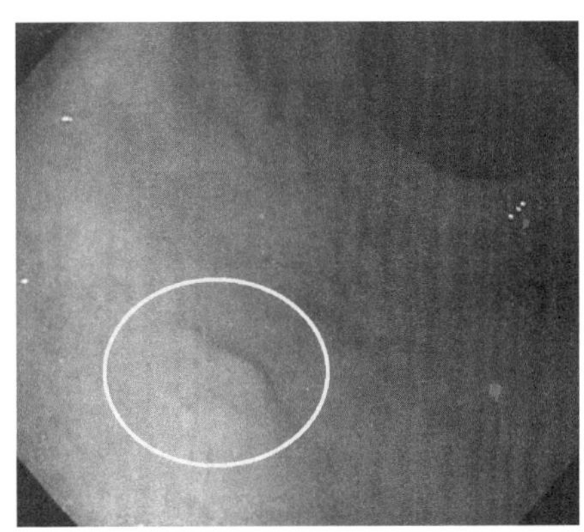
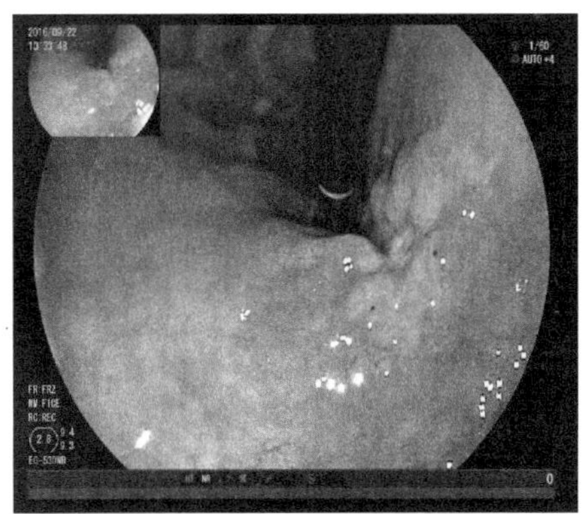

图 16-137　早期胃癌

改变有：a. 无黏膜皱襞中断，末端光滑变细；b. 黏膜皱襞光滑地中断；c. 黏膜皱襞突然中断；d. 呈虫咬状中断；e. 黏膜皱襞不规则凹陷；f. 黏膜皱襞不规则变细；g. 黏膜皱襞呈阶梯状凹陷；h. 皱襞末端呈笔尖样中断；i. 皱襞末端急剧变细；j. 皱襞末端变色呈虫咬样中断；k. 皱襞呈鼓槌样增粗及虫咬样中断；l. 邻近皱襞靠拢并呈虫咬状中断；m. 邻近皱襞合呈“V”形或“H”形；n. 融合的皱襞形成环堤。除 a、b 为良性病变外，其余均提示为恶性病变。在Ⅱc 型早期胃癌中，以虫咬样中断、末端呈鼓槌样增粗最为常见。

（3）Ⅲ型　深凹陷型，病灶凹陷较显著。Ⅲ型早期胃癌的形态介于良性溃疡与 Borrmann Ⅱ型中、晚期胃癌之间，因而诊断较难。良性溃疡边缘光滑，无黏膜皱襞中断及 RC 征；中、晚期胃癌黏膜皱襞在溃疡缘急速中断并融合成环堤；而Ⅲ型早期胃癌介于其间。正确的诊断需靠手术切除标本的病理检查。

B. 进展期胃癌　按 Borrmann 分类，各型中晚期胃癌的内镜，见图 16-138。

（1）Borrmann Ⅰ型（息肉样癌）　①癌肿呈息肉样突入胃腔，多为广基，直径常大于

2 cm，与周围正常黏膜分界清楚。②表面高低不平，呈菜花状或结节状，常有明显颜色改变，发红或发灰。常有瘀斑、出血、糜烂或浅表溃疡。③组织较脆，触碰易出血。④周围黏膜常有萎缩性变化。

（2）BorrmannⅡ型（溃疡型癌） ①溃疡较大，直径多大于2 cm。②溃疡基底污秽、出血、高低不平。③溃疡边缘不整，常有出血。周堤隆起较峻峭，高低不平呈结节状，颜色发灰，僵硬，较脆，常有出血、糜烂。与周围黏膜分界清楚，周围黏膜无肉眼可见的癌浸润表现。

（3）BorrmannⅢ型（溃疡浸润型癌） 除具有Ⅱ型癌的特征以外，还具有以下癌浸润的特征：①溃疡四周的环堤全部或至少有一部分无突然高起的特征而渐向外倾斜，与周围正常黏膜的分界不清楚。②溃疡周围黏膜有结节、出血和颜色改变等变化。向溃疡集中的黏膜皱襞或突然中断，或突然变细，或呈杵状，或相互融合。

（4）BorrmannⅣ型（弥漫浸润型癌） ①癌肿在胃壁内浸润，黏膜表面高低不平或呈大小不等的结节状，可伴有多个深浅不等的溃疡，亦可由于癌浸润而形成巨皱襞（恶性巨皱襞）。②癌肿与邻近的正常黏膜境界不清。③病变处胃壁增厚、僵硬，局部蠕动消失，充气不张，以致胃腔狭小。

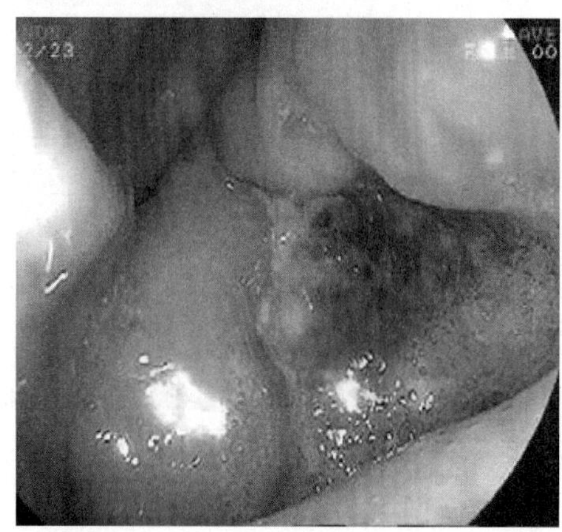

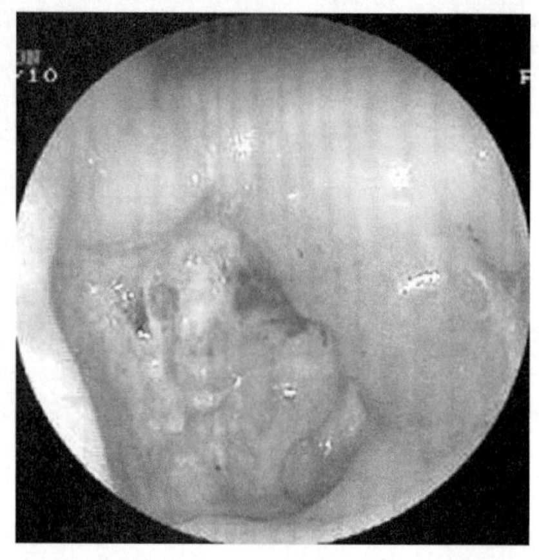

图16-138 进展期胃癌

二、肠镜检查

（一）直结肠疾病

1. 直结肠癌

分为早期（图16-139）和进展期大肠癌（图16-140）。

（1）早期大肠癌

早期大肠癌是指浸润深度局限于黏膜及黏膜下层的任一大小结直肠癌，大体形态上，它们可分为隆起型、平坦型两类基本型。①隆起型（Ⅰ型）：病变明显隆起于肠腔，基底部直径明显小于病变的最大直径（有蒂或亚蒂型）；或病变呈半球形，其基底部直径明显大于病变头部直径。②平坦型（Ⅱ型）：病变为紧贴黏膜面的地毯样形态，可略隆起于黏膜面或略凹陷于黏膜面，病变基地部直径接近或等于病变表层的最大直径。

（2）进展期大肠癌

当癌浸润已超越黏膜下层达肠壁肌层或更深层时称为进展期大肠癌。其大体分型可分为隆起型、溃疡型、浸润型和胶样型4型。其中隆起型和溃疡型多见，胶样型少见。

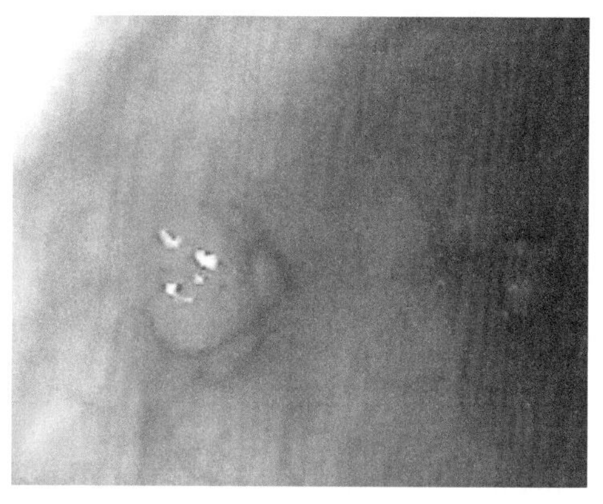

图16–139　早期大肠癌

内镜下多按Borrmann分类：①Borrmann Ⅰ型为息肉隆起型，肿瘤多见于右侧结肠，主要向肠腔内生长，呈菜花状；②Borrmann Ⅱ型为溃疡型癌，以肿瘤形成较大溃疡为特征，周边呈结节状围堤，望之如火山口状；③Borrmann Ⅲ型为浸润溃疡型，该型最常见，因癌肿向肠壁浸润而隆起性肿瘤境界欠清楚，表面形成溃疡；④Borrmann Ⅳ型为浸润型，多发生于左侧结肠，尤以直肠、乙状结肠多见。

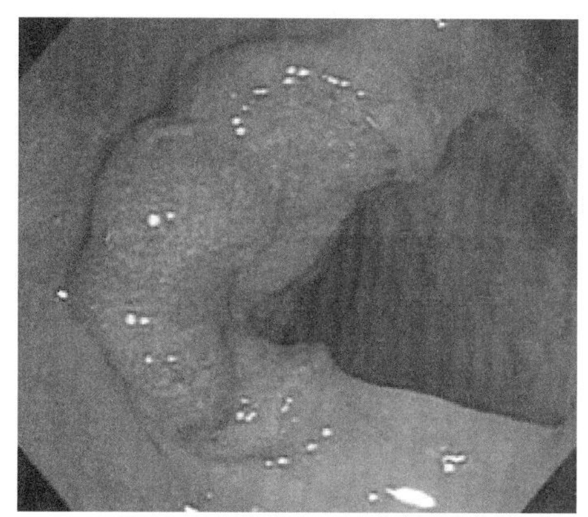

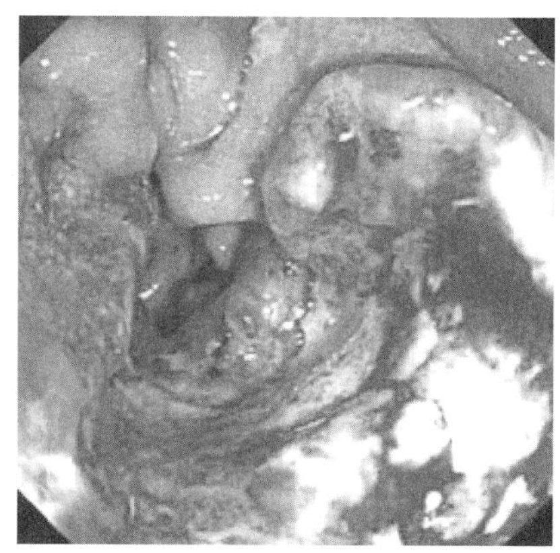

图16–140　进展期大肠癌

2. 炎症性肠病

（1）克罗恩病　内镜下表现病变呈节段性分布，呈增殖样外观，有纵行或匐行性溃疡交错呈鹅卵石样，溃疡周围黏膜相对（与溃疡性结肠炎比较）正常，肠壁僵硬，肠腔狭窄，有的有炎性息肉（图16–141）。

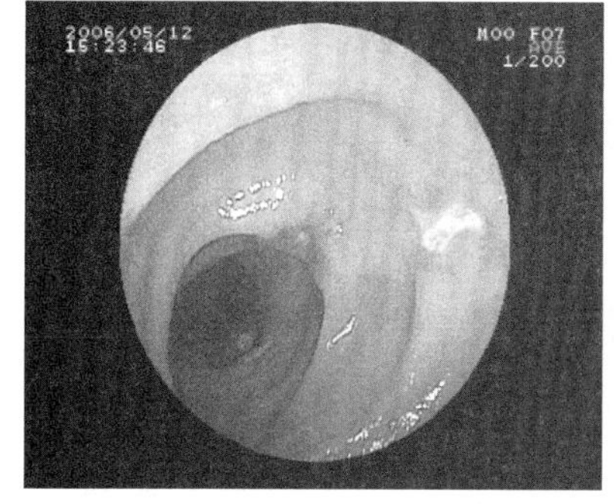

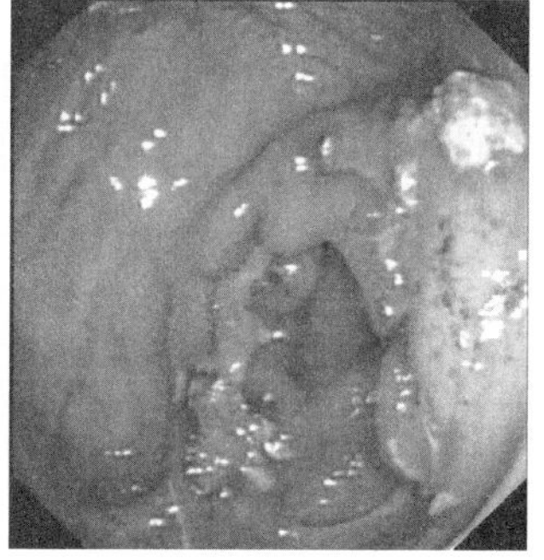

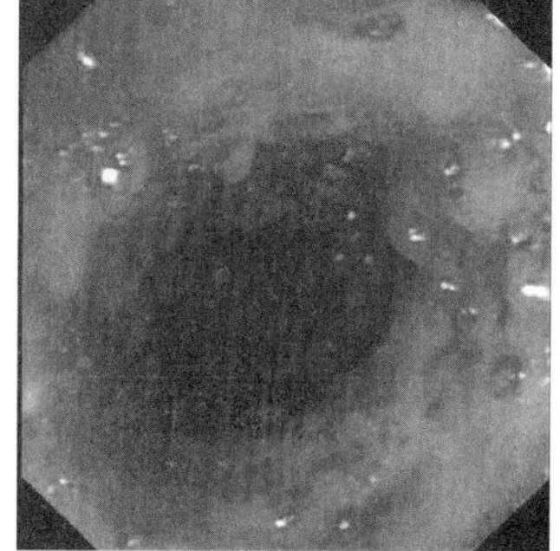

图16–141　克罗恩病

（2）溃疡性结肠炎　典型的活动期病变内镜下表现包括：①累及直肠的连续性环周病变。②黏膜血管纹理模糊或消失、充血、水肿、易脆，呈砂纸颗粒状外观，易出血。③多发性糜烂、浅小溃疡，少数融合成较深溃疡，覆盖或夹杂血性、黏液脓性渗出物。④部分左半结肠病变为主病例盲肠阑尾开口受累。⑤慢性病变者可见结肠袋囊变浅、变钝或消失，黏膜萎缩瘢痕化，假息肉形成及桥形黏膜，肠管纤维化、短缩偶有狭窄等。⑥治疗后可以导致病变不连续性、异质性，特别是直肠的局部治疗能使黏膜病变看起来完全愈合，内镜下易和克罗恩病混淆（图 16–142）。

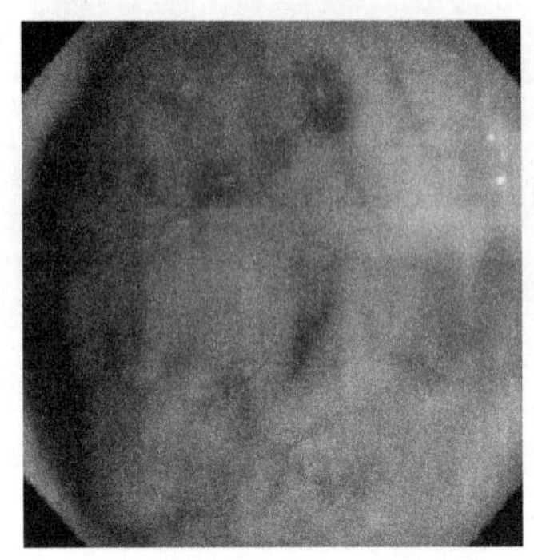
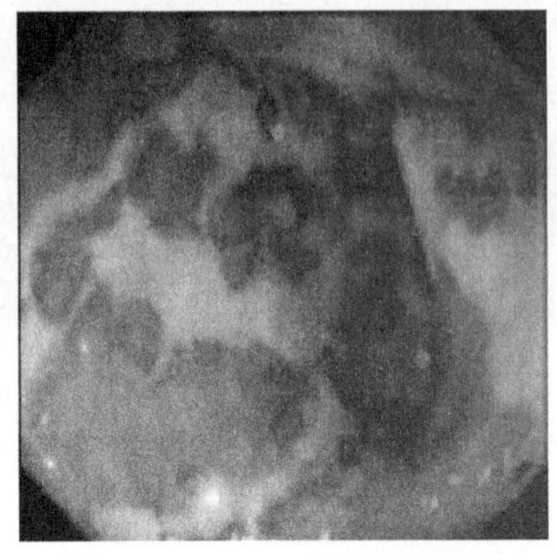
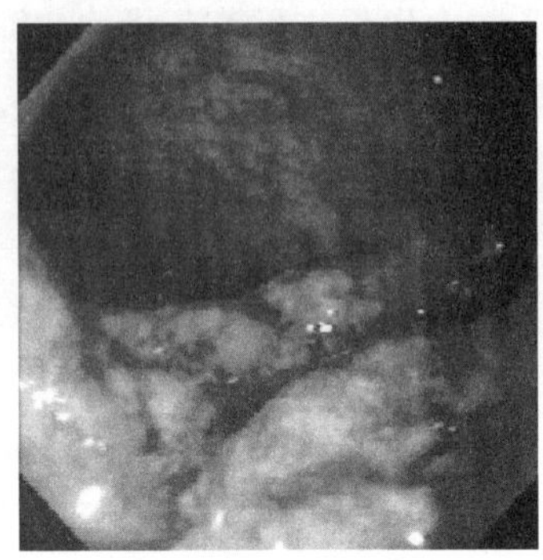

图 16–142　溃疡性结肠炎

克罗恩病及溃疡性结肠炎鉴别要点，见表 16–11。

表 16–11　UC 和结肠 CD 的内镜下病变的鉴别

结肠 CD	UC
非连续性节段性病变	连续性病变
阿弗他溃疡，深、纵行匍行性溃疡	糜烂、浅小溃疡
直肠不受累或节段性炎症	直肠常受累
肛周病变	无
回盲瓣狭窄和溃疡	回盲瓣开放、无溃疡

三、支气管镜检查

支气管镜检查是将细长的支气管镜经口或鼻置入患者的下呼吸道，即经过声门进入气管和支气管以及更远端，直接观察气管和支气管的病变，并根据病变进行相应的检查和治疗。大多数肺部及气道疾病，如肿瘤、间质性肺病、肉芽肿性疾病及某些感染性疾病需要通过经支气管镜活检术来确定诊断。

（一）经支气管镜常用检查技术

1. 经支气管镜活检

广义上包括经支气管镜病灶活检、支气管黏膜活检、经支气管镜透壁肺活检及经支气管镜针吸活检。大多数肺部及气道疾病，如肿瘤、间质性肺病、肉芽肿性疾病及某些感染性疾病需要通过经支气管镜活检术来确定诊断，这是最常用的一项检查项目。

2. 支气管肺泡灌洗术

支气管肺泡灌洗术是一项经支气管镜进行的无创操作技术，在疾病诊断中已经被广泛地接受。通过向肺泡内注入足量的灌洗液并充分吸引，得到支气管肺泡灌洗液，在肺泡水平分析以下重要信息，如免疫细胞、炎症细胞、细胞学和感染微生物病原学资料，辅助进行呼吸道疾病的诊断、病情观察和预后判断。

支气管肺泡灌洗术分全肺灌洗和肺段肺泡灌洗。全肺灌洗是治疗肺泡蛋白沉积症的标准治疗方法；肺段肺泡灌洗是常规用于疾病诊断的方法。

3. 经支气管镜防污染刷检

它主要用于重症或医院获得性肺炎的病原学诊断，尤其是呼吸机相关性肺炎或免疫抑制宿主肺部感染的病原学诊断。

（二）经支气管镜的常用治疗技术

1. 经支气管镜高频电切割及电凝治疗

高频电采用电凝和电切割的方式用于内镜治疗。高频电能产生热能，作用于组织，使之凝固、坏死、碳化及汽化，同时使血管闭塞。高频电治疗仪一般有电切割、电凝和混合切割三种治疗模式。高频电治疗适用于失去手术机会的气管、支气管腔内恶性肿瘤的姑息性治疗；气管支气管腔内各种良性肿瘤的根治；各种炎症、手术、外伤及异物肉芽肿的切除。安装有心脏起搏器的患者不能行高频电治疗，以免使起搏器失灵或引起心肌烧伤等损伤。

2. 经支气管镜冷冻治疗

冷冻治疗在早期主要应用于治疗多种皮肤病，此后随着各种冷冻器械的研制，被广泛应用于临床各种治疗。冷冻所造成的损伤可以发生在分子、细胞、组织和器官水平。局部冷却和溶解的速度及所能达到的最低温度决定细胞能否存活，组织对冷冻的敏感性通常与其含水量相关，含水量多的组织对冷冻相对比较敏感，而含水量少的组织对冷冻的耐受性较好。一般肿瘤组织比普通细胞对冷冻更加敏感。冷冻治疗适用于气管、支气管腔内恶性肿瘤的姑息性治疗；气管、支气管良性肿瘤的根治性治疗；支架植入后两端及腔内再狭窄的治疗；气管、支气管异物或血凝块等的摘除。

3. 经支气管镜（高压）球囊扩张术

经支气管镜（高压）球囊扩张术主要用于中心气道狭窄的治疗。其原理是将球囊置于狭窄的气道，通过高压枪泵加压扩张球囊，使狭窄部位的气管全周产生多处纵向小裂伤，裂伤处被纤维组织填充，从而达到狭窄部位扩张的目的。

4. 气道内激光消融技术

当激光照射到生物组织时，可出现光的吸收、反射、传导和扩散四种生物效应。激光照射活体组织时，一部分被组织所吸收，光能可转化为热能而产生一系列组织变化，如细胞水肿与死亡、蛋白凝固、组织水沸腾、脱水组织燃烧等，另外一部分可经组织传导和扩散产生后效应。经支气管镜激光治疗，主要利用激光的热效应，使受照射组织出现凝固、汽化或碳化而达到消除病变的目的。

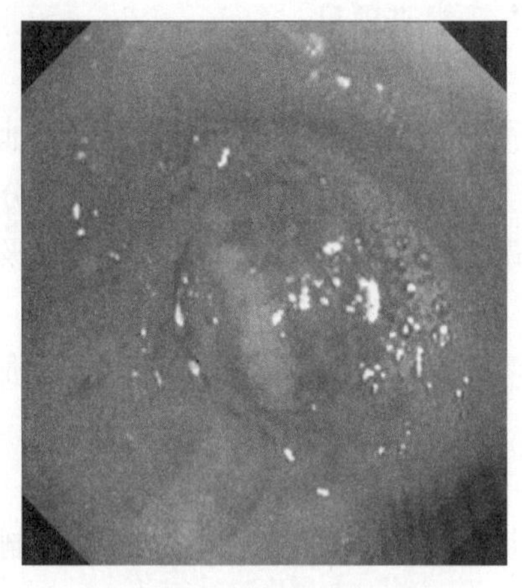
右主支气管可见肿物阻塞管腔，病理提示为低分化鳞癌。

图 16-143 低分化鳞癌

（三）支气管镜检查的主要临床应用

1. 肺癌的诊断

（1）中央型肺癌 是指发生于肺段以上的肺癌（图 16-143），约占肺癌的 3/4，纤维支气管镜可直接在镜下观察肿物形态，在直视下进行黏膜活检，活检组织取材 3～5 块即可，活检取材时不宜在坏死明显或脓液覆盖部位进行，继而进行刷擦活检及灌洗行细胞学检查。

（2）周围型肺癌 指发生于肺段以下支气管直到细小支气管的肺癌。常规纤维支气管镜多不能到达病变部位，经纤维支气管镜行肺活检属盲检，导致阳性率受到一定的影响，且可能并发气胸，致肺活检的应用受到一定程度的限制。但随着医学的不断进步，经支气管镜腔内超声技术出现并得到发展，引导鞘气道内超声通过带鞘的超声探头到达外周肺病者并引导活检，可以明显提高周围型肺癌的诊断率。

2. 结核的诊断

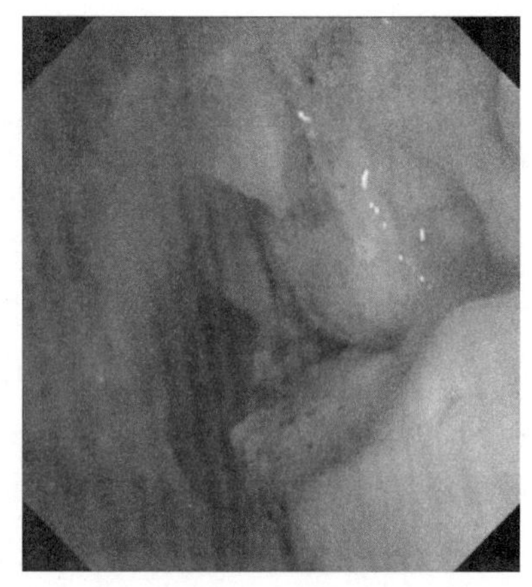
图 16-144 支气管结核

（1）支气管结核 指发生在支气管黏膜或者在黏膜下的结核性病变，病理学证实其病变可能会造成管壁各层发生病变（图 16-144）。支气管结核发病早期无明显临床症状及体征，肺部影像学也没有典型的结核改变或仅有少量稳定性病者，致使临床易发生漏诊及误诊情况。纤维支气管镜检查可以直视结核病变部位，同时可以进行活检及刷检获取病理结果，通过冲洗/灌洗液查找病原学。

（2）肺结核 肺结核诊断的金标准是痰查到结核分枝杆菌。但是因为支气管引流不畅、痰液结核分枝杆菌含量低及患者咯痰方法等导致痰查结核分枝杆菌及痰分枝杆菌培养阳性率低，导致肺结核易被误诊及漏诊，尤其是拟诊肺结核患者的诊断是临床一大难题。支气管镜检查可以根据肺部影像学改变直接镜下检查拟诊肺结核病变部位，进行活检、刷检、肺泡灌洗并进行病理及病原学检查，从而提高肺结核的诊断率。

3. 其他

通过支气管镜行双套管保护性毛刷进行病原菌培养可以为肺部感染性疾病提供病原学依据，另外支气管肺泡灌洗、活检及刷检送检标本也可为临床治疗提供诊疗依据。

对于侵犯腔内的纵隔疾病，通过纤维支气管镜刷检、活检可得到确诊，对于腔外病变如结节病、纵隔淋巴结结核及纵隔肿瘤可通过 EBUS-TBNA 和（或）ENB-TBNA 来确诊。对于弥漫性肺部疾病可以通过肺活检和支气管肺泡灌洗为诊断提供依据。

（四）支气管镜的常见治疗作用

1. 分泌物的清理及异物取出

由于分泌物、血凝块阻塞气道，可通过支气管镜直接清除；肺部重症感染的患者（如支气管扩张、肺脓肿及重症肺炎等）、咯痰能力差的肺部感染患者行支气管肺泡灌洗有助于坏死分泌物的排出，利于感染的控制。气道异物可经支气管镜用异物钳直接取出或通过冷冻取出，支气管异物取出前后对比，见图16-145。

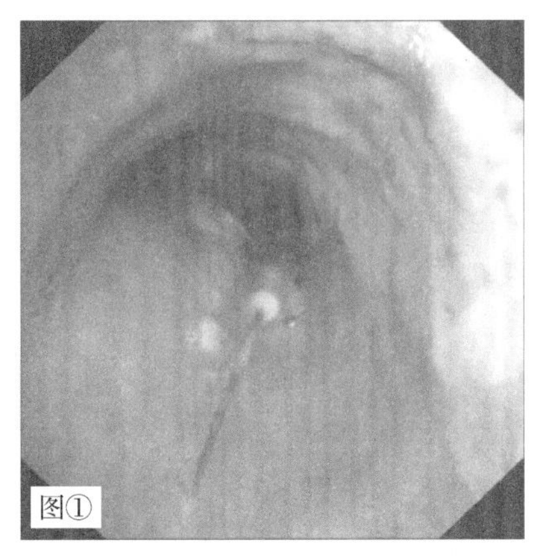

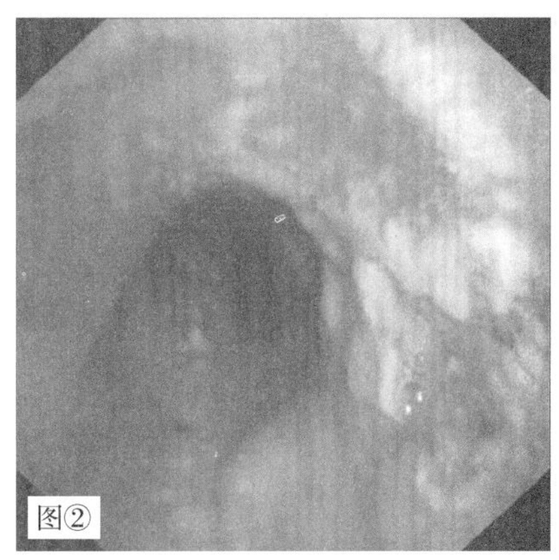

图①为支气管异物取出前；图②为支气管异物取出后。

图16-145　支气管异物取出前后对比图

2. 介入治疗

气道良恶性肿瘤及瘢痕导致的中央气道狭窄，经支气管镜腔内介入治疗技术（图16-146）已成为气道良性肿瘤的根治性治疗方法、恶性肿瘤有效的姑息性治疗手段。目前常用的治疗技术主要包括激光、高频电、氩等离子体凝固、微波、支架置入、冷冻、光动力及腔内后装放疗等。

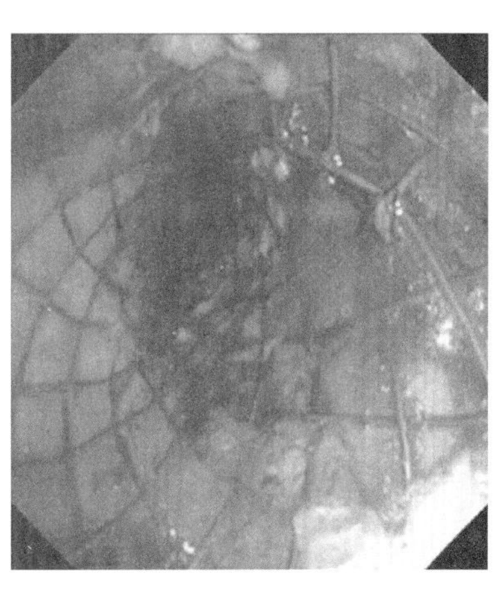

图16-146　支架植入治疗气道狭窄

支气管结核导致的中央气道狭窄及气管插管、切开瘢痕狭窄的患者既往多采用经支气管镜下金属支架置入治疗，但存在近期效果好，远期因肉芽组织增生导致再次狭窄的问题，现多应用高压球囊扩张或通过高频电等切断瘢痕组织后行高压球囊扩张治疗，大部分患者经反复高压球囊扩张后可达到临床治愈的效果。

3. 经纤维支气管镜治疗新进展

包括经支气管镜肺减容术、支气管热成形术和基准标记外照射技术等。

（五）支气管镜检查并发症

（1）常见并发症　出血、血压升高；低氧血症；心律失常；感染。

（2）少见并发症　气胸；支气管痉挛；麻药过敏；心脏骤停。

（3）纤维支气管镜禁忌证　①不稳定心绞痛；近期心肌梗死；②不能纠正的严重的低氧血症；③严重的心律失常；④严重的心功能不全；⑤一般状况极差；⑥严重高血压；⑦对麻药过敏；主动脉瘤有破裂危险；⑧两周内有大咯血；⑨哮喘急性发作期；⑩有明显出现倾向者；⑪近1周应用抗血小板药物及抗凝药物者。

四、宫腔镜检查

宫腔镜技术是指用膨宫介质将子宫腔充盈使子宫前后壁分离后，使用特制的内镜——宫腔镜，经宫颈插入宫腔，对宫腔进行直视下检查或手术的一项特殊技术，是一项安全、准确、可靠而且实用的技术。宫腔镜下不仅仅可对宫腔进行全面检查，更可对宫腔内病变进行相应的手术治疗。

（一）宫腔镜检查适应证

（1）异常子宫出血。

（2）可疑宫腔粘连及畸形。

（3）可疑妊娠物残留。

（4）影像学检查提示宫腔内占位病变。

（5）原因不明的不孕或反复流产。

（6）宫内节育器异常。

（7）宫腔内异物。

（8）宫腔镜术后相关评估。

（二）宫腔镜手术适应证

（1）子宫内膜息肉。

（2）子宫黏膜下肌瘤及部分影响宫腔形态的肌壁间肌瘤。

（3）宫腔粘连。

（4）纵隔子宫。

（5）子宫内膜切除。

（6）宫腔内异物取出，如嵌顿节育器及流产残留物等。

（7）宫腔镜引导下输卵管插管通液、注药及绝育术。

（三）禁忌证

（1）绝对禁忌证　急、亚急性生殖道感染。心肝、肾衰竭急性期及其他不能耐受手术者。

（2）相对禁忌证　体温 >37.5 ℃。子宫颈瘢痕，不能充分扩张者。近期（3个月内）有子宫穿孔史或子宫手术史者。浸润性子宫颈癌、生殖道结核未经系统抗结核治疗者。

（四）术前准备及麻醉

（1）检查时间　以月经干净后1周内为宜，此时子宫内膜处于增殖期早期，薄且不易出血，黏液分泌少，宫腔病变易见。

（2）体检及阴道准备　仔细询问病史，进行全身检查、妇科检查、子宫颈脱落细胞学及阴道分泌物检查。

（3）术前禁食　接受宫腔镜手术患者，术前禁食6~8小时。

(4) 麻醉　宫腔镜检查无须麻醉或行子宫颈局部麻醉；宫腔镜手术多采用硬膜腔外麻醉或静脉麻醉。

(五) 操作步骤

1. 操作流程

(1) 受检者取膀胱截石位，常规消毒、铺巾，子宫颈钳夹持子宫颈，探针了解宫腔深度和方向，扩张子宫颈至大于镜体外鞘直径半号。接通液体膨宫泵，调整压力，膨宫液膨开子宫颈，宫腔镜在直视下缓慢插入宫腔，调整出水口液体流量，使宫腔内压达到所需压力。

(2) 观察宫腔　先观察宫腔全貌，宫底、宫腔前后壁、输卵管开口，在退出过程中观察子宫颈内口和子宫颈管。

(3) 宫内操作　快速、简单的手术操作可在确诊后立即施行，如节育环嵌顿、易切除的内膜息肉、内膜活检等。而时间较长、较复杂的宫腔镜手术需在手术室麻醉下进行。

2. 能源

高频电发生器，单极、双极电切及电凝常用于宫腔镜手术治疗。用于宫腔镜手术的能源还有激光和微波。

3. 膨宫液的选择

使用单极电切或电凝时，膨宫液体必须选用非导电的5%葡萄糖液，双极电切或电凝则选用生理盐水，后者可减少过量低渗液体灌注导致的过度水化综合征。对合并糖尿病的患者可选用5%甘露醇膨宫。

(六) 并发症及处理

1. 出血

子宫出血的高危因素包括子宫穿孔、动静脉瘘、子宫颈妊娠、剖宫产瘢痕部位妊娠、凝血功能障碍等。当切割病灶过深，达到黏膜下5～6 mm的子宫肌壁血管层易导致出血。出血的处理方案应依据出血量、出血部位、范围和手术种类确定，如使用缩宫素、米索前列醇等宫缩剂，会引起留置球囊压迫宫腔、子宫动脉栓塞等。

2. 子宫穿孔

引起子宫穿孔的高危因素包括子宫颈狭窄、子宫颈手术史、子宫过度屈曲、宫腔过小、扩宫力量过强、哺乳期子宫等。一旦发生子宫穿孔，立即查找穿孔部位，确定邻近脏器有无损伤，决定处理方案。如患者生命体征平稳，穿孔范围小，无活动性出血及脏器损伤时，可使用缩宫素及抗生素保守观察治疗；如穿孔范围大，可能伤及血管或有脏器损伤时，应立即手术处理。

3. 过度水化综合征

由灌流介质大量吸收引起体液超负荷和（或）稀释性低钠血症所致，如诊治不及时，将迅速出现急性肺水肿、脑水肿、心肺功能衰竭甚至死亡。相应的处理措施包括吸氧、纠正电解质紊乱和水中毒（利尿、限制入液量、治疗低钠血症）、处理急性左心功能衰竭、防治肺和脑水肿。

4. 其他

如气体栓塞、感染、宫腔和（或）子宫颈管粘连等。若有发生，做相应处理。

（七）宫腔镜检查报告单

附录：宫腔镜检查报告单示例。

宫腔镜检查报告单

检查号： 检查日期：

姓　　名：	性　　别：	年　龄：	住院号/门诊号：
床　　号：	检查部位：	电　话：	申请科室：
主　　诉：			申请医生：
临床诊断：			麻醉用药：

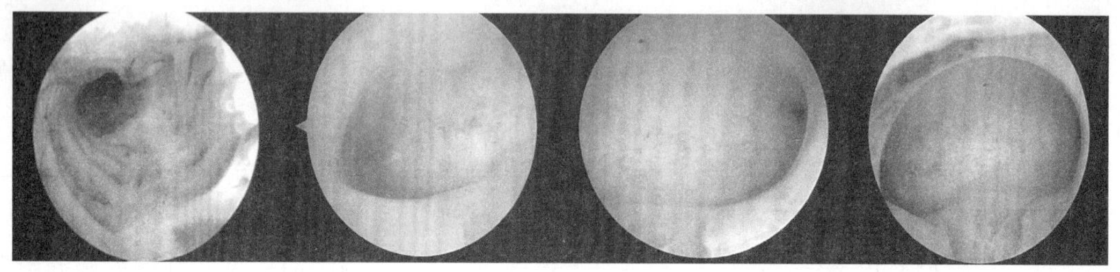

（1）宫颈管　（2）右宫角　（3）左宫角　（4）宫腔

窥镜所见：

宫颈管：正常

宫腔：①深度　cm；②形状　正常；③内膜　平整；④宫腔内壁；⑤宫角和输卵管开口：双侧可见。

手术：

其他：

镜下诊断：

药物：

建议：

注意事项：

1. 检查后1~2小时有下腹坠胀痛和7天内有少量阴道出血属正常，无须特殊处理。
2. 检查后禁止性生活及盆浴4周，休息2周，注意外阴卫生，避免劳累。
3. 将标本送2号楼6楼病理科检查，取了病理报告需到门诊复诊。
4. 若行无痛宫腔镜检查，检查后4小时内须有陪同且不能开车等，以防意外。
5. 检查后若有异常情况，必须及时就诊。
6. 检查后需药物治疗，预防感染。

记录医生：　　申请医生：　　诊断医生：

注：此报告仅供临床参考，不作证明。

（潘　佳　李科宇　刘丽文）

第六节　病理检查报告单

作为全科医生首先要了解病理报告的基本概念，患者手持报告来咨询时作何解答，请先了解如下四类诊断概念。

一、病理学诊断表述的基本类型和格式

1. 诊断明确的报告

包含检材部位、基本名称、病变性质明确和基本明确的病理学诊断。如（宫颈活检）中分化鳞癌、（直肠，电切活检）低分化腺癌、（左面部）脂溢性角化病。

2. 不能完全肯定诊断的报告

包含疾病名称、病变性质，或是对于拟诊的疾病名称、病变性质有所保留的病理学诊断意向，可在拟诊疾病\病变名称之前冠以诸如病变“符合为”“考虑为”“倾向为”“提示为”“可能为”“疑为”“不能排除”之类的词语。如（左颈部淋巴结）肉芽肿性炎，考虑结核；（左上肺，活检）癌，倾向低分化腺癌。

3. 不足以诊断的报告

检材切片所显示的病变不足以诊断为某种疾病（即不能做出上面提到的：Ⅰ类或Ⅱ类病理学诊断），只能进行病变的形态描述。如（左腹壁皮肤，活检）鳞状上皮增生，上皮脚下延伸，真皮浅层内少量淋巴细胞浸润，纤维组织增生伴玻璃样变性，小灶淀粉样变性。请结合临床。

4. 不能诊断的报告

送检标本因过于细小、破碎、固定不当、自溶、严重受挤压（变形）、被烧灼、干涸等，无法做出病理学诊断。如（膀胱，电切）检材为破碎的膀胱黏膜组织，严重电灼变形，无法诊断。

二、病理学诊断报告书的基本内容

（1）患者的基本情况，包括病理号、姓名、性别、年龄、送检医院或科室（住院或门诊）、住院号或门诊号、送检和收验日期等。

（2）巨检病变或镜下病变要点描述（一般性病变和细小标本可酌情简述或省略）。

（3）与病理学诊断相关技术的检查结果。如免疫组化、特染、免疫荧光结果等。

（4）病理学诊断的表述，参见上文“一”病理学诊断表述的基本类型。

（5）对于疑难病例或做出Ⅱ、Ⅲ类病理学诊断的病例，可酌情就病理学诊断及其相关问题附加：①建议（如进行其他有关检查、再做活检、科外病理会诊、密切随诊或随访等）；②注释和（或）讨论。

（6）经过本病理科和（或）科外病理会诊的病例，可将各方病理会诊意见列于该例患者的病理学诊断报告书中。

三、全科医生应该如何解读病理报告、分流病患

按照目前门诊分诊情况可以把门诊病理报告大体分为五类：妇科、消化内科、皮肤科、普外科、呼吸内科。

（一）妇科

1. HPV 检测（人乳头状瘤病毒检测）

（1）HPV 高危型病毒检测阳性患者，尤其是 16、18 型阳性患者，为宫颈癌高风险患者，必须去妇科门诊进一步阴道镜检查或治疗。

（2）HPV 低危型病毒检测阳性患者，可结合薄层液基细胞学检查报告综合评估，如薄层液基细胞学检查正常，可 3 ~6 个月定期复查，如果薄层液基细胞学检查提示有问题，则分流至妇科门诊进一步检查或治疗。

（3）HPV 阴性　两年后复查。

2. 薄层液基细胞学检查

（1）SCC（鳞癌）、HSIL（高级别病变）、LSIL（低级别病变）、ASCUS-H（非典型鳞状上皮—不除外高级别病变），分流至妇科门诊进一步活检或治疗。

（2）ASCUS（非典型鳞状上皮病变不能明确来源的）　3 ~6 个月后复查。

（3）AGC（非典型腺细胞）　定期复查。

（4）AIS（原位腺癌）　妇科分段诊刮。

3. 宫颈活检

（1）癌/间质肿瘤，分流至妇科门诊进一步检查，制定治疗方案。

（2）高级别或低级别上皮病变，分流至妇科门诊决定进一步治疗方案。

（3）炎症、息肉或正常：定期复查或密观随诊。

4. 宫内膜活检

（1）正常周期子宫内膜　追观即可。

（2）子宫内膜增生过长　分流至妇科门诊内分泌治疗。

（3）子宫内膜增生过长伴非典型增生　妇科门诊确定治疗方案。

（4）子宫内膜癌　妇科门诊进一步检查，确定下一步治疗方案。

（二）消化内科内镜报告

1. 胃镜

（1）癌或者其他恶性肿瘤，请分流至普外科或肿瘤科进一步检查或收治入院。

（2）胃管状腺瘤、胃底腺息肉、神经内分泌肿瘤 G0 – G1（原来叫类癌）、平滑肌肿瘤及其他良性息肉患者，分流至消化内科行内镜下息肉电切。

（3）溃疡、萎缩性胃炎、活动性胃炎合并 HP 感染者，分流消化内科门诊进一步治疗，巨大溃疡者可建议内科保守治疗，或者溃疡≥2. 5 cm 时需转诊普外手术治疗。

（4）普通胃炎不合并 HP 感染者，定期复查。

2. 肠镜

（1）癌或者其他恶性肿瘤，分流至普外科或肿瘤科进一步检查或收治入院。

（2）肠腺瘤性息肉或其他良性息肉患者，消化内科行内镜下息肉电切。

（3）溃疡、肠炎患者，分流至消化内科门诊进一步检查治疗，溃疡性结肠炎、克罗恩病建议内科保守治疗或者需转诊普外手术治疗。

（4）活检为正常肠黏膜者，定期复查。

（三）皮肤科活检报告

（1）恶性肿瘤患者，转诊普外科或肿瘤科进一步确定治疗方案。

（2）良性病变且切缘干净者，追观即可。

（3）良性病变但切缘不干净患者，建议皮肤科门诊扩大切除。

（四）普外科门诊手术小标本

（1）上皮来源的癌，分流至普外进一步确定治疗方案。

（2）肉瘤或淋巴瘤等间叶或淋巴造血系统来源恶性肿瘤，请建议肿瘤科进一步制定治疗方案。

（五）呼吸内科活检标本

（1）癌，建议呼吸内科综合考虑确定下一步治疗方案。

（2）炎症及特殊感染　呼吸内科对症治疗。

（3）结核　转诊结核科。

（4）恶性淋巴瘤　请转血液肿瘤科治疗。

（陈　辉）

第十七章　常用临床治疗基本技能

第一节　药物注射基本技术

一、皮下注射法

（一）目的

（1）不宜口服，需在一定时间内发生药效的小剂量药物。

（2）疫苗的预防接种。

（3）局部麻醉用药或术前给药。

（二）操作前准备

1. 患者准备

（1）评估病情、意识、心理、治疗情况、用药史、药物过敏史等。

（2）评估注射部位皮肤情况，避开瘢痕、感染部位。

2. 用物准备

（1）无菌治疗盘、药物（按医嘱备）、溶媒、注射单、注射器、无菌纱布、无菌棉签、络合碘、75% 乙醇、弯盘、砂轮、启瓶器、笔等。

（2）评估用物　物品齐全，一次性无菌物品和药品均在有效期内、质量合格。无菌盘铺盘时间未超过有效期 4 小时。核对药物名称、剂量、浓度、给药途径、检查药物的性质、澄明度、有效期，无霉变、沉淀等异常现象。药物瓶身完好无裂缝，瓶口无松动。

3. 操作者准备

洗手、戴口罩。

（三）操作步骤

（1）配药　①核对注射卡、药物。②根据医嘱、按无菌原则配制注射药物。

（2）与患者及家属沟通　介绍自己，核对患者姓名、性别、床号等，确认患者用药史、过敏史、家族史，解释操作的目的和方法，交代操作中配合要点及注意事项，以取得配合。

（3）选择注射部位　常用注射部位有上臂三角肌下缘、腹部、后背（避开脊柱）、大腿前侧及外侧。

（4）皮肤消毒　用络合碘或乙醇消毒皮肤 2 遍，以注射点为中心，消毒直径大于 5 cm，待干。

（5）再次核对，排尽注射器内空气。

（6）注射 左手绷紧局部皮肤（过瘦者提起皮肤），右手以平执式持注射器，示指固定针栓，针尖斜面向上，与皮肤呈 30°～40°，快速刺入皮下，进针约 1/2 或 2/3，松开左手，抽吸无回血后，缓慢推注药液。观察患者用药反应。

（7）注射完快速拔针，用无菌棉签轻压针刺处。

（8）操作后再次核对。协助患者取舒适卧位，整理床单位。

（9）洗手、脱口罩，记录。

（10）处理用物，医疗垃圾正确分类。

（四）并发症及处理

1. 出血

（1）发生原因 ①针头刺破血管。②按压时间过短，按压部位欠准确。

（2）临床表现 拔针后少量血液自针刺点流出，对于迟发性出血者可形成皮下血肿，注射部位肿胀、疼痛、局部皮肤淤血。

（3）预防及处理措施 ①正确选择注射部位，避免刺伤血管。②准确按压注射部位 5 min，勿按揉。③若已经刺破血管，则立即拔针，按住注射部位，更换注射部位重新注射。④拔针后针眼少量出血者，再次延长按压时间。⑤皮下肿胀者，根据血肿的大小采取相应的处理措施；皮下小血肿早期采用冷敷促进血液凝固，48 h 后改用热敷促进淤血的吸收和消散；血肿较大者，早期可采取消毒后用无菌注射器穿刺抽出血液，再加压包扎；血液凝固后，可行手术切开取出血凝块。

2. 硬结形成

（1）发生原因 ①同一部位反复长期注射，注射药量过多，药物浓度过高，注射过浅。②不正确抽吸药液将吸入的微粒随药液注射进入组织，作为异物刺激机体防御系统，引起巨噬细胞增殖，导致硬结形成。③注射部位感染后纤维组织增生形成硬结。

（2）临床表现 局部肿胀、瘙痒，可扪及硬结，严重者可导致皮下纤维组织变性，增生形成肿块或出现脂肪萎缩甚至坏死。

（3）预防及处理措施 ①熟练掌握注射深度，注射时针头斜面向上与皮肤成 30°～40° 快速刺入皮肤下，深度为针梗的 1/2～2/3。②选用锐利的针头，合理安排注射部位，避免在同一处多次反复注射，避免在瘢痕、炎症、皮肤破损处部位注射。③注射药量不宜过多，少于 2 mL 为宜，推药时应速度缓慢，用力均匀，以减少对局部的刺激。④注射后及时给予局部热敷或按摩，以促进局部血液循环，加速药物吸收，防止硬结形成（胰岛素注射后勿热敷、按摩，以免加速药物吸收，使胰岛素药效提早产生）。⑤严格执行无菌技术操作，防止微粒污染。抽吸药液时禁止在安瓿颈口或将针头直接插瓶底处吸药，注射一种药物用一副注射器。⑥做好皮肤消毒，防止注射部位感染。⑦已形成硬结者，可选用以下方法外敷：用 50% 硫酸镁湿热敷；或将云南白药用食醋调成糊状涂于局部。

3. 低血糖反应

（1）发生原因 皮下注射胰岛素剂量过大。注射部位过深，在运动状态下注射，注射后局部热敷、按摩引起温度改变，导致血流加快。

（2）临床表现 突然出现饥饿感、头晕、心悸、出冷汗、软弱无力、心率加快，重者虚脱、昏迷甚至死亡。

（3）预防及处理措施　①食物准备好后，再注射胰岛素，告知患者皮下注射胰岛素后30分钟进食。②严格遵守给药剂量、时间、方法。③根据患者的营养状况，把握进针深度，避免误入肌肉组织。④避免注入皮下小静脉血管中，推药前回抽无回血方可注射。⑤注射后勿进行剧烈运动、按摩、热敷，以及照日光浴、洗热水澡等。⑥患者一旦发生低血糖，即刻卧床休息，同时口服糖水、馒头等易吸收的碳水化合物。⑦严重者可静脉推注50%葡萄糖溶液40～60 mL。

4. 针头弯曲或针体折断

（1）发生原因　①针头质量差。②进针部位有硬结或瘢痕。③操作人员注射时用力不当。

（2）临床表现　患者感觉注射部位疼痛，若针体折断，则折断的针体停留在注射部位，患者情绪惊慌、恐惧。

（3）预防及处理措施　①选择粗细合适、质量过关的针头。②选择注射部位时，避开硬结和瘢痕。③持针时，右手示指固定针栓，勿将针梗全部插入皮肤内。④若出现针头歪曲，应寻找原因，采取相应的措施，更换针头后重新注射。⑤一旦发生针体断裂立即用一只手握紧局部肌肉，迅速用止血钳将折断的针体拔出。若针体已完全没入体内，必须在X射线定位后通过手术将残留针体取出。

5. 药物过敏

（1）发生原因　注射前未了解患者既往过敏史和用药史。

（2）临床表现　皮肤潮红、瘙痒、心悸、出现皮疹、呼吸困难，严重者可出现休克或死亡。

（3）预防及处理措施　①注射前详细了解患者既往过敏史和用药史。②如发生过敏，立即停止用药，测量并记录生命体征，遵医嘱行进一步处理，记录引起过敏的药物名称、批号、生产日期、有效日期及患者的症状。

（五）相关知识

（1）注意保护患者隐私，必要时拉床帘或屏风遮挡。

（2）严格执行查对制度和无菌操作规程。

（3）凡对组织刺激性强的药物不可做皮下注射。

（4）针头刺入角度不宜超过45°，以免刺入肌层。注射做到“两快一慢”，即进针快、拔针快、推药慢。

（5）经常注射者，应更换部位，建立轮流交替注射部位的计划，以达到在有限的注射部位，吸收最大药量的效果。

（6）药液少于1 mL，必须用1 mL注射器，以保证注入药液剂量准确。

（7）注射中、注射后注意观察患者反应、用药效果及不良反应。

（8）皮下注射胰岛素时，嘱患者注射后15分钟开始进食，避免不必要的活动，注意安全。

二、肌内注射法

（一）目的

（1）用于需在一定时间内产生药效而不能或不宜口服的药物。

（2）药物不能或不宜口服或静脉注射，要求比皮下注射更迅速发生疗效时采用。

（3）注射刺激性较强或药量较大的药物。

（二）操作前准备

1. 患者准备

评估病情、意识、心理、治疗情况、用药史、药物过敏史等。评估注射部位皮肤有无红肿、硬结、瘢痕等情况及注射部位肢体活动情况。

2. 用物准备

（1）无菌治疗盘、药物（按医嘱备）、注射单、5 mL 注射器、无菌纱布、无菌棉签、络合碘、75% 乙醇、弯盘、砂轮、启瓶器、笔等。

（2）评估用物　物品齐全，一次性无菌物品、药品均在有效期内、质量合格。无菌盘铺盘时间未超过有效期 4 小时。核对药物名称、剂量、浓度、给药途径、检查药物的性质、澄明度、有效期，以及无霉变、沉淀等异常现象。药物瓶身完好无裂缝，瓶口无松动。

3. 操作者准备

洗手、戴口罩。

（三）操作步骤

（1）配药　核对注射卡、药物。遵医嘱正确抽取药物备用。

（2）与患者及家属沟通　介绍自己，核对患者姓名、性别、床号等，确认患者用药史、过敏史、家族史，解释说明肌内注射的目的、方法及必要性，交代操作中配合要点及注意事项，以取得配合。

（3）选择注射部位　常用的肌内注射部位有臀大肌、臀中肌、三角肌及股外侧肌等。

（4）协助患者取舒适卧位，选择注射部位且正确定位

（5）皮肤消毒　常规消毒皮肤 2 遍，以注射点为中心，消毒直径大于 5 cm，待干。

（6）再次核对，排尽注射器内空气。

（7）注射　左手拇指、示指错开并绷紧局部皮肤，右手以执笔式持注射器，用前臂带动腕部的力量，将针头迅速垂直刺入肌肉，一般刺入 2.5 ~ 3 cm，固定针头，松开左手，抽吸无回血后，缓慢推药。同时观察患者的反应。

（8）注射完快速拔针，用无菌棉签轻压针刺处。

（9）操作后再次核对。协助患者取舒适卧位，整理床单位。

（10）洗手、脱口罩，记录。

（11）处理用物，医疗垃圾正确分类。

（四）并发症及处理

1. 疼痛

（1）发生原因　①药物刺激，药量过多。②注射速度过快。③进针过深或过浅。④注

射部位不当。

（2）临床表现　注射局部疼痛、肿胀、肢体无力、麻木。可引起下肢及坐骨神经疼痛，严重者可引起足下垂或跛行，甚至可出现下肢瘫痪。

（3）预防及处理措施　①配制药液浓度不宜过大，每次推注的药量不易过快过多，股四头肌及上臂三角肌施行注射时，若药量超过 2 mL 时，需要分次注射。②注射时推药用力均匀，用干棉签在注射部位周围 5 cm 以外范围擦拭，分散患者的注意力。③进针的深度为针梗的 2/3，消瘦患者和儿童酌情减少深度。④轮换并选择合适的注射部位。

2. 神经性损伤

（1）发生原因　①肌内注射时位置不当，针头直接刺伤坐骨神经。②注射药液过于靠近周围神经，或药物刺激性过大。

（2）临床表现　注射过程中出现神经支配区麻木、放射痛、肢体无力和活动范围少。注射后，除局部麻木外可出现肢体功能部分或完全丧失发生于下肢行走无力，易跌跤。上肢受累可出现局部红肿、疼痛、肘关节活动受限，手部有运动和感觉障碍。

（3）预防及处理　①注意注射处的解剖关系，准确选择臀部、上臂部的肌内注射位置，避开神经及血管。②避免刺激性药物做肌内注射。③在注射药物过程中若发现神经支配区麻木或放射痛，应考虑注入神经内的可能性，必须立即改变进针方向或停止注射。④对可能有神经损伤者，早期行理疗、热敷，同时使用神经营养药物治疗。对完全性神经损伤，尽早行手术探查，做神经松解术。

3. 局部或全身感染

（1）发生原因　①注射部位消毒不彻底。②注射用具、药物被污染。

（2）临床表现　①注射后数小时后局部出现红、肿、热和疼痛，局部压痛明显。②若感染扩散，可导致全身菌血症、脓毒败血症、畏寒、谵妄等。

（3）预防及处理措施　①严格遵守无菌操作原则，环境清洁符合操作要求，注射器及药物保持无菌，注射部位按要求消毒并保持无菌。②注射时做到一人一套物品。③出现全身感染者，根据血培养及药物敏感试验选用抗生素。

4. 针口渗液

（1）发生原因　①一次注射药量过多。②反复在同一部位注射药液。③局部血液循环差，组织对药液吸收缓慢。④按压时间不够。

（2）临床表现　推注药液阻力大，注射时有少量液体自针眼流出，拔出后液体流出更明显。

（3）预防及处理措施　①一次注射量以 2 ~ 3 mL 为限，不宜超过 5 mL。②每次轮换部位注射，避免同一部位反复注射。③选择神经少、肌肉较丰富处为注射部位。④注射后及时热敷、按摩，加速局部血液循环，促进药液吸收。⑤注射完毕，充分按压 5 分钟以上，有凝血障碍者适当延长按压时间。

5. 针头堵塞

（1）发生原因　①一次性注射器的针尖锐利、斜面大，造成微粒污染或栓塞。②针头过细、药液黏稠、粉末未充分溶解或药液为悬浊液。

（2）临床表现 推药阻力大，无法将注射器内的药液推入体内。

（3）预防及处理措施 ①根据药液的性质选用粗细适合的针头。②充分将药液摇匀，检查针头通畅后方可进针。③注射时保持一定的速度，避免停顿导致药液沉淀在针头内。④如发现推药阻力大，或无法将药液继续注入体内，应拔针，更换针头或另选部位进行注射。⑤使用一次性注射器加药时，以45°角进针，减少针头斜面与瓶塞的接触面积，减轻阻力。

6. 注射时回抽出血液

（1）发生原因 刺破血管。

（2）临床表现 注射时回抽活塞，注射器内出现血液。

（3）预防及处理措施 ①注射时避开大血管。②推药前回抽活塞若无回血，再均匀、缓慢推注药液。③回抽有血液时，立即拔出针头，充分按压注射部位，更换注射器、药品，选择另一侧臀部注射。

7. 断针

（1）发生原因 ①针头质量差。②患者紧张，肌肉紧绷，针头碰到骨头或硬结。③操作人员注射时用力不当。

（2）临床表现 患者感觉注射部位疼痛。若针体折断，则折断的针体停留在注射部位，患者情绪惊慌恐惧。

（3）预防及处理措施 ①选择质量过关的针头。②注射前做好宣教工作，取得患者配合，进针时避开骨头和硬结。过瘦患者可捏起注射部位肌肉，使局部肌肉隆起，进针深度为针梗的2/3。③持针时，右手中指固定针栓，勿将针梗全部插入皮肤内。④如发生断针，立即用一只手捏紧局部肌肉，嘱患者放松，保持原体位勿动，迅速用止血钳将折断的针体拔出。若针体已完全没入体内，需在X线定位后通过手术将残留针体取出。

（五）相关知识

（1）注意保护患者隐私，必要时拉床帘或屏风遮挡。

（2）严格执行查对制度和无菌操作规程。

（3）两种药物同时注射时，先注射无刺激或刺激性弱的药物，再注射刺激性强的药物。若有配伍禁忌，需分别注射在不同部位。

（4）小儿尤其2岁以下婴幼儿不宜选用臀大肌注射，以免损伤坐骨神经，最好选择臀中肌、臀小肌注射。

（5）操作切勿将针梗全部刺入，消瘦者及患儿，进针深度应酌减，嘱患者不可突然改变体位，以防针梗从根部衔接处折断。

（6）若针头折断，应先稳定患者情绪，嘱患者保持局部与肢体不动，尽快用无菌止血钳夹住断端取出。如全部埋入肌肉，应速请外科医师处理。

（7）注射油剂应注意固定针栓，以防用力过度使针头和注射器分离；注射混悬液，需先摇匀药液抽吸，进针后快速推药，以免药物沉淀堵塞针头。

（8）长期注射者，应交替更换注射部位，并选用细长针头，避免或减少硬结的发生。

三、静脉注射法

（一）目的

（1）注入药物　用于不宜口服、皮下或肌内注射，或需迅速发挥药效。

（2）诊断性检查　由静脉注入药物，做某些诊断性检查，如肝、肾、胆囊等 X 线摄片

（3）输液或输血。

（4）静脉营养治疗。

（二）操作前准备

1. 患者准备

评估病情、意识状态及合作程度、肢体活动情况、用药史、药物过敏史等。评估穿刺部位皮肤有无瘢痕和感染、血管弹性情况等。

2. 用物准备

（1）无菌治疗盘、皮肤消毒剂、无菌棉签、无菌手套、药物（按医嘱备）、注射单、注射器、弯盘、止血带、小垫枕、笔等。

（2）评估用物　物品齐全，一次性无菌物品均在有效期内、质量合格。无菌盘铺盘时间未超过有效期 4 小时。核对药物名称、剂量、浓度、给药途径、检查药物的性质、澄明度、有效期、无霉变、沉淀等异常现象。药物瓶身完好无裂缝，瓶口无松动。

3. 操作者准备

洗手、戴口罩。

（三）操作步骤

（1）与患者及家属沟通　介绍自己，核对患者姓名、性别、床号等。解释说明静脉注射的目的、方法、注意事项及配合要点，以取得配合。

（2）再次核对。

（3）戴手套。

（4）放止血带和小枕。

（5）暴露患者穿刺部位，选择静脉，在穿刺点上方约 6 cm 处扎止血带。

（6）常规消毒皮肤两遍，待干。

（7）嘱患者握拳，绷紧皮肤及血管，针头斜面朝上，针头与皮肤呈 20°～30°刺入静脉，见回血后再进少许。

（8）嘱患者松拳，松止血带；固定针柄，缓慢注射药物。

（9）正确拔针，按压。

（10）取小枕和压脉带。

（11）观察用药后反应，协助患者取舒适卧位，整理床单位。

（12）脱手套，洗手，取口罩。再次核对，记录。

（13）处理用物，医疗垃圾正确分类。

（四）并发症及处理

1. 药物外渗性损伤

（1）发生原因　①药物因素：药物酸碱度、药物渗透压、药物浓度、药物本身的毒性作用及Ⅰ型变态反应。②环境因素：包括环境温度，溶液中不溶性微粒的危害，液体输注量、温度、输注速度、输注时间、压力和静脉管径及舒缩状态是否相符，针头对血管的刺激，拔针不当对血管壁的损害。③血管因素：由于疾病原因患者组织缺血、缺氧致毛细血管通透性增高而导致药物外渗。④感染因素和静脉炎：微生物侵袭引起的静脉炎，以及物理、化学因素引起的静脉炎使血管通透性增高。⑤由于穿刺不当致穿破血管，而使药物漏出血管外；患者躁动，针头固定不牢，致药物外渗；血管弹性差、穿刺不顺利、血管过小，或在注射过程中，药物推注过快。

（2）临床表现　注射部位出现红肿或苍白、疼痛，皮肤温度低或局部有水疱，皮肤发黑变硬且形成溃疡。

（3）预防及处理措施

1）选择合适的穿刺针，针头无倒钩。

2）选择合适的血管，避免注射药物外渗。

3）熟练掌握静脉注射技术，避免因穿刺失败而造成药物外渗。

4）推注药物不宜过快。注射时注意观察有无药物外渗，如发生药物外渗，立即停止注射，拔针后局部按压，另选血管穿刺。并观察渗出或外渗区域的皮肤颜色、温度、感觉等变化及关节活动和患肢远端血运情况并记录。

5）根据渗出药物的性质，分别进行处理：①抗肿瘤药物外渗，应尽早抬高患肢，局部冰敷，使血管收缩以减少药物吸收。②血管收缩药（如去甲肾上腺素、多巴胺、间羟胺）外渗，可采用肾上腺素能拮抗剂酚妥拉明 5 ~ 10 mg 溶于 20 mL 生理盐水中做局部浸润，以扩张血管，同时给予 3% 醋酸铅局部湿热敷。③高渗药物（20% 甘露醇、50% 葡萄糖溶液）外渗，可用 0.25% 普鲁卡因 5 ~ 20 mL 溶解透明质酸酶 50 ~ 200 U，注射于溶液局部周围，因透明质酸酶有促进药物扩散，稀释和吸收作用。④阳离子溶液外渗可用 0.25% 普鲁卡因 5 ~ 10 mL 做局部浸润注射，可减少药物刺激，减轻疼痛。同时用 3% 的醋酸铅和 50% 硫酸镁交替局部湿热敷。⑤药物外渗超过 24 小时多不能恢复，局部皮肤由苍白色转为暗红色，对已产生的局部缺血，不能使用热敷，因局部热敷温度增高，代谢加速，耗氧量增加，加速坏死。

6）如上述处理无效，组织已发生坏死，则应将坏死的组织广泛切除，以免增加感染机会。

2. 静脉穿刺失败

（1）发生原因　①静脉穿刺操作不熟练。②进针角度不当。③针头刺入的深度不合适。④进针时用力速度不当。⑤固定不当，针头向两侧摆动。⑥静脉条件差。⑦患者不合作。⑧操作者对深静脉的解剖位置不熟悉。

（2）临床表现　针头未穿入静脉，无回血，注射药物有阻力。针头斜面一半在血管内，另一半在管腔外，药液溢出至皮下。局部疼痛及肿胀。

（3）预防及处理措施　①操作者要有健康、稳定的情绪，熟练掌握静脉注射技术，提高穿刺技术。②选择暴露好、较直、弹性好、清晰的浅表静脉。③选用型号合适、质量可靠的针头。④轮换穿刺静脉，有计划地保护血管，延长血管使用寿命。⑤出现血管破损后，立即拔针，局部按压止血。24 小时后给予热敷，加速淤血吸收。⑥静脉条件差的患者要对症处理：静脉硬化、弹性差者穿刺时应压迫静脉上下端，固定后与静脉上方成 30°斜角直接进针，回抽见回血后，轻轻松开止血带，避免弹力过大针头脱出造成失败；血管脆性大的患者，可选择直而明显最好无肌肉附着的血管，必要时选择斜面小的针头进行注射；对于水肿患者，应先行按摩推压局部，使组织内的渗液暂时消退，待静脉显示清楚后再行穿刺；对于小儿行头皮静脉穿刺时选择较小的针头，采取二次进针法，见回血后不松止血带，推药少许，使静脉充盈，再稍进 0.5 cm 后松止血带，妥善固定；对血液呈高凝状态或血液黏稠的患者，可以连接内含肝素盐水的注射器，试穿刺时注射器应保持负压，一旦刺入血管即可有回血，因针头内充满肝素，不易凝血；对四肢末梢循环不良及塌陷的血管，注射前可行局部热敷、饮热饮料等保暖措施促进血管扩张，扎止血带后在该血管处拍击数次，使之充盈。

3. 血肿

（1）发生原因　①患者血管弹性差，肌肉组织松弛，血管不易固定，进针后无落空感，有时针头已进入血管而不见回血，误认为穿刺失败，待针头退出血管时局部已青紫。②固定不当，针头移位、患者心情过于紧张不合作，特别是儿童好动或者贴胶布时不注意、固定不好，致使针头脱出血管外而不及时拔针按压。③老年、消瘦患者皮下组织疏松，针头滑出血管后仍可滴入而造成假象。④针头过大或血管腔直径不符，进针后速度过快，一见回血未等血管充盈就急于继续向前推进或偏离血管方向过深，过浅而穿破血管。⑤长期注射的患者，没有注意保护好血管，经常在同一血管，同一部位进针，或操作不当误伤动脉。⑥拔针后按压部位不当、按压压力或时间不够。⑦凝血机制不良的患者。

（2）临床表现　皮下肿胀、疼痛，2～3 天后皮肤变青紫。1～2 周后血肿开始吸收。

（3）预防及处理措施　①选用型号合适、无钩、无弯曲的锐利针头。②提高穿刺技术，避免盲目进针。③进行操作时动作要轻、稳。④拔针后用无菌棉签或消毒纱布按压注射部位 3～5 分钟，对新生儿、血液病患者、有出血倾向者适当延长按压时间，以不出现青紫为宜。⑤血肿早期予以冷敷，以减少出血。24 小时后局部给予 50% 硫酸镁湿热敷，每日 2 次，每次 30 分钟，以加速血肿的吸收。⑥若血肿过大难以吸收，可常规消毒后，用注射器抽取不凝血液或切开取血块。

4. 静脉炎

（1）发生原因　长期注入浓度较高、刺激性较强的药物；在操作过程中无菌操作不严格而引起局部静脉感染。

（2）临床表现　沿静脉走向出现条索状红线，局部组织发红、肿胀、灼热、疼痛，全身有畏寒、发热。

（3）预防及处理措施　①熟练掌握静脉注射技术，严格执行无菌技术原则，避免外渗、感染等。②对血管有刺激性的药物，应充分稀释后应用，并防止药液溢出血管外。③保护静脉，有计划地更换注射部位。④一旦发生静脉炎，停止在患肢静脉注射，将患肢抬高、制动；局部用50%硫酸镁湿热敷，每日2次，每次30分钟；或用超短波理疗，每日1次，每次15～20分钟；使用中药如意金黄散局部外敷。如合并全身感染，按医嘱给予抗生素治疗。观察局部及全身情况的变化并记录。

（五）相关知识

（1）操作过程严格执行查对制度和无菌操作原则。

（2）选择穿刺部位时，应避开关节、静脉瓣及有感染、皮疹或有瘢痕的皮肤。

（3）需长期静脉给药者，为保护静脉，应有计划由小到大、由远心端到近心端选择血管。

四、静脉输液法

（一）目的

（1）补充水和电解质，预防和纠正水、电解质及酸碱平衡紊乱。

（2）增加血容量，改善微循环，维持血压及微循环灌注量。

（3）补充营养，供给热量，促进组织修复，增加体重，维持正氮平衡。

（4）输入药物，治疗疾病。

（二）操作前准备

1. 患者准备

评估患者年龄、病情、意识状态、心肺功能、自理能力、合作程度、药物治疗情况，以及用药史、过敏史、家族史等。评估穿刺部位皮肤、血管状况及肢体活动度。

2. 用物准备

（1）无菌治疗盘、药物（根据医嘱）、输液卡、输液器、输液胶贴、注射器、无菌手套、无菌棉签、无菌纱布、皮肤消毒剂、弯盘、止血带、小垫枕、瓶套、砂轮、启瓶器、笔、输液架等，必要时备小夹板、绷带、棉垫、输液泵、便盆等。

（2）评估用物　物品齐全，一次性无菌物品均在有效期内、质量合格。无菌盘铺盘时间未超过有效期4小时。核对药物名称、剂量、浓度、给药途径、检查药物的性质、澄明度、有效期，有无霉变、沉淀等异常现象。药物瓶身完好无裂缝，瓶口无松动。

3. 操作者准备

洗手、戴口罩。

（三）操作步骤

（1）配药　核对输液卡；检查液体和药物质量，遵医嘱按无菌原则配制注射药物，请他人再次核对输液药物。插入输液器。

（2）与患者及家属沟通　介绍自己，核对患者姓名、性别、床号、腕带及所用药液等。向患者解释，嘱患者排尿，取得配合。

（3）再次核对，将输液瓶倒挂于输液架上，固定通气管。

（4）备胶布。

（5）戴手套。

（6）暴露穿刺部位，放小枕和止血带。

（7）选择静脉，在穿刺点上方 6 cm 处扎止血带。

（8）常规消毒穿刺部位皮肤，消毒范围直径在 5 cm 以上，待干。

（9）排气。

（10）穿刺　嘱患者握拳，绷紧皮肤和血管，以 15°～30°沿静脉走向进针，见回血后再将针头平行进入少许。松止血带和调节器，嘱患者松拳，待液体滴入通畅、患者无不适后，用输液贴固定针柄、针眼和尼龙针软管，必要时用夹板固定关节。

（11）取小枕和止血带。

（12）调节输液速度，询问并观察输液后反应。

（13）脱手套，洗手，取口罩。

（14）再次核对，签执行时间和签名，挂输液卡。

（15）协助患者取舒适卧位，整理床单位。

（16）处理用物，医疗垃圾正确分类。

（四）并发症及处理

1. 静脉穿刺失败

（1）发生原因　①操作者原因：操作者心情紧张、技术不熟练，表现为：进针角度不准确——将血管壁刺破；针头刺入深度不合适——过浅，针头斜面未全部进入血管；过深，针头穿透对侧血管壁；穿刺后固定不当——针头从血管内脱出。②患者本身原因：患者不配合，操作时躁动不安；血管条件差，常见有血管细、弹性差、血管充盈度欠佳等。

（2）临床表现　穿刺后针头无回血，药物流入不畅，穿刺部位隆起，患者感觉疼痛。

（3）预防及处理　①穿刺者要有良好的心理素质和娴熟的穿刺技术，穿刺前认真评估患者的血管情况，选择易暴露、弹性好、走行直、清晰易固定的血管进行穿刺。②根据患者血管情况和药液性质、输液速度的要求选择合适型号的针头进行穿刺，有计划地保护血管，尽量延长血管的使用寿命。③血管一旦被刺破后，应立即将针头拔出，切勿反复回针，同时按压止血。④对于血管条件差的患者应先对症处理，改善血管条件后再行穿刺，避免盲目进针，减少失败概率。

2. 药液外渗

（1）发生原因　①操作者技术不熟练，穿刺失败；患者躁动、针头从血管内脱出；患者原发病原因导致毛细血管通透性增强。②药物的酸碱度、渗透压、药物浓度、药物本身的毒性以及药物引起的变态反应均可导致血管的通透性增高而致药液外渗。③局部感染及物理、化学因素引起的静脉炎导致血管通透性增强。④反复穿刺对血管造成的物理性损伤、药液中不溶性微粒对血管的刺激、输液量、输液速度、液体温度及液体所产生的压力也是影响药液外渗的因素。

（2）临床表现　一般表现为穿刺部位肿胀疼痛，皮肤温度降低。化疗药、高渗药及强缩血管药物外渗后可引起局部组织坏死。

（3）预防及处理　①熟练掌握穿刺技术，慎重选择穿刺部位，根据血管条件选择穿刺针头。②穿刺成功后妥善固定针头，输液过程中加强巡视，尽早发现药液外渗情况，以免引起严重后果。③一旦发现药物外渗，应立即停止给药，拔针后局部按压，另选血管穿刺。

④根据渗出药液理化性质不同，采取不同的处理方法，如理疗、局部封闭、给予药物拮抗剂等。如上述处理无效，组织已发生坏死，应手术将坏死组织清除，以免增加感染机会。

3. 静脉炎

（1）发生原因 操作过程中无菌技术操作不严格引起局部静脉感染；长期输入高浓度、刺激性强的药物对血管造成刺激。

（2）临床表现 局部表现为沿静脉走行的条索状红线，伴红、肿、热、痛、功能障碍，全身表现有畏寒、发热、乏力等。

（3）预防及处理 严格执行无菌技术操作；对血管刺激性强的药物应充分稀释后再应用，以减少药物对血管的刺激；长期输液者制订保护血管的计划，合理更换注射部位，延长血管使用时间。一旦发生静脉炎，立即停止在此处静脉给药，将患肢抬高、制动、局部对症治疗。伴有全身感染者，给予抗生素治疗。

4. 发热

（1）发生原因 ①液体和药物清洁灭菌不完善或在输液前已被污染，致热源、死菌、游离菌体蛋白等致热物质进入体内引起发热反应。液体或药物成分不纯、消毒保存不良、多种药物联合应用、所含致热源累加到一定量后输入体内即会引起发热反应。②输液器具灭菌不彻底、超出有效期或包装破损、原材料不合格等原因都会造成输液反应的发生。③输液操作过程未能严格遵守无菌操作原则。

（2）临床表现 输液过程中出现与原发病不相关的发冷、寒战、发热，轻者体温在38 ℃左右，重者初起寒战，继之高热达40～41 ℃并伴有头痛、恶心、呕吐、周身不适等症状。

（3）预防及处理 ①严格执行查对制度，用药前仔细核对药品的有效期及瓶盖有无松动及缺损；瓶身、瓶底及瓶签处有无裂纹；药液是否变质；输液器具是否在安全使用条件内。②输液过程中严格执行无菌操作原则；合理应用药物，注意药物的配伍禁忌，液体要现用现配。③对于轻度发热反应，可减慢输液速度，同时注意保暖。重者立即停止输液，高热者给予物理降温并给予抗过敏及激素治疗。④发生发热反应后，应保留输液器具和溶液进行必要检查。

5. 急性肺水肿

（1）发生原因 输液速度过快，短时间输入大量液体，使循环血容量急剧增加，心脏负荷过重而引起心力衰竭、肺水肿。

（2）临床表现 患者突然感到胸闷、呼吸急促、咳嗽、面色苍白、出冷汗、心前区有压迫感或疼痛，咳泡沫样血性痰，严重者可由口鼻涌出大量泡沫样血性液体，肺部遍布湿啰音，脉搏细速、心率快而且节律不整。

（3）预防及处理 ①严格控制输液速度，对老人、儿童、心脏功能不全者输液速度不宜过快，液量不宜过多，输液过程中加强巡视，注意输液速度的变化。②发生肺水肿时应立即停止输液，迅速通知医生进行处理。在病情许可的情况下，让患者取端坐位，两腿下垂，高流量氧气吸入，并在湿化瓶中加入50%～75%的酒精，以减低肺泡内泡沫的表面张力，改善肺泡的气体交换，纠正缺氧。③根据病情给予强心、利尿、平喘治疗，必要时四肢轮流扎止血带或血压计袖带，以减少静脉回心血量。

6. 空气栓塞

（1）发生原因　输液器内空气未排尽；输液器莫菲滴管以上部分有破损；加压输液时无人看守。进入静脉的气体，随血流到右心房，再到右心室，堵塞肺动脉的入口，引起肺栓塞。

（2）临床表现　患者突发胸闷、胸骨后疼痛、眩晕、濒死感，随即出现呼吸困难和严重发绀，听诊心前区可听到挤压海绵似的声音，如空气量少，到达毛细血管时发生堵塞，则损害较小，如空气栓子大，患者可因严重缺氧而立即死亡。

（3）预防及处理　①输液前，注意检查输液器各连接是否紧密，有无松脱。穿刺前，排尽输液管内空气。②输液过程中加强巡视，液体完成后及时拔针。加压输液时，应有专人守护。③发生空气栓塞后立即让患者取左侧卧位和头低足高位，使气体浮向右心室尖部，避免阻塞肺动脉口，使气体随着心脏跳动，将空气混为泡沫，分次小量进入肺动脉，最后逐渐被吸收，同时可避免空气栓子进入脑部。④高浓度氧气吸入，提高患者的血氧浓度，纠正缺氧症状。

（五）相关知识

（1）严格执行查对制度和无菌操作，需长期输液者应注意保护和合理使用静脉，一般从远端小静脉开始。

（2）注意药物配伍禁忌，刺激性强的药物应确保针头在血管内再加药物。

（3）输液过程中加强巡视，耐心听取患者主诉，严密观察，及时处理输液故障或输液反应。防止液体滴尽，及时更换输液瓶，严防造成空气栓塞。

（4）对24小时持续输液者，需每天更换输液瓶和输液管。

（5）应根据不同病情患者调整合适的输液速度，对心、肺、肾功能不良者，年老体弱、婴幼儿及输注刺激性较强的药物、含钾药物、高渗性药物或血管活性药物等，应适当减慢输液速度。对严重脱水、心肺功能良好者可适当加快输液速度。

（袁迎春）

第二节　外科基本技术

一、穿脱手术衣和戴无菌手套

1. 穿手术衣

（1）操作前准备　①穿手术服前，应先换好手术室服装，戴好口罩帽子，并按要求进行手术前洗刷手完毕。此时操作人应拱手姿势进入手术室，在巡回护士帮助下准备穿衣。②手术服为无菌状态，包裹于无菌包内，应由巡回护士负责打开外层，洗手护士打开内层并取出衣服递交穿衣者。在无洗手护士情况下，由穿衣者自行取出。③穿衣操作前应注意空间宽敞，避免操作过程中触碰到非无菌物品或他人。

（2）操作步骤

1）半包式手术衣 ①拿起折叠好的手术衣，在手掌中初步打开，确定衣领位置和衣服内外面。②双手提起衣领两角，抖开手术衣，并使内面朝向自己。③轻轻抛起手术衣，双手同时伸入袖内。此时双手应为水平前伸，不可上举、下垂或外展。④巡回护士协助，自衣服内面将衣袖上提，使操作者双手露出。协助系好背部衣带。⑤操作者稍弯腰，使腰带下垂离开手术衣表面，双手在身前交叉将腰带捏起，交给巡回护士，护士捏住腰带末端，在操作者身后系好腰带。

2）全包式手术衣 ①～④步同上。⑤操作者暂不系腰带，先戴好无菌手套。⑥解开系在腰间的腰带，将一端交给洗手护士，或已穿好手术衣戴好手套的手术者，操作者旋转一周，使腰带包绕腰部，接回腰带，在身前腰部系好。

2. 脱手术衣

（1）操作步骤

1）单台手术 ①操作者自行解开腰带，助手协助松解背部系带。②操作者自行抓住肩部手术服，外翻式脱除，再脱手套。

2）接台手术 ①原则如前一台为无菌手术，且手套无破损，手术衣亦未污染湿透，可仅更换手术衣和手套，不必重新洗手，但仍应用消毒灭菌剂涂擦手及手臂。②操作者暂不脱手套，由巡回护士解开腰带（如为全包式则操作者自行松解前方腰带）和背部系带。③由巡回护士自背部外翻式脱除手术衣，同时使手套腕部翻折于手上。④由操作者本人左手握住右手手套边缘，将其外翻脱去，左手手套不可接触右手皮肤；再用右手指伸入左手手套内部，将左手手套外翻式脱去，操作者右手皮肤不能接触左手手套外侧面。

3. 戴无菌手套

（1）操作前准备 ①戴无菌手套前操作者应已完成外科洗手，并穿好手术衣。②无菌手套外层包装由巡回护士或其他助手拆开，操作者仅能接触内层包装。③注意操作空间，勿碰触其他物品或旁人。

（2）操作步骤 ①操作者左手持无菌手套内层包装，右手按手套合掌方向取出其内手套，注意只能拿捏其向外翻折部分。②左手提捏手套翻折部之内面，右手小心伸入右手套内，注意对齐手指各开口，但不必完全伸入，且暂不处理翻折部分。③初步戴好手套之右手指伸入左手手套翻折部之外表面，协助左手伸入左手套内，注意右手拇指不可捏提左手手套之内表面或左手皮肤。④双手互相协助完全穿好及整理手套，并将翻折部分回复，并使其包裹手术衣之袖口。注意双手均只能接触手套外表面，不可接触内表面及皮肤。

4. 脱无菌手套

（1）一手捏住另一手手套外表面，翻转脱下。

（2）脱除手套手插入另一手套内，将其翻转脱下。

（3）使用过的手套放入黄色医疗废弃袋内。

二、刷手

鉴于目前几乎均采用手消毒溶液进行外科术前洗手，本节不再介绍传统之肥皂刷手方法。

（一）操作前准备

（1）操作者进行洗手前，应按手术室管理规程换好手术室衣服，戴好口罩帽子，剪除指甲，整理服装。

（2）洗手前应将衣袖上转至肩关节以上，避免洗手过程中或洗手后衣袖回落。

（3）应采用流动水进行洗手，检查各种物品是否齐全完备。

（二）操作步骤

（1）以流动水冲洗双手、前臂和上臂肘上 10 cm。双手应为拱手姿势，高于肘关节水平，避免手部位于低位。

（2）取去污清洁剂涂擦双手、前臂及上臂，予以分段清洗（七步洗手法），时间至少 15 秒。然后以流动水冲洗干净。

（3）反复进行清洁和冲洗，共三遍。

（4）取无菌毛巾后擦拭。先擦拭双手，然后将其对折为三角形，放置于一手腕部，注意三角形底边应朝肢体近端，角部指向远端。另一手牵住下垂之另两角，自腕部向上臂拉紧旋转擦拭，不可超过洗手范围。擦拭完后右手捏住毛巾一角，自身体离开，不可拖行再次接触完成擦拭部位皮肤。翻转毛巾使用其另一面，折成三角形，同法擦拭另一手。

（5）以不接触方式获取消毒液于双手，按七部洗手法自远端向近端，依次交替均匀涂擦双手、前臂及上臂。

（6）洗手完毕，保持拱手姿势，勿接触自身胸前衣服，或其他物品。

三、手术区消毒

（一）操作前准备

（1）操作者应了解不同手术区域的消毒范围，选择合适的消毒方式。常见部位包括颈部、胸部、腹部。各部位消毒范围不同，多以临床体表解剖标记作为界限，但总原则应包括切口周围半径 15 ~ 20 cm。

（2）操作者应了解手术方式、切口位置、切口性质（无菌/污染），以及可能的术式变更（延长切口/另行切口）。

（3）清洁手术应采用由内向外消毒，污染手术应采用由外向内消毒。

（4）小术野手术应采用环形或螺旋形消毒，大术野手术应采用平行或叉叠瓦形消毒。

（5）完成术前核对，切口确认，体位调整。器械护士和巡回护士完成消毒器械准备。

（6）一般由一助进行操作，此时操作者应完成外科手消毒，但暂未穿穿戴手术服和无菌手套。

（二）操作步骤

（1）操作者洗手后保持拱手姿势，接过器械护士手中的盛有消毒液的无菌碗、消毒钳和纱团。

（2）操作者站于手术床右侧，左手持碗，右手持钳。消毒钳头端朝下，夹取纱团并浸湿消毒液。

（3）从切口中心开始，由内向外消毒切口及周围，达到要求区域。如为污染手术或肛门、会阴部则采用由外向内次序。

（4）不管为叠瓦状还是环形消毒，擦拭时均应与前次重叠 1/3 ~ 1/2，注意不能留空白。

（5）消毒一遍后，换取另一枚纱团再次进行。消毒共三遍，每遍消毒范围不超过前一遍。

（6）消毒完成后，归放消毒器械，准备铺无菌巾。

四、铺手术单（巾）

（一）操作前准备

（1）铺手术单（巾）分为铺无菌巾和中、大单两部分。无菌巾一般由一助消毒完成后继续进行，中、大单为其他已穿好手术服者术，或一助重新洗手穿好手术服无菌手套后进行。

（2）铺巾过程需器械护士共同协助下完成。

（二）操作步骤

1. 铺无菌巾

①消毒完成后，器械护士应已将第一块无菌巾准备好，无菌巾应重叠 1/4，双手捏提翻折部，交给操作者。②操作者接过第一块无菌巾，翻折面朝下，平整面朝上，平铺于切口足端。③取第 2、第 3、第 4 块无菌巾，依次铺切口之头端对侧和己侧（亦可按对侧、头侧和己侧次序）。④以四把巾钳固定无菌巾交接部位。

2. 铺中、大单

①铺巾者此时应已穿好手术衣，戴好无菌手套，与器械护士配合完成。②铺中单两块，按照先足侧，再头侧次序完成。两侧均应超过手术台并下垂 30 cm 以上。③与护士协助铺大单。注意区别头足侧方向，然后将洞口对准手术切口，先展开铺完足侧，再铺完头侧。

3. 注意事项

①医护交接无菌巾时，注意铺巾者手勿接触器械护士手套；传递时注意无菌巾的方向。②放下无菌巾后，尽量不予移动调整。如必要调整，亦仅能自中心往外周移动。③铺中单大单过程中，注意利用布单包裹手部，防止碰撞输液架、麻醉台等物品污染。④铺巾完成后，还可于切口区域平贴无菌贴膜进一步保护切口。

五、清创术

（一）操作前准备

（1）评估伤情，判断处理的轻重先后次序。

（2）掌握体表外伤的一期缝合时机　伤后 6 ~ 8 小时以内者；伤口污染较轻，不超过伤后 12 小时者；头面部伤口，一般在伤后 24 ~ 48 小时以内争取清创后一期缝合。

（3）熟悉清创术的操作步骤和物品准备，包括无菌手术包、生理盐水、肥皂水、无菌毛刷、3% 过氧化氢、碘伏及 1∶5000 新洁尔灭溶液、无菌注射器、2% 利多卡因、绷带、宽胶布、止血带、帽子、口罩、一次性无菌手套等。

（二）操作步骤

1. 清洁伤口

清洁伤口周围皮肤，先用无菌纱布覆盖伤口，剃去伤口周围的毛发，其范围应距离伤口边缘 5 cm 以上。有油污者，用汽油或者乙醚擦除（以上步骤有巡回护士完成）。

2. 术者洗手

术者洗手，穿手术衣后戴无菌手套，用无菌纱布覆盖伤口，用肥皂水和无菌毛刷刷洗伤口周围的皮肤，继以生理盐水冲洗，一般反复冲洗 3 次，污染严重伤口可涮洗多次，直至清洁为止。冲洗中勿使肥皂水流入伤口内。

3. 清洗检查伤口

术者不摘无菌手套去除覆盖在伤口的无菌纱布，用生理盐水冲洗伤口，并以海绵钳夹无菌小纱布轻轻擦拭伤口内的组织，再用 3% 过氧化氢冲洗伤口，待创面呈现泡沫后，然后用生理盐水冲洗干净。擦干伤口内的冲洗液及伤口周围的皮肤，检查伤口内有无凝血块及异物，并检查伤口深度，有无合并神经、血管、肌腱及骨骼损伤，在此过程中若遇到较大的出血点应该给予止血。如四肢创面有大量出血，可用止血带止血，并记录上止血带的时间，此时用无菌纱布覆盖伤口。

4. 皮肤消毒铺无菌巾

洗手消毒后不带无菌手套，常规消毒皮肤、铺无菌巾，勿让消毒液流入伤口内。

5. 术者再次洗手消毒

术者再次洗手消毒后戴无菌手套，用手术剪清除伤口周围不整齐的皮肤边缘 1 ~ 2 mm，已失去活力呈现灰白色或不出血呈紫色的皮肤应予以切除。若切口过小，应扩大切口充分暴露。深筋膜应当做相应的切开，彻底止血，小的渗血可以压迫止血，较大出血应予以结扎，尽量取净伤口内的异物，剪除伤口内失去活力的组织，由浅入深仔细清除。

6. 缝合伤口

遵循清创缝合的原则，完成符合要求的伤口缝合。经上述被处理的伤口原则为清洁伤口，再用生理盐水冲洗伤口。清洁伤口由深层向浅层按局部的解剖层次进行缝合，避免遗留无效腔防止形成血肿，缝合时松紧有度，以免影响局部血运。用间断缝合法缝合皮下组织后，采用 70% 乙醇消毒伤口周围皮肤，再用间断缝合法缝合皮肤。对齐皮缘，挤出皮下积血，再次用 70% 乙醇消毒皮肤，覆盖无菌纱布，并妥善包扎固定。

7. 伤口愈合

伤口表浅止血良好，缝合后没有无效腔时一般不必放置引流物。伤口深，损伤范围大且重，污染重的伤口和无效腔可能存在有血肿形成时应放置引流物。

（三）注意事项

（1）清创术前需综合评估病情，如有颅脑伤或胸腹部严重损伤，或已有轻微休克迹象者需及时采取综合治疗措施。

（2）清创需彻底，如发现严重的脏器神经血管损伤，不应盲目处理，应请专科协助或转上级医院进一步治疗。

（3）术后给予破伤风，并根据病情给予合适的抗生素预防感染。

（4）切除创面时由外向内，由浅入深，并防止切除后大的创面再度感染。

（5）引流物在24～48小时后按分泌物的质与量决定是否取出、更换敷料。

六、换药

（一）操作前准备

（1）应理解换药操作的目的　观察伤口、清洁伤口、去除伤口内感染组织和异物、通畅引流、促进伤口愈合。观察伤口放在首位，因此要格外重视伤口的仔细检查，而不能满足于伤口的消毒处理。

（2）操作者应当穿好白大褂，戴好口罩帽子，清洁双手。一般换药操作无须戴手套，如为特殊感染需避免交叉感染或保护操作者自身，此时应戴无菌手套。

（3）操作前应当充分了解病情及术中情况，应当了解伤口目前的大致状态（愈合良好/感染可疑/皮下积液/切口感染等），如有引流管应了解其性质、摆放位置、拔管指征；对换药过程中可能需要的进一步操作要提前准备（提前拆线、冲洗引流、拔管、取培养等）。

（4）操作前应提前告知患者，做好换药准备，并取得其配合。

（5）环境评估　尽可能到换药室换药，如难以移动可在床旁换药，但应注意保暖及保护隐私。环境要求清洁宽敞明亮，温度适宜，关闭风扇。

（6）物品准备　既往常使用不锈钢换药器具包，但目前临床一次性换药包使用更广泛。不论何种换药包，均应检查使用期限，熟悉其内的器械使用。均应严格按无菌操作实施。

（7）如为多部位或多位患者换药，应注意先进行相对清洁伤口操作，再进行相对污染伤口处置。

（二）操作过程

（1）完成自身准备、患者准备、物品准备和环境评估。操作者洗净双手。推送换药车至患者床旁，完成核对。

（2）于换药车上将换药物品做初步整理。打开换药包，使用无菌执物钳将换药碗、污物盘、换药镊子、弯钳、剪刀等器具合理摆放。对于传统换药包，以上物品均应放置于换药包的包被单范围内，对于一次性换药包，可将其放置于一次性无纺布巾上。换药操作时应有两把镊子，左手镊为持夹接触无菌物品，传递给右手，视为无菌；右手镊负责接触伤口，视为有菌。两把镊子应严格区分，不可混用。

（3）根据换药需要，将无菌棉球若干放置于无菌碗内，并倒入生理盐水及络合碘等使其湿透。以上绵球亦可另行准备好，换药时夹取至无菌碗内备用。

（4）完成以上器具准备后，再开始去除患者衣物，显露换药部位，并将污物盘放置于患者身旁。

（5）用手去取伤口外层敷料，右手镊去除内层敷料。如遇内层敷料与伤口贴合紧密，可以生理盐水充分润湿后，再小心揭去。

（6）认真检查伤口，在右手镊帮助下，仔细判断伤口愈合、组织血运等情况，注意有无红肿、硬结、渗液、触痛等情况，引流管是否通畅、位置是否满意。

（7）以络合碘棉球进行伤口清洁消毒。一般为螺旋形消毒，不留空白；范围以距离伤口 7 ~ 8 cm 为宜；注意按清洁伤口或污染伤口决定清毒方向；一般消毒共三遍，每遍不能超过上一遍范围。

（8）如伤口无异常情况，则开始敷料覆盖。内层纱布应平整面朝下，外层纱布平整面朝上；覆盖范围一般超过伤口边缘 3 ~ 5 cm，纱布厚度 4 ~ 6 层。如估计渗液较多，可加大厚度，必要时加用绵垫。

（9）如遇到伤口情况有异常，则应进行进一步处理。如伤口红肿、触痛，或有渗液，多为切口感染，应予立即部分或全部敞开伤口，放尽积液，冲洗伤口，通畅引流，并行细菌学检查。如遇伤口活动出血或血肿，亦应行必要影像学检查判断后进行止血处理。

（10）以干棉球拭净敷料外围的皮肤，以利胶带固定。胶带固定方向应垂直于躯体纵轴（顺皮纹方向），而非垂直于敷料方向。固定长度一般超过敷料 3 cm 为宜。首末两条胶带应固定于敷料上下两端，避免敷料朝外翻折。

（11）协助患者整理衣服，整理换药器具及污物。洗净双手。换药情况做好病历记录。

（三）注意事项

（1）换药操作的目的，应认识到观察比处理更为重要。细致的检查，及时发现伤口异常，是避免伤口情况恶化的关键。

（2）操作中无菌原则，重点体现上左右手两把镊子的区别使用上，切不可混杂使用。

七、拆线

（一）操作前准备

（1）熟悉切口拆线的指征。正常拆线的时机，是由多种因素共同决定的，包括年龄、全身情况、营养状态、合并疾病、局部血运、缝合方式、切口性质等，绝不能光凭各部位的标准拆线日期来决定。

（2）了解患者病情、手术方式和切口情况，判断是否达到拆线指征。决定是完全拆线，还是间断部分拆线。

（3）其他准备同换药操作。

（二）操作步骤

（1）操作者自身准备、患者准备、物品准备和环境评估同换药术。

（2）初步整理换药拆线器具，同换药术。

（3）去除敷料后，先进行伤口检查，决定延迟拆线、间断拆线或完全拆线。按换药术步骤，进行伤口拆线前消毒 1 遍。

（4）以弯钳或镊子轻轻提起线头，把埋在皮内的缝线提出皮面 1 ~ 2 mm 长。将拆线剪插入线结下空隙，紧贴皮肤剪断提出的缝线。随即将完整缝线拉出，方向应朝向伤口愈合方向，动作轻柔但迅速。检查缝线是否完整。

（5）再次以换药术步骤消毒伤口区域 2 遍，覆盖敷料并固定。

（6）整理患者衣物及操作器具和污物。洗净双手，及时记录拆线情况。

（三）注意事项

（1）确认拆线时机，尤其对于怀疑伤口感染者，应果断提前拆线，了解伤口深层情况，切不可担心伤口愈合不佳而畏惧拆线。

（2）务必提出线结下方原有组织内部分线段，并于此处剪线，方可避免从另一侧抽提缝线时，将皮外线段带入皮内，造成污染。

（3）拆线后应加强观察伤口情况，部分假性愈合的伤口，存在拆线后完全裂开可能。

（4）组织内缝线一般无须拆除，但少数情况下因缝线异物反应，影响伤口愈合，或伤口已发生感染者，均应积极探寻组织内线结，予以去除，否则伤口迁延难愈。

（5）极细密的缝合，可能辨识困难，应充分清洁伤口，仔细分辨及核对，避免缝线残留。

八、体表脓肿切开引流术

（一）操作前准备

（1）熟悉脓肿切开引流的适应证　化脓性病变已形成局限性脓肿；有波动感的表浅脓肿；已经穿刺或影像学检查明确的深部脓肿。

（2）明确有无手术操作的禁忌证　感染早期未形成脓肿者；全身情况无法耐受手术者；无法排除假性动脉瘤合并感染者。

（3）术前准备　全面评估患者病情，包括局部症状体征和全身情况；完善血常规、血凝和基本生化检查；术前应采用彩超、CT 或诊断性穿刺等手段，明确脓肿的部位和累及范围，以及可能涉及的重要脏器组织；完成术前标记，知情告知和签署手术同意书。

（4）器材准备　脓肿切开手术包（包含消毒铺巾、尖圆刀片、血管钳、有齿镊、组织剪、线剪、持针器、缝针、缝线等器具）、引流管、引流条、局麻药、生理盐水、过氧化氢、络合碘、培养皿及无菌手术服手套等。

（二）操作步骤

（1）完成术前沟通和核对后，协助患者采取适宜体位，暴露手术部位。

（2）消毒铺巾　术前洗手后，消毒手术区域（感染伤口应自外向内消毒，直径 15 cm），再次洗手后穿手术服，戴无菌手套，铺孔巾。

（3）局部麻醉　表浅或局限的脓肿，一般采用利多卡因局部浸润麻醉，注意麻药应由外周向中心逐步注射，防止针头被脓肿污染；对于深部脓肿较操作较复杂的情况，应按常规手术选择椎管内麻醉或全麻。

（4）切开脓肿　一般于波动感最明显部位，以尖刀刺入至脓液溢出。对于难以明确入路部位者，宜再次注射器穿刺协助判断。进入脓腔后，以刀片延长切口，以利脓液充分排出和脓腔探查。充分排空脓液，并留取脓液标本以备病原学检查。

（5）探查脓腔　以手指配合器械伸入脓腔仔细探查，了解其大小、层次，特别是可能侵犯的毗邻重要脏器组织。注意观察脓腔有无分隔，如有应充分分离，防止脓肿残余。

（6）冲洗脓腔　以生理盐水、过氧化氢、络合碘充分冲洗脓腔至清亮。并完成活动性出血的止血。

（7）引流脓腔　浅表小脓肿可直接自切口敞置引流，较深或较大的脓肿应留置引流管，必要时可多根多方向引流，注意应放置至脓肿深部，并应自较低位引出。脓腔内不宜填塞过紧以免引流不畅。

（8）伤口一般不予缝合，或间断适当拉拢，表面覆盖无菌敷料，纱布固定。

（9）器材处置，记录病情，标本送检。术后根据需要抗感染治疗，观察伤口及引流情况。

（三）注意事项

（1）医生必须重视脓肿的及时观察和处理，一旦判断脓肿形成，应尽早切开引流，不应寄希望于药物抗感染取得疗效。

（2）脓腔切开前应判断清楚位置、范围、形状，不能完全寄希望于术中探查。更重要的是，应判断脓肿的来源、性质、可能涉及的重要器官组织，以避免术中损伤。

（3）毗邻大血管旁的脓肿，应警惕血管相关疾病可能，如假性动脉瘤亦可合并感染，如贸然切开，可能导致难以控制的出血危及生命。

（4）脓肿切开排脓只是操作的目的之一，保持通畅的引流是更为重要的目的。

（李　可）

第三节　吸痰技术

一、适应证

吸痰术适应于危重、老年、昏迷及麻醉后患者因咳嗽无力、咳嗽反射迟钝或会厌功能不全，不能自行清除呼吸道分泌物或因误吸呕吐物、分泌物而出现呼吸困难时；尤其在咯血、溺水、吸入羊水等窒息的紧急情况下，更应立即采取吸痰术。

二、禁忌证

肺出血时不宜频繁吸痰；气管内注射肺表面活性物质后半小时内不宜吸痰。

三、术前准备

治疗盘内备：治疗碗（内盛无菌生理盐水）、一次性吸痰管数根、棉签、纱布、治疗巾、电动吸引器或中心吸引器、弯盘、手电筒，必要时备压舌板、开口器、舌钳、电插板等。

四、操作步骤

（1）操作者洗手，将物品携至床旁，核对患者信息，向患者解释操作目的，戴口罩、手套。

（2）协助患者取舒适卧位，检查患者口鼻腔，如有活动性义齿应取下。将患者头偏向一侧，铺治疗巾于颌下。

（3）接通电源，检查吸引器性能，调节负压（成人40.0～53.3 kPa，儿童<40.0 kPa）。

连接吸痰管，试吸少量生理盐水，检查是否通畅并湿润导管。一手返折吸痰管末端，另一手持吸痰管前端，插入患者口咽部，然后放松导管末端，吸尽口腔及咽喉部分泌物。

（4）换管，在患者吸气时插入气管深部，左右旋转，向上提拉，吸尽气管内痰液。每次抽吸时间不宜超过 15 秒，一次未吸尽，应间隔 3～5 分钟后再吸。

（5）在吸痰过程中，要随时观察患者生命体征，注意吸出物的性状、量、颜色等。吸痰完毕，抽吸生理盐水冲洗管道，关吸引器开关，摘手套，拭净患者脸部分泌物，取下治疗巾，协助患者取舒适卧位，询问患者感受，整理床单位。

五、注意事项

（1）严格执行无菌操作，每更换一个部位或一次未吸净需要再吸前，均需更换吸痰管。

（2）动作轻柔，以防损伤黏膜。

（3）痰液黏稠时，可配合叩背、蒸汽吸入、雾化吸入等方法使痰液松动、稀释；吸痰过程中如发生发绀、心率下降等缺氧症状时，应立即停止吸痰，待症状缓解后再吸。

（4）小儿吸痰时，吸痰管视情况选择 6 号至 10 号，吸力应 <40.0 kPa。

（5）贮液瓶内液体不得超过 2/3 满，以防损伤机器。

第四节　洗胃术

一、适应证

（1）怀疑或明确食入性中毒或药物过量的患者。

（2）催吐无效或有意识障碍、不能合作者。

（3）需留取胃液标本送检患者。

二、禁忌证

（1）抽搐、惊厥未控制之前。

（2）强酸、强碱及其他对消化道有明显腐蚀作用的药物、毒物中毒。

（3）伴有上消化道出血、食道静脉曲张、主动脉瘤、严重心脏疾病患者。

（4）有食道狭窄的患者。

三、术前准备

治疗盘内备：一次性胃管、镊子、液状石蜡、纱布、弯盘、手套、棉签、压舌板、开口器、听诊器、1% 麻黄碱滴鼻液等。

四、操作步骤

（一）留置胃管

（1）备齐用物，携至患者床旁，核对患者信息，向患者及家属解释操作目的及配合方法。

（2）协助患者取坐位或半坐位，中毒较重者取左侧卧位。胸前垫防水布，有活动性义齿应取下，盛水桶置患者头部床下，置弯盘于口角。

（3）用液状石蜡棉球润滑胃管前端，左手用纱布裹住胃管，右手用纱布持胃管 5 ~ 6 cm 处，沿选定的鼻孔或口腔缓慢插入，当胃管插入 10 ~ 15 cm（咽喉部）时，嘱患者做吞咽动作，同时将胃管轻轻向前推进。如患者呈昏迷状态，应尽量抬起头部，使咽喉部弧度增大，轻快地将胃管插入。当插到 45 cm 左右时，胃管进入胃内（插入长度以 45 ~ 55 cm 为宜，约前额发际到剑突的距离）。

（4）意识障碍的患者，可用开口器撑开上下牙裂，放入牙垫，缓缓送入胃管，切不可过度用力。

（5）确定胃管位置，通常有以下 3 种方法。一是抽取胃液法：用注射器抽吸有胃液抽出，是最可靠的方法；二是气过水声法：即将听诊器置患者胃区，快速经胃管向胃内注入 10 mL 空气，听到气过水声；三是将胃管末端置于盛水的治疗碗内，无气泡逸出。

（6）确认胃管在胃内后，用纱布拭去口角分泌物，撤弯盘，摘手套，将胃管固定于面颊部。

（二）洗胃

（1）置入胃管后，使用 Y 型连接管连接胃管、冲洗管及引流管。

（2）先夹闭引流管，打开冲洗管进行冲洗，每次冲洗的剂量成人为 150 ~ 300 mL，儿童 10 ~ 15 mL/kg 或 50 ~ 100 mL。冲洗完毕再夹闭冲洗管，打开引流管。

（3）洗胃过程中，冲洗管及引流管应保持通畅，如速度变慢或受阻，应考虑进管过深或管路打折，可适当调整管路直至通畅。

（4）冲洗和引流需反复进行，常用剂量为 1 ~ 2 L，且保证引流液清亮透明后方可结束。

（5）洗胃结束后应尽快拔除胃管，必要时更换普通胃管。

（6）使用自动洗胃机，可按照设置的程序进行冲洗和引流。将配好的洗胃液置于清洁溶液桶内，将洗胃机上的入液管一端置溶液桶液面以下，出水管一端放入污水桶内，胃管的一端与患者洗胃管连接。调节好液量，接通电源，按“开始”键，机器开始自动冲洗，待冲洗干净后按“停机”键结束。

五、注意事项

（1）洗胃体位　整个洗胃过程中均应保持左侧卧位，将头部放低 10° ~ 15°，可以尽量减少食物向十二指肠蠕动，又可降低误吸发生的危险。

（2）在胃管插入过程中如遇患者剧烈呛咳、呼吸困难、面色发绀，应立即拔出胃管，休息片刻后再插，避免误入气管。

（3）在洗胃过程中应随时观察患者生命体征的变化，如患者出现腹痛、引流出血性液体，应立即停止洗胃。

（4）使用自动洗胃机洗胃前，必须确保接妥地线，以防触电，并检查机器各管路衔接是否正确，运转是否正常，调节压力大小（一般压力不超过 40 kPa）。使用前机器必须试运转一次，如有水流不畅，入、出液量相差较大，可按均衡键继续调整；洗胃过程中观察洗胃液的量、性状、颜色，密切监护，避免由于机器故障、引流不畅等造成患者急性胃扩张或破裂，用毕及时清洗。

（5）如患者呼吸、心跳停止，应先进行心肺复苏，再行洗胃；如有缺氧或呼吸道分泌物过多，应先吸痰，确保呼吸道通畅再行洗胃。

（6）要注意每次灌入量与引流量的基本平衡，每次灌入量不宜超过 500 mL。

第五节 灌肠技术

一、适应证

（1）各种原因引起的便秘及肠胀气。

（2）结肠、直肠及大手术前的准备。

（3）高热降温、肝性脑病降血氨。

（4）分娩前准备。

二、禁忌证

（1）急腹症及胃肠道出血。

（2）肠道手术后。

（3）肠伤寒。

（4）严重心脑血管病。

三、术前准备

一次性灌肠包（内有灌肠筒、引流管、肛管、垫巾、孔巾、肥皂冻 1 包、纸巾、手套）、弯盘、水温计、输液架、医嘱单、手消毒液、便盆及便巾、生活垃圾桶、医疗垃圾桶。

四、操作步骤

（1）操作者衣帽整洁，修剪指甲，洗手，戴口罩。关闭门窗，屏风遮挡患者，保持合适的室温及光线充足。

（2）携患者至床旁，核对患者信息，向患者及家属解释操作目的、注意事项及配合方法。

（3）协助患者取左侧卧位，双膝屈曲，脱裤至膝，臀部移至床沿（大便失禁患者可取仰卧位，臀下垫便盆），盖好被子，暴露臀部；操作者消毒双手。

（4）检查并打开灌肠包，取出垫巾铺在患者臀下，孔巾铺患者臀部，暴露肛门，置弯盘于患者臀下，备好纸巾。

（5）将灌肠筒开关关闭，将灌肠液倒入灌肠筒，挂灌肠筒于输液架上，使筒内液面高于肛门40～60 cm；戴手套，润滑肛管前端，排尽管内气体。

（6）左手垫纸巾分开臀部，暴露肛门，嘱患者深呼吸，右手将肛管轻轻插入直肠7～10 cm（小儿插入深度为4～7 cm），固定肛管。

（7）打开开关，使液体缓缓流入，灌肠过程中密切观察筒内液面下降速度及患者的感受；待灌肠液即将灌完时夹管，用纸巾包裹肛管轻轻拔出；擦净肛门，脱下手套，消毒双手。

（8）协助患者取舒适卧位，嘱患者尽量保留5～10分钟后再排便。

（9）清理用物，根据需要留取标本，整理床单位，记录灌肠结果。

五、注意事项

（1）肝性脑病患者禁用肥皂水灌肠；充血性心力衰竭和水钠潴留患者禁用生理盐水灌肠。

（2）准确选用灌肠溶液，浓度、液量、温度适宜　①大量不保留灌肠常用0.1%～0.2%的肥皂水、生理盐水。成人每次用量为500～1000 mL；小儿200～500 mL。溶液温度一般为39～41 ℃；降温为28～32 ℃；中暑患者灌肠溶液温度为4 ℃。②小儿不保留灌肠常用“1、2、3”溶液（50%硫酸镁30 mL、甘油60 mL、温开水90 mL）、甘油50 mL加等量温开水或各种植物油；溶液温度通常为38 ℃；液面距肛门通常不超过30 cm；灌注液体后，嘱患者保留10～20分钟。③保留灌肠常用10%水合氯醛及各种抗生素溶液，溶液量一般不超过200 mL，温度通常为38 ℃；慢性细菌性痢疾患者取左侧卧位，阿米巴痢疾取右侧卧位；灌注溶液前在臀下垫治疗巾，使臀部抬高10 cm；排气后将肛管插入肛门15～20 cm；嘱患者尽量保留药液1小时以上。降温灌肠时溶液要保留30分钟，排便后30分钟测量体温并记录。

（3）灌肠溶液流速及压力适宜。患者如有腹胀或便意时，应嘱患者深呼吸，以减轻不适。伤寒患者灌肠时溶液不得超过500 mL，压力要低（液面不得超过肛门30 cm）。

（4）灌肠过程中，随时观察患者病情变化，如发现脉速、面色苍白、出冷汗、剧烈腹痛、心慌气急时，应立即停止灌肠并采取急救措施。

第六节　导尿技术

一、适应证

（1）各种下尿路梗阻所致尿潴留。

（2）危重患者抢救。

（3）膀胱疾病的诊断与治疗。

（4）大手术前。

二、禁忌证

（1）绝对禁忌证　急性下尿路感染、尿道狭窄及先天畸形。

（2）相对禁忌证　全身严重的出血性疾病、女性月经期。

三、术前准备

（1）无菌导尿包　内有治疗碗 1 个、普通尿管（或气囊导尿管）1 根、小药杯 1 个（内盛棉球数个）、止血钳 2 把、液状石蜡棉球 1 个、标本瓶 1 个、洞巾 1 块、纱布数块、20 mL 注射器 1 付（内有生理盐水 20 mL）、弯盘。

（2）外阴消毒用物　无菌治疗碗 1 个（内盛消毒液棉球 10 余个、止血钳 1 把）、清洁手套 1 只。

（3）其他　无菌持物钳、无菌手套、消毒溶液（碘伏）、中单、便盆。

四、操作步骤

（一）女患者导尿

1. 操作前准备

操作者洗手，将用物备齐，携用物至床旁，核对患者信息并做好解释。关闭门窗，围帘或屏风遮挡患者。保持合适室温、光线充足。操作者戴帽子、口罩。帮患者脱去对侧裤腿，盖在近侧大腿上，对侧腿用盖被遮盖，协助患者取屈膝仰卧位，双腿略外展，暴露外阴。将中单置于患者臀下。

2. 清洁外阴

打开外阴清洁包，倒入消毒液（碘伏），浸湿棉球，将治疗碗置于患者会阴处，操作者左手戴手套，右手持止血钳夹取棉球由外向内、自上而下，清洁阴阜、大阴唇，以左手分开大阴唇，同样顺序清洁小阴唇和尿道外口，每个棉球只用一次，最后一个棉球从尿道外口清洁到肛门部，污棉球置于治疗碗。移去治疗碗，脱手套。

3. 消毒外阴

打开导尿包，用无菌持物钳取出小药杯，倒入消毒液（碘伏）。戴无菌手套，铺洞巾，使洞巾和无菌导尿包内层形成一无菌区。检查尿管是否通畅，用无菌液状石蜡棉球润滑前端。左手分开并固定小阴唇，自尿道外口开始由内向外、自上而下依次消毒尿道外口及双侧小阴唇，最后再次消毒尿道口，每个棉球只用一次。

4. 插导尿管

（1）普通导尿管　嘱患者张口呼吸，右手用止血钳夹住导尿管端 3 ~ 5 cm 处缓缓插入尿道。导尿管插入尿道为 4 ~ 6 cm 时，可见尿液流出至弯盘。缓慢抽出至无尿液流出后，再插入 1 ~ 2 cm。根据目的导出尿液或与集尿袋连接。导尿成功后，撤下洞巾，擦净外阴。如连接集尿袋，需将其固定于床旁，保持引流通畅。

（2）气囊导尿管　插管方法同普通导尿管，见尿液流出后再插入 7 ~ 10 cm，夹闭导尿管。根据导尿管上注明的气囊容积向气囊注入等量的生理盐水，轻拉导尿管至有阻力感，即证明导尿管固定于膀胱内。导尿管与集尿袋连接，撤下洞巾，擦净外阴，集尿袋固定于床旁。

5. 操作后整理

询问患者感受，协助患者穿好裤子，取舒适卧位，整理用物。操作者洗手，做好记录。

（二）男患者导尿

1. 操作前准备

操作者洗手，按需将用物备齐，携用物至床旁，核对患者信息，并做好解释。关闭门窗，围帘或屏风遮挡患者。保持合适室温、光线充足。操作者戴帽子、口罩。帮患者脱去对侧裤腿，盖在近侧大腿上，对侧腿用盖被遮盖，协助患者取屈膝仰卧位，双腿略外展，暴露外阴。将中单置于患者臀下。

2. 清洁外阴

打开外阴清洁包，倒入消毒液（碘伏），浸湿棉球，将治疗碗置于患者会阴处，操作者左手戴手套，右手持止血钳夹取棉球，依次清洁阴阜、阴茎、阴囊。然后左手用无菌纱布裹住阴茎将包皮向后推暴露尿道口。自尿道口向后旋转擦拭尿道口、龟头及冠状沟数次，每个棉球只用一次，污棉球置于治疗碗内，移去治疗碗，脱手套。

3. 消毒外阴

打开导尿包，用无菌持物钳取出小药杯，倒入消毒液（碘伏）。戴无菌手套，铺洞巾，使洞巾和无菌导尿包内层形成一无菌区。检查尿管是否通畅后用无菌液状石蜡润滑前段超过1/2 长度。将尿道外口露出，用无菌纱布裹住阴茎并提起，将包皮向后推，暴露尿道口，依次消毒尿道口、龟头及冠状沟，每个棉球只用一次。

4. 插导尿管

（1）普通导尿管　嘱患者张口呼吸，左手提起阴茎并使之与腹壁呈 60°角，右手用无菌钳夹住导尿管端 3～5 cm 处缓缓插入尿道，插入尿道 20～22 cm，相当于导尿管的 1/2 长度，见尿液流出至弯盘，缓慢抽出至无尿液流出后，再插入 2 cm 左右，根据目的导出尿液或与集尿袋连接，撤下洞巾，擦净外阴。如连接集尿袋，需将其固定于床旁，保持引流通畅。

（2）气囊导尿管　插管方法同普通导尿管，见尿液流出后再插入 5～7 cm（基本插到导尿管分叉处），夹闭导尿管。根据目的导出尿液或与集尿袋连接，撤下洞巾，擦净外阴。如连接集尿袋，需将其固定于床旁，保持引流通畅。

5. 操作后整理

询问患者感受，协助患者穿好裤子，取舒适卧位，整理用物，操作者洗手，做好记录。

五、注意事项

（1）用物必须严格消毒灭菌，并按无菌技术操作原则进行，防止尿路感染，导尿管型号适宜。

（2）导尿过程中，嘱患者勿移动肢体，保持原有的体位，避免污染无菌区。

（3）女患者导尿时，操作者要仔细辨认尿道外口的位置，导尿管一旦误入阴道，应立即更换导尿管再重新插入。

（4）男性尿道较长，有三个狭窄两个弯曲，如在插管过程中受阻，可稍停片刻，嘱患者深呼吸，减轻尿道括约肌的紧张，再缓缓插入，切忌用力过猛过快而损失尿道黏膜。

（5）若膀胱高度膨胀，第一次放尿不应超过 1000 mL，以免导致虚脱和血尿。

（6）留置导尿如超过 3 ~4 周以上，为保持膀胱容量，可采取间断引流的方法，将引流管夹闭，每 3 ~4 小时开放一次，这也是长时间留置导尿拔管前的必要准备。

（7）留置导尿管时，应每天消毒尿道外口，引流袋每天更换一次，或根据材质要求更换。留置导尿管可接冲洗装置，以免留置时间过久而有尿盐沉淀堵塞或发生感染。

（8）注意患者的主诉并观察尿液的情况，发现尿液混浊、沉淀、有结晶时，应及时处理，每周检查尿常规一次。

（向巧君　谢　君）

第七节　创伤急救止血技术

各种创伤经常都会有出血。实施现场急救时，原则是：先止血后包扎，先固定后搬运，因此，止血是创伤救治最基本的技术。出血可分为外出血和内出血。急性创伤性大量出血是伤后早期死亡的主要原因之一。及时有效地止血能减少出血，防治休克发生，为患者最终获得成功救治争取宝贵时间。

一、各种出血的特点

血管破裂后，血液流出体外称为外出血；血液流入组织、脏器或体腔内，称为内出血。特别值得警惕的是内出血。因血液出破裂的血管流入组织、脏器或体腔内，不易及时发现。如果受伤后无外出血，但伤员出现急性贫血现象，如头晕、无力、口干、面色苍白、呼吸浅快、脉搏快而弱、血压下降等表现，就有内出血的可能，应立即将伤员送往就近的医院进行抢救。

二、止血方法

外出血的止血方法通常有以下几种。

1. 指压止血法

其是现场最简捷的方法。根据动脉分布情况临时用手指、手掌或拳头把出血动脉的近心端压在血管深面的骨面上，使血液的来源被阻断而达到临时止血的目的，然后再选择其他止血方法。不同的出血部位，压迫的方法不同。

（1）面部出血　压迫颌外动脉。用拇指或示指在下颌角前约半寸的凹陷内，将颌外动脉压于下颌骨上，有时需要双侧同时压迫才能止血。

（2）头部出血　压迫颞浅动脉。方法是用拇指在耳前正对下颌关节处用力压迫（图 17-1）。

（3）头、颈部出血　压迫颈总动脉。常在头、颈部大出血而采取其他止血方法无效时使用。方法是在气管外侧，胸锁乳突肌前缘，将伤侧颈总动脉压于第 5 颈椎上。但禁止双侧同时压迫。

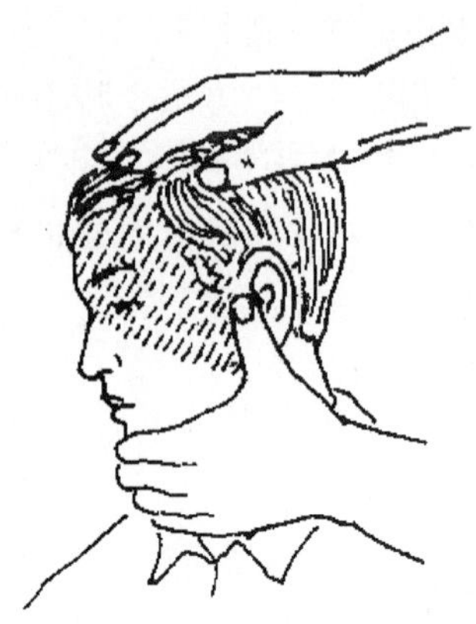
图 17-1 颞浅动脉压迫法

（4）上肢（前臂或上臂）出血　①压迫锁骨下动脉。方法是用拇指在锁骨凹摸到动脉跳动处，其余四指放在伤员颈后，以拇指向下内方压第一肌骨。②压迫肱动脉。方法是从伤员后面，用四指压迫上臂内侧动脉血管。

（5）下肢出血　压迫股动脉。方法是在腹股沟韧带中点，用大拇指放在压点上用力向后压，另一手大拇指叠在上面以增加压力。

2. 加压包扎止血法

其是急救中最常用的止血方法。适用于小动脉、静脉及毛细血管出血。在出血伤口上覆盖几层消毒纱布或较干净的手帕、毛巾、布类，然后用三角由或绷带加压包扎。压力以能止住血而又不影响伤肢的血液循环为合适。四肢的动脉、静脉出血，大多数可用此法止血。如伤处有骨折，须另加夹板固定；伤口内有碎骨片存在时，不用此法。

3. 加垫屈肢止血法

在小腿、足、前臂或手出血时，如果伤肢没有骨折，可以用一厚棉垫或纱布卷塞在肢窝或肘窝处，然后屈膝或屈肘，再用三角巾、绷带或布带进行屈肢加压包扎。

4. 填塞止血法

对四肢无明确大血管损伤较深创面，用无菌绑带、纱布填入伤口内压紧，外加大块无菌敷料加压包裹。

5. 止血带止血法

若用上述方法止血无效，或遇到四肢大动脉出血时，可采用止血带止血。使用止血带适当，止血效果较好，往往能挽救伤员生命；但如使用不当，则可造成组织缺血坏死，甚至使伤员失去肢体，严重者可引起急性肾功能衰竭而导致死亡。常用的止血带有橡皮管止血带、橡皮带或其他代用品（如布带等）。方法是在紧靠动脉出血部位的上方将伤肢扎紧，以达到止血的目的。

三、注意事项

1. 止血方法选择

有骨折或者伤口内异物存在时不宜使用加压包扎法，以防病情加剧。

2. 使用止血带注意事项

（1）标记　使用止血带必须在患者的体表做出明显的标记，注明伤情和使用止血带的原因和时间，并严格交接班

（2）时间　应越短越好，一般不应超过 1 小时，最长不宜超过 3 小时；若必须延长，则应每隔 1 小时左右放松 1 ~2 分钟，放松期间在伤口近心端局部加压止血。

（3）衬垫　为避免损伤皮肤，止血带不能直接与皮肤接触，必须用纱布等物做衬垫，并需平整，避免有皱褶。

（4）松紧度　上止血带的松紧要合适，以出血停止、远端摸不到动脉搏动为原则。既

要达到止血的目的，又要避免造成软组织的损伤。

（5）部位　扎止血带应在伤口的近心端，并尽可能靠近伤口。上肢为上臂上1/3，下肢为股中、下1/3交界处。

（6）解除止血带　要在输液、输血和准备好有效的止血手段后缓慢松开止血带，切忌突然完全松开，并应观察是否还有出血。

第八节　创伤急救包扎技术

快速、及时地将伤口包扎，可以起到止血、保护伤口、固定敷料、防止污染、减轻疼痛、利于转运和进一步治疗的作用。常用的包扎用品有创可贴、网套、绷带、三角巾及多头带等若现场缺乏材料也就地取材，如衣服、毛巾、手帕等。

一、绷带包扎法

1. 环形包扎法

它是绷带包扎中最基本、常用的方法。用绷带做环形重叠缠绕。第一周可稍斜绕，以后各周均平绕，绕第二周时将第一周外露的斜角反折压住，这样不易脱落（图17-2）。主要用于绷带包扎的开始和结束，以固定带端，如颈、四肢、胸腹等部位。

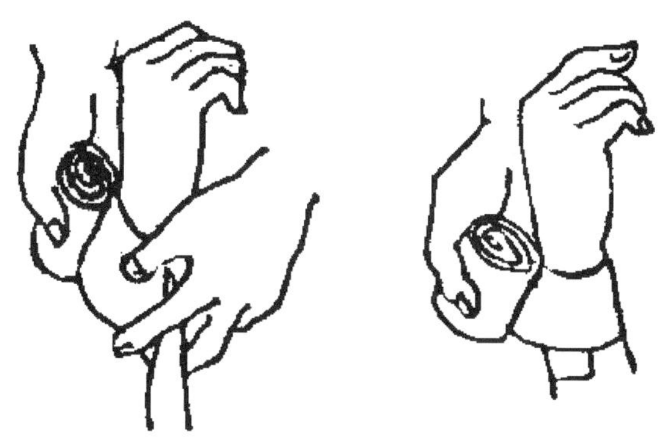

图17-2　环形包扎法

2. 蛇形包扎法

先以环形法缠绕数周，再以绷带宽度为间隔，斜行向上，每圈之间保持一定距离而不重叠（图17-3）。用于需又一处迅速伸至另一处时，或固定敷料和夹板。

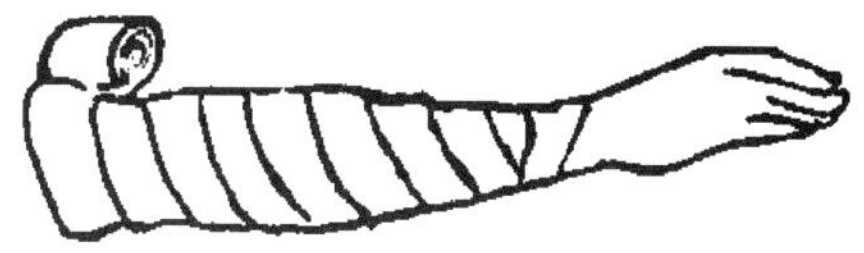

图17-3　蛇形包扎法

3. 螺旋形包扎法

先环形包扎二周，然后由下向上斜形缠绕，每周重叠约1/2至1/3（图17-4）。用于包扎身体直径基本相同的部位，如上臂、躯干、大腿等。

4. 螺旋反折包扎法

先环形包扎二周然后从下向上螺旋缠绕，每绕至前面时向下反折（图 17-5）。用于包扎身体直径大小不等的部位，如前臂、小腿等。

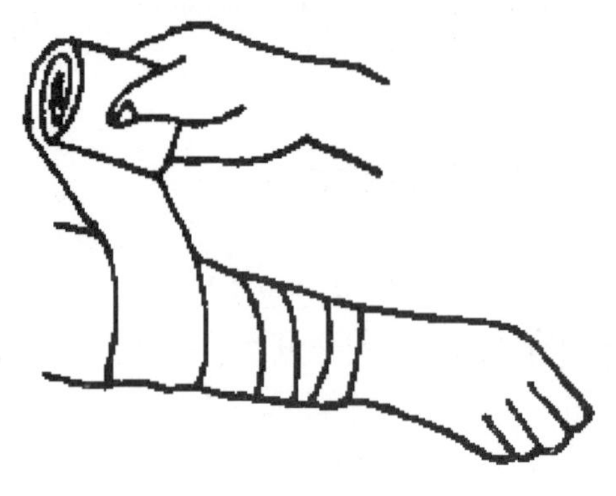

图 17-4　螺旋形包扎法

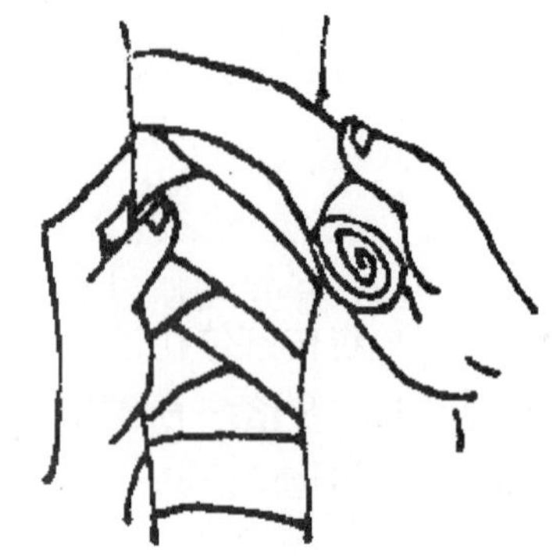

图 17-5　螺旋反折包扎法

5. “8”字形包扎法

先在患处环形二周，然后交替作上、下 8 字螺旋缠绕环绕（离心式）。亦可先在患处一则开始，逐渐向中间包扎（向心式）（图 17-6）。多用于肘、膝、踝、肩、髋等关节处的包扎。

6. 回返包扎法

先在额部和肢体残端近侧环绕一周，再从中间开始交替向左右做前后回返覆盖，直至头顶和肢端全部包住后，将返折部环绕压紧（图 17-7）。多用于头顶和肢体残端的包扎。

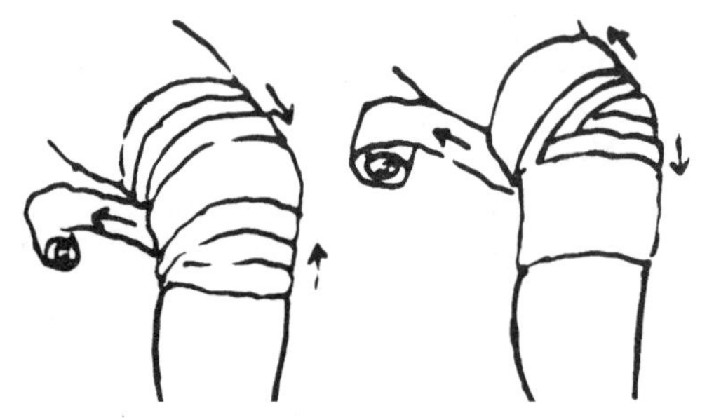

图 17-6　“8”字形包扎法

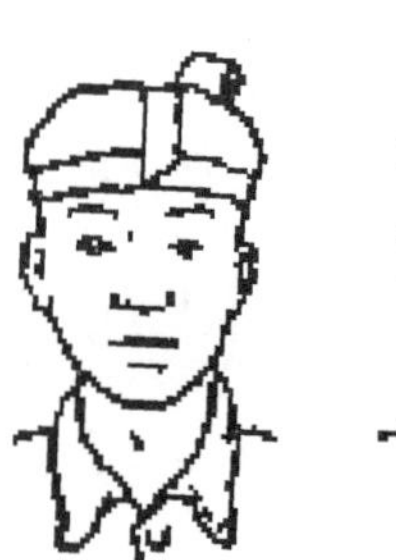

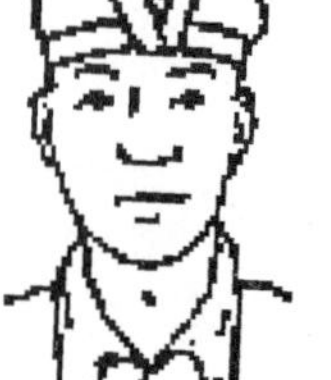

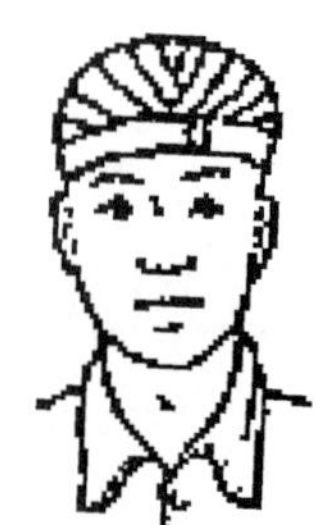

图 17-7　回返包扎法

二、其他包扎法

1. 三角巾法

适用于全身各个部位的包扎，其特点是制作简单、方便、但不便加压，也不够牢固。多用于战地救治。

2. 胸带法

用于保护胸部伤口，固定敷料。

3. 腹带法

用于保护腹部伤口，固定敷料。

三、注意事项

（1）迅速暴露伤口，判断伤情，采取紧急措施。

（2）妥善处理伤口，应注意消毒，防止再次污染。

（3）所用的包扎材料应保持无菌，包扎伤口要全部覆盖。

（4）包扎的松紧度要适当。

（5）包扎打结或固定的位置，避免在伤口处和不宜压迫的地方。

（6）包扎伤口时，动作要迅速、敏捷、谨慎，不要碰撞伤口和污染伤口，以免引起疼痛、出血或污染。

（7）凡有开放性骨折断端外露，除非有重要血管神经被卡着要立即解除外，原则上现场不予复位，以免将细菌带入内引起感染。

（8）颅骨骨折脑组织向外膨出或腹部开裂肠管外露者，除消毒纱布敷盖外，环周用纱布圈套住或用干净碗扣住，然后再包扎。

第九节 创伤急救的固定技术

创伤时的暴力作用是引起骨折的主要原因。受伤现场固定都为临时固定。不仅骨折时需要固定，其他某些创伤如关节扭伤、肌腱断裂也需要固定。良好的固定有利于在转送伤员时骨折断端不再移动，可防止断端刺伤肌肉、神经与血管，同时也可以减轻疼痛并防止休克的发生。

一、固定材料的选择

常用的有夹板、三角巾、绷带、纱布、棉垫等，有颈托、颈围等更好。最理想的固定材料是夹板，类型有木质、金属、充气塑料或树脂等。没有的话可就地取材，常用木板条、竹片，甚至硬纸板、杂志本也可代用。夹板与肢体之间要用布、棉花、纸等软物充垫。如果实在没有上述固定材料，也可将骨折的肢体与伤员的躯干或健肢相固定，使躯干或健肢起到夹板的临时固定作用。

二、常见部位骨折的临时固定方法

1. 锁骨骨折固定

将两条指宽的带状三角巾分别环绕两个肩关节，于肩部打结；再分别将三角巾的底角拉紧，在两肩过度后张的情况下，在背部将底角拉紧打结（图 17-8）。也可在背后放“T”型夹板，然后用绷带在两肩和腰部包扎固定。

2. 上臂骨折固定

将一块木板放在外侧，用绷带或布条缠绕绷扎，然后把上臂与胸壁固定，前臂悬挂胸

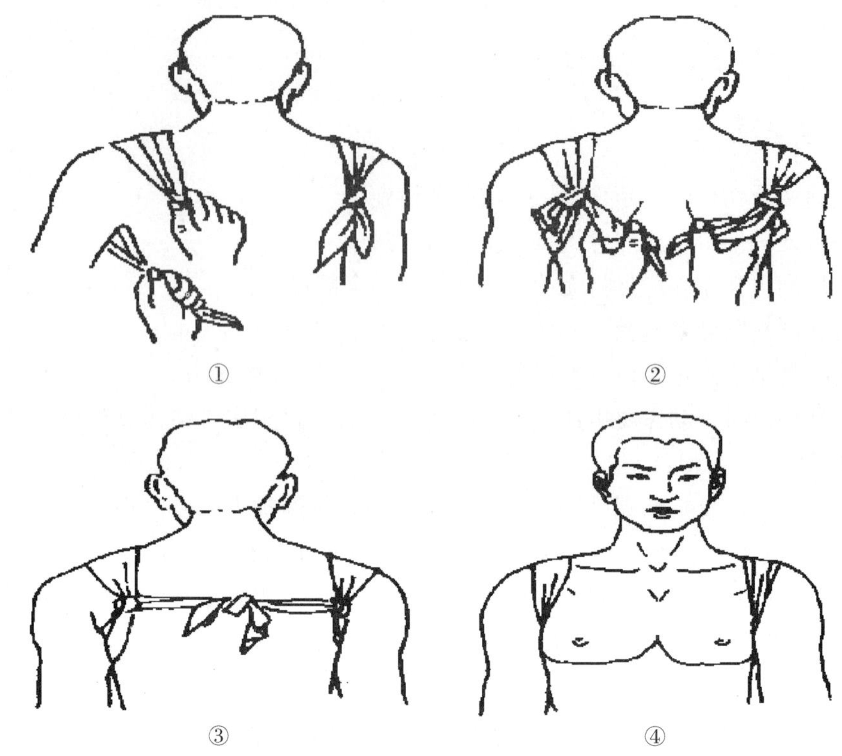

图 17–8 锁骨骨折固定

前。(图 17–9)也可用装胶布的纸板筒，纵形剪开，套于上臂捆扎固定。

3. 前臂骨折固定

在前臂外侧捆扎一块木板，长度自肘后至手指，然后用三角巾或绷带悬挂。(图 17–10)如无木板，稍厚的杂志、书包均可代用。

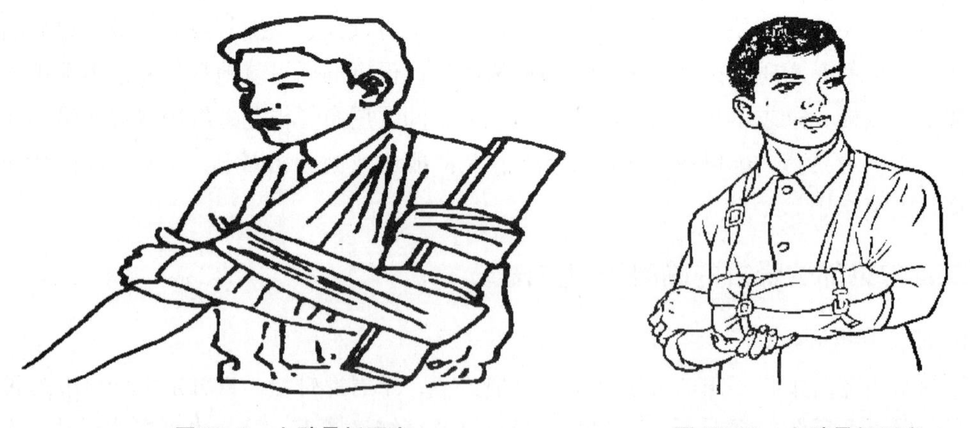

图 17–9 上臂骨折固定　　图 17–10 上臂骨折固定

4. 手指骨折固定

利用冰棒棍或短筷子制作小夹板，另用两片胶布做黏合固定（图 17–11）。

5. 股骨骨折固定

用一块长夹板（长度为伤员的腋下至足跟）放在伤肢侧，另用一块短夹板（长度为会阴至足跟）放在伤肢内侧，至少用 4 条带状三角巾，分别在腋下、腰部、大腿根部及膝部分环绕伤肢包扎固定，注意在关节突出部位要放软垫（图 17–12）。若无夹板时，可以用带状三角巾或绷带把伤肢固定在健侧肢体上。

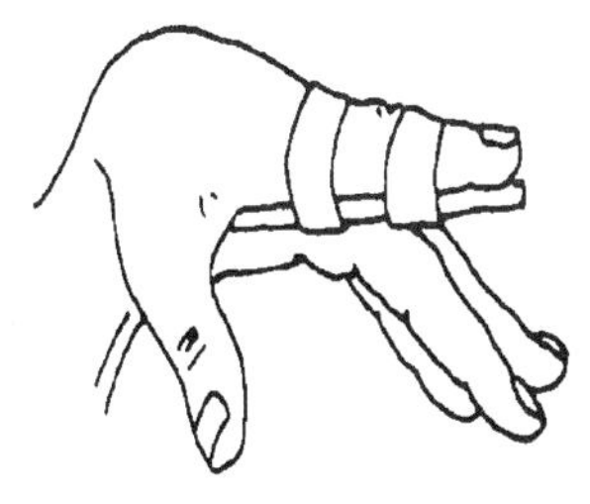

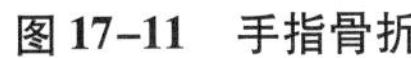

图 17–11　手指骨折

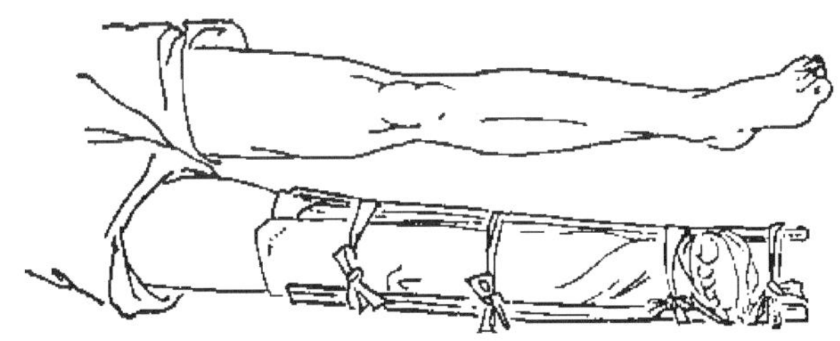

图 17–12　股骨骨折固定

6. 胫、腓骨骨折固定

与股骨骨折固定相似，只是夹板长度稍超过膝关节即可。

7. 颈椎骨折固定

最好用颈托固定。没有的话，患者仰卧，在头枕部垫一薄枕，使头部成正中位，头部不要前屈或后仰，再在头的两侧各垫枕头服卷，最后用一条带子通过患者额部固定头部，限制头部前后左右晃动（图 17–13）。

8. 胸椎、腰椎骨折固定

使患者平直仰卧在硬质木板或其他板上，在伤处垫一薄枕，使脊柱稍向上突，然后用几条带子把伤员固定，使患者不能左右转动（图 17–14）。

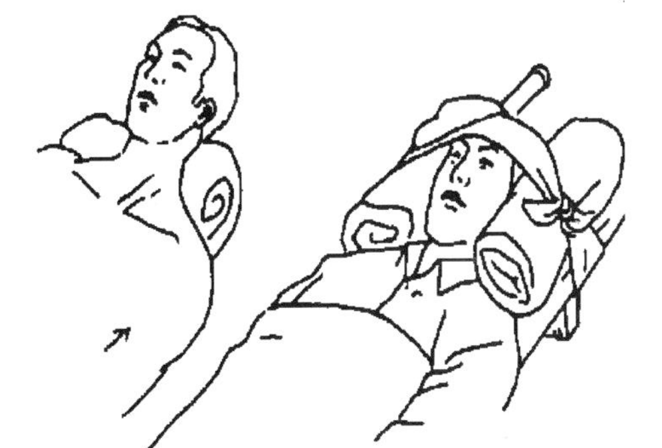

图 17–13　颈椎骨折固定

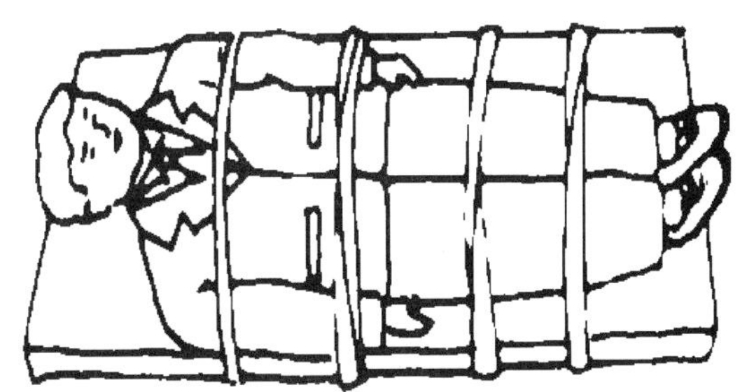

图 17–14　胸椎、腰椎骨折固定

三、注意事项

（1）凡是骨折、关节损伤、血管神经损伤、广泛软组织损伤等伤员，在搬运前均需做好伤处固定。

（2）如骨折处有伤口出血，应先止血并包扎伤口，然后再固定骨折。

（3）固定骨折所需夹板的长度与宽度，要与骨折肢体相称，其长度一般需超过骨折的上、下两个关节。

（4）在处理开放性骨折时，不要把露出伤口的骨折端送回伤口内，以免增加污染或刺伤血管和神经。

（5）固定用的夹板不可与皮肤直接接触，要用纱布、棉花或其他代用品垫在夹板与皮肤之间，在夹板两端及骨突部尤其应加垫，以防局部组织压迫坏死。

（6）固定应牢固可靠，过松则达不到固定目的。但也不要过紧，以名影响血液循环。

（7）固定四肢骨折时，要将指（趾）端露出，以便随时观察肢体血循环。如果发现指（趾）苍白、发冷、麻木、疼痛、肿胀和皮肤及爪甲青紫等现象，说明固定太紧，血循环不畅，应立即松开，重新固定。

（陈　勇）

第十节　创伤急救搬运技术

一、目的

将伤者运往安全地带或有条件进一步救治的医疗机构。

二、适应证

（1）经止血、包扎、固定后需进一步进行专业处理的伤者。

（2）伤者所在环境有危险，迅速将伤者转运至安全处。

三、注意事项

（1）没有经过详细检查，病情不清的伤者不能搬运。

（2）病情危重，需要实施现场急救的伤者，特别是生命体征不稳定，有窒息、大出血、严重骨折、内脏外溢、昏迷、休克的伤者，应先行有效止血、抗休克、心肺复苏等抢救治疗，病情基本稳定，再安排转运。

（3）如果伤者所在环境有危险以及有发生二次伤害的可能，应在尽可能保护伤者的情况下迅速撤离现场。没有绝对禁忌。

四、搬运方法

1. 徒手搬运

（1）单人搬运　①扶持法：对病情较轻，能够站立行走者。②抱持法：适用于体重较轻的伤者。③背负法：救护者站在伤者身前，背向伤者，微弯背部，将伤者背起。

（2）双人搬运　①椅托式：又称座位搬运法。②拉车式：伤者卧位。

（3）三人搬运　常用于疑有脊柱损伤者。可以三人并排，立于伤者同侧，将伤者抱起，抱持伤者头、颈、胸平直，齐步一致前进。

（二）器械搬运

担架搬运是院前急救最常用的方法。目前最常使用的担架有普通担架（特别是铲式担架）和轮式担架等。用担架搬运伤病员必须注意以下几点。①对不同病（伤）情的伤员要求有不同的体位；②伤病员抬上担架后必须扣好安全带，以防止跌落；③伤病员上下楼梯时应保持头高位，尽量保持水平状态；④担架上车后应予固定，伤病员保持头朝前脚向后的体位。

五、常见并发症的处理及预防

1. 窒息

根据具体情况采取相应的对策。如改善伤者体位，使伤者成为稳定侧卧位（复原卧位）；清理口腔异物，插入口咽管，必要时气管插管、球囊人工呼吸及呼吸机，还可酌情使用呼吸兴奋剂。预防措施：运送伤者前必须充分开放呼吸道；让伤者采取稳定侧卧位并妥善固定伤者体位；建立通畅的静脉通道；做好呼吸支持的各项准备。

2. 伤者坠地

如搬运过程中出现伤者坠地，立即检查伤者，特别注意检查首先触地的部位，仔细检查伤者有无摔伤，还要检查伤者病情及原有的伤处，并酌情采取重新包扎、固定等措施。预防措施：根据伤者体重、伤情及自身力量合理设计搬运方案。当伤者体重大时，应合理安排足够的人手，当人员不足时应等待增援，除非情况紧急，不要勉强搬运伤者。妥善固定伤者，特别是对躁动的伤者，应将其牢牢固定在担架上，必要时应用镇静剂（呼吸衰竭伤者禁用）。

3. 伤情恶化

转运过程需一定的时间。有可能原发病持续加重，甚至危及生命，转运途中必须仔细观察伤者生命体征的变化，发现异常及时给予相应的处理。

（段　彤）

第十一节　吸氧技术

一、适应证

（1）呼吸系统　肺源性心脏病、哮喘、重症肺炎、肺水肿、气胸等。

（2）心血管系统　心源性休克、心力衰竭、心肌梗死、严重心律失常等。

（3）中枢神经系统　颅脑外伤、各种原因引起的昏迷等。

（4）其他　严重的贫血、出血性休克、一氧化碳中毒、麻醉药物及氰化钾中毒、大手术后等。

二、禁忌证

严重呼吸功能衰竭应考虑呼吸机治疗。

三、术前准备

用物准备：中心供氧装置/氧气瓶、一次性吸氧管、蒸馏水、治疗碗内盛温开水、棉签、弯盘、手电筒、用氧记录本。

四、操作步骤

（1）操作者洗手，将用物携至床旁，核对患者信息，向患者解释操作目的，戴口罩，协助患者取舒适卧位。用手电筒检查患者鼻腔，用湿棉签清洁双侧鼻孔。

（2）安装氧气表并检查是否漏气，连接吸氧管，调节氧流量，润滑吸氧管并检查是否通畅，将吸氧管插入鼻孔并妥善固定。

（3）记录给氧时间、氧流量，并向患者及家属交代注意事项。清洁患者面部、整理床单位。

五、注意事项

（1）严格遵守操作规程，注意用氧安全，切实做好“四防”：防火、防震、防油、防热。

（2）患者吸氧过程中需要调节流量时，应当先将鼻导管取下，调节好氧流量后插入鼻导管。停止吸氧时，先取下鼻导管，再关流量表。

（3）吸氧时，注意观察患者脉搏、血压、精神状态等有无改善，根据病情调整氧浓度。

（4）湿化瓶每次用后均需要清洗、消毒。

（5）氧气筒内氧气不可用尽，压力表上指针降至5 kg/ cm^2 时，即不可再用。

（6）对未用或已用空的氧气筒应分别放置并挂“满”或“空”的标记，以免急用时搬错。

（向巧君）

第十二节　呼吸道异物急救技术

一、临床表现

（1）不完全气道阻塞　咳嗽或咳嗽无力，喘息，呼吸困难，吸气时可以听到高调声音，皮肤、甲床、口唇、面色发绀。

（2）完全气道阻塞　面色青紫，不能说话、不能咳嗽、不能呼吸，很快发生窒息，失去知觉、呼吸心跳停止。

（3）特殊表现　常常不由自主的表现为：手呈“V”字状紧贴于颈前喉部，表情痛苦。

二、现场紧急救治

临床上常用海姆立克急救法。

（一）成人呼吸道异物的现场急救

1. 立位腹部冲击法

（1）适应人群　意识清楚的患者。

（2）方法　取立位，急救者站在患者背后，让患者弯腰头部前倾，以双臂环绕其腰，一手握拳，使拇指顶住其腹部正中线肚脐略向上方，远离剑突尖。另一手紧握此拳以快速向内向上冲击，将拳头压向患者腹部，连续 6 ~ 10 次，以造成人工咳嗽，驱出异物，每次冲击应是独立，有力的动作，注意施力方向，防止胸部和腹内脏器损伤。

2. 卧位腹部冲击法

（1）适用人群　意识不清的患者，也可以用于抢救身材矮小，不能环抱住清醒者的腰部及溺水患者的救治。

（2）方法　平卧，抢救者面对患者，骑跨在患者的髋部；一手置于另一手上，将下面一手的掌跟放在胸廓下脐上的腹部，用身体重量，快速冲击患者的腹部，直至异物排出。对于引起心跳呼吸骤停的严重病者，异物排出，要立刻进行心肺复苏。

3. 自救腹部冲击法

一手握拳头，另一手抓住该手，快速冲击腹部；或用圆角或椅背快速挤压腹部。在这种情况下任何钝角物件都可以用来挤压腹部使阻塞物排出。

（二）婴幼儿呼吸道异物的现场急救

1. 背部排击法

将患儿骑跨并俯卧于急救者的胳臂上，头低于躯体，手握住其下颌，固定头部，并将其胳臂放在急救者的大腿上，然后用另一手的掌跟用力排击患者两肩胛骨之间的背部 4 ~ 6 次。使呼吸道内压骤然升高，有助于松动其异物和排出体外。

2. 胸部手指猛击法

患者取仰卧位，抱持于急救者手臂弯中，头略低于躯干，急救者用两手指按压两乳头连线与胸骨中线交界点一横指处 4 ~ 6 次。必要时可与以上方法交替使用，直到异物排出或患者失去知觉。

（段　彤）

第十三节　药物过敏试验技术

一、青霉素过敏试验

1. 皮内试验液的配制

皮内试验液以每毫升含 100 ~ 500 U 的青霉素 G 等渗盐水溶液为标准（即皮试液浓度为 100 ~ 500 U/mL）具体配制如下：取青霉素 G（80 万 U）1 瓶，加等渗盐水 2 mL 充分溶解（每 mL 含 40 万 U）；取上液 0. 1 mL 加等渗盐水至 1 mL，每 mL 含 4 万 U；取上液 0. 1 mL 加等渗盐水至 1 mL，每 mL 含 4000 U；取上液 0. 1 mL 加等渗盐水至 1 mL，每 mL 含 400 U；

取上液 0.25 mL 加等渗盐水至 1 mL，每 mL 含 100 U；每次配制时，均需将溶液混匀。

2. 试验方法

取青霉素皮试液 0.1 mL（含 10 U）做皮内注射，观察 20 分钟后，判断试验结果。

3. 结果判断

（1）阴性　皮丘无改变，周围不红肿，无自觉症状。

（2）阳性　局部皮丘隆起，并出现红晕硬块，直径大于 1 cm，或红晕周围有伪足、痒感，严重时可出现过敏性休克。

（四）注意事项

（1）试验前详细询问患者的用药史、过敏史和家族过敏史。

（2）凡首次用药、停药 3 天后再用、更换药物批号，均必须按常规做过敏试验。

（3）皮试液必须新鲜配制，浓度与注射剂量要准确，溶媒、注射器及针头应固定使用、单独放置。

（4）青霉素过敏试验或注射前均应做好急救的准备工作（备好地塞米松、盐酸肾上腺素和注射器等）。

（5）严密观察患者反应，首次注射后必须观察 30 分钟以防迟缓反应的发生。注意局部和全身反应，倾听患者主诉。

（6）试验结果阳性者禁止使用青霉素，同时报告医生，在医嘱单、病历、床头卡上醒目注明青霉素过敏试验阳性，并告知患者及其家属。

二、头孢霉素（先锋霉素）过敏试验

1. 皮内试验液的配制

皮内试验液以每毫升含 500 μg 的头孢霉素 G 等渗盐水溶液为标准（即皮试液浓度为 500 μg/mL），具体配制如下：取头孢霉素（0.5 g）1 瓶，加等渗盐水 2 mL 充分溶解（每 mL 含 250 mg）；取上液 0.2 mL 加等渗盐水至 1 mL，每 mL 含 50 mg；取上液 0.1 mL 加等渗盐水至 1 mL，每 mL 含 5 mg；取上液 0.1 mL 加等渗盐水至 1 mL，每 mL 含 500 μg；每次配制时，均需将溶液混匀。

2. 试验方法

取头孢霉素皮试液 0.1 mL（含 50 μg）做皮内注射，观察 20 分钟后，判断试验结果。

3. 结果判断

（1）阴性　皮丘无改变，周围不红肿，无自觉症状。

（2）阳性　局部皮丘隆起，并出现红晕硬块，直径大于 1 cm，或红晕周围有伪足、痒感，严重时可出现过敏性休克。

（四）注意事项

（1）试验前详细询问患者的用药史、过敏史和家族过敏史。

（2）凡首次用药、停药 3 天后再用、更换药物批号，均需要按常规做过敏试验。

（3）皮试液必须新鲜配制，皮试液浓度与注射剂量要准确，溶媒、注射器及针头应固定使用、单独放置。

（4）头孢霉素过敏试验或注射前均应做好急救的准备工作（备好地塞米松、盐酸肾上腺素和注射器等）。

（5）严密观察患者反应，首次注射后须观察30分钟以防迟缓反应的发生。注意局部和全身反应，倾听患者主诉。

（6）试验结果阳性者禁止使用头孢霉素类抗生素，同时报告医生，在医嘱单、病历、床头卡上醒目注明头孢霉素过敏试验阳性，并告知患者及其家属。

三、细胞色素C过敏试验

1. 皮试液的配制

（1）细胞色素C皮试液的标准　每毫升含细胞色素C 0.75 mg。

（2）细胞色素C皮试液的具体配制方法　取1支2 mL细胞色素C（含15 mg），抽取0.1 mL药液，加等渗盐水稀释至1 mL，则每毫升含0.75 mg细胞色素C。

2. 试验方法

（1）皮内试验　按皮内注射的方法在前臂掌侧下段注射细胞色素C皮试液0.1 mL（含细胞色素C 0.075 mg），20分钟后进行观察、判断，并正确记录皮试结果。

（2）划痕试验　取细胞色素C原液（每毫升含7.5 mg），在前臂掌侧下段皮肤上滴1滴，再用无菌针头在表皮划痕两道，长约0.5 cm，深度以微量渗血为宜；20分钟后观察、判断，并正确记录试验结果。

3. 试验结果判断

局部发红，直径大于1 cm，有丘疹者阳性。

四、血清过敏试验及脱敏注射法

1. 各种抗毒素（血清）的过敏试验方法

局部用75%乙醇消毒后，先在前臂屈侧皮内注射生理盐水0.1 mL作为对照，取血清0.1 mL以生理盐水稀释至1 mL，用此稀释液0.1 mL在前臂对照上方约10 cm处皮内注射，注射后20分钟检查结果。如血清注射处皮丘迅速增大超过1 cm、有伪足或斑条状红肿，而对照无反应或反应轻微者为阳性；注射血清处及对照处均无反应或反应轻微者为阴性。

2. 血清脱敏法

先将血清按1∶10比例稀释，第一次1.0 mL、第二次2.0 mL、第三次3.0 mL，每隔20分钟注射1次，每次注射后观察有无反应，如无反应，余量可以一次注射。施行本法时应预备地塞米松、0.1%肾上腺素以防意外。

（向巧君）

第十八章　心肺复苏初级救生技术

第一节　概　述

心肺复苏（cardiopulmonary resuscitation，CPR）是指任何原因引起呼吸和心搏骤停时，所实施的一系列基本急救操作和措施，包括即时识别心搏骤停、迅速启动急救反应系统、尽早实施高质量的胸部按压和人工呼吸以及在必要时快速除颤。其目的是保护脑和心脏等重要脏器，尽快恢复自主呼吸和循环功能。

2015 年组织全球急诊医学、危重病医学和心血管医学的专家再次对“心肺复苏指南”做了修正，其中最大的变化是把心脏按压提到了前所未有的高度，并把以往的“气道—呼吸—循环”（即 A—B—C）顺序转变为“循环—气道—呼吸”（即 C—A—B）顺序。为了使更多的人学会并掌握这项技术，“心肺复苏指南”简化了很多操作流程，使心肺复苏更具有可操作性，节省更多的时间。

第二节　心肺复苏的紧迫性及重要性

心脏骤停是指心脏射血功能突然终止，造成全身血液循环中断、呼吸停止和意识丧失。心脏骤停发生后，由于脑血流突然中断，10 秒内患者即可出现意识丧失伴有局部或全身性抽搐、呼吸断续、呈叹息状直至停止等一系列症状。如果在 4～6 分钟黄金时段及时救治存活概率较高，否则将会发生生物学死亡，罕见自发逆转者。

心脏骤停的生存率在 5%～60%，抢救成功的关键是尽早进行心肺复苏和复律治疗。正常体温情况下，心脏停搏 5 分钟后，脑细胞开始发生不可逆的缺血损害；心脏骤停 10 分钟内未行心肺复苏，神经功能极少能恢复到发病前的水平。

第三节　现场心肺复苏初级救生术的操作程序

一、确定意识

对心脏骤停的快速识别重点是突然意识丧失、呼吸停止或临终呼吸、大动脉搏动消失三项。要求在 10 秒内对心脏骤停进行快速判断。

1. 动作要领

双手拍打被抢救者双肩，并询问其情况。如果出现下述任何一项视为有反应：能发出声音（即使不能够正确回答问题），能够睁眼，有肢体运动。如果在呼叫过程中上述三项均不存在，视为被抢救者“没有反应”。

2. 注意事项

尊重被抢救者，不能拍打其面部，拍打双肩部时力度适当，呼叫时，对着被抢救者的耳部，声音要足够大。

二、呼救

立即呼叫求救，可以呼叫 EMS 系统和相关抢救部门，特别提醒携带自动体外除颤器（automatic external defibrillator，AED）或其他体外除颤器。

三、将患者放置心肺复苏的体位

置患者于平卧位，躺在硬板床或地上，头部不得高于胸部，与躯干在同一个平面上，头、颈、躯干平直，双手放于躯干两侧。如果患者面部朝下，应使其保持面部朝上的仰卧位，搬移时整体翻转，即头、颈、肩和躯干同轴转动。注意保护颈部，避免躯干扭曲。

四、抢救者的位置

抢救者站立或跪在患者身体一侧，如两人则分别位于患者两侧。

五、判断有无脉搏

当确定被抢救者没有反应、没有呼吸时，应同时（10 秒钟内）判断是否有脉搏。

1. 动作要领

在被抢救者身体一侧，用一手的示指和中指并拢，找到被抢救者喉结（甲状软骨）后，沿颈部向被抢救者同侧滑动至 1 ~ 1.5 cm 的肌间沟，此处即为颈动脉搏动地方，即可触摸颈动脉搏动情况。

2. 注意事项

现场急救可以不进行脉搏检查。如果进行检查，检查时间不超过 10 秒，与检查呼吸同时进行。此外，需注意以下两点：

（1）当不能确定被抢救者有脉搏时，需要进行抢救，而不是等确定被抢救者没有脉搏时才抢救。这是所有抢救人员须牢记的一点。

（2）检查时，需触摸抢救者同侧颈动脉，不是对侧，这样可以避免视觉上的误解。

六、与急诊医疗救护系统联系

如为非专业人员，一旦发现有人晕倒，应立即拍打其肩部并呼叫，如无反应（无回答、无活动），同时没有呼吸（如仅有不正常的喘息则按呼吸停止来处理）则按心脏骤停处理，应立即呼叫周围人员前来帮助和拨打急救电话，启动 EMS，以获得专业人员的救助和得到电除颤仪。如为专业救援人员，可同时检查有无呼吸和大动脉（颈动脉）搏动，但如果在10秒内不能判断是否有脉搏，应该立即开始CPR。如果有2人或2人以上在急救现场，一人立即开始进行胸外按压，另一人打电话启动EMS。

七、胸外按压

1. 动作要领

（1）按压部位　纵向位于胸骨中下1/3，横向位于两乳头连线中点。

（2）按压方法　抢救者将一手掌根部置于按压部位；另一手平行叠加在手背上，双手十指交叉（上方手的手指扣紧下方手指间，下方手的手指伸张开），并抬离胸壁，身体略前倾，上肢伸直，使肩、肘、腕连线与地面垂直，以上身重力进行按压。

（3）按压频率　100～120次/分。判断减少按压中断的标准是以胸外按压在整体心肺复苏中占的比例确定，所占比例越高越好，目标比例至少为60%。

（4）按压与放松时间比为1∶1，按压后要保证胸壁完全回弹，尽可能减少按压中断时间（不超过10秒）。

（5）按压深度　成人5～6 cm。儿童［包括婴儿（小于一岁）至青春期开始的儿童］为胸部前后径的1/3，大约婴儿4 cm，儿童5 cm。对于青少年即应采用成人的按压深度，即5～6 cm。

2. 注意事项

（1）按压时手指要抬起，不要接触胸壁，避免引起肋骨骨折。

（2）按压全程上肢不能弯曲。

（3）下压后要完全放松，使胸壁回弹，但手掌不能离开胸壁。

（4）按压时力量要均匀，不能冲击式按压。

八、开放气道

心搏呼吸停止后舌根后坠、积聚的分泌物、黏液或呕吐物易造成咽喉部阻塞引起上呼吸道梗阻，甚至完全阻塞气道，应尽快解除气道梗阻。紧急情况下，先将患者头转向一侧，可用手指清除口腔内异物、分泌物。若义齿松动应取下，以防脱落阻塞气道。

1. 动作要领

根据患者是否有颈椎损伤的可能性，开放气道有两种方法。

（1）仰头抬颏法　抢救者一只手的手掌根放在被抢救者前额处，稍用力下压，另一只手的示指与中指并拢放在被抢救者下颏骨处，两只手合力向上抬起下颏并使头部后仰。

（2）仰头抬颌法　抢救者在被抢救者头侧，双肘位于被抢救者背部同一水平上，双手抓住其两侧下颌角，向上托举，使其下颌向前上。此时，保持头部位置不变，两手拇指可将下唇下推，使口腔打开。此方法适用于怀疑颈椎有损伤的患者。

2. 注意事项

（1）操作仰头抬颏法时，手指不要压迫患者颈前部颏下软组织，以免压迫气管。此方法不适合用于可疑颈椎骨折的患者。

（2）虽然仰头抬颌法更能保证颈椎的安全，但统计显示即使是头颈部钝性损伤的患者，大部分伤员也不一定有颈椎损伤，而此法将大大限制抢救者的其他操作，因此在 2015 年修订的指南中未被强调。

九、判断有无呼吸

1. 动作要领

观察被抢救者的胸部是否有起伏，同时观察口鼻是否有规律的呼吸动作。如果完全没有胸部起伏或口鼻处的呼吸动作，则视为没有呼吸。值得提出的是，被抢救者如果只有下颌动作，没有胸廓起伏，即常说的“捯气儿”，也视为没有呼吸。

2. 注意事项

判断呼吸的时间不超过 10 秒。为了节省时间，2015 年版的“心肺复苏指南”已经废除了“一看、二听、三感觉”的检查方法。

十、人工呼吸

人工通气包括口对口、口对鼻、口对面罩及使用球囊面罩等通气方法。无论何种人工通气方法，通气时间均应 1 秒以上，可以见到“胸廓运动”是人工通气有效的唯一指征。各种人工通气都应当在保持呼吸道畅通和患者口部张开的位置进行。

1. 动作要领

（1）口对口人工呼吸　保持仰头抬颏动作，抢救者将按于前额一手的拇指和示指捏闭患者鼻孔，自然吸气后，张开口紧贴患者口部，以封闭患者的口唇部（婴幼儿可连同鼻一块包住，使之不漏气）；均匀地向患者口内吹气，每次吹气时间不小于 1 秒；吹气量以能见到患者胸廓起伏为限；一次吹气完毕，立即与患者口部脱离，同时放松捏患者鼻部的手，便于患者从鼻孔出气，此时患者胸部向下塌陷，抢救者吸入新鲜空气，以便做下一次人工通气。

（2）口对鼻呼气　当患者有口腔外伤或其他原因致口腔不能打开时，可采用口对鼻吹气。口对鼻通气的方法与口对口相近，首先开放患者气道，但此时用托住患者下颌的手用力上抬，使其口闭住；抢救者自然吸气后，用口包住患者鼻部，用力向患者鼻孔内吹气，直到胸部抬起，吹气后将患者口部张开，让气体呼出；如吹气有效，则可见到患者胸部随吹气而起伏，并能感觉到气流呼出。

（3）球囊面罩通气　球囊面罩是临床最便利、最常用的人工通气设备。它的优点是在任何条件下都能实现有效的人工通气，而且可以保证抢救者的安全，球囊面罩给氧与气管插管一样为复苏通气支持的“金标准”，抢救者须熟练掌握此方法，在有条件情况下，可以连接氧气，向患者提供浓度 50%～100% 的氧气。

（4）球囊面罩通气动作要领　注意面罩与患者面部严密结合，包盖口鼻（窄头在鼻侧，宽头在口侧），同时尽可能开放气道。操作者用一手的拇指、示指扣成半环按压住面罩与球囊连接处，其余三指分开抬起下颏，保持气道开放，即“EC”手法。另一手挤压球囊，使气体进入患者气道。每次球囊面罩通气至少持续 1 秒，潮气量为 400～600 mL/次。

2. 人工通气的注意事项

(1) 必须在保证气道开放的前提下进行，否则气体将无法进入患者的气道。

(2) 人工呼吸时见到胸廓起伏即认为有效，不必过度用力。如吹气量过大，吹气时间过短，可造成咽部压力增大，使气体吹入食管和胃。反复吹入后，可引起胃胀气，一方面使横膈抬高，肺扩张障碍、肺容量减少，而影响肺通气量；另一方面，胃胀气引起胃扩张可导致呕吐、反流和误吸等。

如果患者已发生胃胀气，抢救者可用手按压上腹部，以利于胃内气体排出，如有反流或呕吐，将患者头部偏向一侧，防止呕吐物误吸。

(3) 使用球囊面罩通气时，将面罩与患者面部扣紧，避免漏气。

第四节　单人、双人和三人现场心肺复苏操作程序

一、单人心肺复苏

1. 判断意识

双手拍打患者双肩，并在患者耳边大声呼唤并同时判断有无脉搏（5～10 秒内完成）。如患者意识消失，同时胸廓无起伏或仅有叹息样呼吸，立即启动心肺复苏程序。

2. 呼救

在不延缓实施心肺复苏同时，设法通知（打电话或呼叫他人打电话）并启动急救医疗系统，有条件时寻找并使用自动体外除颤仪。

3. 心脏按压

置患者于平卧位，卧于硬板床或地上，去枕，解开衣领口、领带、围巾及腰带。抢救者站在或跪于患者身体一侧，一手的掌根部放在胸骨的下半部，男性在两乳头连线中点，另一手以拇指根部为轴心重叠于下掌之手背上，手指翘起不接触胸壁，保证手掌用力在胸骨上，不要按压剑突，施救者身体稍微前倾，使肩、肘、腕位于同一轴线，与患者身体平面垂直，按压时肘关节伸直，依靠上身重力向下按压，每次按压后让胸廓完全回弹，放松时双手不要离开胸壁，按压和放松的时间为 1∶1，按压的频率为 100～120 次/分，成人及儿童按压的幅度是使胸骨下陷 5～6 cm，婴幼儿的按压幅度为胸部前后径的 1/3（约 4 cm）。施救者应尽可能减少中断胸外按压的次数和时间，若因急救需求不得不中断，则应把中断时间控制在 10 秒以内。

4. 开通气道

用纱布或手帕清除患者口鼻分泌物及异物，若有义齿松动应取下，若无颈部创伤，可采用仰头抬颏法开放气道。

5. 人工呼吸

口对口人工呼吸时，一手将患者的下颌向上提起，另一手以拇指和示指捏紧患者鼻孔，抢救者平静吸气后，将口唇紧贴患者口唇，把患者嘴完全包住，均匀向患者口内吹气，时间持续 1 秒以上，保证足够潮气量使胸廓起伏，观察胸部恢复情况，再进行第二次人工呼吸。

按压5个循环周期（约2分钟）后对患者作一次评估。

二、双人心肺复苏

（1）操作者甲　大声呼叫患者（双手轻拍患者双肩），判断意识、脉搏情况，同时，观察胸廓起伏，计时<10秒。如患者意识消失，无呼吸或仅有叹息样呼吸，立即启动心肺复苏程序，立即呼救，启动应急反应系统。

（2）操作者乙　携带简易呼吸器、氧气管至患者头侧，检查简易呼吸器各阀门连接情况及球囊完好程度，开放气道，清除分泌物，将简易呼吸器连接氧气，调节氧流量8~10 L/min。

（3）操作者甲　将患者放置复苏体位，撤除枕头、被子，垫按压板，解衣暴露胸部并松裤带，立即进行胸外按压。

（4）操作者乙　待30次胸外按压后，给予人工通气2次，挤压简易呼吸器球囊中部二分之一处，每次挤压潮气量为400~600 mL，挤压时，同时观察胸廓有无起伏，频率为成人8~10次/min，呼吸时间比为1∶1。

（5）操作者甲　完成5组按压后，再次判断患者呼吸及颈动脉搏动，计时<10秒。

（6）如复苏成功给予高级生命支持，复苏不成功操作者甲与操作者乙交替进行CPR。

三、单人复苏转为双人复苏

（1）操作者甲　大声呼叫患者，判断意识情况，同时，观察胸廓起伏，听闻呼吸音，计时<10秒。如患者意识消失，同时胸廓无起伏或仅有叹息样呼吸，立即呼救，启动应急反应系统。将患者放置复苏体位，撤除枕头、被子，垫按压板，解衣暴露胸部并松裤带，立即进行30次胸外按压，给予人工通气2次。

（2）操作者乙　携带简易呼吸器、氧气管至床旁（位于操作者甲对侧），接替操作者甲进行胸外按压。

（3）操作者甲　站于患者头侧，检查简易呼吸器各阀门连接情况及球囊完好程度，将简易呼吸器连接氧气，调节氧流量8~10 L/min，按照30∶2给予人工通气2次。

（4）操作者乙　完成5组胸外按压后，再次判断患者呼吸及颈动脉搏动，计时<10秒。

（5）如复苏不成功。操作者甲：继续进行30次胸外按压。操作者乙：保持气道通畅，给予人工通气2次。完成2组胸外按压后，操作者甲再次判断患者呼吸及颈动脉搏动。

（6）如复苏成功给予高级生命支持。

第五节　现场心肺复苏有效与终止指征

一、心肺复苏有效指征

在急救中判断复苏是否有效，可以根据以下五个方面综合评估。

1. 颈动脉搏动

按压有效，每次按压可以摸到搏动，如果停止按压，搏动也消失，应继续进行心脏按压。如若停止按压后，脉搏未消失，则说明患者心跳已恢复；如心电图显示窦性心律、房性或交界性心律，即使为心房扑动或颤动是自主循环恢复表现。

2. 面色（口唇）

复苏有效，可见面色由发绀转为红润；如患者面色灰白，则说明复苏无效。

3. 瞳孔

复苏有效，可见瞳孔由大变小。如瞳孔由小变大、固定，则说明复苏无效。如患者随后出现腱反射、眼泪、吞咽动作、咳嗽反射、角膜反射、痛觉反应，说明复苏有效。

4. 神志

复苏有效，可见患者有眼球活动，睫毛反射与对光反射出现，甚至手脚开始抽动，肌张力增加。

5. 自主呼吸出现

并不表示可以停止人工呼吸，如果自主呼吸微弱，应仍然坚持给予呼吸支持。

二、心肺复苏终止指征

1. 脑死亡

脑死亡是脑的血液循环、脑脊液循环均中止，全脑功能完全消失。若确定为脑死亡，所有复苏措施可停止。

2. 现场抢救人员停止心肺复苏条件

①自主呼吸、心跳已恢复；②抢救现场有迫使抢救人员必须立即离开现场的危险情况；③有其他人员接替抢救并承担相应复苏任务；④确定患者已经死亡。

3. 其他指征

院内对目击的心搏骤停患者的抢救如持续 60 分钟而患者仍无生命体征，或对非目击的心搏骤停患者的抢救，开始心肺复苏时间在心搏骤停 15 分钟以后，持续复苏 30 分钟无效者，可终止复苏。

第六节　心肺复苏操作评分标准

心肺复苏操作评分标准，见表 18–1。

表 18–1　心肺复苏操作评分标准

操作要点		分值
即时反应	确保环境安全	2
	轻拍患者双肩，用力适当，确认患者意识丧失	4
	判断循环情况（颈动脉搏动，10 秒内完成），如无反应，立即胸外按压	4
	同时判断呼吸，如无呼吸或喘息样呼吸	4
	大声呼救，计时	2

续表

操　作　要　点		分值
胸外按压	确认复苏体位：去枕平卧，卧硬板床；解衣、裤带，充分暴露胸部	5
	将手掌放在患者胸骨的下半部，手掌根部长轴与胸骨长轴确保一致	4
	另一手以拇指根部为轴心重叠于下掌之手背上，手指翘起不接触胸壁，保证手掌用力在胸骨上，不要按压剑突	4
	肩、肘、腕位于同一轴线，与患者身体平面垂直，按压时肘关节伸直，以身体重量垂直向下按压	4
	放松时让胸廓完全回弹，且双手不要离开胸壁	5
	按压节律：按压、放松时间 1∶1	3
	按压幅度：使胸骨下陷 5～6 cm	3
	按压频率：100～120 次/分	3
人工呼吸	立即开放气道：仰头抬颏法（一只手的手掌根放在伤病员前额处，稍用力下压，另一只手的示指与中指并拢放在伤病员下颏骨处，两只手合力向上抬起下颏使头部后仰）	4
	观察并清理口腔异物（没有异物则报告）	4
	口对口吹气	3
	保持开放呼吸道，拇、示指捏住患者鼻孔，另一只手托起下颌	4
	自然吸气后，用口唇把患者的口全罩住，呈密封状吹气	4
	每次吹气时间不小于 1 秒	3
	脱离患者口部，放松捏紧鼻孔的拇指和示指	3
	观察胸廓有无上抬，待胸廓自然回缩后再次吹气	3
	球囊面罩通气：EC 手法固定，正确挤压球囊，面罩无漏气，观察胸廓有无起伏	4
	连续吹气 2 次，使患者肺部充分换气	4
	每做 30 次心脏按压，做 2 次人工呼吸	2
	连续完成 5 个 30∶2 的周期（约 2 分钟）后再次判断呼吸、循环情况（10 秒内完成）	6
评价	操作流程熟练、动作流畅；未发生相关并发症；反应迅速，急救意识强	5
	复苏手法正确、有效	4

（夏　友）

附　录

一、全科医生基本技能综合考试试卷一与参考答案

一、A1 型题（单句型最佳选择题，每一道考试题下面有 A、B、C、D、E 五个备选答案，请从中选择一个最佳答案。）（每题 1 分，共 75 分）

1. 影像学诊断骨髓炎的依据是（　）

A. 死骨　　B. 骨质破坏　　C. 骨膜反应

D. 骨质增生　　E. 软组织肿胀

2. 下列有关换药操作正确的是（　）

A. 用手揭去外层敷料

B. 胶布粘贴方向应与躯干或肢体长轴平行

C. 用手揭去内层敷料

D. 碘伏棉球消毒清洁创口周围皮肤应由外向内

E. 接触创口与敷料可共用 1 把镊子

3. 溺水患者，无明显外伤，急救人员到现场后给患者开放气道的方式以下最适合的是（　）

A. 进行腹部快速按压，然后清除口腔

B. 使用仰头提颏法

C. 使用抬舌 - 手指扫探法

D. 给予患者人工呼吸时，EC 手法使用面罩

E. 以上都不对

4. 干酪性肺炎的下列描述中哪项是不准确的（　）

A. 多见于机体抵抗力极差和对结核杆菌高度过敏患者

B. 有时在同侧或对侧肺野可出现播散病灶呈“树芽征”

C. 其内可见空气支气管征，但不会出现“虫蚀”样空洞

D. 可表现为大叶性或肺段样实变

E. 有时需与普通大叶性肺炎进行区别

5. 胆道结石的患者，首选以下检查（　）

A. PCT　　B. ERCP　　C. 腹部平片

D. B 超　　E. CT

6. 下列是右心衰竭的体征的是（　）

A. 右心室肥厚　　B. 肝脏肿大　　C. 三尖瓣反流性收缩期杂音

D. 肺气肿　　E. 肝颈回流征阳性

7. 心包摩擦音听诊的特点不包括（　）

A. 与心脏搏动一致　B. 坐位前倾更明显　C. 吸气末更明显
D. 在心前区最响亮　E. 屏气时仍存在

8. 下列对流感疫苗的描述哪一项是正确的（　）
A. 注射流感疫苗后就不会感冒了
B. 注射流感疫苗后就不会得流感了
C. 它既可降低流感的发病率和死亡率，又能减少肺炎的发生率和住院率
D. 它可降低流感的发病率和死亡率，但不能减少肺炎的发生率和住院率
E. 以上都不是

9. 在腰椎间盘突出症的查体中，出现阳性的试验是（　）
A. 髂骨分离试验　B. Thomas 试验　C. 直腿抬高试验及加强试验
D. Gasenslen 试验　E. 抽屉试验

10. 大气道狭窄的患者可出现的体征是（　）
A. 三凹征　B. 双肺湿啰音　C. 胸水
D. 颈静脉怒张　E. 过清音

11. 国家对传染病防治实行的方针是（　）
A. 监督管理　B. 标本兼治　C. 预防为主
D. 服务群众　E. 因地制宜

12. 发现怀疑与预防接种有关的死亡、严重残疾、群体性疑似预防接种异常反应、对社会有重大影响的疑似预防接种异常反应时，在几小时内填写疑似预防接种异常反应个案报告卡或群体性疑似预防接种异常反应登记表，以电话等最快方式向受种者所在地的县级疾病预防控制机构报告（　）
A. 3 小时　B. 2 小时　C. 1 小时
D. 30 分钟　E. 6 小时

13. 下列对病历书写的要求中，有误的是（　）
A. 字迹工整，页面整洁，不得涂改
B. 可以运用专业术语
C. 诊疗过程中出现的新主诉牙、主诉病应按初诊要求详细记录
D. 为便于理解，必要时可使用一些个性化符号
E. 为描述清楚，必要时可采用绘图标记

14. 《病历书写基本规范》（试行）规定首次病程记录应当完成的时间是在患者入院后（　）
A. 9 小时内　B. 10 小时内　C. 8 小时内
D. 6 小时内　E. 7 小时内

15. 气管内吸痰时，每次吸痰时间不宜超过（　）
A. 5 秒　B. 1 分钟　C. 15 秒
D. 30 秒　E. 10 秒

16. 通常在服毒后几小时内洗胃最有效（　）

A. 10 小时内　　B. 24 小时内　　C. 12 小时内
D. 48 小时内　　E. 4 小时内

17. 下列关于急性中毒的洗胃治疗，描述正确的是（　）
A. 每次注入 250 ~ 300 mL 洗胃液　　B. 直至回收液清亮为止
C. 洗胃液总量至少 6 ~ 8 L　　D. 每次灌液后排出一半
E. 不会导致吸入性肺炎，窒息

18. 下列有机磷农药中毒时可采用 20% 碳酸氢钠洗胃，除了（　）
A. 特普　　B. 敌敌畏　　C. 乐果
D. 对硫磷　　E. 敌百虫

19. 为排不出尿的患者实施导尿，导尿的目的是（　）
A. 了解尿道有无梗阻　　B. 解除尿潴留　　C. 收集 24 小时尿标本
D. 测定膀胱容量　　E. 尿道造影检查

20. 外伤急救止血处理每隔 1 小时需放松止血带（　）
A. 15 ~ 20 分钟　　B. 5 ~ 10 分钟　　C. 1 ~ 5 分钟
D. 10 ~ 15 分钟　　E. 20 分钟以上

21. 下列有关院前创伤包扎错误的叙述是（　）
A. 不要用已潮湿的绷带，因其干后会收缩，常嫌缠绕过紧
B. 包扎四肢时，应将指（趾）端封闭，防止受凉
C. 要防止滑脱
D. 绷带各圈中，皮肤不可外露，每圈应重叠 1/3，最后在肢体不易受压处打结
E. 在肢体的骨隆起或凹陷处，如内外踝、腋窝及腹股沟等处，应垫好棉垫再行包扎

22. 以下有关骨折急救固定的目的，不正确的是（　）
A. 止痛　　B. 防止局部血管神经损伤　　C. 防止骨折断端再移位
D. 便于搬运　　E. 预防感染

23. 慢性阻塞性肺疾病患者需要鼻导管吸氧治疗时，吸入氧浓度的计算公式为（　）
A. 吸入氧浓度（%）= 21 + 4 × 氧流量（L/min）
B. 吸入氧浓度（%）= 21 + 5 × 氧流量（L/min）
C. 吸入氧浓度（%）= 20 + 4 × 氧流量（L/min）
D. 吸入氧浓度（%）= 20 + 5 × 氧流量（L/min）
E. 吸入氧浓度（%）= 22 + 4 × 氧流量（L/min）

24. 药物过敏一般最有效的治疗是（　）
A. 皮质激素　　B. 肾上腺素　　C. 立即停止相应药物使用
D. H_1 受体阻断剂　　E. 人静脉注射免疫球蛋白

25. 青霉素引起的过敏性休克属于（　）
A. Ⅱ型超敏反应　　B. Ⅳ型超敏反应　　C. Ⅲ型超敏反应
D. 混合型超敏反应　　E. Ⅰ型超敏反应

26. 成人心肺复苏时打开气道的最常用方式为（　）

A. 仰头举颏法　　B. 环状软骨压迫法　　C. 托颏法

D. 双手推举下颌法　　E. 按人中

27. 心肺复苏按压心脏时，按压与放松时间之比应为（　）

A. 70%∶30%　　B. 40%∶60%　　C. 50%∶50%

D. 60%∶40%　　E. 30%∶70%

28. 双人心肺复苏时，人工呼吸与心脏按压的比例是（　）

A. 8 次心脏按压，1 次人工呼吸　　B. 30 次心脏按压，2 次人工呼吸

C. 4 次心脏按压，1 次人工呼吸　　D. 10 次心脏按压，1 次人工呼吸

E. 15 次心脏按压，1 次人工呼吸

29. 以下换药适应证正确的是（　）

A. 创口渗血后渗出物多　　B. 更换或去除引流物

C. 敷料松脱或过紧，伤口剧痛　　D. 需观察伤口或皮瓣血运

E. 以上都是

30. 下列有关换药的描述中错误的是（　）

A. 揭去胶布及外层敷料，用手不用镊子

B. 里层敷料与创面粘连时，用无菌等渗盐水湿敷后再揭去

C. 用两把镊子操作去换药，是为了其中一把被污染后及时更换

D. 创面分泌物只能用盐水棉球轻吸，不能来回摩擦

E. 酒精棉球只能消毒创面周围的皮肤，不得进入创面

31. 以下关于建立居民健康档案的目的与意义，说法正确的是（　）

A. 掌握居民基本情况和健康现状，开展全科医疗服务

B. 为全科医学教学和科研提供资料，也可作为评价和司法依据

C. 促进全科医生的经验积累

D. 为解决社区居民健康问题提供依据

E. 以上都是

32. 完整的全科医疗健康档案包括（　）

A. 以问题为导向的病历记录

B. 个人健康档案、家庭健康档案、社区健康档案

C. 病历记录、周期性健康检查、会诊转诊单等

D. 主要问题目录、问题描述，基本资料

E. 病历记录及周期性健康检查

33. 全科医疗健康档案与其他专科病历中的相似之处在于（　）

A. 对患者基础资料记录的全面性和翔实性

B. 记录的形式

C. 对患者健康问题的处理计划

D. 临床体征的描述

E. 对健康问题记录的连续性

34. 医学心理学是伴随以下哪种医学模式的形成应运而生的（ ）
A. 神灵主义医学模式 B. 自然哲学医学模式
C. 生物—心理—社会医学模式 D. 生物医学模式
E. 以上都不是
35. 心理评估最常用的方法为（ ）
A. 调查法 B. 投射法 C. 访谈法
D. 测验法 E. 观察法
36. 某心理学工作者的主要任务是研究和直接解决心理学临床问题，包括心理评估、心理诊断和心理治疗，以及心理咨询、会谈等具体工作，此心理学工作者所从事的工作属于哪个范畴（ ）
A. 临床心理学 B. 行为医学 C. 心身医学
D. 健康心理学 E. 精神病学
37. 不论进行何种心理治疗，治疗者均应遵守以下原则，除外（ ）
A. 真诚原则 B. 中立于回避原则 C. 耐心原则
D. 保密原则 E. 标准化原则
38. 影响心理治疗过程进而影响治疗功效的咨询者变项主要涉及（ ）
A. 专业训练和经验 B. 个人经历 C. 人生观和价值观
D. 个人特点和态度特质 E. 以上都是
39. 我国将 SARS 列入法定传染病管理，属于（ ）
A. 甲类传染病 B. 丙类传染病 C. 乙类传染病
D. 乙类传染病，但其预防、控制措施采取甲类传染病的方法执行
E. 丙类传染病，但其预防、控制措施采取乙类传染病的方法执行
40. 下列是我国法定传染病分类依据的是（ ）
A. 感染后免疫力的持续时间 B. 传染性大小和危害性 C. 潜伏期的长短
D. 发病率高低 E. 是否有效的治疗方法
41. 不属于我国法定传染病中乙类传染病的是（ ）
A. 疟疾 B. 伤寒 C. 霍乱
D. 脊髓灰质炎 E. 炭疽
42. 有关预防接种，以下哪种说法有误（ ）
A. 预防接种也叫人工免疫
B. 预防接种也叫人工主动免疫和人工被动免疫
C. 预防接种分常规接种和应急接种
D. 预防接种的对象不包括青壮年
E. 预防接种对象包括所有人群
43. 新生儿期应进行以下哪些预防接种（ ）
A. 卡介苗，百白破疫苗 B. 乙肝疫苗 C. 卡介苗
D. 卡介苗，乙肝疫苗 E. 乙肝疫苗，百白破疫苗

44. 下列可进行预防接种的是（　）

A. 发热　B. 有癫痫的小儿　C. 严重的慢性疾病

D. 营养不良但无并发症者　E. 有过敏史的小儿

45. 下列的乙类传染病中依法需采取甲类传染病预防控制措施的是（　）

A. 肺炭疽　B. 病毒性肝炎　C. 猩红热

D. 艾滋病　E. 伤寒

46. 关于预防接种异常反应的描述，以下正确的是（　）

A. 由疫苗固有性质引起

B. 发生频率相对较低，反应程度相对较重

C. 接种疫苗合格，接种实施规范

D. 反应多能恢复

E. 以上都是

47. 以下不属于突发公共卫生事件应急处理的专业技术机构的是（　）

A. 卫生行政部门　B. 疾病预防控制机构　C. 医疗机构

D. 出入境检验检疫机构　E. 卫生监督机构

48. 突发公共卫生事件应急工作的方针是（　）

A. 加强合作　B. 反应及时、措施果断　C. 预防为主、常备不懈

D. 依靠科学　E. 统一领导、分级负责

49. 2010 年 7 月 28 日，因受洪水影响，某化工厂 7000 多只化工原料桶，顺松花江水流冲往下游。如果一旦造成水质污染，后果将不堪设想。从突发公共卫生事件角度讲，该事件属于突发公共卫生事件中（　）

A. 其他严重影响公众健康事件　B. 重大传染病疫情　C. 重大职业中毒

D. 重大食物中毒　E. 群体性不明原因疾病

50. 以下不属于突发公共卫生事件的是（　）

A. 张某吃了不洁食物造成的食物中毒事件　B. 群体性不明原因疾病

C. 2003 年在某地发生的井喷硫化氢事件　D. 某工厂发生的苯中毒事件

E. 某医院的放射源丢失事件

51. 突发公共卫生事件是指突然发生，造成或者可能造成社会公众健康严重损害的重大（　）

A. 传染病疫情事件　B. 领导责任事件　C. 公众安全事件

D. 社会治安事件　E. 医疗机构事故

52. 诊断病毒性肝炎最关键的依据是（　）

A. 接触史　B. 起病方式　C. 症状及体征

D. 发病季节　E. 病原学及肝功检查

53. 在社区高血压防治健康教育中，教育对象是（　）

A. 高血压患者　B. 高血压病高危人群　C. 中老年人群

D. 学龄期儿童　E. 以上均是

54. 口腔健康教育的主要方法有（　）
A. 实施行政干预措施　B. 进行口腔疾病的干预措施　C. 提供组织保证
D. 个别交谈和讨论会　E. 提供经济支持
55. 衡量健康教育工作是否取得成效，主要通过监测人们的（　）
A. 技能是否提高　B. 理念是否更新　C. 态度是否改变
D. 知识是否增加　E. 行为是否改变
56. 衡量健康教育工作效果的指标是要监测人们的（　）
A. 健康知识的掌握　B. 健康态度的转变　C. 健康行为的改变
D. 健康思维的转变　E. 健康理念的更新
57. 健康促进与健康教育效果评价指标中属于近期效果评价指标的是（　）
A. 卫生知识知晓率　B. 发病率　C. 婴儿死亡率
D. 平均期望寿命　E. 吸烟率
58. 健康教育的倾向因素包括（　）
A. 行为、愿望、态度　B. 知识、态度、信念　C. 技能、态度、知识
D. 技能、行为、知识　E. 行为、愿望、知识
59. 在医院健康教育中，不属于心理卫生教育内容的是（　）
A. 对待疾病的正确心理教育　B. 指导家属给患者精神安慰
C. 临终关怀及死亡教育　D. 疾病预防、治疗知识的宣传教育
E. 患者家属的心理教育
60. 影响健康促进与健康教育效果评价的因素有（　）
A. 失访　B. 工作人员与参与者的熟练性　C. 历史性原因
D. 以上各项均是　E. 以上各项均错
61. 以下哪项不属于健康促进涉及的主要领域（　）
A. 加强社区的行动　B. 加快医疗机构的改革　C. 发展个人技能
D. 制定能促进健康的公共政策　E. 创造支持的环境
62. 健康促进在三级预防观念上更注重的是（　）
A. 一级预防　B. 超前预防　C. 三级预防
D. 二级预防　E. 干预预防
63. 社区康复的任务主要是针对伤病残者的（　）
A. 普查和康复预防
B. 康复评定和康复治疗
C. 康复评定、康复治疗和康复护理
D. 普查
E. 普查、康复预防、评定、治疗和护理
64. 关于康复评定以下正确的是（　）
A. 偏重疾病本身的诊断　B. 并不具体　C. 以临床检验为基础
D. 评价治疗效果的客观依据　E. 并没有很强的针对性

65. 以下不属于康复评定内容的是（　）
A. 心理精神　B. 言语交流　C. 查清病因
D. 肌肉功能　E. 生活自理能力
66. 脑卒中康复训练的原则为（　）
A. 进一步降低肌痉挛，促进更多的分离运动恢复，改善运动速度、精细程度和耐力
B. 瘫痪恢复的次序是先躯干、后肩胛带和骨盆，先下肢、后上肢
C. 设法促进肌张力和主动运动的出现
D. 多种训练交替进行，有所侧重，在不引起异常反应和过度疲劳的情况下，逐渐加大活动量
E. 降低痉挛，促进分离运动的恢复
67. 以下对不同体温测量描述正确的是（　）
A. 口温高于肛温　B. 肛温最高　C. 腋温高于肛温
D. 口温高于腋温　E. 肛温与腋温相同
68. 以下专属于问诊中的道德要求的是（　）
A. 全面系统、认真细致　B. 语言亲切、平易近人　C. 动作轻柔、关心体贴
D. 动作敏捷、方法得当　E. 严肃认真、不苟言笑
69. 下列关于头痛的问诊要点不包括（　）
A. 疼痛的发作形式　B. 疼痛的伴随症状　C. 疼痛发生的环境
D. 疼痛的部位及性质　E. 疼痛的持续时间
70. 某地区在一周内进行了高血压普查，由此可计算当地高血压的（　）
A. 病死率　B. 发病率　C. 患病率
D. 罹患率　E. 续发率
71. 静脉输液连续输液时需要更换输液器的时间为（　）
A. 24 小时　B. 1 周　C. 72 小时
D. 48 小时　E. 12 小时
72. 以下关于监测血糖，说法正确的是（　）
A. 采血针可以重复使用　B. 任何血糖试纸都适用同一个血糖仪
C. 手指消毒时使用碘酊　D. 过期试纸不能使用
E. 以上都不对
73. 以下关于葡萄糖耐量试验正确的是（　）
A. 是检测机体对葡萄糖负荷能力强弱的试验
B. 口服葡萄糖后，间隔一定时间测定尿糖水平
C. 用于诊断血糖降低的低糖血症
D. 用于诊断症状不明显的可疑糖尿病
E. 服糖后 1～2 小时血糖达到峰值，应 <11.1 mmol/L
74. 直肠指诊时肛门剧烈疼痛的是（　）
A. 外痔　B. 内痔　C. 肛裂

D. 直肠息肉　　E. 以上都不是

75. 休克时，反映器官血液灌流最简单、最可靠的指标是（　）

A. 神志　　B. 尿量　　C. 脉率

D. 肢体温度　　E. 血压

二、A2 型题（病例摘要型最佳选择题，每一道考试题下面有 A、B、C、D、E 五个备选答案，请从中选择一个最佳答案。）（每题 1 分，共 15 分）

76. 患者，男，48 岁，搬运工，诉腰部疼痛 2 年，于冬、春季加重，休息及服吲哚美辛后缓解，最近一周腰痛加剧，不能弯腰，查体脊柱无畸形，无压痛，弯腰 45°时左下肢感牵扯痛，腰椎 X 片示椎体未见异常。该患者腰痛原因可能为（　）

A. 腰椎早期结核　　B. 椎间盘突出　　C. 腰肌纤维组织炎

D. 腰椎陈旧性骨折　　E. 韧带扭伤

77. 患者，男，29 岁，高热伴黄痰 2 天。胸片如图所示，最可能的诊断为（　）

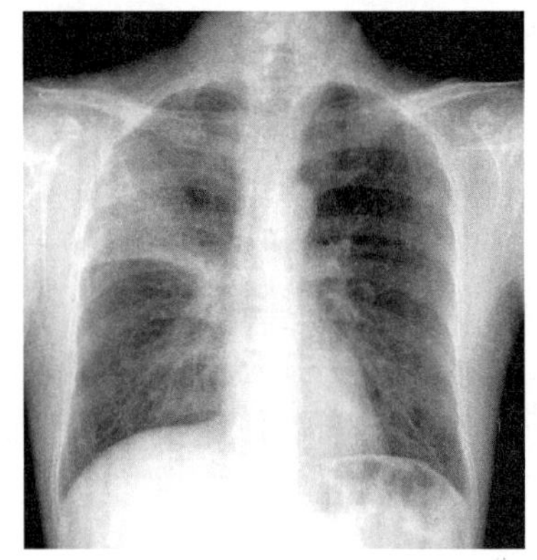

A. 右上肺结核　　B. 右上肺肺癌　　C. 肺炎

D. 右肺栓塞　　E. 气胸

78. 患者，男，50 岁，2 小时前突然出现胸骨后闷痛，呈持续性，向左肩放射，伴出汗、恶心。查体：腹软，无压痛。心电图示：Ⅱ、Ⅲ、aVF 导联 ST 段弓背向上抬高 0.2 mV，最可能的诊断是（　）

A. 急性心包炎　　B. 初发型心绞痛　　C. 急性心肌梗死

D. 急性心肌炎　　E. 急性肺血栓栓塞症

79. 患者，男，62 岁，活动中突发头痛，伴右侧肢体瘫。查体：右侧中枢性偏瘫，右偏身痛觉减退，右下肢病理征（+）。最可能诊断为（　）

A. 脑栓塞　　B. 脑血栓形成　　C. 脑出血

D. 短暂性脑缺血发作　　E. 蛛网膜下腔出血

80. 患者，男，22 岁，重物砸伤下腹部 2 小时。查体：耻骨联合处压痛，挤压试验阳性，膀胱胀满，导尿管插入一定深度未引出尿液，导尿管尖端见血迹。此时应考虑以下哪种可能（　）

A. 导尿管阻塞　　B. 导尿管插入方法不正确

C. 导尿管插入深度不足　　D. 骨盆骨折合并尿道断裂

E. 骨盆骨折合并膀胱损伤

81. 一位老年妇女因丧偶，内心十分痛苦。患者来到心理门诊，向医生倾诉了遭遇和苦闷。医生耐心地倾听了患者的叙述，表示同情和理解，并给予劝慰和适当的应答。患者在倾吐感受后情绪有所平静。这位心理医生所给予患者的一般心理治疗方式称为（　）

A. 疏泄　　B. 支持　　C. 鼓励

D. 聆听　　E. 解释

82. 在社区的一项肥胖健康促进与健康教育项目中，社区居民的血脂和体重的变化属于以下哪种类型的评价（　）

A. 中期效果评价　　B. 近期效果评价　　C. 远期效果评价

D. 形成评价　　E. 过程评价

83. 患者，男，48 岁，左侧大脑中动脉血栓形成，遗留右侧半身瘫痪，经综合医院治疗 2 个月后，现患者左上肢可抬起至桌面，踝关节背屈不能，可独立站立，一人辅助下患者可缓慢步行 25 m，患者要求出院回家，回归社区。以下关于社区康复治疗措施不正确的是（　）

A. 重点干预，定期随访治疗

B. 给患者制订高强度的锻炼计划，使其尽早恢复肢体功能

C. 对家庭环境进行改造，使其更方便患者的日常生活

D. 根据患者兴趣爱好，鼓励参加社区文体活动

E. 成立社区自助小组，积极宣传疾病的预防知识

84. 患者，女，69 岁，间断咳嗽、咳痰 10 年，加重伴呼吸困难 4 天。血气分析：pH 7.35，PaO_2 57 mmHg，$PaCO_2$ 47 mmHg。给予该患者鼻导管吸氧治疗，如需要使用的吸氧浓度为 27%，则其氧流量应调整为（　）

A. 2.5 L/min　　B. 1.5 L/min　　C. 2.0 L/min

D. 3.0 L/min　　E. 1.0 L/min

85. 肺气肿、肺源性心脏病患者，女，68 岁，先有胸闷气短症状，该患者吸氧流量为 2 L/min，其吸氧浓度是（　）

A. 33%　　B. 29%　　C. 25%

D. 37%　　E. 41%

86. 患者，女，31 岁，平素体健，甲状腺腺瘤切除术后换药，切口处无红肿，手术切口拆线时间段应是术后（　）

A. 10 ~ 12 天　　B. 2 ~ 3 天　　C. 6 ~ 7 天

D. 7 ~ 9 天　　E. 4 ~ 5 天

87. 患者，男，26 岁，左侧阴囊有坠胀感，站立时患侧阴囊及睾丸低于右侧，阴囊表面可见扩张、迂曲的静脉，查体可见阴囊有蚯蚓团状软性包块，平卧可使症状减轻或消失。进行精索静脉曲张术后，恢复良好，拆线时间应为术后（　）

A. 7 ~ 9 天　　B. 6 ~ 7 天　　C. 4 ~ 5 天

D. 10 ~ 12 天　　E. 14 天

88. 患者，男，不慎从二楼坠落致骨盆骨折及左股骨下段开放性骨折，伤口大量出血，现场急救首先应（　）

A. 骨折复位　　B. 止血　　C. 输液补充血容量

D. 骨折临时固定　　E. 止痛

89. 患者，男，54 岁，心电图检查如下图所示，最可能的诊断是（　）

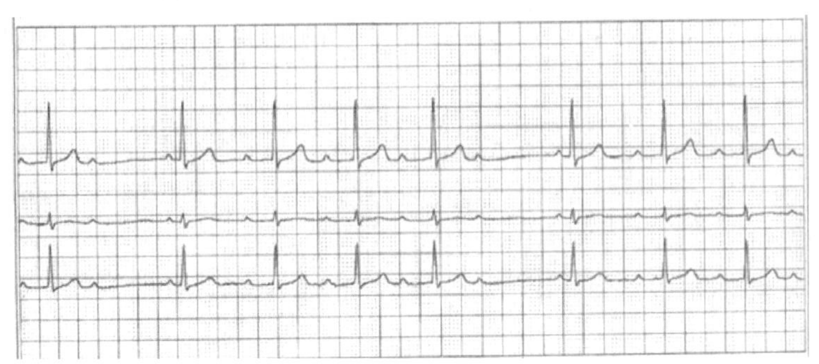

A. 二度Ⅱ型房室传导阻滞　B. 一度房室传导阻滞　C. 二度Ⅰ型房室传导阻滞

D. 预激综合征　　E. 窦性心动过缓

90. 患者，男，83 岁，外出受凉后出现心慌、胸闷，肩背部疼痛，症状持续不缓解，血压明显升高，高达 180/90 mmHg，急诊心电图检查如下图所示，目前诊断考虑（　）

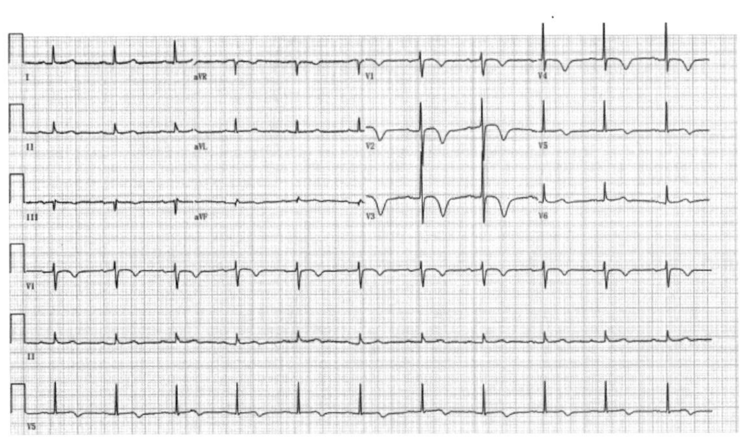

A. 急性后壁心肌梗死　　B. 心绞痛　　C. 急性前间壁心肌梗死

D. 急性前壁心肌梗死　　E. 高血压性心脏病

三、A3/A4 型题（病历组/串型最佳选择题，案例下设若干道考题，请根据答案所提供的信息，在每一道考题下面的 A、B、C、D、E 五个备选答案中选择一个最佳答案。）（每题 1 分，共 10 分）

主题干：患者，女，68 岁。高血压 24 年，近年来血压有时高达 200/100 mmHg，在治疗的同时，加强对患者的健康生活指导。

（91 ~92 题共用题干）

91. 对她的健康生活指导，下列哪项是错误的（　）

A. 控制高血压，按时服药　B. 合理膳食　C. 冬季加强晨练
D. 生活规律　E. 保持良好心情，戒烟

92. 患者选择的运动项目哪项是正确的（　）
A. 游泳，每天 0.5 ~1 小时　B. 散步，每天 0.5 ~1 小时　C. 跑步，每天 0.5 ~1 小时
D. 举重，每天 0.5 ~1 小时　E. 仰卧起坐，每天 100 次

主题干：女，36 岁，平素健康，淋雨后突发寒战、高热、头痛，第 2 天出现右侧胸痛，伴咳嗽、咳痰。胸片提示右上肺大片实变影。

（93 ~94 题共用题干）

93. 目前最可能诊断为（　）
A. 肺梗死　B. 肺脓肿　C. 肺结核
D. 胸膜增厚　E. 大叶性肺炎

94. 体检不会出现的体征是（　）
A. 脉率增快　B. 气管向左侧偏移　C. 右上肺叩诊浊音
D. 急性病容　E. 右上肺语颤增强

主题干：某工地工人从高处摔下，左肘关节处不慎被划伤，有活动性出血，左上肢不能活动，伴有脊柱损伤，需搬运至隔壁医院治疗。

（95 ~96 题共用题干）

95. 该患者用止血带时需注意的是（　）
A. 止血带应扎在左臂上 1/3 处　B. 止血带应扎在左臂下 1/3 处
C. 止血带应扎在左臂中 1/3 处　D. 止血带止血后可以不固定
E. 上止血带后可以不必记录时间

96. 该患者院前搬运时应注意的是（　）
A. 一人背上车　B. 搀扶患者上车
C. 三人以上同时平行搬运　D. 一人抱胸一人搬腿的双人搬运
E. 滚到平板上，平卧搬到车上

主题干：患者，女，71 岁，上午上楼梯时不慎摔倒（臀部着地），不能站立和行走，自觉局部剧痛，神志清楚，家人立即将其送往医院。老人平时视力欠佳，最近未服用药物，有类风湿关节炎病史 20 余年，颈椎病 9 年，曾有跌倒史。

（97 ~100 题共用题干）

97. 该老人最可能发生了（　）
A. 头部外伤　B. 上肢前臂骨折　C. 髌骨骨折
D. 股骨颈骨折　E. 髋关节脱位

98. 导致该老人跌倒的因素最不可能是（　）
A. 颈椎病　B. 台阶过高　C. 既往跌倒史
D. 用药不当　E. 视力差

99. 为明确跌倒造成的损伤首选以下哪项检查（　）
A. 血糖　B. X 线　C. 头颅 CT

D. 血常规　　　　　　　　　E. B 超

100. 对该老人进行护理时，以下不恰当的是（　）

A. 为避免老人再跌倒，指导老人尽量减少活动

B. 必要时，鼓励老人使用拐杖

C. 安慰老人，减少老人对跌倒的恐惧感

D. 指导其家属改善老人的居住环境

E. 协助医师确定老人损伤情况、积极治疗老人的颈椎病和类风湿关节炎

四、参考答案

1. A	2. A	3. D	4. C	5. D	6. E	7. C	8. D	9. C	10. A
11. C	12. B	13. D	14. C	15. C	16. E	17. B	18. E	19. B	20. B
21. B	22. E	23. A	24. C	25. E	26. A	27. C	28. B	29. E	30. C
31. E	32. B	33. D	34. C	35. D	36. A	37. E	38. E	39. D	40. B
41. C	42. D	43. D	44. D	45. A	46. E	47. A	48. C	49. C	50. A
51. A	52. E	53. E	54. D	55. E	56. C	57. A	58. B	59. D	60. D
61. B	62. A	63. E	64. D	65. C	66. D	67. B	68. B	69. C	70. C
71. A	72. D	73. A	74. C	75. B	76. B	77. C	78. C	79. C	80. D
81. A	82. C	83. B	84. B	85. B	86. E	87. B	88. B	89. C	90. C
91. C	92. B	93. E	94. B	95. A	96. C	97. D	98. D	99. B	100. A

二、全科医生基本技能综合考试试卷二与参考答案

一、A1 型题（单句型最佳选择题，每一道考试题下面有 A、B、C、D、E 五个备选答案，请从中选择一个最佳答案。）（每题 1 分，共 75 分）

1. 以下有效心肺复苏的标准不包括（　）

A. 心跳恢复　　B. 皮肤颜色红润　　C. 瞳孔变小

D. 收缩压回升至 120 mmHg 以上　　E. 可触及大动脉搏动

2. 对于无颈椎损伤的患者，开放气道的最佳方法是（　）

A. 使用抬舌 - 手指扫探法

B. 使用仰头提颏法

C. 进行腹部快速按压，然后清除口腔

D. 给予患者人工呼吸时，EC 手法使用面罩

E. 以上都不对

3. 脊柱骨折患者的正确搬运方法是（　）

A. 背负　　B. 双人搀扶　　C. 双人平卧搬运

D. 三人平卧搬运　　E. 单人搀扶

4. 下列关于包扎的叙述，正确的是（　）

A. 遇有污染的骨折端还纳后再包扎　　B. 超出伤口边缘 20 cm

C. 良好的包扎能达到止痛、止血的目的　　D. 越紧越好

E. 有脱出内脏可不必包扎

5. 以下不属于最常用的包扎材料的是（　）

A. 就便使用毛巾，手帕等　B. 三角巾　　C. 四头巾

D. 消毒纸巾　　E. 绷带

6. 肝性脑病患者宜选用的灌肠溶液是（　）

A. 肥皂水　　B. 醋酸　　C. 庆大霉素

D. 生理盐水　　E. 精氨酸

7. 大气道狭窄的患者查体时，可出现的体征是（　）

A. 三凹征　　B. 过清音　　C. 胸水

D. 双肺湿啰音　　E. 颈静脉怒张

8. 我国对传染病防治实行的方针是（　）

A. 服务群众　　B. 监督管理　　C. 预防为主

D. 标本兼治　　E. 因地制宜

9. 气管内吸痰时应注意（　）

A. 气管内吸痰前常规滴入生理盐水　　B. 尽可能深的将吸痰管置入气管导管内

C. 吸痰时必须脱机　　D. 每次吸引时间不要超过 15 秒

E. 对使用呼吸机治疗的患者要常规、按时吸痰

10. 以下对病历书写的要求中，错误的是（ ）

A. 为描述清楚，必要时可采用绘图标记

B. 可以运用专业术语

C. 字迹工整，页面整洁，不得涂改

D. 为便于理解，必要时可使用一些个性化符号

E. 诊疗过程中出现的新主诉牙、主诉病应按初诊要求详细记录

11. 某村卫生室发现了1例疑似风疹病例，该卫生室不具备传染病网络直报条件，该卫生室医生填写好传染病报告卡后应（ ）

A. 只需将传染病报告卡存档备查

B. 等以后有网络直报条件再报告

C. 无条件就不需要网络直报

D. 传染病报告卡传真或者送至属地乡镇卫生院代报

E. 让家属带传染病报告卡去当地疾病预防控制中心报告

12. 根据我国目前控烟现状，如果想达到全面控烟必须采取的措施是（ ）

A. 大众宣传　　B. 社会动员　　C. 健康教育

D. 综合干预　　E. 发展个人技能

13. 通常在服毒后几小时内洗胃最有效（ ）

A. 10 小时内　　B. 24 小时内　　C. 12 小时内

D. 48 小时内　　E. 4 小时内

14. 以下关于急性中毒的洗胃治疗，不正确的是（ ）

A. 直至回收液清亮为止　　B. 每次灌液后尽量排出

C. 洗胃液总量至少 6 ~ 8 L　　D. 每次注入 200 ~ 250 mL 洗胃液

E. 应注意预防吸入性肺炎，窒息

15. 以下关于舒张晚期奔马律的听诊特点，正确的是（ ）

A. 心尖内侧听诊最清楚　　B. 音调较高　　C. 出现在舒张期开始前

D. 距 S_2 较近，距 S_1 远　　E. 强度较强

16. 以下肌酸激酶含量最多的是（ ）

A. 肝脏　　B. 骨骼肌　　C. 心肌

D. 胰腺　　E. 脑

17. 外伤急救止血处理中，每 1 小时需放松止血带（ ）

A. 10 ~ 15 分钟　　B. 5 ~ 10 分钟　　C. 20 分钟以上

D. 15 ~ 20 分钟　　E. 1 ~ 5 分钟

18. 左心房增大最早出现的 X 线特征是（ ）

A. 食管左心房压迹加深，深吸气时存在　　B. 左心缘出现第“四弓”

C. 双心房影　　D. 食管左心房压迹加深并移位

E. 降主动脉左移

19. 骨折急救固定的目的，不正确的是（ ）

A. 防止骨折断端再移位　B. 防止局部血管神经损伤　C. 便于搬运
D. 止痛　E. 预防感染

20. 检查心脏震颤通常用（　）
A. 手掌尺侧　B. 2～4 指指腹　C. 全手掌
D. 手掌桡侧　E. 2～3 指指腹

21. 青霉素引起的过敏性休克属于（　）
A. 混合型超敏反应　B. Ⅱ型超敏反应　C. Ⅲ型超敏反应
D. Ⅳ型超敏反应　E. Ⅰ型超敏反应

22. 成人心肺复苏时打开气道的最常用方法是（　）
A. 仰头举颏法　B. 环状软骨压迫法　C. 托颏法
D. 双手推举下颌法　E. 按人中

23. 囊性甲状腺肿（Graves 病）的超声特征是（　）
A. 甲状腺弥漫增大，内部为低回声，血流不丰富
B. 甲状腺弥漫增大，内部呈中－低回声，血流呈“火海征”
C. 甲状腺弥漫增大，内部为低回声，血流较丰富
D. 甲状腺正常大小，内部为低回声，血流正常
E. 甲状腺不对称性肿大，内部呈低回声，血流呈“火海征”

24. 以下是换药的适应证的是（　）
A. 敷料松脱或过紧，伤口剧痛　B. 创口渗血后渗出物多
C. 更换或去除引流物　D. 需观察伤口或皮瓣血运
E. 以上都是

25. 下列关于换药的描述错误的是（　）
A. 里层敷料与创面粘连时，用无菌等渗盐水湿敷后再揭去
B. 揭去胶布及外层敷料，用手不用镊子
C. 用两把镊子操作去换药，是为了其中一把被污染后及时更换
D. 创面分泌物只能用盐水棉球轻吸，不能来回摩擦
E. 酒精棉球只能消毒创面周围的皮肤，不得进入创面

26. 以问题为导向的个人健康档案不包括（　）
A. SOP 式接诊记录　B. 病程流程表　C. 主要健康问题目录
D. 个人一般情况　E. 家庭功能评估表

27. 家庭健康档案不包括（　）
A. 人口资料　B. 家庭圈　C. 家庭基本资料
D. 家庭生活周期健康维护　E. 家庭问题和家系图

28. 全科医疗健康档案与其他专科病历的相似之处在于（　）
A. 对健康问题记录的连续性
B. 记录的形式
C. 对患者基础资料记录的全面性和翔实性

D. 临床体征的描述

E. 对患者健康问题的处理计划

29. 医学心理学是伴随以下哪种医学模式的形成应运而生的（ ）

A. 自然哲学医学模式　B. 生物医学模式　C. 生物—心理—社会医学模式

D. 神灵主义医学模式　E. 以上都不是

30. 心理评估最常用的方法是（ ）

A. 访谈法　B. 投射法　C. 观察法

D. 测验法　E. 调查法

31. 不论进行何种心理治疗，治疗者均应遵守以下原则，但除外（ ）

A. 真诚原则　B. 中立于回避原则　C. 耐心原则

D. 保密原则　E. 标准化原则

32. 下列是我国法定传染病分类依据的是（ ）

A. 感染后免疫力的持续时间　B. 传染性大小和危害性　C. 是否有有效的治疗方法

D. 发病率高低　E. 潜伏期的长短

33. 我国法定传染病中的属于甲类传染病的是（ ）

A. 霍乱和传染性非典型肺炎　B. 鼠疫和炭疽　C. 鼠疫和天花

D. 鼠疫和传染性非典型肺炎　E. 鼠疫和霍乱

34. 预防接种属于（ ）

A. 自然被动免疫　B. 自然主动免疫　C. 非特异性免疫

D. 人工主动免疫　E. 人工被动免疫

35. 减毒活疫（菌）苗预防接种有以下优点，除了（ ）

A. 免疫持久　B. 接种次数少　C. 接种剂量小

D. 接种反应轻　E. 免疫效果好

36. 以下预防接种异常反应的特点包括（ ）

A. 接种疫苗合格，接种实施规范　B. 发生频率相对较低，反应程度相对较重

C. 反应多能恢复　D. 由疫苗固有性质引起

E. 以上都是

37. 国家实行预防接种制度的对象是（ ）

A. 成年人　B. 儿童　C. 在校学生

D. 社会公民　E. 未成年人

38. 以下不属于突发公共卫生事件应急处理的专业技术机构的是（ ）

A. 卫生行政部门　B. 出入境检验检疫机构　C. 疾病预防控制机构

D. 卫生监督机构　E. 医疗机构

39. 社区高血压防治中健康教育的对象是（ ）

A. 社区全人群　B. 高血压患者　C. 高血压病高危人群

D. 中老年人群　E. 学龄期儿童

40. 医疗机构发现突发公共卫生事件后，应当向当地卫生行政部门报告的时间是（ ）

A. 8 小时内　　B. 2 小时内　　C. 1 小时内
D. 6 小时内　　E. 4 小时内

41. 衡量健康教育工作是否取得成效主要通过监测人们的（　）
A. 技能是否提高　　B. 理念是否更新　　C. 态度是否改变
D. 知识是否增加　　E. 行为是否改变

42. 以下关于健康教育和健康促进的叙述，错误的是（　）
A. 健康促进是包括健康教育及能促使行为和环境有益于健康的相关政策、法规、组织的综合
B. 健康教育着重于健康知识的传播，一般不重视人们行为的改变
C. 健康教育的教育活动是有组织、有系统和有评价的活动
D. 健康促进比健康教育意义更为广泛
E. 健康促进要以健康教育为先导，否则就缺乏基础，而健康教育如不向健康促进发展，其作用就会受到极大限制

43. 突发公共卫生事件严重危害（　）
A. 社会秩序　　B. 社会公众利益　　C. 经济秩序
D. 公众权益　　E. 社会公众健康

44. 健康教育与卫生宣传的关系是（　）
A. 卫生宣传附属于健康教育　　B. 两者之间无关系
C. 两者是一回事　　D. 卫生宣传是健康教育的重要措施
E. 健康教育附属于卫生宣传

45. 进行口腔健康教育的最终目的是（　）
A. 建立口腔健康行为　　B. 定期口腔健康检查　　C. 了解口腔保健措施
D. 增长口腔保健知识　　E. 积极治疗口腔疾病

46. 下列关于康复评定的说法，正确的是（　）
A. 偏重疾病本身的诊断　　B. 并不具体　　C. 以临床检验为基础
D. 评价治疗效果的客观依据　　E. 并没有很强的针对性

47. 以下不属于康复评定内容的是（　）
A. 心理精神　　B. 言语交流　　C. 查清病因
D. 肌肉功能　　E. 生活自理能力

48. 确定干预策略在健康教育计划的（　）
A. 评估阶段　　B. 设计阶段　　C. 批准阶段
D. 审核阶段　　E. 诊断阶段

49. 以下关于体温测量方法的描述正确的是（　）
A. 肛温最低　　B. 腋温最低　　C. 口温等于腋温
D. 肛温与腋温相同　　E. 腋温高于肛温

50. 戒除成瘾行为的健康教育工作应从哪个以下阶段开始（　）
A. 诱导阶段　　B. 巩固阶段　　C. 衰竭阶段

D. 形成阶段　　E. 以上都不是

51. 健康教育是（　）

A. 注重社会动员、倡导和协调工作　　B. 重点在态度和信念的转变

C. 针对“知—信—行”改变的一系列活动　　D. 注重知识传播和信息扩散

E. 注重提供政策和环境支持

52. 以下不属于健康促进涉及的主要领域的是（　）

A. 加强社区的行动　　B. 加快医疗机构的改革　　C. 制定能促进健康的公共政策

D. 发展个人技能　　E. 创造支持的环境

53. 下列不能用于流行病学实验研究的指标是（　）

A. 保护率　　B. 治愈率　　C. 抗体阳性率

D. 有效率　　E. 患病率

54. 下列属于高血压康复适应证的是（　）

A. 临界性高血压　　B. 不稳定性心绞痛　　C. 急进性高血压

D. 高血压危象　　E. 严重心律失常

55. 政府出资在社区安装运动器材属于健康促进活动领域的（　）

A. 开发社区资源　　B. 创造健康支持环境　　C. 社区健康干预

D. 增强社区能力　　E. 发展个人技能

56. 休克患者留置导尿管的目的是（　）

A. 测尿量及比重，了解肾血流灌注量　　B. 保持床单位清洁干燥

C. 避免尿潴留　　D. 引流尿液，促进有毒物质排泄

E. 以上都不是

57. 以下对血尿酸的临床意义描述中，正确的是（　）

A. 血尿酸升高，见于使用大剂量糖皮质激素

B. 血尿酸升高，表明肝功能严重受损

C. 血尿酸升高，表明肾小管重吸收功能受损

D. 血尿酸降低，见于肾小球滤过功能受损

E. 血尿酸比血肌酐和尿素氮更能反映早期肾小球滤过功能损伤

58. 以下关于社区康复医疗的描述中，不准确的是（　）

A. 有利于营造助残的良好社会风气　　B. 在社区层次上采取综合性的康复措施

C. 具有转诊的功能　　D. 是整个康复过程的重要组成部分

E. 以物理治疗师为最基本的康复实施形式

59. 患者，女，32 岁，心悸 10 余天，心电图如下图所示，应诊断为（　）

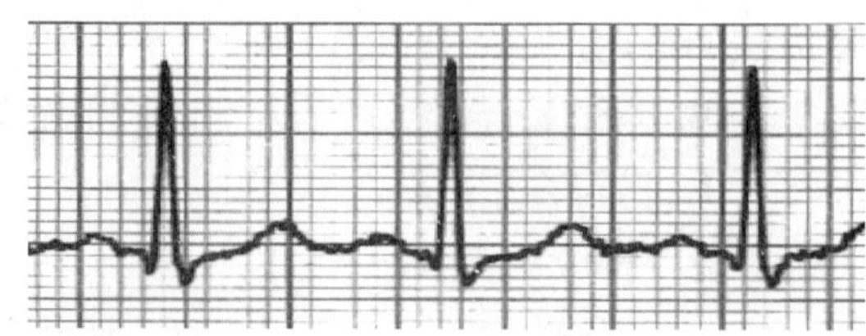

A. 窦性心动过速　　B. 房颤　　C. 室性心动过速
D. 室颤　　E. 正常心电图

60. 某地区欲找出该区对患者的生命威胁最大的疾病，以便制定防治对策，需要计算和评价的统计指标为（　）
A. 某病病死率　　B. 某病患病构成比　　C. 某病死亡率
D. 某病患病率　　E. 某病发病率

61. 社区康复的目标中不包括（　）
A. 对残疾青壮年的劳动培训　　B. 保障残疾儿童的入学教育
C. 预防残疾　　D. 防止传染病发生
E. 对慢性病的管理

62. 抢救对硫磷中毒常用的洗胃液是（　）
A. 0.2 g/L 高锰酸钾　　B. 清水　　C. 20 g/L 碳酸氢钠
D. 生理盐水　　E. 以上均可用

63. 下列中毒不宜洗胃的是（　）
A. 亚硝酸盐中毒　　B. 氯化钡中毒　　C. 地西泮中毒
D. 敌敌畏中毒　　E. 氢氧化钠中毒

64. 以下不属于骨折的康复评定的是（　）
A. 肢体长度和周径　　B. 关节活动度　　C. 肌张力
D. 骨折对位对线　　E. 感觉功能

65. 青年男性，26 岁，车祸，社区全科医生接诊后考虑开放性伤口，最佳清创缝合时限为（　）
A. 8 ~ 12 h　　B. 13 ~ 20 h　　C. 24 h 左右
D. 6 ~ 8 h　　E. 48 h 左右

66. 脑卒中康复治疗的最终目的是使患者（　）
A. 回归社会、回归家庭　　B. 生活自理　　C. 保存生命
D. 建立新的神经网络　　E. 回归单位，回归生活

67. 过敏性休克药物抢救宜选用（　）
A. 肾上腺素　　B. 地塞米松　　C. 异丙肾上腺素
D. 去甲肾上腺素　　E. 麻黄碱

68. 以下体温的测量方法中，不属于深部或中心体温测量方法的是（　）
A. 鼻咽测温　　B. 中心静脉测温　　C. 直肠测温
D. 腋窝测温　　E. 口腔测温

69. 以下不属于现病史的问诊的内容是（　）
A. 伴随症状　　B. 过敏史　　C. 起病情况与患病时间
D. 诊治经过　　E. 一般情况

70. 在公共场所摆放分类垃圾箱，属于健康促进策略中的（　）
A. 环境策略　　B. 监测评价策略　　C. 健康教育策略

D. 社会策略　　E. 行为干预策略

71. 以下关于社区卫生调查问卷设计的叙述，正确的是（　）

A. 尽量避免敏感问题　　B. 语言力求简练准确，避免笼统含糊的问题

C. 根据调查目的选择合适的问卷　　D. 问题量要适度，不可太多或太少

E. 以上均正确

72. 以下专属于于问诊中的道德要求的是（　）

A. 全面系统、认真细致　　B. 语言亲切、平易近人　　C. 动作轻柔、关心体贴

D. 动作敏捷、方法得当　　E. 严肃认真、不苟言笑

73. 以下关于各级疾病预防控制机构在传染病预防控制中履行职责的描述，正确的是（　）

A. 开展传染病实验室检测、诊断、病原学鉴别，开展健康教育、咨询，普及传染病防治

B. 收集、分析和报告传染病监测信息，预测传染病的发生、流行趋势

C. 开展对传染病疫情和突发公共卫生事件的流行病学调查、现场处理及其效果评价

D. 制订本行政区域的传染病监测计划和制定工作方案

E. 以上皆是

74. 老年期抑郁症患者与其他年龄段抑郁症相比，其特点是（　）

A. 记忆力、注意力障碍突出　　B. 自卑观念突出、自我评价低

C. 孤独感突出，多疑、敏感，病态观念突出　　D. 心因突出

E. 躯体不适，情绪不稳，易激惹突出

75. 慢性化可能最高的病毒性肝炎是（　）

A. 甲型肝炎　　B. 丁型肝炎病毒单独感染　　C. 丙型肝炎

D. 乙型肝炎　　E. 戊型肝炎

二、A2 型题（病例摘要型最佳选择题，每一道考试题下面有 A、B、C、D、E 五个备选答案，请从中选择一个最佳答案。）（每题 1 分，共 14 分）

76. 患者，男，28 岁，高热伴黄痰 3 天。胸片如下图所示，考虑诊断（　）

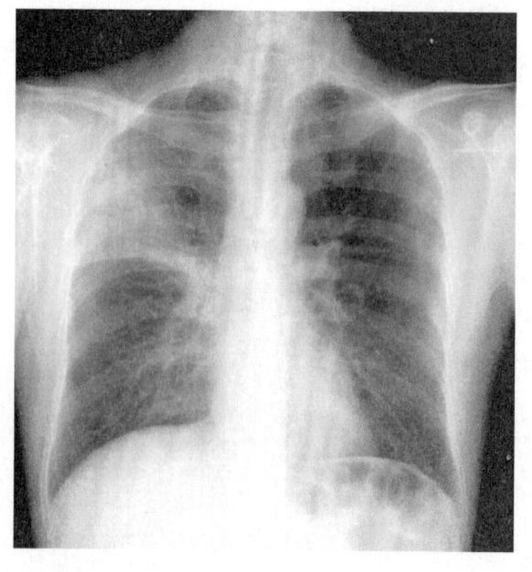

A. 右肺栓塞　　B. 右上肺结核　　C. 肺炎

D. 右上肺肺癌　　　　E. 气胸

77. 患者，男，52 岁，5 小时前突发胸骨后闷痛，呈持续性，向左肩放射，伴恶心、出汗。查体：腹软，无压痛。心电图示：Ⅱ、Ⅲ、aVF 导联 ST 段弓背向上抬高 0.2 mV。最可能的诊断是（　）

A. 初发型心绞痛　　　　B. 急性肺血栓栓塞症　　　　C. 急性心肌梗死

D. 急性心包炎　　　　E. 急性心肌炎

78. 患者，男，21 岁。重物砸伤下腹部。查体：耻骨联合处压痛，挤压试验阳性，膀胱胀满，硅胶导尿管插入一定深度未引出尿液，导尿管尖端见血迹。此时应考虑（　）

A. 导尿管插入深度不足　　B. 导尿管插入方法不正确　C. 导尿管阻塞

D. 骨盆骨折合并尿道断裂　E. 骨盆骨折合并膀胱损伤

79. 患者，男，45 岁，左侧大脑中动脉血栓形成，遗留右侧半身瘫痪，经综合医院治疗 3 个月后，现患者左上肢可抬起至桌面，踝关节背屈不能，可独立站立，一人辅助下患者可缓慢步行 30 m，患者要求出院回家，回归社区。下面哪一条社区康复治疗措施不正确（　）

A. 对家庭环境进行改造，使其更方便患者的日常生活

B. 给患者制订高强度的锻炼计划，使其尽早恢复肢体功能

C. 重点干预，定期随访治疗

D. 根据患者兴趣爱好，鼓励参加社区文体活动

E. 成立社区自助小组，积极宣传疾病的预防知识

80. 患者，女，66 岁，肺气肿、肺源性心脏病，胸闷气短。患者吸氧流量为 2 L/min，其吸氧浓度是（　）

A. 25%　　　　B. 29%　　　　C. 33%

D. 37%　　　　E. 41%

81. 患者，男，20 岁，左侧阴囊有坠胀感，站立时患侧阴囊及睾丸低于右侧，阴囊表面可见扩张、迂曲之静脉。医师查体见阴囊有蚯蚓团状软性包块，平卧可使症状减轻或消失。进行精索静脉曲张术后，恢复良好，拆线时间应为术后（　）

A. 4～5 天　　　　B. 6～7 天　　　　C. 7～9 天

D. 10～12 天　　　　E. 14 天

82. 患者，男，43 岁，胸痛发热 3 天。考虑诊断（　）

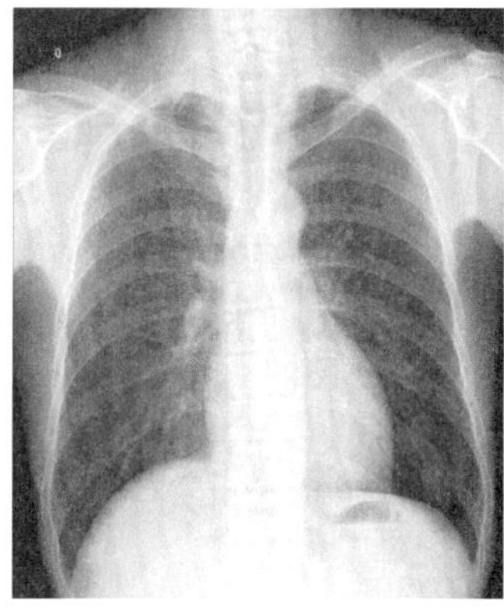

A. 正常胸片　　B. 肺结核　　C. 肺炎
D. 肺癌　　E. 肺不张

83. 患者，女，27 岁，近 3 个月来四肢关节疼痛，伴皮肤结节、红斑。12 天前发热（T 38 ℃）、咳嗽，咳少量痰。胸部 X 线片提示右上肺斑片状影伴空洞形成。该患者最可能的诊断是（　）

A. 肺脓肿　　B. 细菌性肺炎　　C. 肺结核
D. 支气管肺癌　　E. 肺囊肿继发感染

84. 你正参与双人心肺复苏术，你在患者头端，当你开放此无意识者气道时，发现患者呼吸不充分，最初，你应该给他通气次数是（　）

A. 4 次　　B. 2 次　　C. 3 次
D. 1 次　　E. 5 次

85. 某社区慢性非传染性疾病健康促进干预项目中，制订并执行计划 5 年后，社区 35 岁以上人口的高血压患病率下降 12%，这项目标属于（　）

A. 教育目标　　B. 行为目标　　C. 健康目标
D. 总体目标　　E. 优先目标

86. 患者，女，32 岁，平素体健，甲状腺腺瘤切除术后换药，切口周围无红肿，手术切口拆线时间段应是术后（　）

A. 7～9 天　　B. 2～3 天　　C. 10～12 天
D. 6～7 天　　E. 4～5 天

87. 患者，男，82 岁，受凉后突然出现心慌、胸闷，肩背部疼痛，症状持续不缓解，血压明显升高，达到 180/90 mmHg，急诊心电图检查如下图所示，首先考虑（　）

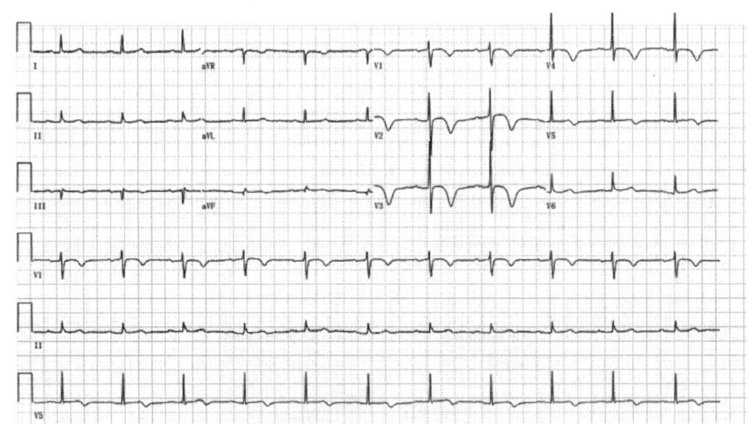

A. 急性后壁心肌梗死　　B. 心绞痛　　C. 急性前间壁心肌梗死
D. 急性前壁心肌梗死　　E. 高血压性心脏病

88. 患者，男，29 岁，已婚，有一 2 岁儿子。因“心烦、焦虑 1 个月”来医院诊治。近 2 年来，夫妻感情紧张，妻子曾提出离婚，患者拒绝。2 个月前，患者妻子向法院提出离婚要求，且带儿子离开家庭。患者托朋友与妻子和解亦无结果，出现心烦、紧张，焦虑不安，生活邋遢，工作时注意力不集中，伴心慌。查：心电图正常。交谈切题，焦虑明显，不理解妻子为何要离婚，未发现精神病性症状。起初，患者认识不到夫妻感情破裂的原因，经过数次心理治疗后，患者能正确对待当前的家庭关系，逐步回复正常生活和工作。该患者属于（　）

A. 抑郁障碍　B. 创伤后应激障碍　C. 适应障碍
D. 广泛性焦虑障碍　E. 急性应激障碍

89. 患者，男，不慎从三楼坠落致骨盆骨折及右股骨下段开放性骨折，伤口大量出血，现场急救首先应（　）

A. 骨折复位　B. 止血　C. 输液补充血容量
D. 骨折临时固定　E. 止痛

三、A3/A4 型题（病历组/串型最佳选择题，案例下设若干道考题，请根据答案所提供的信息，在每一道考题下面的 A、B、C、D、E 五个备选答案中选择一个最佳答案。）（每题 1 分，共 11 分）

主题干：患者，女，68 岁。高血压 20 年，近年来血压有时高达 220/100 mmHg，在药物治疗的同时，加强对患者的健康生活指导。

（90～91 题共用题干）

90. 对她的健康生活指导，以下哪项是错误的（　）

A. 生活规律　B. 控制高血压，按时服药　C. 冬季加强晨练
D. 合理膳食　E. 保持良好心情，戒烟

91. 以下供患者选择的运动项目哪项是更适合（　）

A. 举重，每天 0.5～1 小时　B. 散步，每天 0.5～1 小时
C. 跑步，每天 0.5～1 小时　D. 游泳，每天 0.5～1 小时
E. 仰卧起坐，每天 100 次

主题干：患者，女，36 岁。平素体健，淋雨后突发寒战、高热、头痛，第 2 天出现右侧胸痛，伴咳嗽、咳痰。胸片示右上肺大片实变影。

（92～93 题共用题干）

92. 最可能诊断为（　）

A. 肺结核　B. 肺脓肿　C. 胸膜增厚
D. 肺梗死　E. 大叶性肺炎

93. 体检不会出现的体征是（　）

A. 右上肺语颤增强　B. 气管向左侧偏移　C. 右上肺叩诊浊音
D. 急性病容　E. 脉率增快

主题干：某部队在陆地上演习时，一名战士右肘关节处不慎被弹片炸伤，有活动性出血，右上肢不能活动，伴有脊柱损伤，需搬运至后方治疗。

（94～95 题共用题干）

94. 该患者应用止血带需注意的是（　）

A. 止血带应扎在左臂上 1/3 处　B. 上止血带后可以不必记录时间
C. 止血带应扎在左臂下 1/3 处　D. 止血带应扎在左臂中 1/3 处

E. 止血带止血后可以不固定

95. 该患者院前搬运时应注意（　）

A. 一人背上车　　B. 搀扶患者上车

C. 三人以上同时平行搬运　　D. 一人抱胸一人搬腿的双人搬运

E. 滚到平板上，平卧搬到车上

主题干：患者，男，50岁，1年来常于剧烈活动时或饱餐后发作剑突下疼痛，向咽部放射，持续数分钟可自行缓解。1周来发作频繁且有夜间睡眠中发作。1小时来疼痛剧烈，不能缓解，向胸部及后背部放射。伴憋闷、大汗。

（96～97题共用题干）

96. 该患者首先考虑的诊断是（　）

A. 急性心肌梗死　　B. 急性肺动脉栓塞　　C. 急性胰腺炎

D. 自发性气胸　　E. 主动脉夹层分离

97. 最有助诊断的辅助检查是（　）

A. CT　　B. 心肌酶谱　　C. 心电图

D. 胸部X线　　E. 超声心动图

主题干：某团体组织有关专家编写《家庭健康教育常见问题解答》。

（98～100题共用题干）

98. 其干预的一级目标人群是（　）

A. 健康教育工作者　　B. 有孩子的家长　　C. 心理教育工作者

D. 家长学校教师　　E. 各类学校班主任

99. 其采用的干预策略是（　）

A. 教育　　B. 媒体　　C. 环境

D. 社会　　E. 家庭

100. 其主要实施干预的场所是（　）

A. 医院　　B. 社区　　C. 诊所

D. 学校　　E. 家庭

四、参考答案

1. D	2. D	3. D	4. C	5. D	6. B	7. A	8. C	9. D	10. D
11. D	12. D	13. E	14. C	15. A	16. B	17. B	18. A	19. E	20. A
21. E	22. A	23. B	24. E	25. C	26. E	27. D	28. D	29. C	30. D
31. E	32. B	33. E	34. D	35. D	36. E	37. B	38. A	39. A	40. B
41. E	42. B	43. E	44. D	45. A	46. D	47. C	48. B	49. B	50. A
51. C	52. B	53. E	54. A	55. B	56. A	57. E	58. E	59. A	60. A
61. D	62. A	63. E	64. C	65. A	66. A	67. A	68. D	69. B	70. A
71. E	72. B	73. E	74. E	75. C	76. C	77. C	78. D	79. B	80. B
81. B	82. A	83. C	84. B	85. C	86. E	87. C	88. C	89. B	90. C
91. B	92. E	93. B	94. A	95. C	96. A	97. C	98. B	99. A	100. E

三、全科医生基本技能综合考试试卷三与参考答案

一、A1 型题（单句型最佳选择题，每一道考试题下面有 A、B、C、D、E 五个备选答案，请从中选择一个最佳答案。）（每题 1 分，共 85 分）

1. 徒手肌力检查哪项提示肌力是 4 级（ ）

A. 肌肉收缩不能引起关节运动

B. 肌肉收缩能使肢体做关节全范围活动，但不能抗外加阻力

C. 肌肉收缩能使肢体做去除重力的关节全范围活动

D. 肌肉收缩使肢体抗重力并充分抵抗外加阻力

E. 肌肉收缩使肢体抗重力并部分抵抗外加阻力

2. 低浓度吸氧是指吸氧浓度低于（ ）

A. 60% B. 50% C. 45%

D. 40% E. 35%

3. 周围动脉穿刺途径应除外（ ）

A. 股动脉 B. 颈动脉 C. 桡动脉

D. 足背动脉 E. 腋动脉

4. 脱隔离衣的正确顺序是（ ）

A. 解袖口—洗手—解领口—解腰带—脱衣

B. 解袖口—洗手—解腰带—解领口—脱衣

C. 解袖口—解腰带—解领口—洗手—脱衣

D. 解腰带—解袖口—洗手—解领口—脱衣

E. 解领口—洗手—解腰带—解袖口—脱衣

5. 如需重复使用防护服，消毒要求（ ）

A. 500 mg/L 含氯消毒剂浸泡 30 分钟后行高压灭菌

B. 2000 mg/L 含氯消毒剂冲洗并浸泡 60 分钟以上

C. 2000 mg/L 含氯消毒剂浸泡 30 分钟后行高压灭菌

D. 500 mg/L 含氯消毒剂浸泡 60 分钟

E. 以上都是

6. 皮内注射注入的药量为（ ）

A. 0.1 mL B. 0.5 mL C. 1 mL

D. 5 mL E. 不固定

7. 动脉血气分析不用于（ ）

A. 监测呼吸衰竭 B. 监测酸碱平衡失调 C. 监测肺功能

D. 机械通气参数的调节 E. 机械通气的疗效分析及预后判断

8. 吸氧可以（ ）

A. 减轻肺水肿，改善脑缺氧 B. 解除支气管平滑肌及血管平滑肌痉挛

C. 消除急性肺水肿　　D. 防治大量出血

E. 纠正休克和代谢失调

9.《心肺复苏指南》中胸外按压的部位为（　）

A. 双乳头之间胸骨正中部　B. 心尖部　C. 胸骨中段

D. 胸骨左缘第 5 肋间　E. 胸骨上段

10. 下列哪种情况不适用于电复律和电除颤（　）

A. 心室颤动和心室扑动　B. 心房颤动　C. 心房扑动

D. 洋地黄中毒引起的快速心律失常　E 室上性心动过速

11. 康复的对象（　）

A. 所有人群　B. 疼痛患者　C. 患者、伤残者

D. 所有的患者　E. 有功能障碍者，包括先天的或疾病所致

12. 患者，女，53 岁，急性上腹痛 1 天，B 超如图所示，应诊断为（　）

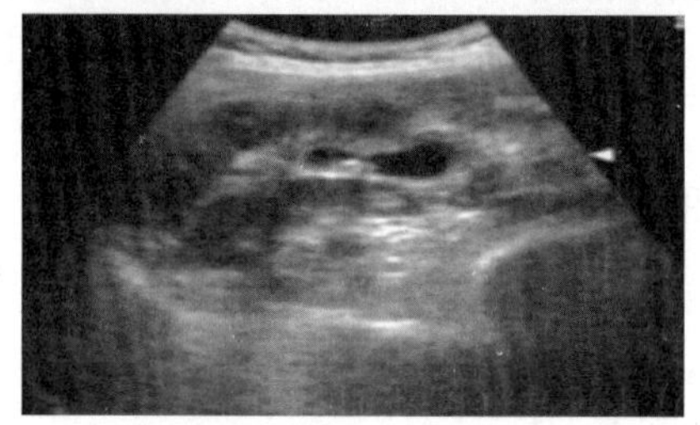

A. 急性胰腺炎　B. 急性胆结石　C. 肝脓肿

D. 肝硬化　E. 脂肪肝

13. 患者，女，60 岁，体检时心电图如下，应诊断为（　）

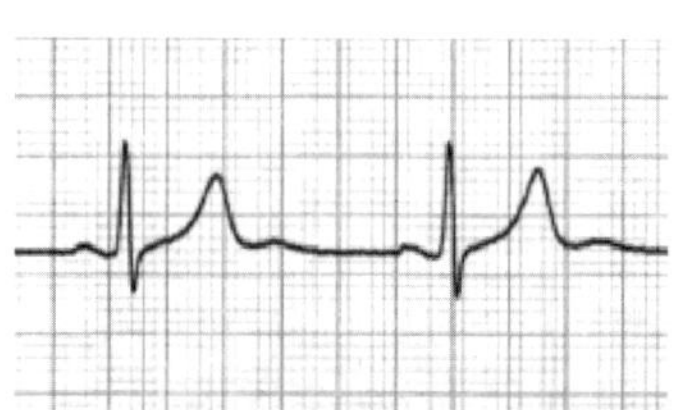

A. 窦性心动过缓　B. 正常心电图　C. 左束支传导阻滞

D. 右束支传导阻滞　E. 预激综合征

14. 患者，女，38 岁，发现肉眼血尿 3 个月，B 超如图，应诊断为（　）

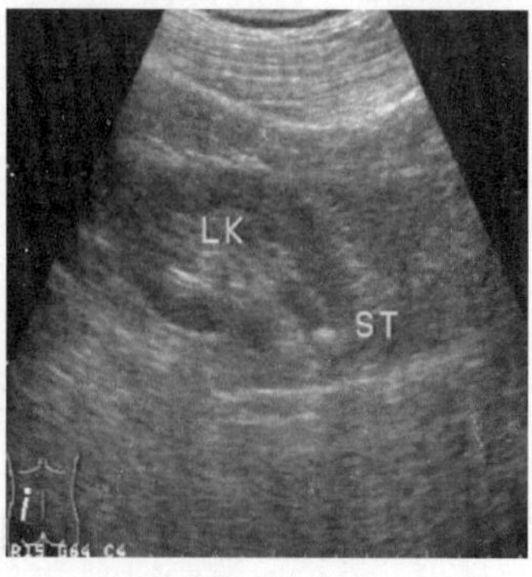

A. 肾结石　　B. 膀胱结石　　C. 膀胱癌

D. 肾癌　　E. 肾囊肿

15. 患者，女，62 岁，心悸 10 天，心电图如下，最可能的诊断为（　）

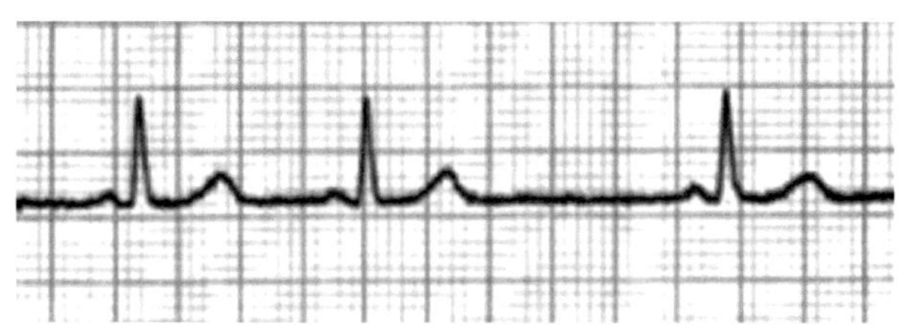

A. 房性期前收缩　　B. 室性期前收缩　　C. 房颤

D. 室颤　　E. 窦性心律不齐

16. 患者，男，58 岁，心悸半月，心电图如下，应诊断为（　）

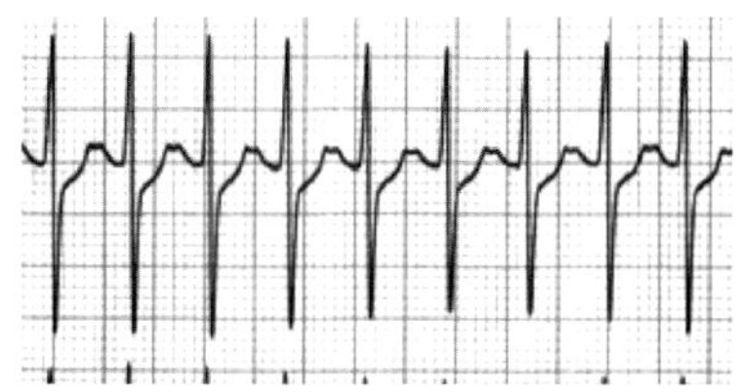

A. 房性期前收缩　　B. 室性期前收缩　　C. 窦性心动过速

D. 阵发性室上性心动过速　E. 房颤

17. 患者，女，44 岁，高热伴胸痛 3 天，应诊断为（　）

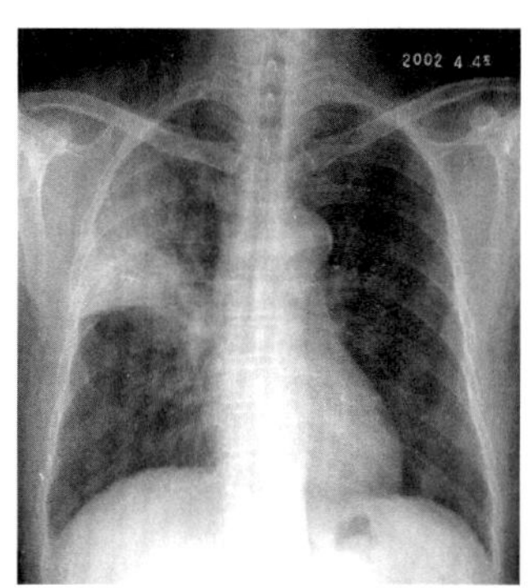

A. 肺炎　　B. 胸膜增厚　　C. 肺结核

D. 肺癌　　E. 气胸

18. 患者，男，65 岁，心悸 1 周，心电图如下，应诊断为（　）

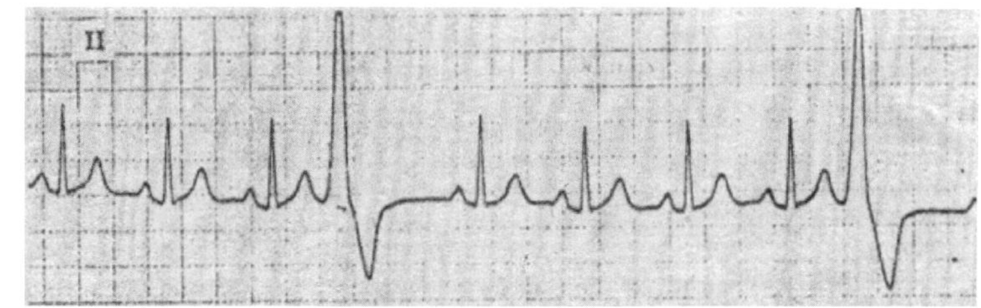

A. 房性期前收缩　B. 室性期前收缩　C. 窦性心动过速
D. 阵发性室上性心动过速　E. 窦性心律不齐

19. 患者，男，60 岁，心悸半年，心电图如下，应诊断为（　）

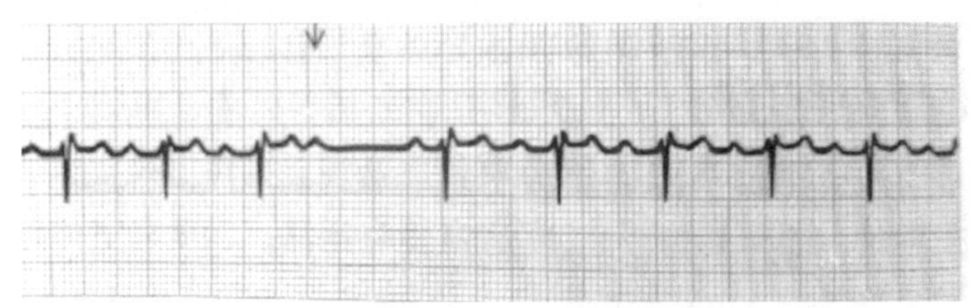

A. 一度房室传导阻滞　B. 二度Ⅰ型房室传导阻滞
C. 二度Ⅱ型房室传导阻滞　D. 三度房室传导阻滞
E. 房颤

20. 患者，男，78 岁，胸闷伴呼吸困难 3 周，加重 1 天。影像学检查如图，应诊断为（　）

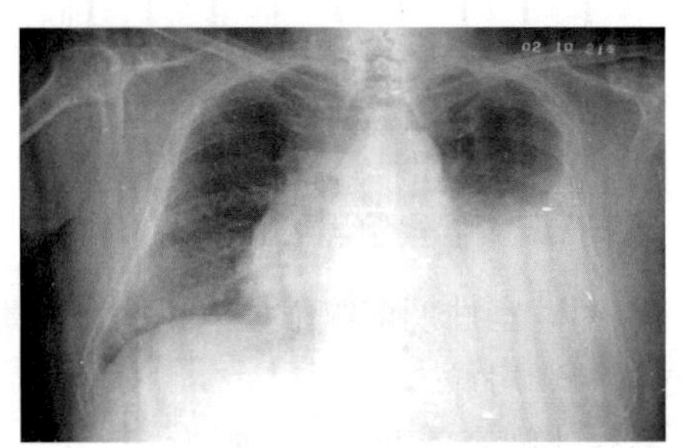

A. 左侧胸腔积液　B. 左下肺不张　C. 左肺结核
D. 左侧肺癌　E. 左侧肺脓肿

21. 患者，女，65 岁，心悸 1 周，心电图如下，应诊断为（　）

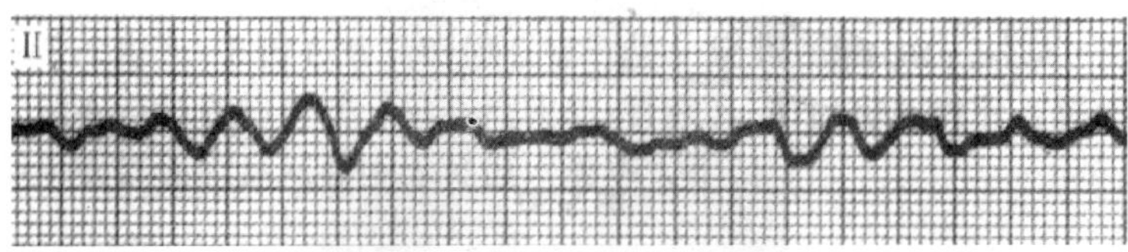

A. 房性期前收缩　B. 房颤　C. 室颤
D. 阵发性室上性心动过速　E. 室性期前收缩

22. 患者，女，30 岁，摔伤 30 分钟。影像学检查如图，应诊断为（　）

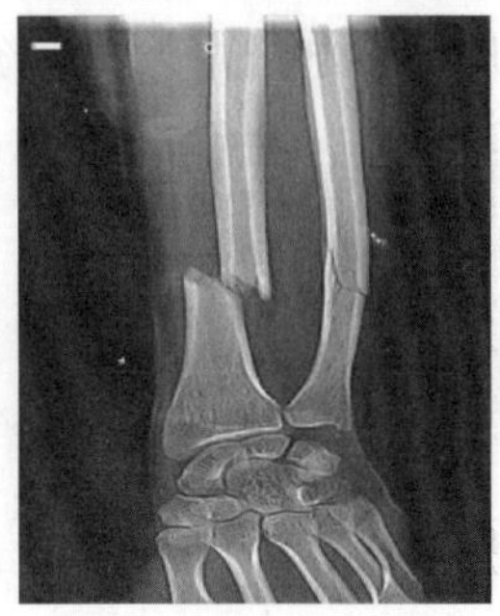

A. 右尺桡骨骨折　B. 右桡骨骨折　C. 右尺骨骨折
D. 右腕关节脱位　E. 右肱骨骨折

23. 在我国新修订的传染病防治法中，属于甲类传染病的是（　）
A. 人感染高致病性禽流感　B. 艾滋病　C. 传染性非典型肺炎
D. 狂犬病　E. 鼠疫

24. 不宜做直肠指检的是（　）
A. 直肠息肉　B. 复杂性肛瘘　C. 内痔出血
D. 直肠脱垂　E. 肛裂

25. 为昏迷患者插胃管时为避免胃管误入气管应该（　）
A. 和清醒患者一样，没有特殊　B. 快速插入　C. 头偏向一侧
D. 头向后仰　E. 托起头部

26. 昏迷患者洗胃插管时（　）
A. 易导致吸入性肺炎　B. 洗胃时应去枕平卧　C. 洗胃时头应偏向一侧
D. 应防止误吸而引起窒息　E. 以上都是

27. 下列有关换药操作哪项是错误的（　）
A. 碘伏棉球消毒清洁创口周围皮肤应由外向内
B. 胶布粘贴方向应与躯干或肢体长轴垂直
C. 用镊子揭去内层敷料
D. 用手揭去外层敷料
E. 2 把镊子分别用于接触创口与敷料

28. 药物过敏一般最有效的治疗是（　）
A. 皮质激素　B. 肾上腺素　C. 立即停止相应药物使用
D. H_1 受体阻断剂　E. 人静脉注射免疫球蛋白

29. 前间壁心肌梗死特征性心电图改变出现的导联是（　）
A. V_1、V_2、V_3　B. V_1、V_2、V_3、V_4、V_5　C. V_3、V_4、V_5
D. V_5、Ⅰ、aVL　E. Ⅱ、Ⅲ、aVF

30. 休克时，反映器官血液灌流最简单、最可靠的指标是（　）
A. 神志　B. 尿量　C. 脉率
D. 肢体温度　E. 血压

31. 以下对不同体温测量描述正确的是（　）
A. 口温高于肛温　B. 肛温最高　C. 腋温高于肛温
D. 口温等于腋温　E. 腔温与腋温相同

32. 关于戴无菌手套有无先后之分，说法正确的是（　）
A. 先戴左手　B. 先戴右手　C. 无先后顺序
D. 左右一起　E. 以上都是

33. 刷手的禁忌证不包括（　）
A. 手术人员手臂皮肤有破损　B. 手术人员手臂皮肤感染

C. 患有传染性疾病且处于传染期者　D. 手臂曾受过外伤
E. 以上都是

34. 下腹部、会阴部拆线时间为（　）
A. 4～5　B. 6～7天　C. 7～9天
D. 10～12天　E. 14天

35. 头皮裂伤后，清创一期缝合伤口内不置引流的时限可放宽至伤后（　）
A. 8小时　B. 12小时　C. 24小时
D. 48小时　E. 72小时

36. 正常人背部第1、第2胸椎附近可听及的呼吸音是（　）
A. 粗糙性呼吸音　B. 齿轮状呼吸音　C. 支气管呼吸音
D. 肺泡呼吸音　E. 支气管肺泡呼吸音

37. 通常只在儿童或青少年可听到的心音是（　）
A. 第一心音　B. 第二心音　C. 第三心音
D. 第四心音　E. 第五心音额外心音

38. 右心衰竭时，产生水肿的主要始动因素是（　）
A. 毛细血管滤过压增高　B. 毛细血管通透性增高
C. 水与钠潴留　D. 血浆胶体渗透压降低
E. 淋巴液回流受阻

39. 高抬下肢可增强、坐位或立位可减弱或消失的心音是（　）
A. 第一心音　B. 第二心音　C. 第三心音
D. 第四心音　E. 第五心音

40. 血中Hb含量低于多少时，即使重度缺氧，亦难发现发绀（　）
A. <50 g/L　B. <60 g/L　C. <70 g/L
D. <80 g/L　E. <90 g/L

41. 何谓大量咯血（　）
A. 日咯血量>100 mL　B. 日咯血量>200 mL　C. 一次咯血量>100 mL
D. 一次咯血量>200 mL　E. 一次咯血量>300 mL

42. 心脏触诊关于震颤的描述，下列哪项是错误的（　）
A. 震颤又称猫喘　B. 器质性心脏病不一定有震颤
C. 震颤肯定有器质性心脏病　D. 有震颤可一定能听到杂音
E. 听到杂音一定能触到震颤

43. 胸痛的性质可提示某种疾病，下列哪项正确（　）
A. 绞窄性痛——肺梗死　B. 闷痛——肺癌
C. 撕裂痛——带状疱疹　D. 刀割样痛——干性胸膜炎
E. 尖锐刺痛——心绞痛

44. 仰卧位和左侧卧位听诊最清晰的心音是（　）
A. 第一心音　B. 第二心音　C. 第三心音

D. 第四心音　　E. 第五心音

45. 水肿这一术语不包括下列哪种情况（　）

A. 阴囊积水　　B. 腹腔积水　　C. 心包积水

D. 胸腔积水　　E. 脑水肿

46. 心底部听诊最清晰的心音是（　）

A. 第一心音　　B. 第二心音　　C. 第三心音

D. 第四心音　　E. 第五心音

47. 喘鸣音属于（　）

A. 胸语音　　B. 湿啰音　　C. 干啰音

D. 羊鸣音　　E. 爆裂音

48. 最常能听到的胸膜摩擦音的部位是（　）

A. 前上侧胸壁　　B. 前下侧胸壁　　C. 前下胸壁

D. 后下胸壁　　E. 肩胛间区

49. 血中还原红蛋白至少达多少时，皮肤黏膜可出现发绀（　）

A. >70 g/L　　B. >65 g/L　　C. >60 g/L

D. >55 g/L　　E. >50 g/L

50. 舒张早期奔马律的组成的是（　）

A. S_3 与 S_1、S_2　　B. 病理 S_3 与 S_1、S_2　　C. S_4 与 S_1、S_2

D. 病理 S_4 与 S_1、S_3　　E. S_4 与 S_2、S_3

51. 可出现牵涉痛的疾病是（　）

A. 带状疱疹　　B. 肋软骨炎　　C. 肋间神经炎

D. 心绞痛　　E. 肺癌

52. 心尖区听诊最清晰的心音是（　）

A. 第一心音　　B. 第二心音　　C. 第三心音

D. 第四心音　　E. 第五心音

53. 哪种体位时颈外静脉充盈度超过正常水平，称为颈静脉怒张（　）

A. 10°～25°的半卧位　　B. 20°～25°的半卧位

C. 30°～45°的半卧位　　D. 40°～55°的半卧位

E. 50°～65°的半卧位

54. 中度发热的口腔温度是（　）

A. 37～37.2 ℃　　B. 37.3～37.9 ℃　　C. 38～38.9 ℃

D. 39～40.9 ℃　　E. 41 ℃以上

55. 混合性呼吸困难见于（　）

A. 急性喉炎　　B. 气管异物　　C. 支气管哮喘

D. 大量胸腔积液　　E. 颅脑外伤

56. 吸气性呼吸困难见于（　）

A. 脑外伤　　B. 甲状腺肿大　　C. 心肌病

D. 大量胸腔积液　　　　E. 有机磷中毒

57. 正常人肩胛间区第3、第4胸椎水平可听及的呼吸音是（　）

A. 支气管肺泡呼吸音　　B. 支气管呼吸音　　C. 肺泡呼吸音

D. 断续性呼吸音　　E. 粗糙性呼吸音

58. 急性肾炎时，产生水肿的主要始动因素是（　）

A. 毛细血管滤过压增高　　B. 毛细血管通透性增高

C. 钠与水的潴留　　D. 血浆胶体渗透压降低

E. 淋巴液回流受阻

59. 下列哪项不是内脏性腹痛的特点（　）

A. 疼痛部位含混　　B. 疼痛部位接近腹中线　　C. 常伴自主神经兴奋症状

D. 腹痛可因体位变化加重　E. 疼痛感觉模糊

60. 代谢异常原因性肝大，不包括（　）

A. 血色病　　B. 肝淀粉样变　　C. 结节病

D. 肝豆状核变性　　E. 脂肪肝

61. 下列哪项不是躯体性腹痛的特点（　）

A. 疼痛定位准确　　B. 疼痛程度剧烈而持久

C. 可有局部腹肌强直　　D. 咳嗽、体位变化可加重疼痛

E. 常伴自主神经兴奋症状

62. 正常人脾浊音界在左腋中线的第几肋之间（　）

A. 7～10　　B. 8～10　　C. 8～11

D. 9～11　　E. 10～11

63. 患者，男，因突然发冷发热、咳嗽、咳铁锈色痰入院，现胸部X线拍片显示肺内炎性浸润已基本消失，胸部检查可听及的体征是（　）

A. 大水泡音　　B. 中水泡音　　C. 捻发音

D. 支气管呼吸音　　E. 支气管肺泡呼吸音

64. 患者，男，60岁，患慢性支气管炎、阻塞性肺气肿合并慢性阻塞性肺疾病10余年，近两天因天气突然变化，患者出现咳嗽、咳痰、气喘等症状。入院查体：呼吸30次/分，SaO_2为88%，血气分析结果为PaO_2 50 mmHg，$PaCO_2$ 60 mmHg，该患者吸氧流量宜为（　）

A. 1～2 L/min　　B. 2～4 L/min　　C. 4～6 L/min

D. 6～8 L/min　　E. 8～10 L/min

65. 外伤急救止血处理每隔1小时需放松止血带（　）

A. 15～20分钟　　B. 5～10分钟　　C. 1～5分钟

D. 10～15分钟　　E. 20分钟以上

66. 胆道结石的患者，首选以下检查（　）

A. PCT　　B. ERCP　　C. 腹部平片

D. B超　　E. CT

67. 血糖试纸开启后，多长时间不能再使用（　）

A. 1 个月　　B. 2 个月　　C. 3 个月

D. 半年　　E. 无具体规定

68. 口服葡萄糖耐量试验的采血时间为（　）

A. 0—15′—30′—45′—60′　　B. 0—15′—30′—60′—120′

C. 0—30′—60′—90′—120′　　D. 0—30′—60′—120′—180′

E. 0—60′—120′—180′—240′

69. 高血糖是指空腹血糖超过（　）

A. 4.4 mmol/L　　B. 7.0 mmol/L　　C. 8.0 mmol/L

D. 9.0 mmol/L　　E. 11.1 mmol/L

70. 患者，女，67 岁，间断咳嗽、咳痰 11 年，加重伴呼吸困难 3 天。血气分析：pH 7.35，PaO_2 56 mmHg，$PaCO_2$ 46 mmHg。给予该患者鼻导管吸氧治疗。如需使用的吸氧浓度为 27%，则其氧流量应调整为（　）

A. 3.0 L/min　　B. 1.5 L/min　　C. 2.0 L/min

D. 2.5 L/min　　E. 1.0 L/min

71. 两人进行心肺复苏，一人做人工呼吸，另一人做心脏按压，其比例是（　）

A. 4 次心脏按压，1 次人工呼吸　　B. 5 次心脏按压，1 次人工呼吸

C. 8 次心脏按压，1 次人工呼吸　　D. 10 次心脏按压，1 次人工呼吸

E. 15 次心脏按压，1 次人工呼吸

72. 心肺复苏时首选的药物是（　）

A. 异丙肾上腺素　　B. 阿托品　　C. 利多卡因

D. 氯化钙　　E. 肾上腺素

73. 胃肠黏膜分泌过多液体引起的腹泻称为（　）

A. 动力性腹泻　　B. 吸收不良性腹泻　　C. 渗出性腹泻

D. 渗透性腹泻　　E. 分泌性腹泻

74. 呕血最常见的原因是（　）

A. 胃底、食管静脉曲张破裂　　B. 食管癌　　C. 消化性溃疡

D. 钩端螺旋体病　　E. 急性胃黏膜病变

75. 腹痛发生的三种基本机制是（　）

A. 急性腹痛、慢性腹痛和牵涉痛　　B. 腹腔内、腹腔外和全身性疾病

C. 内脏性腹痛、躯体性腹痛和牵涉痛　　D. 内脏性腹痛、反射性腹痛和牵涉痛

E. 神经性腹痛、反射性腹痛和牵涉痛

76. 轻度肿大的脾脏在仰卧位时触不到，医生可用双手触诊，患者应取哪种体位（　）

A. 右侧卧位，右下肢伸直，左下肢屈曲

B. 右侧卧位，右下肢屈曲，左下肢伸直

C. 右侧卧位，双下肢屈曲

D. 左侧卧位，双下肢屈曲

E. 左侧卧位，双下肢位置同 B

77. 皮下出血面积的直径多大称为紫癜（　）

A. <2 mm　B. 2～3 mm　C. 3～5 mm

D. >5 mm　E. 以上均可

78. 仰卧位时腹痛明显、前倾位或俯卧位时减轻，提示何种疾病（　）

A. 十二指肠淤滞症　B. 胰体癌　C. 反流性食管炎

D. 胃黏膜脱垂　E. 胃溃疡

79. 患者，女，55 岁，患 Graves 病 3 年，一周来心悸、咳嗽，夜间重。查体：心房颤动，两肺底水泡音。下列哪种因素与其夜间咳嗽加重有关（　）

A. 大脑皮层对延髓呼吸中枢抑制减弱　B. 迷走神经兴奋性增高

C. 交感神经兴奋性增高　D. 痰量增多

E. 以上均有关

80. 《2010 心肺复苏指南》中胸外按压的频率为（　）

A. 至少 80～100 次/分　B. 至少 100 次/分　C. 至少 120 次/分

D. 至少 60～80 次/分　E. 至少 130 次/分

81. 呼吸衰竭患者可做鼻或口鼻面罩机械通气的是（　）

A. 轻中度，神志尚清，能配合的患者　B. 病情严重，神志清，不合作的患者

C. 昏迷的患者　D. 呼吸道有大量分泌物的患者

E. 以上都是

82. 以下有效心肺复苏的标准不包括（　）

A. 心跳恢复　B. 皮肤颜色红润　C. 瞳孔变小

D. 收缩压回升至 120 mmHg 以上　E. 可触及大动脉搏动

83. 脊柱骨折患者的正确搬运方法是（　）

A. 背负　B. 双人搀扶　C. 双人平卧搬运

D. 三人平卧搬运　E. 单人搀扶

84. 肝性脑病患者宜选用的灌肠溶液是（　）

A. 肥皂水　B. 醋酸　C. 庆大霉素

D. 生理盐水　E. 精氨酸

85. 通常在服毒后几小时内洗胃最有效（　）

A. 10 小时内　B. 24 小时内　C. 12 小时内

D. 48 小时内　E. 4 小时内

二、A2 型题（病例摘要型最佳选择题，每一道考试题下面有 A、B、C、D、E 五个备选答案，请从中选择一个最佳答案。）（每题 1 分，共 11 分）

86. 患者，男，55 岁，腰椎 4～5 椎间盘突出，行手术治疗，患者拆线时间应为（　）

A. 4～5 天　B. 6～7 天　C. 7～9 天

D. 10～12 天　E. 14～15 天

87. 患者，男，30 岁，因车祸致头部外伤，在门诊手术缝合。门诊医师告知该患者拆线时间应为术后（　）

A. 4~5 天　　B. 6~7 天　　C. 7~9 天
D. 10~12 天　　E. 14 天

88. 患者，男，42 岁，患十二指肠溃疡，择期行经上腹正中切口行胃大部切除术，并置切口内乳胶片引流。一般拔除引流片的时间为（　）

A. 术后 1~2 天　　B. 术后 3~4 天　　C. 术后 5~6 天
D. 术后 7~8 天　　E. 术后 9~10 天

89. 患者，女，30 岁，背部肿块红、肿、疼痛 3 天，寒战，发热 39 ℃。查体：背部肿块 3 cm×5 cm，触之有波动感，给以局部引流和全身应用抗生素后，仍有寒战、高热，最合适的治疗措施是（　）

A. 局部理疗　　B. 局部再次清创扩大引流
C. 寻找有无其他感染病灶　　D. 使用抗真菌药物治疗
E. 加用肾上腺皮质激素

90. 患儿，男，8 岁，额部多发性疖肿，未治疗，红肿扩大，弛张性高热。4 天后臀部皮下发现一肿块，疼痛，压痛明显，且有波动感，治疗方案为（　）

A. 醇浴退热　　B. 额部疖肿换药
C. 臀部脓肿切开引流及抗生素治疗　　D. 加强营养，增强抵抗力
E. 综合应用多种抗生素

91. 患者，女，30 岁，乘务员，因飞机座位上方行李滑下，面部皮肤被拉链搭扣划开 12 h，检查左面颊皮肤全层裂开约 2.5 cm，有血痂。该患者面颊部伤口的处理原则是（　）

A. 伤口清创不缝合　　B. 清创后延期缝合　　C. 清创后一期缝合
D. 不清创，伤口处理后换药　　E. 伤口内应用抗生素

92. 患者，男，23 岁，大腿内侧有一良性脓肿，在适宜时机切开引流时，采用的麻醉方式为（　）

A. 局麻　　B. 全麻　　C. 半麻
D. 腰麻　　E. 骶麻

93. 患者，男，不慎从二楼坠落致骨盆骨折及左股骨下段开放性骨折，伤口大量出血，现场急救首先应（　）

A. 输液补充血容量　　B. 止血　　C. 骨折复位
D. 骨折临时固定　　E. 止痛

94. 患者，男，8 岁，胫骨上端骨折，当选用夹板固定时，夹板应固定在（　）

A. 膝关节　　B. 踝关节　　C. 髋关节
D. 膝关节与踝关节　　E. 以上都是

95. 患者，男，30 岁。发热，右大腿肿痛 8 天，体温达 39.2 ℃。查体：右大腿外侧肿、压痛，诊为肌肉内感染。其临床上切开引流的指征是（　）

A. 局部压痛明显　　B. 肿痛加剧　　C. 白细胞计数增高
D. 局部穿刺有脓液　　E. 以上都是

96. 患者，男，35 岁，肛周持续性剧烈疼痛 2 天，局部有肿物突出，无便血。查体：肛

周有 1.0 cm 直径的肿物，呈暗紫色，表面光滑，水肿，质硬有触痛。对该患者正确的处理方法是（　）

A. 肿物切除活检　B. 肿物还纳　C. 剥离痔内血栓
D. 胶圈套扎　E. 保守治疗纠错

三、A3/A4 型题（病历组/串型最佳选择题，案例下设若干道考题，请根据答案所提供的信息，在每一道考题下面的 A、B、C、D、E 五个备选答案中选择一个最佳答案。）（每题 1 分，共 4 分）

主题干：患者，男，30 岁，在对带电线路进行检查时，突然大叫一声，摔倒在地无任何反应。

（97～100 题共用题干）

97. 当患者神志消失，诊断心跳停止的指标是（　）

A. 呼吸停止　B. 大动脉无搏动　C. 脉搏扪不清
D. 血压测不到　E. 瞳孔散大

98. 两人进行心肺复苏，一人做人工呼吸，另一人做心脏按压，其比例是（　）

A. 4 次心脏按压，1 次人工呼吸　B. 5 次心脏按压，1 次人工呼吸
C. 8 次心脏按压，1 次人工呼吸　D. 10 次心脏按压，1 次人工呼吸
E. 15 次心脏按压，1 次人工呼吸

99. 心肺复苏时首选的药物是（　）

A. 异丙肾上腺素　B. 阿托品　C. 利多卡因
D. 氯化钙　E. 肾上腺素

100. 胸外除颤时，电极板应置于（　）

A. 心尖区　B. 胸骨左缘第二肋间，心尖区
C. 胸骨右缘第二肋间，心尖区　D. 胸骨右缘第三肋间，心尖区
E. 胸骨左缘第三肋间

四、参考答案

1. E　2. E　3. B　4. D　5. A　6. A　7. C　8. A　9. A　10. D
11. E　12. B　13. A　14. A　15. A　16. D　17. A　18. B　19. C　20. A
21. C　22. A　23. E　24. E　25. D　26. E　27. A　28. C　29. A　30. B
31. B　32. C　33. D　34. B　35. E　36. C　37. C　38. A　39. C　40. B
41. E　42. E　43. B　44. C　45. E　46. B　47. C　48. B　49. E　50. B
51. D　52. A　53. C　54. C　55. D　56. B　57. A　58. B　59. D　60. C
61. E　62. D　63. B　64. A　65. B　66. D　67. C　68. D　69. B　70. B
71. B　72. E　73. E　74. C　75. C　76. A　77. C　78. B　79. B　80. B
81. A　82. D　83. D　84. B　85. E　86. C　87. A　88. A　89. C　90. C
91. C　92. A　93. B　94. D　95. D　96. C　97. B　98. B　99. E　100. C

四、全科医生基本技能综合考试试卷四与参考答案

一、A1 型题（单句型最佳选择题，每一道考试题下面有 A、B、C、D、E 五个备选答案，请从中选择一个最佳答案。）（每题 1 分，共 85 分）

1. 骨折急救时主要应进行（　）

A. 抗感染治疗　B. 脱水治疗　C. 妥善固定
D. 通报家属　E. 开放骨折复位

2. 脊柱骨折患者在搬运过程中，最正确的体位是（　）

A. 侧卧位　B. 仰卧屈曲位　C. 仰卧过伸位
D. 俯卧过伸位　E. 半坐卧位

3. 一般情况下，服毒后行洗胃术不应超过（　）

A. 2 h　B. 3 h　C. 4 h
D. 5 h　E. 6 h

4. 下列情况禁用诊断性腹腔穿刺术的是（　）

A. 小儿及老人　B. 精神状态不正常者　C. 严重腹胀者
D. 昏迷者　E. 病史不清者

5. 清洁灌肠时患者有便意应（　）

A. 转动肛管　B. 停止灌液　C. 嘱患者深呼吸
D. 提高灌肠筒　E. 减慢流速

6. 长期鼻饲者，定期更换胃管（乳胶胃管）的时间是（　）

A. 1 天　B. 3 天　C. 7 天
D. 10 天　E. 14 天

7. 一度房室传导阻滞时的心电图改变是（　）

A. P 波增宽 >0.12 s　B. QRS 增宽 >0.12 s　C. P-R 间期≥0.21 s
D. P-R 间期 <0.21 s　E. P-R 间期逐渐延长

8. 活动平板试验中 Bruce 方案是（　）

A. 同时增加速度和坡度来增加运动强度
B. 运动起始负荷低，每级负荷增量均为安静代谢量的 1 倍
C. 依靠增加坡度来增加运动负荷，速度固定
D. 通过增加速度或坡度来实现，不同时增加速度和坡度
E. 只增加速度，不增强坡度而来增加运动强度

9. 心电运动试验的绝对禁忌证包括（　）

A. 未控制的心力衰竭或急性心力衰竭　B. 严重的左心功能障碍或急性心包炎
C. 血流动力学不稳定的严重心律失常　D. 不稳定型心绞痛
E. 包括以上全部

10. 左心室肥大的心电图诊断标准是（　）

A. $RV_5 + SV_1 > 4.0$ mV　　B. $RV_1 + SV_5 > 3.5$ mV
C. $RV_5 + SV_1 > 1.2$ mV　　D. $RV_1 + SV_5 > 1.2$ mV
E. 心电轴正常

11. 动态心电图检查主要反映患者（　）
A. 自然生活状态下的心电图变化　B. 特定状态下的心电图变化
C. 卧床休息时的心电图变化　D. 运动状态下的心电图变化
E. 心脏起搏器的工作情况

12. 关于无创血压监测，下列不正确的是（　）
A. 无创伤性，重复性好　B. 自动测压，省时省力，易掌握
C. 能间接判断是否有心律失常　D. 自动检测血压袖带的大小，测量平均动脉压准确
E. 可引起肢体神经缺血、麻木等并发症

13. 关于心电图的胸前导联的位置，正确的是（　）
A. V_1 导联位于胸骨左缘第 4 肋间
B. V_2 导联位于胸骨右缘第 2 肋间
C. V_4 导联位于第 5 肋间与左侧锁骨中线相交处
D. V_5 导联位于左腋中线与 V_4 水平线相交处
E. V_6 导联位于左腋前线与 V_4 水平线相交处

14. 当患者心包积液时，有关超声心动图正确的是（　）
A. 超声心动图，左室径 65 mm
B. 超声心动图室间隔：左心室排血做功指标为 5∶1
C. 超声心动图出现右室前壁及房室沟处无反射区
D. 超声心动图二尖瓣斜率下降
E. 超声心动图室间隔连续中断

15. 体位改变对动态心电图 ST 段的影响是（　）
A. 可使 ST 段由正常变为压低　B. 可使 ST 段由正常变为抬高
C. 可使 ST 段由压低变为正常　D. 可使 ST 段由抬高变为正常
E. 以上都是

16. 下列各项不符合心房颤动的心电图特征的是（　）
A. P 波消失，代之以一系列大小、形态及间距均不等的 f 波
B. f 波频率为 250 ~ 350 次/分
C. QRS 波群与窦性 QRS 波群相同
D. 伴三度房室传导阻滞时，心室率可规整
E. R-R 间期绝对不规则

17. 血压监测器显示患者的血压为 76/40 mmHg，此时正确的处理为（　）
A. 立即以生理盐水 250 ~ 500 mL 快速输注
B. 给予多巴胺 5 μg/(kg · min) 静脉滴注，再依血压调整
C. 用血压计再测量 1 次血压，以便决定后续治疗

D. 立即检查患者的桡动脉及股动脉搏动，以便决定后续对策
E. 立即予去甲肾上腺素 1 mg

18. 关于动态心电图诊断心肌缺血标准的描述，不正确的是（　）
A. ST 段呈水平型或下斜型压低≥0.05 mV　B. ST 段呈水平型压低≥0.1 mV
C. ST 段呈下斜型压低≥0.1 mV　D. 持续时间≥1 min
E. 2 次发作间隔时间≥1 min 替换删除纠错

19. 关于四肢手术皮肤消毒范围，说法正确的是（　）
A. 上下各超过一个关节　B. 上超过一个关节　C. 下超过一个关节
D. 上下都不需要超过关节　E. 以上都是

20. 等待手术时，双手应放在（　）
A. 置于胸前　B. 插入胸前的衣袋里　C. 双手下垂
D. 交叉置于腋下　E. 置于背部

21. 手部创口清创处理，一般不迟于（　）
A. 8 h　B. 9 h　C. 10 h
D. 11 h　E. 12 h

22. 开放性伤口清创缝合的时限一般为（　）
A. 6～8 h　B. 8～12 h　C. 13～20 h
D. 24 h 左右　E. 48 h 左右

23. 下列切口不宜放置纱条引流的是（　）
A. 腹壁切口感染　B. 脓性指头炎切开　C. 掌中间隙脓肿切开
D. 体表脓肿切开　E. 乳腺癌改良根治术

24. 小儿采用面罩法吸氧时，氧气流量应为（　）
A. 0.5～1 L/min　B. 1～2 L/min　C. 2～4 L/min
D. 4～8 L/min　E. 6～10 L/min

25. 下列切口不宜放置纱条引流的是（　）
A. 腹壁切口感染　B. 脓性指头炎切开　C. 掌中间隙脓肿切开
D. 体表脓肿切开　E. 乳腺癌改良根治术

26. 有污染的开放性伤口 12 h 彻底清创，伤口应采取（　）
A. 一期缝合　B. 延期缝合　C. 部分缝合
D. 缝合后理疗　E. 减张缝合

27. 导尿术的目的是（　）
A. 盆腔手术前的准备　B. 膀胱腔内化疗　C. 解除尿潴留
D. 留取无菌尿标本　E. 以上都有

28. 癫痫患者做脑电图检查可以（　）
A. 发现病原　B. 找出最佳治疗方案
C. 支持临床诊断，但不能否定临床诊断　D. 判断有无智力低下
E. 估计下次发作何时到来

29. 肌电图检查静息时自发电位包括（ ）
A. 正锐波 B. 纤颤电位 C. 束颤电位
D. 插入电位 E. 终板电位
30. 腰椎穿刺术采用的体位是（ ）
A. 仰卧位 B. 俯卧位 C. 侧卧位
D. 半卧位 E. 截石位
31. 下列关于腰椎穿刺术的描述错误的是（ ）
A. 一般选择腰椎第 3 ~4 间隙
B. 穿刺部位皮肤软组织或脊柱有感染者，禁忌腰穿
C. 患者术后应去枕平卧 8 ~12 h
D. 术后常见不良反应为头痛、恶心、呕吐或眩晕等
E. 术中患者采取侧卧，背部齐床沿，头向前屈，膝关节屈曲，双手抱紧膝部的姿势
32. 腰椎穿刺术后引起头痛的原因是（ ）
A. 脑脊液压力过低 B. 刺激脑膜 C. 脑部缺血
D. 脑部充血 E. 脑细胞缺氧替换删除纠错
33. 骨髓穿刺检查的临床用途为（ ）
A. 血液病的诊断或观察治疗效果 B. 查找某些寄生虫
C. 用于造血干细胞培养 D. 采集骨髓液做细菌培养，提高阳性率
E. 以上都包括
34. 雾化吸入疗法的目的不包括（ ）
A. 减轻呼吸道的炎症 B. 解除支气管的痉挛 C. 镇咳、祛痰
D. 稀释痰液 E. 腹部手术后镇痛
35. 气胸作胸腔穿刺排气其穿刺点应该在（ ）
A. 锁骨中线第 2 肋间 B. 锁骨中线第 3 肋间 C. 腋中线第 7 肋间
D. 腋后线第 7 肋间 E. 腋后线第 8 肋间
36. 结核菌素试验属于（ ）
A. Ⅰ型超敏反应 B. Ⅱ型超敏反应 C. Ⅲ型超敏反应
D. Ⅳ型超敏反应 E. 非超敏反应
37. 胸腔穿刺术的穿刺点一般低于液面的一个肋间隙，进针应在（ ）
A. 下一肋骨上缘 B. 上一肋骨下缘 C. 肩胛下角线 9 ~10 肋间
D. 腋前线 7 ~8 肋间 E. 以上都是
38. 大咯血窒息患者体位引流取（ ）
A. 半坐卧位 B. 平卧位 C. 健侧卧位
D. 患侧卧位 E. 患侧卧位，头低、脚高
39. 气胸有效引流时采取的体位是（ ）
A. 平卧位 B. 患侧卧位 C. 术侧向下卧位
D. 半卧位 E. 健侧卧位

40. 胸腔穿刺抽取液体时，首次不宜超过（ ）

A. 500 mL B. 600 mL C. 800 mL

D. 1000 mL E. 1200 mL

41. 肺功能残气量是（ ）

A. 最大呼气后肺内存留的气量 B. 平静呼吸时呼气后肺内存留的气量

C. 深吸气时吸入的气量 D. 深吸气再平静呼气后肺内气量

E. 用力呼吸 1 s 后肺内存留的气量

42. 经气管切开吸痰时，吸痰管长度约（ ）

A. 20 cm B. 30 cm C. 40 cm

D. 50 cm E. 65 cm

43. 阻塞性肺部疾病体位引流排痰时，体位摆放应（ ）

A. 病变肺部处于高位，头低足高位

B. 病变肺部处于低位，头低足高位

C. 病变肺部处于高位，头高足低位

D. 病变肺部处于低位，头高足低位

E. 病变肺部处于水平位，头低足高位

44. 口服葡萄糖耐量试验（ ）

A. 反映测定前 8 周左右患者血糖的总体变化

B. 反映测定前 2 ~ 3 周前的血糖控制水平

C. 一种葡萄糖负荷试验

D. 了解患者的肾糖阈

E. β－羟丁酸测定

45. 尿液分析仪 10 项检测项目不包括（ ）

A. Vit. C 检测 B. 蛋白检测 C. 葡萄糖检测

B. 白细胞检测 E. 比密检测

46. 糖耐量试验主要用于诊断（ ）

A. 严重糖尿病 B. 酮症酸中毒 C. 血糖是否回复到正常水平

D. 隐性糖尿病 E. 糖尿病合并高渗昏迷

47 监测血糖时，以下说法正确的是（ ）

A. 手指消毒时使用碘酊 B. 任何血糖试纸都适用同一个血糖仪

C. 采血针可以重复使用 D. 过期试纸不能使用

E. 手指消毒不能使用酒精

48. 心电监测的意义不包括（ ）

A. 满足患者心理需要

B. 持续监测心率

C. 及时判断心律失常

D. 持续观察 ST 段与 T 波改变，及时观察心肌缺血、损伤及电解质紊乱情况

E. 监测药物的治疗效果

49. 不能通过心电监护观察的内容是（　）

A. 脉搏强弱交替　B. 心率快慢　C. 心律改变

D. ST 段的改变　E. P 波形态的改变

50. 隔离衣应更换的时间为（　）

A. 每天　B. 隔天　C. 1 周

D. 3 天　E. 5 天

51. 穿隔离衣的目的不包括（　）

A. 保护工作人员　B. 保护患者

C. 防止病原微生物播散　D. 防水作用

E. 避免交叉感染

52. 下列不是中心静脉穿刺置管术并发症的是（　）

A. 气胸　B. 血胸　C. 羊水栓塞

D. 感染　E. 血栓形成

53. 穿隔离衣时应注意（　）

A. 须将内面工作服完全遮盖　B. 穿隔离衣后不可进入清洁区

C. 系领子时勿使衣袖触及衣领及工作帽　D. 穿隔离衣后可在规定区域内活动

E. 以上都是

54. 隔离衣潮湿时应（　）

A. 烘干后用　B. 甲醛熏蒸后用　C. 紫外线照射后用

D. 立即更换　E. 操作完毕后更换

55. 慢性呼吸衰竭缺氧明显伴二氧化碳潴留时，采用氧疗的给氧浓度，下列正确的是（　）

A. $<25\%$　B. $<35\%$　C. $<45\%$

D. $<55\%$　E. $<65\%$

56. 普通面罩吸氧，氧流量应控制在（　）

A. 1 L/min 以下　B. 2 ~ 3 L/min　C. 4 ~ 12 L/min

D. 15 ~ 20 L/min　E. 20 L/min 以上

57. 测量中心静脉压常用的穿刺静脉不包括（　）

A. 颈内静脉　B. 大隐静脉　C. 锁骨下静脉

D. 股静脉　E. 以上都是

58. 穿隔离衣时应避免污染（　）

A. 袖口　B. 领子　C. 胸前

D. 背部　E. 腰带以下部分

59. 动脉穿刺适用于（　）

A. 动脉压监测　B. 动脉采血检查　C. 动脉冲击性注射疗法

D. 血气分析检测　E. 以上皆是

60. 白细胞分类淋巴细胞百分率增高，主要见于（　）

A. 结核病　B. 解出放射线　C. 严重化脓性感染时

D. 应用促肾上腺皮质激素　E. 应用肾上腺皮质激素

61. 下列情况应穿防护服的是（　）

A. 接触经空气传播或飞沫传播的传染病患者，可能受到患者血液、体液、分泌物、排泄物喷溅时

B. 在治疗室加药时

C. 护理呼吸道感染患者时

D. 铺无菌治疗盘时

E. 以上都是

62. 对成人进行口对口吹气时，吹气的频率为（　）

A. 10～12 次/分　B. 20～24 次/分　C. 5～6 次/分

D. 12～20/分　E. 15～20 次/分

63. 成人心肺复苏时打开气道的最常用方式为（　）

A. 仰头举颏法　B. 双手推举下颌法　C. 托颏法

D. 环状软骨压迫法　E. 以上都是

64. 心脏电复律与电除颤的并发症不包括（　）

A. 诱发各种心律失常　B. 急性肺水肿　C. 高血压

D. 体循环栓塞　E. 低血压

65. 你正在用球囊面罩装置挽救一名儿童的呼吸，什么行动能证实你的每一步都是充分的（　）

A. 估计小孩体重，计算潮气量，提供氧气

B. 每一次辅助通气均观察胸廓起伏

C. 快速释放球囊

D. 快速按压球囊

E. 以上都是

66. 气管切开术应切开以下哪些气管环（　）

A. 第 1～2 气管环　B. 第 2～3 气管环　C. 第 3～4 气管环

D. 第 4～5 气管环　E. 第 5～6 气管环

67. 小儿电除颤时选择的能量常为（　）

A. 0.5 J/kg　B. 1.0 J/kg　C. 1.5 J/kg

D. 2.0 J/kg　E. 2.5 J/kg

68. 成人电除颤的电量应选择（　）

A. 100 J　B. 150 J　C. 360 J

D. 200 J　E. 250 J

69. 下列情况可行机械通气的是（　）

A. 大量胸腔积液　B. 未经引流的气胸或纵隔气肿

C. 巨大肺大疱或肺囊肿　　D. 大咯血窒息
E. 肺和胸廓异常

70. 机械通气肺损伤不包括（　）
A. 肺不张　　B. 弥漫性肺损伤　　C. 皮下气肿
D. 氧中毒　　E. 气压伤

71. 机械通气治疗的适应证不包括（　）
A. 心肺复苏后期治疗　　B. 通气功能不全或衰竭
C. 呼吸肌功能丧失　　D. 呼吸道梗阻
E. 术后恢复期患者

72. 成人心肺复苏时胸外按压的深度为（　）
A. 至少胸廓前后径的一半　　B. 至少 3 cm　　C. 至少 5 cm
D. 至少 6 cm　　E. 至少 7 cm

73. 现场进行徒手心肺复苏时，患者的正确体位是（　）
A. 侧卧位　　B. 仰卧在比较舒适的软床上　　C. 仰卧在坚硬的平面上
D. 俯卧位　　E. 以上都是

74. 《2010 年心肺复苏指南》在心脏停搏时推荐的每次吹气时间为（　）
A. 超过 1 s　　B. 小于 1 s　　C. 与呼气时间等同
D. 快速用力吹气　　E. 缓慢吹气

75. 患者，女，47 岁，右上腹不适 2 个月，B 超检查结果如下图，应诊断为（　）

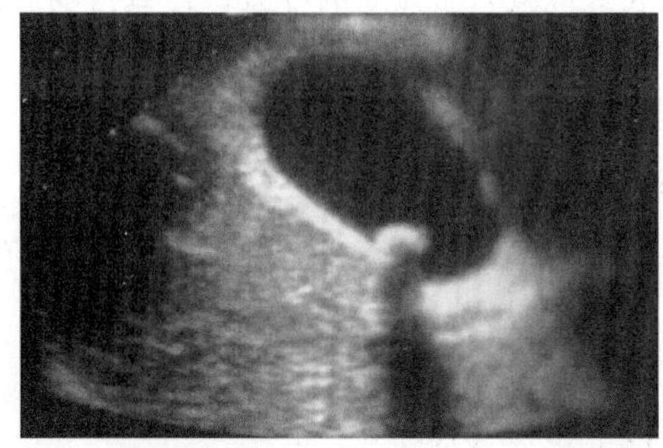

A. 胰腺炎　　B. 胆囊结石　　C. 肝硬化
D. 肝癌　　E. 脂肪肝

76. 患者，女，67 岁，心悸半月余，心电图如下，应考虑为（　）

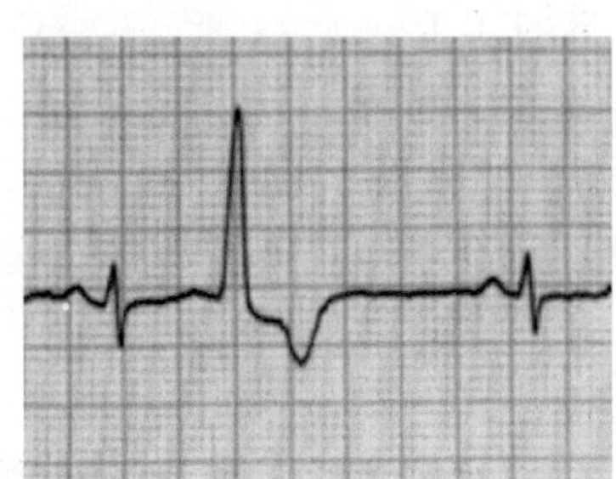

A. 房性期前收缩　B. 室性期前收缩　C. 房颤
D. 室颤　E. 窦性心律不齐

77. 患者，女，50 岁，体检时 B 超结果如下，应诊断为（　）

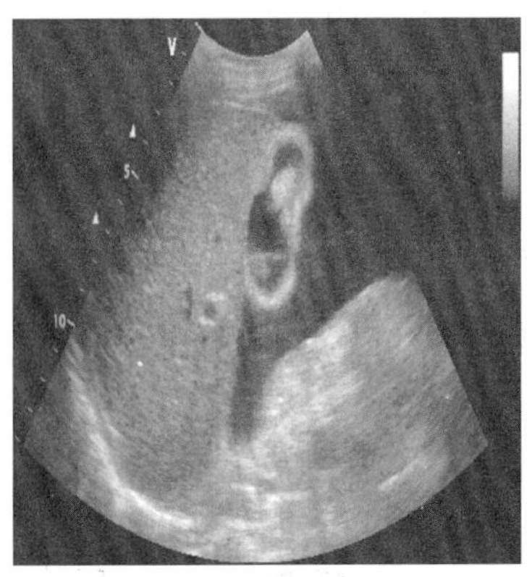

A. 急性胆囊炎　B. 肝硬化　C. 肝脓肿
D. 肝癌　E. 脂肪肝

78. 患者，男，62 岁，心悸 10 天，心电图如下，应诊断为（　）

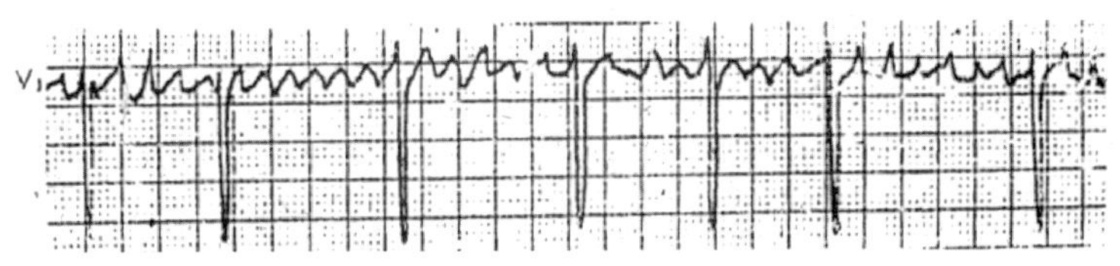

A. 心房颤动　B. 室性期前收缩　C. 窦性心动过速
D. 阵发性室上性心动过速　E. 心房扑动

79. 患者，女，38 岁，发现肉眼血尿 3 个月，B 超如图，应诊断为（　）

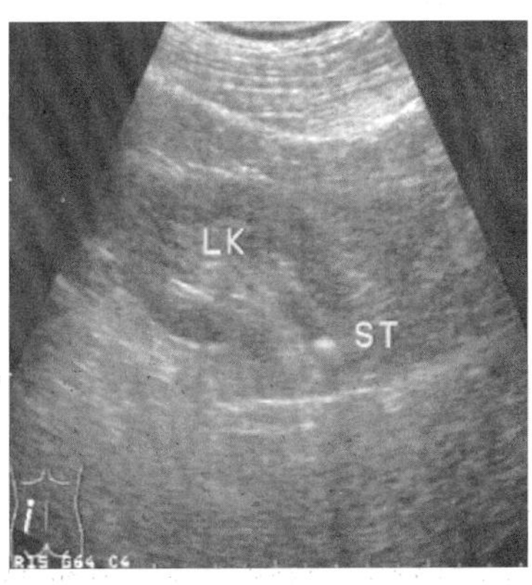

A. 肾结石　B. 膀胱结石　C. 膀胱癌
D. 肾癌　E. 肾囊肿

80. 患者，男，58 岁，心悸半月，心电图如下，应诊断为（　）

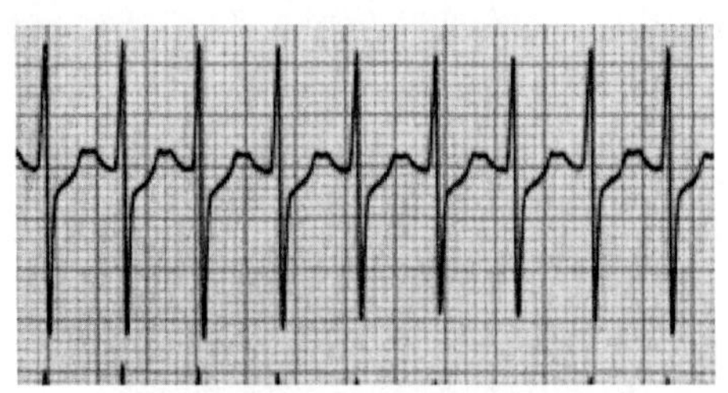

A. 房性期前收缩　B. 室性期前收缩　C. 窦性心动过速
D. 阵发性室上性心动过速　E. 窦性心律不齐

81. 患者，女，62 岁，心悸半年，心电图如下，应诊断为（　）

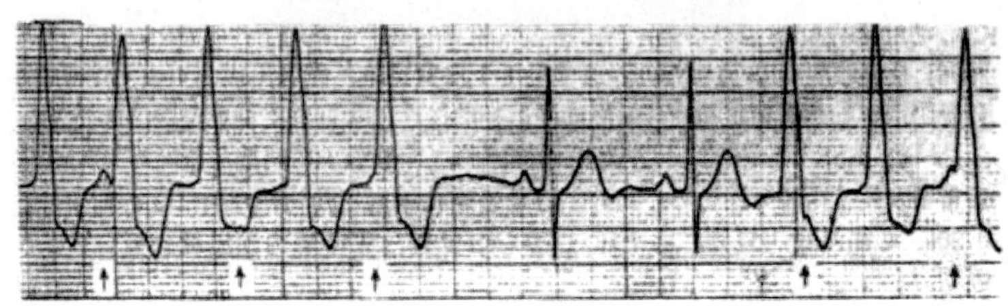

A. 房性期前收缩　B. 窦性心动过速　C. 室性心动过速
D. 阵发性室上性心动过速　E. 心室颤动

82. 心绞痛的牵涉痛表现为（　）
A. 剑突下痛　B. 胸骨体中段痛　C. 左前臂内侧痛
D. 胸骨体上段之后痛　E. 心前区痛

83. 胸骨后痛可见于（　）
A. 胸膜炎　B. 心脏神经官能症　C. 肺梗死
D. 自发性气胸　E. 反流性食管炎

84. 国人咯血的常见原因是（　）
A. 肺结核　B. 肺吸虫　C. 肺梗死
D. 肺淤血　E. 肺癌

85. 痰鸣音属于（　）
A. 响亮性湿啰音　B. 非响亮性湿啰音　C. 细湿啰音
D. 中湿啰音　E. 粗湿啰音

二、A2 型题（病例摘要型最佳选择题，每一道考试题下面有 A、B、C、D、E 五个备选答案，请从中选择一个最佳答案。）（每题 1 分，共 13 分）

86. 患者，男，60 岁，患慢性支气管炎、阻塞性肺气肿合并慢性阻塞性肺疾病 10 余年，近两天因天气突然变化，患者出现咳嗽、咳痰、气喘等症状。入院查体：呼吸 30 次/分，SaO_2 为 88%，血气分析结果为 PaO_2 50 mmHg，$PaCO_2$ 60 mmHg，该患者吸氧流量宜为（　）
A. 1～2 L/min　B. 2～4 L/min　C. 4～6 L/min
D. 6～8 L/min　E. 8～10 L/min

87. 患者，女，67 岁，间断咳嗽、咳痰 11 年，加重伴呼吸困难 3 天。血气分析：pH

7.35，PaO_2 56 mmHg，$PaCO_2$ 46 mmHg。给予该患者鼻导管吸氧治疗。如需使用的吸氧浓度为27%，则其氧流量应调整为（　）

A. 3.0 L/min　B. 1.5 L/min　C. 2.0 L/min

D. 2.5 L/min　E. 1.0 L/min

88. 患者，男，73岁，因急性下壁心肌梗死住院，治疗中心电监护显示心动过缓。治疗首选的药物是（　）

A. 利多卡因　B. 阿托品　C. 普罗帕酮

D. 肾上腺素　E. 维拉帕米

89. 患者，女，66岁，肺气肿、肺源性心脏病，胸闷气短。患者吸氧流量为2 L/min，其吸氧浓度是（　）

A. 25%　B. 29%　C. 33%

D. 37%　E. 41%

90. 患者，女，40岁，身高165 cm，因风湿性心脏病、二尖瓣狭窄，拟行直视下行二尖瓣置换术，需做深静脉置管。如放弃颈内静脉改行股静脉穿刺，穿刺点应选择为（　）

A. 股动脉外侧，腹股沟韧带下两横指　B. 股动脉内侧，腹股沟韧带下两横指

C. 股动脉内侧，腹股沟韧带上方1 cm　D. 股动脉外侧，腹股沟韧带上方1 cm

E. 以上都可以

91. 成年女性气管切开应选择（　）

A. 内径为6.0 mm的2号气管套管　B. 内径为7.0 mm的3号气管套管

C. 内径为8.0 mm的4号气管套管　D. 内径为9.0 mm的5号气管套管

E. 内径为10.0 mm的6号气管套管

92. 患者，女，65岁，直肠癌术后3天，突发呼吸心搏骤停，行心肺复苏时，正确的胸外心脏按压部位是（　）

A. 胸骨左缘第四肋间　B. 胸骨的下1/2　C. 胸骨上、中1/3交接处

D. 胸骨中、下1/3交接处　E. 胸骨左缘第四肋间腋中线上

93. 患者，女，29岁，近5年来盗汗、心悸、易怒、食量增加。检查：突眼，心率110次/分，血压126/84 mmHg，甲状腺弥漫性肿大Ⅲ度，心律齐、无杂音，举手颤动明显。查血T_3、T_4高于正常值。诊为原发性甲状腺功能亢进症，经抗甲状腺药物治疗后复发，拟行甲状腺双侧次全切除术。若用丙硫氧嘧啶+碘剂作术前准备，未达手术要求的表现是（　）

A. 心率在90~100次/分　B. 血T_3、T_4值均正常

C. 甲状腺缩小变硬　D. 甲状腺功能亢进症症状缓解

E. 基础代谢率低于+20%

94. 患者，男，44岁，切伤右手中指，即刻来诊，检查神经、肌腱功能正常。处理出血最简便、有效的方法是（　）

A. 以止血钳夹住血管5 min　B. 冷冻止血　C. 外用止血药

D. 以气压止血带止血　E. 局部包扎或缝合止血

95. 患者，男，21岁，右大腿刀刺伤18 h，刀口处红肿，有渗出液。目前最佳的治疗措

施是（ ）

A. 抗生素治疗　B. 局部固定　C. 理疗
D. 清理伤口后换药　E. 以上都是

96. 患者，女，30 岁。平素体健，甲状腺腺瘤切除术后换药，切口无红肿，手术切口拆线时间段应是术后（ ）

A. 6 ~ 7 天　B. 2 ~ 3 天　C. 10 ~ 12 天
D. 7 ~ 9 天　E. 4 ~ 5 天

97. 患者，男，40 岁，不慎右小腿被手榴弹炸伤 1 h，包扎后就诊。查体：右小腿后不规则伤口长 4 cm，肌肉破损、渗血，有弹片污染，宜采取的处理方法是（ ）

A. 洗伤口、止血加压包扎　B. 消毒、探查伤口后包扎
C. 清创、引流、缝合伤口　D. 清创、引流后延期缝合
E. 清创、缝合伤口

98. 患者，男，20 岁。左侧阴囊有坠胀感，站立时患侧阴囊及睾丸低于右侧，阴囊表面可见扩张、迂曲之静脉。医师查体见阴囊有蚯蚓团状软性包块，平卧可使症状减轻或消失。进行精索静脉曲张术后，恢复良好，拆线时间应为术后（ ）

A. 4 ~ 5 天　B. 6 ~ 7 天　C. 7 ~ 9 天
D. 10 ~ 12 天　E. 14 天

三、A3/A4 型题（病历组/串型最佳选择题，案例下设若干道考题，请根据答案所提供的信息，在每一道考题下面的 A、B、C、D、E 五个备选答案中选择一个最佳答案。）（每题 1 分，共 2 分）

主题干：患者，男，32 岁，急性化脓性阑尾炎行阑尾切除术后 1 周，伤口愈合良好，出现发热，伴里急后重，大便次数增多，6 ~ 8 次/日，大便带黏液，直肠指检直肠前壁饱满，有触痛和波动感。

（99 ~ 100 题共用题干）

99. 最可能的诊断是（ ）

A. 肠粘连　B. 肠梗阻　C. 盆腔脓肿
D. 肛管周围脓肿　E. 肠道菌群失调

100. 处理首选（ ）

A. 禁食，胃肠减压　B. 补液　C. 开腹探查，腹腔引流
D. 应用大量抗生素　E. 经直肠或阴道切开引流

四、参考答案

1. C	2. C	3. E	4. C	5. C	6. C	7. C	8. A	9. E	10. A
11. A	12. C	13. C	14. C	15. E	16. B	17. D	18. A	19. A	20. A
21. A	22. B	23. E	24. B	25. E	26. B	27. E	28. C	29. D	30. C
31. C	32. A	33. E	34. E	35. A	36. D	37. A	38. E	39. D	40. E
41. B	42. B	43. A	44. C	45. A	46. D	47. D	48. A	49. A	50. A
51. D	52. C	53. E	54. D	55. B	56. C	57. B	58. B	59. E	60. A

61. A	62. A	63. A	64. C	65. B	66. C	67. D	68. C	69. E	70. A
71. E	72. C	73. C	74. A	75. B	76. B	77. A	78. A	79. A	80. D
81. C	82. C	83. E	84. A	85. E	86. A	87. B	88. B	89. B	90. B
91. D	92. D	93. A	94. E	95. D	96. E	97. D	98. B	99. C	100. E

（李丽萍　谢　君）

参考文献

［1］万学红，卢雪峰．诊断学［M］.9 版．北京：人民卫生出版社，2018.

［2］于晓松，王晨．全科医生临床操作技能训练［M］.2 版．北京：人民卫生出版社，2017.

［3］祝墡珠．全科医生临床实践［M］.2 版．北京：人民卫生出版社，2017.

［4］杜雪平，席彪．全科医生基层实践［M］.2 版．北京：人民卫生出版社，2017.

［5］李兰娟，任红．传染病学［M］.9 版．北京：人民卫生出版社，2018.

［6］傅华．预防医学［M］.7 版．北京：人民卫生出版社，2018.

［7］李小寒，尚少梅．基础护理学［M］.6 版．北京：人民卫生出版社，2017.

［8］马明信，孙靖中．2019 临床执业医师资格考试实践技能指导用书［M］.北京：人民卫生出版社，2018.

［9］王茂斌．康复医学［M］.北京：人民卫生出版社，2009.

［10］沈洪，刘中民．急诊与灾难医学［M］.3 版．北京：人民卫生出版社，2018.

［11］谢幸，孔北华，段涛．妇产科学［M］.9 版．北京：人民卫生出版社，2018.

［12］姚树桥．心理评估［M］.3 版．人民卫生出版社，2018.

［13］富京山．全身超声诊断学［M］.北京：人民军医出版社，2006.

［14］夏国园．超声诊断学［M］.2 版．北京：人民卫生出版社，2011.

［15］郝伟，陆林．精神病学［M］.8 版．北京：人民卫生出版社，2018.

［16］姚树桥，杨艳杰．医学心理学［M］.7 版．北京：人民卫生出版社，2018.

［17］邓景贵．社区康复知识读本［M］.长沙：湖南科学技术出版社，2015.

［18］杨程．心肺脑复苏技术［M］.北京：中国医药科技出版社，2017.

［19］杨娅．超声掌中宝－心血管系统［M］.2 版．北京：科学技术文献出版社，2017.

［20］全国卫生专业技术资格考试用书编写专家委员会．2019 心电学技术［M］.北京：人民卫生出版社，2018.

［21］府伟灵，徐克前．临床生物化学检验［M］.5 版．北京：人民卫生出版社，2013.

［22］邹晓平，于成功，吴毓麟．消化内镜诊疗关键［M］.南京：江苏科学技术出版社，2009.

［23］张明园，何燕玲．精神科评定量表手册［M］.2 版．长沙：湖南科学技术出版社，2015.

［24］国家卫生计生委．《国家基本公共卫生服务规范（第三版）》［S］.北京，2017.

［25］国家卫生和计划生育委员会．《预防接种工作规范（2016 年版）》［S］.北京，2016.

［26］《突发公共卫生事件应急条例》中华人民共和国国务院令第 588 号［R］.北京，2011.

［27］李明，杨小姣，王燕芳．健康管理理论与实践技能系列讲座：健康风险评估工具的选择和使用［J］.中华健康管理学杂志，2015，9（2）：135－139.

［28］王贵强，王福生，成军，等．慢性乙型肝炎防治指南（2015 更新版）［J］.中华肝脏病杂志，2015，23（12）：888－905.

［29］严慈庆．健康管理与健康风险评估［J］.健康研究，2018，38（1）：1－8.

［30］中华人民共和国国家卫生和计划生育委员会．“互联网＋社区卫生健康管理服务”标准化建设指南

[J]. 中华全科医师杂志，2017，16（4）：258－273.

[31] 李科宇，潘频华，汤渝玲，等．经支气管镜针吸活检术在肺门纵隔淋巴结核诊断中的作用［J］. 中国内镜杂志，2016，22（11）：95－99.

[32] 赵尔为，吕艳，李琛，等．超声支气管镜引导经支气管针吸活检术在胸部疾病的诊断价值［J］. 中国实验诊断学，2016，20（4）：566－569.

[33] 涂力，汤洁，刘湘泸，等．支气管镜下介入方法联合治疗良性中心气道狭窄［J］. 中国微创外科杂志，2018，18（9）：806－809，813.

[34] 中华医学会呼吸病学分会介入呼吸病学学组．成人诊断性可弯曲支气管镜检查术应用指南（2019 年版）［J］. 中华结核和呼吸杂志，2019，42（8）：573－590.

[35] 陈丽萍．心理护理对 ICU 重症患者的应用效果［J］. 中国继续医学教育，2019，11（10）：192－194.

[36] 罗碧华，肖水源．中文版共同决策问卷医生版的信效度研究［J］. 中国临床心理学志，2019，27（1）：59－62.

[37] 郑萍，付菊芳，刘冰，等．医务人员手卫生依从性现状调查［J］. 中国感染控制杂志，2015，14（2）：120－123.

[38] 王福珍．重症监护病房危重患者心理状况调查及其干预措施［J］. 世界中医药，2015，11（10）：25.

[39] 于晓松，季国忠，全科医学［M］. 北京：人民卫生出版社，2016.

[40] 贾建国．谢苗荣．全科医学师资培训指导用书［M］. 2 版．北京：人民卫生出版社，2017.

[41] 杜雪平．王永利．全科医学案例解析［M］. 北京：人民卫生出版社，2017.

[42] 方力争．贾建国．全科医生手册［M］. 2 版．北京：人民卫生出版社，2017.

[43] 祝墡珠．全科医生临床实践［M］. 2 版．北京：人民卫生出版社，2017.

[44] 谢元林．刘激扬．周继如．全科医生常见疾病诊疗规范［M］. 北京：科学技术文献出版社，2019.